Eberhard Ehlers
Analytik II – Kurzlehrbuch

AF537931

Eberhard Ehlers

Analytik II

Kurzlehrbuch
Quantitative und Instrumentelle Pharmazeutische Analytik

Eberhard Ehlers, Hofheim/Taunus

12., vollständig überarbeitete Auflage
mit 151 Abbildungen und 48 Tabellen

Deutscher
Apotheker Verlag

Anschrift des Autors
Prof. Dr. Eberhard Ehlers
Lorsbacher Str. 54B
65719 Hofheim/Taunus

Zuschriften an
lektorat@dav-medien.de

Die in diesem Buch aufgeführten Angaben wurden sorgfältig geprüft. Dennoch können Autor und Verlag keine Gewähr für deren Richtigkeit übernehmen.

Ein Markenzeichen kann markenrechtlich geschützt sein, auch wenn ein Hinweis auf etwa bestehende Schutzrechte fehlt.

Bibliografische Information der Deutschen Nationalbibliothek
Die Deutsche Nationalbibliothek verzeichnet diese Publikation in der Deutschen Nationalbibliografie; detaillierte bibliografische Daten sind im Internet unter http://dnb.d-nb.de abrufbar.

Jede Verwertung des Werkes außerhalb der Grenzen des Urheberrechtsgesetzes ist unzulässig und strafbar. Das gilt insbesondere für Übersetzungen, Nachdrucke, Mikroverfilmungen oder vergleichbare Verfahren sowie für die Speicherung in Datenverarbeitungsanlagen.

1. bis 8. Auflage 1983 bis 1996 im Jungjohann Verlag
Nachdruck der 8. Auflage 1997 im Gustav Fischer Verlag
Ab 9. Auflage im Deutschen Apotheker Verlag
12., vollständig überarbeitete Auflage 2016
ISBN 978-3-7692-6225-4 (Print)
ISBN 978-3-7692-6630-6 (E-Book, PDF)

© 2016 Deutscher Apotheker Verlag
Birkenwaldstr. 44, 70191 Stuttgart
www.deutscher-apotheker-verlag.de

Printed in Germany

Satz: primustype R. Hurler GmbH, Notzingen
Druck und Bindung: Kösel, Krugzell
Umschlaggestaltung: deblik, Berlin

Vorwort zur 12. Auflage

Die novellierte Approbationsordnung für Apotheker (AAppO) vom 14. Dezember 2000 sieht im Ersten Abschnitt der Pharmazeutischen Prüfung eine schriftliche Prüfung über die **„Grundlagen der pharmazeutischen Analytik“** vor, die sich in folgende Abschnitte untergliedert:

- Klassische qualitative Analytik,
- Klassische quantitative Analytik,
- Instrumentelle Analytik,

wobei die Methoden des Arzneibuches ein wichtiger Teil der Prüfungsanforderungen sind (Anlage 13 AAppO).

Die Themen qualitativer Analyseverfahren sowie die Analytik funktioneller Gruppen organischer Verbindungen werden in drei Kapiteln im Band **Analytik I** behandelt. Der vorliegende Band **Analytik II** beginnt demzufolge mit Kapitel 4 und befasst sich mit den Themenbereichen **„Klassische quantitative Analytik“** und **„Instrumentelle Analytik“**. Die Gliederung der Analytik II lehnt sich an den aktuellen Gegenstandskatalog an.

Der Text der neuen Auflage wurde komplett überarbeitet, insbesondere die Kapitel zur „Instrumentellen Analytik“ wurden an den Stand der Technik angepasst. Auch die Vorgaben des Arzneibuches zu Konzentrationsangaben sind berücksichtigt. Der „Thermoanalyse“ wurde ein eigenständiges Kapitel (Kap. 13) gewidmet.

Wichtige Passagen des Kommentartextes – in Form abgesetzter grau unterlegter Textstellen – dienen dazu, wesentliche Abschnitte des umfangreichen Prüfungsstoffes komprimiert und kurzfristig wiederholen zu können. Die *Kommentierung* nahezu aller Fragen aus dem Band „Analytik II-Prüfungsfragen“ mit den Multiple choice-Fragen bis Herbst 2013 sind in den Text eingefügt und über die MC-Fragennummer kenntlich gemacht.

In den Abschnitten *„Pharmazeutische Anwendungen“* der betreffenden quantitativen Analysenverfahren wird bewusst auf Beispiele des Europäischen Arzneibuches verwiesen, obwohl die Arzneibuchanalytik erst Gegenstand des 2. Prüfungsabschnittes ist. Wenn nur Arzneibuch oder Ph.Eur. genannt wird, beziehen sich diese Angaben auf das **Europäische Arzneibuch 8. Auflage** (Ph.Eur. 8.0 und Nachtrag 8.1).

Dabei sollen die Gehaltsbestimmungen in den Monographien des Ph.Eur. oder des DAB beispielhaft dazu dienen, den Blick für die Beurteilung analytischer Bestimmungsmöglichkeiten anhand vorgegebener Wirkstoffstrukturen zu schärfen, wie dies die Thematik neuerer MC-Fragen zwingend verlangt. Zur Vertiefung des Grundwissens dieser Abschnitte wird *ausdrücklich* auf den *Kommentar zum Europäischen Arzneibuch – Allgemeiner Teil* – verwiesen. Dort finden sich auch umfassende Hinweise auf die Primärliteratur.

Mein Dank gilt vielen Kollegen und Studenten für wertvolle Anregungen zur Überarbeitung des Textes. Besonders danken möchte ich dem Lektorat „Pharmazie“ des

Deutschen Apotheker Verlages für die vertrauensvolle Zusammenarbeit und tatkräftige Unterstützung. Das Lektorat hat entscheidend dazu beigetragen, dass die aktuelle Auflage der Analytik II den Prüfungskandidaten termingerecht zur Verfügung stehen wird.

Ich hoffe, dass die neue Auflage der Analytik II den Studierenden der Pharmazie bei ihren Prüfungsvorbereitungen wieder wertvolle Dienste leisten kann. Ich wünsche allen hierzu viel Erfolg.

Hofheim, im Herbst 2015 Eberhard Ehlers

Inhaltsverzeichnis

Abkürzungen

AAS = Atomabsorptionsspektrometrie
Abb. = Abbildung
Abh. = Abhängigkeit
abh. = abhängig
Abk. = Abkürzung
abs. = absolut
AES = Atomemissionsspektrometrie
aliph. = aliphatisch
alkal. = alkalisch
allg. = allgemein
AME = (relative) Atommasseneinheit
ammon. = ammoniakalisch
anal. = analytisch
Anm. = Anmerkung
anod. = anodisch
anorg. = anorganisch
ÄP = Äquivalenzpunkt
APCI = Chemische Ionisation mit Atmosphärendruck
App. = Apparatur
APPI = Atmosphärendruck-Photoionisation
äquiv. = äquivalent
arith. = arithmetisch
arom. = aromatisch
ASS = Acetylsalicylsäure
asym. = asymmetrisch
Atm. = Atmosphäre
ATR = attenuated total reflection
= Mehrfachreflexion

bas. = basisch
Bd. = Band
bes. = besonders
Best. = Bestimmung
betr. = betreffend
= betrifft
bez. = bezeichnet
Bldg. = Bildung
BRS = Biologische Referenzsubstanz
Bsp. = Beispiel
BSTFA = N,O-Bis(trimethylsilyl)trifluoracctamid
bzgl. = bezüglich
bzw. = beziehungsweise

ca. = circa
CC = column chromatography
= Säulenchromatographie
CD = Zirkulardichroismus (Circulardichroismus)
CE = Cotton-Effekt
= capillary electrophoresis
= Kapillarelektrophorese
CGS = Zentimeter-Gramm-Sekunden-System
chem. = chemisch
CI = Chemische Ionisation
CMC = critical micellar concentration = kritische micellare Konzentration
conc. = konzentriert
const. = konstant
CRS = Chemische Referenzsubstanz
CTMS = Chlortrimethylsilan
CW = continuous Wave (Kernresonanzspektrometer)
cycl. = cyclisch

DAB = Deutsches Arzneibuch
Darst. = Darstellung
DC = Dünnschichtchromatographie
dc = dünnschichtchromatographisch
DDTC = Diethyldithiocarbaminat
Dest. = Destillation
dest. = destilliert
d. h. = das heißt

DHA = Docosahexaensäure
Diff. = Diffusion
Diss. = Dissoziation
diss. = dissoziiert
disubst. = disubstituiert
DK = Dielektrizitätszahl
DMA = dynamisch-mechanische Thermoanalyse
DME = droping mercury electrode = Quecksilbertropfelektrode
DMF = Dimethylformamid
DMSO = Dimethylsulfoxid
DNA = Desoxyribonukleinsäure
DSC = differential scanning calorimetry = Differentialkalorimetrie
DTA = Differenzthermoanalyse
DTG = Differentialthermogravimetrie
DTT = Dithiothreitol
DZ = Dielektrizitätszahl

ECD = electron capture detector = Elektroneneinfangdetektor
EDTA = Ethylendiamintetraessigsäure
ee = enantiomeric excess = Enantiomerenüberschuss
eff. = effektiv
EG = Erfassungsgrenze
EI = Elektronenstoßionisation
Eig. = Eigenschaft
Einfl. = Einfluss
einschl. = einschließlich
Einw. = Einwirkung
elektr. = elektrisch
EMK = Elektromotorische Kraft
EOF = Elektroosmotischer Fluss
EPA = Eicosapentaensäure
EPR = electron paramagnetic resonance = Elektronenspinresonanz
ESI = Elektrospray-Ionisation
Erio-T = Eriochromschwarz T
ESR = Elektronenspinresonanzspektroskopie
ethanol. = ethanolisch
evtl. = eventuell
EZ = Esterzahl

FAB = Fast-Atom-Bombardment (Massenspektrometrie)
FD = Felddesorption
FI = Feldionisation
FID = flame ionization detector Flammenionisationsdetektor
flüss. = flüssig
frakt. = fraktioniert
FT = Fourier-Transformation

gasf. = gasförmig
GC = Gaschromatographie
gc = gaschromatographisch
gem. = gemäß = geminal
ges. = gesamt, gesättigt
gesätt. = gesättigt
Gew. = Gewicht
ggf. = gegebenenfalls
Ggs. = Gegensatz
Ggw. = Gegenwart
GK = Gegenstandskatalog = Grenzkonzentration
GKE = Gesättigte Kalomelelektrode
Gl. = Gleichung
GLC = gas liquid chromatography = Gasverteilungschromatographie
GSC = gas solid chromatography = Gasadsorptionschromatographie

Herst. = Herstellung
HETP = height equivalent of a theoretical plate = Trennstufenhöhe

HG = Hauptgruppe (Periodensystem)
HOMO = highest occupied molecular orbital
HPLC = high performance liquid chromatography
= Hochleistungsflüssig(keits)chromatographie
= high pressure liquid chromatography
= Hochdruckflüssig(keits)-chromatographie
HPTLC = high performance thin layer chromatography
HWD = hot wire detector
= Wärmeleitfähigkeitsdetektor

I.E. = Internationale Einheit
IEC = ion exclusion chromatography
= Ionenaustauscherchromatographie
IEF = isoelektrische Fokussierung
IEX = ion exchange chromatography
= Ionenaustauscherchromatographie
incl. = inclusive
Ind. = Indikator
IR = Infraroter Spektralbereich
irrev. = irreversibel
IZ = Iodzahl

Kap. = Kapitel
Kat. = Katalysator
kat. = katalytisch
kath. = kathodisch
Komm. = Kommentar
konj. = konjugiert
konst. = konstant
Konz. = Konzentration
konz. = konzentriert
korr. = korrespondierend
krist. = kristallisiert

LC = liquid chromatography
= Flüssig(keits)chromatographie
LLC = liquid liquid chromatography
= Flüssigkeits-Flüssigkeits-Chromatographie
Lösl. = Löslichkeit
lösl. = löslich
Lp. = Löslichkeitsprodukt
LSC = liquid solid chromatography
= Flüssigkeits-Feststoff-Chromatographie
Lsg. = Lösung
Lsgm. = Lösungsmittel
LUMO = lowest unoccupied molecular orbital

magn. = magnetisch
MALDI = Matrixgestützte Laser-Desorptions-Ionisation
max. = maximal
MC = multiple choice
MEKC = Micellare elektrokinetische Chromatographie
methanol. = methanolisch
Min. = Minute
MIR = multiple internal reflectance
= Mehrfachreflexion
= mittlerer infraroter Spektralbereich
monosubst. = monosubstituiert
MS = Massenspektrometrie, Massenspektrometer
MSTFA = *N*-Methyltrimethylsilyltrifluoracetamid
MTU = Methylthiouracil
MWG = Massenwirkungsgesetz

Nachw. = Nachweis
nasc. = naszierend
Nd. = Niederschlag
NDIR = nicht-dispersive IR-Spektroskopie
neg. = negativ
NIR = naher Infraroter Spektralbereich
NKE = Normal-Kalomelelektrode
NMR = nuclear magnetic resonance
= Kernmagnetische Resonanz
NWE = Normal-Wasserstoffelektrode

o. = oben, obig
o. a. = oben angeführt
ODS = octadecylsilyliert (Kieselgel)
OHZ = Hydroxylzahl
opt. = optisch
org. = organisch
ORD = Optische Rotationsdispersion
Ox. = Oxidation
= oxidierte Form
ox. = oxidiert
Oxm. = Oxidationsmittel

p.a. = pro analysi
PAGE = Polyacrylamid-Geleelektrophorese
PAN = Pyridylazonaphthol
PAR = Pyridylazoresorcin
PAS = para-Aminosalicylsäure
PC = Papierchromatographie
pc = papierchromatographisch
PDA = Photodioden-Array
pharm. = pharmazeutisch
PFT = Puls-Fourier-Transformation
PHB = para-Hydroxybenzoesäure
Ph.Eur. = Europäisches Arzneibuch
phys. = physikalisch
pos. = positiv
POZ = Peroxidzahl
präp. = präparativ
prim. = primär
proz. = prozentig
PSE = Periodensystem der Elemente
PTU = Propylthiouracil
Pyr = Pyridin

qual. = qualitativ
quan. = quantitativ
QTE = Quecksilbertropfelektrode

rac. = racemisch
RaNi = Raney-Nickel
Reakt. = Reaktion
Red. = Reduktion
= reduzierte Form
red. = reduziert
Redm. = Reduktionsmittel
rel. = relativ
rev. = reversibel
RF = Rückfluss
RG = Reaktionsgeschwindigkeit
RP = reversed phase
= Umkehrphase
RT = Raumtemperatur

S. = Seite
s. = siehe
s. a. = siehe auch
SC = Säulenchromatographie
sc = säulenchromatographisch
Schmp. = Schmelzpunkt
Sdp. = Siedepunkt
SDS = sodium dodecyl sulphate
= Natriumdodecylsulfat

SEC = size exclusion chromatography
= Ausschlusschromatographie
Sek. = Sekunde
sek. = sekundär
SEV = Sekundärelektronenvervielfacher
SFC = supercritical Fluid Chromatography
SI = systeme international
sog. = sogenannt
solv. = solvatisiert
spez. = spezifisch
= speziell
Std. = Stunde
Stab. = Stabilität
s.u. = siehe unten
Subl. = Sublimation
subl. = sublimiert
subst. = substituiert
SWE = Standardwasserstoffelektrode
swl. = schwer löslich
sym. = symmetrisch
SZ = Säurezahl

TA = Thermoanalyse
Tab. = Tabelle
TBAH = Tetrabutylammoniumhydroxid
techn. = technisch
Temp. = Temperatur
tert. = tertiär
TF = Triphenylformazan
TFA = Trifluoro acetic acid
= Trifluoressigsäure
TFAA = Trifluoressigsäureanhydrid
= Trifluoro acetic acid anhydride
TGA = Thermogravimetrie
THF = Tetrahydrofuran
Titrat. = Titration
TLC = thin layer chromatography
= Dünnschichtchromatographie
TMS = Tetramethylsilan
TOF = time of flight
= Flugzeitanalysator
Tr. = Tropfen
TSD = Thermionischer Detektor
= thermionic specific detector
TSP = Trimethylsilyltetradeuteropropionsäure
TTC = Triphenyltetrazoliumchlorid

u. a. = unten angeführt
= unter anderem
u. a.m. = und andere mehr
UKW = Ultrakurzwelle
Uml. = Umlagerung
unabh. = unabhängig
undiss. = undissoziiert
ungesätt. = ungesättigt
unlösl. = unlöslich
unspez. = unspezifisch
unsubst. = unsubstituiert
UPs = Umdrehungen pro Sekunde
usw. = und so weiter
u.U. = unter Umständen
UV = Ultravioletter Spektralbereich

(i.) Vak. = (im) Vakuum
Verb. = Verbindung
Verd. = Verdünnung
verd. = verdünnt
Verf. = Verfahren
Vers. = Versuch
versch. = verschieden
vgl. = vergleiche
vic. = vicinal
VIS = Sichtbarer Spektralbereich
Vol. = Volumen
VZ = Verseifungszahl

wässr. = wässrig
WLD = Wärmeleitfähigkeitsdetektor
Zers. = Zersetzung
z. B. = zum Beispiel
z. T. = zum Teil

Zeichen und Symbole

[ ] = Kennzeichnung von Komplexverbindungen
= Kennzeichnung von Konzentrationen (Aktivitäten) in Gleichungen des MWG
= Kennzeichnung der Dimension
$\rightarrow$ = Zeichen für eine einseitig verlaufende Reaktion
$\leftrightharpoons$ = Zeichen für umkehrbare Reaktionen (Gleichgewichte)
Δ = Erhitzen
= Zeichen für Differenz
$\downarrow$ = Zeichen für Bildung eines schwer löslichen Niederschlags
$\uparrow$ = Zeichen für Bildung eines Gases
(I),(II),.. = Zeichen für die Wertigkeit: einwertig, zweiwertig
% = Prozent
\+ = rechtsdrehend
– = linksdrehend
= = Gleichstrom
≈ = Wechselstrom

A = Absorption
= Ampere (Einheit der Stromstärke)
= Fläche (Areal)
= Systematischer Fehler
a = Aktivität
= Auswaage
$A_{1\,cm}^{1\,\%}$ = Spezifische Absorption
A^- = allgemeines Symbol Anion
Å = Ångström = 10^{-8} cm
A_E = elektrophile Addition
A_N = nucleophile Addition
A_R = radikalische Addition
A_r = relative Atommasse
AcO^-(Ac^-) = Acetat-Ion
Ac_2O = Acetanhydrid
Alk = Alkylrest
Ar = Arylrest (Aromat)
Atm = Atmosphäre

B = allgemeines Symbol Base
= Elementsymbol Bor
= magnetische Flussdichte
b = Schichtdicke, Peakbreite, Molalität

C = Coulomb (Einheit der Ladung)
= Gesamtkonzentration ($mol \cdot l^{-1}$)
= Elementsymbol Kohlenstoff

c = Lichtgeschwindigkeit
= Stoffmengenkonzentration ($mol \cdot l^{-1}$)
C-6 = C-Atom, nummeriert (etwa Kohlenstoffatom 6 der Glucose)
5-C = Anzahl der C-Atome
C_o = Ausgangskonzentration
C_b = Konzentration einer Base
C^{eq} = Äquivalentkonzentration
C_m = molare Löslichkeit, Sättigungskonzentration
C_s = Konzentration einer Säure
= Sättigungskonzentration, Gesamtkonzentration
°C = Grad Celsius
cal = Kalorie
CH = Chinon
cm = Zentimeter
cm^3 (ccm) = Kubikzentimeter

D = D-Linie (Wellenlänge des Natriumlichtes)
= Diffusionskoeffizient (Polarographie)
= Optische Durchlässigkeit (Transparenz)
= dexter (Konfigurationsbezeichnung)
= Elementsymbol Deuterium
d = Schichtdicke (in cm)
= Dublett (NMR)
= Dichte
D_m = Massenverteilungsverhältnis (Chromatographie)
d_{20}^{20} = Dichte bei 20 °C bezogen auf Wasser bei 20 °C
Da = Dalton
dm = Dezimeter
= Massenänderung
dt = Zeitintervall
dT = Temperaturintervall

E = Energie
= Potential
= Elektrische Feldstärke
e = Einwaage
= Elementarladung
E_1 = monomolekulare Eliminierung
E_2 = bimolekulare Eliminierung
$E_{1/2}$ = Halbstufenpotential
E^o = Normalpotential (Standardpotential)
$E_{Ä}$ = Äquivalenzpotential
E_1 = Indikatorpotential
E_{kin} = kinetische Energie
E_Z = Zersetzungsspannung

ΔE = Energiedifferenz
ΔE = Potentialdifferenz
e^- = Elektron
Et = Ethylgruppe
Et_2O = Diethylether
EtOH = Ethanol

F = Gravimetrischer Faktor
= Fläche
= Faraday-Konstante
= zufälliger Fehler
= Faktor Maßlösung
= Freiheitsgrad (IR)
= Elementsymbol Fluor
f = fest
= Frequenz (Schwingungsfrequenz)
= Aktivitätskoeffizient
F_N = Faktor einer Normallösung (Normalfaktor)
F_S = Faktor einer Standardlösung
f_a, f_i = Aktivitätskoeffizient
fl = flüssig
Fp = Schmelzpunkt

G = Gewicht
= freie Enthalpie
= Galvanometer
g = Gramm
= gasförmig
ΔG = freie Reaktionsenthalpie
Gew% = Gewichtsprozent

H = Enthalpie
= Häufigkeit
= Magnetfeldstärke
= Elementsymbol Wasserstoff
h = Trennstufenhöhe (Chromatographie)
= Stufenhöhe (Polarographie)
= Peakhöhe (Chromatographie)
= Plancksches Wirkungsquantum
= Stunde
ΔH = Reaktionsenthalpie
HA = allgemeines Symbol für eine Säure
Hal^- = Halogenidion
HAm = Ameisensäure
HCH = Hydrochinon

HDDTC	=	Diethyldithiocarbaminsäure
HIn(d)	=	Indikatorsäure
HOAc (HAc)	=	Essigsäure
HX	=	Halogenwasserstoffsäure
H_4Y	=	Ethylendiamintetraessigsäure
Hz	=	Hertz
I	=	Stromstärke (in Ampere)
	=	Stromfluss
	=	Strahlungsintensität (Licht)
	=	Ionenstärke (einer Lösung)
	=	Kernspinquantenzahl
	=	Elementsymbol Iod
i	=	iso (verzweigt)
+I, -I	=	Induktiver Effekt
I_D (i_d)	=	Diffusionsstrom
I_G	=	Grenzstrom
$i_{D1/2}$ ($I_{G/2}$)	=	Halbstufenpotential
I_{sp}	=	Spitzenstromstärke
Ind^-	=	korr. Indikatorbase
IndH	=	Indikatorsäure
J	=	Joule
	=	Kopplungskonstante (NMR)
j	=	Gesamtstromdichte
K	=	Gleichgewichtskonstante (MWG)
	=	Kelvin
	=	Elementsymbol Kalium
k	=	Proportionalitätsfaktor
	=	Verteilungskoeffizient
	=	Boltzmann-Konstante
	=	Retentionsfaktor
k'	=	Verteilungszahl
	=	Kapazitätsfaktor, Kapazitätsverhältnis
K_a	=	thermodynamische Gleichgewichtskonstante
	=	Säurekonstante
K_b	=	Basenkonstante
K_c	=	stöchiometrische Gleichgewichtskonstante
K_D	=	Dissoziationskonstante (Elektrolyte)
	=	Verteilungskoeffizient (Chromatographie)
K_{Diss}	=	Dissoziationskonstante (Komplexe)
K_{eff}	=	effektive Stabilitätskonstante (Komplexe)
kC	=	Kilocoulomb

K_I = Ionisationskonstante (Elektrolyte)
= Indikatorkonstante
K_L = Löslichkeitsprodukt
= Lorentz-Kraft
K_s = Säurekonstante
K_{Stab} = Stabilitätskonstante (Komplexe)
K_w = Ionenprodukt des Wassers
kcal = Kilokalorie
kg = Kilogramm
kJ = Kilojoule
km = Kilometer
Kp = Siedepunkt
kPa = Kilopascal
kΩ = Kiloohm

L = elektrische Leitfähigkeit, Leitwert
= Säulenlänge (Chromatographie)
= laevis (Konfigurationsbezeichnung)
= Löslichkeitsprodukt
= elektrischer Leitwert
l = Länge (Abstand, Strecke)
= Liter
LH = amphiprotisches Lösungsmittel
ln = natürlicher Logarithmus
log (lg) = dekadischer Logarithmus

M = Molmasse (molare Masse)
= Molarität (Maßlösungen)
+M, -M = Mesomerie-Effekt
m = Masse
= meta
= Meter
= Multiplett (NMR)
M_r = relative Molmasse
M^o = neutrales Molekül
M^+ = Molekülkation
M^- = Molekülanion
mA = Milliampere
mbar = Millibar
Me = allgemeines Symbol Metall
= Methylgruppe
Me^+ = Metallkation
mg = Milligramm
MHz = Megahertz
min = Minute
ml = Milliliter

mm	= Millimeter
mol	= molar
mV	= Millivolt
N	= Zahl der Teilchen (Atome)
	= Zahl der Freiheitsgrade (IR)
	= Normalität (Maßlösungen)
	= Elementsymbol Stickstoff
n	= Anzahl der übertragenen Elektronen
	= Anzahl von Messwerten
	= normal (geradkettig)
	= Bodenzahl (Chromatographie)
	= Stoffmenge (Mol)
N_A	= Avogadro-Konstante
n_D^{20}	= Brechzahl (Brechungsindex)
n^{eq}	= Äquivalentkonzentration
NaOAc	= Natriumacetat
ng	= Nanogramm
nm	= Nanometer = 10^{-7} cm
NMe	= allgemeines Symbol für ein Nichtmetall
O	= Elementsymbol für Sauerstoff
o	= ortho
Ox^-	= Oxinat-Ion
P	= Elementsymbol Phosphor
	= Phase
p	= para
	= Druck
	= Impuls
Pa	= Pascal (Einheit des Druckes)
pD	= Empfindlichkeitsexponent
pH	= Wasserstoffionenexponent
$pH_{ÄP}$	= pH-Wert am Äquivalenzpunkt (Titration)
pH_S	= pH-Wert einer Referenzlösung
pK	= Gleichgewichtsexponent
pK_a	= Säureexponent
pK_b	= Basenexponent
pK_{Diss}	= Dissoziationsexponent (Komplexe)
pK_I	= Indikatorexponent
pK_L	= Löslichkeitsexponent
pK_s	= Säureexponent
pK_{Stab}	= Stabilitätsexponent (Komplexe)
pK_w	= Ionenexponent des Wassers
pMe	= negativer dekadischer Logarithmus der Metallionenkonzentration
pg	= Pikogramm

pm	=	Pikometer (100 Ångström)
pOH	=	Hydroxidionenexponent
ppb	=	parts per billion
ppm	=	parts per million
pT	=	Titrierexponent
Pyr	=	Pyridin
Q	=	Ladung(smenge)
	=	Wärmemenge
	=	Querschnitt
q	=	Quartett (NMR)
quin	=	Quintett (NMR)
R	=	Ohmscher Widerstand
	=	rectus (Konfigurationsbezeichnung)
	=	Radius
	=	allgemeine Gaskonstante
	=	Reagenz des Arzneibuches
	=	organischer Rest, über C-Atom gebunden
r	=	relative Retention
R_f	=	Retentionsfaktor, retention factor, ratio of fronts
R_F	=	Retardierungsfaktor, Retardationsfaktor
R_S	=	Auflösung (Chromatographie)
R_{St}	=	relativer Retentionsindex
RO^-	=	Alkoholat-Ion
ROH	=	Alkohol
S	=	sinister (Konfigurationsbezeichnung)
	=	Elementsymbol Schwefel
	=	Siemens (Einheit der Leitfähigkeit)
	=	Entropie
	=	Standardabweichung
s	=	Sekunde
s	=	Singulett (NMR)
	=	Standardabweichung
S_E	=	elektrophile Substitution
S_N1	=	monomolekulare nucleophile Substitution
S_N2	=	bimolekulare nucleophile Substitution
S_Ni	=	innere nucleophile Substitution
S_R	=	radikalische Substitution
S_S	=	Symmetriefaktor (Chromatographie), tailing factor
ΔS	=	Reaktionsentropie
S/N	=	Signal-Rausch-Verhältnis (signal/noise)
sec	=	Sekunde
sep	=	Septett (NMR)
sex	=	Sextett (NMR)

T	= absolute Temperatur in Kelvin
	= Transmission
t	= Temperatur in °C
	= Zeit
	= Tropfzeit (Polarographie)
	= Triplett (NMR)
	= Tonne (Gewicht)
t_d	= Totzeit
t_{dr}, t_R	= Gesamtretentionszeit
t_r	= Nettoretentionszeit
U	= elektrisches Potential
	= Zellspannung (in Volt)
	= Elementsymbol Uran
u	= Ionenbeweglichkeit
	= Strömungsgeschwindigkeit (Chromatographie)
	= relative Atommasseneinheit
$U_{1/2}$	= Halbstufenpotential
U_p	= Polarisationsspannung
U_{sp}	= Spitzenpotential
V	= Volt (Einheit der Spannung)
	= Volumen (in Liter)
	= Elutionsvolumen (Chromatographie)
	= Elementsymbol Vanadin
v	= Geschwindigkeit
	= Wanderungsgeschwindigkeit (Ionen)
	= verdünnt
Vol%	= Volumenprozent
W	= Quantenenergie
w	= Massengehalt
X	= Röntgenstrahlung
x	= Schichtdicke
	= allgemeines Symbol Messwert
	= Stoffmengenanteil
	= Molenbruch
X^-	= allgemeines Symbol Anion
x_i	= Messwert
$\overline{x}$	= Mittelwert
Z	= Zahl der Normalschwingungen (IR)
z	= Äquivalentzahl
	= Ladungszahl

α	= Drehwinkel
	= Kernspinzustand (NMR)
	= Dissoziationsgrad, Protolysegrad
	= Nachbarposition zu einer funktionellen Gruppe
	= Trennfaktor, Selektionskoeffizient
	= Fällungsgrad
$[\alpha]_D^{20}$	= spezifische Drehung
α_H	= Wasserstoffkoeffizient (zur Korrcktur von Komplexstabilitäten)
β	= Kernspinzustand (NMR)
	= Massenkonzentration
γ	= Gyromagnetisches Verhältnis
	= Aktivitätskoeffizient
	= Gammastrahlung
δ	= chemische Verschiebung
δ^+, δ^-	= Partialladung
ε	= Absorptionskoeffizient (molarer)
	= Dielektrizitätszahl
ε_o	= Dielektrizitätszahl (Vakuum)
ε_{max}	= Absorptionskoeffizient (Absorptionsmaximum)
η	= Überspannung
Λ	= molare Leitfähigkeit
$\Lambda\infty$	= Grenzleitfähigkeit
Λ^*	= Äquivalentleitfähigkeit
λ	= Wellenlänge
	= Ionenbeweglichkeit
λ_{max}	= Wellenlänge (Absorptionsmaximum)
μ	= reduzierte Masse
μA	= Mikroampere
μg	= Mikrogramm
μm	= Mikrometer
ν	= Frequenz
$\bar{\nu}$	= Wellenzahl
π	= Bindungsart
ρ	= spezifischer Widerstand
	= Dichte
ρ_*	= Massenkonzentration
ρ_t	= Dichte bei t °C
σ	= Bindungsart
τ	= Titrationsgrad
	= chemische Verschiebung
Φ	= Fließgeschwindigkeit (Chromatographie)
κ	= Leitfähigkeit
Ω	= Ohm (Einheit des Widerstandes)

Klassische quantitative Analytik

4 Grundlagen und allgemeine Arbeitsweisen der quantitativen pharmazeutischen Analyse

4.1 Größen und Einheiten

4.1.1 Stoffmengen

Der Begriff **Stoffmenge** bezieht sich grundsätzlich nur auf die *Teilchenzahl*, nicht aber auf die Teilchenart (Atom, Ion, Molekül, Radikal). Stoffmengenangaben erfordern deshalb die *Spezifizierung* des Stoffes, auf den sie sich beziehen.

Das Symbol der Stoffmenge ist **n**, die SI-Basiseinheit ist das **Mol** und das Einheitszeichen ist **mol**. Die Kennzeichnung des Stoffes (X) erfolgt durch Angabe der chemischen Formel (in Klammer) hinter dem Stoffmengenzeichen.

Die experimentell bestimmbare und von der Art des Stoffes unabhängige Teilchenzahl pro Mol wird als **Avogadro-Konstante** N_A bezeichnet. Sie beträgt:

$\mathbf{N_A = 6{,}022\,141 \cdot 10^{23}\ mol^{-1}}$

Mit der Teilchenzahl N_x eines beliebigen Stoffes (X) ergibt sich dessen Stoffmenge n(X) zu [vgl. **MC-Fragen Nr. 1-4**]:

$$n(X) = \frac{N_x}{N_A} \quad (\text{mol})$$

Ein Mol eines Stoffes besteht aus 6,02 · 10^{23} Teilchen (Atome, Ionen, Moleküle). Dies sind ebenso viele Teilchen, wie C-Atome in 12 g des Kohlenstoffisotops $^{12}_{6}C$ oder H_2O-Moleküle in 18,015 g Wasser enthalten sind.

Die **molare Masse** (M) (früher: Molmasse) einer Substanz ist als Masse der Stoffmenge 1 Mol definiert, sodass mit der **Masse** (m) des Stoffes (X) seine Stoffmenge n(X) auch ausgedrückt werden kann durch [vgl. **MC-Frage Nr. 5**]:

$$n(X) = \frac{m}{M} \quad (\text{mol})$$

n = Stoffmenge
m = Masse des Stoffes
M = molare Masse

Die Stoffmenge (n) ist daher gleich dem Quotienten aus der Masse (m) einer Stoffportion und der molaren Masse (M). Diese Beziehung bildet die *Grundlage stöchiometrischer Berechnungen*. Für n(X) = 1 ist M = m.

Aufgrund der Definition des Mols [$M(^{12}C) = 12\ g \cdot mol^{-1}$] bezeichnet man den Zahlenwert der **molaren Masse (M_r)** (früher: Molekular-, Atom-, Formelgewicht) auch als relative Teilchenmasse (*relative molare Masse*). Molare Massen werden in **$g \cdot mol^{-1}$** ($kg \cdot mol^{-1}$) angegeben.

Die **Äquivalentstoffmenge** (n^{eq}) eines Stoffes (X) ist das z-fache der molaren Stoffmenge (n); sie ist definiert als Quotient aus der Masse (m) einer Stoffportion und der molaren Masse (M) des Äquivalents. Stoffmengen von Äquivalenten werden ebenfalls in Mol angegeben [vgl. **MC-Frage Nr. 4**].

$$n^{eq}(X) = \frac{m}{M \cdot (1/z)} = n \cdot z \text{ (mol)}$$

m = Masse
M = molare Masse
z = Äquivalentzahl
n = Stoffmenge

Die Zahl (z) wird *Äquivalentzahl* genannt. Sie ergibt sich aus einer Äquivalenzbeziehung, z. B. aus der Stöchiometrie einer definierten chemischen Reaktion. Bei Ionen entspricht (z) der Ionenladung.

Säure-Base-Reaktion: z = Zahl der H^+- oder HO^--Ionen, die das Teilchen aufnehmen oder abgeben kann
Redoxreaktion: z = Zahl der übertragenen Elektronen (= Differenz der Oxidationsstufen eines korrespondierenden Redoxpaares)
Ionenreaktion: z = Betrag der Ladung des betreffenden Ions

4.1.2 Zusammensetzung von Mischphasen

Eine aus mehreren Stoffen bestehende Stoffportion bezeichnet man als *Mischphase*. Zu den analytisch wichtigsten Mischphasen zählen **Lösungen**. Die Charakterisierung der quantitativen Zusammensetzung von Mischphasen erfolgt durch die mengenproportionalen Größen *Masse* (m), *Stoffmenge* (n) und *Volumen* (V).

Die **Stoffmengenkonzentration** (c) eines gelösten Stoffes (X) ist definiert als Quotient aus der Stoffmenge (n) der Substanz und dem Gesamtvolumen (V) der Lösung. Sie berechnet sich auch als Quotient aus der Masse (m) des gelösten Stoffes (X) und dem Produkt aus seiner molaren Masse (M) und dem Volumen (V) der Lösung. Die Stoffmengenkonzentration ist daher ein Maß für die Anzahl gelöster Teilchen in einem bestimmten Volumen [vgl. **MC-Fragen Nr. 5-7, 12**]:

$$c(X) = \frac{n(X)}{V} = \frac{m}{M \cdot V} \text{ (mol} \cdot m^{-3}\text{)}$$

c = Stoffmengenkonzentration
n = Stoffmenge
V = Volumen der Lösung
m = Masse
M = molare Masse

Angaben zur Stoffmengenkonzentration erfordern die Spezifizierung der Teilchenart, auf die sich diese Angabe bezieht. Daher dienen zur Kennzeichnung der Konzentration eines Stoffes (X) Symbole wie $\mathbf{c_x}$, **c(X)** oder **[X]**. Werden keine anderen Angaben gemacht, bezieht sich die Stoffmengenkonzentration auf *Wasser* als Lösungsmittel. Wegen der Temperaturfunktion des Volumens ist die Stoffmengenkonzentration eine *temperaturabhängige* Größe.

Die Stoffmengenkonzentration bezogen auf *1 Liter* Lösung wurde früher als **Molarität** bezeichnet und mit dem Symbol **M** abgekürzt. Die Molarität einer Lösung entspricht somit der Anzahl Mole an gelöstem Stoff in 1000 ml Lösung. Die Molarität einer *Maßlösung* wird in $\mathbf{mol \cdot l^{-1}}$ angegeben [vgl. **MC-Fragen Nr. 8, 20**].

Die IUPAC gestattet noch den Gebrauch des Symbols **M**, das dem Namen des Stoffes vorangestellt wird (z. B. 0,1 M-HCl). In *Ph. Eur.* erfolgt hingegen die *Konzentrationsangabe* in $\mathbf{(mol \cdot l^{-1})}$ in Klammern gesetzt nach dem Namen des Stoffes [z. B. Kaliumpermanganat-Lösung (0,02 $mol \cdot l^{-1}$) oder Kaliumbromat-Lösung (0,0167 $mol \cdot l^{-1}$)].

Für reines Wasser [$M_r(H_2O)$ = 18 g · mol^{-1} und 1 ml = 1 g] errechnet sich die Stoffmengenkonzentration $c(H_2O)$ zu [vgl. **MC-Frage Nr. 9**]:

$c(H_2O) = 1000\ g/18\ g \cdot 1\ l = \mathbf{55{,}6\ mol \cdot l^{-1}}$

Aus der Definition der Basiseinheit Mol folgt auch, dass gleiche Molarität verschiedener Teilchenarten gleiche Zahl an Teilchen im gleichen Volumen bedeutet. Beispielsweise besitzen unter Normbedingungen (Standardbedingungen) [T = 273,15 K (0 °C), p = 1013 mbar = 101,3 kPa] alle idealen Gase – unabhängig ihrer chemischen Konstitution – ein Volumen von **22,414** Liter pro Mol (*Molvolumen*) und enthalten jeweils $6{,}022 \cdot 10^{23}$ Gaspartikel. Bei Elektrolyten ist die Dissoziation zu beachten, sodass eine 0,1 M-Blei(II)nitrat-Lösung [$Pb(NO_3)_2$] doppelt so viele Nitrat-Ionen enthält wie eine gleichkonzentrierte 0,1 M-Natriumnitrit-Lösung [$NaNO_2$] Nitrit-Ionen [vgl. **MC-Fragen Nr. 5, 8**].

Die temperaturunabhängige Größe **Molalität** (b) eines gelösten Stoffes (X) ist das Verhältnis aus seiner Stoffmenge (n) und der Masse (m_L) des Lösungsmittels. Üblicherweise gibt man die Molalität als Anzahl der Mole an, die in 1000 g Lösungsmittel gelöst sind.

$$b(X) = \frac{n(X)}{m_L} \quad (mol \cdot kg^{-1})$$

b = Molalität
n = Stoffmenge
m_L = Masse Lösungsmittel

Die **Äquivalentkonzentration** (c^{eq}) eines gelösten Stoffes (X) ergibt sich aus dem Quotienten der Äquivalentstoffmenge (n^{eq}) und dem Gesamtvolumen (V) der Lösung. Die Äquivalentkonzentration wird in $mol \cdot m^{-3}$ oder $mol \cdot l^{-1}$ angegeben [vgl. **MC-Fragen Nr. 8, 27–33**]:

$$c^{eq}(X) = \frac{n^{eq}(X)}{V} \quad (mol \cdot l^{-3})$$

Daraus folgt für den Zusammenhang zwischen der Stoffmengenkonzentration (c) und der Äquivalentkonzentration (*äquivalente Stoffmengenkonzentration*) (c^{eq}), worin (z) die Äquivalentzahl bedeutet:

$$c^{eq}(X) = c(X) \cdot z \ (mol \cdot l^{-1})$$

Unter Einbeziehung der Stoffmengeneinheit „Mol“ ist die Äquivalentkonzentration $\mathbf{c^{eq} = 1\ mol \cdot l^{-1}}$:

- einer *Säure* (nach Brönsted) diejenige Säuremenge, die 1 Mol Protonen abgeben kann [z. B. 36,46 g HCl (M_r = 36,46, z = 1), 49,05 g H_2SO_4 (M_r = 98,1, z =2)].
- einer *Base* (nach Brönsted) diejenige Basenmenge, die 1 Mol Protonen aufnehmen kann [z. B. 40,0 g NaOH (M_r = 40,00, z = 1), 37,05 g $Ca(OH)_2$ (M_r = 74,1, z = 2].
- eines *Oxidationsmittels* diejenige Substanzmenge, die 1 Mol Elektronen aufnehmen kann [z.B. 49,03 g $K_2Cr_2O_7$ (M_r = 294,2; z = 6)] [vgl. **MC-Fragen Nr. 26, 31**].
- eines *Reduktionsmittels* diejenige Substanzmenge, die 1 Mol Elektronen abgeben kann.

Als *Konzentrationsangaben* zur Beschreibung der Zusammensetzung von Mischphasen sind auch Bezeichnungen wie Massen- und Volumenkonzentration gebräuchlich.

Die **Massenkonzentration** (β) ist definiert als die Masse (m) des Stoffes (X) pro Gesamtvolumen (V) seiner Lösung. Zwischen der Massenkonzentration (β), der molaren Masse (M) und der Stoffmengenkonzentration (c) eines gelösten Stoffes bestehen folgende Beziehungen [vgl. **MC-Frage Nr. 14**]:

$$\beta(X) = \frac{m}{V} = \frac{M \cdot n(X)}{V} = M \cdot c(X) \quad (g \cdot l^{-1})$$

Als **Volumenkonzentration** (σ) eines Stoffes bezeichnet man das Verhältnis des Volumens (V_i) einer Stoffportion (i) zum Volumen (V) der gesamten Mischphase.

$$\sigma_i = V_i/V$$

Zur quantitativen Beschreibung des *Gehaltes* von Mischphasen werden auch Begriffe wie Massenanteil, Volumenanteil oder Stoffmengenanteil verwendet [vgl. **MC-Fragen Nr. 15, 1725**].

Der **Massenanteil** (**Massengehalt**) (w) eines Stoffes (X) in einer Mischung ist der dimensionslose Quotient aus seiner Masse (m) und der Gesamtmasse (m_m) des Gemischs [vgl. **MC-Fragen Nr. 11, 18**]:

$$w(X) = m/m_m$$

Der Massenanteil wurde *früher* auch Massenbruch genannt, meist sprach man jedoch von Massenprozent oder *Gewichtsprozent*. Der Begriff Gewichtsprozent sollte aber *nicht mehr* verwendet werden.

Berücksichtigt man bei Lösungen deren Dichte (ρ) [Dichte (ρ) = Masse (m)/Volumen (V)], so ergibt sich zwischen dem Massengehalt (w) einer Lösung, der molaren Masse (M) des gelösten Stoffes (X) und seiner Stoffmengenkonzentration (c) folgender Zusammenhang [vgl. **MC-Frage Nr. 10**]:

$$c(X) = \frac{w(X) \cdot \rho}{M} \quad (mol \cdot l^{-1})$$

c = Stoffmengenkonzentration
w = Massengehalt
ρ = Dichte der Lösung
M = molare Masse

Der **Volumenanteil** (χ) eines Stoffes (X) in einer binären Mischung aus den Stoffen (X) und (Y) ist der Quotient aus dem Volumen V_x des Stoffes (X) und der Summe der Volumina beider Substanzen *vor* dem Mischvorgang.

$$\chi(X) = \frac{V_x}{V_x + V_y}$$

χ = Volumenanteil
V_x = Volumen des Stoffes (X)
V_y = Volumen des Stoffes (Y)

Der Volumenanteil wurde früher als Volumenbruch, meistens jedoch als *Volumenprozent* bezeichnet. Auch dieser Begriff sollte *nicht* mehr verwendet werden.

Der **Stoffmengenanteil** (x) gibt das Verhältnis der Stoffmenge eines bestimmten Stoffes zur Gesamtstoffmenge an. Für eine *binäre Mischung* aus den Stoffen (X) und (Y) berechnet sich der Stoffmengenanteil der Substanz (X) zu [vgl. **MC-Frage Nr. 13**]:

$$x(X) = \frac{n(X)}{n(X) + n(Y)} \qquad (\Sigma x_i = 1)$$

Bei mehreren Komponenten gelten entsprechende Gleichungen. Die Summe aller Stoffmengenanteile (Σx_i) einer Mischung ist 1. Der Stoffmengenanteil wurde *früher Molenbruch* genannt.

Weitere in der Analytik häufig genutzte Mengenangaben sind **ppm** (parts per million) und **ppb** (parts per billion). Wenn nichts anderes angegeben ist, versteht man darunter Massenverhältnisse (m/m). Danach bedeutet beispielsweise **Gewichts-ppm** die Menge eines Stoffes in Mikrogramm (µg), die in 1 g Analysenmaterial enthalten ist [vgl. **MC-Fragen Nr. 15-17, 1725**].

4.1.3 Konzentrationsangaben des Arzneibuches

Entgegen den DIN-Vorschriften verwendet das Arzneibuch noch den Ausdruck **„Prozent (%)"** entsprechend folgenden Definitionen:

- **Prozent (m/m)** = Prozentgehalt Masse in Masse bedeutet die Anzahl Gramm einer Substanz in 100 g Substanzgemisch (nach DIN: *Massenanteil* in %).
- **Prozent (V/V)** = Prozentgehalt Volumen in Volumen bedeutet die Anzahl Milliliter einer Substanz in 100 ml eines Flüssigkeitsgemischs (nach DIN: *Volumenanteil* in %).

4.1.4 Maßlösungen

Maßlösungen sind Reagenzlösungen bekannter Konzentration. Sie sollten folgenden Anforderungen genügen:

- einfache und reproduzierbare Herstellung,
- Stabilität gegenüber Temperatur- und Lichteinflüssen,
- möglichst hohe Äquivalentmasse (geringer Einwaagefehler),
- Gehalt bzw. Konzentration der Maßlösung müssen über einen längeren Zeitraum konstant bleiben *(Titerbeständigkeit)*.

Zur *Konzentrationsangabe* von *Maßlösungen* wird nach Arzneibuch nur noch die *Stoffmengenkonzentration* (*Molarität*) verwendet. In der englischen Version der

Ph.Eur. wird die Molarität mit **M** abgekürzt und dem Namen der Lösung vorangestellt (z. B. „0,1 M hydrochloric acid"). Dies ist nach IUPAC noch zulässig. In der deutschen Version steht die Konzentrationsangabe in Klammern nach dem Namen der Lösung wie zum Beispiel „Salzsäure (0,1 mol · l^{-1})" [vgl. **MC-Frage Nr. 20**].

Für die Bestimmung der Molarität von Maßlösungen wird vom Arzneibuch eine *Wiederholpräzision* (Genauigkeit) von **0,2%** gefordert (relative Standardabweichung). Maßlösungen dürfen höchstens **± 10%** von diesem Wert abweichen. Der *Korrekturfaktor* (**Titer**) (f) einer Maßlösung muss somit im Bereich 0,9–1,1 liegen. *Ph.Eur.* schreibt jedoch nicht vor, wie häufig die Faktoreinstellung erfolgen muss; erfahrungsgemäß sollte die Bestimmung des Titers mindestens fünfmal durchgeführt werden.

Zur Herstellung einer Maßlösung kann man bestimmte Reinsubstanzen [NaCl, KIO_3, $KBrO_3$, $K_2Cr_2O_7$] genau einwiegen und in einem definierten Volumen eines Lösungsmittels, meistens Wasser, auflösen. Die Substanzen solcher Maßlösungen sind zugleich auch **Urtiter**, sodass man den *Faktor* der betreffenden Maßlösung aus der Einwaage berechnen kann [vgl. **MC-Frage Nr. 336**].

Andere Maßlösungen lassen sich nur mit annähernd bekannter Konzentration herstellen und man ermittelt anschließend ihren Wirkwert (**Titer**) durch Titration

- mit einer Lösung bekannter Äquivalentkonzentration eines *Urtiters* (**primärer Standard**) oder
- mit einer anderen, bereits eingestellten Maßlösung (**sekundärer Standard**).

Der Titer einer Maßlösung ist ein Faktor, der die Abweichung der angestrebten Stoffmengenkonzentration von ihrem tatsächlichen Wert angibt. Eine Maßlösung mit exakt eingestellter Äquivalentkonzentration hat den Titer 1. Ist der Titer < 1, ist die reale Äquivalentkonzentration geringer, ist der Titer > 1, ist sie höher als die angestrebte Äquivalentkonzentration.

Zur Berechnung der tatsächlichen Äquivalentkonzentration (c^{eq}) einer Maßlösung muss die angestrebte Äquivalentkonzentration (c^{eq}_*) mit dem Zahlenwert des Titers (f) multipliziert werden.

$$c^{eq} = f \cdot c^{eq}_* \ (mol \cdot l^{-1})$$

Zum Beispiel enthält eine Natriumhydroxid-Lösung (M_r = 40,00) der Konzentration (c = 0,1 mol · l^{-1}) und dem Faktor (f = 0,95) 3,8 g NaOH [40,00 · 0,1 · 0,95] in gelöster Form [vgl. **MC-Fragen Nr. 22–25, 1863**].

Bei Maßlösungen, deren Wirkwert nicht genau zu ermitteln ist und die keine hohe Titerkonstanz aufweisen, ist parallel zur volumetrischen Gehaltsbestimmung ein *Blindversuch* durchzuführen.

Maßlösungen für Bestimmungen mit *elektrochemischer* Endpunktanzeige müssen mit derselben Methode der Endpunkterkennung auch eingestellt werden. Darüber hinaus sollte die *Zusammensetzung der Lösung* für die Titereinstellung derjenigen entsprechen, die bei der betreffenden Gehaltsbestimmung angewendet wird.

Zur **Normierung einer Maßlösung** mit Hilfe eines *Urtiters (U)* ergibt sich aus der Äquivalenzbeziehung [n^{eq}(Lösung) = n^{eq}(Urtiter)] für die Äquivalentkonzentration (c^{eq}) der Lösung:

$$c^{eq} = \frac{z(U) \cdot m(U)}{M_r(U) \cdot V(L)}$$

z(U) = Äquivalentzahl Urtiter
m(U) = Einwaage Urtiter
M_r(U) = molare Masse Urtiter
V(L) = Volumen der Lösung

Daraus kann z. B. der Korrekturfaktor einer 1 M- bzw. einer 0,1 M-Maßlösung *nach Arzneibuch* wie folgt berechnet werden [vgl. **MC-Frage Nr. 21**]:

$$F_{1M} = \frac{10^3 \cdot z(U)}{M_r(U)} \cdot \frac{e}{a} \qquad F_{0,1M} = \frac{10^4 \cdot z(U)}{M_r(U)} \cdot \frac{e}{a}$$

e = Einwaage Urtiter in *Gramm*
a = Verbrauch *Mililiter* Maßlösung

Wird eine Maßlösung (z. B. NaOH) mit einer anderen Maßlösung (z. B. HCl) als sekundärem Standard eingestellt, so berechnet sich der **Normalfaktor (F_N)** der einzustellenden Maßlösung aufgrund der Äquivalenzbeziehung [n^{eq}(Base) = n^{eq}(Säure)] nach:

$$c^{eq}(NaOH) = c^{eq}(HCl) \cdot \frac{V(HCl)}{V(NaOH)},$$

worin c^{eq} = Äquivalentkonzentration und V = Volumen bedeuten. Daraus resultiert [vgl. **MC-Frage Nr. 1735**]:

$$F_N(NaOH) = F_S(HCl) \cdot \frac{ml(HCl)}{ml(NaOH)},$$

bzw. in allgemeiner Form:

$$F_N = F_S \cdot \frac{a}{b}$$

F_N = Faktor der einzustellenden Maßlösung
F_S = Faktor der zur Einstellung verwendeten Maßlösung
a = Verbrauch (ml) der zur Einstellung verwendeten Maßlösung
b = vorgelegte Menge (in ml) an einzustellender Maßlösung

4.2 Stöchiometrische Grundlagen quantitativer Analysen

Chemische Reaktionen sind Vorgänge, bei denen Stoffe verändert werden. Der rationelle Ausdruck für die Stoffumwandlung ist die *chemische Reaktionsgleichung*, in der die an der Reaktion beteiligten Atome oder Verbindungen durch Symbole bzw. Substanzformeln wiedergegeben werden. Die linke Seite der Reaktionsgleichung enthält die Ausgangsstoffe (Reaktanden, Edukte), die rechte die Formeln der Endstoffe (Produkte). Edukte und Produkte sind durch einen Pfeil getrennt, der zur Produktseite hinweist.

Hinsichtlich der Anzahl und Art der Atome muss die linke Seite der Reaktionsgleichung mit der rechten übereinstimmen. Damit diese Bedingung erfüllt ist, muss man die jeweiligen Substanzformeln mit geeigneten Faktoren (*stöchiometrische Umsatzzahlen*) multiplizieren. Wenn die Molzahlen aller beteiligten Elemente auf beiden Seiten gleich sind, ist die Gleichung *ausgeglichen*.

$3\,H_2S + 2\,H_3AsO_3 \rightarrow As_2S_3 + 6\,H_2O$

Da allen Symbolen und Formeln eine quantitative Bedeutung zukommt, können mit ihrer Hilfe auch die Stoffmengen berechnet werden, mit denen Substanzen an chemischen Prozessen teilnehmen. Jede Stoffgleichung stellt somit eine **stöchiometrische Gleichung** dar und gibt Auskunft über die umgesetzten Stoffmengen in Mol.

$$
\begin{array}{lcl}
3\,H_2S + 2\,H_3AsO_3 & \rightarrow & As_2S_3 + 6\,H_2O \\
3 \cdot 34 + 2 \cdot 126 & = & 246 \;\; + 6 \cdot 18 \\
102 + 252 & = & 246 \;\; + 108
\end{array}
$$

Aus dem *Gesetz von der Erhaltung der Masse* folgt weiterhin, dass die Summen der Massen beider Seiten der Reaktionsgleichung identisch sein müssen. Hierbei ist die Masse einer Verbindung gleich dem Produkt aus der Stoffmenge (in mol) und der molaren Masse (in $g \cdot mol^{-1}$) [siehe Kap. 4.1.1]. Stöchiometrische Formelgleichungen geben aber nur den massenmäßigen Ablauf chemischer Reaktionen wieder, sie vermitteln keinen Aufschluss darüber, nach welchem Mechanismus dies geschieht.

Bei Reaktionen, an denen Ionen beteiligt sind, benutzt man häufig sog. **Ionengleichungen**, die nur die an der Reaktion teilnehmenden Ionen enthalten. Die entsprechenden Gegenionen werden weggelassen. Bei solchen Ionengleichungen muss auch die *Summe der Ionenladungen* auf beiden Seiten des Reaktionspfeils gleich sein.

Stoffgleichung: $5\,NaNO_2 + 2\,KMnO_4 + 3\,H_2SO_4 \rightarrow 5\,NaNO_3 + 2\,MnSO_4 + K_2SO_4 + 3\,H_2O$
Ionengleichung: $5\,NO_2^- + 2\,MnO_4^- + 6\,H_3O^+ \rightarrow 5\,NO_3^- + 2\,Mn^{2+} + 9\,H_2O$

Nicht alle chemischen Reaktionen können analytisch verwertet werden. Zur *maßanalytischen Nutzung einer Reaktion* muss sie gewisse Voraussetzungen erfüllen. Als wichtigste Anforderungen sind zu nennen:

- quantitativer Stoffumsatz (keine „Gleichgewichtsreaktion"),
- stöchiometrisch einheitlicher Verlauf (keine Nebenreaktionen),
- hohe Reaktionsgeschwindigkeit (möglichst spontaner Ablauf),
- genaue Kenntnis der Konzentration der verwendeten Maßlösung,
- Möglichkeit zur visuellen (mit Indikatoren) oder instrumentellen Endpunktanzeige.

4.3 Chemisches Gleichgewicht, Aktivität

Siehe auch Ehlers, **Chemie I**, Kap. 1.10

Alle spontan ablaufenden chemischen Reaktionen führen zu einem *dynamischen Gleichgewichtszustand*, der bei isobarer (p = const.) und isothermer (T = const.) Reaktionsführung durch das Massenwirkungsgesetz (MWG) beschrieben werden kann.

4.3.1 Massenwirkungsgesetz

Das Massenwirkungsgesetz besagt:

> Eine chemische Reaktion kommt bei gegebener Temperatur und gegebenem Druck „scheinbar" dann zum Stillstand (= dynamischer Gleichgewichtszustand), wenn der Quotient aus dem Produkt der Konzentrationen der Produkte und dem Produkt der Konzentrationen der Ausgangsstoffe einen bestimmten, für die Reaktion charakteristischen Zahlenwert K_c erreicht hat.

K_c wird als **stöchiometrische Gleichgewichtskonstante** bezeichnet. Sind an der Reaktion 2, 3 oder mehrere Moleküle der gleichen Molekülart beteiligt, so ist in der MWG-Gleichung die Konzentration dieser Molekülart in die 2., 3. oder höhere Potenz zu erheben.

$$aA + bB \rightleftharpoons cC + dD$$

$$K_c = \frac{[C]^c \cdot [D]^d}{[A]^a \cdot [B]^b} \qquad [T = \text{const.}]$$

Statt mit den Konzentrationen kann man bei *Gasen (Lösungen)* auch mit den Gasdrücken (osmotischen Drücken) der jeweiligen Reaktionspartner im Reaktionsraum rechnen. Die Gleichgewichtskonstante (K_p) hat dann aber einen anderen Zahlenwert. Nehmen an der Reaktion *feste Stoffe* teil, so können deren Drücke bzw. Konzentrationen unberücksichtigt bleiben.

Da sich die Werte der druck- und temperaturabhängigen Gleichgewichtskonstanten (K_c) über viele Zehnerpotenzen erstrecken, gibt man in der Regel zur Beschreibung der Gleichgewichtslage einer Reaktion den negativen dekadischen Logarithmus (pK_c) an (**Gleichgewichtsexponent, pK-Wert**).

$$pK_c = -\log K_c$$

Bei mehrstufig dissoziierenden Protolyten kann für jede einzelne Dissoziationsstufe eine MWG-Gleichung erstellt werden. Zum Beispiel gilt für die dreibasische **Phosphorsäure** (H_3PO_4).

$$H_3PO_4 + H_2O \rightleftharpoons H_3O^+ + H_2PO_4^- \qquad K_{a1} = \frac{[H_2PO_4^-] \cdot [H_3O^+]}{[H_3PO_4]}$$

$$pK_{a1} = -\log K_{a1}$$

$$H_2PO_4^- + H_2O \rightleftharpoons H_3O^+ + HPO_4^{2-} \qquad K_{a2} = \frac{[HPO_4^{2-}] \cdot [H_3O^+]}{[H_2PO_4^-]}$$

$$pK_{a2} = -\log K_{a2}$$

$$HPO_4^{2-} + H_2O \rightleftharpoons H_3O^+ + PO_4^{3-} \qquad K_{a3} = \frac{[PO_4^{3-}] \cdot [H_3O^+]}{[HPO_4^{2-}]}$$

$$pK_{a3} = -\log K_{a3}$$

Die Gesamtdissoziationskonstante (K_{ges}) erhält man durch *Multiplizieren* der Gleichgewichtskonstanten der einzelnen Teilschritte, während sich die betreffenden Gleichgewichtsexponenten zum pK-Wert der Gesamtreaktion (pK_{ges}) *addieren*.

$$H_3PO_4 + 3\ H_2O \rightleftharpoons 3\ H_3O^+ + PO_4^{3-} \qquad K_{ges} = \frac{[H_3O^+]^3 \cdot [PO_4^{3-}]}{[H_3PO_4]}$$

$$K_{ges} = K_{a1} \cdot K_{a2} \cdot K_{a3}$$

$$pK_{ges} = pK_{a1} + pK_{a2} + pK_{a3}$$

Obige Ausführungen über die Anwendung des MWG beziehen sich auf in *homogenen Systemen*, d. h. in einer einzigen Phase (Gas- oder Lösungsphase) ablaufende Reaktionen. Beispiele für *heterogene Gleichgewichtsreaktionen*, wie sie bei Fällungsvorgängen auftreten, werden im Kap. 5.1.2 vorgestellt.

Berechnungen [in Klammer Nr. der MC-Frage]

[34] Eine Substanz zerfällt gemäß der Gleichung $AB \rightleftharpoons A + B$.
[36] Die zugehörige Gleichgewichtskonstante (K) beträgt 10^{-6} mol · l^{-1}. Wie groß ist die Gleichgewichtskonzentration von [A], wenn im Gleichgewichtszustand [AB] = 10^{-2} mol · l^{-1} ist?

Berechnung: Aufgrund der Stoffgleichung kann [A] = [B] gesetzt werden und [A] errechnet sich nach:
$K = 10^{-6} = [A] \cdot [B]/[AB] = [A]^2/[AB] = [A]^2/10^{-2}$
$[A]^2 = 10^{-2} \cdot 10^{-6} = 10^{-8}\ mol^2 \cdot l^{-2}$
$[A] = \mathbf{10^{-4}\ mol \cdot l^{-1}}$
Wird bei der gleichen Reaktion die Ausgangskonzentration [AB] verdoppelt, so erhöht sich die Gleichgewichtskonzentration von [B] um den Faktor $\sqrt{2}$
Berechnung:

$$K = [B]^2/[AB] \longrightarrow [B] = \sqrt{K \cdot [AB]}$$
$$K = [B]^2/2\ [AB] \longrightarrow [B] = \sqrt{2} \cdot \sqrt{K \cdot [AB]}$$

[35] Die Substanz AB wird gemäß der Reaktionsgleichung $A + B \leftrightharpoons AB$ gebildet. Die Gleichgewichtskonstante der Reaktion beträgt $K_c = 10^{-4}$, die Konzentration von AB im Gleichgewichtszustand ist [AB] = 10^{-6} mol · l^{-1}. Wie groß ist die Konzentration des Eduktes [A]?
Berechnung: $K_c = [A] \cdot [B]/[AB] = [A]^2/[AB] = 10^{-4}$
$[A]^2 = 10^{-4}/[AB] = 10^{-4}/10^{-6} = 10^{-2}$
[A] = 10^{-1} = **0,1 mol · l⁻¹**

4.3.2 Ionenstärke, Aktivitätskoeffizienten

Das Massenwirkungsgesetz in der bisher betrachteten Form gilt nur für *ideale Lösungen* mit einer statistischen Partikelverteilung und fehlender Wechselwirkung zwischen den Teilchenarten. Beispielsweise kann in Lösungen starker Elektrolyte die Wechselwirkung zwischen den entgegengesetzt geladenen Teilchen deren chemisches Potential verringern und dadurch eine geringere Dissoziation vortäuschen. Das MWG darf deshalb auf Reaktionen, an denen Ionen beteiligt sind, nur angewandt werden, wenn die Ionenkonzentrationen so gering sind, dass man die Anziehungskräfte zwischen den entgegengesetzt geladenen Ionen vernachlässigen kann.

Dies ist bei starken Elektrolyten (c > 0,01 – 0,001 M), die vollständig dissoziieren, sowie in konzentrierteren Lösungen von schwachen Elektrolyten (c > 0,1 M) *nicht* mehr gewährleistet.

Will man das MWG auch in diesen Fällen anwenden, muss man die tatsächlich vorhandene Ionenkonzentration mit Korrekturfaktoren (f) (**Aktivitätskoeffizienten**), die normalerweise < 1 sind, multiplizieren, um die wahre Ionenkonzentration (c) in die chemisch wirksame, z. B. potentiometrisch gemessene Ionenkonzentration (a) (**Aktivität**) umzurechnen.

$a = f \cdot c \quad (0 \leq f \leq 1)$

Aktivitätskoeffizienten sind Korrekturgrößen, die den Einfluss von Wechselwirkungen zwischen den Teilchen berücksichtigen. Aktivitätskoeffizienten hängen vom verwendeten Lösungsmittel ab. Sie werden mit *zunehmender Konzentration und Ladung aller* in der Lösung vorhandenen Ionen *kleiner*. Mit abnehmender Ionenkonzentration werden die Aktivitätskoeffizienten größer, um bei der Konzentration 0 (unendliche Verdünnung) den Grenzwert 1 zu erreichen. In hinreichend *verdünnten* (idealen) *Lösungen* weichen die Aktivitäten (a) nur noch geringfügig von den tatsächlichen Konzentrationen (c) ab [vgl. **MC-Fragen Nr. 37, 38**].

Der Aktivitätsbegriff beschränkt sich keineswegs nur auf Elektrolytlösungen, sondern gilt ganz allgemein für alle konzentrierten Lösungen. Bei ungeladenen Teilchen kann aber der Aktivitätskoeffizient in erster Näherung unberücksichtigt bleiben.

Das MWG des Dissoziationsvorganges [$AB \leftrightharpoons A^+ + B^-$] lautet somit in seiner exakten Form:

$$K_a = \frac{a_{A^+} \cdot a_{B^-}}{a_{AB}} = \frac{f_{A^+} \cdot f_{B^-}}{f_{AB}} \cdot \frac{[A^+] \cdot [B^-]}{[AB]}$$

K_a wird als sog. **thermodynamische Gleichgewichtskonstante** bezeichnet.

In verdünnten Lösungen starker Elektrolyte bestimmt die **Ionenstärke** (I) weitgehend die Aktivitätskoeffizienten der Lösung. Bei sehr niedrigen Ionenstärken (I < 0,01) ergibt sich der Aktivitätskoeffizient (f_i) eines Stoffes (i) in wässriger Lösung aus folgender von **Debye** und **Hückel** nach einem Näherungsverfahren abgeleiteten Beziehung:

$$\log f_i = -0{,}509\,(n_i)^2 \sqrt{I}$$

f_i = Aktivitätskoeffizient des Ions (i)
n_i = Ladung des Ions (i)
I = Ionenstärke der Lösung

Nach dem **Debye-Hückel-Gesetz** ist bei kleiner Ionenstärke der Aktivitätskoeffizient eines Ions stets kleiner 1 und – unabhängig von der stofflichen Natur – *allein* eine Funktion seiner Ladung und der Ionenstärke der Lösung. Die Abweichung von 1 wird umso größer, je höher die Ladung des Ions und je größer die Ionenstärke der Lösung ist.

Die Aktivitätskoeffizienten von Anionen (f_-) und Kationen (f_+) lassen sich nicht getrennt erfassen. Man benutzt deshalb in der Praxis sog. *mittlere Aktivitätskoeffizienten* ($f_\pm$). Für einen Elektrolyten der allgemeinen Formel A_mB_n gilt:

$$f_\pm = \sqrt[m+n]{(f_+)^m \cdot (f_-)^n}$$

Die **Ionenstärke** (I) einer Lösung kann ermittelt werden, wenn man die Konzentration (c_i) *aller* in der Lösung vorhandenen Ionenarten (i) mit dem Quadrat ihrer Ladung (n_i) multipliziert, die sich ergebenden Werte summiert und durch 2 dividiert [vgl. **MC-Fragen Nr. 39-44**].

$$I = 1/2\ \Sigma\ (n_i)^2 \cdot c_i$$

Zum Beispiel berechnet sich die Ionenstärke einer Eisen(III)-chlorid-Lösung (c = 0,02 mol · l^{-1}) gemäß nachfolgender Dissoziation zu:

$FeCl_3 \rightarrow Fe^{3+} + Cl^- + Cl^- + Cl^-$
I = ½ ($3^2 \cdot 0{,}02 + 1^2 \cdot 0{,}02 + 1^2 \cdot 0{,}02 + 1^2 \cdot 0{,}02$) = **0,12**

Die Ionenstärke einer Lösung beeinflusst auch die elektrolytische Dissoziation schwacher Elektrolyte. Man nutzt dies zum Beispiel bei der acidimetrischen Gehaltsbestimmung von Phosphorsäure aus durch den Zusatz eines Neutralsalzes wie NaCl (siehe Kap. 6.1.4.6 „Verschiebung des Titrierexponenten“).

4.4 Statistische Auswertung von Analysendaten

4.4.1 Grundbegriffe

Bei der **Auswahl** eines **Analysenverfahrens** sind folgende Parameter zu berücksichtigen, wobei an dieser Stelle nur die wichtigsten Parameter aufgelistet werden [vgl. **MC-Fragen Nr. 45, 66, 1726, 1769**]:

- **Art des Analyten:** Bei der Auswahl einer Methode ist beispielsweise der Aggregatzustand des Analyten (gasförmig, flüssig, fest) zu beachten. Weiterhin spielen funktionelle Gruppen der zu bestimmenden Substanz eine Rolle, ob ein bestimmtes Verfahren aufgrund der Stoffeigenschaften (Säure, Base, Oxidations- oder Reduktionsmittel usw.) überhaupt dafür geeignet ist. Man wird z.B. für ein Molekül nur dann ein photometrisches Verfahren wählen, wenn dessen elektronische Eigenschaften dies erlauben. Darüber hinaus ermöglichen es die funktionellen Gruppen, den Analyten vor der Bestimmung in ein geeignetes Derivat zu überführen und damit einer Bestimmung erst zugänglich zu machen.
- **Konzentration des Analyten** (in einer Probe): Zur Spurenanalytik sind oft andere Methoden heranzuziehen, als bei der Prüfung einer Reinsubstanz.
- **Probenmatrix:** Unter einer Matrix fasst man die Summe aller Begleitstoffe zusammen (Verunreinigungen, Zersetzungsprodukte, in Arzneimitteln zählen dazu auch die Hilfsstoffe). Die Matrix beeinflusst die *Selektivität bzw. Spezifität* eines Verfahrens, d.h. die Richtigkeit eines Verfahrens in Gegenwart anderer Stoffe. Unzureichende Selektivität einer Analysenmethode führt zu systematischen Fehlern.

- **Bestimmungsbereich des Verfahrens:** Darunter versteht man den Bereich, in dem der Messwert der Stoffmenge proportional ist. Dabei ist bei quantitativen Methoden die Bestimmungsgrenze definiert als die kleinste Menge oder den kleinsten Gehalt eines Analyten, der noch mit einer festgelegten *Präzision* richtig ermittelt werden kann. Die Bestimmungsgrenze ist immer höher als die *Nachweisgrenze.*
- **Empfindlichkeit des Verfahrens:** Die Empfindlichkeit einer Methode beschreibt, wie stark ein Messergebnis auf Änderungen der Konzentration anspricht. Bei einem empfindlichen Verfahren haben kleine Konzentrationsänderungen große Änderungen des Messwertes zur Folge.
  Um eine Substanz noch eindeutig bestimmen zu können, muss bei instrumentellen Methoden das Messsignal größer sein als der Mittelwert der Rausch-Signale. Bezüglich des *Signal-Rausch-Verhältnisses* siehe Kapitel 11.6.3.4, 11.8.3, 11.9.2 und 12.4.3.3.
- **Robustheit eines Verfahrens:** Hierunter versteht man, inwieweit eine Analysenmethode trotz Änderungen von Parametern noch korrekte Ergebnisse liefert.

Nach der Auswahl der Messmethode und der Kalibrierung der Messgeräte gehören noch folgende Arbeitsschritte zu einem Analysenverfahren: Probennahme - Probenvorbereitung (z.B. Lösen, Derivatisierung usw.) - Durchführung der Messung (ggf. Wiederholung der Messung) - Aufzeichnen der Messdaten - Auswertung der Messdaten - Interpretation der Messdaten - Angabe des Messergebnisses und der Fehlerbreite [vgl. **MC-Frage Nr. 75**].

4.4.2 Unsicherheiten, Fehler

Jedes Analysenergebnis ist mit Fehlern behaftet. Aus statistischer Sicht unterscheidet man zwischen [vgl. **MC-Fragen Nr. 46, 47, 70, 1769**]:

- **zufälligen Fehlern** (F), die nur ab und zu auftreten, schwer zu erkennen sind und sich nie vermeiden lassen. Sie beeinflussen die **Reproduzierbarkeit** oder **Präzision** eines Verfahrens.
- **systematischen Fehlern** (A), die im Prozess begründet sind. Sie bestimmen die **Richtigkeit** oder **Genauigkeit** einer Analysenmethode.

Zufällige Fehler entstehen durch subjektive und apparative Störungen während der Messung. Subjektive Fehler werden beispielsweise bei *Titrationen* durch zu rasches Titrieren, ungenaues Ablesen oder schlechtes Erkennen des Titrationsendpunktes verursacht. Solche Fehler sind durch mehrfache Wiederholung der Messung am gleichen Objekt zu erfassen. *Je kleiner der zufällige Fehler (F) ist, desto größer ist die Präzision der Methode.*

Die **Präzision** (Reproduzierbarkeit) eines Verfahrens beschreibt somit die Streuung der Einzelwerte. Je geringer diese ist, desto höher ist die Präzision. Die Präzision kann in Form der relativen *Standardabweichung* (s) angegeben werden [siehe Kap. 4.4.2 und **MC-Fragen Nr. 53-57, 63, 72-74, 1812**].

Systematische Fehler treten auf durch eine fehlerhafte Interpretation der Analysenvorschrift, durch die Analysenmethode selbst oder durch Verwendung mangelhafter Messgeräte.

Zum Beispiel ergeben sich solche Fehler bei *Titrationen* durch ein ungenaues Ablesen von Büretten und Pipetten (Parallaxefehler) oder den Einsatz ungeeigneter Indikatoren und unreiner Reagenzien. Die wichtigste Ursache von systematischen Fehlern ist jedoch eine *mangelhafte Kalibrierung*. Systematische Fehler können durch entsprechende Korrekturen erfasst und eliminiert werden. Systematische Fehler (A) liefern entweder zu große oder zu kleine Messergebnisse [vgl. **MC-Frage Nr. 53**].

Der Zusammenhang zwischen beiden Fehlerarten ist gegeben durch,

Systematischer Fehler: $\mathbf{A = \bar{x} - \mu}$
Zufälliger Fehler: $\mathbf{F = x - \bar{x}}$

worin μ = wahrer Wert, x = Messwert und $\bar{x}$ Mittelwert bedeuten.

Die **Richtigkeit** einer Messung ist abhängig von der Differenz (Abweichung) des Mittelwertes ($\bar{x}$) vom wahren Wert (μ). Nur wenn der wahre Wert *innerhalb* des F-Bereichs des gefundenen Mittelwertes liegt, kann das Ergebnis als *„richtig“* angesehen werden (siehe auch Kap. 4.4.3). Oder anders ausgedrückt, ein Analysenverfahren ist umso „richtiger“, je weniger die einzelnen Messwerte vom wahren Wert (Sollwert) abweichen.

Mit der Richtigkeit werden immer Abweichungen vom wahren Wert als systematische Fehler erkannt. Obige Beziehungen belegen, dass eine hohe Präzision (kleines F-Intervall) nicht unmittelbar eine hohe Genauigkeit des Messergebnisses zur Folge hat, wenn der systematische Fehler (A) zu groß ist. Aus oben genannten Gleichungen folgt, dass der Mittelwert umso richtiger ist, je kleiner der systematische Fehler (A) ist [vgl. **MC-Fragen Nr. 60, 64, 65, 70, 71, 1726**].

Je nach ihrem Einfluss auf das Messergebnis unterscheidet man auch zwischen *additiven, multiplikativen* und *nichtlinearen Fehlern*, wobei sich letztere besonders nachteilig auf das Analysenergebnis auswirken.

Additive Fehler entstehen z. B. bei instrumentellen Methoden durch Nichtbeachtung des Blindwertes, multiplikative Fehler bei Titrationen durch falsche Einstellung der Maßlösung und nichtlineare Fehler bei optischen Verfahren aufgrund der Abhängigkeit des Absorptionskoeffizienten von der Wellenlänge des Lichtes und der Brechzahl des Mediums.

Fehler bei Analysenverfahren werden angegeben als

- **absolute Fehler** (Δx) in der gleichen Maßeinheit wie das Messergebnis [$\bar{x} \pm \Delta x$],
- **relative Fehler** ($\Delta x \cdot 100/\bar{x}$) in Prozent des Messergebnisses [$\bar{x} \pm (\Delta x \cdot 100/\bar{x})$ %].

Unter der Voraussetzung einer Normalverteilung (siehe Kap. 4.4.4) ergibt sich der Gesamtfehler (F_{ges}) eines Verfahrens aus den Fehlern der Einzelschritte nach dem **Fehlerfortpflanzungsgesetz**.

$$F_{ges} = \sqrt{\Sigma\, (f_i)^2}$$

f_i = relativer bzw. absoluter Fehler des jeweiligen Teilschritts

- Bei *Multiplikation* oder *Division* der Messergebnisse werden die Quadrate der *relativen Fehler* der Teilschritte (f_i) addiert und aus der Summe die Wurzel gezogen.
- Bei *Addition* oder *Subtraktion* der Messergebnisse werden die Quadrate der *absoluten Fehler* der Einzelschritte (f_i) addiert und aus der Summe die Wurzel gezogen.

Messwert- und Mengenangabe, Unsicherheit: Wie oben ausgeführt ist jeder experimentelle Messwert oder jede Mengenangabe immer mit Fehlern und Unsicherheiten behaftet. Solche Fehler bzw. die Genauigkeit eines Verfahrens dokumentieren sich auch in der betreffenden Zahlenangabe für den Messwert oder die ermittelte Menge.

Dabei versteht man im Allgemeinen bei **Zahlenangaben** unter **signifikanten Ziffern** immer die Anzahl an Stellen, die mit Sicherheit bekannt sind plus der ersten unsicheren Stelle. Nach *Ph.Eur.* werden jedoch nur die sicheren Stellen angegeben und eine Abweichung von höchstens **± 5** Einheiten nach der letzten angegebenen Ziffer ist erlaubt. Zum Beispiel bedeuten 0,25 g bei Wägungen eine Menge von 0,245 bis 0,255 g.

Darüber hinaus ist bei der *Addition* von *Dezimalzahlen* zu beachten, dass im Ergebnis nur so viele Stellen auftreten, wie der Einzelwert mit der kleinsten Zahl von Dezimalstellen besitzt. Dabei kann sowohl der Einzelwert als auch der Summenwert auf- bzw. abgerundet werden.

[50] 42,5 + 9,19 + 0,439 = (52,109) = **52,1** oder 42,5 + 9,2 + 0,4 = **52,1**

Unter **absoluter Unsicherheit** (Genauigkeit) versteht man bei Zahlenangaben die mögliche Abweichung in der letzten Stelle, und die **relative Unsicherheit** ist definiert als absolute Unsicherheit (in Promille oder in Prozent) bezogen auf den Messwert [vgl. **MC-Fragen Nr. 48, 49**].

Relative Unsicherheit = (absolute Unsicherheit/Messwert) · 100%

Daher hängt z. B. bei einer Wägung deren relative Unsicherheit von der absoluten Einwaage ab. Nimmt man bei einer Analysenwaage an, dass die Menge auf ±0,5 mg genau gewogen werden kann, so beträgt bei einer Einwaage von 1000 mg die relative Unsicherheit 0,05%, bei einer Einwaage von 10 mg aber 5%; letzteres kann als Genauigkeit für Wägungen nicht toleriert werden.

Eine eigenständige Definition benutzt *Ph.Eur* auch für *Volumenangaben*. Ist bei Volumenangaben die Ziffer nach dem Komma eine Null (z. B. 10,0 ml) oder ist die letzte Ziffer nach dem Komma eine Null (z. B. 0,50 ml), bedeutet dies, dass das Volumen so genau wie möglich mithilfe einer Vollpipette, eines Messkolbens oder einer Bürette gemessen werden muss. Andernfalls kann ein Messzylinder oder eine Messpipette verwendet werden. Wird das Volumen in Mikrolitern angegeben, ist eine Mikroliterpipette oder Mikroliterspritze einzusetzen.

4.4.3 Mittelwert, Standardabweichung, Varianz

Führt man n Messungen irgendeiner physikalischen Größe durch, so bezeichnet man die n Messungen als eine *Stichprobe* und die einzelnen Messergebnisse (x_i) [i = 1, 2,... n] als *Stichprobenwerte*.

Der **Mittelwert** ($\overline{x}$) einer Stichprobe ist das arithmetische Mittel der einzelnen Messwerte und berechnet sich als Quotient aus der Summe der Einzelwerte (x_i) und ihrer Anzahl (n).

Mittelwert: $$\overline{x} = \frac{1}{n} \cdot \sum_{i=1}^{n} x_i$$

Der Mittelwert einer Messreihe sagt nichts aus über die Genauigkeit der Methode. Bei der Bildung des Mittelwertes bleiben signifikant abweichende Messwerte (*Ausreißer*) unberücksichtigt [vgl. **MC-Frage Nr. 53**].

Je geringer die Streuung der Messwerte um den Mittelwert ist, desto besser ist die **Reproduzierbarkeit (Präzision)** des Ergebnisses. Als ein Maß für die Streuung der Messwerte (x_i) wird die **Varianz** (s^2) angegeben.

Varianz: $$(s^2) = \frac{1}{n-1} \cdot \sum_{i=1}^{n} (x_i - \overline{x})^2$$

Die **Standardabweichung** (s) ist die Quadratwurzel aus der Varianz. Die Standardabweichung ist ein Maß für die Messwertstreuung (um den Mittelwert) durch *zufällige Fehler*. Die Standardabweichung wird als Betrag (ohne Vorzeichen) angegeben [vgl. **MC-Fragen Nr. 53-57**].

Standardabweichung: $$s = \sqrt{\frac{1}{n-1} \cdot \sum_{i=1}^{n} (x_i - \overline{x})^2}$$

Zum Vergleich der Standardabweichungen verschiedener Methoden ist die relative Standardabweichung (**Variationskoeffizient**) (Vk) bezogen auf den Mittelwert ($\overline{x}$) besser geeignet:

Variationskoeffizient: $$Vk = \frac{s \cdot 100}{\overline{x}} \ (\%)$$

Aus den voranstehenden Gleichungen folgt auch, dass die Präzision eines analytischen Verfahrens umso größer ist, je kleiner die Standardabweichung der Messreihe ist.

F-Test und t-Test: Die *Standardabweichung* (s) wird auch zum objektiven Vergleich zweier Analysenverfahren (bzw. Messreihen) herangezogen. Beim **F-Test** bildet man das Verhältnis der Varianzen der beiden zu vergleichenden Verfahren (1 und 2):

$F = (s_1)^2/(s_2)^2$ (mit $s_1 > s_2$, so dass F stets >1 ist)

Ist der Quotient F größer als der theoretisch abgeleitete Tabellenwert, so besteht zwischen beiden Standardabweichungen ein signifikanter Unterschied. Der Unterschied zwischen zwei Analysenverfahren – herrührend von *zufälligen Fehlern* – kann jedoch nur dann als gesichert angesehen werden, wenn die beiden Messreihen einen genügend großen Umfang besitzen [vgl. **MC-Frage Nr. 59**].

Die Durchführung des F-Testes ist Voraussetzung für den t-Test. Beim **t-Test** vergleicht man die *Mittelwerte* zweier Messreihen auf signifikante Unterschiede [vgl. **MC-Frage Nr. 58**].

Innerhalb beider Messserien ist der Zufallsfehler als gleich groß anzusehen. Es gilt:

$$t = \frac{\bar{x} - \mu}{s} \sqrt{n} \ (\%)$$

Hierin bedeuten $\bar{x}$ = Mittelwert, μ = wahrer Wert, s = Standardabweichung und n = Zahl der Einzelmessungen. Der t-Test kann zum Erkennen eines *systematischen Fehlers* genutzt werden.

Median, Spannweite: Die Angabe eines arithmetischen Mittelwertes setzt eine symmetrische Häufigkeitsverteilung voraus, die zu einer Gaußschen Glockenkurve (Normalverteilung) führt (siehe Kap. 4.4.4). Bei streuenden, *nicht normalverteilten Messwerten* ist die beste Auswertungsmöglichkeit die Angabe des Medians und der Spannweite. Der Median ist robust gegenüber Ausreißern [vgl. **MC-Frage Nr. 52**].

Zur *Ermittlung des Medians* ordnet man die Messwerte in einer Reihe nach steigender Größe. Bei einer ungeraden Anzahl von Messwerten ist der mittlere Zahlenwert der Median. Bei einer geraden Anzahl von Messwerten ergibt sich der Median als Mittelwert der beiden mittleren Zahlenwerte.

Beispielsweise entspricht bei 9 Messwerten der 5. Zahlenwert dem Median, bei 8 Messwerten ist der Median der Mittelwert aus dem 4. und 5. Zahlenwert.

Als *Spannweite* bezeichnet man die Differenz zwischen dem größten und dem kleinsten Zahlenwert ($x_{max} - x_{min}$).

4.4.4 Gauß-Verteilung von Messergebnissen

Trägt man die Häufigkeit (H), mit der ein Wert (x_i) gemessen wird, als Funktion von x auf, so erhält man bei unendlich vielen Messwerten die **Gaußsche Fehlerkurve** (○Abb. 4.1).

Der Mittelwert ($\bar{x}$) der Stichprobe liegt im Maximum der Glockenkurve. Er entspricht bei Vernachlässigung systematischer Fehler dem wahren Wert (μ).

Die Breite der Fehlerkurve ist ein Maß für die Streuung der Messwerte, da bei einer großen Anzahl von Messwerten ($n \to \infty$) die Standardabweichung (s) als halber Abstand der Wendepunkte definiert ist. Zwischen beiden Wendepunkten liegen ca. 68% der Messwerte. Kleine Standardabweichungen ergeben eine hohe, schlanke Fehlerkurve, große Standardabweichungen führen zu einer flachen, breiten Fehlerkurve. Eine Häufigkeitsverteilung der Messwerte, die eine Gauß-Kurve zur Folge hat, wird *Normalverteilung* genannt [vgl. **MC-Frage Nr. 51**].

Nachweisgrenze und Erfassungsgrenze: Bei instrumentellen Analysen sehr geringer Gehalte misst man trotz x = 0 oft ein Signal x_B, den sog. *Blindwert*. Blindwerte zeigen wie die Analysenwerte eine Streuung, die durch ihre Standardabweichung s_B charakterisierbar ist. Der kleinste, statistisch noch erfassbare Messwert hängt vom *mittleren Blindwert* ($\bar{x}_B$) und dessen Standardabweichung (s_B) ab. Die **Nachweisgrenze**

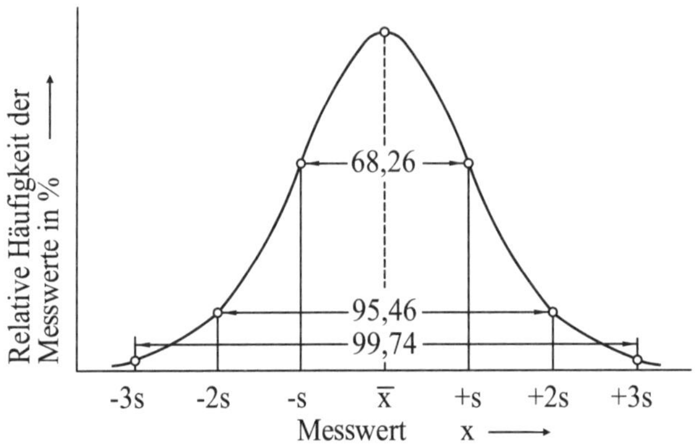

Standardabweichung

$$s = \sqrt{\frac{\Sigma (x-\bar{x})^2}{n-1}}$$

$(n \longrightarrow \infty)$

Abb. 4.1 Gauß-Verteilungskurve (Normalverteilung)

ist erreicht, wenn der Messwert mindestens um drei Standardabweichungen über dem mittleren Blindwert liegt. Als *sicher* gilt ein Messwert erst bei einer Differenz von mindestens 6 s_B. Diesen Wert nennt man **Erfassungsgrenze** (99,8% Wahrscheinlichkeit).

Ganz allgemein bezeichnet man als **Bestimmungsgrenze** einer Methode die niedrigste Stoffmenge, die unter den gegebenen Analysenbedingungen noch mit hinreichender Präzision und Richtigkeit erfasst werden kann [vgl. **MC-Frage Nr. 61**].

4.5 Validierung von Verfahren

Unter Validieren versteht man das Erstellen, die Dokumentation und die Beurteilung von Apparaturen und Verfahren zur Sicherstellung einer gewünschten Produktqualität entsprechend dem aktuellen Stand der Technik.

Ziel der *Validierung* eines Analysenverfahrens ist dessen Überprüfung und Bewertung sowie die Ermittlung der Fehlermöglichkeiten. Zur Validierung quantitativer Analysenmethoden werden u. a. folgende Beurteilungskriterien herangezogen:

- **Präzision** (siehe Kap. 4.4.2),
- **Richtigkeit** (siehe Kap. 4.4.2),
- **Empfindlichkeit** (siehe Kap. 4.6.1),
- **Bestimmungsgrenze**,
- **Spezifität** und **Selektivität**, die angeben, inwieweit ein Verfahren in Gegenwart anderer Stoffe korrekte Ergebnisse liefert (siehe auch Kap. 4.4.1),
- **Linearität**, die die Proportionalität zwischen einem Messergebnis und der Stoffmengenkonzentration in einem definierten Arbeitsbereich beschreibt (siehe Kap. 4.6.1),
- **Robustheit**, die die Störanfälligkeit und Belastbarkeit einer Methode gegenüber äußeren Parametern (Lösungsstabilität, Temperatur-, Licht- und Feuchtigkeitseinflüsse usw.) charakterisiert. Die Robustheit kann zahlenmäßig nicht erfasst, aber in einem Ringversuch durch gezielte Veränderung relevanter Parameter untersucht werden [vgl. **MC-Fragen Nr. 1726, 1813, 1856**].

Entsprechen die bei der Validierung erhaltenen Ergebnisse nicht den Anforderungen, so sind die bestehenden Analysenbedingungen zu ändern bzw. ist nach einem alternativen Analysenverfahren zu suchen.

4.6 Kalibrierung quantitativer Analysenverfahren

4.6.1 Kalibrierverfahren

Die meisten Analysenverfahren ermitteln den Gehalt einer Probe über eine Eigenschaft der zu bestimmenden Substanz mit Hilfe eines geeigneten Messprinzips. Zwischen der Messgröße (x) und dem gesuchten Gehalt (y) besteht ein eindeutiger funktionaler Zusammenhang [$y = f(x)$]. Die speziellen Werte dieser Funktion müssen durch empirische Kalibrierung an Proben von Standardsubstanzen (Referenzsubstanzen, siehe Kap. 4.6.2) bekannten Gehalts festgelegt werden. Der Begriff „*Eichung*" für diese Vorgehensweise ist veraltet und sollte nicht mehr verwendet werden.

Die Ermittlung der **Kalibrierfunktion** erfolgt rechnerisch (Kalibrierfaktor) oder graphisch (Kalibrierkurve). Die resultierende Kalibrierkurve ist immer nur im gewählten *Arbeitsbereich* verwendbar, wie dies Abb. 4.2 zeigt. Extrapolationen sind *nicht* zulässig.

Typisch für chemische Analysenmethoden (Gravimetrie, Maßanalyse) ist, dass die Eichdaten in Form der stöchiometrischen Faktoren konstant und zeitlich übertragbar sind. Bei instrumentellen Analysenverfahren ist dagegen – von Ausnahmen abgesehen – die Kalibrierung zeitlich unmittelbar an die Analyse gebunden.

In vielen Fällen besteht zwischen zwei Variablen x und y [z.B. der Konzentration und der Messgröße] ein linearer Zusammenhang (direkte Proportionalität) und die Kalibrierfunktion ist durch eine **Gerade** der allgemeinen Form **[$x = b \cdot y$]** darstellbar, die durch den Koordinatenursprung geht (siehe Abb. 4.2). Der **Regressionskoeffizient** (b) ergibt sich aus der Steigung der Kalibriergeraden und wird auch als **Empfindlichkeit** ($E = \Delta x/\Delta y$) bezeichnet.

Als Beispiel für eine lineare Kalibrierfunktion sei das Lambert-Beer-Gesetz genannt, das die direkte Proportionalität zwischen der gemessenen Absorption und der Konzentration eines Analyten zum Ausdruck bringt [siehe Kap. 11.6.3.2 und **MC-Fragen Nr. 81, 82**].

Die **Empfindlichkeit** ($\Delta x/\Delta y$) eines Analysenverfahrens beschreibt, wie stark ein Messergebnis auf Änderungen der Konzentration des zu bestimmenden Stoffes anspricht. Eine Analysenmethode ist umso empfindlicher, je größer die Änderung des Messwertes (Δx) [z.B. die Absorption] in Abhängigkeit von einer Konzentrationsänderung (Δy) ist. Bei linearen Messfunktionen entspricht die Empfindlichkeit der *Steigung der Kalibriergeraden.* Ein Verfahren ist umso empfindlicher, je steiler die Kalibrierkurve verläuft. Die Empfindlichkeit einer Methode beeinflusst die Präzision des Analysenergebnisses [vgl. **MC-Fragen Nr. 61, 62, 67-69, 1770, 1726**].

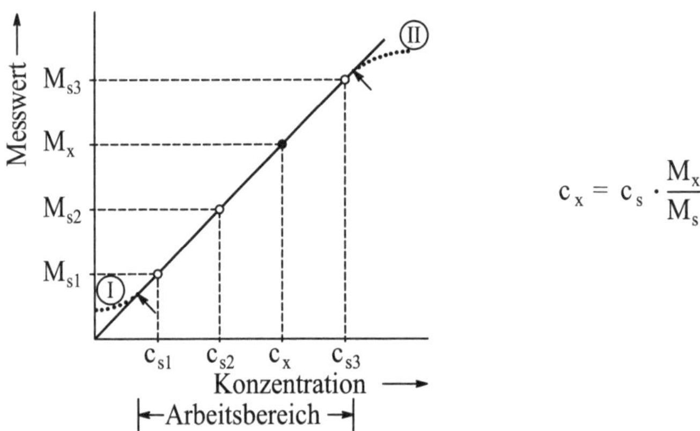

Abb. 4.2 Auswertung über eine lineare Kalibrierung mit externem Standard
M_{s1}, M_{s2}, M_{s3} = Mittelwert der Messungen der Standardlösungen
c_{s1}, c_{s2}, c_{s3} = Konzentration der Standardlösungen
M_x = Mittelwert der Messungen der zu analysierenden Probe
c_x = Konzentration der zu analysierenden Probe
I = Abweichung von der Linearität z. B. durch einen Blindwert
II = Abweichung von der Linearität z. B. durch Sättigungsphase

Für die praktische Vorgehensweise bei *optischen* [Atomabsorptionsspektroskopie, Atomemissionsspektroskopie (Flammenphotometrie), UV-VIS-Spektroskopie, Fluorimetrie, IR-Spektroskopie] und *chromatographischen Bestimmungen* [GC, HPLC mit UV-Detektion] sieht das Arzneibuch folgendes Mess- und Auswerteverfahren vor [vgl. **MC-Fragen Nr. 77-80**]:

Zur direkten Kalibrierung werden 3 Referenzlösungen (Standardlösungen) bekannter, jedoch unterschiedlicher Konzentration sowie eine Blindlösung hergestellt. Die Lösung der zu prüfenden Substanz (Untersuchungslösung) wird wie in der betreffenden Monographie beschrieben hergestellt. Die Referenzlösungen sollen für Gehaltsbestimmungen die zu bestimmende Substanz in Konzentrationen enthalten, die dem 0,7fachen bis 1,6fachen des erwarteten Gehalts entspricht. Mit der Blindlösung – einer substanzfreien Probe – wird der Nullpunkt und mit der Referenzlösung der höchsten Konzentration wird der Vollausschlag des Messgerätes eingestellt. Jede Lösung wird in das Gerät eingebracht und gemessen. Dabei wird für jede Lösung die gleiche Anzahl an Wiederholungen (mindestens 3mal) durchgeführt. Aus den Mittelwerten der erhaltenen Messwerte der Referenzlösungen wird eine Kalibrierkurve erstellt, wobei die Mittelwerte als Funktion der Konzentration aufgetragen werden. Die Konzentration der zu bestimmenden Substanz in der Untersuchungslösung wird aus der Kalibrierkurve ermittelt. Abb. 4.2 zeigt das typische Ergebnis einer solchen Kalibrierung und ihre Auswertung.

Die beschriebene Methode des **externen Standards** ist anwendbar bei allen Analysenverfahren, bei denen die Messwerte der Standard- und Analysenlösungen zu *einer* Geraden durch den Koordinatenursprung führen. Neben der graphischen Auswertung kann auch eine Berechnung des Analysenergebnisses über eine einfache Dreisatzrechnung aus den Daten einer Standardmessung (M_s, c_s) erfolgen.

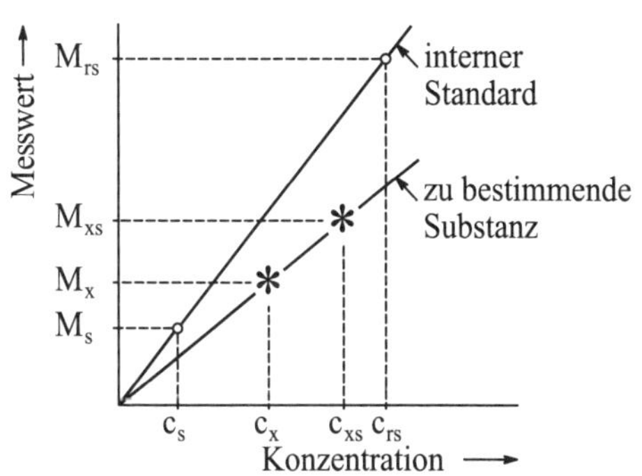

$$f = \frac{c_{xs}}{c_{rs}} \cdot \frac{M_{rs}}{M_{xs}} \qquad c_x = f \cdot c_s \cdot \frac{M_x}{M_s}$$

M_{rs}, M_s = Mittelwerte der Messungen der Standardlösungen
M_{xs}, M_x = Mittelwerte der Messungen von Probenlösungen
c_{rs}, c_s = Konzentrationen der Standardlösungen
c_{xs}, c_x = Konzentrationen der Probenlösungen

o Abb. 4.3 Auswertung über einen internen Standard

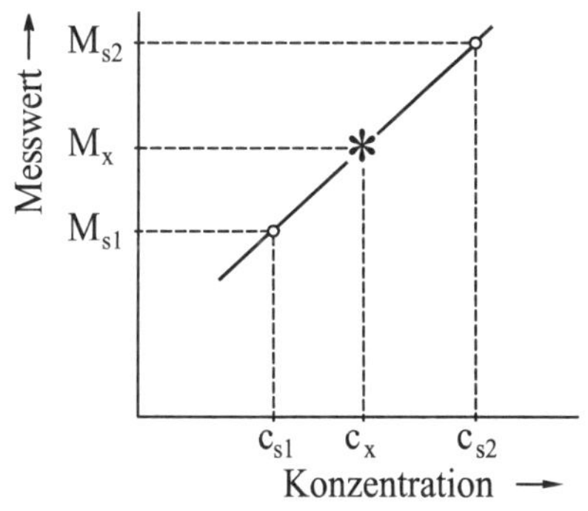

$$c_x = c_{s1} + \frac{M_x - M_{s1}}{M_{s2} - M_{s1}} (c_{s2} - c_{s1})$$

o Abb. 4.4 Auswertung über interpolierenden Standard, wenn keine Ursprungsgerade vorliegt
M_{s1}, M_{s2} = Mittelwert der Messungen der Standardlösungen
M_x = Mittelwert der Messungen der Analysenlösung
c_{s1}, c_{s2} = Konzentration der Standardlösungen
c_x = Konzentration der Analyselösung

Die Methode des **internen Standards** (oAbb. 4.3) wird oft als Auswerteverfahren bei der HPLC oder DC herangezogen. Hierbei ermittelt man zunächst aus den bekannten Konzentrationen der Lösung des internen Standards (c_{rs}) und der Lösung der zu bestimmenden Substanz (c_{xs}) sowie den zugehörigen Messwerten (M_{rs}, M_{xs}) einen *Faktor* (f), mit dem anschließend bei der Analysenmessung der unbekannte Gehalt (c_x) der zu bestimmenden Substanzlösung aus dem Gehalt (c_s) der gleichen oder einer anderen Lösung des internen Standards berechnet werden kann. Voraussetzung für die Anwendung der Methode ist wiederum, dass die Kurven für den internen Standard und die zu bestimmende Substanz Geraden durch den Koordinatenursprung bilden.

Das Verfahren des **interpolierenden Standards** ist bei linearen Kalibrierfunktionen auch anwendbar, wenn die Kalibrierkurve nicht durch den Koordinatenursprung geht [Kalibriergerade: **x = a + b · y**]. In diesem Fall werden zur Auswertung Messungen der Standardsubstanz bei mindestens zwei verschiedenen Konzentrationen benötigt, wie dies oAbb. 4.4 zeigt.

Bei Benutzung einer Kalibrierfunktion machen sich zufällige Fehler der Kalibrierung *und* der Analyse bemerkbar (siehe auch Kap. 4.4.2).

Die Vorgehensweise einer Kalibrierung setzt voraus, dass die Empfindlichkeit für alle untersuchten Proben konstant bleibt. Ist dies nicht gewährleistet, versieht man jede der zu untersuchenden Proben mit ihrem eigenen Standard. Dieses *Standardadditionsverfahren* wird im Kapitel 4.8 vorgestellt.

4.6.1.1 Lineare Regression

Die lineare Regression ermittelt den Zusammenhang zwischen abhängigen und unabhängigen Variablen, beispielsweise zwischen einer Messgröße (x) und der Konzentration (y) des Analyten. Dabei wird die Variable, die vorhergesagt werden soll als *abhängige Variable* bezeichnet; die Variable, die zur Vorhersage dient, heißt *unabhängige Variable.* Ziele einer *Regressionsanalyse* ist es, den optimalen Zusammenhang zwischen den Variablen (x) und (y) zu ermitteln.

Sehr häufig besteht zwischen der Messgröße (x) und der Konzentration (y) ein *linearer Zusammenhang,* der sich durch folgende Gleichung beschreiben lässt:

$$x = a + by$$

Darin ist a eine additive Konstante und stellt in einem x,y-Diagramm den Schnittpunkt mit der x-Achse dar. b entspricht - bei *linearer Abhängigkeit* - der Steigung der Regressionsgeraden (Kalibriergeraden). Die Steigung der Regressionsgeraden ist ein Maß für die *Empfindlichkeit* des betreffenden Analysenverfahrens.

Zur Überprüfung der Güte der Regression dient der **lineare Korrelationskoeffizient** (r), der wie folgt definiert ist:

$$r = \frac{s_{xy}}{s_x \cdot s_y} = \frac{\sum_{i=1}^{n}(x_i - \bar{x})(y_i - \bar{y})}{\sqrt{\sum_{i=1}^{n}(x_i - \bar{x})^2 \sum_{i=1}^{n}(y_i - \bar{y})^2}}$$

Darin bedeuten: y_i = Konzentrationswerte, $\bar{y}$ = Mittelwert der Konzentrationen, x_i = Messwerte, $\bar{x}$ = Mittelwert der Messwerte, n = Zahl der Messungen. S_{xy} entspricht der empirischen Kovarianz und S_x bzw. S_y stehen für die Standardabweichungen der Werte x und y (siehe Kap. 4.4.3).

Der Korrelationskoeffizient (r) ist ein *dimensionsloses* Maß für den Grad des linearen Zusammenhangs zwischen den Variablen x und y. Er kann Werte annehmen zwischen -1 und +1. Je mehr sich der Korrelationskoeffizient diesen Werten nähert, umso größer ist das Ausmaß des linearen Zusammenhangs zwischen den Variablen y und x. Bei einem Wert von +1 (bzw. -1) besteht ein vollständiger linearer Zusammenhang zwischen den Variablen. r = +1 bedeutet eine *positive Korrelation,* d.h., je größer y ist, umso größer wird x. Bei r = -1 besteht eine starke *negative Korrelation* (je größer y, desto kleiner x). Bei r = 0 hängen beide Variablen *nicht linear* voneinander ab [vgl. **MC-Fragen Nr. 81, 82**].

4.6.2 Verwendung von Referenzsubstanzen

Chemische Referenzsubstanzen (CRS) werden im Hinblick auf ihre Verwendung ausgewählt, für die sie nach *Arzneibuch* vorgesehen sind. Sie eignen sich deshalb nicht ohne weiteres für einen anderen Verwendungszweck. So besitzt z. B. eine Vergleichssubstanz, die für die Identitätsprüfung eines Stoffes bestimmt ist, nicht immer den Reinheitsgrad, der es erlauben würde, sie auch bei Gehaltsbestimmungen einzusetzen [vgl. **MC-Frage Nr. 76**].

Wenn in den jeweiligen Arzneibuchmonographien nichts anderes vorgeschrieben wird, ist bei Verwendung einer CRS für eine *Gehaltsbestimmung keine Korrektur* für ihren *Feuchtigkeitsgehalt* vorzunehmen.

4.7 Maßanalyse

4.7.1 Begriffe, Methodik

Als **Maßanalyse (Titration)** bezeichnet man die *volumetrische* Bestimmung der Stoffmenge einer zu prüfenden Substanzlösung (**Titrand**, Analyt) aus dem verbrauchten Volumen einer Maßlösung (**Titrator**) bekannter Konzentration.

Je nach Ausführung der Titration unterscheidet man [vgl. **MC-Fragen Nr. 83-86**]:

- **Direkte Titration**: Die Probenlösung befindet sich in der Vorlage, die Maßlösung (Reagenzlösung) wird portionsweise hinzugegeben.
- **Inverse Titration**: Eine definierte Menge an Maßlösung wird vorgelegt und die Probenlösung bis zur Äquivalenz zudosiert.
- **Rücktitration**: Die Maßlösung wird im Überschuss zugegeben; die nicht verbrauchte Reagenzmenge wird mit einer zweiten Maßlösung bestimmt.
- **Substitutionstitration**: Die zu bestimmende Substanz wird nicht unmittelbar mit der Maßlösung, sondern mit einer bekannten Verbindung des Titrators umgesetzt und die dabei freigesetzte, der Probe äquivalente Menge des Titrators zurücktitriert.
- **Indirekte Titration**: Hier wird eine bekannte Verbindung des Titranden bestimmt und aus dem Verbrauch auf die darin enthaltene Probenmenge geschlossen.
- **Simultantitration**: Zwei oder (mehr) Stoffe können nebeneinander mit derselben Titration erfasst werden.

Anzumerken ist, dass für Titrationen *keine Kalibrierung* zur Quantifizierung einer Stoffportion notwendig ist. In einigen Fällen ist aber ein **Blindwert** zu ermitteln. Der Blindwert dient dazu, das Titrationsergebnis der Untersuchungslösung zu berichtigen und mögliche Fehlerquellen zu minimieren. Der Blindwert sollte eigentlich den Messwert Null liefern. Durch zufällige und/oder systematische Fehler weicht der Messwert einer Blindprobe aber häufig von Null ab. Der Blindwert muss in diesen Fällen von den Messwerten der zu untersuchenden Proben abgezogen werden [vgl. **MC-Frage Nr. 87**].

4.7.2 Titrationskurven

Der Ablauf von Titrationen wird anschaulich durch eine **Titrationskurve** wiedergegeben. Man versteht darunter die graphische Darstellung des funktionalen Zusammenhangs zwischen einer probenspezifischen Größe (Eigenschaft) und dem Fortschreiten der Titration. Als Folge der Vollständigkeit der Umsetzung zwischen Titrand und Titrator liegt bis zum Erreichen des Äquivalenzpunktes praktisch kein Titrator und danach praktisch kein Titrand vor. Die Eigenschaften des Titranden bestimmen daher den Kurvenverlauf bis zum Äquivalenzpunkt, während die Eigenschaften des Titrators für den Kurvenverlauf im Überschussbereich maßgebend sind.

Bei der graphischen Darstellung von Titrationskurven trägt man als *Ordinate* die Probenkonzentration in der Reaktionslösung oder eine davon abgeleitete Messgröße (pH-Wert, Redoxpotential, Leitfähigkeit, Diffusionsgrenzstrom, Absorption u. a.) auf.

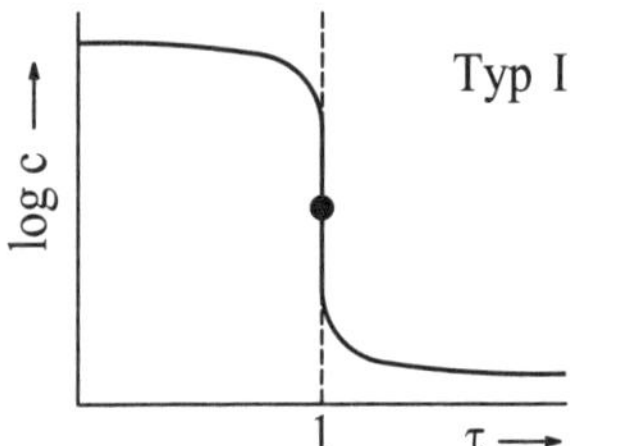

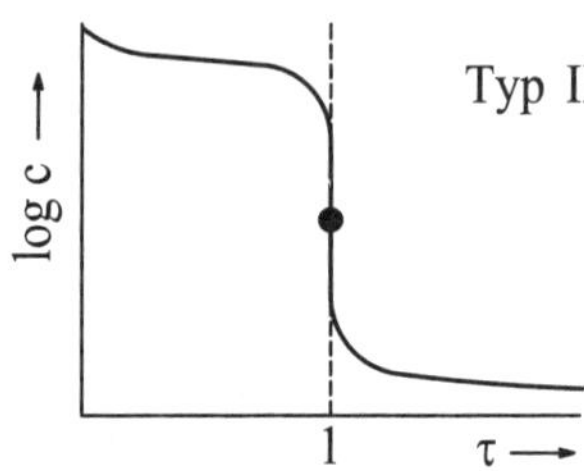

Abb. 4.5 Schematisierte, einfach (halb)logarithmische Titrationskurven

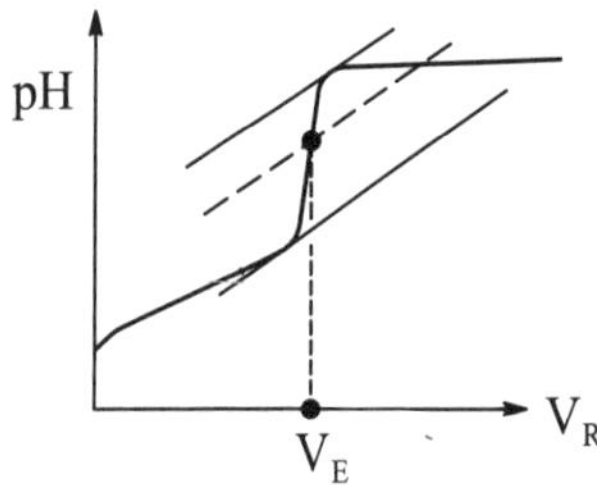

**Abb. 4.6 Ermittlung des Titrationsendpunktes der potentiometrischen Bestimmung einer Säure mithilfe des Tangentenverfahrens
(V_R = Reagenzvolumen, V_E = Äquivalentvolumen)**

Als *Abszissenmaßstab* wählt man die zugesetzte Reagenzmenge (c) bzw. den **Titrationsgrad** (τ), der wie folgt definiert ist:

$\tau = c^*/c_0$ c^* = Gesamtkonzentration Titrator
c_0 = Gesamtkonzentration Probe (Titrand)

Am **Äquivalenzpunkt** wird $c^* = c_0$ und $\tau = 1$. Titrationskurven haben einen unterschiedlichen Verlauf. Betrachtet man die Aktivität eines Titranden in Abhängigkeit vom Titrationsgrad, so hat sich eine *(halb)logarithmische Darstellung* der Titrationskurven, wie sie Abb. 4.5 zeigt, als günstig erwiesen [vgl. **MC-Frage Nr. 88**].

Kurventyp I beobachtet man z. B. bei der Neutralisation starker Protolyte und bei Fällungstitrationen, während Typ-II-Kurven für die Titration von schwachen mit starken Protolyten sowie für Redoxtitrationen charakteristisch sind. Solche Kurven werden in den nachfolgenden Kapiteln bei den jeweiligen volumetrischen Methoden noch detaillierter besprochen. Die Anwendung von Analysenautomaten gestattet eine Aufzeichnung solcher Titrationskurven mit elektronischen Schreibgeräten.

Der **Endpunkt (Äquivalenzpunkt)** einer Titration entspricht dem *Wendepunkt* der Titrationskurve. Seine Ermittlung ist Sache der **Endpunktbestimmung**. Der Endpunkt ist am einfachsten mithilfe des sog. **Tangentenverfahrens** zu ermitteln, wie dies Abb. 4.6 am Beispiel der potentiometrischen Titration einer Säure veranschaulicht. Zur Ermittlung des Äquivalenzpunktes nach dem Tangentenverfahren legt man an die obere und untere Krümmung der jeweiligen Titrationskurve zwei parallele Tangenten an. Die Mittelparallele zu beiden Tangenten schneidet die Titrationskurve im

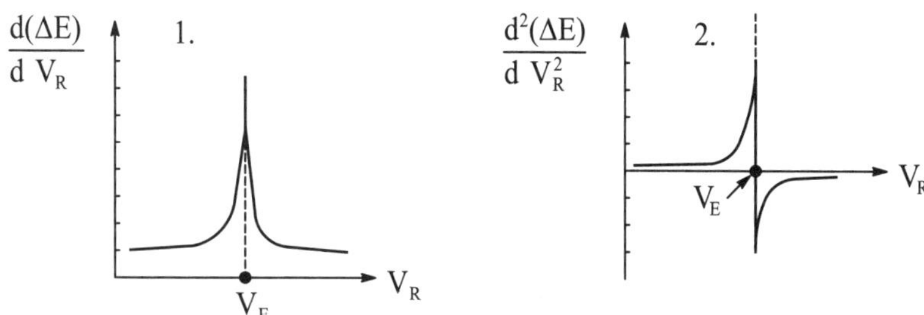

○ Abb. 4.7 1. und 2. Ableitung der potentiometrischen Titration einer schwachen Säure
(V_R = Reagenzvolumen, V_E = Äquivalentvolumen, ΔE = Potentialänderung)

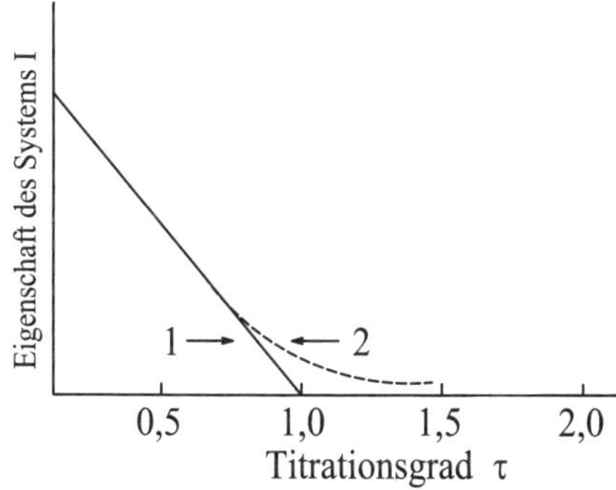

○ Abb. 4.8 Verlauf und Auswertung einer linearen Titrationskurve
1) bei vollständiger Umsetzung
2) bei nicht quantitativer Umsetzung

gesuchten Endpunkt. Dieses Verfahren gilt jedoch nur für ideale, symmetrische Titrationskurven. Zu anderen *Auswerteverfahren* von Titrationskurven (Tubbs-, Gran-Verfahren) siehe Lehrbücher der Analytischen Chemie oder im Fragenband die Kommentierung der **MC-Frage Nr. 89**.

Zur Ermittlung des Äquivalenzpunktes einer Titration sind auch derivative Darstellungen (1. und 2. Ableitung), wie sie ○Abb. 4.7 zeigen, gebräuchlich. Der Titrationsendpunkt entspricht hier dem Maximum der Kurve bzw. dem Schnittpunkt der Kurve mit der V_R-Achse. Derartige Kurven können mit elektronischen Schreibgeräten direkt registriert werden [vgl. **MC-Fragen Nr. 89, 90**].

Lineare Titrationskurven: Manche Eigenschaften chemischer Systeme sind der Gleichgewichtskonzentration eines oder mehrerer Reaktanden *direkt* proportional. Dies gilt z. B. für amperometrische oder konduktometrische Titrationsverfahren (siehe Kap. 10.6 und Kap. 10.7.3).

Kennzeichnet man die Systemeigenschaft, die während der Titration abnimmt, mit „I", so wäre unter der Voraussetzung eines quantitativen Reaktionsablaufs und eines konstanten Titrationsvolumens das Ende einer Titration bei I = 0 erreicht, wie dies in ○Abb. 4.8 graphisch dargestellt ist [vgl. **MC-Frage Nr. 88**].

Tatsächlich wird aber die Konzentration des Titranden am Äquivalenzpunkt durch die Gleichgewichtskonstante der Titrand-Titrator-Reaktion bestimmt. Die Unvollständigkeit jeder Reaktion führt zu mehr oder weniger gerundeten Kurvenzügen gegen Ende der Umsetzung. Dies ist aber ohne Nachteil für die Auswertung, da infolge der Linearität eines großen Bereichs der Titrationskurve der Äquivalenzpunkt ($\tau = 1$) durch graphische oder rechnerische Extrapolation ermittelt werden kann.

Solche Abweichungen von der Idealform der Kurven sind immer dann zu erwarten, wenn Gleichgewichtszustände innerhalb des Titrand-Titrator-Systems auftreten.

Der Vorteil linearer Titrationskurven besteht darin, dass nicht der gesamte Kurvenverlauf zur Ermittlung des Äquivalenzpunktes aufgezeichnet werden muss. Günstigenfalls reichen vier Messwerte, zwei für $\tau < 1$ und zwei für $\tau > 1$.

Zu *doppelt logarithmischen Titrationskurven* **(HÄGG-Diagramme)**, die sich vor allem zur graphischen Darstellung von Neutralisationsreaktionen und Fällungsvorgängen bewährt haben, siehe Lehrbücher der Analytischen Chemie.

4.8 Standardadditionsverfahren

Bei der Standardadditionsmethode handelt es sich um ein Auswerteverfahren von Kalibrierkurven innerhalb des Analysenablaufs. Die einzelnen Messwerte werden aus Mischungen von Untersuchungs- **und** Standardlösung erhalten.

Hierzu wird die zu analysierende Substanz einmal direkt vermessen. Man erhält den Messwert M_x. Danach werden mehrere Mischungen der *gleichen* Menge an Analysenlösung unter Zusatz steigender Mengen an Standardlösung hergestellt und mindestens dreimal vermessen. Dies führt zu den Messwerten M_1, M_2 usw.

$$M_x = b\, c_x$$
$$M_1 = b\, (c_x + c_{s1})$$
$$M_2 = b\, (c_x + c_{s1} + c_{s2})$$

Die erhaltenen Mittelwerte der jeweiligen Einzelmessungen bei den verschiedenen Zumischungen werden auf der Ordinate eines Diagramms gegen die Konzentration an zugesetztem Standard als Abszisse aufgetragen.

Der Messwert der Analysenlösung wird bei $c=0$ eingezeichnet, da in diesem Fall kein Standard zugefügt wurde. Die *Extrapolation* ergibt den gesuchten Gehalt (c_x) der Untersuchungslösung als Schnittpunkt der Regressionsgeraden mit der Abszisse [siehe **o** Abb. 4.9 und **MC-Frage Nr. 91**]. Die Regressionsgerade wird mit der Methode der kleinsten Fehlerquadrate ermittelt.

Auch bei dieser Methode wird zur vollen Nutzung des Messbereichs der Nullpunkt des Messgerätes mit dem substanzfreien Lösungsmittel(gemisch) und der Vollausschlag mit der Analysenprobe der höchsten Zumischung festgelegt.

Weil beim Standardadditionsverfahren eine Extrapolation aus dem Arbeitsbereich heraus erfolgt, ist in der Regel die Genauigkeit dieses Verfahren - gleiche Durchführung vorausgesetzt - um den Faktor 2-3 geringer als beim Kalibrierkurvenverfahren (siehe hierzu Kap. 4.6.1).

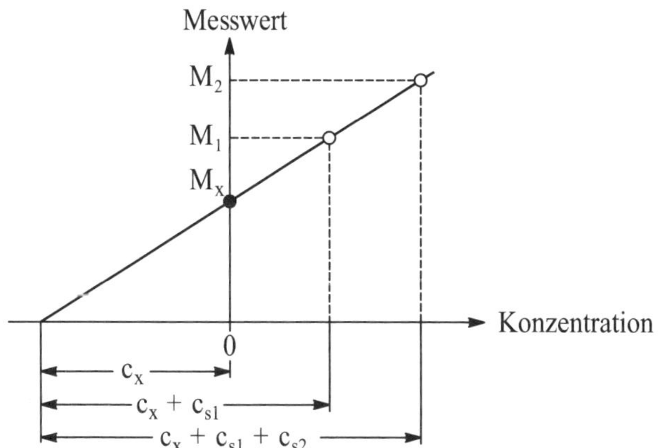

Abb. 4.9 Auswertung über die Standardadditionsmethode

Das *Arzneibuch* nutzt dieses Auswerteverfahren als Alternativmethode u. a. zur Bestimmung von Metallionen bei der Flammenphotometrie (siehe Kap. 11.4.1.2) oder der Atomabsorptionsspektrophotometrie (siehe Kap. 11.5).

5 Gravimetrie

Die Gravimetrie ist eine Variante der **Fällungsanalyse**. Sie beruht auf der quantitativen Erfassung schwer löslicher Verbindungen durch *Auswägen* eines Niederschlags. Aus analytischer Sicht ist vor allem die Fällung von *Salzen* bedeutend. Durch Zusammengießen von Lösungen leicht löslicher Salze erzeugt man eine Ionenkombination, in der die Bestandteile eines schwer löslichen Salzes enthalten sind und dieses ausfällt.

Grundlegende Voraussetzungen derartiger Analysen sind die Schwerlöslichkeit eines Stoffes, seine quantitative und spezifische Fällung sowie die chemische Reinheit und die stöchiometrische Zusammensetzung des Niederschlags. Ist die letztgenannte Bedingung nicht erfüllt, muss die primäre **Fällungsform** durch Trocknen, Veraschen oder Glühen in eine stöchiometrisch einheitliche **Wägeform** übergeführt werden (siehe Kap. 5.1.3.1).

Ursachen für *systematische Fehler* bei gravimetrischen Analysen sind vor allem unreine und nicht vorschriftsmäßig hergestellte Reagenzlösungen, ungeeignete Fällungsbedingungen, zu knappes oder zu reichliches Auswaschen des Niederschlags sowie die Wägung nichttemperierter Gefäße.

Im Vergleich zu fällungstitrimetrischen Bestimmungen (siehe Kap. 8) bietet die Gravimetrie einige Vorteile. Sie ist ein breit anwendbares Absolutverfahren sehr hoher Präzision, das keine Kalibrierung und keinen Indikator zur Endpunkterkennung benötigt. Durch Verwendung eines Reagenzüberschusses ist zudem die Konzentration an zu bestimmender Substanz in Lösung nach beendeter Fällung kleiner als bei volumetrischen Fällungsanalysen. Auch ist die verwertbare Zahl an Fällungstitrationen beschränkt, da zur Äquivalenzpunktbestimmung fast jede Fällungstitration einen eigenen Indikator benötigt.

Nachteilig bei der Gravimetrie ist, dass sie ein sehr zeitaufwändiges Verfahren darstellt und stets die Abtrennung des Niederschlags erfordert. Dies kann, sofern keine optimale Teilchengröße für die Filtrierbarkeit erzielt wurde, Schwierigkeiten bereiten [vgl. **MC-Fragen Nr. 92, 93**]

5.1 Grundlagen

5.1.1 Gravimetrische Grundoperationen

5.1.1.1 Lösen

Nur in den seltensten Fällen steht eine *Analysenlösung* zur Verfügung bzw. sind die zu analysierenden Substanzen in Wasser gut löslich. In der Regel setzt man starke Säuren zur Herstellung der Ausgangslösung ein oder führt einen Aufschluss der Substanzen durch.

Die *qualitative* Analyse lässt erkennen, welche Methoden zu einer Lösung führen. Die grundlegenden Arbeitsweisen zum Lösen von Substanzen wurden daher im Band „**Analytik I**", Kapitel 1.2, bereits vorgestellt. Im Allgemeinen ist das Löseverfahren zu wählen, das am schnellsten und sichersten zum Ziel führt.

Darüber hinaus sind beim Lösevorgang auch die Eigenschaften der zu bestimmenden Substanz zu berücksichtigen. Besitzt z. B. ein Stoff reduzierende Eigenschaften, so dürfen keine oxidierenden Lösungs- und Aufschlussmittel verwendet werden, es sei denn, die Substanz soll über ein Oxidationsprodukt analysiert werden.

Die quantitativen Aspekte der Löslichkeit und ihre Beeinflussung werden im Kapitel 5.1.2 noch detailliert besprochen.

5.1.1.2 Fällen

Die Bildung eines Niederschlags aus einer Lösung erfolgt durch Zugabe des Fällungsreagenzes. Die Fällung eines Salzes stellt im Prinzip die Umkehrung seiner Auflösung dar. Im Gegensatz zum Lösen ist aber die Fällung eine *chemische Reaktion*, die durch eine Reihe von Faktoren beeinflusst wird.

Für die weitere Bearbeitung des Niederschlags ist eine gute Filtrierbarkeit von Nutzen. Man wählt deshalb vorzugsweise **kristalline Fällungen**. Je größer hierbei die Kristalle sind, desto rascher verläuft der Filtrationsvorgang und desto leichter ist ein Auswaschen des Fällungsproduktes möglich. Von Nachteil ist die Kristallgröße dann, wenn dadurch Verunreinigungen in das Kristallgitter eingelagert werden.

Aus thermodynamischer Sicht ist die Fällung eine *Phasenbildung*. Sie unterliegt den gleichen Gesetzmäßigkeiten wie z. B. das Verdampfen einer Flüssigkeit oder das Erstarren einer Schmelze. Aus statistischen Gründen (**Entropieabnahme!**) ist eine spontane Kristallbildung eher unwahrscheinlich. Jede Fällung erfordert eine *Induktionsperiode*, in der die primären *Kristallkeime* langsam gebildet werden. Dies bedeutet in der Praxis, dass man zu Beginn einer Fällung nur wenige Tropfen des Fällungsmittels für die Kristallbildung hinzugibt. Durch weitere Zudosierung des Reagenzes wachsen bevorzugt die entstandenen Primärkeime und bilden größere Partikel. Die weitere Vergrößerung der Kristallkeime geschieht in der Wärme, indem durch kurzes Aufkochen eine Vergröberung des Niederschlags herbeigeführt wird.

Darüber hinaus ist zu beachten, dass sehr reine Lösungen zur *Übersättigung* neigen, d. h., es erfolgt keine Ausfällung, obwohl das Löslichkeitsprodukt der Substanz bereits überschritten wird (siehe Kap. 5.1.2.2). Ursache hierfür ist die hohe Oberflächenenergie der Primärteilchen. Die Aufhebung der Übersättigung bzw. das Auslösen einer Fällung kann durch Zugabe von *Impfkristallen* erreicht werden. Generell beruht die Wirkung eines **Keimbildners** (Impfkristall, Verunreinigungen, Glaswand) auf der Verminderung der Grenzflächenspannung und in einer Vergrößerung des Teilchenradius unter Bildung eines grobkristallinen Niederschlags.

In der Praxis haben sich folgende Arbeitsbedingungen bewährt: Fällen aus *verdünnter* Lösung bei *erhöhter* Temperatur, *langsame* Zugabe des Reagenzes unter Rühren (Vermeiden eines lokalen Reagenzüberschusses) und die *Reifung* des Niederschlags (langsame Bildung eines Niederschlags, ggf. durch längeres Stehenlassen in der Mutterlauge).

Fällungsgrad: Das Ausmaß einer Fällung kann aus der Anfangs- und Endkonzentration der zu bestimmenden Substanz berechnet werden. Der **Fällungsgrad** (α) ist wie folgt definiert:

$$\alpha = 1 - \frac{c \cdot V_e}{c_o \cdot V_a}$$

c = Endkonzentration
c_o = Anfangskonzentration
V_e = Endvolumen
V_a = Anfangsvolumen

Für gravimetrische Bestimmungen wird ein Fällungsgrad von 99,9 % gefordert. Ein hoher Fällungsgrad kann erreicht werden, wenn man die Fällung aus verdünnten Lösungen (großes V_a) mit einem Überschuss an Fällungsmittel (kleines c) vornimmt, sofern letzteres nicht zur Bildung löslicher Komplexe führt.

Komplexbildung (siehe auch Kap. 5.1.2.4): Manche schwer löslichen Niederschläge können durch Komplexbildung mit dem Fällungsreagenz ganz oder teilweise wieder in Lösung gehen. Als Beispiel sei das Auflösen von **Silberchlorid** (AgCl) in konz. Salzsäure genannt [vgl. **MC-Frage Nr. 112**].

$$AgCl + Cl^- \longrightarrow [AgCl_2]^-$$

In diesen Fällen ist ein *Überschuss an Fällungsmittel* zu *vermeiden*. Auch das Auflösen einiger Niederschläge in zuviel Waschflüssigkeit ist auf die *Bildung von Aquakomplexen* zurückzuführen [vgl. **MC-Frage Nr. 94**].

Kolloidbildung: Bei der Fällung mancher **Sulfide** lässt sich auch durch Keimbildner keine Kristallisation erreichen. Es ist ein **Kolloid** entstanden. Auch **Hydroxide** und **Silberhalogenide** neigen zur Kolloidbildung. Der Unterschied zu „echten" Lösungen bzw. zur Bildung schwer löslicher Niederschläge (Suspension) liegt in der Teilchengröße.

$\geq 10^{-5}$	**$10^{-5} - 10^{-7}$**	**$\leq 10^{-7}$**	**cm**
Suspension	**Kolloid**	**Lösung**	

Die Sedimentation erfordert Teilchen mit einem Durchmesser von mindestens 10^{-5} cm. Kolloide sind mit normalen Filtern (Porengröße ca. 10^{-4} cm) nicht abtrennbar. Eine Abtrennung erfolgt mittels Ultrazentrifugation oder Dialyse.

Hauptursache für das Ausbleiben der Fällung aus einer kolloidalen Lösung ist das Vorhandensein elektrischer Oberflächenladungen. Alle Partikel haben die *gleiche* Ladung; sie üben daher abstoßende Kräfte aufeinander aus, was die Bildung größerer Aggregate verhindert. Die meisten anorganischen Kolloide sind durch Anlagerung überschüssiger Anionen negativ geladen.

Die Fällung oder **Koagulation** eines Kolloids kann durch Zusatz eines Salzes („*Aussalzen*") erreicht werden. Der umgekehrte Vorgang wird **Peptisation** genannt. Die Wirkung des Elektrolyten beruht darauf, dass entweder die überschüssigen Ionen der Kolloidteilchen durch den Salzeffekt in das Dispersionsmittel abgezogen oder dass noch weitere gegensinnig geladene Ionen bis zur Aufhebung der Ladung angelagert werden.

$$\underset{\textbf{(Sol)}}{\textbf{Kolloid}} \underset{\textbf{Peptisation}}{\overset{\textbf{Koagulation}}{\rightleftharpoons}} \underset{\textbf{(Gel)}}{\textbf{Niederschlag}}$$

Hydrophobe (wasserabstoßende) Kolloide [z. B. AgCl] bilden meistens gut filtrierbare Gele, während *hydrophile* (wasseranziehende) Sole [z. B. schwach basische Hydroxide] oft zu schlecht abtrennbaren Niederschlägen führen. Um eine Peptisation, die auch beim Auswaschen von Niederschlägen erfolgen kann, zu vermeiden, sollten Gele nicht mit reinem Wasser, sondern mit verdünnten Elektrolytlösungen gewaschen werden.

Alterung: Als Alterung oder **Reifung** bezeichnet man alle physikalischen Veränderungen, denen der Niederschlag nach der Fällung ausgesetzt ist und die eine Verminderung seines Energieinhaltes zur Folge haben. Die wichtigsten Alterungsprozesse sind:

- **Rekristallisation**, bei der instabile Kristallbezirke in Lösung gehen und sich an anderer Stelle des Gitters wieder anlagern,
- **Temperung**, bei der Fehlstellen im Kristallgitter beseitigt werden,
- **chemische Alterung** durch eine Modifikationsänderung oder Polymerisation des Niederschlags.

Im Allgemeinen wirken sich Alterungsvorgänge günstig auf die gravimetrischen Eigenschaften des gefällten Stoffes aus [vgl. **MC-Frage Nr. 95**].

Mitfällung: Die Mitfällung von Eigen- oder Fremdionen sowie von anderen Stoffen ist eine häufige, nie auszuschließende Störungsursache gravimetrischer Analysen. Bekanntes Beispiel ist die Mitfällung des Fällungsreagenzes bei der gravimetrischen *Bestimmung von Sulfat* als $BaSO_4$ [vgl. **MC-Frage Nr. 97**].

Ursachen der Mitfällung sind:

- **Adsorption**, die Adhäsion von Fremdsubstanzen an aktiven Oberflächen. Aus analytischer Sicht ist vor allem die Adsorption von *Ionen* an der Oberfläche ausgefällter schwer löslicher Salze von Bedeutung, die durch die Wirkung elektrostatischer Anziehungskräfte zu erklären ist und zu nicht stöchiometrisch zusammengesetzten Niederschlägen führt.
- **Okklusion**, der Einschluss von Fremdsubstanzen in unregelmäßiger Anordnung in innere Hohlräume des auskristallisierenden Niederschlags.
- **Inklusion**, der Einbau von Fremdsubstanzen in das Kristallgitter unter Bildung von **Mischkristallen**. Dies ist vor allem bei Übereinstimmung der Gitterparameter (*Isomorphie*) von zu bestimmender Substanz und Verunreinigungen zu erwarten [vgl. **MC-Fragen Nr. 95, 96**].

Wenn es durch einfache Mittel nicht gelingt, die Mitfällung unerwünschter Fremdstoffe zu unterbinden, muss ein Niederschlag *umgefällt* (umkristallisiert) werden [vgl. **MC-Frage Nr. 94**].

Nachfällung: Unter dem Begriff Nachfällung fasst man alle Vorgänge zusammen, die zu einer Änderung der Zusammensetzung des Niederschlags führen. Mit einer Nachfällung ist zu rechnen, wenn Niederschläge längere Zeit mit den Lösungen, aus denen sie gefällt wurden, in Berührung bleiben. So wandelt sich z. B. gefälltes CuS in der Lösung eines Fe(II)-Salzes allmählich in $CuFeS_2$ um. Des Weiteren werden NiS und CoS beim Stehenlassen an der Luft in Ni(OH)S bzw. Co(OH)S umgewandelt.

Homogene Fällung: Hierunter versteht man Fällungen, bei denen das Fällungsreagenz erst im Verlauf der Fällung langsam gebildet wird, also nur in geringer Konzentration vorliegt. Bekannte Beispiele sind die *Hydrolysenfällung mit Urotropin* (Hexamethylentetramin) oder die *Sulfidfällung mit Thioacetamid* (siehe Ehlers, **Analytik I**, Kap. 2.3.1).

Solche Fällungen haben den Vorteil, dass grobkörnige Niederschläge entstehen, die leichter zu filtrieren und auszuwaschen sind und bei denen in geringerem Maße mit Adsorption und Okklusion zu rechnen ist.

5.1.1.3 Trennen

Eine gravimetrische Trennung von Substanzen ist dann relativ einfach, wenn die Stoffe selektiv mit unterschiedlichen Fällungsreagenzien schwer lösliche Niederschläge bilden oder die Fällungsbedingungen mit dem gleichen Reagenz stark differieren. Hierauf beruht z. B. die gesamte *qualitative Analyse* der Kationen- und Anionentrennung.

Die Trennung verwandter Stoffe ist aber auch dadurch möglich, dass Unterschiede in den Fällungsgeschwindigkeiten genutzt werden. So kann beispielsweise CuS neben ZnS in schwefelsaurer Lösung bestimmt werden, da ZnS nur sehr langsam ausfällt.

5.1.1.4 Filtrieren, Auswaschen

Die Art der *Filtration* hängt stark von der Beschaffenheit des Niederschlags ab, wobei man zwischen nichtkristallinen, gallertartigen und kristallinen Fällungen zu unterscheiden hat. Nichtkristalline Niederschläge werden hauptsächlich über Papierfilter ohne Anwendung von Unterdruck abfiltriert, während kristalline Stoffe über verschiedene Filtertiegel aus Glas oder Porzellan abgetrennt werden. Letztere dienen auch zur Isolierung thermisch empfindlicher Substanzen.

Der nach der Filtration durchzuführende Vorgang des *Auswaschens* soll bewirken, die am Niederschlag haftende Menge an Lösung zu verdünnen und damit die Restmengen an Fremdstoffen zu beseitigen. Befinden sich am Niederschlag **a** ml Lösung und wäscht man mit **b** ml Waschflüssigkeit, so ändert sich die Konzentration der anhaftenden Fremdstoffe von **c** nach **c'** gemäß der Gleichung:

$$c' = c\,(a/a+b)$$

Wird die gleiche Menge an Waschflüssigkeit in **n** Portionen zugesetzt, so folgt aus dem **Verdünnungsgesetz**:

$$c' = c\,(a/a+b)^n$$

Daraus ergibt sich, dass bei gleichem Flüssigkeitsvolumen für den Gesamtwaschvorgang die Aufteilung in kleine Portionen ein erheblich besseres Auswaschen bewirkt.

Waschflüssigkeit ist meistens Wasser, ggf. unter Zusatz eines Elektrolyten. In einigen Fällen wird zum Abschluss mit einem Alkohol oder Ether gewaschen. Man sollte sich jedoch stets bewusst sein, dass die Waschflüssigkeit auch einen Teil der Fällungsform lösen kann. Eine Reihe von Niederschlägen muss zur Entfernung von mitgerissenen Fremdionen umgefällt werden [vgl. **MC-Frage Nr. 94**].

5.1.1.5 Trocknen, Veraschen, Glühen

Siehe auch Kap. 5.2.3

In manchen Fällen genügt bereits das einfache Trocknen der Fällungsform im Exsikkator oder Trockenschrank zum Erreichen von Gewichtskonstanz. Als Trocknungsmittel wird meistens Calciumchlorid ($CaCl_2$) benutzt, aber auch Kieselgel (SiO_2), konzentrierte Schwefelsäure (H_2SO_4) oder Phosphorpentoxid (P_4O_{10}) sind gebräuchlich.

Papierfilter werden zunächst vorsichtig getrocknet und anschließend im Porzellan- oder Platintiegel bei ca. 800 °C unter reichlichem Luftzutritt verbrannt. Porzellantiegel werden gleichfalls vorgetrocknet, im Muffelofen bei der erforderlichen Temperatur geglüht und nach dem Abkühlen im Exsikkator bis zur Wägung aufbewahrt.

Bei nichtstöchiometrisch zusammengesetzten Niederschlägen muss das primäre Fällungsprodukt vor der Wägung in eine stöchiometrisch einheitliche Form umgewandelt werden (siehe Kap. 5.1.3.1).

5.1.1.6 Wägung

Waagen sind Geräte, die den *Hebelgesetzen* gehorchen und die einen Massenvergleich auf der Grundlage eines Gleichgewichtszustandes gestatten.

Die Güte einer Analysenwaage hängt von ihrer **Empfindlichkeit** ab. Als Empfindlichkeit bezeichnet man diejenige Überbelastung einer Waage (in mg), bei der sie noch mit einer Anzeige reagiert.

Heute benutzt man stark gedämpfte, einschalige Waagen mit automatischer Gewichtsauflage und digitaler Anzeige. Wägen gehört zu den exaktesten Messverfahren. Die hohe Genauigkeit einer Wägung ist ein weiterer Vorteil der Gravimetrie im Vergleich zu volumetrischen Fällungsanalysen.

Bei jeder Wägung sind stets zwei Faktoren zu beachten:

- die Wägetemperatur muss konstant sein,
- der Feuchtigkeitszustand des zu wägenden Systems muss vergleichbar sein.

Letzteres ist vor allem bei der Wägung *hygroskopischer* Substanzen in Betracht zu ziehen.

5.1.2 Löslichkeit, Löslichkeitsprodukt

Siehe auch Ehlers, **Chemie I**, Kap. 1.10.4

5.1.2.1 Löslichkeit und Lösungsmittel

Arzneibuchangaben zur Löslichkeit sind ungefähre Angaben, wobei die Löslichkeit eines Stoffes wie folgt charakterisiert wird [◘Tab. 5.1 und **MC-Frage Nr. 106**].

◘ Tab. 5.1 Löslichkeitsangaben nach Arzneibuch

Bezeichnung	Ungefähre Anzahl Volumenanteile Lösungsmittel in Milliliter je Gramm Substanz
sehr leicht löslich	weniger als 1 Teil
leicht löslich	von 1 Teil bis 10 Teile
löslich	von 10 Teilen bis 30 Teilen
wenig löslich	von 30 Teilen bis 100 Teilen
schwer löslich	von 100 Teilen bis 1000 Teile
sehr schwer löslich	von 1000 Teile bis 10000 Teile
praktisch unlöslich	über 10000 Teile

Wird der Name eines Lösungsmittels nicht ausdrücklich genannt, bedeutet der Begriff *„Lösung"* eine *„wässrige Lösung"*. Unter *„Wasser"* versteht man in der Regel **„gereinigtes Wasser"** (Aqua purificata). Falls bei der Herstellung der betreffenden Lösung **destilliertes Wasser** verwendet werden *muss*, ist dies in der jeweiligen Prüfvorschrift des Arzneibuches explizit angegeben.

5.1.2.2 Löslichkeitsprodukt

Die Löslichkeit einer Substanz wird durch ihr Löslichkeitsprodukt (K_L) bestimmt. Für eine gelöste, dissoziierende Verbindung ist bei gegebener Temperatur das Produkt der Ionenkonzentrationen konstant, solange ein *Bodenkörper* in der Lösung (*gesättigte Lösung*) vorhanden ist. Das Löslichkeitsprodukt eines Salzes der allgemeinen Zusammensetzung (A_mB_n) ergibt sich zu:

$$K_L = [A]^m \cdot [B]^n \qquad [mol^{m+n} \cdot l^{-(m+n)}]$$

Da ein Stoff erst dann ausfallen kann, wenn sein Löslichkeitsprodukt überschritten wird, sind bei gravimetrischen Bestimmungen solche Fällungsmittel zu wählen, die mit der zu analysierenden Substanz eine Verbindung mit möglichst geringem Löslichkeitsprodukt ergeben.

Für *binäre Elektrolyte* (AB) besitzen die Löslichkeitsprodukte Werte von etwa 10^2 (NaOH, KOH) bis 10^{-52}(HgS). Da sich die K_L-Werte über mehrere Zehnerpotenzen erstrecken, ist auch hier die Einführung des **Löslichkeitsexponenten** (pK_L) sinnvoll.

$$pK_L = -\log K_L$$

Aus beiden Gleichungen folgt: *Je kleiner der K_L-Wert bzw. je größer der pK_L-Wert ist, desto schwerer löslich ist eine Substanz und desto früher setzt ihre Fällung ein.*

In ▫Tab. 5.2 sind die Löslichkeitsprodukte einiger analytisch wichtiger Salze aufgelistet. Eine weitere Zusammenstellung von Löslichkeitsprodukten findet sich im Anhang [vgl. **MC-Fragen Nr. 100–105**].

Aus diesen Werten kann man beispielsweise ableiten, dass die Erdalkalielemente als **Sulfate** in der Reihenfolge Ba, Sr, Ca und die **Silberhalogenide** in der Reihenfolge Iodid, Bromid, Chlorid aus einer wässrigen Lösung ausfallen.

Der Zahlenwert des Löslichkeitsproduktes eines Salzes ist von verschiedenen Faktoren abhängig, insbesondere von der *Gleichgewichtslage der Fällungsreaktion* und von der *Temperatur* [vgl. **MC-Fragen Nr. 94, 98, 99**].

▫ **Tab. 5.2 Löslichkeitsexponenten (pK_L-Werte) ausgewählter Salze**

Salz	pK_L	Salz	pK_L	Salz	pK_L	Salz	pK_L
Bi_2S_3	96	$Fe(OH)_2$	13,5	AgI	16	$BaSO_4$	10
HgS	52	$Fe(OH)_3$	37,4	AgBr	12,4	$PbSO_4$	8
Ag_2S	49	$Al(OH)_3$	32,7	AgCl	9,96	$SrSO_4$	6,56
Cu_2S	46,7	$Cr(OH)_3$	30,2	Ag_2CrO_4	11,7	$CaSO_4$	4,32
CuS	37	$Zn(OH)_2$	16,75	$Ag_2Cr_2O_7$	6,7	$SrCO_3$	8,8
PbS	28	$Mg(OH)_2$	10,9	AgSCN	12	$BaCO_3$	8,16
SnS	28	$PbCrO_4$	13,8	AgCN	11,4	$CaCO_3$	7,92
CdS	27	$BaCrO_4$	9,7	AgOH	7,7	$MgCO_3$	3,7
As_2S_3	25	$SrCrO_4$	4,44	Ag_2SO_4	4,92	CaC_2O_4	8,07
ZnS	23	BiOCl	6,15	Hg_2Cl_2	17,5	SrC_2O_4	7,3
CoS	22	CaF_2	10,46	$PbCl_2$	4,77	BaC_2O_4	6,77
NiS	21	$KClO_4$	2,05	CuCl	6	MgC_2O_4	4,1
FeS	18	K_2PtCl_6	5,85	CuI	11,3	MgF_2	8,16
MnS	15						

Wie ▫Tab. 5.3 ausweist, tritt in der Regel mit einer Temperaturerhöhung auch eine Vergrößerung des Löslichkeitsproduktes ein. Ausnahmen von dieser Regel sind bekannt. So ist z. B. **Calciumcitrat** in heißem Wasser schwerer löslich als in kaltem.

▫ **Tab. 5.3 Temperaturabhängigkeit des Löslichkeitsproduktes**

Substanz	Löslichkeitsprodukt (K_L)	
	20 °C	100 °C
AgCl	$1,1 \cdot 10^{-10}$	$2,3 \cdot 10^{-8}$
AgBr	$4,8 \cdot 10^{-13}$	$3,9 \cdot 10^{-10}$
AgSCN	$2,1 \cdot 10^{-12}$	$1,5 \cdot 10^{-9}$
$CaCO_3$	$2,1 \cdot 10^{-8}$	$3,3 \cdot 10^{-8}$
$BaSO_4$	$1,1 \cdot 10^{-10}$	$2,8 \cdot 10^{-10}$

5.1.2.3 Molare Löslichkeit

Die molare Löslichkeit (c_m) [**Sättigungskonzentration**] eines Salzes der allgemeinen Zusammensetzung A_mB_n kann aus dem Löslichkeitsprodukt (K_L) nach folgender Formel berechnet werden [vgl. **MC-Frage Nr. 1728**]:

$$c_m = \sqrt[m+n]{\frac{K_L}{m^m \cdot n^n}} \quad [\text{mol} \cdot l^{-1}]$$

bzw., wenn die molare Löslichkeit gegeben ist, berechnet sich das Löslichkeitsprodukt (K_L) nach:

$$K_L = m^m \cdot n^n (c_m)^{m+n} \quad [\text{mol}^{m+n} \cdot l^{-(m+n)}]$$

Die Löslichkeitsformel gilt nur für reines Wasser als Lösungsmittel und für Salze, die in wässriger Lösung *nicht* protolysieren.

Bezüglich der Berechnungen der molaren Löslichkeit oder des Löslichkeitsproduktes siehe Kommentierungen der **Fragen Nr. 107-109** im Fragenband.

5.1.2.4 Löslichkeitsbeeinflussende Faktoren

Die Gesetze der Löslichkeit gelten nur für *reines Wasser*. Bei analytischen Bestimmungen hat man es aber häufig mit Lösungen zu tun, die eine Vielzahl weiterer Substanzen enthalten, sodass mit Löslichkeitsbeeinflussungen zu rechnen ist.

Gleichionige Zusätze: Sofern eine Lösung Ionen enthält, die auch in dem zu lösenden oder auszufällenden Salz enthalten sind, spricht man von gleichionigen Zusätzen.

In der Regel wird die Löslichkeit eines Salzes in Wasser durch gleichionige Zusätze verringert; dieser Effekt ist umso größer, je schwerer löslich das Salz ist. Praktische Nutzanwendungen dieses Einflusses sind:

- Ein Überschuss an Fällungsreagenz erhöht den Fällungsgrad.
- Auswaschen eines Niederschlags mit einer Waschflüssigkeit, die gleichionige Zusätze enthält.

Fremdionige Zusätze: Fremdsalze enthalten keine Ionen des zu bestimmenden schwer löslichen Salzes. Da aber die Aktivitätskoeffizienten (f) von der **Ionenstärke** und damit von den Konzentrationen *aller* in der Lösung befindlichen Teilchen abhängen, ändert sich die Löslichkeit eines Salzes auch bei fremdionigen Zusätzen. In das Löslichkeitsprodukt sind anstelle der stöchiometrischen Konzentrationen (c) die **Aktivitäten** (a) einzusetzen (siehe Kap. 4.3.2).

Mit c = a/f ergibt sich z. B. für ein binäres Salz (AB):

$$c_m = \sqrt{K_L} = \sqrt{[A^+] \cdot [B^-]} = \sqrt{\frac{a_{A^+} \cdot a_{B^-}}{f_{A^+} \cdot f_{B^-}}}$$

Fremdionige Zusätze senken die Aktivitätskoeffizienten ($f < 1$) von Ionen, so dass in der Regel die *Löslichkeit eines Salzes in Anwesenheit von Fremdionen zunimmt* [vgl. **MC-Frage Nr. 110**].

Zum Beispiel ist die Löslichkeit von *Silberchlorid* (AgCl) in einer Magnesiumnitrat-Lösung (c = 0,1 mol · l^{-1}) im Vergleich zu einer $NaNO_3$-Lösung gleicher Konzentration größer, weil die $Mg(NO_3)_2$-Lösung die höhere Ionenstärke besitzt. Dagegen stellt eine NaCl-Lösung einen gleichionigen Zusatz dar und setzt die Löslichkeit von AgCl herab. Die erhöhte Ionenstärke einer Kaliumnitrat-Lösung ist auch der Grund dafür, dass *Silberiodid* (AgI) in reinem Wasser weniger löslich ist als in einer KNO_3-Lösung (c = 0,1 mol · l^{-1}). Die erhöhte Löslichkeit von AgCl in einer Ammoniumcarbonat-Lösung [$(NH_4)_2CO_3$] beruht auf der Bildung des löslichen Silberdiamminkomplexes [$Ag(NH_3)_2$]Cl [vgl. **MC-Fragen Nr. 113, 1728, 1815**].

Komplexbildung: Wie in einem voranstehenden Abschnitt (siehe Kap. 5.1.1.2) bereits angedeutet wurde, kann in manchen Fällen infolge Komplexbildung die Löslichkeit schwer löslicher Salze durch Zugabe eines Salzes mit gleichem *Anion* stark *erhöht* werden. Beispiele hierfür sind [vgl. **MC-Frage Nr. 112**]:

$$Hg^{2+} + 2\,X^- \longrightarrow HgX_2 \; + 2\,X^- \longrightarrow [HgX_4]^{2-} \qquad (X^- = SCN^-, I^-)$$
$$Ag^+ + X^- \longrightarrow AgX \; + X^- \longrightarrow [AgX_2]^- \qquad (X^- = Cl^-, CN^-, SCN^-)$$
$$Me^{x+} + x\,HO^- \longrightarrow Me(OH)_x \; + HO^- \longrightarrow [Me(OH)_{x+1}]^- \qquad (Me^{x+} = Zn^{2+}, Al^{3+})$$

Neben Halogeniden, Cyanid-, Thiocyanat- und Hydroxid-Ionen kommen als komplexbildende Komponenten noch Ammoniak, Thiosulfat, Phosphat und org. Säurereste (Citrat, Oxalat, Tartrat u. a.) infrage. *In diesen Fällen ist ein Überschuss an Fällungsreagenz zu vermeiden.*

Löslichkeitsbeeinflussung durch den pH-Wert: Für eine Vielzahl analytisch wichtiger Fällungsreaktionen existieren optimale pH-Bereiche und die gebildeten Niederschläge sind extrem empfindlich gegenüber Veränderungen des pH-Wertes. Von besonderer Bedeutung ist die Einhaltung einer definierten H^+-Ionenkonzentration bei der Durchführung von Trennungen.

Aus der qualitativen Analyse ist bekannt, dass z. B. eine Reihe von Fällungen in *essigsaurer* Lösung möglich sind, während Mineralsäuren vollständig lösend wirken. Dies ist eine Folge des unterschiedlichen Dissoziationsgrades der verschiedenen starken Säuren und soll am Beispiel der **Calciumoxalat-Fällung** näher beschrieben werden.

$$Ca^{2+} + C_2O_4^{2-} \longrightarrow CaC_2O_4\downarrow \qquad K_L(CaC_2O_4) = [Ca^{2+}] \cdot [C_2O_4^{2-}]$$
$$2\,H^+ + C_2O_4^{2-} \rightleftharpoons H_2C_2O_4$$

Essigsäure ist in wässriger Lösung weniger in Ionen gespalten als Oxalsäure und diese wiederum ist geringer dissoziiert als Mineralsäuren. In essigsaurer Lösung ist die Protonenkonzentration zu gering, um Oxalat-Ionen in die undissoziierte Oxalsäure zu überführen. Das Löslichkeitsprodukt des Calciumoxalats wird überschritten und das Salz fällt aus. In Gegenwart von HCl sind jedoch soviele Protonen in Lösung vorhanden, dass sich spontan die undissoziierte Oxalsäure bildet. Die Oxalat-Konzentration wird entscheidend verringert, sodass das Löslichkeitsprodukt von CaC_2O_4 nicht erreicht wird und kein Niederschlag auftritt bzw. bereits gebildetes Calciumoxalat sich in salzsaurer Lösung wieder auflöst.

Dieses Beispiel kann verallgemeinert werden: Die *Auflösung* eines schwer löslichen Salzes in der Lösung einer Säure ist eine heterogene Gleichgewichtsreaktion, die mit einer Protonenübertragung verbunden ist. Die Wirkung der starken Säure (HA) beruht darauf, dass sie in das Lösegleichgewicht des Salzes (MeX) eingreift, indem sie mit dessen Anion eine Säure-Base-Reaktion eingeht.

$$MeX \rightleftharpoons Me^+ + X^-$$
$$HA + X^- \longrightarrow HX + A^-$$
$$\overline{MeX + HA \longrightarrow HX + Me^+ + A^-}$$

Ein schwer lösliches Salz wird dabei umso weitgehender in der Lösung einer starken Säure aufgelöst,

- je löslicher es ist,
- je stärker die zu lösende Säure und
- je schwächer die salzbildende Säure ist.

Die *Löslichkeit von Salzen schwacher Säuren* in Mineralsäuren beruht also darauf, dass die schwache Säure aus ihren Salzen freigesetzt wird, sodass die Ionenkonzentration nicht mehr ausreicht, das Löslichkeitsprodukt des betreffenden Salzes zu überschreiten, bzw. dass die schwache Säure in undissoziierter Form instabil ist und sich weiter umwandelt. Beispiele hierfür sind [vgl. **MC-Frage Nr. 111**]:

Carbonate: $MeCO_3 + 2\,H^+ \xrightarrow{-\,Me^{2+}} (H_2CO_3) \longrightarrow CO_2\uparrow + H_2O$
Hydroxide: $Me(OH)_x + x\,H^+ \longrightarrow Me^{x+} + x\,H_2O$
Sulfide: $MeS + 2\,H^+ \longrightarrow Me^{2+} + H_2S\uparrow$
Oxalate: $MeC_2O_4 + 2\,H^+ \longrightarrow Me^{2+} + H_2C_2O_4$
Chromate: $2\,MeCrO_4 + 2\,H^+ \longrightarrow 2\,Me^{2+} + H_2O + Cr_2O_7^{2-}$
Oxinate: $Me(OX)_2 + 2\,H^+ \longrightarrow Me^{2+} + 2\,OX\text{-}H$

Die *Löslichkeit von Salzen sehr starker Säuren*, wie z. B. Perchlorate, wird durch den Zusatz einer weiteren Säure *nicht* beeinflusst, da die Anionen des betreffenden Salzes äußerst schwache Basen darstellen. Diese Regel wird nur durchbrochen, wenn andere lösende Effekte wirksam werden, z. B. eine Komplexbildung mit dem Anion der zugesetzten Säure. So beruht die erhöhte Löslichkeit von AgCl in einer HCl-Lösung auf der Bildung des entsprechenden Silberkomplexes.

Die gesteigerte Löslichkeit von $BaSO_4$ oder $PbSO_4$ in stark sauren Lösungen ist damit zu erklären, dass das HSO_4^--Ion nur eine mäßig starke Säure darstellt.

$$BaSO_4 + H_3O^+ \longrightarrow HSO_4^- + H_2O + Ba^{2+}$$

Die Löslichkeit von AgCl wird dagegen durch eine Erhöhung der Acidität nicht beeinflusst, weil es sich hier um ein schwer lösliches Salz einer sehr starken Säure handelt. Hingegen nimmt die Löslichkeit von $PbSO_4$ in stark sauren Lösungen merklich zu, weil das Sulfat-Ion als Base wirken kann.

5.1.3 Berechnung der Analyse

5.1.3.1. Fällungsform, Wägeform

Die Berechnung gravimetrischer Analysen beruht auf der Auswertung der der Fällung zugrundeliegenden Stoffgleichung. Manchmal ist jedoch die Form, in der das betreffende Ion gefällt wird (**Fällungsform**) verschieden von der Form, in der der Niederschlag schließlich zur Auswaage kommt (**Wägeform**). Nur für die Wägeform ist zu fordern, dass sie stöchiometrisch einheitlich ist. Im Allgemeinen wird die Wägeform aus der Fällungsform durch *Trocknen* oder *Glühen* hergestellt [vgl. **MC-Fragen Nr. 94, 114**].

Als Beispiele unterschiedlicher Fällungs- und Wägeformen seien genannt:

- Einige dreiwertige Metallionen [Al^{3+}, Fe^{3+}, Cr^{3+}] werden als wasserhaltige **Hydroxide** [$Me(OH)_3$] gefällt und kommen nach dem Trocknen und anschließendem Glühen als **Oxide** zur Auswaage.

$$2\ Me^{3+} + 6\ HO^- \longrightarrow 2\ Me(OH)_3 \xrightarrow{\Delta} Me_2O_3 + 3\ H_2O$$

- Eine Reihe von Kationen [Cd^{2+}, Co^{2+}, Mn^{2+}, Zn^{2+}, Mg^{2+}] werden als schwer lösliche **Ammoniumphosphate** abgeschieden. Man trocknet den Niederschlag bei 100–120 °C und glüht ihn dann bei 900–1000 °C zu **Pyrophosphaten (Diphosphaten).**

$$2\ Me^{2+} + 2\ NH_4^+ + 2\ PO_4^{3-} \longrightarrow 2\ Me(NH_4)PO_4 \xrightarrow{\Delta} Me_2P_2O_7 + 2\ NH_3 + H_2O$$

- Einige Metallionen bilden schwer lösliche **Carbonate**; sie können in dieser Form ausgewogen oder in **Oxide** umgewandelt werden.

$$Me^{2+} + CO_3^{2-} \longrightarrow \underset{[Ba^{2+},\ Ca^{2+}]}{MeCO_3} \xrightarrow{\Delta} \underset{[Ca^{2+},\ Cd^{2+}]}{MeO + CO_2\uparrow}$$

- Niederschläge von **Sulfiden** werden in der Regel auch als Sulfide ausgewogen. Darüber hinaus können einige Sulfide durch Abrauchen mit konz. H_2SO_4 in **Sulfate** ($MeSO_4$) oder durch Rösten in **Oxide** (MeO) übergeführt werden.

$$Me^{2+} + S^{2-} \longrightarrow MeS \begin{cases} \longrightarrow MeSO_4 \\ \longrightarrow MeO \end{cases}$$

In ◘ Tab. 5.4 sind einige pharmazeutisch relevante Kationen zusammen mit ihren wichtigsten Fällungs- und Wägeformen aufgelistet [vgl. **MC-Fragen Nr. 115–117**].

In der Gravimetrie lässt sich die Masse (x) eines zu bestimmenden Stoffes aus seiner Molmasse (M), der Masse (a) der Wägeform und deren molaren Masse (W) berechnen nach:

$$\mathbf{x = a \cdot (M/W)}$$

Tab.5.4 Fällungs- und Wägeformen ausgewählter Kationen

Ion	Fällungsform	Wägeform
Ag^+	$AgCl$	$AgCl$
Al^{3+}	$Al(OH)_3 \cdot x\,H_2O$	Al_2O_3
As^{3+}	As_2S_3	As_2S_3
Ba^{2+}	$BaSO_4, BaCrO_4, BaCO_3$	$BaSO_4, BaCrO_4, BaCO_3$
Ca^{2+}	$CaC_2O_4 \cdot H_2O$	$CaC_2O_4, CaCO_3, CaO$
Cd^{2+}	$CdS, CdCO_3$	$CdS, CdSO_4, CdO$
Cu^{2+}	CuSCN (nach Reduktion) $Cu(oxinat)_2$	CuSCN $Cu(oxinat)_2$
Fe^{3+}	$Fe(OH)_3 \cdot x\,H_2O$	Fe_2O_3
Hg^{2+}	HgS	HgS
K^+	$K[B(C_6H_5)_4]$	$K[B(C_6H_5)_4]$
Mg^{2+}	$Mg(NH_4)PO_4$ $Mg(oxinat)_2 \cdot 2\,H_2O$	$Mg_2P_2O_7$ $Mg(oxinat)_2$
Mn^{2+}	MnS	MnS, Mn_3O_4
Ni^{2+}	$Ni(diacetyldioximat)_2$	$Ni(diacetyldioximat)_2$
Pb^{2+}	$PbSO_4, PbCrO_4, PbS$ $Pb(oxinat)_2$	$PbSO_4, PbCrO_4, PbS$ $Pb(oxinat)_2$
Zn^{2+}	$Zn(NH_4)PO_4 \cdot 6\,H_2O$ ZnS	$Zn_2P_2O_7$ ZnS, ZnO

5.1.3.2 Gravimetrischer Faktor

Die **Substanzformel** gibt die *quantitative stöchiometrische Zusammensetzung* einer Verbindung an. Man erhält den *Gewichtsanteil* eines bestimmten Elements, indem man die Massen der in der Substanzformel angegebenen Atome durch die Gesamtmasse der Verbindung dividiert.

$$\textbf{Gravimetrischer Faktor} = \frac{\textbf{Atommasse des Elements} \cdot \textbf{Zahl der Atome}}{\textbf{Formelmasse der Verbindung}}$$

Die folgenden Beispiele sollen dies verdeutlichen [vgl. **MC-Frage Nr. 118**]:

$$\mathbf{Fe_2O_3:} \quad F_{Fe} = \frac{2 \cdot Fe}{Fe_2O_3} = \frac{2 \cdot 55{,}85}{159{,}70} = 0{,}6994$$

$$\textbf{BaSO}_4\text{:}\quad F_S = \frac{S}{BaSO_4} = \frac{32{,}06}{233{,}42} = 0{,}1373$$

$$\textbf{BaSO}_4\text{:}\quad F_{SO_4} = \frac{SO_4}{BaSO_4} = \frac{96{,}06}{233{,}42} = 0{,}4115$$

$$\textbf{PbSO}_4\text{:}\quad F_{SO_4} = \frac{SO_4}{PbSO_4} = \frac{96{,}06}{303{,}26} = 0{,}3167$$

Bei einer gravimetrischen Bestimmung ist der relative Fehler proportional zum gravimetrischen Faktor. Daraus folgt, dass *ein kleiner gravimetrischer Faktor den relativen Fehler verringert.*

Diese Aussage ist jedoch zu relativieren. Wie obige Berechnungen zeigen, ist der gravimetrische Faktor für **Sulfat** in $BaSO_4$ größer als in $PbSO_4$. Trotzdem ist für die gravimetrische Sulfatbestimmung die Fällung als $BaSO_4$ geeigneter, weil Bariumsulfat ein um den Faktor 100 geringeres Löslichkeitsprodukt besitzt als $PbSO_4$.

Für gravimetrische Analysen lässt sich daher zusammenfassend ausführen [vgl. **MC-Frage Nr. 114**]:

- Das Löslichkeitsprodukt des gefällten Niederschlags muss möglichst klein sein.
- Die Wägeform muss stets in gleicher stöchiometrischer Zusammensetzung herstellbar sein.
- Der gravimetrische Faktor sollte möglichst klein sein, um eine hohe Empfindlichkeit und einen geringeren relativen Fehler zu gewährleisten.
- Ein kleiner gravimetrischer Faktor wird dadurch erreicht, dass die Molmasse der Wägeform groß ist (Verwendung org. Fällungsreagenzien mit hoher molarer Masse).

Berechnungen [in Klammer Nr. der MC-Frage]

Mithilfe von Wägungsdaten unter Einbeziehung des gravimetrischen Faktors lassen sich auch prozentuale Wirkstoffgehalte in Arzneizubereitungen ermitteln:

[119] Gegeben:
Einwaage = 1000 mg; Auswaage = 500 mg;
Gravimetrischer Faktor (F) = 0,2
Berechnung:
%-Wirkstoff = 100 · F · (Auswaage /Einwaage)
= 100 · 0,2 · (500/1000) = **10%**

5.1.3.3 Empirischer Faktor

In einigen Fällen, z. B. wenn der Niederschlag signifikant von der stöchiometrischen Zusammensetzung abweicht, wird statt des exakten gravimetrischen Faktors ein *empirischer Faktor* verwendet. Solche empirischen Werte sind allerdings nur mit einem gewissen Vorbehalt zu gebrauchen.

Beispielsweise neigt **Bleichromat** ($PbCrO_4$) stark zur Mitfällung von überschüssigen Chromat-Ionen. Für die Bleibestimmung wird deshalb ein korrigierter Faktor von 0,6401 (statt 0,6411) angegeben.

5.2 Pharmazeutisch relevante gravimetrische Bestimmungen

5.2.1 Bestimmung von Kationen

5.2.1.1 Anorganische Fällungsreagenzien

Fällung von Chloriden: Als schwer lösliche Chloride können u. a. Ag(I), Hg(I), Pb(II) und Bi(III) als Bismutoxidchlorid (BiOCl) gravimetrisch bestimmt werden.

Fällung von Chromaten: Kaliumchromat (K_2CrO_4) dient zur gravimetrischen Bestimmung von Ba(II), Pb(II) und Ag(I). Der Niederschlag von $PbCrO_4$ adsorbiert in hohem Maße Chromat-Ionen. Aus diesem Grund werden verschiedene empirische Faktoren angegeben.

Fällung von Hydroxiden: In der analytischen Chemie werden Hydroxide fast immer dadurch gefällt, dass man von sauren pH-Werten zu weniger sauren oder alkalischen pH-Werten übergeht. Unter gewissen Bedingungen kann schon Wasser als Fällungsreagenz wirken. Die Fällung des betreffenden Hydroxids beginnt bei umso niedrigerem pH-Wert, je höher die Konzentration des zu bestimmenden Kations und je geringer die Löslichkeit des gefällten Hydroxids ist. Bei einem gegebenen pH-Wert werden daher die schwerer löslichen Hydroxide wesentlich vollständiger gefällt als die leichter löslichen.

Für die Fällung von Hydroxiden erscheint es vorteilhaft, wenn man in der nach der Fällung erhaltenen Suspension einen möglichst hohen pH-Wert einstellt. Es darf jedoch nicht übersehen werden, dass bei der Fällung **amphoterer Hydroxide** einer beliebigen pH-Steigerung Grenzen gesetzt sind, da diese sich in alkalischer Lösung wieder aufzulösen beginnen.

Um den pH-Einfluss zu minimieren, führt man im Allgemeinen die Fällung von Hydroxiden in geeigneten Puffersystemen durch: **Acetat/Essigsäure – Urotropin/Wasser – Ammoniumsalze/Ammoniak**

Als Hydroxide lassen sich u. a. bestimmen: Al(III), Cr(III), Fe(III), Ni(II) sowie zahlreiche Lanthanidenelemente. Wägeform ist in der Regel das jeweilige Oxid.

Fällung von Phosphaten: Mit Natriumhydrogenphosphat (Na_2HPO_4) können in ammoniakalischer Lösung folgende Kationen als schwer lösliche **Ammoniumphosphate** ($MeNH_4PO_4$) bestimmt werden: Cd^{2+}, Co^{2+}, Mg^{2+}, Mn^{2+}, Zn^{2+}. Die optimalen Fällungsbedingungen liegen im schwach basischen pH-Bereich. Ein Überschuss an NH_4^+- und HO^--Ionen ist zu vermeiden. Wägeform ist das entsprechende **Pyrophosphat** ($Me_2P_2O_7$).

Fällung von Sulfaten: Mit verd. Schwefelsäure als Fällungsreagenz bilden sich in wässriger Lösung schwer lösliche Sulfate von Ba(II), Ca(II), Pb(II) und Sr(II). $BaSO_4$ neigt stark zur Mitfällung.

Darüber hinaus lassen sich die Salze flüchtiger Säuren mit H_2SO_4 abrauchen und vielfach in eine wägbare Form überführen. Hierzu gehören neben den Alkali- und

Erdalkalimetallen noch Mn, Co und Cd. Die Wägeform ist in allen Fällen das wasserfreie Sulfat.

Fällung von Sulfiden: Gefällt werden u.a. HgS, Bi_2S_3, CuS, CdS, $As_2S_{3(5)}$, $Sb_2S_{3(5)}$, SnS, SnS_2, MnS, ZnS und NiS. Anstelle von gasförmigem Schwefelwasserstoff kann die Fällung auch in homogener Phase mit *Thioacetamid* vorgenommen werden. Einige Sulfide neigen zur Kolloidbildung. Zur pH-abhängigen Fällung von Metallsulfiden siehe Ehlers, **Analytik I**, Kap. 2.3.1.

5.2.1.2 Organische Fällungsreagenzien

Diacetyldioxim (**Dimethylglyoxim**) bildet mit Ni^{2+}-Ionen einen schwer löslichen *Chelatkomplex*. Mit diesem für Ni(II) spezifischen Reagenz gelingt auch die Abtrennung des Nickels von Fe, Mn, Zn, Co und Cr (s. Ehlers, **Analytik I**, Kap. 2.3.2).

Natriumtetraphenylborat (**Kalignost**), $Na[B(C_6H_5)_4]$, bildet in schwach saurem Milieu mit K^+-, Rb^+-, Cs^+- und NH_4^+-Ionen schwer lösliche Niederschläge, in denen das Na^+-Ion gegen das jeweilige Kation ausgetauscht ist. Die Fällungsform ist gleichzeitig auch Wägeform.

8-Hydroxychinolin (**Oxin**) ist ein zweizähniger Ligand, der die gravimetrische Bestimmung vieler zwei- und dreiwertiger Metallionen [Ca^{2+}, Co^{2+}, Cu^{2+}, Mg^{2+}, Mn^{2+}, Ni^{2+}, Pb^{2+}, Zn^{2+}, Al^{3+}, Bi^{3+}, Fe^{3+}, Sb^{3+}] ermöglicht [vgl. **MC-Fragen Nr. 122–125, 127, 1723, 1729**].

$$2\ \text{Oxin} \xrightarrow[-2\,H^+]{+\,Mg^{2+}} \text{Mg(Oxinat)}_2$$

Oxin

Mit Ausnahme von Al-, Bi- und Pb-oxinat enthalten alle übrigen Oxinate stets Kristallwasser. Die Fällung erfolgt durch Zugabe eines Reagenzüberschusses in essigsaurem oder alkalischem Medium. Alkali-Ionen stören nicht.

5.2.1.3 Bestimmung pharmazeutisch relevanter Kationen

Aluminium

- Aluminium kann nach verschiedenen hydrolytischen Fällungsmethoden im pH-Bereich 7,5–8,0 als $\mathbf{Al(OH)_3}$ abgeschieden und durch Glühen (1100 °C) in die nichthygroskopische Wägeform α-Al_2O_3 übergeführt werden.

$Al(OH)_3$ besitzt die Eigenschaft, leicht als Kolloid in Lösung zu gehen. Die Fällung wird ebenfalls behindert durch komplexbildende organische Säuren wie Weinsäure, Oxalsäure oder Citronensäure.

- Bewährt hat sich auch die Fällung als **Oxinat**, $Al(C_9H_6ON)_3$, das bei 130 °C getrocknet in dieser Form zur Wägung kommt bzw. nach Zusatz von Oxalsäure zu Al_2O_3 verglüht wird [vgl. **MC-Fragen Nr. 123, 124**].
- Die Fällung als $\mathbf{AlPO_4}$ (Wägeform: $AlPO_4$) eignet sich vor allem zur Abtrennung von Fe(II)-Ionen.

Arsen

- Je nach Oxidationsstufe können Arsenverbindungen mit H_2S als $\mathbf{As_2S_3}$ oder $\mathbf{As_2S_5}$ abgeschieden und in dieser Form auch ausgewogen werden. Die Fällung als As(V)-sulfid ist problematisch, sodass man besser As(V) zuvor mit Schwefliger Säure zu As(III) reduziert.
- Arsenverbindungen lassen sich gravimetrisch auch als schwer lösliche Silbersalze, $\mathbf{Ag_3AsO_3}$ oder $\mathbf{Ag_3AsO_4}$, bestimmen. Darüber hinaus kann As(V) als Magnesiumammoniumarsenat, $\mathbf{Mg(NH_4)AsO_4}$, gefällt und durch Glühen in die Wägeform Magnesiumpyroarsenat, $Mg_2As_2O_7$, umgewandelt werden.

Barium

Barium lässt sich gravimetrisch als schwer lösliches **Carbonat** ($BaCO_3$), **Sulfat** ($BaSO_4$), **Chromat** ($BaCrO_4$) und **Oxalat** (BaC_2O_4) bestimmen [vgl. **MC-Fragen Nr. 121, 128**].

- Der Niederschlag von **Bariumoxalat** kann nach dem Trocknen bei 140 °C direkt gewogen oder durch Glühen bei 600–700 °C in $BaCO_3$ als Wägeform übergeführt werden.
- Zur Abtrennung von den übrigen Erdalkalielementen eignet sich vor allem die Fällung als **Chromat** in essigsaurem Milieu.
- Die Bestimmung als $\mathbf{BaSO_4}$ ist problematisch. Zum einen fällt der Niederschlag sehr feinkörnig aus, zum anderen werden Fremdstoffe sehr hartnäckig adsorbiert. Freie Säuren, insbesondere HCl und HNO_3, wirken lösend.

Blei

- Zur gravimetrischen Bestimmung werden die Fällungen als $\mathbf{PbSO_4}$, **PbS**, $\mathbf{PbCrO_4}$ und $\mathbf{PbCl_2}$ genutzt. In allen Fällen entspricht die Fällungsform der Wägeform [vgl. **MC-Fragen Nr. 120, 129, 1652–1654**].
- Praktische Anwendung findet auch die Bestimmung von Pb(II) als schwer lösliches **Bleioxinat**, $Pb(C_9H_6ON)_2$ [vgl. **MC-Frage Nr. 120**].

Calcium

- Ca(II)-Ionen werden in der Regel als **Oxalat** oder **Carbonat** gefällt. Beide Niederschläge sind auch Wägeformen. Darüber hinaus geht das Oxalat bereits bei gelindem Erhitzen in $CaCO_3$ über, das anschließend durch Glühen bei höheren Temperaturen in das Oxid umgewandelt werden kann.

$$CaC_2O_4 \xrightarrow{\Delta} CO\uparrow + CaCO_3 \xrightarrow{\Delta} CO_2\uparrow + CaO$$

- Die Fällung als $\mathbf{CaSO_4}$ wird selten angewandt.

Eisen

- Die gravimetrische Bestimmung von Eisen erfolgt hauptsächlich als **Fe(III)- hydroxid** $Fe(OH)_3$, das anschließend durch Glühen in die Wägeform Fe_2O_3 übergeführt wird. Die Glühtemperatur sollte 700 °C nicht übersteigen, da bei höheren Temperaturen eine partielle Reduktion unter Bildung von Fe_3O_4 erfolgen kann.

Eine Reihe von Anionen stören, da sie sich an der Fällung beteiligen (Phosphat, Arsenat, Silicat) oder durch Komplexbildung die Fällung behindern (Fluorid, Tartrat). Die Fällung des Hydroxids erfolgt am besten aus gepufferter Lösung (Hexamethylentetramin oder NH_3/NH_4Cl) [vgl. **MC-Frage Nr. 1655**].

- Die Umsetzung mit **Oxin** zur gravimetrischen Fe(III)-Bestimmung verläuft unproblematisch. Der Niederschlag, $Fe(C_9H_6ON)_3$, kommt als Oxinat zur Auswaage oder wird durch Überschichten mit Oxalsäure zu Fe_2O_3 verglüht [vgl. **MC-Fragen Nr. 122, 123, 127, 1655**].

Kalium

Zur gravimetrischen Bestimmung des Kaliums hat sich vor allem die Fällung mit Natriumtetraphenylborat, $Na[B(C_6H_5)_4]$, bewährt. Die Fällung als **Perchlorat** ($KClO_4$) ist sehr ungenau [vgl. **MC-Fragen Nr. 126, 130**].

Kupfer

In der Regel werden Cu(II)-Ionen auch als Cu(II)-Salze [CuS, CuO, Cu-oxinat] gefällt. Da CuS von Luftsauerstoff leicht oxidiert wird, bietet sich das hierbei entstehende Kupfer(II)-oxid (CuO) als alternative Wägeform an [vgl. **MC-Frage Nr. 123**].

- In einigen Fällen, z. B. bei der Umsetzung mit **Thiocyanat**, findet gleichzeitig eine Reduktion zu Cu(I) statt [vgl. **MC-Frage Nr. 126**].

$$2\,Cu^{2+} + 4\,SCN^- \longrightarrow 2\,CuSCN\downarrow + (SCN)_2\uparrow$$

- Cu(I)-Verbindungen werden bevorzugt als $\mathbf{Cu_2S}$ gefällt.

Magnesium

Neben der Abscheidung als **Magnesiumoxinat** ist die Bildung von **Magnesiumammoniumphosphat**, $Mg(NH_4)PO_4$, mit anschließender Umwandlung in das Pyrophosphat die wichtigste Methode zur gravimetrischen Bestimmung von Mg(II)-Salzen [vgl. **MC-Fragen Nr. 122, 125**].

Nickel

Zur Gravimetrie wird in erster Linie die Fällung als **Nickeldiacetyldioximat** durchgeführt. Zur Anwendung kommen auch die Fällungen als **Hydroxid** (Wägeform: NiO), **Sulfid** oder **Oxinat** [vgl. **MC-Fragen Nr. 131, 1722, 1771**].

Zink

Neben **Zinkoxinat**, $Zn(C_9H_6ON)_2$, sind als weitere schwer lösliche Zinkverbindungen zu nennen [vgl. **MC-Fragen Nr. 123, 1658**]:

- **Zinksulfid**, das nach Rösten als ZnO zur Auswaage kommt. Die ZnS-Fällung wird meistens nur bei Trennungen angewandt, da die Beschaffenheit des Sulfidniederschlags Probleme in sich birgt.
- $\mathbf{Zn(NH_4)PO_4}$, das durch Glühen in Zinkpyrophosphat, $Zn_2P_2O_7$, als Wägeform umgewandelt wird.

Klassische quantitative Analytik

Platin

Chemotherapeutisch wirksame Platinkomplexe wie **Carboplatin** können nach Arzneibuch quantitativ durch Glühen bei 800 ± 50 °C in elementares Platin überführt werden, das ausgewogen wird. In analoger Weise lässt das Arzneibuch auch die Gehaltsbestimmung der **Hexachloroplatin(IV)-säure** (H_2PtCl_6) durchführen.

5.2.2 Bestimmung von Anionen

5.2.2.1 Anorganische Fällungsreagenzien

Silbernitrat: $AgNO_3$ dient zur gravimetrischen Bestimmung von Cl^-, Br^-, I^-, CN^-, SCN^-, $[Fe(CN)_6]^{4-}$ und $[Fe(CN)_6]^{3-}$. Die Fällungsform ist gleichzeitig auch Wägeform. Durch Lichteinwirkung kann elementares Silber entstehen.

Bariumchlorid: $BaCl_2$ dient zur fällungsanalytischen Bestimmung von Sulfat, Chromat und Carbonat.

5.2.2.2 Bestimmung ausgewählter Anionen

Chlorid

Die gravimetrische Bestimmung erfolgt als **AgCl**. Wägeform ist AgCl (nach Trocknen bei 120–130 °C). Ein Dunkelwerden des Niederschlags durch Lichteinwirkung beeinträchtigt die Genauigkeit der Bestimmung.

Die Fällung kann in salpetersaurer Lösung durchgeführt werden. Reduzierend wirkende Ionen [Sn(II), Fe(II)] dürfen nicht zugegen sein. Auch Hg(II) stört die Bestimmung, da $HgCl_2$ nur in geringem Umfang dissoziiert. Darüber hinaus können Fe(III), Sn(IV), Bi(III) und Sb(III) den Niederschlag durch Bildung basischer Salze verunreinigen [vgl. **MC-Fragen Nr. 132, 1815**].

Sulfat

Sulfat kann als **$BaSO_4$** oder **$PbSO_4$** gravimetrisch bestimmt werden. Zur Vermeidung von Mitfällungen sollte $BaSO_4$ aus möglichst verdünnter Lösung abgeschieden werden. Trotz der Schwerlöslichkeit von $PbSO_4$ eignet sich die Methode nur bedingt zur Sulfatbestimmung, da überschüssiges $Pb(NO_3)_2$ sehr unreine Niederschläge ergibt, die das Ergebnis verfälschen.

Auch andere schwefelhaltige Ionen (**Sulfid**, S^{2-}; **Sulfit**, SO_3^{2-}; **Thiosulfat**, $S_2O_3^{2-}$) können nach vorheriger Oxidation mit H_2O_2 oder Bromwasser als $BaSO_4$ gefällt werden.

Phosphat

Phosphat fällt man am besten als **Magnesiumammoniumphosphat** $[Mg(NH_4)PO_4]$, das als Pyrophosphat ($Mg_2P_2O_7$) zur Auswaage kommt. Auch die Fällung als **Ammoniummolybdatophosphat** $[(NH_4)_2PO_4 \cdot 12\ MoO_3]$ hat sich bewährt. Hier entspricht die Fällungsform der Wägeform [vgl. **MC-Frage Nr. 1661**].

5.2.3 Bestimmungen nach dem Arzneibuch

5.2.3.1 Asche, Gesamtasche

Beim Veraschen organischer Substanzen, die nur C, H, N und O enthalten, entstehen flüchtige Verbindungen, sodass Aschebestimmungen in der Regel dazu durchgeführt werden, um bestimmte *anorganisch-mineralische Bestandteile* (nicht alle!) quantitativ zu erfassen.

- *Unter Asche (nach Arzneibuch) versteht man die in Prozent angegebenen Anteile, die beim Verbrennen und anschließendem Glühen (ohne Zusätze) einer organischen Substanz oder einer Droge zurückbleiben.*

Hierzu wird 1 g der Substanz oder pulverisierten Droge 1 h bei 100–105 °C getrocknet und dann *ohne Zusätze* im offenen Porzellan- oder Platintiegel bei etwa 600 ± 25 °C bis zur Massekonstanz geglüht. Bei anderen Veraschungsmethoden werden Substanzen wie $MgSO_4$ oder MgO hinzugefügt [vgl. **MC-Fragen Nr. 133, 134**].

Aschebestimmungen dienen vor allem bei *Drogen* und *Naturprodukten* (Vaseline, Wachse u. a.) zur Ermittlung des Gehaltes an nicht flüchtigen, anorganischen Bestandteilen; bei chemisch reinen Substanzen wird im Allgemeinen die Sulfatasche bestimmt.

Trotz längeren Erhitzens auf 600 °C erhält man manchmal keine weiße Asche, weil Kohleteilchen nur unvollständig verbrennen (Einschluss durch schmelzende Salze). Dann wird die Asche in heißem Wasser aufgenommen, über ein aschefreies Filter filtriert und der Rückstand erneut geglüht. Die so erhaltene Asche wird danach mit dem Filtrat vereinigt, zur Trockne eingedampft und wiederum bis zur Massekonstanz geglüht.

5.2.3.2 Sulfatasche

- *Die Sulfatasche ist der verbleibende Rückstand, der beim Verbrennen einer organischen Substanz in Gegenwart von Schwefelsäure erhalten wird.*

Die Bestimmung der Sulfatasche gilt bei vielen organischen Substanzen als empfindliche *Reinheitsprüfung*, mit der vor allem *anorganische Verunreinigungen* aus dem Herstellungsprozess erfasst und begrenzt werden. Im Vergleich zur Bestimmung der Asche wird die Verflüchtigung von **Alkalihalogeniden** vermieden, die durch den Zusatz von Schwefelsäure in schwer flüchtige Alkalisulfate übergeführt werden [vgl. **MC-Fragen Nr. 135, 136**].

Bei der Sulfatasche wird die vorgeschriebene Menge der Prüfsubstanz in einem geeigneten Tiegel (Quarz, Porzellan, Platin) mit einer geringen Menge an Schwefelsäure (im Allgemeinen 1ml) befeuchtet und bei möglichst geringen Temperaturen erhitzt, bis die Substanz vollständig verkohlt ist. Nach Erkalten und Zusatz weiterer Schwefelsäure wird solange bei 600 ± 50 °C geglüht bis keine weißen Dämpfe mehr gebildet werden. Wenn die erhaltene Masse des Rückstandes den vorgeschriebenen Grenzwert überschreitet, ist nach H_2SO_4-Zusatz erneut zu glühen.

Gelegentlich können in Abhängigkeit von Temperatur und Erhitzungsdauer Überschreitungen des vorgesehen Grenzwerts auftreten. Dies kann auf der *Bildung von Pyrosulfaten* ($Me_2S_2O_7$) beruhen. Früher setzte man dann *Ammoniumcarbonat* [$(NH_4)_2CO_3$] hinzu und glühte erneut, um eventuell gebildete Pyrosulfate wieder in Sulfate zurückzuverwandeln. *Ph.Eur.* verzichtet auf den Ammoniumcarbonat-Zusatz und fordert stattdessen nach erneutem Zusatz von Schwefelsäure das Glühen bis zur Massekonstanz zu wiederholen [vgl. **MC-Fragen Nr. 136, 137**].

$$S_2O_7^{2-} + CO_3^{2-} \longrightarrow 2\ SO_4^{2-} + CO_2\uparrow$$

5.2.3.3 Unverseifbare Anteile

- *Unter „Unverseifbare Anteile" werden Substanzen verstanden und in Prozent (m/m) angegeben, die sich mit einem organischen Lösungsmittel aus der Lösung der zu prüfenden Substanz nach deren Verseifung extrahieren lassen und bei 100–105 °C nicht flüchtig sind.*

Unverseifbare Anteile (%) = 100 (a/b)
(a = Rückstand in Gramm, b = Einwaage in Gramm)

Hierzu wird die vorgeschriebene Substanzmenge mit KOH-Lösung (2 mol · l^{-1}) verseift. Nach dem Abkühlen wird mit Wasser verdünnt und dreimal mit Ether extrahiert. Die vereinigten organischen Extrakte werden mit Wasser alkalifrei gewaschen und vom Lösungsmittel befreit. Der erhaltene Rückstand wird anschließend bis zur Massekonstanz bei 100–105 °C im Exsikkator getrocknet.

Der ausgewogene Rückstand wird in 96%igem Ethanol gelöst und mit ethanolischer NaOH-Lösung (0,1 mol · l^{-1}) gegen Phenolphthalein titriert. Übersteigt der NaOH-Verbrauch 0,2 ml, so erfolgte nur eine unzureichende Phasentrennung. Der ausgewogene Rückstand kann dann *nicht* als „Unverseifbarer Anteil" betrachtet werden; die Prüfung ist zu wiederholen.

Fette enthalten neben **Glyceriden** noch geringe Mengen an Fettbegleitstoffen. Zu diesen zählen neben freien Fettsäuren sowohl *verseifbare Bestandteile*, wie Wachse oder Phosphatide, als auch *unverseifbare Anteile,* wie Kohlenwasserstoffe, höhere Alkohole (Cetyl-, Myristyl-, Stearylalkohol u. a.), Sterine, Triterpene, Lipochrome und Antioxidantien [vgl. **MC-Fragen Nr. 138–140**].

Im Prinzip erfasst man mit dieser Bestimmung alle Substanzen, die nicht verseifbar, in Wasser unlöslich, in Ether löslich und bei 105 °C nicht flüchtig sind.

Wachse besitzen relativ hohe „Unverseifbare Anteile", weil bei der Verseifung von Wachsen wasserunlösliche, höhere Alkohole (*Wachsalkohole*) entstehen.

5.2.3.4 Trocknungsverlust, Wassergehalt

- *Der Trocknungsverlust ist der in Prozent (m/m) angegebene Massenverlust.*

Er kann gemäß *Arzneibuch* nach einer der folgenden Methoden bestimmt werden:

- Die zu prüfende Substanz wird bis zur Massekonstanz oder über einen vorgegebenen Zeitraum bei einer definierten Temperatur (Abweichung ± 2%) getrocknet und zwar
  a) im Exsikkator über Phosphor(V)-oxid (P_4O_{10}) bei Atmosphärendruck und Raumtemperatur (RT) [„**im Exsikkator**"]
  b) im Vakuum über P_4O_{10} bei einem Druck zwischen 1,5–2,5 kPa und RT [„**im Vakuum**"]
  c) im Vakuum über P_4O_{10} bei einem Druck zwischen 1,5–2,5 kPa und dem in der jeweiligen Arzneibuchmonographie angegebenen Temperaturbereich [„**im Vakuum, mit Angabe der Temperatur**"]

d) im Trockenschrank bei einer in der jeweiligen Monographie vorgeschriebenen Temperatur [„**im Trockenschrank, mit Angabe der Temperatur**"]
e) im Hochvakuum über P_4O_{10} bei einem 0,1 kPa nicht überschreitenden Druck und der in der Monographie angegebenen Temperatur **[„im Hochvakuum"]**.

Massekonstanz bedeutet, dass der Unterschied zweier aufeinanderfolgender Wägungen nicht mehr als **0,5 mg** betragen darf.

Den Trocknungsverlust lässt das Arzneibuch vor allem bei chemisch einheitlichen Stoffen bestimmen. Man erfasst damit alle Bestandteile, die unter den vorgegebenen Bedingungen flüchtig sind.

Vorrangig handelt es sich um *Wasser*, das als *Kristallwasser* oder bei unsachgemäßer Handhabung (Herstellung, Lagerung) als *Feuchtigkeit* in den betreffenden Substanzen enthalten sein kann. Manchmal finden sich auch Reste anderer Lösungsmittel aus dem Herstellungsprozess.

Die Bedingungen der Bestimmung des Trocknungsverlustes sind abhängig von den Eigenschaften der zu prüfenden Substanz. Meistens wird die Bestimmung bei 100–105 °C im Trockenschrank (d) durchgeführt. Temperaturempfindliche Stoffe werden im Exsikkator über P_4O_{10} bei Raumtemperatur und Atmosphärendruck (a) oder im Wasserstrahlvakuum (b) bis zur Massekonstanz getrocknet. Bei einigen Substanzen lässt sich die Gewichtskonstanz nur schwer erreichen; hier wird in der jeweiligen Arzneibuchmonographie eine bestimmte Trocknungsdauer (c) vorgeschrieben. In diesem Fall ist die Bestimmung des Trocknungsverlustes eine reine *Konventionsmethode*.

Als weitere Verfahren zur **Wasserbestimmung** wendet das Arzneibuch die **Karl-Fischer-Titration** (siehe Kap. 7.2.3.7) sowie die **azeotrope Destillation** (siehe Ehlers, **Analytik I**, Kap. 3.2.1) an.

6 Säure-Base-Titrationen

6.1 Grundlagen

Siehe auch Ehlers, **Chemie I**, Kap. 1.11

6.1.1 Aciditäts- und Basizitätskonstanten

6.1.1.1 Säure-Base-Theorien

Brönsted-Theorie: Nach dem Brönstedschen Konzept, das auf *wässrige* und *nichtwässrige, prototrope Systeme* anwendbar ist, sind

- **Säuren** *Stoffe, die Protonen abgeben können (Protonendonatoren), wobei ein Säurerest (korr. Base) zurückbleibt,*
- **Basen** *Stoffe, die Protonen anlagern können (Protonenakzeptoren) und dabei in ihre korrespondierende Säure übergehen.*

Kationsäuren sind positiv geladene Verbindungen (H_3O^+, NH_4^+, RNH_3^+, $R_2NH_2^+$, R_3NH^+), die ein Proton abspalten können.

Anionsäuren sind negativ geladene Verbindungen (HSO_4^-, HCO_3^-, $H_2PO_4^-$, HPO_4^{2-}), die in ein Proton und eine höher negativ geladene Verbindung dissoziieren.

Kationbasen sind Kationen ($[Al(H_2O)_6]^{3+}$, $[Fe(H_2O)_6]^{3+}$, $N_2H_5^+$), die imstande sind, Protonen aufzunehmen.

Anionbasen sind Anionen ($[Al(OH)_4]^-$, $[Zn(OH)_3]^-$, HCO_3^-), die Protonen aufnehmen können.

Ampholyte sind Substanzen, die sowohl Protonen abgeben als auch anlagern können und somit sauren *und* basischen Charakter zugleich besitzen [Wasser, Eisessig, Ethanol, flüss. Ammoniak]. Darüber hinaus können alle mittleren Dissoziationsstufen mehrwertiger Protolyte (HO^-, HCO_3^-, $H_2PO_4^-$, HPO_4^{2-}, HSO_4^-, $HOOC\text{-}COO^-$) sowie einige Hydroxide [$Al(OH)_3$, $Zn(OH)_2$] amphoter reagieren [vgl. **MC-Fragen Nr. 148, 149, 285**].

Eine Säure kann ihr Proton nur abspalten, wenn das Proton von einer Base übernommen wird. Die saure oder basische Wirkung eines Stoffes ist daher stets eine Funktion des jeweiligen Reaktionspartners. Allgemein gilt: *Je leichter eine Säure [Base] ihr Proton abgibt [aufnimmt], desto stärker ist sie.*

Durch Deprotonierung geht eine Säure (HA) in ihre *korrespondierende (konjugierte) Base* (A^-) über, und eine Base (B) wird durch Protonenaufnahme in ihre *korrespondierende Säure* (BH^+) umgewandelt. Die Zahl der Protonen, die eine Säure abgeben bzw. eine Base aufnehmen kann, bezeichnet man als deren *Wertigkeit* [vgl. **MC-Fragen Nr. 141–147**].

Protonenübertragungen (Säure-Base-Reaktionen ≡ **Protolysen**) verlaufen schnell und sind reversibel. Sie führen zu einem *Protolysegleichgewicht*, an dem *zwei* **korrespondierende Säure-Base-Paare** [HA/A^- und B/BH^+] beteiligt sind [vgl. **MC-Fragen Nr. 1730, 1818**].

$$\underset{\text{Säure}}{HA} + \underset{\text{Base}}{B} \rightleftharpoons \underset{\text{korr.Säure}}{BH^+} + \underset{\text{korr.Base}}{A^-}$$

Solvenstheorie: *Amphiprotische Lösungsmittel* (LH) besitzen sowohl saure als auch basische Eigenschaften und sind daher zur **Autoprotolyse** befähigt (siehe auch Kap. 6.1.1.5).

$$LH + LH \rightleftharpoons \underset{\text{Lyonium-Ion}}{LH_2^+} + \underset{\text{Lyat-Ion}}{L^-}$$

Für die Analytik wichtige amphiprotische Lösungsmittel sind Wasser (H_2O), Eisessig (CH_3COOH) und Ethanol (C_2H_5OH). Verwendet man diese Lösungsmittel als Titrationsmedium, so können Säuren und Basen wie folgt definiert werden:

- *Säuren erhöhen die Konzentration der Lösungsmittel-Kationen (Lyonium-Ionen) bzw. verringern die Konzentration der Lösungsmittel-Anionen* (Lyat-Ionen).
- *Basen erhöhen die Konzentration der Lyat-Ionen bzw. erniedrigen die Konzentration der Lyonium-Ionen.*

6.1.1.2 Säure-Base-Reaktion mit Wasser

Betrachtet man die Protolysereaktion einer *Säure* (HA) mit Wasser und wendet darauf das Massenwirkungsgesetz an, so gilt:

$$HA + H_2O \rightleftharpoons H_3O^+ + A^- \qquad K_{s(a)} = \frac{[H_3O^+] \cdot [A^-]}{[HA]}$$

Man bezeichnet die temperaturabhängige Gleichgewichtskonstante K_s (K_a) als Dissoziations- oder **Säurekonstante**. Symbolisiert man den neg. dekadischen Logarithmus mit p, so erhält man für den **Säureexponenten** pK_s (pK_a):

$$-\log K_s = pK_s$$

Die Säurekonstante (**Aciditätskonstante**) einer Säure ist ein Maß für das Vermögen eines Stoffes, Protonen auf Wasser zu übertragen. Daher kann man mithilfe der Aciditätskonstanten die Säurestärke (Acidität) eines Stoffes wie folgt charakterisieren [vgl. **MC-Frage Nr. 150**]:

Eine Säure ist umso stärker [schwächer], je größer [kleiner] die Säurekonstante K_s und je kleiner [größer] der Säureexponent pK_s ist.

Für die Reaktion einer *Base* (B) mit Wasser ergeben sich analoge Beziehungen:

$$B + H_2O \rightleftharpoons BH^+ + HO^- \qquad K_b = \frac{[BH^+] \cdot [HO^-]}{[B]}$$

$$-\log K_b = pK_b$$

Die Gleichgewichtskonstante K_b bezeichnet man als **Basenkonstante** und den pK_b-Wert als **Basenexponent**. Die Basenkonstante (Basizitätskonstante) charakterisiert das Vermögen eines Stoffes, Protonen aufzunehmen. Es gilt:

Eine Base ist umso stärker [schwächer], je größer[kleiner] die Basenkonstante K_b und je kleiner [größer] der Basenexponent pK_b ist.

Ganz allgemein spielen die pK-Werte einer Säure oder Base eine wichtige Rolle bei der Festlegung des *Titrationsmediums* (siehe Kap. 6.1.3).

Protolysegleichgewichte: Der pK-Wert eines Säure-Base-Gleichgewichts, an dem stets zwei korrespondierende Säure-Base-Paare beteiligt sind, kann aus den pK_s-Werten der daran beteiligten Säuren (HA, BH^+) wie folgt berechnet werden:

HA	+	B	$\rightleftharpoons$	BH^+	+	A^-
Säure		Base		korr.Säure		korr.Base

$$\mathbf{pK = pK_s(HA) - pK_s(BH^+)}$$

Ist die Differenz der pK_s-Werte *negativ*, so ist die Gleichgewichtskonstante K größer 1 und die Reaktion läuft zu mehr als 90% nach rechts ab. Ist die Differenz *positiv*, so ist $K < 1$ und im Gleichgewicht überwiegen die Ausgangsstoffe.

Zum Beispiel errechnet sich für das Säure-Base-Gleichgewicht Ameisensäure (HCOOH, pK_s=3,7) und Acetat (CH_3COO^-) bzw. Essigsäure (CH_3COOH, pK_s=4,7) die Gleichgewichtskonstante zu [vgl. **MC-Frage Nr. 177**]:

$$HCOOH + CH_3COO^- \rightleftharpoons CH_3COOH + HCOO^-$$
$$pK = -\log K = 3{,}7 - 4{,}7 = \mathbf{-1}\text{ ; daraus folgt: } K = \mathbf{10}$$

Die in analoger Weise – aus den vorgegebenen pK_s-Werten – berechnete Gleichgewichtskonstante von $K = 10^{3,3}$ belegt, dass im Gleichgewichtszustand zwischen Acetat (CH_3COO^-) und Oxalsäure (HOOC-COOH) [pK_s = 1,45] die Produkte Essigsäure (CH_3COOH) [pK_s = 4,75] und Monooxalat ($HOOC\text{-}COO^-$) überwiegen [vgl. **MC-Frage Nr. 178**].

Dies lässt sich wie folgt verallgemeinern: *Stärkere Säure setzen schwächere Säuren aus ihren Salzen in Freiheit, stärkere Basen setzen schwächere Basen aus ihren Salzen frei.*

Protonenübertragungen in Wasser (siehe auch Kap. 6.1.1.4): Wendet man obige Definitionsgleichungen für die Säure- bzw. Basenkonstante in wässriger Lösung auf *Wasser* selbst als Säure-Base-System an, so ergibt sich *formal* folgende Aciditätskonstante für das **H_3O^+-** bzw. Basizitätskonstante für das **HO^--Ion** [vgl. **MC-Frage Nr. 151**]:

$$H_3O^+ + H_2O \rightleftharpoons H_2O + H_3O^+$$
$$K_s^* = [H_2O]\cdot[H_3O^+]/[H_2O]\cdot[H_3O^+] = \mathbf{1}\text{ , daraus folgt: } pK_s^*(H_3O^+) = 0$$

$$HO^- + H_2O \rightleftharpoons H_2O + HO^-$$
$$K_b^* = [HO^-]\cdot[H_2O]/[H_2O]\cdot[HO^-] = \mathbf{1}\text{ , daraus folgt: } pK_b^*(HO^-) = 0$$

Sieht man nun die Konzentration des zweiten Wassermoleküls als konstant an, und bezieht den üblichen Wert von $c(H_2O) = 55{,}3\ mol \cdot l^{-1}$ in die Gleichungen mit ein, so erhält man für das Hydroxonium- (H_3O^+) und das Hydroxid-Ionen (HO^-) die unten angeführten pK-Werte, die in den nachfolgenden Kapiteln Grundlage für die weitere Diskussion sind:

$$\mathbf{pK_s(H_3O^+) = -1{,}74\ ;\ pK_s(H_2O) = 15{,}74\ ;\ pK_b(HO^-) = -1{,}74}$$

▫Tab. 6.1 informiert über die Einteilung (Klassifizierung) von Säuren und Basen aufgrund ihrer pK-Werte und in ▫Tab. 6.2 sind die pK-Werte einiger pharmazeutisch relevanter anorganischer Säuren aufgelistet. Eine umfassendere Zusammenstellung findet sich im Anhang [vgl. **MC-Fragen Nr. 152–161, 164–168**].

▫ **Tab. 6.1 Acidität und Basizität von Säuren und Basen**

1. sehr starke Säuren und Basen	→ $pK_a < 0$
2. starke Säuren und Basen	→ $pK_a = 0–4{,}5$
3. schwache Säuren und Basen	→ $pK_a = 4{,}5–9{,}5$
4. sehr schwache Säuren und Basen	→ $pK_a = 9{,}5–14$
5. überaus schwache Säuren und Basen	→ $pK_a > 14$

▫ **Tab. 6.2 Acidität ausgewählter anorganischer Stoffe**

Säure	pK_s	Säure	pK_s	Säure	pK_s
$HClO_4$	–9	H_3BO_3	9,14	HCN	9,31
HIO_4	1,64	H_4SiO_4	10,0	H_2S	7,0
HI	–8	H_3AsO_4	2,25	HS^-	12,9
HBr	–6	H_3AsO_3	9,23	H_2SO_4	–3
HCl	–3	(H_2CO_3)	6,52	HSO_4^-	1,92
HF	3,45	HCO_3^-	10,25	H_3O^+	–1,74
HNO_3	–1,32	H_3PO_4	1,96	H_2O	15,74
HNO_2	3,37	$H_2PO_4^-$	7,21	HO^-	24
NH_4^+	9,25	HPO_4^{2-}	12,32	H_2O_2	11,62

Nachfolgende ▫Tab. 6.3 enthält einige pharmazeutisch wichtige Carbonsäuren einschließlich einer Reihe NH-, SH- und CH-acider Verbindungen [vgl. **MC-Fragen Nr. 163, 170, 173–176**].

Carbonsäuren (R-COOH) sind relativ *schwache* Säuren mit Säureexponenten je nach Substitution von $pK_s<5$. Demgegenüber sind **Sulfonsäuren** ($R\text{-}SO_3H$) als Derivate der Schwefelsäure *starke* Säuren, die in Wasser vollständig dissoziiert sind. **Phenole** (Ar-OH) sind *schwache* Säuren mit pK_s-Werten um 10, **Thiophenole** (Ar-SH) sind geringfügig stärker acid als Phenole. **Alkohole** (R-OH) zählen wie Wasser zu den

Tab. 6.3 Acidität einbasischer organischer Säuren

Säure	pK_S	Säure	pK_S
Acetylsalicylsäure	3,7	Phenol	9,89
Ameisensäure	3,75	Phenylbutazon	4,89
Barbitursäure	4,01	Phenylessigsäure	4,28
Benzoesäure	4,19	Phenytoin	8,83
Benzolsulfonsäure	0,70	Picolinsäure	5,52
Chloressigsäure	2,85	Propranololhydrochlorid	9,03
Dichloressigsäure	1,30	Propylthiouracil	8,3
Diethylbarbitursäure	7,43	Saccharin	11,68
Essigsäure	4,75	Theobromin	7,89
Isonicotinsäure	4,96	Tolbutamid	5,3
Milchsäure	3,88	Trichloressigsäure	0,89
Nicotinsäure	4,85	Vanillin	7,4

amphiprotischen Lösungsmitteln. Die Hydroxylgruppe des Alkohols kann als *sehr schwache* Säure (pK_s>14) wirken. **Thiole** (**Mercaptane**, R-SH) sind wiederum stärker sauer als Alkohole; Thiole sind daher in wässrigen Laugen löslich.

Die Säurestärke einiger CH-acider Verbindungen wie *Phenylbutazon* oder einiger NH-acider Verbindungen werden im Kapitel 6.1.3 noch ausführlich besprochen.

Tab. 6.4 informiert über die pK_b-Werte einiger pharmazeutisch relevanter Basen.

Tab. 6.4 Basizität ausgewählter Basen

Base	pK_b	Base	pK_b
Acetamid	13,37	Harnstoff	13,82
Amid-Ion	–9	Hydrazin	6,07
Ammoniak	4,76	Hydroxylamin	8,18
Anilin	9,42	Methenamin (Urotropin)	9,4
Benzylamin	4,64	Methylamin	3,36
Chinin pK_{b1}	5,5	*N*-Methylanilin	9,20
pK_{b2}	9,9	Nicotinsäure	10,5
Dimethylamin	3,29	Nicotinsäureamid	10,7
N,N-Dimethylanilin	8,94	Nicotinsäurediethylamid	10,5
Ephedrin	4,32	Propylamin	3,42
Ethylamin	3,25	Pyridin	8,77
Guanidin	0,30	Trimethylamin	4,26

Die Basenstärke von *aliphatischen* **Aminen** in wässriger Lösung nimmt in der Reihe *Ammoniak* (NH_3) < *primäres Amin* (RNH_2) < *tertiäres Amin* (R_3N) < *sekundäres Amin* (R_2NH) zu. Die pK_b-Werte liegen im Allgemeinen im Bereich $pK_b = 3–6$. *Aromatische Amine* ($Ar\text{-}NH_2$) wie *Anilin* ($C_6H_5\text{-}NH_2$) sind demgegenüber deutlich schwächer basisch mit pK_b-Werten um 9. Sofern keine Sondereffekte zum Tragen kommen, sind auch *heterocyclische Basen* vom Pyridin-Typ (C_6H_5N) wie *Nicotinsäure* und ihre Derivate *schwache* Basen. Ihre pK_b-Werte liegen im Bereich von 8–11. **Amide** ($R\text{-}CO\text{-}NH_2$) wie *Benzamid* ($C_6H_5\text{-}CONH_2$) sind *sehr schwache* Basen, während **Amidine** ($R\text{-}CNH\text{-}NH_2$) und insbesondere *Guanidin* ($H_2N\text{-}CNH\text{-}NH_2$) *sehr starke* Basen darstellen. Zum tieferen Verständnis zwischen chemischer Konstitution und dem acidobasischen Verhalten organischer Substanzen wird auf Ehlers, **Chemie II**, Kap. 13 verwiesen.

6.1.1.3 Dissoziation mehrwertiger Protolyte

Die **Wertigkeit** einer Säure [Base] ergibt sich aus der Anzahl der H-Atome, die als Protonen abgegeben [aufgenommen] werden können. Die Wertigkeit eines Protolyten ist eine Funktion der zugesetzten Base bzw. Säure. So reagiert z. B. **Schwefelsäure** (H_2SO_4) gegenüber NaOH als zweibasige, gegenüber NaCl jedoch nur als einbasige Säure.

$$H_2SO_4 + 2\ NaOH \longrightarrow Na_2SO_4 + 2\ H_2O$$
$$H_2SO_4 + NaCl \longrightarrow NaHSO_4 + HCl$$

Gegenüber Wasser verhalten sich beispielsweise Acetacidium-Ionen [$CH_3COOH_2^+$] wie eine zweibasige, Pyridinium- [$C_5H_5NH^+$] und Dimethylammonium-Ionen [$(CH_3)_2NH_2^+$] wie eine einbasige Säure. Acetat-Ionen [CH_3COO^-] und Pyridin [C_5H_5N] reagieren gegenüber Wasser als einsäurige Basen [vgl. **MC-Frage Nr. 147**].

Mehrbasige Säuren übertragen ihre Protonen *schrittweise*. Für jede einzelne Protolysestufe gibt es eine Säurekonstante (bzw. Säureexponent), wobei im Allgemeinen gilt:

$$\mathbf{K_{s1} > K_{s2} > K_{s3} > \ldots}$$
$$\mathbf{pK_{s1} < pK_{s2} < pK_{s3} < \ldots}$$

Als Faustregel kann gelten, dass bei mehrbasigen (mehrwertigen) Säuren wie H_3PO_4 oder H_2SO_4 die einzelnen Protolysestufen um etwa *5 pK-Einheiten* voneinander differieren [◘Tab. 6.2 und **MC-Frage Nr. 181**].

Dies soll am Beispiel der **Phosphorsäure** (H_3PO_4) nochmals im Detail vorgestellt werden [vgl. **MC-Fragen Nr. 146, 148, 160, 161, 164, 181**].

$$H_3PO_4 + H_2O \rightleftharpoons H_3O^+ + H_2PO_4^- \qquad K_{s1} = \frac{[H_3O^+] \cdot [H_2PO_4^-]}{[H_3PO_4]} \qquad pK_{s1} = 1{,}96$$

$$H_2PO_4^- + H_2O \rightleftharpoons H_3O^+ + HPO_4^{2-} \qquad K_{s2} = \frac{[H_3O^+] \cdot [HPO_4^{2-}]}{[H_2PO_4^-]} \qquad pK_{s2} = 7{,}21$$

$$HPO_4^{2-} + H_2O \rightleftharpoons H_3O^+ + PO_4^{3-} \qquad K_{s3} = \frac{[H_3O^+] \cdot [PO_4^{3-}]}{[HPO_4^{2-}]} \qquad pK_{s3} = 12{,}32$$

Hinsichtlich der Gesamtreaktion *multiplizieren* sich die *Säurekonstanten* und *addieren* sich die *Säureexponenten*.

$$\mathbf{K_{s1,2,3} = K_{s1} \cdot K_{s2} \cdot K_{s3}}$$
$$\mathbf{pK_{s1,2,3} = pK_{s1} + pK_{s2} + pK_{s3}}$$

◻Tab. 6.5 gibt Auskunft über die Säurestärke einiger mehrbasiger organischer Säuren. Hierbei können sich die Angaben auch auf unterschiedliche funktionelle Gruppen beziehen [vgl. **MC-Fragen Nr. 162, 179**].

Zum Beispiel ist die Carboxyl-Gruppe (pK_{s1} = 2,97) der **Salicylsäure** (*o*-Hydroxybenzoesäure) acider als die der Benzoesäure (pK_s = 4,19). Dagegen ist das phenolische Hydroxyl (pK_{s2} = 11,97) der Salicylsäure weniger sauer als der Grundkörper Phenol (pK_s = 10,0). Beim **Oxyphenbutazon** hat die CH-acide Funktion an C-4 einen pK_{s1} von 5,10 und das phenolische Hydroxyl einen pK_{s2} von 9,90 [vgl. **MC-Fragen Nr. 171, 172, 180**].

◻ Tab. 6.5 Acidität ausgewählter, mehrbasiger Säuren

Säure	Diss. stufe	pK_S	Säure	Diss. stufe	pK_S
Äpfelsäure	pK_{s1}	3,40	Oxalsäure	pK_{s1}	1,23
	pK_{s2}	5,82		pK_{s2}	4,19
Ascorbinsäure	pK_{s1}	4,10	Resorcin	pK_{s1}	9,15
	pK_{s2}	11,79		pK_{s2}	11,32
Bernsteinsäure	pK_{s1}	4,16	Salicylsäure	pK_{s1}	2,97
	pK_{s2}	5,61		pK_{s2}	11,79
Citronensäure	pK_{s1}	3,14	Weinsäure	pK_{s1}	2,95
	pK_{s2}	4,77		pK_{s2}	4,23
	pK_{s3}	6,39	Oxyphenbutazon	pK_{s1}	5,10
p-Hydroxy-benzoesäure	pK_{s1}	4,48		pK_{s2}	9,90
	pK_{s2}	9,32			

6.1.1.4 Eigendissoziation des Wassers

Wasser ist in geringem Maße in **Hydroxid-Ionen** (HO^-) und **Hydroxonium-Ionen** (H_3O^+) dissoziiert. Aus der Anwendung des MWG auf die Autoprotolysereaktion ergibt sich das Ionenprodukt des Wassers bei **25 °C** zu:

$$\mathbf{2\,H_2O \rightleftharpoons H_3O^+ + HO^- \quad K_w = [H_3O^+] \cdot [HO^-] = 10^{-14}\ mol^2l^{-2}}$$

Führt man für -log K_w = pK_w, für -log $[H_3O^+]$ = pH und für -log $[HO^-]$ = pOH ein, so resultiert daraus folgende Beziehung:

$$\mathbf{pH + pOH = pK_w = 14} \quad (T = 25\ °C)$$

Da die Eigendissoziation des Wassers mit steigender Temperatur zunimmt, muss das Ionenprodukt von Wasser bei 100 °C größer sein als bei 25 °C; entsprechend ist der Ionenexponent (pK_w) kleiner als bei Raumtemperatur. Es gilt [vgl. **MC-Frage Nr. 182**]:

$T < 25\ °C$: $K_w < 10^{-14}$; $pK_w > 14$
$T = 25\ °C$: $K_w = 10^{-14}$; $pK_w = 14$
$T > 25\ °C$: $K_w > 10^{-14}$; $pK_w < 14$

Wie Wasser zeigen auch eine Reihe anderer Lösungsmittel ein autoprotolytisches Verhalten; über ihre pK-Werte informiert ▫Tab. 6.6.

Zwischen dem Ionenprodukt des Wassers und den Säure- und Basenkonstanten eines korr. Säure-Base-Paares bestehen bei 25 °C folgende Beziehungen:

$K_w = K_s \cdot K_b = 10^{-14}$
$pK_w = pK_s + pK_b = 14$

Bei korrespondierenden Säure-Base-Paaren addieren sich deren pK-Werte zum Wert 14 [vgl. **MC-Fragen Nr. 169, 201**]. Dies ist gleichbedeutend mit:

▫ **Tab. 6.6 Autoprotolysekonstanten amphiprotischer Lösungsmittel (bei 25 °C)**

Lösungsmittel	Autoprotolyse	pK
Ammoniak (fl.)	$2\ NH_3 \leftrightharpoons NH_4^+ + NH_2^-$	29,8
Ethanol	$2\ C_2H_5OH \leftrightharpoons C_2H_5OH_2^+ + C_2H_5O^-$	18,9
Schweres Wasser	$2\ D_2O \leftrightharpoons D_3O^+ + DO^-$	14,8
Wasser	$2\ H_2O \leftrightharpoons H_3O^+ + HO^-$	14,0
Essigsäure	$2\ CH_3COOH \leftrightharpoons CH_3COOH_2^+ + CH_3COO^-$	12,6
Wasserstoffperoxid	$2\ H_2O_2 \leftrightharpoons H_3O_2^+ + HO_2^-$	12,0
Fluorwasserstoff	$3\ HF \leftrightharpoons H_2F^+ + HF_2^-$	9,7
Ameisensäure	$2\ HCOOH \leftrightharpoons HCOOH_2^+ + HCOO^-$	6,2
Schwefelsäure	$2\ H_2SO_4 \leftrightharpoons H_3SO_4^+ + HSO_4^-$	3,6
Phosphorsäure	$2\ H_3PO_4 \leftrightharpoons H_4PO_4^+ + H_2PO_4^-$	2,0

Je leichter eine Säure (Base) ein Proton abgibt (aufnimmt), d. h. je stärker sie ist, umso schwächer ist ihre korr. Base (Säure). Umgekehrt entsprechen schwachen Säuren (Basen), starken korr. Basen (Säuren).

Dies erlaubt, Säuren und Basen einheitlich über den **pK_a(pK_s)-Wert** zu charakterisieren. Eine Base ($K_b = 10^{-2}$ mol · l^{-1}; $pK_b = 2$) hat somit einen pK_s-Wert von $pK_s = 14 - 2 = 12$. Im **Morphin** besitzt die tertiäre Aminogruppe einen pK_b-Wert von 5,93, entsprechend einem pK_a von 8,07. Die sekundäre Aminogruppe im **Propranolol** hat einen pK_b von 3,97; dies korrespondiert mit einem pK_a von 10,03 [vgl. **MC-Fragen Nr. 169–171**].

Klassische quantitative Analytik

Obige Beziehungen gelten auch für andere *amphiprotische Lösungsmittel* (Ethanol, Eisessig), wobei anstelle des Ionenproduktes von Wasser die Autoprotolysekonstante (▫Tab. 6.5) des betreffenden Lösungsmittels einzusetzen ist.

$$pK_s + pK_b = pK_L$$

6.1.1.5 Nivellierung der Acidität und Basizität

Amphiprotische Lösungsmittel wie Wasser, Ethanol oder wasserfreie Essigsäure (Eisessig) sind zur Autoprotolyse befähigt:

$$LH + LH \rightleftharpoons LH_2^+ + L^- \quad (K_L = [LH_2^+] \cdot [L^-] \text{ mit } -\log K_L = pK_L)$$

Solche Lösungsmittel besitzen einen *nivellierenden Effekt*, d. h., in diesen Lösungsmitteln gibt es keine stärkere, existenzfähige Säure als das **Lyonium-Ion** (LH_2^+) und keine stärkere, existenzfähige Base als das **Lyat-Ion** (L^-) (siehe Kap. 6.1.1.1).

Die in Wasser stärkste stabile Säure ist deshalb das **Hydroxonium-Ion** (H_3O^+) [pK_s = -1,74], die stärkste stabile Base das **Hydroxid-Ion** (HO^-) [pK_b = -1,74].

Aufgrund der nivellierenden Eigenschaften von Wasser zeigen z. B. alle gleich konzentrierten Lösungen sehr starker Säuren [HCl, $HClO_4$, H_2SO_4, HNO_3 u. a.] (pK_s < -1,74) praktisch die gleiche Acidität, weil sie infolge ihres kleineren pK_s-Wertes quantitativ in die in Wasser stärkste Säure, das Hydroxonium-Ion, übergeführt werden [vgl. **MC-Frage Nr. 183**].

$LH + LH \rightarrow LH_2^+ + L^-$
$HClO_4 + H_2O \rightarrow H_3O^+ + ClO_4^-$
$HCl + H_2O \rightarrow H_3O^+ + Cl^-$
$H_2SO_4 + H_2O \rightarrow H_3O^+ + HSO_4^-$
$HNO_3 + H_2O \rightarrow H_3O^+ + NO_3^-$
$H_2O + CH_3O^- \rightarrow CH_3OH + HO^-$
$H_2O + H^- \rightarrow HO^- + H_2$
$H_2O + NH_2^- \rightarrow NH_3 + HO^-$

Analoges gilt auch für starke Basen [CH_3ONa, NaH, $NaNH_2$]. Zur Differenzierung starker Säuren sind deshalb „saure" Lösungsmittel (z. B. Eisessig) mit geringerer Protonenaffinität (Basizität) erforderlich. Umgekehrt benötigt man zur Charakterisierung von starken Basen ein „basisches" Lösungsmittel (z. B. flüss. Ammoniak) mit hoher Protophilie. Dabei ist aber stets zu beachten, dass die Säure- und Basenkonstanten vom Lösungsmittel abhängen und in diesen Solventien andere Zahlenwerte besitzen als in Wasser. Schwache Protolyte (Essigsäure, Ammoniak, Pyridin) werden in wässriger Lösung *nicht* nivelliert [vgl. **MC-Fragen Nr. 183, 184, 285**].

6.1.2 pH-Wert

6.1.2.1 Definition, Messung

Der pH-Wert ist der mit -1 multiplizierte dekadische Logarithmus der Hydroxonium-Ionenkonzentration. Diese Definition ist jedoch nur näherungsweise zutreffend. Durch eine direkte Messung zugänglich ist nämlich nicht die Konzentration der H_3O^+-Ionen, sondern lediglich deren *Aktivität* (siehe Kap. 4.3.2). Daraus folgt:

$$\mathbf{pH = -log\ [H_3O^+] = -log\ a(H_3O^+) = -log\ f(H_3O^+) \cdot [H_3O^+]}$$

Nach dieser Gleichung berechnet sich z.B. der pH-Wert einer Lösung mit der H^+-Ionenaktitivät ($a = 3{,}2 \cdot 10^{-6}\ mol \cdot l^{-1}$) zu:

[185] $\mathbf{pH} = -\log a(H_3O^+) = -\log 3{,}2 \cdot 10^{-6} = -\log 10^{-6} + \log 3{,}2 = 6{,}0 - 0{,}5 = \mathbf{5{,}5}$

In wässriger Lösung kommen üblicherweise nur H_3O^+-Konzentrationen zwischen $[H_3O^+] = 1$ M und $[H_3O^+] = 10^{-14}$ M und somit Wasserstoffionenexponenten zwischen pH = 0 und pH = 14 vor (**konventionelle pH-Skala**). Außerhalb dieser Skala gelten obige Definitionen nicht mehr.

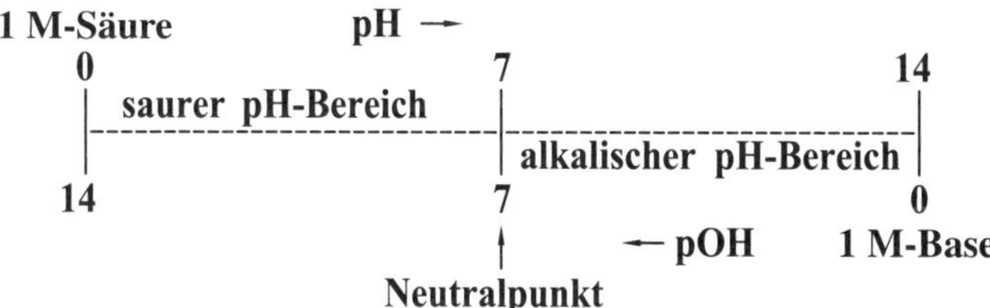

Zwischen dem pH-Wert und pOH-Wert besteht dabei folgende Beziehung, d. h. pH-Wert und pOH-Wert ergänzen sich zum Wert 14.

$$\mathbf{pOH = -log\ a(HO^-) = pK_w - pH = 14 - pH \quad (bei\ 25\ °C)}$$

Danach berechnet sich der pOH-Wert einer Lösung mit der H^+-Ionenaktivität ($a = 3{,}2 \cdot 10^{-8}\ mol \cdot l^{-1}$) zu:

[186] $\mathbf{pOH} = 14 - pH = 14 + \log a(H_3O^+) = 14 + \log 3{,}2 \cdot 10^{-8} = 14 + \log 10^{-8} + \log 3{,}2$
$= 14{,}0 - 8{,}0 + 0{,}5 = \mathbf{6{,}5}$

pH-Bestimmung nach Arzneibuch: *Ph. Eur.* lässt den pH-Wert einer Lösung entweder mithilfe der „*Potentiometrischen Methode*" (siehe Kap. 10.2.2.1) oder nach der „*Indikatormethode*" bestimmen.

Indikatormethode (siehe auch Kap. 6.1.5): Zur näherungsweisen Bestimmung des pH-Wertes mithilfe geeigneter Farbindikatoren sieht das Arzneibuch zwei unterschiedliche Einsatzmöglichkeiten vor:

- Zum einen wird eine Unter- bzw. Obergrenze festgelegt (z. B. pH > 11, pH > 2,5), wobei die Begriffe *alkalisch, neutral* und *sauer* immer in Bezug auf den vorgeschriebenen pH-Indikator zu verstehen sind.
  Eine Lösung, die z. B. nach Arzneibuch gegenüber Methylrot „neutral" reagiert, kann real einen sauren pH-Wert von 4,5 besitzen.
- Zum anderen werden pH-Intervalle durch Indikatoren und deren Farben definiert.

Zur Festlegung saurer pH-Werte verwendet das Arzneibuch Lösungen von Methylrot, Bromthymolblau, Bromcresolgrün oder Kongorot-Papier. Zur Festlegung alkalischer pH-Werte kommen Lösungen von Thymolblau, Phenolphthalein oder rotes Lackmus-Papier infrage.

6.1.2.3 pH-Wert starker Säuren

Eine *starke Säure* reagiert praktisch vollständig mit Wasser, d. h., die Konzentration an H_3O^+ Ionen ist gleich der Totalkonzentration (C_s) der Säure. Der pH-Wert einer starken Säure entspricht daher dem neg. dekadischen Logarithmus der Säurekonzentration:

$$\mathbf{pH = -log\ a(H_3O^+) = -log\ f \cdot [H_3O^+] = -log\ C_s}$$

Danach hat die Lösung einer starken Säure ($c = 1\ mol \cdot l^{-1}$) bei einem Aktivitätskoeffizienten von $f = 0{,}01$ einen pH-Wert von:

[187] $\mathbf{pH} = -\log f \cdot c(H_3O^+) = -\log 0{,}01 \cdot 1 = -\log 10^{-2} = \mathbf{2}$

Bezüglich weiterer Berechnungen von pH-Werten wird auf die Kommentierung der **MC-Fragen Nr. 188–191, 193, 197, 1731, 1733** im Fragenband verwiesen.

6.1.2.3 pH-Wert starker Basen

Für den pOH-Wert einer *starken Base* gilt, wobei C_b der Totalkonzentration der Base und f dem Aktivitätskoeffizienten des HO^--Ions entspricht:

$$pOH = -\log a(HO^-) = -\log f \cdot [HO^-] = -\log C_b$$

Mit pH + pOH = 14 berechnet sich der pH-Wert der Lösung einer starken Base nach:

$$\mathbf{pH = 14 + log\ C_b}$$

Nach dieser Gleichung hat die Lösung einer starken Base mit einer HO^--Ionenaktivität ($a = 10^{-5}\ mol \cdot l^{-1}$) einen pH-Wert von:

[198] $\mathbf{pH} = 14 + \log a(HO^-) = 14 + \log 10^{-5} = 14 - 5 = \mathbf{9}$

6.1.2.4 pH-Wert schwacher Säuren

Schwache Säuren sind nur wenig protolysiert. Das Gleichgewicht der Protolysereaktion [$HA + H_2O \leftrightharpoons H_3O^+ + A^-$] liegt weitgehend auf der linken Seite. Nach dem Massenwirkungsgesetz ergibt sich die Säurekonstante (K_s) zu:

$$K_s = \frac{[H_3O^+] \cdot [A^-]}{[HA]}$$

Aus Elektroneutralitätsgründen entspricht $[H_3O^+] = [A^-]$ und die Konzentration der undissoziierten Form [HA] der schwachen Säure ist annähernd gleich der Gesamtkonzentration (C_s) der Säure. Daraus folgt:

$$K_s = \frac{[H_3O^+]^2}{C_s} \quad \text{bzw.} \quad [H_3O^+] = \sqrt{K_s \cdot C_s}$$

Durch Logarithmieren dieser Gleichung erhält man für den pH-Wert:

$$\begin{aligned} \mathbf{pH} &= \mathbf{1/2\ pK_s - 1/2\ log\ C_s} \\ &= \mathbf{1/2\ pK_w - 1/2\ pK_b - 1/2\ log\ C_s} \\ &= \mathbf{7 - 1/2\ pK_b - 1/2\ log\ C_s} \end{aligned}$$

C_s = Totalkonzentration der Säure
pK_s = Säureexponent der schwachen Säure
pK_b = Basenexponent der korr. Base

Nach obiger Gleichung ergibt sich der pH-Wert einer Essigsäure-Lösung ($c = 1\ mol \cdot l^{-1}$, $pK_s = 4{,}75$) zu:

[192] **pH** $= ½\ pK_s - ½ \log C_s = ½ \cdot 4{,}75 - ½ \cdot \log 1 \sim 2{,}4 - 0 \sim$ **2,4**

Weitere Berechnungen von pH-Werten wässriger Lösungen schwacher Säuren finden sich im Fragenband in den Kommentaren zu den **MC-Fragen Nr. 194, 196, 1732**.

6.1.2.5 pH-Wert schwacher Basen

Die Berechnung des pOH-Wertes von Lösungen *schwacher Basen* erfolgt analog der Berechnung des pH-Wertes einer schwachen Säure, wobei C_b die Ausgangskonzentration der Base darstellt:

$$pOH = 1/2\ pK_b - 1/2 \log C_b$$

Daraus folgt für den pH-Wert der Lösung:

$$\begin{aligned} \mathbf{pH} &= \mathbf{14 - 1/2\ pK_b + 1/2\ log\ C_b} \\ &= \mathbf{pK_w - 1/2\ pK_b + 1/2\ log\ C_b} \\ &= \mathbf{1/2\ pK_w + 1/2\ pK_s + 1/2\ log\ C_b} \\ &= \mathbf{7 + 1/2\ pK_s + 1/2\ log\ C_b} \end{aligned}$$

C_b = Konzentration der Base
pK_b = Basenexponent der schwachen Base
pK_s = Säureexponent der korr. Säure

Danach besitzt die Lösung einer einsäurigen schwachen Base ($c = 0{,}01\ mol \cdot l^{-1}$, $K_b = 10^{-6} \equiv pK_b = 6$) einen pH-Wert von:

[199] **pH** $= 14 - ½\ pK_b + ½ \log C_b = 14 - ½ \cdot 6 + ½ \log 10^{-2} = 14 - 3 - 1 =$ **10**

6.1.2.6 pH-Wert mehrwertiger Protolyte, Gemische von Protolyten

Mehrprotonige Säuren: Mehrbasige Säuren können entsprechend der Anzahl dissoziierbarer Protonen mehrere Protolysereaktionen eingehen. Sie verhalten sich wie eine Mischung verschiedener Säuren unterschiedlicher Säurestärke.

Bei genügend großem Unterschied in den K_s- bzw. pK_s-Werten der einzelnen Protolysestufen kann man jede Reaktion für sich betrachten. Häufig ist aber nur die 1.

Protolysereaktion von Bedeutung. Sie bestimmt dann den pH-Wert der Lösungen mehrprotoniger Säuren.

Die Berechnung des pH-Wertes erfolgt entsprechend der jeweiligen Acidität der Säure nach einer der voranstehend angegebenen Gleichungen.

Gemische starker Protolyte: Wegen der vollständigen Protolyse starker Säuren und Basen verhalten sich die Konzentrationen an Hydroxonium- und Hydroxid-Ionen *additiv*, sofern das Volumen der Lösung konstant bleibt. Es gelten deshalb folgende einfache Beziehungen, worin ΣC_s die Gesamtkonzentration an Säuren und ΣC_b die Gesamtkonzentration an Basen bedeutet:

Säuren: $C(H_3O^+) = \sum_i C_i(H_3O^+) = \Sigma C_s$

Basen: $C(HO^-) = \sum_i C_i(HO^-) = \Sigma C_b$

Säuren und Basen: $C(H_3O^+) = \Sigma C_s - \Sigma C_b$

Im Grenzfall $\Sigma C_s = \Sigma C_b$ wird der pH-Wert durch die Autoprotolyse des Wassers bestimmt und beträgt bei 25 °C pH = 7.

Gemische schwacher Protolyte: Als Beispiel soll eine Mischung der beiden schwachen Säuren HA_1 und HA_2 betrachtet werden:

$$HA_1 + H_2O \rightleftharpoons H_3O^+ + A_1^- \quad (K_{s1}, C_{s1})$$
$$HA_2 + H_2O \rightleftharpoons H_3O^+ + A_2^- \quad (K_{s2}, C_{s2})$$

Die Protonenkonzentration der Lösung ergibt sich zu:

$$C(H_3O^+) = \sqrt{(K_{s1} \cdot C_{s1}) + (K_{s2} \cdot C_{s2})}$$

Die Gesamtkonzentration an H_3O^+-Ionen setzt sich, da $K_{s1} \neq K_{s2}$ ist, *nicht additiv* aus den Einzelkonzentrationen (C_{s1}, C_{s2}) der beiden Säuren zusammen.

Gemische starker und schwacher Protolyte: Als Beispiel soll das binäre System Salzsäure (HCl) und Essigsäure (HOAc) vorgestellt werden.

Starke Säure: $HCl + H_2O \rightarrow H_3O^+ + Cl^-$ (C_{s1})
Schwache Säure: $HOAc + H_2O \rightarrow H_3O^+ + AcO^-$ (K_s, C_{s2})

Die Konzentration an Hydroxonium-Ionen errechnet sich nach:

$$C(H_3O^+) = 1/2\ [C_{s1} + \sqrt{(C_{s1})^2 + 4\ K_s \cdot C_{s2}}]$$

Diese Gleichung kann wie folgt vereinfacht werden:

$C_{s1}, C_{s2} >> K_s$: $C(H_3O^+) = C_{s1}$ [starke Säure]
$C_{s1} << C_{s2}$: $C(H_3O^+) = \sqrt{K_s \cdot C_{s2}}$ [schwache Säure]
$C_{s1}, C_{s2} \leq K_s$: $C(H_3O^+) = C_{s1} + \sqrt{K_s \cdot C_{s2}}$

Die obigen Näherungsgleichungen zeigen, dass sich die H_3O^+-Konzentrationen starker und schwacher Säuren *nur* bei *kleinen* Totalkonzentrationen *additiv* verhalten.

6.1.2.7 pH-Wert wässriger Salzlösungen

Bei der Neutralisation einer Säure mit einer Base entsteht ein Salz und Wasser. Welche pH-Werte am Äquivalenzpunkt solcher Reaktionen vorliegen, kann aus den Eigenschaften des jeweils gebildeten Salzes abgeleitet werden.

Grundsätzlich können die Kationen und Anionen eines Salzes mit Wasser Protolysereaktionen eingehen und der pH-Wert der resultierenden Salzlösung wird bestimmt durch den Protolysegrad der gelösten Ionen.

Salze starker Säuren und starker Basen:

$$NaCl \longrightarrow \begin{cases} Na^+ \longrightarrow (Na^+)_{aq} \\ Cl^- \longrightarrow (Cl^-)_{aq} \end{cases}$$

Salze aus einer starken Säure und einer starken Base dissoziieren in wässriger Lösung in solvatisierte Ionen, die über den gesamten konventionellen pH-Bereich stabil sind und nicht protolysieren. Wässrige Lösungen solcher Salze (KCl, Na_2SO_4) reagieren daher *neutral* (pH = 7).

Salze schwacher Säuren und starker Basen:

$$NaOAc \longrightarrow \begin{cases} Na^+ \longrightarrow (Na^+)_{aq} \\ AcO^- + H_2O \rightleftharpoons HOAc + HO^- \end{cases}$$

Salze (NaOAc, Na_2CO_3, KCN) aus einer schwachen Säure und einer starken Base werden durch die Base beeinflusst und reagieren *alkalisch* (pH > 7). Der pH-Wert solcher Salzlösungen lässt sich berechnen nach:

$$\begin{aligned} pH &= 14 - 1/2\ pK_b + 1/2 \log C_{Salz} \\ &= 7 + 1/2\ pK_s + 1/2 \log C_{Salz} \end{aligned}$$

pK_b = Basenexponent der Anionbase
pK_s = Säureexponent der zum Anion korr. Säure

Salze starker Säuren und schwacher Basen:

$$NH_4Cl \longrightarrow \begin{cases} NH_4^+ + H_2O \rightleftharpoons NH_3 + H_3O^+ \\ Cl^- \longrightarrow (Cl^-)_{aq} \end{cases}$$

Salze (NH_4Cl, $FeCl_3$, $AlCl_3$) aus einer starken Säure und einer schwachen Base werden aciditätsmäßig durch die Säure beeinflusst und reagieren *sauer* (pH < 7). Der pH-Wert ihrer wässrigen Lösungen lässt sich berechnen nach:

$$pH = 1/2\ pK_s - 1/2 \log C_{Salz}$$

pK_s = Säureexponent der hydratisierten Kationsäure

Der stark saure Charakter von *Eisen*(III)-*chlorid* [$FeCl_3$] oder *Eisen*(III)-*sulfat* [$Fe_2(SO_4)_3$] zeigt sich auch im niedrigen pK_s-Wert der hydratisierten Kationsäure $[Fe(H_2O)_6]^{3+}$ von $pK_s = 2{,}2$ [vgl. **MC-Fragen Nr. 200, 285, 1814**].

$$[Fe(H_2O)_6]^{3+} + H_2O \rightarrow H_3O^+ + [Fe(HO)(H_2O)_5]^{2+}$$

Salze schwacher Säuren und schwacher Basen:

$$NH_4^+AcO^- \longrightarrow \begin{cases} NH_4^+ + H_2O \rightleftharpoons NH_3 + H_3O^+ \\ AcO^- + H_2O \rightleftharpoons HOAc + HO^- \\ AcO^- + NH_4^+ \rightleftharpoons HOAc + NH_3 \end{cases}$$

Salze aus einer schwachen Säure und einer schwachen Base reagieren in wässriger Lösung *sauer* [$HCOONH_4$, $(NH_4)_2C_2O_4$], *neutral* [CH_3COONH_4] oder *alkalisch* [NH_4CN, $(NH_4)_2CO_3$] bzw. solche Salze sind in wässriger Lösung nicht existenzfähig [$(NH_4)_3PO_4$]. Der pH-Wert dieser Salzlösungen ist konzentrationsunabhängig und berechnet sich nach:

$$\mathbf{pH = 1/2\ (pK_s + pK_s^*)}$$

pK_s = Säureexponent der Kationsäure
pK_s^* = Säureexponent der zum Anion korr. Säure

Aus dieser Gleichung ergeben sich für wässrige Lösungen von *Ammoniumformiat* [$HCOONH_4$], *Ammoniumacetat* [CH_3COONH_4] und *Ammoniumcyanid* [NH_4CN] folgende pH-Werte:

Salz		$pK_s(NH_4^+)$	pK_s^*		pH
Ammoniumformiat	$HCOONH_4$	9,24	HCOOH	3,76	6,5
Ammoniumacetat	CH_3COONH_4	9,24	CH_3COOH	4,76	7,0
Ammoniumcyanid	NH_4CN	9,24	HCN	9,31	9,3

6.1.2.8 pH-Wert von Pufferlösungen

Als Pufferlösungen bezeichnet man Lösungen aus einer **schwachen Säure** (CH_3COOH, NH_4^+) und ihrer **konjugierten Base** (CH_3COO^-, NH_3). Solche Lösungen besitzen einen *in Grenzen konstanten pH-Wert*, der sich bei Zugabe kleiner Mengen starker Säuren oder Basen sowie durch Verdünnen nur wenig ändert [vgl. **MC-Frage Nr. 202**].

Pufferlösungen kommen überall dort zur Anwendung, wo Reaktionen die Einhaltung eines definierten pH-Wertes erfordern. ◘Tab. 6.7 informiert über einige pharmazeutisch wichtige Pufferlösungen und ihre jeweiligen Pufferbereiche. Weitere Pufferlösungen, die das Arzneibuch als Referenzlösungen zur potentiometrischen pH-Messung einsetzt, sind im Kap. 10.2.2.1 aufgelistet [vgl. **MC-Fragen Nr. 203–206**].

Tab. 6.7 Pharmazeutisch wichtige Pufferlösungen

Puffersystem	Pufferbereich (pH)
CH_3COOH/CH_3COONa	3,75–5,75
KH_2PO_4/K_2HPO_4	5,30–8,00
NH_4Cl/NH_3	8,25–10,25
CO_2/HCO_3^- (Blut)	um 7,4
HCO_3^-/CO_3^{2-}	9,40–11,40
HCl/Natriumcitrat*	1,00–3,50
Borsäure/NaOH*	8,50–13,00
Citronensäure/NaOH*	3,00–5,00
Kaliumhydrogenphthalat/NaOH*	4,40–6,40

* Aus den genannten Substanzen lässt sich eine Citrat-Pufferlösung herstellen durch *Halbneutralisation* einer Natriumcitrat-Lösung mit Salzsäure oder einer Citronensäure-Lösung mit Natronlauge. Auch die *Halbneutralisation* von Borsäure oder Kaliumhydrogenphthalat mit einer NaOH-Lösung ergibt ein Puffergemisch.

Henderson-Hasselbalch-Gleichung: Protonenübertragungen in wässriger Lösung verändern stets den pH-Wert der Lösung. Umgekehrt werden durch den pH-Wert auch die Konzentrationen der vorhandenen Säuren und Basen eindeutig festgelegt. Zur quantitativen Beschreibung der Konzentrationsverhältnisse in Pufferlösungen in Abhängigkeit vom pH-Wert und der Dissoziationskonstanten der enthaltenen Säure kann die Henderson-Hasselbalch-Gleichung herangezogen werden. Sie lautet [vgl. **MC-Frage Nr. 202**]:

$$\mathbf{pH = pK_s + \log \frac{[korr.\ Base]}{[Säure]}}$$

Darüber hinaus sind Variationen der *Temperatur* und der Zusatz von *Neutralsalzen* weitere Faktoren, die den pH-Wert einer Pufferlösung beeinflussen. Beispielsweise gilt für einen **Acetatpuffer**, dem KCl als Neutralsalz zugesetzt wurde, folgende Gleichung, worin $f^{\pm}$ dem mittleren Aktivitätskoeffizienten der Lösung entspricht [vgl. **MC-Fragen Nr. 208, 209**]:

$$pH = pK_s(HOAc) + \log \frac{[AcO^-] \cdot f^{\pm}}{[HOAc]}$$

Aus der Henderson-Hasselbalch-Gleichung lassen sich folgende allgemeine Aussagen ableiten:

- Die *maximale Pufferwirkung* erhält man für ein *äquimolares* Konzentrationsverhältnis von Säure zu konjugierter Base. Mit [korr.Base]=[Säure] = log 1 = 0 folgt aus obiger Gleichung:

  $\mathbf{pH = pK_s}$

Der pH-Wert einer Pufferlösung ist dann gleich dem pK_S-Wert der enthaltenen Säure, wenn Säure und konjugierte Base in stöchiometrischen Mengen vorliegen. Dies entspricht auch dem Wendepunkt der Pufferkurve. Durch Veränderung des Molverhältnisses [korr. Base]/[Säure] lassen sich innerhalb des durch den pK_S-Wert der Säure vorgegebenen Pufferbereichs Lösungen mit beliebigem pH-Wert herstellen.

- Ein günstiger Pufferbereich erstreckt sich über je eine pH-Einheit auf beiden Seiten des pK_S-Wertes der zu Grunde liegenden Säure, d. h. wenn Säure zu korr. Base im Molverhältnis 10:1 bzw. 1:10 vorliegen.
  $pK_S + 1$ bis $pK_S - 1$
- Bei Kenntnis von pH-Wert und Säureexponent kann man das Mengenverhältnis von Säure zu korr. Base ermitteln.
- Bei bekanntem Konzentrationsverhältnis von Säure zu konjugierter Base kann nach Messung des pH-Wertes der Lösung der pK_S-Wert der schwachen Säure berechnet werden.
- Bei *Titrationen* von schwachen Säuren oder schwachen Basen mit starken Protolyten erhält man ein *Maximum* an Pufferwirkung im Wendepunkt der Titrationskurve (*Halbneutralisationspunkt*) und ein *Minimum* an Pufferwirkung am *Äquivalenzpunkt* (siehe auch Kap. 6.1.4.3).

Zu Berechnungen mit Hilfe der Henderson-Hasselbalch-Gleichung siehe Kommentierung der **MC-Fragen Nr. 210–213** im Fragenband.

Pufferkapazität: Die Kapazität (β) eines Puffers ist die Größe seiner Pufferwirkung und kennzeichnet die Aufnahmefähigkeit von Pufferlösungen für starke Protolyte; die Pufferwirkung ist *begrenzt* und abhängig von der Totalkonzentration des Puffergemischs.

Die Pufferkapazität kann der Titrationskurve der betreffenden schwachen Säure entnommen werden, weil die Pufferkapazität u. a. vom pK_S-Wert der beteiligten Säure und dem pH-Wert der Lösung abhängt. Nach **van Slyke** ist β definiert als Quotient aus der Menge [dc] der zugesetzten Säure oder Base und der daraus in einem Liter Pufferlösung resultierenden pH-Änderung [d(pH)]:

$$\beta = \frac{\mathbf{dc}}{\mathbf{d(pH)}} = + \frac{\mathbf{dc_{Base}}}{\mathbf{d(pH)}} = - \frac{\mathbf{dc_{Säure}}}{\mathbf{d(pH)}}$$

Danach hat eine Pufferlösung die Kapazität β = 1, wenn sich bei Zusatz von 1 Mol H_3O^+- oder HO^--Ionen zu einem Liter Pufferlösung der pH-Wert um genau *eine* Einheit ändert. Die Pufferkapazität ist unabhängig davon, ob der pH-Wert durch Zusatz eines Protolyten größer oder kleiner wird. Ob der pH-Wert einer Pufferlösung durch Zugabe einer Säure erniedrigt bzw. durch Zugabe einer Base erhöht wird, wird durch das Vorzeichen von β kenntlich gemacht.

Die Pufferkapazität ist proportional dem Differentialquotienten der Konzentration an zugesetzter Säure (Base) und dem pH-Wert; die Pufferkapazität kann der Titrationskurve der dem Puffer zugrunde liegenden Säure entnommen werden. Bei pH=pK_s hat die Pufferkapazität ein Maximum [vgl. **MC-Fragen Nr. 202, 207**].

Pufferkurven: Berechnet man nach der Henderson-Hasselbalch-Gleichung für bestimmte pH-Werte die prozentualen Verhältnisse von Säure zu korr. Base und stellt diese, wie in ○Abb. 6.1 gezeigt, in Abhängigkeit vom pH-Wert graphisch dar, so entstehen für eine mehrbasige Säure (z. B. H_3PO_4, EDTA) eine Schar von Kurven, die als *Pufferkurven* bezeichnet werden. Für einwertige Protolyte (HOAc, NH_3) erhält man naturgemäß nur eine Kurve.

Die Kurven geben die Grenzen der Existenzbereiche von Säure und konjugierter Base an. Entlang der Pufferungskurve sind beide Formen des korr. Säure-Base-Paares nebeneinander stabil; bei pH-Werten darunter existiert nur die Säure, bei pH-Werten darüber nur die konjugierte Base. Der *pH-Wert im Wendepunkt* entspricht dem **pK_s-Wert** der schwachen Säure.

Ethylendiamintetraessigsäure (EDTA), ein sechszähniger Chelatligand (siehe Kap. 9.1.1), ist eine schwache vierbasige Säure (H_4Y), die stufenweise dissoziiert.

$$H_4Y + H_2O \rightleftharpoons H_3O^+ + H_3Y^- \qquad pK_{s1} = 2{,}0$$
$$H_3Y^- + H_2O \rightleftharpoons H_3O^+ + H_2Y^{2-} \qquad pK_{s2} = 2{,}7$$
$$H_2Y^{2-} + H_2O \rightleftharpoons H_3O^+ + HY^{3-} \qquad pK_{s3} = 6{,}2$$
$$HY^{3-} + H_2O \rightleftharpoons H_3O^+ + Y^{4-} \qquad pK_{s4} = 10{,}2$$

Wie aus ○Abb. 6.1 (Diagramm D) ersichtlich ist, liegt EDTA bei pH = 7–9 als *Trianion* und bei pH = 4–5 als *Dianion* vor, sodass in diesen pH-Bereichen die Komplexbildung

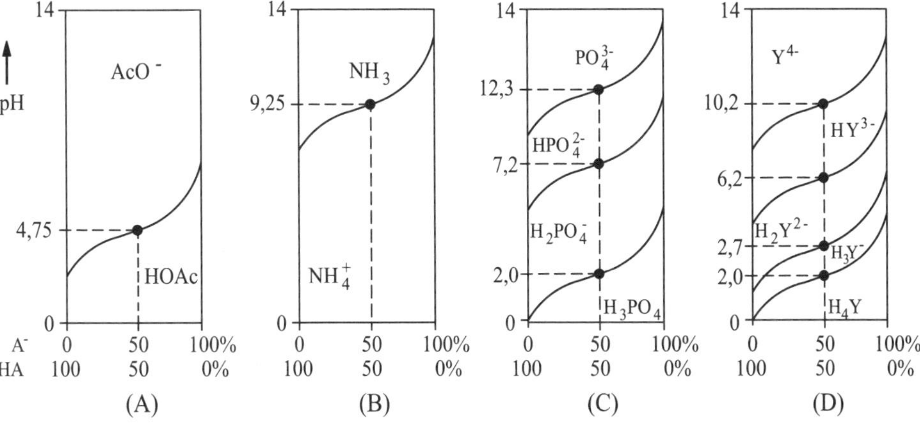

○ **Abb. 6.1 Pufferungskurven**

(A) Essigsäure/Acetat – (B) Ammoniak/Ammoniumchlorid – (C) Phosphorsäure – (D) Ethylendiamintetraessigsäure

mit dreiwertigen Metallionen nach folgenden Reaktionsgleichungen abläuft [vgl. **MC-Fragen Nr. 702, 703**]:

pH 4–5: $Me^{3+} + H_2Y^{2-} \rightarrow MeY^- + 2\,H^+$
pH 7–9: $Me^{3+} + HY^{3-} \rightarrow MeY^- + H^+$

6.1.3 Titrationsmöglichkeiten

6.1.3.1 Grundlagen

Generelle Voraussetzung für die Titrierbarkeit eines Protolyten (Protolysekonstante K_a) in einem amphiprotischen Lösungsmittel (Autoprotolysekonstante K_L) unter Verwendung eines acidobasischen Indikators (Indikatorkonstante K_{Ind}) ist die *höhere* Acidität bzw. Basizität des Protolyten im Vergleich zu den anderen Titrationspartnern. Somit gilt [vgl. **MC-Fragen Nr. 214, 215**]:

$\mathbf{pK_a < pK_L}$ und $\mathbf{pK_a < pK_{Ind}}$

Hierbei darf aber die Differenz zwischen der Acidität (Basizität) des Lösungsmittels und der zu titrierenden Säure (bzw. Base) einen bestimmten Wert nicht unterschreiten, damit der Protolyt in dem betreffenden Lösungsmittel *direkt* titriert werden kann.

Bei Direkttitrationen, die ohne weitere Zusätze gegen *Farbindikatoren* durchgeführt werden, gilt für die üblichen maßanalytischen Konzentrationen die Forderung, worin pK_L der Autoprotolysekonstante (pK_L = -log K_L) des verwendeten Lösungsmittels entspricht:

$\mathbf{pK_L - pK_{s(b)} \geq 8}$

Wasser besitzt einen pK_L-Wert von 14, sodass Säuren [Basen] mit einem

$\mathbf{pK_{s(b)} \leq 6}$

direkt in Wasser gegen Farbindikatoren bestimmt werden können. Anzumerken ist, dass mit Hilfe der Potentiometrie schwache Säuren in Wasser noch bis zu einem pK_s-Wert von **8** mit hinreichender Genauigkeit bestimmbar sind [vgl. **MC-Frage Nr. 216**].

Ethanol besitzt einen pK_L-Wert von 19. Unter Berücksichtigung, dass in etwa [pK_s(in EtOH) = pK_s(in H_2O) + 1] ist, sind Säuren [Basen] mit einem

$\mathbf{pK_{s(b)} \leq 10}$

direkt in Ethanol titrierbar (siehe auch Kap. 6.2.1.4).

Sind diese Voraussetzungen nicht erfüllt, muss in wasserfreien Lösungsmitteln titriert werden. Allerdings sind die Grenzen nicht zu scharf zu ziehen; vor allem bei Lösungsmittelgemischen werden die Verhältnisse oft komplizierter. Die o.a. Gleichungen erlauben aber eine ungefähre Abschätzung der Titrationsmöglichkeiten anhand vorgegebener pK-Werte.

6.1.3.2 Pharmazeutische Anwendungen

Die Säure- und Basenexponenten ausgewählter anorganischer und organischer Protolyte sind im Kapitel 6.1.1.2 in ▫Tab. 6.2–6.5 aufgelistet. Weitere pK_s-Werte anorganischer Säuren finden sich im Anhang.

Aufgrund ihres pK_s-Wertes ist z. B. **Borsäure** (pK_s=9,14) in Wasser *nicht* direkt titrierbar; dies gelingt erst nach Zusatz eines vicinalen Diols (siehe Kap. 6.2.4.5).

Dihydrogenphosphate sind nur als einbasige und **Phosphorsäure** nur als zweibasige Säure bestimmbar. Demgegenüber können alle **Mineralsäuren** oder **Hydrogencarbonate** direkt in wässriger Lösung titriert werden [vgl. **MC-Fragen Nr. 230, 357–359, 410–412, 1662, 1663**].

Aliphatische, aromatische und heteroaromatische *Carbonsäuren* besitzen im Allgemeinen pK_s-Werte kleiner **5** und können deshalb durch Direkttitration bestimmt werden. **Oxalsäure** und **Weinsäure** werden in wässriger Lösung gegen Farbindikatoren als *zweibasige*, **Citronensäure** als *dreibasige* Säure titriert. Bei potentiometrischer Indizierung des Endpunktes treten z. B. bei der alkalimetrischen Bestimmung der *Oxalsäure* zwei Titrationsstufen auf. Bei *Weinsäure* und *Citronensäure* sind die Differenzen ihrer pK-Werte jedoch zu gering, um getrennt erfasst zu werden. [vgl. **MC-Fragen Nr. 217, 218, 226–228, 286, 1670, 1671**].

Amphotere **Aminosäuren** (R-$CHNH_2$-COOH) wie *Alanin* können in *wasserfreiem Medium* als Base (oder als Säure) titriert werden (siehe Kap. 6.3.4.4). Eine direkte alkalimetrische Bestimmung von Aminosäuren in wässriger Lösung gelingt nach Formaldehyd-Zusatz (siehe „*Formoltitration*", Kap. 6.2.4.2). Dagegen sind **N-Acetylaminosäuren** und **Aminodicarbonsäuren** wie *Glutaminsäure* einer direkten alkalimetrischen und **Diaminocarbonsäuren** wie *Arginin* einer direkten acidimetrischen Bestimmung in wässrigem Milieu zugänglich [vgl. **MC-Fragen Nr. 360, 361, 415, 1679–1681**].

Alle *Sulfonsäuren*, wie z. B. **Toluolsulfonsäure** (pK_s=0,7) und **Benzolsulfonsäure** (Benzensulfonsäure), sind starke Säuren und können wie H_2SO_4 bzw. Hydrogensulfate direkt erfasst werden [vgl. **MC-Frage Nr. 218**].

Phenole besitzen pK_s-Werte um **10**, sodass sie in der Regel zu schwach sauer sind, um in wässriger Lösung direkt bestimmt werden zu können. Ausnahmen sind **Vanillin** und **Pikrinsäure** (2,4,6-Trinitrophenol). Die geringe Acidität des phenolischen Hydroxyls führt auch dazu, dass bei der alkalimetrischen Gehaltsbestimmung von **Salicylsäure** (2-Hydroxybenzoesäure) nur 1 Äquivalent Lauge verbraucht wird [vgl. **MC-Fragen Nr. 218, 1692, 1694, 1695**].

Thiole, wie **Dimercaprol** (2,3-Dimercaptopropanol) oder **Propylthiouracil** (pK_s=8,3), sind zwar acider als Alkohole bzw. Phenole, ihre Acidität reicht aber *ohne* weitere Zusätze für eine direkte maßanalytische Bestimmung *nicht* aus [siehe Kap. 6.2.4.3 und **MC-Fragen Nr. 219, 396**].

Ammoniumsalze (RNH_3^+, $R_2NH_2^+$, R_3NH^+) besitzen im Allgemeinen pK_s-Werte kleiner 10, sodass diese Substanzen in *ethanolischer Lösung* direkt mit NaOH-Maßlösung als *Kationsäure* titriert werden können [siehe Kap. 6.2.1.4 und **MC-Fragen Nr. 363–366, 390, 391, 1672–1676**].

Aufgrund analoger Betrachtungen wie für Säuren können umgekehrt auch starke **Basen** wie Alkalihydroxide, Alkalialkanolate oder Amidine, z.B. **Guanidin** (pK_b = 0,30), mit Salzsäure-Maßlösung gegen Methylrot als Indikator *direkt* in wässriger Lösung titriert werden [siehe Kap. 6.2.1 und **MC-Frage Nr. 224**].

Im Folgenden soll die Gehaltsbestimmung einiger ausgewählter Wirkstoffe bzw. Wirkstoffgruppen detaillierter vorgestellt werden.

- **Vanillin** (3-Methoxy-4-hydroxy-benzaldehyd)

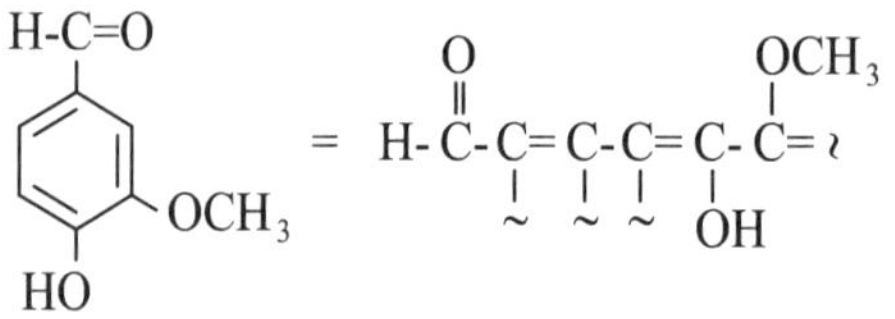

Als phenyloge Ameisensäure besitzt Vanillin einen pK_s-Wert von 7,4 (-M-Effekt der Formyl-Gruppe) und ist stärker sauer als Phenol (pK_s=9,89). Die Substanz kann daher in wässriger oder ethanolischer Lösung mit NaOH-Maßlösung gegen Thymolphthalein bestimmt werden. Das Arzneibuch sieht eine potentiometrische Indizierung des Endpunktes vor [vgl. **MC-Frage Nr. 225**].

- **Phenylbutazon** (4-Butyl-1,2-diphenyl-pyrazolidin-3,5-dion)

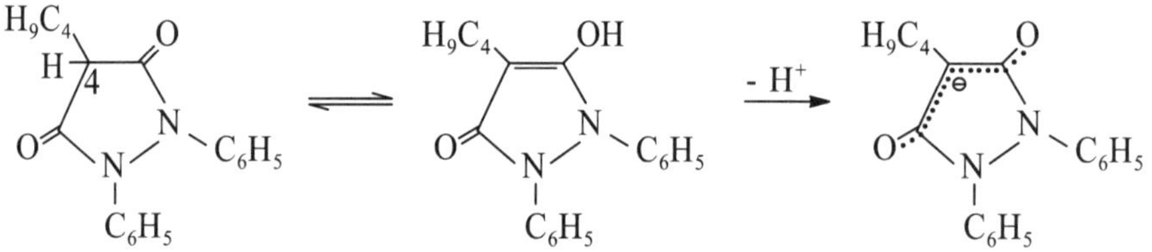

Phenylbutazon besitzt aufgrund seiner 1,3-Dicarbonylstruktur am C-4 ein hinreichend acides H-Atom (pK_s=4,89) und kann ein Enol bilden. Die alkalimetrische Bestimmung in wässrigem Aceton mit NaOH gegen Bromthymolblau ist problemlos durchzuführen [vgl. **MC-Fragen Nr. 220, 221**].

- **Oxyphenbutazon**

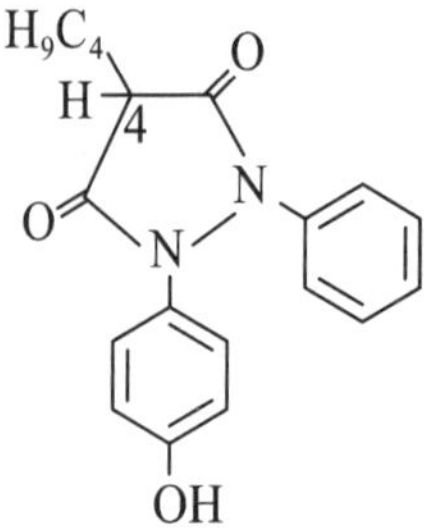

4-Butyl-1-(4-hydroxyphenyl)-2-phenyl-pyrazolidin-3,5-dion enthält zwei acide H-Atome [pK_{s1}=5,1 (4-H) und pK_{s2}=9,9 (ArOH)]; die Gehaltsbestimmung erfolgt unter Verbrauch von 1 Äquivalent Lauge (4-H) wie beim Phenylbutazon beschrieben [vgl. **MC-Fragen Nr. 173, 174**].

- **Ascorbinsäure**

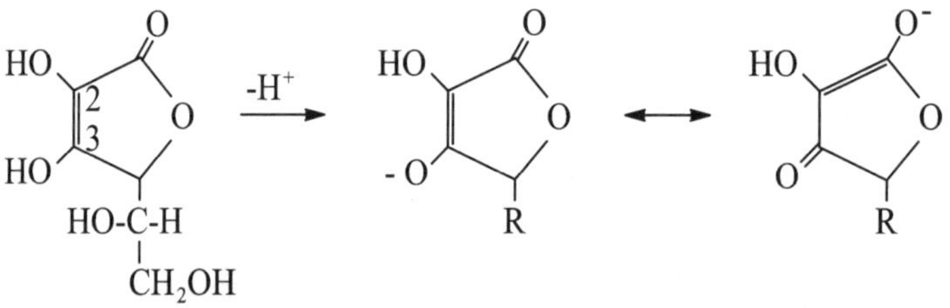

Ascorbinsäure ist eine vinyloge Carbonsäure und besitzt eine relativ acide HO-Gruppe an C-3 (pK_{s1}=4,17). Die HO-Gruppe an C-2 ist demgegenüber deutlich weniger acid (pK_{s2}=11,57). Aufgrund der Größe beider pK_s-Werte ist Ascorbinsäure in Wasser nur als *einbasige* Säure titrierbar.

Die Arzneibücher nutzen jedoch vor allem die reduzierenden Eigenschaften der Endiol-Gruppierung und lassen für Ascorbinsäure eine iodometrische Gehaltsbestimmung durchführen (siehe Kap. 7.2.3.4). Die Lactonpartialstruktur der Ascorbinsäure ist für die Analytik ohne Bedeutung [vgl. **MC-Fragen Nr. 218, 1684, 1686–1697, 1819**].

- **Tolbutamid** (1-Butyl-3-tosyl-harnstoff)

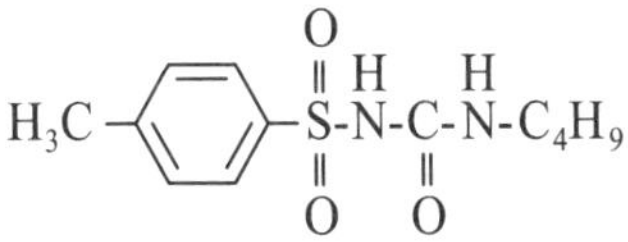

Tolbutamid, ein NH-acider Sulfonylharnstoff, ist aufgrund der SO_2NH-Gruppierung eine schwache, einbasige Säure (pK_s=5,3) hinreichender Acidität und kann in wässrigem Ethanol mit Natriumhydroxid-Lösung gegen Phenolphthalein titriert werden [vgl. **MC-Frage Nr. 219**].

- **Barbiturate, Hydantoine**

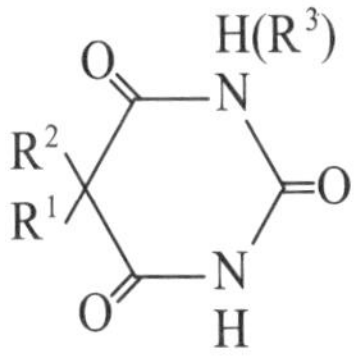

Barbiturate 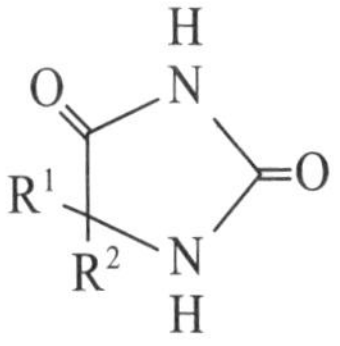 **Hydantoine**

Die unsubstituierte **Barbitursäure** [R_1=R_2=H] ist stark NH-acid und hat einen pK_s-Wert von 4,01, sodass sie in wässrig-alkoholischer Lösung mit NaOH-Lösung gegen Phenolphthalein bestimmt werden kann [vgl. **MC-Frage Nr. 223**].

Allerdings besitzen alle pharmakologisch wichtigen **5,5-disubstituierten Barbiturate** pK_s-Werte um **8**, wie z. B. **Barbital** (Diethylbarbitursäure) [R_1=R_2=C_2H_5] (pK_s=7,43) oder **Phenobarbital** (Ethylphenylbarbitursäure) [R_1=C_6H_5, R_2=C_2H_5] (pK_s=7,36). Sie sind deshalb *nicht* direkt in wässriger Lösung mit Laugen titrierbar. Auch die NH-Acidität des **Phenytoin** (Diphenylhydantoin) (pK_s = 8,33) ist für eine Direkttitration zu gering.

Die maßanalytische Bestimmung von Barbituraten und Hydantoinen ist jedoch nach Zusatz von Silbernitrat durch eine argentoalkalimetrische Titration möglich [siehe Kap. 6.2.4.3 und **MC-Fragen Nr. 218–220, 223, 394, 397, 398, 1682, 1683**].

6.1.4 Titrationskurven

Unter **Titration** versteht man eine volumetrische Analysenmethode, bei der zu einer Probenlösung (**Titrand, Analyt**) unbekannter Konzentration soviel einer Reagenzlösung

(**Titrator, Maßlösung**) bekannten Gehaltes hinzugefügt wird, bis die Mengen an Titrand und Titrator einander äquivalent sind und der Endpunkt der Reaktion erreicht ist.

Dabei ist zwischen dem experimentell (visuell oder instrumentell) ermittelten **Endpunkt** der Titration und dem tatsächlichen **Äquivalenzpunkt** zu unterscheiden; nur im Idealfall sind beide identisch. In der Praxis sind oft Abweichungen (*Titrationsfehler*) zu beobachten. Im Allgemeinen wird für maßanalytische Bestimmungen eine Genauigkeit von 0,1% gefordert. Titrationen haben den Vorteil, dass sie ohne Kalibrierung mit der zu untersuchenden Substanz auskommen [vgl. **MC-Frage Nr. 80**].

Zahlenmäßig am häufigsten sind einfache **Neutralisationstitrationen** von sauer oder alkalisch reagierenden Substanzen, wobei in Einzelfällen neben bzw. zusammen mit *Wasser* auch Ethanol, Aceton, Pyridin oder Dimethylformamid als Lösungsmittel verwendet werden.

Bei Säure-Base-Titrationen spricht man von **Acidimetrie** bei der Konzentrationsbestimmung einer Base mithilfe einer Säure. Die volumetrische Bestimmung einer Säure mithilfe einer Base wird **Alkalimetrie** genannt.

Zur graphischen Darstellung des Titrationsablaufs dienen sog. **Titrationskurven**. Bei Säure-Base-Titrationen wählt man den pH-Wert als von der Probenkonzentration abhängige Größe und trägt ihn gegen die zugesetzte Menge an Maßlösung bzw. den Titrationsgrad (τ) auf (siehe auch Kap. 4.7). Als Abszissenmaßstab kann auch %-Neutralisation gewählt werden.

○Abb. 6.2 zeigt die Titrationskurven einiger gleichkonzentrierter Protolyte unterschiedlicher Säurestärke [vgl. **MC-Fragen Nr. 231–235**].

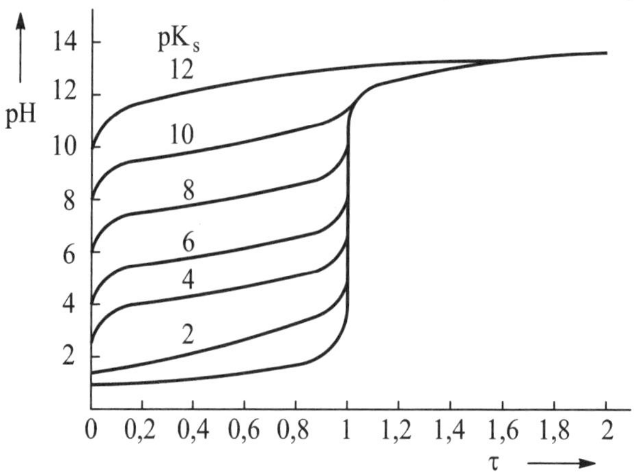

○ **Abb. 6.2 Titration einwertiger Säuren (C_0 = 0,1 mol · l^{-1}) unterschiedlicher Acidität mit einer starken Base**

Man erkennt, dass mit zunehmendem pK_S-Wert, d. h. abnehmender Acidität die sprunghafte pH-Änderung am Äquivalenzpunkt (bei τ=1) immer geringer wird. Je schwächer die Säure ist, umso weiter verschiebt sich der pH-Wert am Äquivalenzpunkt (**Titrierexponent = pT-Wert**) nach der alkalischen Seite. Dies ist bedeutsam für die Auswahl eines geeigneten Farbindikators zur Indizierung des Titrationsendpunktes (siehe Kap. 6.1.5).

Die Titration einer Säure mit pK_s=9 lässt eine scharfe Endpunkterkennung nicht mehr zu. Bereits ab etwa pK_s bzw. $pK_b > 7$ ergibt sich kein *visuell* (mit Farbindikatoren) auswertbarer pH-Sprung mehr in den Titrationskurven [vgl. **MC-Fragen Nr. 214, 233**].

Allgemein gilt die Regel, dass anstelle einer Säure mit $pK_s > 7$ die korrespondierende Base und anstelle einer Base mit $pK_b > 7$ die konjugierte Säure titrierbar wird.

Die Höhe des steilen Kurvenstücks in ○Abb. 6.2 ist bei protolytischen Umsetzungen aber nicht nur von der Größe der Dissoziationskonstanten des Titranden abhängig, sondern auch von der *Totalkonzentration* an Säure oder Base. Daher müsste streng genommen die Volumenänderung im Verlauf einer Titration berücksichtigt werden. Praktisch eliminiert man jedoch den Einfluss der *Verdünnung* weitgehend durch Verwendung einer möglichst verdünnten Probenlösung und einer möglichst konzentrierten Maßlösung.

Charakteristisch für Säure-Base-Titrationskurven ist auch, dass die Größe der pH-Änderung am Äquivalenzpunkt mit steigender *Temperatur* abnimmt. Das hat seine Ursache darin, dass sich die Autoprotolysekonstante des Wassers (K_w) mit zunehmender Temperatur vergrößert bzw. der pK_w-Wert mit steigender Temperatur kleiner wird (siehe Kap. 6.1.1.4).

6.1.4.1 Titration starker Säuren mit starken Basen

○Abb. 6.3 zeigt die Titrationskurve einer einwertigen, starken 0,1-molaren Säure (HCl, HNO_3, $HClO_4$) mit einer starken Base (NaOH) [vgl. **MC-Fragen Nr. 197, 232, 235–237**].

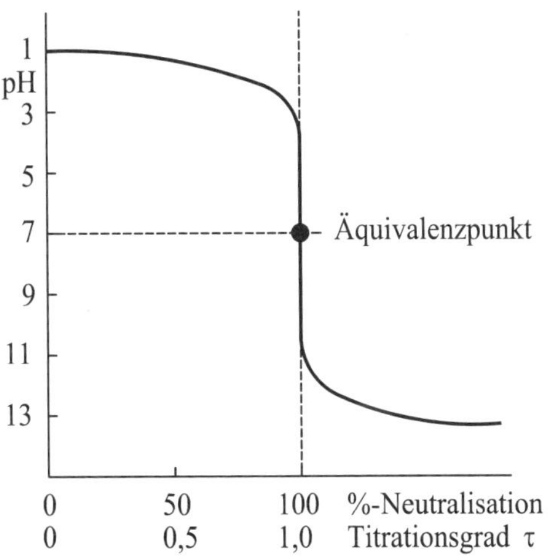

%-Neutralisation	C_s(M)	C_b(M)	pH
0 (τ=0)	0,1	0	1,00
10	0,090	0,010	1,05
50	0,050	0,050	1,30
90	0,010	0,090	2,00
99	0,001	0,099	3,00
100 (τ=1)	0	0,1	7,00

%-Überschuss	0,1 M-Base		0,01 M-Base	
	C_b	pH	C_b	pH
0,1	0,0001	10	0,00001	9
1,0	0,001	11	0,0001	10
10,0	0,01	12	0,001	11
100,0 (τ=2)	0,1	13	0,01	12

○ **Abb. 6.3 Titrationskurve einer starken Säure ($C_0 = 0,1\ mol \cdot l^{-1}$)**

Bei der Titration einer *starken* Säure mit einer *starken* Base fallen *Äquivalenzpunkt* und *Neutralpunkt* (pH = 7) zusammen. Am Äquivalenzpunkt sind die Stoffmengen (Aktivitäten) der Hydroxonium- und Hydroxid-Ionen einander äquivalent. Die Titrationskurve einer starken Säure ist in der Nähe des Äquivalenzpunktes punktsymmetrisch [vgl. **MC-Frage Nr. 241**].

Für die einzelnen Kurvenbereiche existieren exakte mathematische Gleichungen. Näherungsweise kann man den pH-Wert der Titrationslösung *vor* dem Äquivalenzpunkt berechnen nach, worin C_s die Konzentration der jeweils noch vorhandenen Säuremenge bedeutet:

$$\mathbf{pH = -\log C_S}$$

Mit pOH = -log a(HO^-) errechnet sich der pH-Wert im Überschussbereich *nach* Überschreiten des Äquivalenzpunktes näherungsweise zu:

$$\mathbf{pH = 14 - pOH = 14 + \log a(HO^-)}$$

6.1.4.2 Titration starker Basen mit starken Säuren

Als Beispiel ist in ○Abb. 6.4 die Titrationskurve der Titration einer 0,1 M-NaOH-Lösung mit einer 0,1 M-HCl-Lösung graphisch dargestellt.

Die Verhältnisse sind analog denen bei der Titration einer starken Säure. Auch hier hängt der Verlauf der Titrationskurve von der Ausgangskonzentration (C_o) ab [vgl. **MC-Frage Nr. 1858**].

Der pH-Wert am Äquivalenzpunkt fällt mit dem Neutralpunkt (pH = 7) zusammen und die pH-Verhältnisse *vor* dem Endpunkt der Titration können näherungsweise durch folgende Gleichung beschrieben werden, worin C_b die Konzentration der jeweils noch vorhandenen Basenmenge bedeutet:

$$pH = 14 + \log C_b$$

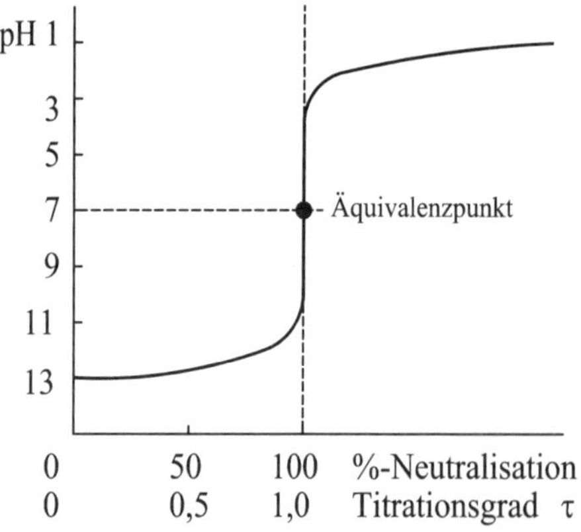

○ **Abb. 6.4 Titrationskurve einer starken Base (C_0 = 0,1 mol · l^{-1})**

6.1.4.3 Titration schwacher Säuren mit starken Basen

Der Endpunkt dieser Titration liegt *nicht* mehr bei pH = 7, weil die zugesetzte Titratorbase mit der zur Säure korr. Base in Konkurrenz tritt. Die Säureanionen protolysieren mit Wasser; die resultierende Salzlösung am Äquivalenzpunkt reagiert *alkalisch*.

$HA + HO^-$ (zugesetzte Base) $\longrightarrow A^- + H_2O$
$A^- + H_2O \rightleftharpoons HA + HO^-$ (durch Protolyse gebildete Base)

○Abb. 6.5 zeigt das typische Titrationsdiagramm einer schwachen Säure (z. B. HOAc) mit einer starken Base [vgl. **MC-Fragen Nr. 231, 234, 1827**].

Man berechnet den theoretischen Endpunkt als pH-Wert einer Salzlösung (siehe Kap. 6.1.2.7) mit der Anfangskonzentration (Totalkonzentration) C_s der Säure HA. Der pH-Wert am Äquivalenzpunkt ($pH_{ÄP}$) wird auch **Titrierexponent** (pT-Wert) genannt.

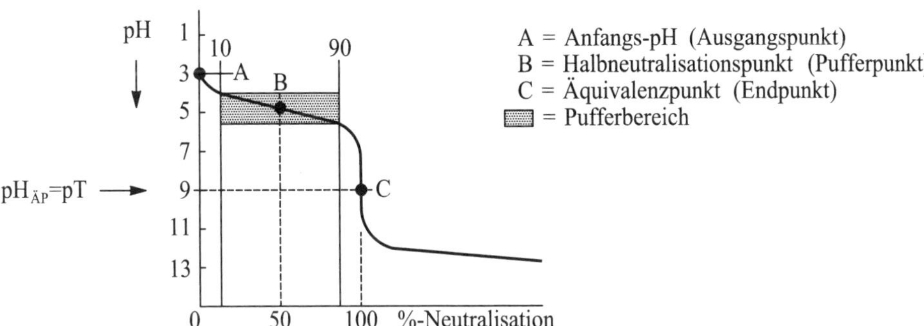

○ **Abb. 6.5 Titrationskurve einer schwachen Säure (C_s = 0,1 M; pK_s = 5)**

Berechnung charakteristischer Punkte [siehe ○Abb. 6.5 und **MC-Fragen Nr. 238–240, 242–247**]

[A] **Ausgangs-pH-Wert** (τ=0): Der pH-Wert der zu titrierenden Lösung einer schwachen Säure berechnet sich nach:

$$\mathbf{pH = 1/2\ pK_S - 1/2 \log C_S}$$

pK_S = Säureexponent der zu titrierenden Säure
C_S = Konzentration der zu titrierenden Säure

[B] **Halbneutralisationspunkt** (**Pufferpunkt**) (τ=0,5): Der gesamte Pufferbereich lässt sich mithilfe der Henderson-Hasselbalch-Gleichung beschreiben (siehe Kap. 6.1.2.8). Beim Halbtitrationspunkt, dem *Maximum* der *Pufferwirkung*, gilt [Säure]=[korr. Base ≡ Salz]. Daraus folgt:

$$\mathbf{pH = pK_S}$$

Der pH-Wert am Pufferpunkt entspricht annähernd dem *Säureexponenten* (pK_S) der zu titrierenden schwachen Säure.

[C] **Titrationsendpunkt** (τ=1): Am Äquivalenzpunkt besitzt die Pufferwirkung ein *Minimum*. Der pH-Wert am Endpunkt der Titration ($pH_{ÄP}$) einer schwachen Säure mit einer starken Base liegt im *alkalischen* und berechnet sich näherungsweise nach [vgl. **MC-Fragen Nr. 248, 249, 254, 262–264, 286, 1827, 1858**]:

$$\mathbf{pH_{ÄP} = pK_W - 1/2\ pK_b + 1/2\ log\ C}$$
$$\mathbf{= 14 - 1/2\ pK_b + 1/2\ log\ C}$$
$$\mathbf{= 1/2\ pK_W + 1/2\ pK_S + 1/2\ log\ C}$$
$$\mathbf{= 7 + 1/2\ pK_S + 1/2\ log\ C}$$

pK_w = Ionenexponent des Wassers
pK_s = Säureexponent des Titranden
pK_b = Basenexponent der korr. Base des Titranden
C = Konzentration der Base, die bis zum Erreichen des Äquivalenzpunktes hinzugefügt wurde
= Ausgangskonzentration der vorgelegten Säure
= Konzentration des bei der Titration gebildeten Salzes

Beispielsweise berechnet sich der pH-Wert am Äquivalenzpunkt der Ttration von **Propionsäure** (CH_3CH_2COOH) [$c = 0{,}1\ mol \cdot l^{-1}$, $pK_s = 4{,}88$] zu:

[254] $\mathbf{pH_{ÄP}} = 7 + ½\ pK_s + ½\ log\ c = 7 + ½ \cdot 4{,}88 + ½\ log\ 10^{-1}$
[1772] $= 7 + 2{,}44 - 0{,}50 = \mathbf{8{,}94}$

Die Titration kann daher gegen *Phenolphthalein* (Umschlagsbereich pH = 8-10) als Indikator durchgeführt oder *potentiometrisch* bzw. *konduktometrisch* indiziert werden. Methylorange, das im sauren pH-Bereich umschlägt, ist als Indikator für diese Bestimmung *nicht* geeignet.

6.1.4.4 Titration schwacher Basen mit starken Säuren

Es gelten analoge Beziehungen wie für die Titration einer schwachen Säure.

$B + H_3O^+$ (zugesetzte Säure) $\longrightarrow BH^+ + H_2O$
$BH^+ + H_2O \rightleftharpoons B + H_3O^+$ (durch Protolyse gebildete Säure)

Der Äquivalenzpunkt liegt im *sauren* pH-Bereich und der pK_s-Wert der aus der schwachen Base bei der Titration gebildeten konjugierten Säure ist annähernd gleich dem pH-Wert bei der Hälfte des Äquivalentverbrauchs. Beim Pufferpunkt findet sich wiederum das Maximum der Pufferwirkung, das Minimum an Pufferung liegt am Äquivalenzpunkt. ○Abb. 6.6 zeigt die typische Titrationskurve einer schwachen Base [vgl. **MC-Frage Nr. 253**].

Berechnung charakteristischer Punkte [siehe ○Abb. 6.6]

[A] **Ausgangs-pH-Wert** (τ=0): Der pH-Wert der Lösung des Titranden berechnet sich nach:

$$\mathbf{pH = 14 - ½\ pKb + ½\ log\ Cb}$$

pK_b = Basenexponent der zu titrierenden Base
C_b = Konzentration der zu titrierenden Base

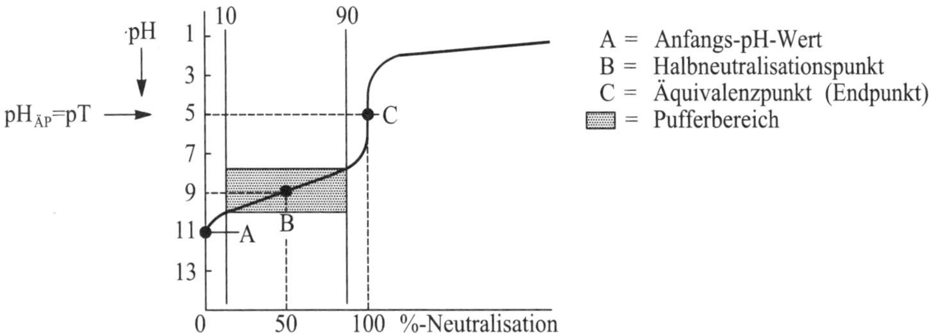

Abb. 6.6 Titrationskurve einer schwachen Base (C_0 = 0,1 mol · l^{-1}; pK_b = 5)

[B] **Halbneutralisationspunkt** (τ=0,5): Am Pufferpunkt der Titration gilt:

$$pH = pK_S^*$$

pK_s^* = Säureexponent der korr. Säure des Titranden

[C] **Titrationsendpunkt** (τ=1): Der pH-Wert am Äquivalenzpunkt ($pH_{ÄP}$) der Titration ergibt sich aus [vgl. **MC-Fragen Nr. 250–252, 255–261**]:

$$\begin{aligned} pH_{ÄP} &= 1/2\ pK_W - 1/2\ pK_b + 1/2 \log C \\ &= 7 - 1/2\ pK_b - 1/2 \log C \\ &= 1/2\ pK_S^* - 1/2 \log C \end{aligned}$$

pK_w = Ionenexponent des Wassers
pK_b = Basenexponent des Titranden
pK_S^* = Säureexponent der korr. Säure des Titranden
C = Konzentration des zugefügten Titrators
= Ausgangskonzentration des Titranden
= Konzentration des bei der Neutralisation gebildcten Salzes

Zur Berechnung charakteristischer Punkte der Titration von schwachen Basen als Analyt mit einer starken Säure als Titrator siehe Kommentierung der **MC-Fragen Nr. 255-261** im Fragenband.

6.1.4.5 Titration schwacher Protolyte mit schwachen Protolyten

Es existiert kein ausgeprägter Sprung in der Titrationskurve, weil die Steigung auch im Äquivalenzbereich nicht den Maximalwert erreicht. Aufgrund des *geringen pH-Sprungs* in der Nähe des Äquivalenzpunktes ist die Titration schwacher Protolyte mit schwachen Säuren oder Basen als maßanalytische Bestimmungsmethode *ungeeignet.*

6.1.4.6 Titration mehrwertiger Protolyte

Die Titration eines mehrwertigen, stufenweise dissoziierenden Protolyten mit stark unterschiedlichen Säurekonstanten soll am Beispiel der Titration der **Phosphorsäure** (H_3PO_4) näher vorgestellt werden.

$$H_3PO_4 + H_2O \rightleftharpoons H_3O^+ + H_2PO_4^- \qquad pK_{s1} = 1{,}96$$
$$H_2PO_4^- + H_2O \rightleftharpoons H_3O^+ + HPO_4^{2-} \qquad pK_{s2} = 7{,}21$$
$$HPO_4^{2-} + H_2O \rightleftharpoons H_3O^+ + PO_4^{3-} \qquad pK_{s3} = 12{,}32$$

Die Titrationskurve der Phosphorsäure ist in ○Abb. 6.7 wiedergegeben und wird nachfolgend in vereinfachter Form diskutiert [vgl. **MC-Fragen Nr. 265, 274, 275**].

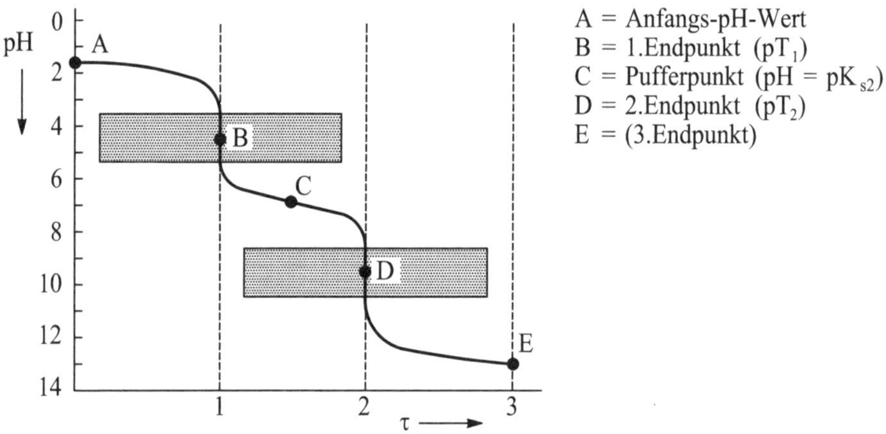

○ **Abb. 6.7 Titrationskurve einer Phosphorsäure-Lösung ($c_0 = 0{,}1\ mol \cdot l^{-1}$**

In der 1. Stufe ($pK_{s1} = 1{,}96$) ist Phosphorsäure eine starke, in der 2. Stufe ($pK_{s2} = 7{,}21$) nur eine schwache Säure, während das dritte Proton ($pK_{s3} = 12{,}32$) unter den üblichen Titrationsbedingungen in wässrigem Milieu *nicht* erfasst wird.

Da H_3PO_4 eine recht starke Säure und das PO_4^{3-}-Ion eine recht starke Base darstellt, ist die Titrationskurve im Anfangs- und Endbereich mit der eines starken Protolyten vergleichbar und besitzt dort keine Wendepunkte. Nur für $pH = pK_{s2}$ tritt ein echter *Pufferpunkt* auf [siehe Punkt C in ○Abb. 6.7].

Ganz allgemein berechnet sich der pH-Wert am **1. Äquivalenzpunkt** der Titration einer mehrwertigen Säure nach [vgl. **MC-Fragen Nr. 276, 277, 279**]:

$$\mathbf{pH_{ÄP}(1) = pT_1 = 1/2\ (pK_{s1} + pK_{s2})}$$

D.h., der pH-Wert am 1.Endpunkt der Titration eines mehrwertigen Protolyten ergibt sich näherungsweise aus dem arithmetischen Mittel von pK_{s1} und pK_{s2}.

Für H_3PO_4 gilt [$pT_1 = 1/2\ (1{,}96+7{,}21) =$ **4,54**], sodass die Titration der 1.Protolysestufe gegen Methylrot oder Methylorange als Indikator durchführbar ist.

Der pH-Wert am **2. Äquivalenzpunkt** der Titration einer n-wertigen Säure berechnet sich zu [vgl. **MC-Fragen Nr. 280, 282**]:

$$\mathbf{pH_{ÄP}(2) = pT_2 = 1/2\ (pK_{s2} + pK_{s3})}$$

D.h., der pH-Wert am 2.Endpunkt der Titration einer mehrwertigen Säure ergibt sich annähernd aus dem arithmetischen Mittel von pK_{s2} und pK_{s3}.

Daraus resultiert für H_3PO_4 [pT_2 = 1/2 (7,21+12,32) = **9,76**] und die Titration kann mit Thymolphthalein indiziert werden. Darüber hinaus ist unter gewissen Bedingungen auch Phenolphthalein als Indikator geeignet.

Die Gleichung für den pT_2-Wert dient auch zur näherungsweisen Berechnung des pH-Wertes am Endpunkt der Titration des **Dihydrogensalzes** (H_2A^-) einer dreibasigen Säure als Anionsäure, wie z. B. NaH_2PO_4 oder KH_2PO_4.

Darüber hinaus lässt sich *theoretisch* der pH-Wert am **Äquivalenzpunkt** der 3. Protolysestufe von Phosphorsäure (Punkt E in ○Abb. 6.7) näherungsweise berechnen nach (C_s stellt die Ausgangskonzentration der Säure dar) [vgl. **MC-Frage Nr. 281**]:

$$\mathbf{pH_{\ddot{A}P}(3) = 1/2\,(pK_w + pK_{s3} + \log C_s)}$$

Zur Berechnung der pH-Werte am Äquivalenzpunkt zweisäuriger Basen wie **Piperazin** oder **Chinin** siehe Kommentierung der **MC-Fragen Nr. 283, 284** im Fragenband.

Zusammenfassend ist auszuführen, dass sich *mehrwertige Säuren* [oder Basen] wie Gemische *einwertiger* Protolyte verhalten und (bei potentiometrischer Indizierung) zu getrennten Titrationsstufen führen, sofern ihre pK_s- bzw. pK_b-Werte weit genug auseinander liegen (*um etwa 4 pK-Einheiten*) und die mehrwertigen Protolyte im gewählten Titrationsmedium hinreichend sauer oder basisch sind, so dass man sie *direkt* volumetrisch erfassen kann. Dabei ist zu beachten, dass mehrwertige starke Protolyte wie *Schwefelsäure* in wässriger Lösung nivelliert werden [vgl. **MC-Frage Nr. 278**].

Eine Titrationskurve, wie in ○Abb. 6.7 gezeigt, wird deshalb erhalten bei der Titration einer zweibasigen Säure oder einer dreibasigen Säure wie *Phosphorsäure*, wenn deren dritte Protolysestufe in Wasser nicht erfasst werden kann. Eine analoge Titrationskurve resultiert aber auch aus der Titration eines Gemischs zweier unterschiedlich starker Säuren annähernd *gleicher* Konzentration. Ist die stärkere Säure höher konzentriert als die schwächere, so ist der Verbrauch an Maßlösung bis zum 1.Äquivalenzpunkt größer als zwischen erstem und zweitem Äquivalenzpunkt [vgl. **MC-Fragen Nr. 265–268**].

Verschiebung des Titrierexponenten bei hohen Ionenstärken: Bei der visuellen Indizierung der 2.Titrationsstufe der Phosphorsäure würde *Phenolphthalein* [Umschlagsbereich: pH ~ 8–10] zu früh umschlagen, sodass der 2. Äquivalenzpunkt [pT_2 = 9,76] nicht ganz erreicht wird.

Gibt man aber 10–15% **Kochsalz** (NaCl) oder jedes andere, *neutral* reagierende Salz zur Titrationslösung hinzu, so wird deren Ionenstärke (siehe Kap. 4.3.2) verändert, der pT_2-Wert sinkt um etwa eine pH-Einheit und ermöglicht durch den „**Salzeffekt**" eine deutlich höhere Titrationsgenauigkeit.

Dieser Effekt lässt sich allein aus dem Unterschied zwischen thermodynamischer und stöchiometrischer Säurekonstante begründen und hat *nichts* mit einer „Verschiebung des Dissoziationsgleichgewichts" zu tun.

6.1.4.7 Titration von Gemischen starker und schwacher Protolyte (Simultantitrationen)

Aufgrund des Nivellierungseffektes von Wasser (siehe Kap. 6.1.1.5) sind *Gemische sehr starker Protolyte* als einheitliche Probe anzusehen. Beispielsweise vermag Wasser nicht zwischen **Alkalihydroxiden** und **quartären Ammoniumbasen** ($R_4N^+HO^-$) zu differenzieren und auch **Gemische sehr starker Säuren** wie Mineralsäuren werden bei alkalimetrischen Titrationen als einheitlicher Analyt erfasst.

Für *Gemische starker und schwacher Protolyte* gilt die allgemeine Regel, dass Säuren [Basen] in der Reihenfolge abnehmender Säurestärke [Basenstärke] neutralisiert werden. Bei einem binären Säuregemisch entspricht der Verbrauch an Maßlösung bis zum 1. Wendepunkt der Menge an stärkerer Säure; die Menge an Maßlösung zwischen dem 1. und 2. Wendepunkt korreliert mit der Menge an schwächerer Säure. Eine *Simultantitration* gelingt aber nur, wenn sich die pK-Werte der einzelnen Säuren oder Basen genügend voneinander unterscheiden. Dabei sollte die Konzentration an schwächerem Protolyten möglichst gering sein.

Beispielsweise kann man HCl ($pK_s = -3$) unabhängig von NH_4^+ ($pK_s = 9{,}25$) titrieren. Essigsäure ($pK_s = 4{,}75$) ist bereits so stark dissoziiert, dass die alleinige Bestimmung von HCl nicht mehr möglich ist, wohl aber die Gesamttitration beider Säuren bis zum Endpunkt der Essigsäure-Bestimmung. Auch *Phosphorsäure* [H_3PO_4, $pK_{s1} = 1{,}96$] und *Dihydrogenphosphate* [MeH_2PO_4, $pK_s = 7{,}21$] lassen sich simultan bestimmen [vgl. **MC-Fragen Nr. 267, 268, 357**].

Als praktisch wichtige Beispiele sollen die Simultantitrationen von Carbonat neben Hydrogencarbonat und von Hydroxid-Ionen neben Carbonat-Ionen näher vorgestellt werden.

Carbonat neben Hydrogencarbonat: Titriert man ein CO_3^{2-}/HCO_3^--Gemisch mit starken Säuren gegen Phenolphthalein, so wird *nur* der Carbonat-Anteil erfasst; bei der acidimetrischen Titration gegen Methylorange erhält man die Summe aus Carbonat und Hydrogencarbonat [vgl. **MC-Fragen Nr. 268, 270, 273, 358, 359**].

Die den Carbonaten und Hydrogencarbonaten zugrunde liegende **Kohlensäure** (H_2CO_3) ist formal eine relativ starke Säure ($pK_{s1} = 3{,}3$). Da aber nur 0,1 % des gelösten Kohlendioxids (CO_2) in wässriger Lösung als „H_2CO_3"-Moleküle vorliegen, reagiert Kohlensäure gemäß Gleichung (2) in Wasser nur als schwache Säure ($pK_{eff} = 6{,}46$). Das Hydrogencarbonat-Ion ist in Wasser eine sehr schwache Säure ($pK_{s2} = 10{,}4$).

(1) $H_2CO_3 + H_2O \rightarrow H_3O^+ + HCO_3^-$ ($pK_{s1} = 3{,}3$)
(2) $(CO_2)_{aq} + 2\,H_2O \rightarrow H_3O^+ + HCO_3^-$ ($pK_{eff} = 6{,}46$)
(3) $HCO_3^- + H_2O \rightarrow H_3O^+ + CO_3^{2-}$ ($pK_{s2} = 10{,}4$)

Aufgrund der o.a. pK_s-Werte wird Kohlensäure mit NaOH-Lösung bei potentiometrischer Indizierung als einbasige Säure titriert. Mit Bariumhydroxid-Lösung gegen Phenolphthalein als Indikator werden hingegen zwei Äquivalente HO^--Ionen verbraucht [siehe auch nachfolgender Abschnitt und **MC-Frage Nr. 271**].

$$(CO_2)_{aq} + Ba(OH)_2 \rightarrow BaCO_3\downarrow + H_2O$$

Hydroxid neben Carbonat: Alkalihydroxide enthalten infolge ihrer Reaktion mit dem CO_2 der Luft häufig *Carbonat als Verunreinigung*.

$$2\,HO^- + CO_2 \rightarrow H_2O + CO_3^{2-}$$

Wie ○Abb. 6.8 graphisch veranschaulicht, lassen sich beide Basen durch ein zweistufiges Titrationsverfahren simultan bestimmen. Zunächst titriert man mit einer HCl-Maßlösung gegen *Phenolphthalein* [Verbrauch: „a"], wobei die HO^--Ionen neutralisiert und die Carbonat-Ionen in HCO_3^--Ionen übergeführt werden.

(1) $HO^- + H_3O^+ \rightarrow 2\,H_2O$
(2) $CO_3^{2-} + H_3O^+ \rightarrow H_2O + HCO_3^-$

Anschließend wird mit HCl gegen *Methylorange* titriert [Verbrauch: „b"].

(3) $HCO_3^- + H_3O^+ \rightarrow 2\,H_2O + CO_2\uparrow$

Die zweite Titration dient der Berechnung des Carbonat-Gehaltes, da 1 Mol des ursprünglichen Carbonats hier 1 Mol Protonen zur Neutralisation von Hydrogencarbonat verbraucht. Der Gehalt an HO^--Ionen ergibt sich aus der Differenz beider Titrationen als errechneter Verbrauch „c" (c = a-b) [vgl. **MC-Fragen Nr. 268–270, 272, 273**].

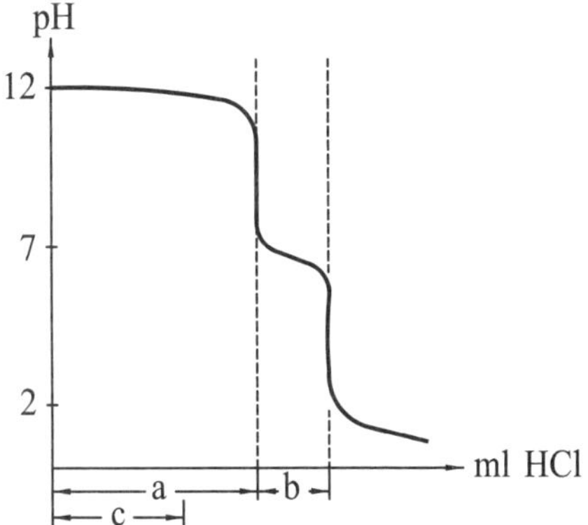

○ **Abb. 6.8 Titrationskurve der Bestimmung von Hydroxid-Ionen (C_0 = 0,1 mol · l^{-1}) neben Carbonat-Ionen**

In der beschriebenen Weise lässt *Ph. Eur.* die Gehaltsbestimmung durchführen in der Monographie:

- **Natriumhydroxid** (NaOH) [M_r = 40,00]

1 ml Salzsäure [c = 1 mol · l^{-1}) der 2. Titration gegen Methylorange entspricht 106,00 mg Na_2CO_3 und 1 ml Maßlösung beider Titrationen entspricht 40,00 mg Gesamtalkali, berechnet als NaOH.

Demgegenüber wird die Gehaltsbestimmung in der Monographie:

- **Kaliumhydroxid** (KOH) [M_r = 56,11]

abweichend von oben beschriebener Methode mit folgendem Verfahren durchgeführt:

- *2 g des Hydroxids werden in 25 ml kohlendioxidfreiem Wasser gelöst, mit Bariumchlorid-Lösung versetzt und mit Salzsäure (c = 1 mol · l^{-1}) gegen Phenolphthalein von Rosa nach Farblos titriert. Nach Zusatz von Bromphenolblau-Lösung titriert man weiter bis zum Farbumschlag von Violettblau nach Gelb.*

1 ml der Maßlösung der 2.Titration entspricht 69,11 mg K_2CO_3. 1 ml beider Titrationen entspricht 56,11 mg Gesamtalkali, berechnet als KOH.

Die Lösungen der Substanzen in CO_2-freiem Wasser enthalten die entsprechenden Kationen sowie HO^-- und CO_3^{2-}-Ionen. Versetzt man mit einer $BaCl_2$-Lösung, so bildet sich ein schwer löslicher Niederschlag von $BaCO_3$. Bei der 1.Titration (gegen Phenolphthalein) werden nur die HO^--Ionen erfasst, die 2.Titration (gegen Bromphenolblau) dient der Bestimmung des Carbonat-Gehaltes; aus gefälltem $BaCO_3$ entsteht hierbei CO_2 [vgl. **MC-Fragen Nr. 271, 272**].

(1) $$HO^- + H_3O^+ \longrightarrow 2\ H_2O$$
(2) $$BaCO_3\downarrow + 2\ H_3O^+ \longrightarrow Ba^{2+} + 3\ H_2O + CO_2\uparrow$$

Auch bei der Einstellung der entsprechenden *Kaliumhydroxid-* und *Natriumhydroxid-Maßlösungen* nach Arzneibuch (siehe auch Kap. 6.1.6) verzichtet man auf den Zusatz von Bariumchlorid und titriert direkt mit einer Salzsäure-Maßlösung gegen Phenolphthalein. Dabei wird der Carbonat-Anteil miterfasst. Deshalb muss bei Verwendung eines anderen Indikators als Phenolphthalein die KOH- bzw. NaOH-Maßlösung stets neu eingestellt werden.

6.1.5 Indizierungsmöglichkeiten

6.1.5.1 Säure-Base-Indikatoren

Säure-Base-Indikatoren sind organische Farbstoffe, die einen schwach sauren oder basischen Charakter besitzen und deren korrespondierende Säure-Base-Paare unterschiedlich gefärbt sind. Das heißt, Struktur und Farbe des korrespondierenden, gelösten Säure-Base-Paares hängen vom pH-Wert der Lösung ab [vgl. **MC-Fragen Nr. 285, 1773**].

$$\textbf{(Farbe 1)}\ \underset{\textbf{Indikatorsäure}}{\textbf{HIn}} \rightleftharpoons \underset{\textbf{Indikatorbase}}{\textbf{In}^- + (\textbf{H}^+)}\ \textbf{(Farbe 2)}$$

Im Verlaufe einer Neutralisationsreaktion erfahren sie durch Protonierung oder Deprotonierung eine Konstitutionsänderung, die mit einer Farbänderung einhergeht. Für den *Farbwechsel* selbst sind Veränderungen im π-Elektronensystem der Indikatormoleküle ausschlaggebend, wobei diese Veränderungen durch die Protonenaktivität reguliert werden.

Da Neutralisationsindikatoren korr. Säure-Base-Paare darstellen, dürfen sie, um das zu titrierende System nicht zu beeinträchtigen, der Titrationslösung nur in *geringen Mengen* zugesetzt werden.

Unabhängig von ihrem Einsatzgebiet kann man Indikatoren einteilen in [vgl. **MC-Fragen Nr. 294–299, 1773, 1860, 1861**]:

- **Einfarbige Indikatoren**, die nur in einer der beiden möglichen Formen gefärbt und in der anderen farblos sind. Einfarbige acidobasische Indikatoren, wie z. B. Thymolphthalein, sind meistens im sauren pH-Bereich farblos und im alkalischen Milieu gefärbt. Ihr Umschlagspunkt wird durch die erste wahrnehmbare Farbtönung angezeigt.
- **Zweifarbige Indikatoren** liegen in beiden Formen in unterschiedlichen Farben vor und zeigen am Umschlagspunkt eine *Mischfarbe*.

Aufgrund ihrer Struktur kann man Säure-Base-Indikatoren grob unterteilen in [vgl. **MC-Fragen Nr. 289–293, 1817**]:

- **Phthaleine**,
- **Sulfophthaleine**,
- **Triphenylmethanfarbstoffe**,
- **Azofarbstoffe**,
- **einfache Phenole**.

6.1.5.2 Phthaleine

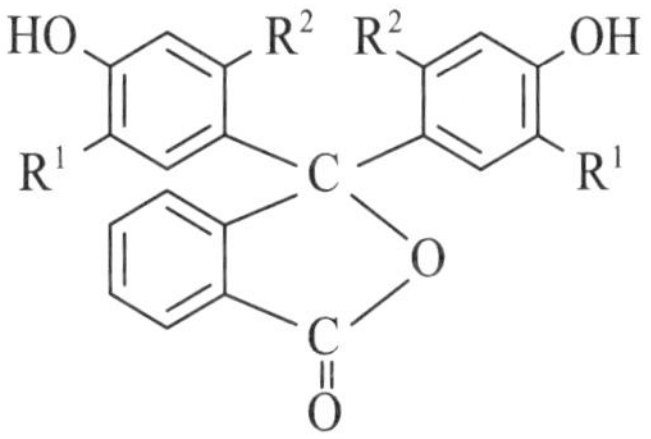

Indikator	R^1	R^2
Phenolphthalein	H	H
Thymolphthalein	$CH(CH_3)_2$	CH_3

Phenolphthalein, der einfachste Vertreter der *einfarbigen* Phthaleine, ist aufgrund seines Umschlagsbereiches (pH=8,2–10,0) als Indikator zur maßanalytischen Bestimmung schwacher Säuren wie Essigsäure oder anderen Carbonsäuren geeignet [vgl. **MC-Fragen Nr. 321, 330**].

Bei **Thymolphthalein** verschiebt sich durch die Alkylsubstitution das Umschlagsintervall weiter zum Alkalischen (pH = 9,3–10,5) hin [vgl. **MC-Fragen Nr. 287, 294, 296, 300, 310, 316, 317, 320, 326, 328, 334**].

Phenolphthalein besitzt in fester Form bzw. in saurer Lösung eine *farblose Lactonstruktur* und geht im alkalischen Milieu unter Öffnung des Lactonringes in das *parachinoide, rote Dianion* über. In sehr stark alkalischer Lösung wird durch Anlagerung von HO^--Ionen das *farblose, benzoide Trianion* gebildet [vgl. **MC-Fragen Nr. 288, 291, 294, 298, 310, 311, 321–323, 330, 1734, 1860**].

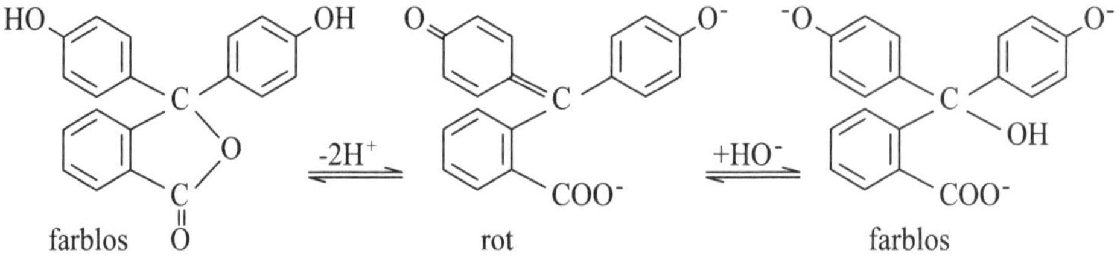

farblos $\xrightleftharpoons{-2H^+}$ rot $\xrightleftharpoons{+HO^-}$ farblos

6.1.5.3 Sulfophthaleine

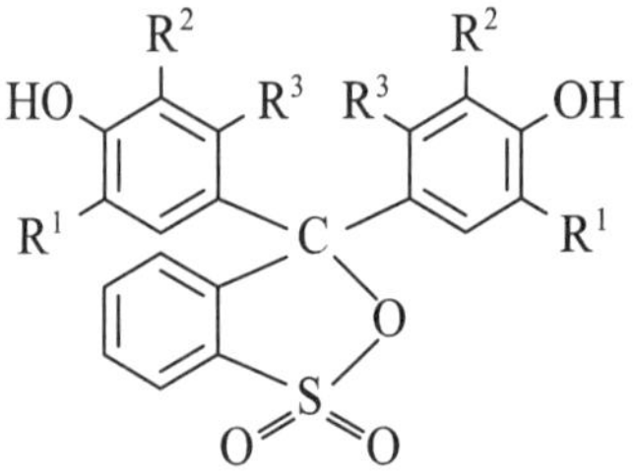

Indikator	R^1	R^2	R^3
Bromcresolgrün	Br	Br	CH_3
Bromcresolpurpur	CH_3	Br	H
Bromphenolblau	Br	Br	H
Bromthymolblau	$CH(CH_3)_2$	Br	CH_3
Cresolrot	CH_3	H	H
Phenolrot	H	H	H
Thymolblau	$CH(CH_3)_2$	H	CH_3

Die mit den Phthaleinen eng verwandten *Sulfophthaleine* sind *zweifarbige Indikatoren*. Sie enthalten anstelle des Lactonringes den weniger stabilen *Sultonring*, der bereits im sauren Medium (Neutralform des Indikators) gespalten wird und zur Bildung einer farbigen, *chinoiden* Molekülstruktur führt [vgl. **MC-Fragen Nr. 287, 288, 290–292, 294, 295, 305, 313, 317–319, 1861**].

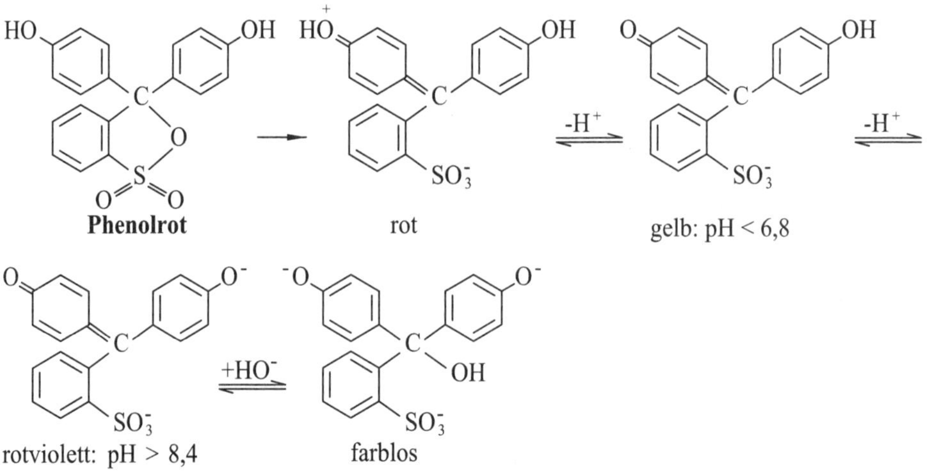

Phenolrot → rot $\xrightleftharpoons{-H^+}$ gelb: pH < 6,8 $\xrightleftharpoons{-H^+}$

rotviolett: pH > 8,4 $\xrightleftharpoons{+HO^-}$ farblos

Phenolrot (Phenolsulfonphthalein) besitzt ein Umschlagsintervall von pH=6,8 (gelb) bis pH=8,4 (rotviolett). Die *rote* Farbe der Kristalle (aus HOAc) dürfte auf eine zwitterionische, Polymethin-ähnliche Struktur mit geöffnetem Sultonring zurückzuführen sein, die auch in stark sauren Lösungen vorherrscht. In verdünnten Säuren tritt das gelb gefärbte Monoanion auf, das in alkalischer Lösung in das rotviolette Dianion übergeht. In stark alkalischer Lösung bildet sich schließlich durch Anlagerung von Hydroxid-Ionen das farblose Trianion [vgl. **MC-Fragen Nr. 290, 295, 303, 319, 325**].

Durch weitere Substitution an den aromatischen Strukturelementen kann die Acidität des phenolischen Hydroxyls und damit der Umschlagsbereich verändert werden. Beispielsweise erhöht der induktive Effekt *ortho*-ständiger Bromatome die Acidität der HO-Gruppen, sodass **Bromphenolblau** bereits im sauren pH-Bereich von 2,8 – 4,4 von gelb nach blauviolett umschlägt [vgl. **MC-Fragen Nr. 290, 291, 317**].

6.1.5.4 Azofarbstoffe

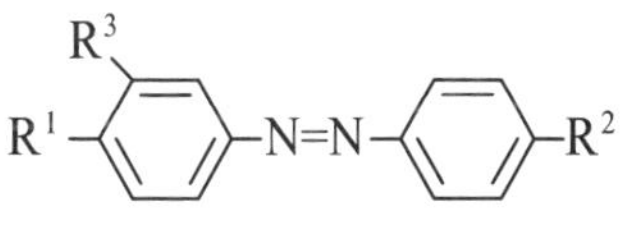

$R^1-C_6H_3(R^3)-N{=}N-C_6H_4-R^2$

Indikator	R^1	R^2	R^3
Dimethylgelb	H	$N(CH_3)_2$	H
Metanilgelb	H	$NH(C_6H_5)$	SO_3Na
Methylorange	SO_3Na	$N(CH_3)_2$	H
Methylrot	H	$N(CH_3)_2$	COOH
Tropäolin 00	SO_3Na	$NH(C_6H_5)$	H
Alizaringelb	HO	NO_2	COOH

Die meisten *zweifarbigen* Neutralisationsindikatoren, die eine Azogruppe (-N=N-) enthalten, sind aminosubstituierte Derivate des *Azobenzens* (Azobenzol, C_6H_5-N=N-C_6H_5). Als lösungsvermittelnde Substituenten tragen sie zusätzlich noch Carbonsäure- oder Sulfonsäure-Gruppierungen [vgl. **MC-Fragen Nr. 288, 289, 297, 301, 305, 312, 315, 325, 327**].

Bei diesen Indikatoren ist nur in der protonierten Form unter Ausbildung einer chinoiden Struktur eine Ladungsdelokalisierung möglich, wie dies das Beispiel **Methylorange** zeigt [vgl. **MC-Fragen Nr. 288, 289, 299, 306, 314, 332**].

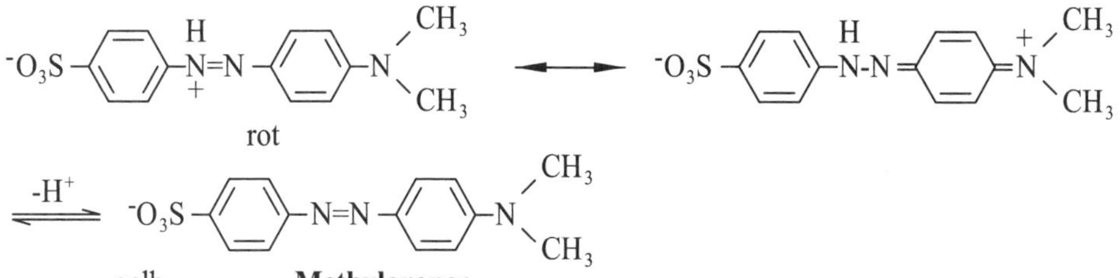

$^-O_3S-C_6H_4-NH^+{=}N-C_6H_4-N(CH_3)_2 \longleftrightarrow {}^-O_3S-C_6H_4-NH-N{=}C_6H_4{=}N^+(CH_3)_2$

rot

$\xrightleftharpoons{-H^+}$ $^-O_3S-C_6H_4-N{=}N-C_6H_4-N(CH_3)_2$

gelb **Methylorange**

6.1.5.5 Triphenylmethanfarbstoffe

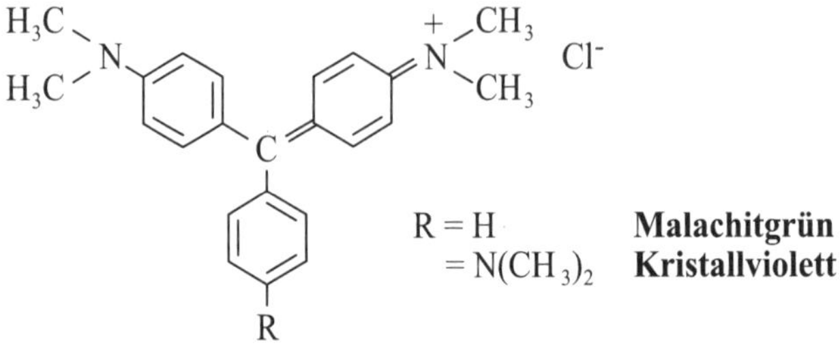

R = H **Malachitgrün**
= $N(CH_3)_2$ **Kristallviolett**

Malachitgrün, Kristallviolett und **Naphtholbenzein** sind häufig genutzte acidobasische Indikatoren für Titrationen in wasserfreiem Milieu, wie z. B. bei Bestimmungen mit Perchlorsäure in Eisessig [siehe Kap. 6.3.4 und **MC-Fragen Nr. 287, 291, 293, 328**].

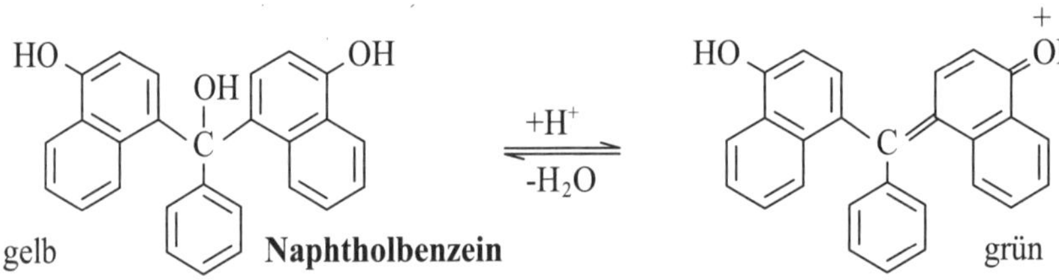

gelb **Naphtholbenzein** $+H^+$ / $-H_2O$ grün

Der Farbumschlag des Naphtholbenzeins erfolgt von Gelb im alkalischen nach Grün im sauren Medium und ist besser zu erkennen als der des häufiger verwendeten Kristallvioletts.

6.1.5.6 Aromaten

Auch einfache Phenole, Naphthole und hydroxylierte Anthrachinon-Derivate sind als Neutralisationsindikatoren geeignet. Stellvertretend für diese Gruppe von Indikatoren sei **Alizarin S** genannt [vgl. **MC-Frage Nr. 302**].

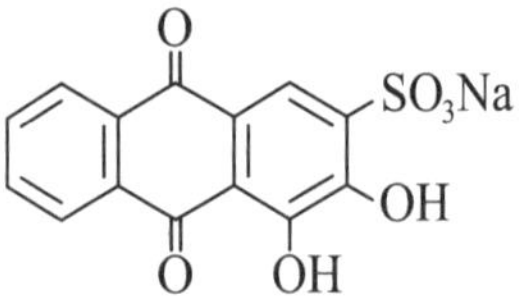

Alizarin S

6.1.5.7 Umschlagsintervall von Säure-Base-Indikatoren

Aus dem Massenwirkungsgesetz für die Dissoziation der schwachen Indikatorsäure (HIn) in Wasser unter Bildung ihrer konjugierten Indikatorbase (In^-) kann man eine der Henderson-Hasselbalch-Gleichung analoge Beziehung ableiten. Es gilt:

$$HIn + H_2O \rightleftharpoons In^- + H_3O^+$$

$$K_I = \frac{[H_3O^+] \cdot [In^-]}{[HIn]} \longrightarrow \mathbf{pH = pK_I - \log \frac{[HIn]}{[In^-]}}$$

Der pK_I (pK_a)-Wert des Indikators wird auch als **Indikatorexponent** bezeichnet.

Liegt ein **zweifarbiger Indikator** vor und besitzen beide Formen des korr. Säure-Base-Paares bei gleicher Konzentration die gleiche Farbintensität, so folgt:

$$\frac{[HIn]}{[In^-]} = \frac{\text{Intensität der Farbe von HIn}}{\text{Intensität der Farbe von In}^-}$$

Daraus ergibt sich, dass der Farbwechsel (**Indikatorumschlag**) vom pK_I-Wert des Indikators abhängt, bei

$$\mathbf{pH = pK_I}$$

erfolgen muss und dort die Mischfarbe vorherrscht. In der Praxis beobachtet man aber stets einen Farbumschlag innerhalb eines bestimmten pH-Intervalls. Ursache hierfür ist, dass ein Farbton eines binären Farbstoffgemischs vom menschlichen Auge nur dann als *„rein“* erkannt wird, wenn der zweite Farbton weitgehend verschwunden ist. Erfahrungsgemäß ist dies der Fall bei einem Verhältnis der Farbintensitäten $[HIn]:[In^-]=10:1$ bzw. 1:10, sodass aus der o.a. Indikatorgleichung für das *Umschlagsintervall eine Breite von 2 pH-Einheiten* resultiert [vgl. **MC-Fragen Nr. 307, 309, 1862**].

$$\mathbf{pH = pK_I \pm 1}$$

Darüber hinaus ist der Umschlagsbereich eines zweifarbigen Indikators unabhängig von seiner Totalkonzentration (C_I). Sind die Farbintensitäten der beiden Indikatorformen (bei gleicher Konzentration) sehr verschieden und deshalb ihre Farbtöne für das Auge unterschiedlich wahrnehmbar, so ist der Indikatorumschlag unsymmetrisch bezüglich $pH = pK_I$; er erstreckt sich aber immer noch über einen Bereich von etwa 2 pH-Einheiten.

Während sich bei einem zweifarbigen Indikator innerhalb des Umschlagsbereiches im Wesentlichen nur der Farbton ändert, verändert sich bei einem **einfarbigen Indikator** innerhalb dieser pH-Spanne vor allem die *Farbintensität*. Für einen einfarbigen Indikator gilt [vgl. **MC-Fragen Nr. 308, 1862**]:

$$\mathbf{pH = pK_I - \log C_I + \log C_{HIn}}$$

Der Beginn des Umschlagsbereiches eines einfarbigen Indikators hängt von seiner Totalkonzentration (C_I) ab, wobei C_{HIn} die für das Auge wahrnehmbare Konzentration bedeutet.

Nimmt man an, dass bei einer bestimmten Konzentration des einfarbigen *Phenolphthaleins* die rote Farbe bei pH=8,6 gerade sichtbar zu werden beginnt, so erhält man bei einer zehnmal höheren Indikatorkonzentration die gleiche Farbintensität schon bei einem um *eine* Einheit niedrigeren pH-Wert, also bei pH=7,6.

Der Umschlagsbereich eines zweifarbigen Indikators ist abhängig vom pK_I-Wert der Indikatorsäure und erstreckt sich über zwei pH-Einheiten. Die Grenzen des Umschlagsbereiches können beschrieben werden mit $pH = pK_I \pm 1$.
Das Umschlagsintervall eines zweifarbigen Indikators ist unabhängig von seiner Totalkonzentration, dagegen hängt der Umschlagsbereich einfarbiger Indikatoren von deren Totalkonzentrationen und deren subjektiv erkennbaren Grenzkonzentrationen ab.

Die Umschlagsbereiche einiger in Arzneibüchern für Gehaltsbestimmungen und zur Einstellung von Maßlösungen häufig genutzter Indikatoren sind in ◘Tab. 6.8 aufgelistet.

6.1.5.8 Mischindikatoren

Solche Indikatorsysteme bestehen entweder aus einem Indikator und einem indifferenten Farbstoff (**Kontrastindikator**) oder aus zwei Indikatoren (**Mischindikator**), deren Umschlagsbereiche mehr oder weniger zusammenfallen.

Das Prinzip dieser Indikatoren beruht darauf, dass im Umschlagsintervall die Farben beider Komponenten zueinander *komplementär* sind. Infolgedessen nimmt die Mischung einen *grauen*, besser wahrnehmbaren Farbton an.

In analoger Weise können auch **[Bromthymolblau/Methylrot]** oder **[Methylorange/ Bromcresolgrün]** als Mischindikatoren eingesetzt werden.

◘ Tab. 6.8 Umschagsbereiche ausgewählter Säure-Base-Indikatoren

Indikator	Umschlagsintervall in pH-Einheiten	Farbwechsel $pH_1 < pH_2$
Thymolblau	1,2 - 2,8	rot - gelb
Metanilgelb	1,2 - 2,3	rot - gelborange
Tropäolin 00	1,3 - 3,2	rot - gelb
Bromphenolblau	2,8 - 4,4	gelb - blauviolett
Dimethylgelb	2,9 - 4,0	rot - gelb
Kongorot	3,0 - 5,0	blau - rosa
Methylorange	3,0 - 4,4	rot - gelb
Bromcresolgrün	3,6 - 5,2	gelb - blau
Alizarin S	3,7 - 5,2	gelb - violett
Methylrot	4,4 - 6,0	rot - gelb
Bromcresolpurpur	5,2 - 6,8	gelb - blauviolett
Bromthymolblau	5,8 - 7,4	gelb - blau
Phenolrot	6,8 - 8,4	gelb - rotviolett
Cresolrot	7,0 - 8,6	gelb - rot
Thymolblau	8,0 - 9,6	olivgrün - blau
Phenolphthalein	8,2 - 10,0	farblos - rot
Thymolphthalein	9,3 - 10,5	farblos - blau
Alizaringelb	10,0 - 12,0	gelb - rot
Tropäolin 00	11,0 - 13,0	gelb - gelbbraun

Kontrastindikator: Methylrot + Methylenblau

pH	4	4-6	6
Methylrot Methylenblau	rot blau	orange blau	gelb blau
Mischung	violett	grau	grün

Mischindikator: Bromphenolblau + Metanilgelb

pH	2	2-4	4
Bromphenolblau Metanilgelb	gelb rot	grün orange	blau gelb
Mischung	orange	grau	grün

6.1.5.9 Auswahl geeigneter Indikatoren

Wird das Umschlagsintervall eines Indikators im Äquivalenzpunkt einer volumetrischen Bestimmung *sprunghaft* durchlaufen, wie es die (halb)logarithmischen Titrationskurven in ○Abb. 6.9 veranschaulichen, so ist der betreffende Indikator zur Indizierung des Titrationsendpunktes geeignet [vgl. **MC-Fragen Nr. 308, 321, 324–327, 330, 1859**].
Das Umschlagsintervall acidobasischer Indikatoren wird den Titrierexponenten (pT-Wert) oft einschließen; dieser kann durchaus aber auch außerhalb des Umschlagsbereiches liegen, sofern der steile Abschnitt der Titrationskurve hinreichend hoch ist. Letzteres gilt nur für starke Protolyte.

Beispielsweise können für die acidimetrische Bestimmung von **Salzsäure** [HCl] (pK_s = -3) oder **Trichloressigsäure** [Cl_3C-COOH] (pK_s = 0,7) sowohl Methylrot als auch Phenolphthalein als Indikatoren verwendet werden, weil die Umschlagsbereiche beider Indikatoren im Bereich des steilen Anstiegs der Titrationskurven (○Abb. 6.9, Kurve a) liegen. **Essigsäure** [CH_3-COOH] (pK_s = 4,7) dagegen wird mit NaOH-Lösung gegen Phenolphthalein (○Abb. 6.9, Kurve b) titriert.

Allgemein gilt die Regel, dass für die Titration einer schwachen Säure [Base] nur Indikatoren mit einem Umschlagsbereich pH > 7 [pH < 7] geeignet sind, während für die Titration starker Protolyte Indikatoren verwendet werden können, die im schwach sauren, neutralen oder schwach alkalischen pH-Bereich umschlagen.

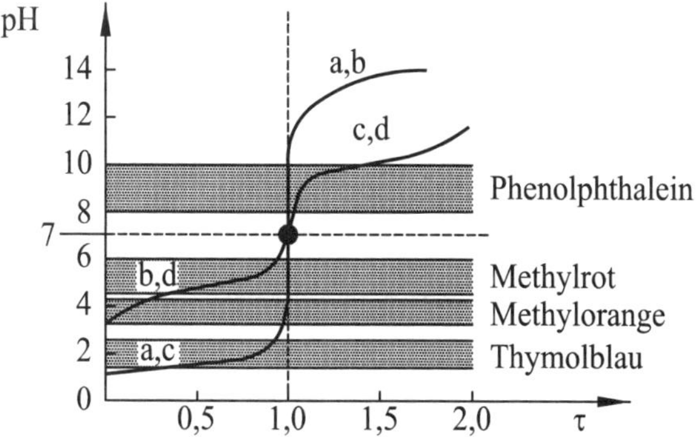

○ **Abb. 6.9 Indikatorauswahl am Beispiel der Titration von 0,1 M-Protolyten**
a) starke Säure + starke Base
b) schwache Säure (pK_s=5) + starke Base
c) starke Säure + schwache Base (pK_b=5)
d) schwache Säure + schwache Base (pK_s=pK_b=5)

Klassische quantitative Analytik

6.1.6 Maßlösungen, insbesondere nach Arzneibuch

Die prinzipiellen Anforderungen des *Arzneibuches* an Maßlösungen wurden bereits im Kapitel 4.1.4 vorgestellt. Ihre Herstellung erfolgt nach den üblichen chemischen Analysenmethoden. Die Einstellung und die Berechnung der Korrekturfaktoren von Maßlösungen waren ebenfalls Gegenstand des Kapitels 4.1.4. Zur Problematik der Einstellung carbonathaltiger Alkalihydroxid-Lösungen wird auf Kap. 6.1.4.7 verwiesen.

Ph.Eur. sieht für Säure-Base-Titrationen die nachfolgend genannten Maßlösungen vor. Die Konzentrationsangaben erfolgen in der von der IUPAC noch erlaubten Weise. In Klammern angegeben sind die zur Einstellung der betreffenden Maßlösung verwendeten Urtitersubstanzen und Indikatoren [vgl. **MC-Frage Nr. 286**].

Acidimetrie:

- **Essigsäure** [0,1 M] (mit eingestellter NaOH-Lösung/Phenolphthalein)
- **Salpetersäure** [1 M] (Natriumcarbonat/Methylorange)
- **Salzsäure** [1 M; 0,1 M] (Natriumcarbonat/Methylorange)
- **Salzsäure, ethanolische** [0,1 M]
- **Schwefelsäure** [0,5 M; 0,05 M] (Natriumcarbonat/Methylorange)

Alkalimetrie:

- **Kaliumhydroxid-Lösung** [1 M; 0,1 M]
  (mit eingestellter HCl-Lösung/Phenolphthalein)
- **Kaliumhydroxid-Lösung, ethanolische** [0,5 M; 0,1 M; 0,01 M]
  (mit eingestellter HCl-Lösung/Phenolphthalein)
- **Kaliumhydroxid-Lösung** [0,5 M] **in Ethanol 60%** (V/V) [0,5 M]
  (mit eingestellter HCl-Lösung/Phenolphthalein)
- **Natriumhydroxid-Lösung** [1 M; 0,1 M]
  (mit eingestellter HCl-Lösung gegen den bei der entsprechenden Titration genannten Indikator wie z.B. *Phenolphthalein* oder *Methylorange* bzw. mit einer HCl-Maßlösung gegen Benzoesäure in Ethanol und potentiometrischer Endpunktanzeige)
- **Natriumhydroxid-Lösung, ethanolische** [0,1 M]
  (Benzoesäure/Thymolphthalein)

Die **Alkalihydroxid-Maßlösungen** (KOH, NaOH) sind in alkaliresistenten Glas- oder Polyethylengefäßen aufzubewahren. Darüber hinaus ist anzumerken, dass man bei Verunreinigungen der Maßlösungen mit *Carbonat* bei der Einstellung mit einer Salzsäure-Maßlösung gegen *Phenolphthalein* einen kleineren Faktor erhält als bei Verwendung von *Methylorange* als Indikator. Durch Aufnahme von Kohlendioxid aus der Luft bei der Lagerung der Maßlösungen sinkt deshalb – durch Bildung von Carbonat – deren Faktor bei Einstellung der Maßlösungen gegen Phenolphthalein als Indikator. Die Einstellung beider Alkalihydroxid-Maßlösungen kann auch gegen *Kaliumhydrogenphthalat* als Urtiter erfolgen.

Wasserfreie Titration:

- **Lithiummethanolat-Lösung** [0,1 M] (in DMF gegen Benzoesäure/Thymolblau)
- **Natriummethanolat-Lösung** [0,1 M] (in DMF gegen Benzoesäure/Thymolblau)

- **Perchlorsäure** [0,1 M; 0,05 M] (in Eisessig gegen Kaliumhydrogenphthalat/Kristallviolett)
- **Tetrabutylammoniumhydroxid-Lösung** [0,1 M] (in DMF gegen Benzoesäure/Thymolblau)
- **Tetrabutylammoniumhydroxid-Lösung** [0,1 M], **2-propanolische**

Die Maßlösungen für volumetrische Bestimmungen in nichtwässrigem Medium werden noch ausführlich in den Kapiteln 6.3.3.1 und 6.3.4.2 vorgestellt.

6.1.7 Urtitersubstanzen, insbesondere nach Arzneibuch

In ▫Tab. 6.9 sind die wichtigsten Urtiter der Alkalimetrie und Acidimetrie aufgelistet [vgl. **MC-Fragen Nr. 273, 339-342, 345-347, 350, 351, 353, 1816**].

Zur Normierung von Maßlösungen und zur Faktorberechnung mithilfe von Urtitersubstanzen siehe Kapitel 4.1.4.

▫ **Tab. 6.9 Urtitersubstanzen (z = Äquivalentzahl)**

Urtiter	z	zur Einstellung von
Natriumcarbonat	2	HCl, HNO_3, H_2SO_4
Kaliumhydrogencarbonat	1	HCl, H_2SO_4
Kaliumhydrogenphthalat	1	$HClO_4$, NaOH, KOH
Benzoesäure	1	$LiOCH_3$, $NaOCH_3$, NaOH/EtOH, TBAH
Oxalsäure	2	Basen (selten genutzt)

Hiervon werden im Arzneibuch eingesetzt:

- **Benzoesäure** *RV* (C_6H_5-COOH) [M_r = 122,1]: Zur Reinigung wird die Substanz in einer geeigneten Apparatur sublimiert [vgl. **MC-Frage Nr. 355**].
- **Kaliumhydrogenphthalat** *RV* (*o*-KOOC-C_6H_4-COOH) [M_r = 204,2]: Zur Reindarstellung wird die Substanz aus siedendem Wasser umkristallisiert und bei 110 °C bis zur Massekonstanz getrocknet [vgl. **MC-Frage Nr. 356**].
- **Natriumcarbonat** *RV* (Na_2CO_3) [M_r = 106,0]: Zur Herstellung der Urtitersubstanz leitet man bei Raumtemperatur in eine filtrierte, gesättigte Na_2CO_3-Lösung Kohlendioxid ein. Nach 2 h wird der Niederschlag abfiltriert, zunächst bei 100–105 °C getrocknet und anschließend bei 270–300 °C bis zur Massekonstanz erhitzt [vgl. **MC-Fragen Nr. 273, 334**].

6.2 Titrationen von Säuren und Basen in wässrigen Lösungen, insbesondere nach Arzneibuch

6.2.1 Titration von Säuren

6.2.1.1 Titration starker Säuren

Säuren wie **Salzsäure** (36%, 10%) [M_r = 36,36] lässt das *Arzneibuch* mit NaOH-Maßlösung gegen Methylrot als Indikator titrieren. In analoger Weise erfolgt auch die Gehaltsbestimmung von **Perchlorsäure *R*** [M_r = 100,5], **Salpetersäure *R*** [M_r = 63,0] und **Schwefelsäure *R*** [M_r = 98,1], während *Ph.Eur.* zur Bestimmung der schwächeren **Flusssäure *R*** [M_r = 20,01; pK_s = 3,14] Phenolphthalein als Indikator verwendet. In den Monographien „*Salpetersäure*" und „*Schwefelsäure*" des *Arzneibuches* wird hingegen der Titrationsendpunkt potentiometrisch indiziert.

DAB 10 lässt die sehr starke **Methansulfonsäure** (CH_3-SO_3H) [M_r = 96,1; pK_s = -4,2] alkalimetrisch gegen Methylrot als Indikator titrieren.

Die dreiwertige **Phosphorsäure** [M_r=98,0] lässt sich stufenweise titrieren (siehe Kap. 6.1.4.6). Der 1. Äquivalenzpunkt ($H_2PO_4^-$) liegt bei pT_1=4,6 und kann mit *Methylorange* indiziert werden.

Der 2. Endpunkt (HPO_4^{2-}) liegt bei pT_2=9,7. Verwendet man gemäß *Arzneibuch Phenolphthalein* als Indikator [Umschlagsbereich: 8,2–9,8], so erfolgt ein Farbwechsel bereits vor Erreichen des Äquivalenzpunktes.

Daher schreibt das *Arzneibuch* in den Monographien „*Phosphorsäure 10%*" und „*Phosphorsäure 85%*" den Zusatz von *Natriumchlorid* (NaCl) als Neutralsalz vor. Dadurch erhöht sich die Ionenstärke der Lösung und der pT_2-Wert wird in den Umschlagsbereich des Phenolphthaleins verschoben [siehe auch Kap. 6.1.4.6 und **MC-Fragen Nr. 181, 268, 279–282, 1661**].

Die Verwendung von *Thymolphthalein* als Indikator, dessen Umschlagsbereich (pH = 9,3–10,5) den 2. Äquivalenzpunkt umfasst, macht die Zugabe eines Neutralsalzes überflüssig. Auch bei der potentiometrischen Indizierung des Endpunktes kann auf den NaCl-Zusatz verzichtet werden.

An **Dihydrogenphosphaten** ($H_2PO_4^-$) wurden in das *Arzneibuch* aufgenommen:

- **Kaliumdihydrogenphosphat** [M_r=136,1]
- **Natriumdihydrogenphosphat-Dihydrat** [M_r=156,0]

Das Arzneibuch bestimmt den Gehalt beider Salze alkalimetrisch als *Anionsäure* bei potentiometrischer Endpunktanzeige. Andere Pharmakopöen titrieren nach Zusatz von NaCl gegen Phenolphthalein oder Thymolphthalein. Darüber hinaus sind Dihydrogenphosphate auch als Anionbasen mit Perchlorsäure in wasserfreiem Milieu bestimmbar [siehe Kap. 6.3.4.8 und **MC-Fragen Nr. 268, 354, 357**].

An **Monohydrogenphosphaten** (HPO_4^{2-}) sind u. a. als Monographien im Arzneibuch enthalten:

- **Kaliummonohydrogenphosphat** [M_r=174,2]
- **Natriummonohydrogenphosphat, wasserfrei** [M_r=142,0]
- **Natriummonohydrogenphosphat-Dihydrat** [M_r=178,0]
- **Natriummonohydrogenphosphat-Dodecahydrat** [M_r=358,1]

Der pK_s-Wert sekundärer Phosphate beträgt etwa 12,3, sodass sie in wässriger Lösung *nicht* direkt als Säuren bestimmbar sind. Das Arzneibuch titriert sie daher bei potentiometrischer Endpunktanzeige als *Anionbasen*.

Durch Lösen in 1 M-HCl (25 ml) wird zunächst alles Monohydrogenphosphat in Dihydrogenphosphat umgewandelt. Nach Verdünnen mit Wasser erfasst man bei der Rücktitration mit 1 M-NaOH bis zum 1. Endpunkt (pT_1 = 4,6; Verbrauch: n_1 ml) Phosphorsäure und überschüssige freie Salzsäure, sodass der HCl-Verbrauch (25-n_1) dem Gehalt an HPO_4^{2-}-Ionen entspricht. Bei der weiteren Titration bis zum 2. Äquivalenz-

punkt (pT_2 = 9,7; Verbrauch: n_2 ml) wird sämtliches Dihydrogenphosphat zu Monohydrogenphosphat deprotoniert.

Abweichend davon werden bei der Gehaltsbestimmung von **Kaliumdihydrogenphosphat** (KH_2PO_4) nur 10 ml an HCl-Maßlösung (c = 1 mol · l^{-1}) vor der alkalimetrischen Titration hinzugefügt.

Alternativ dazu können Monohydrogenphosphate nach Zugabe von $CaCl_2$-Lösung und Fällung von Calciumphosphat auch durch die nachfolgende Titration der dabei freigesetzten Säure erfasst werden.

$$3\ CaCl_2 + 2\ HPO_4^{2-} \longrightarrow Ca_3(PO_4)_2\downarrow + 2\ HCl + 4\ Cl^-$$

Bei anderen im *Arzneibuch* enthaltenen **Phosphaten** wie z.B. *Calciummonohydrogenphosphat* ($CaHPO_4$) wird eine Gehaltsbestimmung des jeweiligen Kations durchgeführt.

Auch **Hydrogensulfate** ($MeHSO_4$) lassen sich alkalimetrisch bestimmen. Ein Beispiel hierfür ist:

- **Clopidogrelhydrogensulfat** [M_r = 419,9],

ein substituierter Glycinester [$(R_3NH\text{-}CHR'\text{-}COOCH_3)^+HSO_4^-$]. Das Salz wird in Aceton/Methanol gelöst und mit NaOH-Maßlösung (c = 0,1 mol · l^{-1}) titriert. Bei potentiometrischer Indizierung des Endpunktes werden die protonierte Aminfunktion und das Hydrogensulfat-Ion erfasst, so dass 2 Äquivalente Lauge verbraucht werden.

Aus der Reihe der Carbonsäuren kann

- **Trichloressigsäure** ($Cl_3C\text{-}COOH$) [M_r=163,4, pK_s = 0,89]

als hinreichend starke Säure auch gegen einen Indikator titriert werden, der wie Methylrot bereits im sauren pH-Bereich umschlägt. Die Bestimmung nach *Ph.Eur.* erfolgt bei potentiometrischer Indizierung, während andere Pharmakopöen Phenolphthalein als Indikator vorschlagen [vgl. **MC-Fragen Nr. 217, 218**].

Erst beim *Erhitzen* wird Trichloressigsäure von Alkalihydroxid-Lösungen in Chloroform und Alkalicarbonat gespalten,

$$Cl_3C\text{-}COOH + 2\ HO^- \longrightarrow HCCl_3 + CO_3^{2-} + H_2O$$

sodass dieses Verhalten keinen Einfluss auf die alkalimetrische Bestimmung hat.

6.2.1.2 Titration schwacher Säuren

Die meisten **Carbonsäuren** (R-COOH) titriert man direkt gegen Farbindikatoren. Werden *organische Lösungsmittel* als Lösungsvermittler eingesetzt, so ist es ratsam, sie zuvor gegen den jeweils angegebenen Indikator zu neutralisieren. ○ Abb. 6.10 zeigt die Strukturformeln einiger Wirkstoffe, die das Arzneibuch alkalimetrisch bestimmen lässt.

In das *Arzneibuch* wurden die nachfolgend aufgelisteten Säuren auf S. 97 als Monographien aufgenommen, wobei in runden Klammern die jeweiligen Titrationsbedingungen genannt sind. Sofern nichts anderes angegeben ist, benötigt man zur Neutralisation der betreffenden Säure **1** *Äquivalent* NaOH-Maßlösung und Wasser dient als Lösungsmittel.

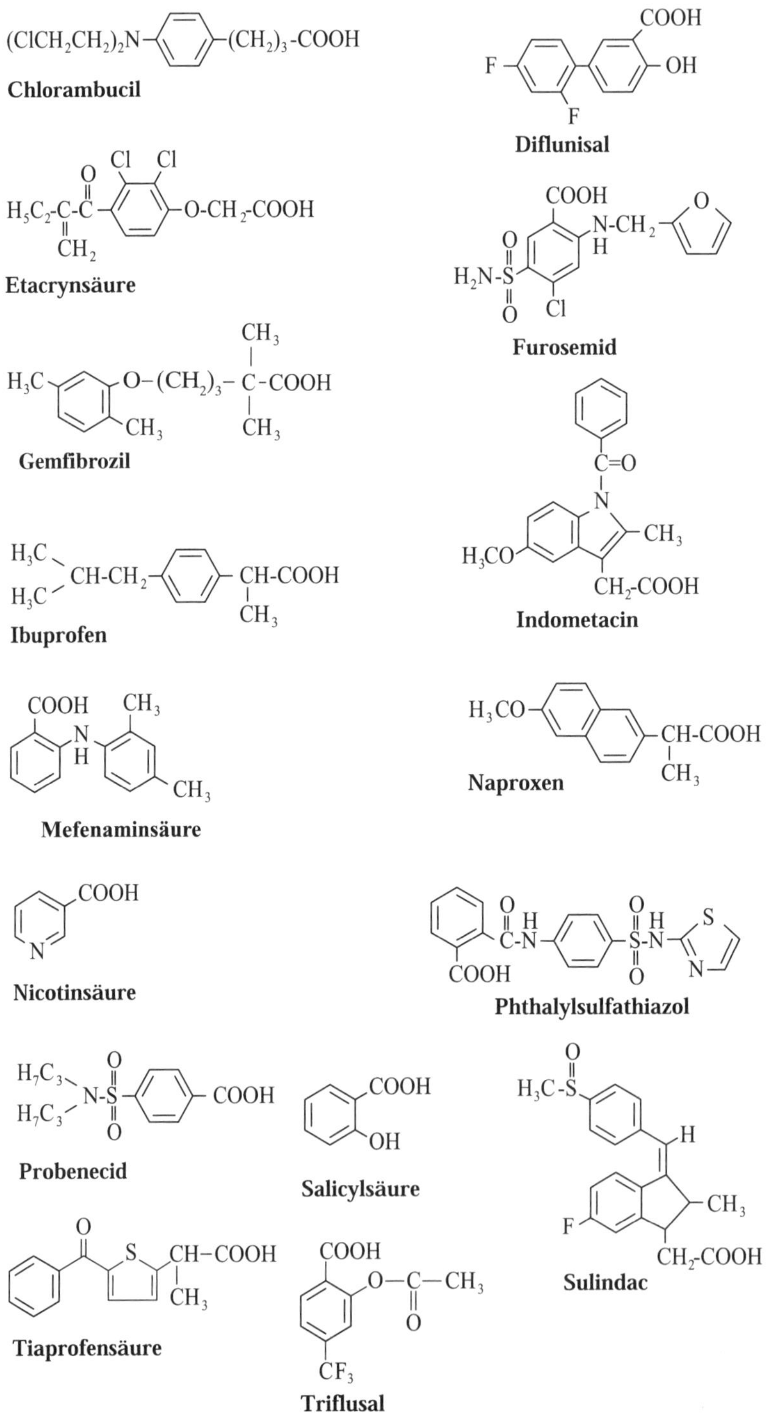

○ Abb. 6.10 Arzneistoffe, die als Carbonsäuren alkalimetrisch bestimmt werden

- **Aceclofenac** [M_r = 354,2], ein acyliertes Hydroxyessigsäure-Derivat (Methanol/Potentiometrie)
- **Acemetacin** [M_r = 415,8; pK_s = 2,84], ist als acyliertes Derivat der Hydroxyessigsäure eine Prodrug von *Indometacin* (Aceton/Potentiometrie)
- **Adipinsäure** (Hexandisäure) [HOOC-$(CH_2)_4$-COOH] [M_r = 146,1; pK_{s1} = 4,43, pK_{s2} = 5,41] (Phenolphthalein/2 Äquivalente)
- **Äpfelsäure** [(2*R*)-(2-Hydroxybutandisäure) [HOOC-CHOH-CH_2-COOH] (*Ph. Eur/DAB*) [M_r = 134,1; pK_{s1} = 3,4, pK_{s2} = 5,82] (Potentiometrie oder Cresolrot/2 Äquivalente)
- **Alginsäure**, ein Gemisch von Polyuronsäuren (Phenolphthalein/Rücktitration)
- **Ameisensäure *R*** (Methansäure) [HCOOH] [M_r = 46,03; pK_s = 3,75] (Phenolphthalein)
- **4-Aminobenzoesäure** [M_r = 137,1; pK_s = 4,65] (Potentiometrie) [vgl. **MC-Frage Nr. 1693**]
- **Benzoesäure** [C_6H_5-COOH] [M_r = 122,1; pK_s = 4,19] (Ethanol/Phenolrot)
- **Bezafibrat** [M_r = 361,8; pK_s = 3,61], ein Dimethylderivat der Hydroxyessigsäure (Ethanol/Phenolphthalein/Blindtitration)
- **Bumetanid** [M_r = 364,4; pK_s = 3,6], ein Benzoesäure-Derivat (Ethanol/Phenolrot/Blindtitration)
- **Caprylsäure** (Octansäure) [$CH_3(CH_2)_6COOH$] [M_r = 144,2; pK_s = 4,83] (Ethanol/Potentiometrie)
- **Carprofen** *für Tiere* [M_r = 273,7], ein 2-Phenylpropansäure-Derivat (Ethanol/Potentiometrie)
- **Cetirizindihydrochlorid** [M_r = 461,8; pK_{s1} = 2,19, pK_{s2} = 2,91, pK_{s3} = 8,00], wobei der pK_{s2}-Wert der Carbonsäure-Funktion dieses basisch substituierten Hydroxyessigsäure-Derivates zugeordnet wird. Die Substanz lässt sich unter Verbrauch von 3 Äquivalenten NaOH-Maßlösung in acetonhaltiger Lösung titrieren, wobei die beiden Ammoniumfunktionen und die Carboxyl-Gruppe deprotoniert werden. Der Endpunkt wird potentiometrisch indiziert.
- **Chenodesoxycholsäure** [M_r = 392,6] (Ethanol/Phenolphthalein)
- **Chlorambucil** [M_r = 304,3; pK_s = 5,8], ein 4-Phenylbuttersäure-Derivat (wässriges Aceton/Potentiometrie)
- **Cilastatin-Natrium** [M_r = 380,4; pK_{s1} = 2,0, pK_{s2} = 4,4, pK_{s3} = 9,2] Die wässrige Lösung des Salzes wird mit Salzsäure-Maßlösung auf pH = 3 eingestellt. Es liegt danach eine Dicarbonsäure vor, die unter Verbrauch von 2 Äquivalenten NaOH-Maßlösung und unter potentiometrischer Indizierung des Endpunktes neutralisiert wird.
- **Cilazapril** [M_r = 417,5; pK_s = 3,3], ein Diazepincarbonsäure-Derivat (Ethanol/Phenolphthalein)
- **Ciprofibrat** [M_r = 289,2; pK_s = 3,31], ein racemisches 2-Phenyl-2-methyl-propansäure-Derivat (wässriges Ethanol/Potentiometrie)
- **Citronensäure, wasserfrei** (2-Hydroxypropan-1,2,3-tricarbonsäure) [HOOC-CH_2-(HO)C(COOH)-CH_2-COOH] [M_r = 192,1; pK_{s1} = 3,13, pK_{s2} = 4,76, pK_{s3} = 6,39] (Phenolphthalein/3 Äquivalente)
- **Citronensäure-Monohydrat** [M_r = 210,4] Es werden 3 Äquivalente Lauge verbraucht, so dass 1 ml NaOH-Maßlösung (c = 1 mol · l^{-1}) 64,03 mg Citronensäure äquivalent sind [vgl. **MC-Fragen Nr. 227, 228**]

- **Diflunisal** [M_r = 250,2; pK_{s1}(COOH) = 3,3; pK_{s2}(ArOH) = 14,0] ein aryliertes Salicylsäure-Derivat (Methanol/Phenolrot)
- **Enalaprilmaleat** [M_r = 492,4; pK_{s1}(COOH) = 2,97; pK_{s2} = 5,35] (Potentiometrie/3 Äquivalente) Ein Äquivalent Lauge wird zur Deprotonierung der Ammoniumfunktion, die beiden weiteren Äquivalente werden zur Neutralisation der Pyrrolidincarbonsäure sowie des Maleats benötigt.
- **Essigsäure 99%** (Ethansäure) [CH_3COOH] [M_r = 60,1; pK_s = 4,76] (Phenolphthalein) [vgl. **MC-Fragen Nr. 217, 231, 234, 242**]
- **Etacrynsäure** [M_r = 303,1; pK_s = 3,51] (Methanol/Potentiometrie) Das Derivat einer Phenoxyessigsäure kann aufgrund der im Molekül enthaltenen C=C-Doppelbindung auch *bromometrisch* bestimmt werden. Darüber hinaus ist eine Chlorbestimmung nach der Schöniger-Methode möglich [vgl. **MC-Frage Nr. 1705**].
- **Felbinac** [M_r = 212,3; pK_s = 4,29] (Methanol/Potentiometrie) Die (Biphenyl-4-yl)-essigsäure wird aufgrund der geringen Wasserlöslichkeit in methanolischer Lösung mit ethanolischer KOH-Maßlösung titriert.
- **Fenbufen** [M_r = 254,3; pK_s = 4,56] (Aceton/Phenolphthalein), ein 4-Oxobutansäure-Derivat
- **Flurbiprofen** [M_r = 244,3; pK_s = 4,13] (Ethanol/Potentiometrie), ein arylsubstituiertes Propansäure-Derivat
- **Furosemid** [M_r = 330,7; pK_{s1} = 3,8, pK_{s2} = 7,5] (DMF/Bromthymolblau/Blindtitration), ein Anthranilsäure-Derivat
- **Fusidinsäure** [M_r = 525,7] (Ethanol/Phenolphthalein)
- **Gemfibrozil** [M_r = 250,3; pK_s = 4,7] (Methanol/Potentiometrie) ist ein 5-Phenoxy-2,2-dimethylpentansäure-Derivat. Ein geringer HCl-Zusatz vermeidet das vorherige Neutralisieren des Lösungsmittels. Zunächst wird der HCl-Überschuss titriert. Der Verbrauch an NaOH-Maßlösung zwischen dem 1. und 2.Wendepunkt in der Titrationskurve entspricht dann der Äquivalentmenge an Gemfibrozil.
- **Ibuprofen** [M_r = 206,3; pK_s = 4,4], ein 2-Phenylpropansäure-Derivat (Ethanol/Phenolphthalein)
- **Indometacin** [M_r = 357,8; pK_s = 4,5] (Aceton/Phenolphthalein) Das Indolessigsäure-Derivat wird unter einer N_2-Atmosphäre mit einer Natriumhydroxid-Maßlösung titriert.
- **Ketoprofen** [M_r = 254,3] (Ethanol/Potentiometrie) Der pK_s-Wert des 2-Phenylpropansäure-Derivates lässt sich in wässriger Lösung aufgrund der Schwerlöslichkeit der Verbindung nicht bestimmen. Daher erfolgt auch die alkalimetrische Bestimmung in ethanolischer Lösung.
- **Lactobionsäure** [M_r = 358,3] (Potentiometrie) Das Gluconsäure-Derivat liegt im Gleichgewicht mit seinem δ-Lacton [M_r = 340,3] vor. Da beide Formen sich in der molaren Masse unterscheiden, müssen sie bei der volumentrischen Bestimmung getrennt ausgewertet werden. Die Titrationskurve zeigt zwei Potentialsprünge. Der Verbrauch bis zum 1.Äquivalenzpunkt entspricht der Säure-Form, der zwischen dem 1. und 2. Äquivalenzpunkt entspricht der Lacton-Form.
- **Levocabastinhydrochlorid** [M_r = 457,0; pK_{s1} = 3,1, pK_{s2} = 9,7] (Ethanol/Potentiometrie/2 Äquivalente) Im vorliegenden Hydrochlorid einer Aminocarbonsäure werden die Carboxylgruppe und die Ammoniumgruppe deprotoniert.

- **Lisinopril-Dihydrat** [M_r = 441,5; pK_{s1} = 2,5; pK_{s2} = 4,0; pK_{s3} = 6,7; pK_{s4} = 10,1] (Potentiometrie) Für die Auswertung wird nur der Verbrauch an Maßlösung bis zum 1. Potentialsprung herangezogen, der Verlauf der Titrationskurve bis zum 2. Potentialsprung ist für eine genaue Auswertung zu flach. Das Pyrrolidin-2-carbonsäure-Derivat lässt sich volumetrisch auch als Base in Eisessig mit Perchlorsäure-Maßlösung bestimmen.
- **Maleinsäure** [(*Z*)-Butendisäure] [HOOC-CH=CH-COOH] [M_r = 116,1; pK_{s1} = 1,83; pK_{s2} = 6,07] (Phenolphthalein/2 Äquivalente)
- **Mefenaminsäure** [M_r = 241,3; pK_s = 4,2] (Ethanol/Phenolrot) Das N-arylierte, in Wasser schwer lösliche Anthranilsäure-Derivat wird mit Hilfe von Ultraschall in warmem Ethanol gelöst.
- **Mesalazin** (5-Amino-2-hydroxybenzoesäure) [M_r = 153,1; pK_{s1}(ArCOOH) = 3,0; pK_{s2} (Ar-NH_2) = 6,0; pK_{s3}(ArOH) = 13,9] (Potentiometrie)
- **Milchsäure** [(*RS*)-2-Hydroxypropansäure] [CH_3-CHOH-COOH] [M_r = 90,1; pK_s = 3,88]
- **(*S*)-Milchsäure** [M_r = 90,1; pK_s = 3,88] (Phenolphthalein) Überschüssige Natriumhydroxid-Maßlösung wird mit Salzsäure zurücktitriert; siehe auch Kap. 6.2.3.2.
- **Naproxen** [M_r = 230,3; pK_s = 4,2], ein 2-Naphthylpropansäure-Derivat (wässriges Methanol/Phenolphthalein)
- **Nicotinsäure** (Pyridin-3-carbonsäure) [M_r = 123,1; pK_s = 4,85; pK_b = 10,5] (Phenolphthalein/Blindtitration) Obwohl die Substanz aufgrund des basischen Pyridinstickstoffs amphoteres Verhalten zeigt, kann sie alkalimetrisch bestimmt werden.
- **Nifluminsäure** [M_r = 282,2; pK_s = 4,71; pK_b = 12,3], ein Pyridin-3-carbonsäure-Derivat (Ethanol/Potentiometrie)
- **Phthalylsulfathiazol** [M_r = 403,4; pK_{s1}(COOH) = 3,35; pK_{s2}(SO_2NH) = 7,00] (DMF/Thymolphthalein/2 Äquivalente) Es werden bei der Titration die beiden sauren Funktionen des Phthalsäurehalbamids deprotoniert.
- **Probenecid** [M_r = 285,4] (Ethanol/Potentiometrie) In der Literatur finden sich unterschiedliche pK_s-Werte (5,8 und 3,4) für das Benzoesäure-Derivat.
- **Ramipril** [M_r = 416,5 pK_s = 3,0], eine Pyrrolidincarbonsäure (Methanol/Potentiometrie/Blindtitration)
- **Salicylsäure** (2-Hydroxybenzoesäure) [M_r = 138,1; pK_{s1}(ArCOOH) = 2,97; pK_{s2}(ArOH) = 11,97] (wässriges Ethanol/Phenolrot) Bei der alkalimetrischen Bestimmung wird nur die Carboxylgruppe erfasst. Zur bromometrischen Titration siehe Kapitel 7.2.5.4; darüber hinaus kann Salicylsäure auch kolorimetrisch als Eisen(III)-chelat quantitativ bestimmt werden [vgl. **MC-Fragen Nr. 1694, 1695**].
- **Sorbinsäure** [(*E,E*)-Hexa-2,4-diensäure] [CH_3-CH=CH-CH=CH-COOH] [M_r = 112,1; pK_s = 4,76] (Ethanol/Phenolphthalein)
- **Sulindac** [M_r = 356,4; pK_s = 3,88] (Methanol/Potentiometrie) Für das Indenessigsäure-Derivat werden in der Literatur stark von einander abweichende pK_s-Werte angegeben; aufgelistet ist der zuletzt ermittelte Wert.
- **Suxibuzon** [M_r = 438], ein Derivat der 4-Oxobutansäure (Ethanol/Potentiometrie)
- **Tiaprofensäure** [M_r = 260,3] (wässriges Ethanol/Phenolphthalein) Für das 2-Thienylpropansäure-Derivat finden sich in der Literatur unterschiedliche pK_s- Werte (3,0 und 3,7).

- **Tolfenaminsäure** [M_r = 261,7; pK_s = 4,2] (Ethanol/Phenolrot) Das Anthanilsäure-Derivat wird mit Hilfe von Ultraschall in wasserfreiem Ethanol gelöst.
- **Triflusal** (4-Trifluormethyl-acetylsalicylsäure) [M_r = 248,2; pK_s = 3,3] (Ethanol/Potentiometrie)
- **Undecylensäure** (Undec-10-ensäure) [$H_2C{=}CH\text{-}(CH_2)_8\text{-}COOH$] [$M_r$ = 184,3; pK_s = 4,50] (Ethanol/Phenolphthalein)
- **Ursodesoxycholsäure** [M_r = 392,6] (Ethanol/Phenolphthalein)
- **Valproinsäure** (2-Propylpentansäure) [$(CH_3CH_2CH_2)_2CHCOOH$] [M_r = 144,2; pK_s = 4,6] (Ethanol/Potentiometrie)
- **Vedaprofen** *für Tiere* [M_r = 282,4; pK_s = 4,90], ein 2-Naphthylpropansäure-Derivat (Ethanol/Potentiometrie)
- **Weinsäure** (2,3-Dihydroxybernsteinsäure; 2,3-Dihydrobutandisäure) [HOOC-CHOH-CHOH-COOH] [M_r = 150,1; pK_{s1} = 2,93; pK_{s2} = 4,23] (Phenolphthalein/2 Äquivalente) [vgl. **MC-Fragen Nr. 226, 1671**]

Neben den genannten Säuren lässt das Arzneibuch eine Reihe von **N-Acylaminocarbonsäuren** und **Aminodicarbonsäuren** in wässriger oder ethanolischer Lösung unter Verbrauch von 1 *Äquivalent* Alkalihydroxid-Maßlösung titrieren.

$$\underset{\underset{\displaystyle NH\text{-}CO\text{-}CH_3}{|}}{R\text{-}CH\text{-}COOH} + NaOH \longrightarrow \underset{\underset{\displaystyle NH\text{-}CO\text{-}CH_3}{|}}{R\text{-}CH\text{-}COONa} + H_2O$$

N-Acetylaminocarbonsäure

Bei sauren Aminosäuren wie **Aspartinsäure** oder **Glutaminsäure** wird bei der alkalimetrischen Titration nur die Carboxyl-Gruppe in der γ- bzw. δ-Position neutralisiert.

$$^{-}OOC\text{-}\overset{\alpha}{\underset{\underset{\displaystyle ^{+}NH_3}{|}}{CH}}\text{-}(CH_2)_2\text{-}\overset{\delta}{COOH} + NaOH \longrightarrow {}^{-}OOC\text{-}\underset{\underset{\displaystyle ^{+}NH_3}{|}}{CH}\text{-}(CH_2)_2\text{-}COONa + H_2O$$

Glutaminsäure

Auch *Hydrochloride* von neutralen *Aminosäuren* ($(HOOC\text{-}CHR\text{-}NH_3]^+Cl^-$) wie **Histidinhydrochlorid** oder **Ornithinhydrochlorid** lassen sich unter Verbrauch von 1 Äquivalent Maßlösung alkalimetrisch bestimmen. Dagegen verbraucht **Glutaminsäurehydrochlorid** 2 Äquivalente Natriumhydroxid-Maßlösung; es werden die δ-ständige Carboxylgruppe und die α-ständige Ammonium-Funktion deprotoniert [vgl. **MC-Fragen Nr. 360, 361**].

Zu dieser Substanzklasse zählen auch verwandte Arzneistoffe wie **Cilastatin-Natrium**, ein S-substituiertes Cystein-Derivat, sowie **Lisinopril**, eine Aminodicarbonsäure.

Der Endpunkt der Titrationen wird in der Regel potentiometrisch indiziert; z.T. wird Methanol als Lösungsvermittler zugesetzt.

Die nachfolgend genannten Stoffe wurden als Monographien in das *Arzneibuch* aufgenommen:

- ***N*-Acetyltryptophan** [M_r = 246,3] (Methanol/Ethanol/Potentiometrie)
- ***N*-Acetyltyrosin** [M_r = 223,2] (Wasser/Potentiometrie)
- **Aspartinsäure** [Asparaginsäure, (*S*)-2-Aminobutandisäure] [HOOC-CH_2-$CHNH_2$-COOH] [M_r = 133,1; pK_{s1} = 1,88; pK_{s2} = 3,65; pK_{s3} = 9,60] (Bromthymolblau)
- **Glutaminsäure** [(S)-2-Aminopentandisäure] [HOOC-$(CH_2)_2$-$CHNH_2$-COOH] [M_r = 147,1; pK_{s1} = 2,13; pK_{s2} = 4,32; pK_{s3} = 9,95] (Bromthylmolblau)
- **Histidinhydrochlorid-Monohydrat** [M_r = 209,6] (Potentiometrie) Es wird unter Verbrauch von 1 Äquivalent Maßlösung das protonierte Imidazol-N-Atom (N-3) neutralisiert.

Zur Bestimmung von Aminosäuren im wasserfreien Milieu mit Perchlorsäure siehe Kapitel 6.3.4.4.

Säurezahl (SZ)

- *Die Säurezahl gibt an, wie viel Milligramm Kaliumhydroxid (KOH) zur Neutralisation der in 1 g Substanz enthaltenen freien Säuren notwendig sind.*

In **Neutralfetten** entstehen **freie Fettsäuren** durch die Hydrolyse von Triglyceriden. Die SZ ist somit für Fette ein *Reinheitskriterium*. Erhöhte Säurezahlen weisen auf eine fortgeschrittene Hydrolyse hin. Für **Wachse** ist die Säurezahl auch ein Identitätskriterium, weil freie Säuren typische Bestandteile natürlicher Wachse sind [vgl. **MC-Frage Nr. 362**].

Zur Bestimmung der Säurezahl löst man die Substanz vollständig in einer Mischung gleicher Volumenteile *Ethanol* und *Petroläther*, die zuvor mit Kaliumhydroxid-Lösung ($c = 0{,}1\ mol \cdot l^{-1}$) gegen Phenolphthalein neutralisiert wurden. Anschließend wird mit 0,1 M-KOH gegen Phenolphthalein bis zur Rosafärbung titriert. Aus dem Verbrauch an KOH-Maßlösung errechnet sich die SZ nach:

$$SZ = \frac{5{,}61 \cdot n}{m}$$

n = Verbrauch KOH in ml
m = Einwaage (Masse) Substanz in g

Kaliumhydroxid als Maßlösung hat den Vorteil, dass die entstehenden Kaliumsalze der freien Fettsäuren (**Kaliumseifen**) leichter löslich sind als Natriumseifen. Nachteil ist, dass in KOH-alkalischer Lösung die Färbung des Indikators schneller verschwindet als bei der Titration mit NaOH-Maßlösung.

Die beschriebene Methode ist auf alle Fette anwendbar, gestattet jedoch *keine* Unterscheidung zwischen freien Fettsäuren und eventuell vorhandenen Mineralsäuren. Letztere müssen deshalb gesondert nachgewiesen und bestimmt werden.

6.2.1.3 Titration CH-, OH-, SH- und NH-acider Verbindungen

Im Kapitel 6.1.3.2 wurden im Rahmen der Abschätzung der *Titrationsmöglichkeiten* von Säuren aufgrund ihrer pK-Werte folgende OH-, CH- und NH-acide Arzneistoffe bereits vorgestellt:

- **Vanillin** [4-Hydroxy-3-methoxybenzaldehyd] [M_r = 152,1; pK_s = 7,4] (Ethanol/Potentiometrie)

- **Phenylbutazon** [4-Butyl-1,2-diphenyl-pyrazolidin-3,5-dion] [M_r = 308,4; pK_s = 4,89] (Aceton/Bromthymolblau)
- **Oxyphenbutazon** [4-Butyl-1-(4-hydroxyphenyl)-2-phenyl-pyrazolidin-3,5-dion] [M_r = 324,4; pK_{s1} = 5,1; pK_{s2} = 9,9] (Aceton/Bromthymolblau)
- **Tolbutamid** [1-Butyl-3-tosyl-harnstoff] [M_r = 270,3; pK_s = 5,3] (Ethanol/Phenolphthalein)

In ähnlicher Weise lässt das *Arzneibuch* den Gehalt folgender acider Verbindungen durch alkalimetrische Titration bestimmen:

- **Diazoxid** [M_r = 230,7; pK_s = 8,4]

Die einbasige, schwach NH-acide Verbindung wird in DMF/Wasser bei potentiometrischer Endpunktanzeige direkt mit NaOH-Maßlösung titriert.

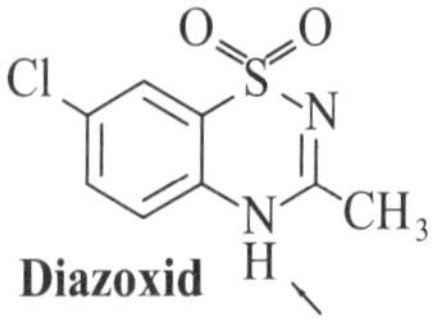

Diazoxid

- **Glibenclamid** [M_r = 494,0; pK_s = 3,3]$_s$

Glibenclamid, ein NH-acider Sulfonylharnstoff, ist aufgrund seiner SO_2NH-Gruppe eine schwache, einbasige Säure, die in ethanolischer Lösung gegen Phenolphthalein titriert werden kann.

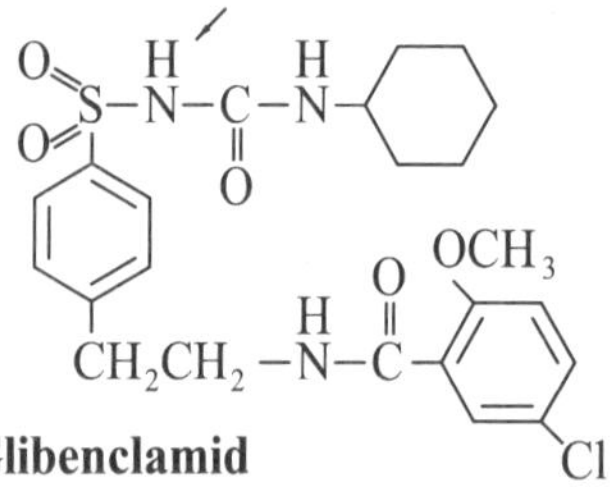

Glibenclamid

- **Sulfinpyrazon** [M_r = 404,5; pK_s = 2,8]

Analog Phenylbutazon lässt sich die Substanz in Aceton gelöst als einwertige, CH-acide 1,3-Dicarbonylverbindung gegen Bromthymolblau bestimmen.

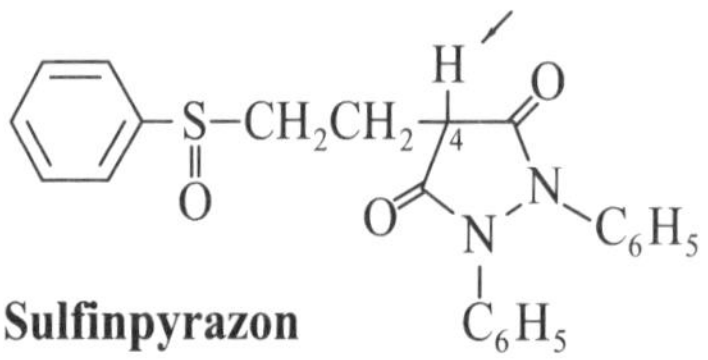

Sulfinpyrazon

An weiteren NH- und OH-aciden Arzneistoffen, die das *Arzneibuch* in wässriger oder alkoholischer Lösung alkalimetrisch bestimmen lässt, sind zu nennen:

- **Allantoin** [M_r = 158,1; pK_s = 8,9], ein Harnstoff-substituiertes Hydantoin (Potentiometrie)

- **Benzbromaron** [M_r = 424,1], ein acyliertes Phenol-Derivat (Methanol/Potentiometrie)
- **Chlorpropamid** [M_r = 276,7; pK_s = 5,0], ein NH-acider Sulfonylharnstoff (wässriges Ethanol/Phenolphthalein)
- **Ciclopirox** [M_r = 207,3; pK_s = 7,2] (Methanol/Potentiometrie) Die alkalimetrische Titration erfasst das saure N-Hydroxy-Proton dieses cyclischen Hydroxamsäure-Derivates
- **Clazuril** *für Tiere* [M_r = 373,2; pK_s = 6,97], ein NH-acides 3,5-Dioxo-1,2,4-triazin-Derivat (wässriges THF/Potentiometrie)
- **Lanzoprazol** [M_r = 369,4], ein NH-acides 2-Sulfinylbenzimidazol-Derivat, wobei das Atom N-1 deprotoniert wird (Ethanol/Potentiometrie)
- **Nimesulid** [M_r = 308,5; pK_s = 5,90], ein NH-acides Sulfonamid (Aceton/Potentiometrie)
- **Nifuroxazid** [M_r = 275,2], ein Kondensationsprodukt von 5-Nitrofural mit 4-Hydroxybenzoesäurehydrazid; die Substanz verbraucht in DMF gelöst 1 Äquivalent Lauge, der Endpunkt wird potentiometrisch indiziert.
- **Omeprazol** [M_r = 345,4; pK_s = 3,98], ein an C-2 sulfoniertes Benzimidazol-Derivat (Ethanol/Potentiometrie)
- **Phloroglucin, wasserfrei** (Benzol-1,3,5-triol, 1,3,5-Trihydroxybenzen) [M_r = 126; pK_{s1} = 8,5; pK_{s2} = 9,0; pK_{s3} = 14,1] (2 Äquivalente) Das Polyphenol wird aufgrund der pK_s-Werte in Wasser nur als zweibasige Säure titriert; der Endpunkt wird potentiometrisch indiziert.
- **Phloroglucin-Dihydrat** [M_r = 162,1] (2 Äquivalente)
- **Saccharin** [M_r = 183,2] (Ethanol/Phenolphthalein/Blindtitration)

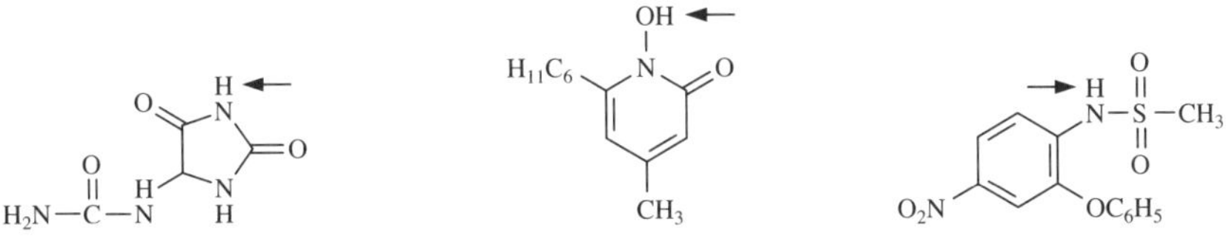

Allantoin **Ciclopirox** **Nimesulid**

Weitere Titrationen sich ähnlich verhaltender acider Wirkstoffe werden in den Kapiteln 6.2.4.3 und 6.3.3.2 vorgestellt.

6.2.1.4 Verdrängungstitration (Bestimmung von Ammoniumsalzen)

Eine Reihe von Ammoniumsalzen ($R_3NH^+X^-$), die in wässriger Lösung zu schwach sauer sind, können in einem wasserfreien Alkohol mit 0,1 M-NaOH-Lösung als *Kationsäure* in Form einer *Verdrängungstitration* bestimmt werden. Der Äquivalenzpunkt wird potentiometrisch indiziert. Am Endpunkt liegt die freie Base vor. Abweichende Titrationsbedingungen werden in der nachfolgenden Auflistung in Klammer angegeben.

$$R_3NH^+X^- + NaOH \rightarrow R_3N + Na^+X^- + H_2O \ (X^- = Cl^-, Br^-, HSO_4^-)$$

Hierzu werden im 0,15–0,25 g der betreffenden Substanz in 50 ml **Ethanol** *unter Zugabe von 5 ml 0,01 M-HCl gelöst und das bei potentiometrischer Endpunktanzeige zwischen* *den beiden Krümmungspunkten zugesetzte Volumen an Natriumhydroxid-Lösung ($c = 0{,}1\ mol \cdot l^{-1}$) abgelesen.*

Erst nach Neutralisation des HCl-Überschusses bzw. eines Überschusses an Chlorwasserstoff aus dem Herstellungsprozess (1. Wendepunkt) wird die Kationsäure (R_3NH^+) (2. Wendepunkt) zur freien Base deprotoniert. Der Verbrauch an Maßlösung zwischen 1. und 2. Krümmungspunkt entspricht somit der Menge an Titrand (Analyt). Durch den Zusatz geringer Mengen an Salzsäure-Maßlösung kann eine vorherige Neutralisation des Lösungsmittels Ethanol unterbleiben.

Einige Ammoniumsalze sind aber so acid, dass man sie in wässriger oder alkoholischer Lösung auch direkt alkalimetrisch bestimmen kann. Bei den Dihydrochloriden entfällt der sonst übliche HCl-Zusatz. Einige der während der Titration freigesetzten Basen wie **Antazolin** oder **Oxycodon** sind in Wasser schwer löslich. Deshalb führt das *Arzneibuch* die Gehaltsbestimmung dieser Wirkstoffe in Ethanol mit *ethanolischer KOH-* oder *NaOH-Maßlösung* durch. Manche der aufgelisteten Ammoniumsalze enthalten zusätzlich noch eine phenolische Hydroxylgruppe (Ar-OH), was zu einem 3. Wendepunkt in der Titrationskurve führen kann. Dieser wird aber analytisch nicht ausgewertet.

oAbb. 6.11 zeigt die Strukturen einiger Arzneistoffe, deren Gehalt mittels einer Verdrängungstitration bestimmt wird. Sofern nicht anderes angegeben ist, wird ein Äquivalent Lauge verbraucht. In der nachfolgenden Beispielauflistung sind die Abweichungen von obiger allgemeiner Vorschrift gesondert angegeben:

- **Acebutololhydrochlorid** [$M_r = 372{,}9$; $pK_s = 9{,}4$]
- **Alfentanilhydrochlorid** [$M_r = 453{,}0$; $pK_s = 6{,}5$]
- **Alprenololhydrochlorid** [$M_r = 285{,}8$; $pK_s = 9{,}65$]
- **Amantadinhydrochlorid** [$M_r = 187{,}7$; $pK_s = 10{,}7$]
- **Ambroxolhydrochlorid** [$M_r = 414{,}6$; $pK_s = 8{,}5$]
- **Amiloridhydrochlorid** [$M_r = 266{,}1$; $pK_s = 8{,}7$]
- **Amiodaronhydrochlorid** [$M_r = 681{,}8$; $pK_s = 6{,}56$]
- **Amitryptilinhydrochlorid** [$M_r = 313{,}9$; $pK_s = 9{,}46$]
- **Antazolinhydrochlorid** [$M_r = 301{,}8$; $pK_{a1} = 2{,}5$, $pK_{a2} = 10{,}1$] (ethanolische KOH/ Ethanol/Phenolphthalein)
- **Apomorphinhydrochlorid** [$M_r = 312{,}8$; $pK_{a1} = 7{,}20$; $pK_{a2} = 8{,}92$]
- **Articainhydrochlorid** [$M_r = 320{,}8$]
- **Bambuterolhydrochlorid** [$M_r = 403{,}9$; $pK_s = 9{,}6$]
- **Betahistindihydrochlorid** [$M_r = 209{,}1$; $pK_{s1} = 3{,}5$; $pK_{s2} = 9{,}7$] (2 Äquivalente)
- **Betaxololhydrochlorid** [$M_r = 343{,}9$; $pK_s = 9{,}40$]
- **Biperidenhydrochlorid** [$M_r = 347{,}8$; $pK_s = 8{,}8$] (ethanolische KOH)
- **Bromhexinhydrochlorid** [$M_r = 412{,}6$; $pK_s = 9{,}56$]
- **Bupivacainhydrochlorid** [$M_r = 342{,}9$; $pK_s = 8{,}1$] (ethanolische NaOH)
- **Carteololhydrochlorid** [$M_r = 328{,}8$; $pK_s = 9{,}76$]
- **Celiprololhydrochlorid** [$M_r = 416{,}0$; $pK_s = 9{,}7$] (N_2-Atmosphäre)
- **Chininhydrochlorid** [$M_r = 360{,}9$; $pK_s = 9{,}5$]
- **Chlorcyclizinhydrochlorid** [$M_r = 337{,}3$; $pK_s = 7{,}8$] (Methanol)
- **Chlorpromazinhydrochlorid** [$M_r = 355{,}3$; $pK_s = 9{,}2$]

- **Chlorprothixenhydrochlorid** [M_r = 352,3; pK_s = 5,6]
- **Cimetidinhydrochlorid** [M_r = 288,8; pK_s = 7,2]
- **Cinchocainhydrochlorid** [M_r = 379,9; pK_s = 8,31]
- **Clenbuterolhydrochlorid** [M_r = 313,7; pK_s = 9,5]
- **Clomipraminhydrochlorid** [M_r = 351,3]
- **Clonidinhydrochlorid** [M_r = 266,6; pK_s = 8,2] (ethanolische NaOH)
- **Cocainhydrochlorid** [M_r = 339,8; pK_s = 8,81]
- **Codeinhydrochlorid-Dihydrat** [M_r = 335,9; pK_s = 8,2]
- **Cyclopentolathydrochlorid** [M_r = 327,9; pK_s = 7,9]
- **Cyproheptadinhydrochlorid** [M_r = 323,9; pK_s = 8,87]
- **Dembrexinhydrochlorid** *für Tiere* [M_r = 433,6] (Methanol/Aceton)
- **Desipraminhydrochlorid** [M_r = 302,8; pK_s = 9,4]
- **Detomidinhydrochlorid** *für Tiere* [M_r = 222,7]
- **Dextromethorphanhydrobromid** [M_r = 352,3; pK_s = 9,6]
- **Dicycloverinhydrochlorid** [M_r = 346,0; pK_s = 8,2]
- **Diphenhydraminhydrochlorid** [M_r = 291,8; pK_s = 9,12]
- **Diphenoxylathydrochlorid** [M_r = 489,1; pK_s = 7,1] (ethanolische NaOH)
- **Dorzolamidhydrochlorid** [M_r = 360,9; $pK_{s1}(R_2NH_2^+)$ = 6,35; $pK_{s2}(RSO_2NH_2)$ = 8,50] (Lösen im Ultraschallbad/2 Äquivalente)
- **Doxapramhydrochlorid** [M_r = 433,0]
- **Emetindihydrochlorid-Heptahydrat** [M_r = 608] (2 Äquivalente)
- **Emetindihydrochlorid-Pentahydrat** [M_r = 553,6] (2 Äquivalente)
- **Ephedrinhydrochlorid** [M_r = 201,7; pK_s = 9,68]
- **Esketaminhydrochlorid** [M_r = 274,2; pK_s = 7,5] (Methanol)
- **Ethambutoldihydrochlorid** [M_r = 277,2; pK_{s1} = 6,6; pK_{s2} = 9,5] (Wasser/1 Äquivalent)
- **Ethylmorphinhydrochlorid** [M_r = 385,9; pK_s = 8,08]
- **Flunarizindihydrochlorid** [M_r = 477,4; pK_{s1} = 4,7; pK_{s2} = 7,71) (2 Äquivalente)
- **Flupentixoldihydrochlorid** [M_r = 507,4; pK_{s1} = 3,7; pK_{s2} = 7,9] (1 Äquivalent)
- **Flurazepamhydrochlorid** [M_r = 424,3; pK_{s1} = 1,57; pK_{s2} = 8,37]
- **Galantaminhydrobromid** [M_r = 368,3; pK_s = 7,94]
- **Glucosaminhydrochlorid** [M_r = 215,6; pK_s(α-Form) = 7,82; pK_s(β-Form) = 7,39] (Wasser)
- **Glucosaminsulfat-Natriumchlorid** [M_r = 573,3] (Wasser)
- **Heptaminolhydrochlorid** [M_r = 181,7]
- **Histamindihydrochlorid** [M_r = 184,1; pK_{a1} = 5,91; pK_{a2} = 9,73] (2 Äquivalente)
- **Homatropinhydrobromid** [M_r = 356,3; pK_s = 9,9]
- **Hydromorphonhydrochlorid** [M_r = 321,8; pK_{a1} = 8,15; pK_{a2}(ArOH) = 10,2]
- **Imipraminhydrochlorid** [M_r = 316,9; pK_s = 9,5]
- **Isoxsuprinhydrochlorid** [M_r = 337,8]
- **Ketaminhydrochlorid** [M_r = 274,2; pK_s = 7,5] (Methanol)
- **Ketobemidonhydrochlorid** [M_r = 283,8; pK_{a1} = 8,47; pK_{a2}(ArOH) = 9,98]
- **Levamisolhydrochlorid** [M_r = 240,8; pK_s = 9,5]
- **Levocabastinhydrochlorid** [M_r = 457,0] (2 Äquivalente)
- **Levomepromazinhydrochlorid** [M_r = 364,9; pK_s = 9,15] (Isopropanol)

- **Lidocainhydrochlorid** [M_r = 270,8; pK_s = 7,84]
- **Lobelinhydrochlorid** [M_r = 373,9; pK_s = 8,6]
- **Loperamidhydrochlorid** [M_r = 513,8; pK_s = 8,66]
- **Maprotilinhydrochlorid** [M_r = 313,0; pK_s = 10,5]
- **Meclozindihydrochlorid** [M_r = 463,9; pK_{s1} = 3,1; pK_{s2} = 6,2)]
- **Mepivacainhydrochlorid** [M_r = 282,8; pK_s = 7,7]
- **Methadonhydrochlorid** [M_r = 345,9; pK_s = 8,94]
- **Methylphenidathydrochlorid** [M_r = 269,8; pK_s = 8,9]
- **Metixenhydrochlorid** [M_r = 345,9]
- **Metoclopramidhydrochlorid** [M_r = 336,3]
- **Mianserinhydrochlorid** [M_r = 300,8; pK_s = 7,05]
- **Morphinhydrochlorid** [M_r = 375,8; pK_{a1} = 8,07; pK_{a2}(ArOH) = 9,85]
- **Naloxonhydrochlorid-Dihydrat** [M_r = 399,9] (ethanolische NaOH)
- **Naltrexonhydrochlorid** [M_r = 377,9; pK_{a1} = 8,38; pK_{a2}(ArOH) = 9,93]
- **Naphazolinhydrochlorid** [M_r = 246,7; pK_s = 10,9]
- **Nortriptylinhydrochlorid** [M_r = 299,8; pK_s = 9,7]
- **Noscapinhydrochlorid-Monohydrat** [M_r = 467,9; pK_s = 7,8]
- **Oxprenololhydrochlorid** [M_r = 301,8; pK_s = 9,5]
- **Oxybutyninhydrochlorid** [M_r = 394,0]
- **Oxycodonhydrochlorid** [M_r = 351,9; pK_s = 8,9] (ethanolische NaOH)
- **Papaverinhydrochlorid** [M_r = 375,9; pK_s = 6,47]
- **Pentazocinhydrochlorid** [M_r = 321,9; $pK_{s1}(R_3NH^+)$ = 8,5; pK_{s2}(ArOH) = 10,0]
- **Pethidinhydrochlorid** [M_r = 283,8; pK_s = 8,7]
- **Phenylephrinhydrochlorid** [M_r = 203,7, pK_s = 8,9] (ethanolische NaOH)
- **Phenylpropanolaminhydrochlorid** [M_r = 187,7; pK_s = 9,44]
- **Pilocarpinhydrochlorid** [M_r = 244,7; pK_s = 7,08]
- **Pirenzepinhydrochlorid-Monohydrat** [M_r = 442,3; pK_{s1} = 5,9; pK_{s2} = 11,9]
- **Prilocainhydrochlorid** [M_r = 356,8; pK_s = 7,9]
- **Promazinhydrochlorid** [M_r = 320,9; pK_s = 9,40]
- **Promethazinhydrochlorid** [M_r = 320,9; pK_s = 9,2–9,3]
- **Propranololhydrochlorid** [M_r = 295,8; pK_s = 9,03]
- **Pseudoephedrinhydrochlorid** [M_r = 201,7; pK_s = 9,22]
- **Quinaprilhydrochlorid** [M_r = 475,0; pK_{s1} = 2,8; pK_{s2} = 5,7] (1 Äquivalent)
- **Ranitidinhydrochlorid** [M_r = 350,9] (Wasser, ohne HCl-Zusatz)
- **Ropivacainhydrochlorid-Monohydrat** [M_r = 328,9; pK_s = 8,16]
- **Scopolaminhydrobromid** [M_r = 384,3; pK_s = 8,15]
- **Terazosinhydrochlorid-Dihydrat** [M_r = 459,9; pK_s = 7,19] (Methanol)
- **Terbinafinhydrochlorid** [M_r = 327,9]
- **Tetracainhydrochlorid** [M_r = 300,8; pK_s 8,39]
- **Tramazolinhydrochlorid-Monohydrat** [M_r = 269,8; pK_s = 10,66]
- **Trifluorperazindihydrochlorid** [M_r = 480,4; pK_{s1} = 6,07; pK_{s2} = 8,05; pK_{s3} = 10,32]
- **Trihexyphenidylhydrochlorid** [M_r = 337,9]
- **Venlafaxinhydrochlorid** [M_r = 313,9; pK_s = 9,5]
- **Verapamilhydrochlorid** [M_r = 491,1; pK_s = 8,6]
- **Xylazinhydrochlorid** *für Tiere* [M_r = 256,8]

Die Titrationskurve von **Quinaprilhydrochlorid** zeigt zwei Potentialsprünge; der erste entspricht der Deprotonierung einer Carboxylgruppe, der zweite erfasst die Deprotonierung des sekundären Aminhydrochlorids. *Ph. Eur.* wertet nur den zweiten Potentialsprung aus, woraus ein Verbrauch von 1 Äquivalent Maßlösung resultiert.

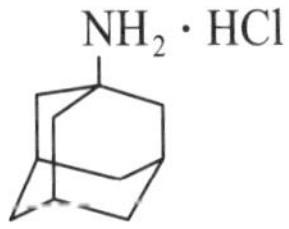

Amantadin 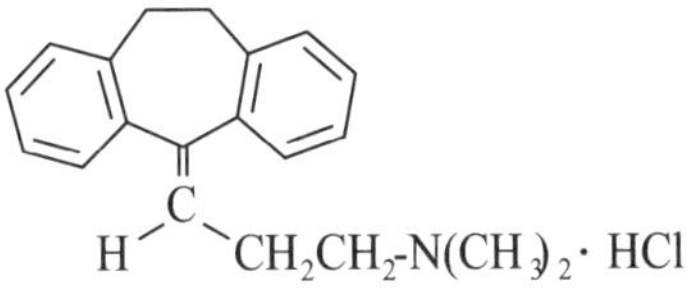 **Amitriptylin** 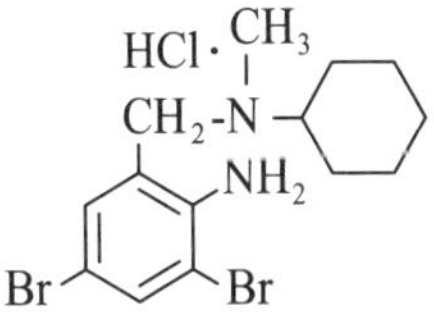 **Bromhexin**

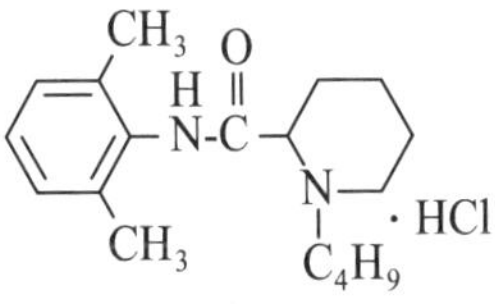

Bupivacain 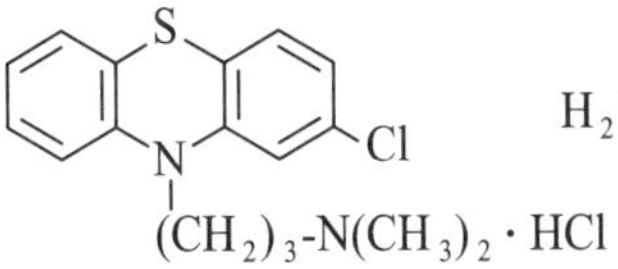 **Chlorpromazin** 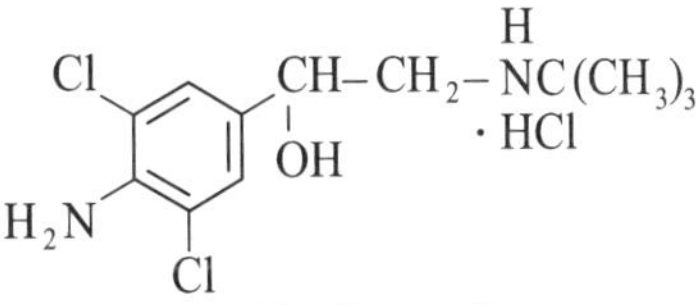 **Clenbuterol**

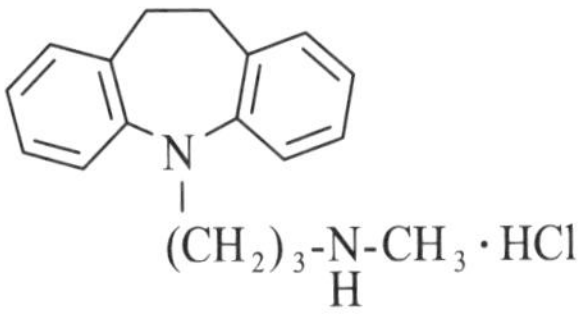

Desipramin 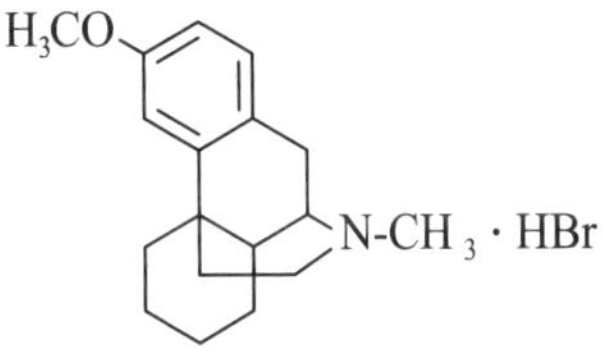 **Dextromethorphan** 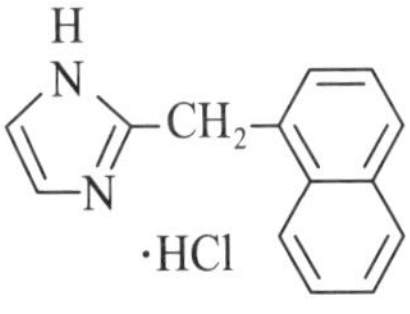 **Naphazolin**

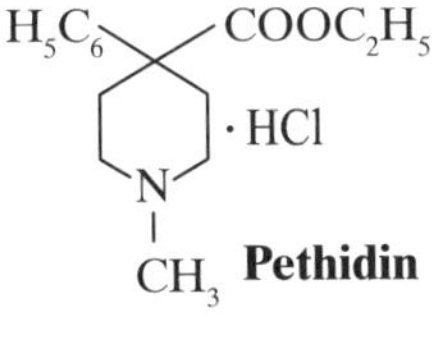

Pethidin 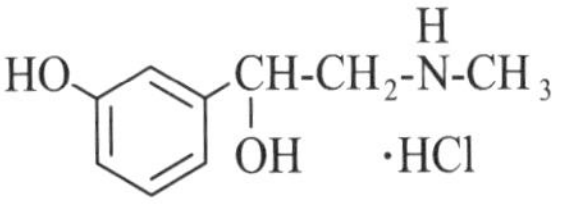 **Phenylephrin** 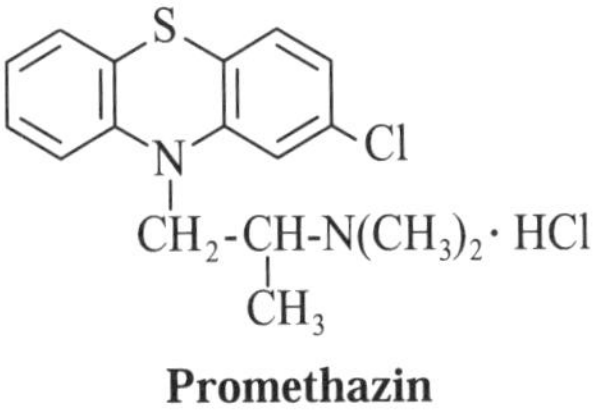 **Promethazin**

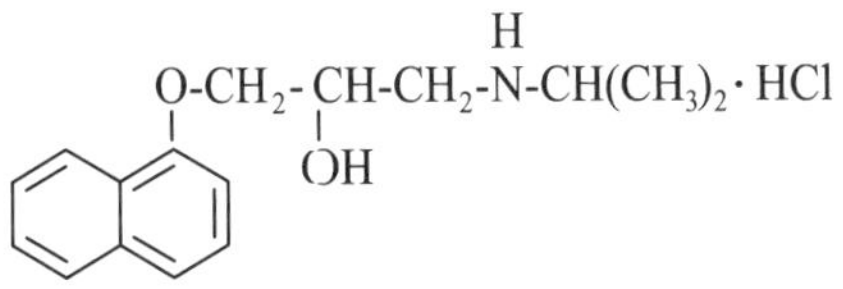

Propranolol 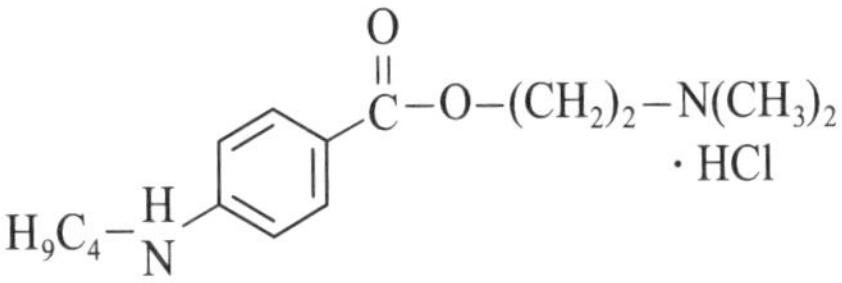 **Tetracain**

Abb. 6.11 Durch Verdrängungstitration bestimmbare Wirkstoffe (als Hydrochloride)

- **Bestimmung von Ammoniumsalzen**

Für **Alkaloidhydrochloride** und andere **Ammoniumsalze** der allgemeinen Formel **$R_3NH^+X^-$** (mit X^- = Cl^-, Br^-, I^-, u.a.) sind folgende volumetrische Methoden zur Gehaltsbestimmung geeignet [vgl. **MC-Fragen Nr. 1660, 1672–1676**]:

- alkalimetrische Titration der *Kationsäure* (R_3NH^+) in Ethanol (*Verdrängungstitration*) oder in einem Ethanol/Chloroform-Gemisch (*Zweiphasentitration*) [siehe nachfolgendes Kap. 6.2.1.5]. Quartäre Ammoniumsalze ($R_4N^+X^-$) können auf diese Weise *nicht* erfasst werden.
- alkalimetrische Bestimmung des Kations in wasserfreiem Milieu mit einer Tetrabutylammoniumhydroxid-Maßlösung [siehe Kap. 6.3.3.1].
- acidimetrische Bestimmung des Anions (X^-) als Base in wasserfreier Essigsäure mit Perchlorsäure-Maßlösung, gegebenenfalls unter Zusatz von Quecksilber(II)-acetat [siehe Kap. 6.3.4.11 bis 6.3.4.13].
- alkalimetrische oder acidimetrische Titration nach vorherigem Ionenaustausch an einem stark basischen Anionenaustauscher oder einem stark sauren Kationenaustauscher [siehe Kap. 6.2.4.6].
- Titration des Eluats mit einer Salzsäure-Maßlösung nach vorheriger Passage der ethanolischen Lösung des Hydrochlorids an einer basischen Aluminiumoxid-Säule.
- argentometrische Titration des Anions (X^-) [siehe Kap. 8.2.4].
- *Kjeldahl-Bestimmung* nach Aufschluss der Ammoniumsalze mit Schwefelsäure [siehe Kap. 6.2.4.7].

Ammoniumsalze der allgemeinem Formel **$RNH_3^+X^-$** können auch alkalimetrisch mittels einer *Formoltitration* bestimmt werden [siehe Kap. 6.2.4.2 und **MC-Fragen Nr. 390–393, 1659, 1660, 1679, 1680, 1742, 1867**].

6.2.1.5 Titration in Mehrphasensystemen

Die **Zweiphasentitration** ist eine maßanalytische Bestimmungsmethode in einem binären System, bestehend aus Wasser und einem nicht mit Wasser mischbaren organischen Lösungsmittel(gemisch).

Bei Aciditätskonstanten von pK_s=8–9 genügt in Form einer Verdrängungstitration ein Zusatz von Ethanol oder eines Ethanol/Chloroform-Gemischs, um eine Direkttitration durchzuführen. Bei Protolyten mit noch geringerer Acidität erhöht man den Anteil an **Chloroform** soweit, dass schließlich zwei nicht miteinander mischbare Phasen entstehen. Anstelle von Chloroform kann auch das weniger toxische **Dichlormethan** als Lösungsmittel verwendet werden. Die Indizierung des Endpunktes kann visuell oder potentiometrisch erfolgen.

Bei der Zweiphasentitration schwacher Kationsäuren, wie z. B. **Alkaloidsalzen** ($R_3NH^+X^-$), mit NaOH-Lösung bleibt in dem Ethanol/Chloroform-Gemisch zunächst eine homogene Phase erhalten und erst allmählich bilden sich zwei Phasen; die obere besteht vorwiegend aus $EtOH/H_2O$, die untere aus $CHCl_3/EtOH$. In Letzterer reichert sich die lipophile freie Alkaloidbase (R_3N) im Verlaufe der Titration an. Das Gleichgewicht der Neutralisationsreaktion

$$R_3NH^+X^- + HO^- \longrightarrow R_3N + H_2O + X^-$$

wird durch Entfernen der freien Base aus der wässrigen Phase in einem für die Titration ausreichenden Maße zur Produktseite hin verschoben; dadurch wird die scheinbare Säurestärke der Kationsäure (R_3NH^+) erhöht [vgl. **MC-Frage Nr. 1673**].

Die Bedeutung der Zweiphasentitration ist aufgrund der Verwendung chlorierter Lösungsmittel stark zurückgegangen und im *Arzneibuch* weitgehend von der Verdrängungstitration in Ethanol als Lösungsmittel bei potentiometrischer Indizierung des Endpunktes abgelöst worden.

6.2.2 Titration von Basen

6.2.2.1 Titration starker Basen

Die acidimetrische Gehaltsbestimmung von **Alkalihydroxiden** wie

- **Kaliumhydroxid** (KOH) [M_r = 56,11]
- **Natriumhydroxid** (NaOH) [M_r = 40,00]

wurde bereits im Kapitel 6.1.4.7 vorgestellt. Die Einstellung der betreffenden Maßlösungen war Gegenstand des Kapitels 6.1.6.

In analoger Weise können auch **Erdalkalihydroxide** wie

- **Calciumhydroxid** [$Ca(OH)_2$] [M_r = 74,1]

unter Verbrauch von 2 Äquivalenten Salzsäure-Maßlösung direkt gegen Phenolphthalein titriert werden.

Eine acidimetrische Gehaltsbestimmung ist auch möglich bei **quartären Ammoniumhydroxiden** [$R_4N^+HO^-$] und **Amidinen** [$R\text{-}C(=NH)\text{-}NH_2$] wie **Guanethidin**, dessen Protonierung am Iminstickstoff (C=NH) zu einem mesomeriestabilisierten Kation führt.

$$\text{(Azocan-1-yl)}\text{-}CH_2\text{-}CH_2\text{-}NH\text{-}C(=NH)\text{-}NH_2$$

Guanethidin

$$R\text{-}NH\text{-}C(=NH)\text{-}NH_2 + H^+ \longrightarrow \left[R\text{-}NH\text{-}C(=\overset{+}{N}H_2)\text{-}NH_2 \longleftrightarrow R\text{-}NH\text{-}C(\text{-}NH_2)\text{=}\overset{+}{N}H_2 \longleftrightarrow R\text{-}\overset{+}{N}H\text{=}C(\text{-}NH_2)\text{-}NH_2 \right]$$

Als Arzneibuchbeispiele für quartäre Ammoniumhydroxide seien genannt [vgl. **MC-Frage Nr. 1674**]:

- **Tetrabutylammoniumhydroxid *R*** [M_r = 259,5] (Salzsäure/Potentiometrie)
- **Tetramethylammoniumhydroxid *R*** [M_r = 91,2] (Schwefelsäure/Methylrot)

6.2.2.2 Titration schwacher Basen

Als schwache Basen lässt das Arzneibuch u. a. folgende Substanzen titrieren:

- **Ammoniak-Lösung, konzentrierte** (NH_3) [M_r=17,03; pK_b=4,6]

Hierzu werden 50 ml HCl-Maßlösung (1 mol · l^{-1}) vorgelegt und 2 ml der Ammoniak-Lösung als Analyt hinzugefügt. Anschließend wird der Überschuss an Säure mit NaOH-Lösung (1 mol · l^{-1}) gegen Methylrot zurücktitriert ($pH_{ÄP}$ = 5–6).

- **Arginin** [(*S*)-2-Amino-5-guanidinopentansäure] [$(H_2N)_2C{=}N{-}(CH_2)_2{-}CHNH_2{-}COOH$] M_r = 174,2; pK_{s1} = 1,82; pK_{s2} = 8,99; pK_{s3} = 13,20]

Bei dem in wässriger Lösung vorliegenden Zwitterion dürfte aufgrund ihrer höheren Basizität die Guanidin-Gruppe protoniert vorliegen, sodass bei der Titration mit 0,1 M-HCl gegen einen Methylrot-Mischindikator die α-ständige NH_2-Gruppe erfasst wird. Andere Aminosäuren lässt das Arzneibuch als schwache Basen mit Perchlorsäure bestimmen (siehe Kap. 6.3.4.4).

- **Ephedrin**, wasserfrei [M_r=165,2; pK_b=4,32]
- **Ephedrin-Hemihydrat** [M_r = 174,2]

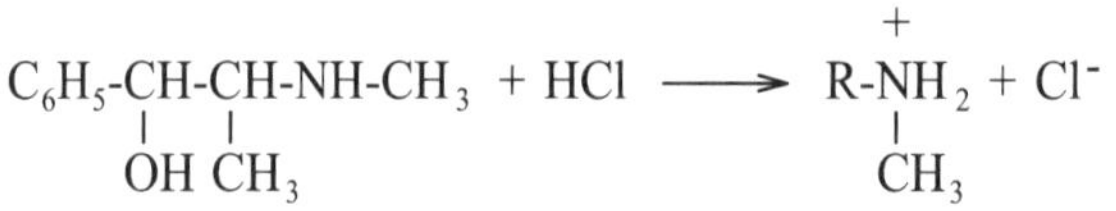

$$C_6H_5\text{-}\underset{\text{OH}}{\underset{|}{\text{CH}}}\text{-}\underset{\text{CH}_3}{\underset{|}{\text{CH}}}\text{-NH-CH}_3 + HCl \longrightarrow R\text{-}\underset{\text{CH}_3}{\underset{|}{\overset{+}{\text{NH}_2}}} + Cl^-$$

Die Substanz wird in Ethanol gelöst. Nach Zugabe von überschüssiger 0,1 M-HCl-Lösung wird die nicht verbrauchte Säure mit 0,1 M-NaOH gegen Methylrot zurücktitriert.

- **Ethylendiamin** [$H_2NCH_2CH_2NH_2$] [M_r=60,1; pK_{b1}=3,97; pK_{b2}=6,77]

Die zweisäurige Base wird in überschüssiger 0,1 M-HCl gelöst und der Säureüberschuss mit NaOH gegen eine Methylrot-Mischindikator-Lösung zurücktitriert.

In den Monographien „*Theophyllin-Ethylendiamin*" und „*Theophyllin-Ethylendiamin-Hydrat*" verwendet *Ph. Eur.* hingegen Bromcresolgrün als Indikator.

In ähnlicher Weise können nach *Arzneibuch* mit Salzsäure- oder Schwefelsäure-Maßlösung folgende **Amine** volumetrisch bestimmt werden:

- **Meglumin** [$HOCH_2{-}(CHOH)_4{-}CH_2{-}NH{-}CH_3$], ein sekundäres Amin [$M_r$ = 195,2; pK_b = 4,5] (Potentiometrie)
- **Trolamin** [$N(CH_2CH_2OH)_3$] [M_r = 149,2; pK_b = 6,13], ein tertiäres Amin (Methylrot)
- **Trometamol** [$(HOCH_2)_3C{-}NH_2$] [M_r = 121,1; pK_b = 5,7], ein primäres Amin (Methylrot)
- **Histidin** [M_r = 155,2; pK_s = 1,82; pK_b = 9,17]
  Die Direkttitration mit 0,1 M-Salzsäure, bei der das Stickstoffatom N-3 des Imidazolringes protoniert wird, erfordert eine potentiometrische Indizierung des Äquivalenzpunktes.

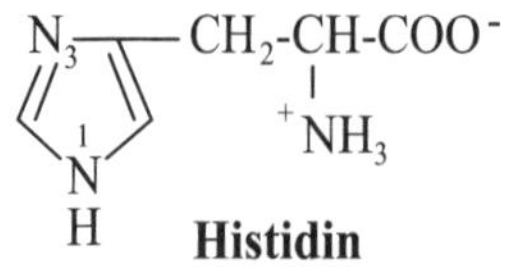

N3 — $CH_2\text{-}CH\text{-}COO^-$; $^+NH_3$; N1–H

Histidin

- **Phenobarbital-Natrium** [M_r=254,2]
Die Substanz wird in 0,05 M-H_2SO_4 gelöst und zum Sieden erhitzt (Vertreiben von Hydrogencarbonat als CO_2). Das dabei ausfallende freie Phenobarbital wird durch Zugabe von Methanol gelöst. Bei der Titration mit 0,1 M-NaOH wird bis zum 1.Wendepunkt überschüssige H_2SO_4 neutralisiert. Nach Zusatz von Pyridin als Lösungsvermittler wird die Titration fortgesetzt und dabei das NH-acide Phenobarbital wieder in das Monoanion umgewandelt.

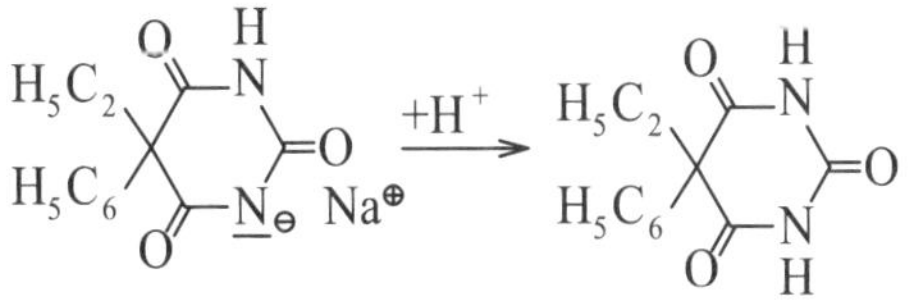

Phenobarbital-Natrium $\xrightarrow{+H^+}$ **Phenobarbital**

- **Pindolol** [M_r=248,3; pK_b=4,3]
Die Substanz wird in methanolischer Lösung als einsäurige Base mit 0,1 M-HCl unter potentiometrischer Indizierung des Endpunktes direkt titriert.

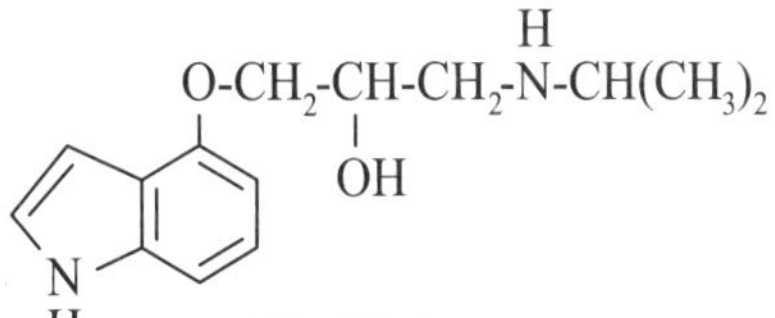

Pindolol

- **Carbonate (Me_2CO_3)** sind *zweiwertige Anionbasen* [pK_b = 3,6], die sich acidimetrisch mit Salzsäure- oder Schwefelsäure-Maßlösung unter Verbrauch von **2** *Äquivalenten* gegen Methylorange titrieren lassen. Daher entspricht bei der Bestimmung von Soda 1 ml H_2SO_4-Lösung (0,5 mol · l^{-1}) 53 mg an Na_2CO_3 [M_r = 106]. Der Endpunkt kann auch potentiometrisch indiziert werden [siehe Kap. 6.1.4.7 und **MC-Fragen Nr. 271-273, 368**].

$$CO_3^{2-} + 2\,H_3O^+ \rightarrow CO_2\uparrow + 3\,H_2O$$

In das *Arzneibuch* wurden an Carbonaten aufgenommen:
  - **Ammoniumcarbonat *R*** [$(NH_4)_2CO_3$] [M_r = 96,07]
  - **Kaliumcarbonat** (Pottasche)[K_2CO_3] [M_r = 138,2]
  - **Lithiumcarbonat** [Li_2CO_3] [M_r = 73,9]
  - **Natriumcarbonat, wasserfrei** (Soda) [Na_2CO_3] [M_r = 106,0]
  - **Natriumcarbonat-Monohydrat** [$Na_2CO_3 \cdot H_2O$] [M_r = 124,0]
  - **Natriumcarbonat-Decahydrat** [$Na_2CO_3 \cdot 10\,H_2O$] [M_r = 286,8]
- **Hydrogencarbonate ($MeHCO_3$)** können als Anionsäure oder als Anionbase titriert werden. Das *Arzneibuch* lässt sie als *einwertige Anionbasen* mit Salzsäure- oder Schwefelsäure-Maßlösung unter Verbrauch von **1** Äquivalent Säure gegen Methylorange oder Methylrot als Indikator bestimmen [vgl. **MC-Fragen Nr. 270, 358, 367**]:

$$HCO_3^- + H_3O^+ \rightarrow CO_2\uparrow + 2\,H_2O$$

In das *Arzneibuch* wurden an Hydrogencarbonaten aufgenommen:
- **Ammoniumhydrogencarbonat *R*** [M_r = 79,1]
- **Kaliumhydrogencarbonat** [$KHCO_3$] [M_r = 100,1]
- **Natriumhydrogencarbonat** [$NaHCO_3$] [M_r = 84,0]

Bei der Bestimmung von Carbonaten und Hydrogencarbonaten kann die Genauigkeit der Titration (schärferer Indikatorumschlag) erhöht werden, wenn man nach Erreichen des Endpunktes (Indikatorumschlag) die Lösung vorsichtig zum Vertreiben des gebildeten CO_2 zum Sieden erhitzt und dann die Titration zu Ende führt.
Bei weiteren in das *Arzneibuch* aufgenommenen Carbonaten und Hydrogencarbonaten wird eine quantitative Bestimmung des jeweiligen Kations durchgeführt (siehe auch Kap. 9.2.1).

- **Monohydrogenphosphate [Me_2HPO_4]**: Die volumetrische Bestimmung von Monohydrogenphosphaten war bereits Gegenstand des Kapitels 6.2.1.1.
  In die Gruppe von Phosphaten, die als Anionbase titriert werden, gehört auch:
  - **Natriumglycerophosphat, wasserhaltig** [$HOCH_2$-CHOH-CH_2O-PO_3Na_2] [M_r(wasserfrei) = 216,00] (Schwefelsäure/Potentiometrie)

  Im Dinatriumsalz der Glycerophosphorsäure ist Glycerol esterartig mit der Phosphorsäure verknüpft.
- **Carbonsäuresalze [RCOOMe]**: Das Carboxylat-Ion ($RCOO^-$) ist hinreichend basisch, um in wässrig-alkoholischer Lösung direkt mit einer HCl- oder H_2SO_4-Maßlösung bei potentiometrischer Indizierung als Anionbase titriert zu werden.

  $$R\text{-}COO^- + H_3O^+ \rightarrow R\text{-}COOH + H_2O$$

  Beispiele hierfür sind:
  - **Forscarnet-Natrium-Hexahydrat** (Trinatriumphosphonat-Hexahydrat) [Na_2O_3P-COONa] [M_r = 300,0] (1 Äquivalent/Schwefelsäure/Potentiometrie)
  - **Natriumfusidat** [M_r = 538,7] (1 Äquivalent/Salzsäure/Potentiometrie)
  - **Olsalazin-Natrium** [M_r = 346,2], ein Bis-Salicylat (2 Äquivalente, in Ethylenglycol/Dioxan)

  Neben den genannten Carboxylaten lässt das *Arzneibuch* noch als Anionbase acidimetrisch bestimmen:
  - **Omeprazol-Natrium** [M_r = 385,4]
    Das Salz eines NH-aciden Benzimidazols wird in 0,1 M-HCl-Lösung titriert; der Endpunkt wird potentiometrisch ermittelt. Dagegen wird der Gehalt von „*Omeprazol-Magnesium*" mittels HPLC bestimmt.

    $$R_2N^-Na^+ + H_3O^+ \rightarrow R_2NH + H_2O + Na^+$$

  - **Pamidronat-Dinatrium-Pentahydrat** [$H_2NCH_2CH_2$-C(OH)($PO_3HNa)_2$] [M_r = 369,1]
    unter Verbrauch von 1 Äquivalent Säure wird das Diphosphonat-Anion in ein Monophosphonat umgewandelt.

6.2.3 Bestimmung von Carbonsäure-Derivaten

6.2.3.1 Verseifungstitration

Carbonsäure-Derivate wie z. B. **Ester**, **Lactone**, **Anhydride** oder **Halogenide** lassen sich alkalimetrisch titrieren, wenn man sie – ggf. unter Rückfluss – mit überschüssiger

Lauge behandelt und nach der Hydrolyse den Überschuss an Alkalihydroxid gegen einen Farbindikator mit Säure zurücktitriert.

$$R\text{-}C(=O)\text{-}X + HO^- \longrightarrow R\text{-}C(=O)\text{-}O^- + HX \qquad [X = \text{-}OR', \text{-}OOC\text{-}R', \text{-}Hal]$$

In analoger Weise sind auch **Amide**, **Lactame** oder **Sulfonsäureester** und **Sultone** durch eine Verseifungstitration bestimmbar. Darüber hinaus lassen sich einige im Alkalischen unter C–C–Bindungsspaltung reagierende Verbindungen, wie z. B. **Chloralhydrat**, auf diese Weise titrimetrisch erfassen. Häufig wird parallel zur Verseifungstitration ein *Blindversuch* durchgeführt [vgl. **MC-Fragen Nr. 369–373**].

6.2.3.2 Pharmazeutische Anwendungen

o Abb. 6.12 zeigt die Strukturen von Substanzen, deren Gehaltsbestimmung auf der Auswertung einer Hydrolysereaktion beruht.

Die Gehaltsbestimmungen einiger Wirkstoffe und Wirkstoffgruppen sollen nachfolgend detaillierter vorgestellt werden.

■ **Acetanhydrid *R*** (CH_3-CO-O-CO-CH_3) [M_r=102,1]

In der Regel wird bei der Bestimmung von **Carbonsäureanhydriden** zunächst in der Kälte die eventuell vorhandene freie Säure neutralisiert. Anschließend wird durch Kochen mit überschüssiger NaOH-Maßlösung unter Verbrauch von 2 Äquivalenten Lauge das Anhydrid hydrolytisch gespalten [vgl. **MC-Fragen Nr. 373, 374**].

$$R\text{-}CO\text{-}O\text{-}CO\text{-}R + 2\,HO^- \longrightarrow 2\,R\text{-}COO^- + H_2O$$

Die Gehaltsbestimmung von Acetanhydrid wird vom Arzneibuch in etwas abgewandelter Form durchgeführt.

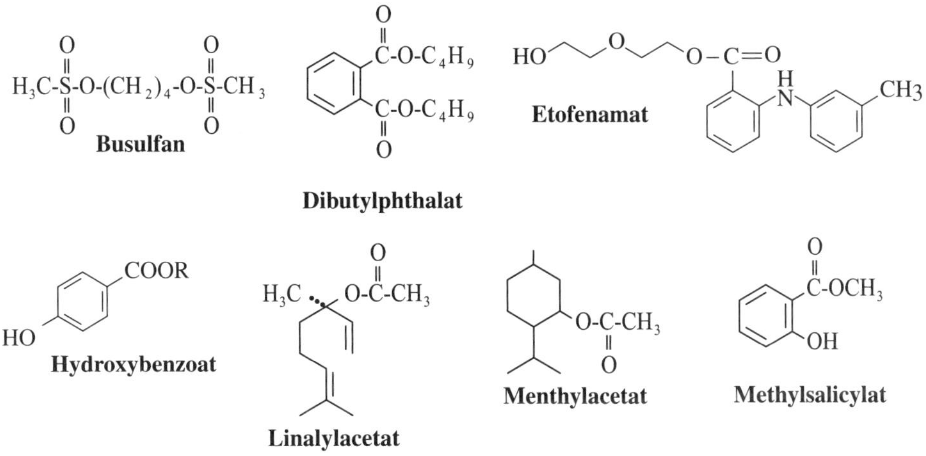

$H_3C\text{-}SO_2\text{-}O\text{-}(CH_2)_4\text{-}O\text{-}SO_2\text{-}CH_3$
Busulfan

Dibutylphthalat

Etofenamat

Hydroxybenzoat

Linalylacetat

Menthylacetat

Methylsalicylat

o **Abb. 6.12 Hydrolysierbare Wirkstoffe**

In der 1.Titration wird Acetanhydrid mit überschüssiger NaOH-Lösung 1 h unter Rückfluss zum Sieden erhitzt und anschließend der Laugenüberschuss mit HCl gegen Phenolphthalein zurücktitriert. Dabei wird die vorhandene *freie Essigsäure* miterfasst (Verbrauch: n_1).

In einer 2.Titration löst man die gleiche Menge an Acetanhydrid in Cyclohexan, versetzt in der Kälte mit **Anilin** und erhitzt dann 1 h unter Rückfluss. Durch Reaktion des primären Amins mit dem Anhydrid bildet sich Acetanilid und 1 Äquivalent Essigsäure; letztere wird anschließend mit überschüssiger NaOH-Lösung neutralisiert. Der Laugenüberschuss wird danach mit HCl zurücktitriert (Verbrauch: n_2).

$$\underset{\textbf{Acetanhydrid}}{CH_3\text{-}CO\text{-}O\text{-}CO\text{-}CH_3} + \underset{\textbf{Anilin}}{C_6H_5\text{-}NH_2} \longrightarrow \underset{\textbf{Acetanilid}}{C_6H_5\text{-}NH\text{-}CO\text{-}CH_3} + CH_3COOH$$

Aus der Differenz beider Titrationen lässt sich der Prozentgehalt an Acetanhydrid berechnen: **10,2 (n_1-n_2)**.

Als weiteres Beispiel sei **Phthalsäureanhydrid *R*** (1,3-Isobenzofurandion) [M_r = 148,1] genannt, das in siedendem Wasser zu *Phthalsäure* hydrolysiert wird. Diese wird anschließend unter Verbrauch von 2 Äquivalenten mit Natriumhydroxid-Lösung gegen Phenolphthalein titriert.

■ **Acetylcholinchlorid** ($CH_3COO\text{-}CH_2CH_2\text{-}N(CH_3)_3^+Cl^-$) [$M_r$ = 181,7].
Die quantitative Hydrolyse des Essigesters von Cholin erfolgt mit NaOH-Lösung (0,1 mol · l^{-1}) binnen 30 min bei Raumtemperatur. Anschließend wird der Laugenüberschuss mit HCl-Lösung gegen Phenolphthalein zurücktitriert.

In ähnlicher Weise lassen sich auch einfache Ester wie **Ethylacetat** (Essigsäureethylester) ($CH_3COOCH_2CH_3$) oder **Methylacetat** (Essigsäuremethylester) (CH_3COOCH_3) bestimmen [vgl. **MC-Frage Nr. 371**].

Auch Essigsäureester in ätherischen Ölen wie **Linalylacetat** (im Lavendelöl) oder **Menthylacetat** (im Pfefferminzöl) können mit diesem Verfahren quantitativ erfasst werden [vgl. **MC-Frage Nr. 373**].

■ **Acetylsalicylsäure** [M_r=180,2; pK_s=3,7]
Die Substanz wird in Ethanol gelöst und bei Raumtemperatur mit 0,1 M-NaOH-Lösung gegen Phenolphthalein titriert. Anschließend wird die neutralisierte Lösung mit einem Überschuss an NaOH-Maßlösung versetzt und zum Rückfluss erhitzt. Nach dem Abkühlen wird der Laugenüberschuss mit 0,1 M-HCl zurücktitriert [vgl. **MC-Fragen Nr. 371, 377, 378**].

$$\underset{\textbf{Acetylsalicylsäure}}{C_6H_4(COOH)(O\text{-}CO\text{-}CH_3)} \xrightarrow{RT} C_6H_4(COONa)(O\text{-}CO\text{-}CH_3) \xrightarrow{RF} \underset{\textbf{Natriumsalicylat}}{C_6H_4(COONa)(OH)} + NaOAc$$

Durch die o.a. Bestimmung werden beide funktionellen Gruppen der Acetylsalicylsäure *getrennt* erfasst. Zunächst wird die Carboxylgruppe acidimetrisch direkt titriert und anschließend wird in der austitrierten Lösung die Estergruppierung durch eine Verseifungstitration bestimmt.

Aus der Differenz beider Titrationen kann der Gehalt an freier Essigsäure *und* Salicylsäure ermittelt werden, die den Verbrauch der 1.Titration erhöhen, während Carbonsäureanhydride zu einem Mehrverbrauch bei der 2.Titration führen.

Demgegenüber lässt *Ph.Eur.* die Substanz 1 h bei Raumtemperatur mit überschüssiger NaOH-Lösung (0,5 mol · l^{-1}) behandeln. Dabei entstehen Acetat und Salicylat, zu deren Bildung 2 Äquivalente Maßlösung verbraucht werden. Anschließend wird der NaOH-Überschuss mit HCl-Lösung gegen Phenolphthalein zurücktitriert [vgl. **MC-Fragen Nr. 371, 377, 378**].

In analoger Weise wird auch der Wirkstoff im **Carbasalat-Calcium** [M_r = 458,4], einer äquimolaren Mischung aus Harnstoff (H_2N-CO-NH_2) und dem Calciumsalz der Acetylsalicylsäure, unter Verbrauch von 2 Äquivalenten Lauge durch Verseifungstitration bestimmt, sodass 1 ml NaOH-Maßlösung (c = 0,1 mol · l^{-1}) 22,92 mg Carbasalat-Calcium entspricht. Parallel zur Bestimmung wird ein Blindversuch durchgeführt. [vgl. **MC-Frage Nr. 379**].

- **Benzoylchlorid *R*** (C_6H_5-CO-Cl) [M_r=140,6]

Die Gehaltsbestimmung von **Carbonsäurechloriden** wie *Benzoylchlorid* oder *2,4-Dinitrobenzoylchlorid* ähnelt im Prinzip der Titration von Carbonsäureanhydriden. Es werden zwei Äquivalente Lauge für die Hydrolyse des Säurechlorids benötigt. Zusätzlich kann in der austitrierten Lösung das abgespaltene Chlorid argentometrisch erfasst werden [siehe Kap. 8.2.4 und **MC-Fragen Nr. 371–373**].

$$\text{R-COCl} + 2\ \text{HO}^- \longrightarrow \text{R-COO}^- + \text{Cl}^- + \text{H}_2\text{O}$$

- **Benzylbenzoat** (C_6H_5-CO-O-CH_2-C_6H_5) [M_r=212,2]
- **Benzylmandelat** (C_6H_5-CHOH-CO-O-CH_2-C_6H_5) [M_r=242,3]

Die genannten Benzylester lassen sich problemlos durch einstündiges Erhitzen unter Rückfluss mit überschüssiger ethanolischer KOH-Lösung (c = 0,5 mol · l^{-1}) verseifen [vgl. **MC-Fragen Nr. 371, 372**].

- **Busulfan** [M_r=246,3]

Tetramethylenbis(methansulfonat) spaltet bei der Hydrolyse pro Mol Substanz 2 Äquivalente **Methansulfonsäure** [CH_3SO_3H] ab, die sich alkalimetrisch gegen Phenolphthalein bestimmen lässt.

- **Butyl-4-hydroxybenzoat** [M_r = 194,2]
- **Ethyl-4-hydroxybenzoat** [M_r = 166,2]
- **Methyl-4-hydroxybenzoat** [M_r = 152,1]
- **Propyl-4-hydroxybenzoat** [M_r = 180,2]

Die Ester der *4-Hydroxybenzoesäure* lassen sich mit überschüssiger NaOH-Maßlösung (1 mol · l^{-1}) hydrolytisch spalten (1 h bei 70 °C). Der Laugenüberschuss wird mit Schwefelsäure zurücktitriert. Der Endpunkt wird potentiometrisch bestimmt. *Ph.Eur.* lässt den Gehalt dieser Ester mittels HPLC-Analyse ermitteln. Ein weiteres Verfahren ist die bromometrische Bestimmung der Ester [siehe auch Kap. 7.2.5.4 und **MC-Frage Nr. 374**].

- **Carisoprodol** [M_r = 260,3]

Bei der schwefelsauren Hydrolyse des **Carbaminsäureesters** entstehen *Ammoniak* (NH_3) und *Isopropylamin* ($CH_3(CH_3)CHNH_2$). Beide basischen Hydrolyseprodukte werden analog einer Kjeldahl-Bestimmung aus der alkalisierten Hydrolyselösung mittels Wasserdampf in eine Vorlage mit einer Borsäure-Lösung überdestilliert. Nach Zusatz von Methylrot-Mischindikator-Lösung wird mit Salzsäure-Maßlösung titriert (zur *Kjeldahl-Bestimmung* siehe Kap. 6.2.4.7).

■ **Chloralhydrat** (Trichloracetaldehyd-Hydrat, $Cl_3C\text{-}CH(OH)_2$) [M_r=165,4]
Die Substanz wird von überschüssiger 1 M-NaOH-Lösung rasch und quantitativ in Chloroform ($CHCl_3$) und Formiat ($HCOO^-$) gespalten.

$$Cl_3C\text{-}CH(OH)_2 + HO^- \longrightarrow HCCl_3 + HCOO^- + H_2O$$

Erforderlich ist, den Überschuss an NaOH innerhalb von 2 min mit 0,5 M-H_2SO_4 gegen Phenolphthalein zurückzutitrieren, da bei längerem Stehenlassen im Alkalischen das gebildete Chloroform langsam hydrolysiert und unter Verbrauch von 4 Äquivalenten Lauge Chlorid und Formiat entstehen [vgl. **MC-Fragen Nr. 375, 376**].

$$HCCl_3 + 4\ HO^- \longrightarrow HCOO^- + 3\ Cl^- + 2\ H_2O$$

Deshalb lässt das Arzneibuch das freigesetzte **Chlorid** in einer 2. Titration *argentometrisch nach Mohr* erfassen (siehe Kap. 8.1.2.2).

■ **Cumarin** [M_r=146,1]
Das Lacton wird in ethanolischer Lösung mit überschüssiger NaOH-Lösung in das Natriumsalz der **Cumarinsäure** umgewandelt. Danach wird der Laugenüberschuss mit 0,1 M-HCl gegen Phenolphthalein zurücktitriert. Im Gegensatz zum *DAB 10* lässt *Ph.Eur.* **Cumarin *R*** gaschromatographisch bestimmen.

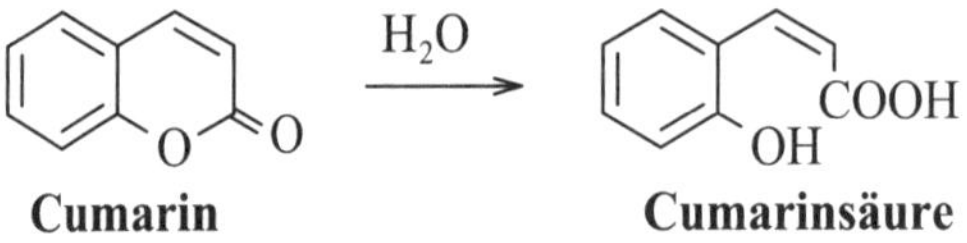

H_2O → COOH, OH

Cumarin **Cumarinsäure**

■ **Dibutylphthalat** [M_r=278,3]
■ **Diethylphthalat** [M_r=222,3]
Die Diester der *Phthalsäure* werden in ethanolischer 0,5 M-KOH 1 h unter Rückfluss zum Sieden erhitzt. Nach erfolgter Verseifung wird der Laugenüberschuss mit 0,5 M-HCl-Lösung gegen Phenolphthalein zurücktitriert.

■ **Docusat-Natrium** [M_r = 444,6]
Die Bestimmung des Diesters einer sulfonierten Bernsteinsäure entspricht im Prinzip der Methode zur Bestimmung der Verseifungszahl (siehe nachfolgender Abschnitt). Es werden 4 Äquivalente Maßlösung verbraucht.

■ **Etofenamat** [M_r =369,4]
(ein ethoxyliertes Anthranilsäure-Derivat) wird in Isopropanol mit 1M-NaOH 2 h unter Rückfluss erhitzt. Anschließend wird der Laugenüberschuss gegen Bromthymolblau zurücktitriert.

■ **Methylsalicylat** [Methyl(2-hydroxybenzoat)] [M_r=152,1]
Die quantitative Verseifung erfolgt durch 30 minütiges Erhitzen zum Rückfluss in überschüssiger NaOH-Lösung ($0{,}1\ mol \cdot l^{-1}$). Der Laugenüberschuss wird gegen Phenolrot-Lösung zurücktitriert.

■ **Milchsäure** (2-Hydropropansäure) [M_r = 90,1; pK_s = 3,88]

- ***(S)*-Milchsäure** [M_r=90,1]

Die einbasige Säure bildet als α-Hydroxycarbonsäure Ester mit sich selbst, sog. *Estolide*. Diese bestehen durch Kondensation zweier Moleküle Milchsäure überwiegend aus **Lactoylmilchsäure**, jedoch treten in abnehmender Konzentration auch oligomere Estolide auf.

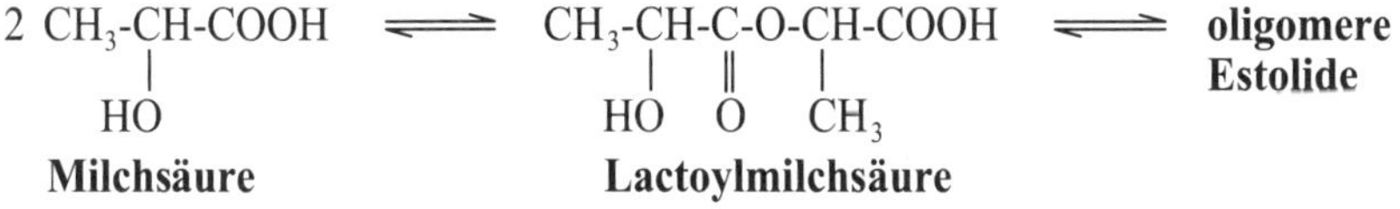

```
2 CH3-CH-COOH   <==>   CH3-CH-C-O-CH-COOH   <==>   oligomere
      |                    |  ||  |                Estolide
      HO                   HO O   CH3
  Milchsäure             Lactoylmilchsäure
```

In wässriger Lösung ist die Gleichgewichtslage abhängig von der Konzentration, der Temperatur und der Lagerzeit. Hochkonzentrierte Milchsäure-Lösungen enthalten noch geringe Mengen an *Lactid*, das aus 2 Milchsäuremolekülen durch doppelte intermolekulare Kondensation gebildet wird [vgl. **MC-Frage Nr. 372**].

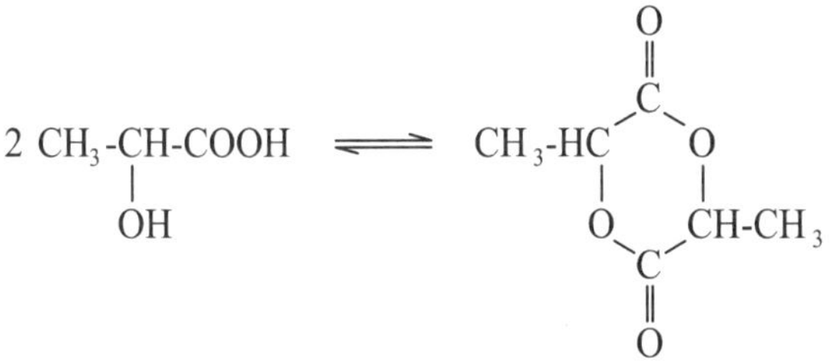

```
                             O
                             ||
                             C
                           /   \
2 CH3-CH-COOH  <==>  CH3-HC     O          Lactid
      |                  |      |
      OH                 O      CH-CH3
                           \   /
                             C
                             ||
                             O
```

Zur Gehaltsbestimmung nach *Arzneibuch* werden durch Zugabe überschüssiger 0,1 M-NaOH die Carboxylgruppen neutralisiert und während des Stehenlassens (30 min) bei RT auch vorhandene Estergruppen hydrolysiert. Anschließend wird der Laugenüberschuss mit HCl-Maßlösung gegen Phenolphthalein zurücktitriert.

- **Tributylacetylcitrat** [M_r = 402,5]
- **Triethylcitrat** (Citronensäuretriethylester) [M_r = 276,3]

Die Ester der *Citronensäure* werden in wässrigem Isopropanol 1 h unter Rückfluss mit NaOH-Lösung (1 mol · l^{-1}) hydrolysiert. Der Laugenüberschuss wird gegen Phenolphthalein zurücktitriert.

- **Triglyceride (Triacylglycerole)** wie **Triacetin** (Glyceroltriacetat) (R' – R''' = CH_3) [M_r = 276,3]

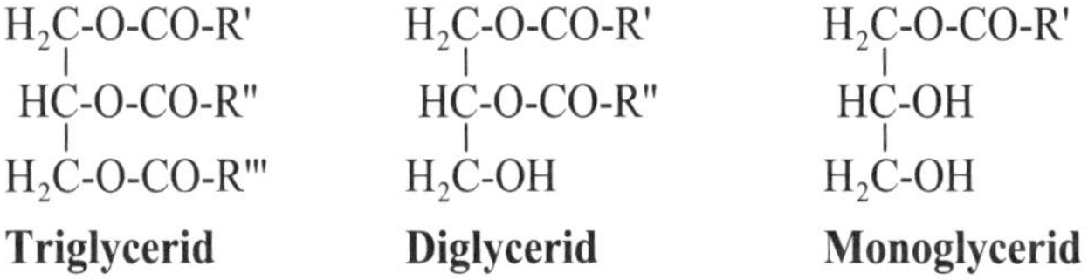

```
H2C-O-CO-R'       H2C-O-CO-R'       H2C-O-CO-R'
   |                 |                 |
 HC-O-CO-R''       HC-O-CO-R''       HC-OH
   |                 |                 |
H2C-O-CO-R'''     H2C-OH            H2C-OH
Triglycerid       Diglycerid        Monoglycerid
```

Fette und **fette Öle** sind Triester des *Glycerols* (Triglyceride) mit höhermolekularen (langkettigen) Fettsäuren. **Wachse** sind Monoester von langkettigen Carbonsäuren (*Wachssäuren*) mit höheren, einwertigen Alkoholen (*Wachsalkoholen*). Zur Charakterisierung dieser Substanzen oder von synthetischen fettähnlichen Estern werden u. a. folgende Kennzahlen ermittelt:

Verseifungszahl (VZ)

- *Die Verseifungszahl gibt an, wie viel Milligramm Kaliumhydroxid zur Neutralisation der freien Säuren und zur Verseifung der Ester von 1 g Substanz notwendig sind.*

Hierzu wird die vorgeschriebene Substanzmenge (0,5–20 g) mit überschüssiger ethanolischer Kaliumhydroxid-Lösung ($c = 0{,}5\ mol \cdot l^{-1}$) 30 Minuten zum Sieden erhitzt. Danach wird die zur Neutralisation und Verseifung nicht verbrauchte Lauge in der noch heißen Lösung mit Salzsäure-Maßlösung ($c = 0{,}5\ mol \cdot l^{-1}$) gegen Phenolphthalein zurücktitriert (Verbrauch: n_1 ml HCl). Unter den gleichen Bedingungen wird ein Blindversuch durchgeführt (Verbrauch: n_2 ml HCl). Die Berechnung der VZ erfolgt nach:

$$VZ = \frac{28{,}05\,(n_2 - n_1)}{m} \qquad (m = \text{Substanzeinwaage in g})$$

Bei der Verseifung von Fetten entstehen Glycerol [M_r=92,1] und die Kaliumsalze längerkettiger Fettsäuren (Kaliumseifen). Die VZ ist daher ein wichtiges Kriterium für die Identität und Reinheit von Fetten, fetten Ölen, Wachsen und fettähnlichen, synthetischen Estern.

Bei Proben, die keine Mineralsäuren und keine freien Fettsäuren (SZ=0) enthalten und in denen Fettbegleitstoffe nur in geringer Menge vorliegen, erlaubt die VZ auch Rückschlüsse auf die Art des Fettes und somit auf dessen *mittlere Molekülmasse*. Zum Beispiel deuten hohe Verseifungszahlen auf niedrige Kettenlängen (Molmassen) der veresterten Fettsäuren hin.

Dieser Zusammenhang beruht darauf, dass zur Verseifung einer Estergruppe 2 Äquivalente KOH-Lösung benötigt werden und der Laugenverbrauch in der Reihe Tri-, Di- und Monoester abnimmt. Dies korreliert mit einem zunehmenden Säureverbrauch bei der Rücktitration des Laugenüberschusses. Darüber hinaus ist z.B. bei einem Monoester der Säureverbrauch bei der Rücktitration umso größer, je höher die Molmasse des betreffenden Esters ist [vgl. **MC-Fragen Nr. 380–385**].

Esterzahl (EZ)

- *Die Esterzahl gibt an, wie viel Milligramm Kaliumhydroxid zur Verseifung der in 1 g Substanz vorhandenen Ester notwendig sind; sie errechnet sich aus der Differenz von Verseifungszahl und Säurezahl:* **EZ = VZ – SZ**

Die EZ dient der Berechnung des Gehaltes an Estern in einer Substanzprobe. Ihre Ermittlung ist vor allem für die Beurteilung von **Wachsen** von Bedeutung. Die Berechnung der EZ als Differenz von VZ und SZ setzt voraus, dass die Probe keine Anhydride oder Lactone enthält [vgl. **MC-Fragen Nr. 386, 387**].

6.2.4 Spezielle Verfahren

6.2.4.1 Oximtitration

Aldehyde (RCH=O) und **Ketone** ($R^1R^2C=O$) reagieren mit Hydroxylamin unter Bildung von **Oxim**en [vgl. **MC-Fragen Nr. 388, 414**].

$$R^1R^2C{=}O + H_2N{-}OH \longrightarrow R^1R^2C{=}N{-}OH + H_2O$$

Die Reaktionsgeschwindigkeit ist allgemein säurekatalysiert und hängt stark vom pH-Wert der Lösung und der Reaktivität der jeweiligen Carbonylverbindung ab. Die Reaktion wird am wirksamsten von einer Säure mit der Acidität des $HONH_3^+$-Ions katalysiert, sodass man zur Oximierung *Hydroxylaminhydrochlorid* einsetzt.

$$R^1R^2C{=}O + {}^+H_3N\text{-}OH \longrightarrow R^1R^2C{=}N\text{-}OH + H_3O^+$$

Aldehyde reagieren bereits bei Raumtemperatur rasch und quantitativ, Ketone hingegen wesentlich langsamer; bei sterisch gehinderten Ketonen muss die Reaktionslösung oft mehrere Stunden unter Rückfluss erhitzt werden.

Ph. Eur. lässt z. B. bei der Reinheitsprüfung von **Paraldehyd** (2,4,6-Trimethyl-1,3,5-trioxan) den Anteil an *freiem Acetaldehyd* (CH_3-CH=O) mithilfe der Hydroxylaminhydrochlorid-Methode quantitativ erfassen und begrenzt dadurch dessen Anteil [vgl. **MC-Frage Nr. 389**].

Auch die Gehaltsbestimmung von **Glyoxal-Lösung *R*** [O=CH-CH=O] [M_r = 58,1] erfolgt durch Oximtitration, wobei unter Verbrauch von 2 Äquivalenten Hydroxylamin *Glyoxaldioxim* gebildet wird.

$$O{=}CH\text{-}CH{=}O + 2\,[H_3N\text{-}OH]^+Cl^- \rightarrow HO\text{-}N{=}CH\text{-}CH{=}N\text{-}OH + 2\,HCl$$

An weiteren Beispielen für die Ermittlung des Wert-bestimmenden Anteils in *ätherischen Ölen* durch Oximtitration sind zu nennen:

- **Campher *R*** (im Lavendelöl)
- **Carvon *R*** (im Kümmelöl, Pfefferminzöl)
- **Citral *R*** (im Citronenöl)
- **Menthon *R*** (im Pfefferminzöl)
- **Zimtaldehyd *R*** (im Cassiaöl, Zimtöl)

Die Strukturen dieser Carbonylverbindungen sind in ○Abb. 6.13 zusammengestellt.

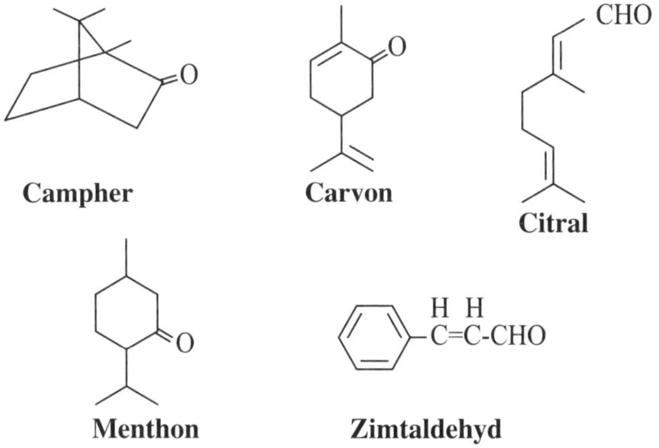

O
Campher

O
Carvon

CHO
Citral

O
Menthon

H H
C=C-CHO
Zimtaldehyd

○ **Abb. 6.13 Durch Oximtitration bestimmbare Substanzen**

Für die praktische Durchführung der Oximtitration hat sich die „*direkte Methode*“ bewährt, bei der die Carbonylverbindung mit einem *Überschuss* an Hydroxylaminhydrochlorid-Lösung behandelt wird. Da das gebildete Oxim nur schwach basisch reagiert, wird bei der Umsetzung die äquivalente Stoffmenge an Protonen freigesetzt, die mit 0,5 M-ethanolischer KOH titriert werden kann. Der pH-Wert am Äquivalenzpunkt ist durch das überschüssige Hydroxylaminhydrochlorid vorgegeben und liegt bei etwa **pH=3,5**. Als Indikator kommt daher vor allem *Bromphenolblau* (2,8–4,4) zur Anwendung. Zur selektiven Bestimmung von Salzsäure (H_3O^+-Ionen) neben überschüssigem Hydroxylaminhydrochlorid ($HONH_3^+Cl^-$) kommen auch *Methylorange* (3,0-4,4) oder ein *Methylrot-Mischindikator* (4,4-6,0) als Indikatoren in Frage [vgl. **MC-Frage Nr. 1859**].

Anstelle der Oximtitration lässt *Ph.Eur.* die genannten Carbonylverbindungen gaschromatographisch bestimmen (siehe Kap. 12.4.4).

6.2.4.2 Formoltitration

Diese von **Sörensen** ursprünglich zur Titration von **α-Aminosäuren** eingeführte Methode beruht darauf, dass primäre Aminogruppen in wässriger Lösung mit **Formaldehyd** unter Bildung einer deutlich schwächer basischen **N-Hydroxymethyl-Verbindung** reagieren. Durch nachfolgende Dehydratisierung kann daraus ein **Azomethin** entstehen, das praktisch ebenfalls neutral reagiert. Anschließend wird die verbleibende Carboxylgruppe alkalimetrisch gegen geeignete Indikatoren titriert [vgl. **MC-Fragen Nr. 415, 1679, 1680, 1867**].

$$\underset{\text{Aminosäure}}{\overset{\alpha}{\text{R-CH(NH}_2\text{)-COOH}}} \xrightarrow{+\ CH_2=O} \underset{\text{Methylol-Verbindung}}{\text{R-CH(NH-CH}_2\text{OH)-COOH}} \xrightarrow{-\ H_2O} \underset{\text{Azomethin}}{\text{R-CH(N=CH}_2\text{)-COOH}} \xrightarrow[-\ H_2O]{+\ NaOH} \text{R-CH(N=CH}_2\text{)-COONa}$$

Die Formoltitration ist auch zur maßanalytischen Bestimmung von Kationsäuren wie z. B. *Ammoniumsalzen* ($NH_4^+X^-$) oder Salzen von primären ($RNH_3^+X^-$) und sekundären Aminen ($R_2NH_2^+X^-$) mit einer Alkalihydroxid-Maßlösung geeignet. Auch hier beruht das Prinzip der Methode darauf, dass durch die Umsetzung mit Formaldehyd die Basizität der während der Titration gebildeten primären (RNH_2) und sekundären Amine (R_2NH) durch Bildung von Iminen erheblich abgeschwächt wird.

Zur Bestimmung von **Ammoniumchlorid** (NH_4Cl) [M_r=53,49] nach *Arzneibuch* titriert man die Kationsäure mit NaOH-Maßlösung gegen Phenolphthalein. Die Acidität des NH_4^+-Ions [pK_s=9,38] ist allerdings so gering, dass eine direkte Titration nicht mit genügend hoher Genauigkeit durchzuführen ist. Deshalb wird nach Zugabe von überschüssigem Formaldehyd die korr. Base (NH_3) unter Bildung von *Hexamethylentetramin* (Urotropin, Methenamin) abgefangen, wobei pro Mol NH_4^+ ein Mol H_3O^+-Ionen freigesetzt werden, die sich anschließend alkalimetrisch erfassen lassen [vgl. **MC-Fragen Nr. 390–393, 413, 1742**].

$$4\ NH_4^+ + 6\ H_2C=O \longrightarrow [(CH_2)_6N_4] + 4\ H_3O^+ + 2\ H_2O$$

Das entstandene Urotropin (pK_b=9,4) stört als schwache Base nicht; da die Formaldehyd-Lösung meistens etwas Säure enthält, muss sie zuvor gegen Phenolphthalein neutralisiert werden.

In ähnlicher Weise lässt das *Arzneibuch* auch den Gesamtammoniak in **Ammoniumbituminosulfonat** bestimmen.

6.2.4.3 Argentoalkalimetrische Titration

Die Säurestärke vieler OH-, SH-, NH- und CH-acider Verbindungen reicht nicht aus, um sie auf direkte Weise alkalimetrisch gegen Farbindikatoren titrieren zu können.

Sie lassen sich aber maßanalytisch bestimmen, wenn man dafür sorgt, dass das während der Titration gebildete Anion (korr. Base) durch Fällung, z. B. als schwer lösliches Silbersalz, laufend aus dem Gleichgewicht entfernt wird. Darüber hinaus werden durch den Zusatz von Pyridin (C_5H_5N) die bei der Bildung des Silbersalzes freigesetzten Protonen als Pyridinium-Ionen ($C_5H_5NH^+$) abgefangen; dadurch wird die Lage des Gleichgewichts nach rechts verschoben.

$$\text{X-H} + Ag^+ + C_5H_5N \longrightarrow \text{X-Ag}\downarrow + C_5H_5NH^+$$

Das zugesetzte Pyridin verhindert durch Komplexbildung mit Ag^+-Ionen auch ein Ausfallen von Silberoxid (Ag_2O). Die gebildeten Pyridinium-Ionen ($C_5H_5NH^+$) lassen sich anschließend als Kationsäure mit NaOH-Lösung gegen Farbindikatoren oder mittels potentiometrischer Endpunktanzeige titrieren. Folgende Substanzklassen sind mithilfe der Argentoalkalimetrie volumetrisch zu bestimmen:

- **Barbiturate:**

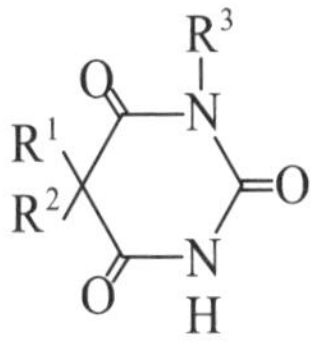

An wichtigen Barbituraten seien genannt:

- **Amobarbital** [R^1=C_2H_5; R^2=$(CH_2)_2CH(CH_3)_2$; R^3=H] [M_r=226,3]
- **Amobarbital-Natrium** [R^3=Na] [M_r=248,3]
- **Barbital** [R^1=R^2=C_2H_5; R^3=H] [M_r=184,2]
- **Hexobarbital** [R^1=CH_3; R^2=Cyclohexenyl; R^3=CH_3] [M_r=236,3]
- **Methylphenobarbital** [R^1=C_2H_5; R^2=Phenyl; R^3=CH_3] [M_r=246,3]
- **Pentobarbital** [R^1=C_2H_5; R^2=$CH(CH_3)C_3H_7$; R^3=H] [M_r=226,3]
- **Pentobarbital-Natrium** [R^3=Na] [M_r=248,3]
- **Phenobarbital** [R^1=C_2H_5; R^2=Phenyl; R^3=H] [M_r=232,2]
- **Phenobarbital-Natrium** [R^3 = Na] [M_r = 254,2]

Mit Ausnahme von Thiopental, Phenobarbital und Phenobarbital-Natrium lässt das *Arzneibuch* Barbiturate argentoalkalimetrisch bestimmen (**Dutrieux-Methode**). Als Lösungsmittel für die freien Barbitursäuren dient *Pyridin*, für die Natriumsalze *Etha-*

nol. Ph.Eur. titriert hingegen *Phenobarbital* in wässrigem Ethanol mit einer NaOH-Maßlösung.

Nach Zusatz von überschüssigem, in Pyridin gelöstem $AgNO_3$ bildet sich ein Disilberbarbiturat-Komplex und die dabei freigesetzten Protonen werden als Pyridinium-Ionen (Pyr-H^+) abgefangen. Anschließend wird die gebildete Kationsäure mit ethanolischer Natriumhydroxid-Lösung (c = 0,1 mol · l^{-1}) gegen *Thymolphthalein* bis zur reinen Blaufärbung titriert. Zusätzlich wird ein Blindversuch durchgeführt.

$$H_2Barb + 2\ Ag^+ + 4\ Pyr \longrightarrow [Ag_2Barb(Pyr)_2] + 2\ Pyr\text{-}H^+$$

$$2\ Pyr\text{-}H^+ + 2\ HO^- \longrightarrow 2\ Pyr + 2\ H_2O\ (Pyr = Pyridin)$$

Freie Barbitursäuren [H_2Barb] enthalten pro Molekül **zwei** acide H-Atome, sodass sie bei der Titration zwei Äquivalente NaOH verbrauchen. **N-Methylbarbiturate** [HBarb-CH_3] und die **Natriumsalze freier Barbitursäuren** [NaHBarb] können demgegenüber nur **ein** H-Atom pro Molekül in Freiheit setzen [vgl. **MC-Fragen Nr. 218, 396, 397, 1682, 1683**].

Weitere allgemeine *Bestimmungsmethoden von Barbitursäure-Derivaten* und ihren Salzen sind [vgl. **MC-Fragen Nr. 223, 1682, 1683**]:

- alkalimetrische Titration von Barbitursäuresalzen nach vorherigem Freisetzen der NH-aciden Barbitursäuren in schwefelsaurer Lösung (siehe Bestimmung vom Phenobarbital-Natrium im Kap. 6.2.2.2 und nachfolgende Bestimmung von Phenytoin-Natrium),
- alkalimetrische Bestimmung der NH-aciden Barbitursäuren durch Titration mit einer Alkalialkanolat- oder Tetrabutylammoniumhydroxid-Maßlösung (siehe Kap. 6.3.3),
- argentometrische Bestimmung nach Budde durch Titration in Alkalicarbonat-haltiger Lösung mit Silbernitrat-Maßlösung bis zur beginnenden Trübung,
- komplexometrische Bestimmung des Gehalts an Metallionen im Niederschlag nach Fällung eines geeigneten Schwermetallbarbiturats (siehe Kap. 9.2.1).

- **Hydantoine:**

Argentoalkalimetrisch wird nach *Arzneibuch* **Phenytoin-Natrium** [M_r=274,3] titriert.

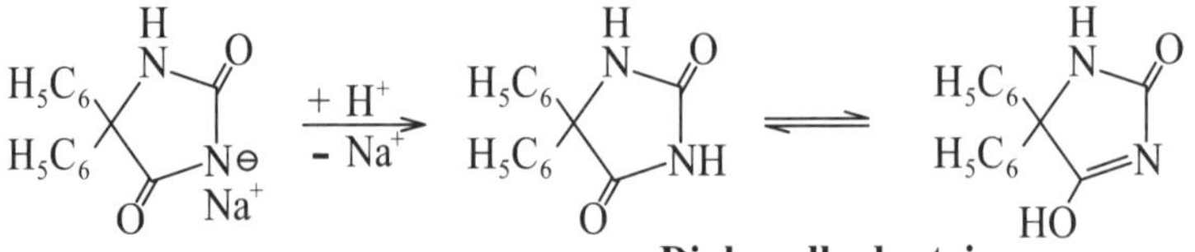

H
N O
H_5C_6 H_5C_6 N⊖ Na+ O + H^+ / - Na^+ → H N O H_5C_6 H_5C_6 NH O ⇌ H N O H_5C_6 H_5C_6 N HO

Diphenylhydantoin

Das Natriumsalz wird durch Suspendieren in 0,05 M-H_2SO_4 in das NH-acide **Phenytoin** (Diphenylhydantoin) umgewandelt; nach Verdünnen mit Methanol wird der Säureüberschuss mit 0,1 M-NaOH bei potentiometrischer Indizierung neutralisiert (1.Wendepunkt der Titrationskurve). Nach Zugabe von $AgNO_3$/Pyridin, wobei pro Mol Substanz **ein** Mol Protonen frei werden, wird die Titration zur Bestimmung des Phenytoin-Anteils fortgesetzt (2.Wendepunkt der Titrationskurve).

In ähnlicher Weise erfolgt auch die Reinheitsprüfung auf „freies Phenytoin", das im Natriumsalz enthalten sein kann. Demgegenüber lässt das *Arzneibuch* den Gehalt von **Phenytoin** durch wasserfreie Titration mit 0,1 M-$NaOCH_3$-Lösung erfassen [siehe Kap. 6.3.3.3 und **MC-Fragen Nr. 219, 220, 394, 396, 398**].

- Thiouracile

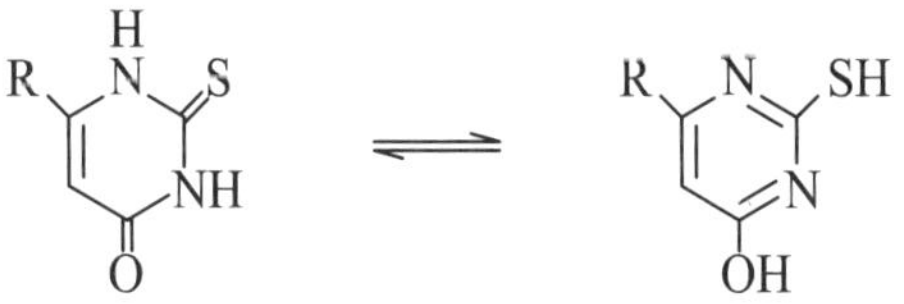

An Monographien wurden in das Arzneibuch aufgenommen:
- **Propylthiouracil** (R=n-C_3H_7) [M_r=170,2]

Thiouracile bilden schwer lösliche, praktisch undissoziierte Disilbersalze. Dabei werden pro Mol Substanz **zwei** Äquivalente Protonen freigesetzt. Nach *Arzneibuch* wird der Wirkstoff zur partiellen Neutralisation der aciden Gruppen zunächst in etwas *weniger als zwei* Äquivalenten 0,1 M-NaOH gelöst. Danach fällt man das Disilbersalz durch Zugabe überschüssiger 0,1 M-$AgNO_3$ Lösung. Die bei der Fällung noch frei werdenden restlichen Protonen werden erneut mit 0,1 M-NaOH-Lösung titriert. Die Indizierung des Äquivalenzpunktes erfolgt potentiometrisch, jedoch kann der Endpunkt auch visuell gegen Bromthymolblau ermittelt werden [vgl. **MC-Fragen Nr. 219, 396**].

- Mercaptoimidazole
- **Thiamazol** (2-Mercapto-1-methylimidazol) [M_r = 114,2]

Die schwache Säure wird nach Zusatz von Silbernitrat unter Verbrauch von 1 Äquivalent NaOH-Lösung (0,1 mol · l^{-1}) titriert. Der Endpunkt wird potentiometrisch bestimmt.

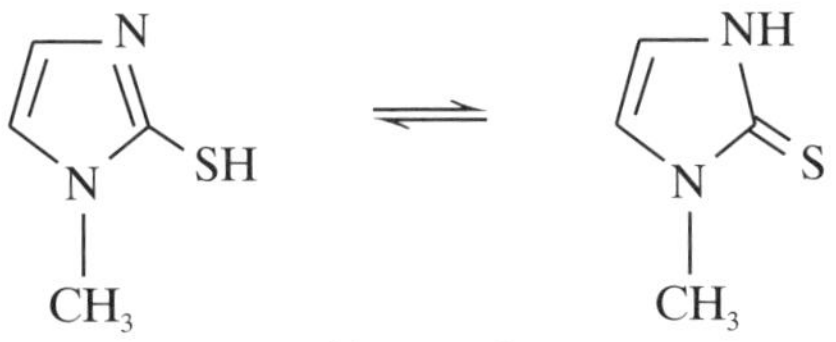

Thiamazol

- Purine:

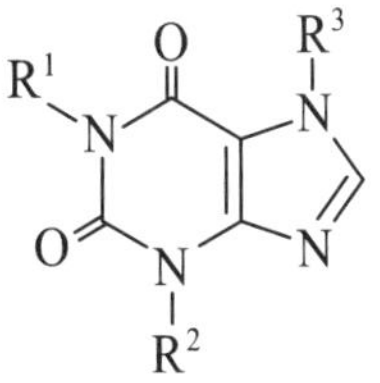

Nach *Arzneibuch* lassen sich durch Argentoalkalimetrie bestimmen:

- **Theobromin** ($R^1 = H; R^2 = R^3 = CH_3$) [$M_r = 180{,}2; pK_s = 10{,}0$]
- **Theophyllin** ($R^1 = R^2 = CH_3; R^3 = H$) [$M_r = 180{,}2; pK_s = 8{,}6$]
- **Theophyllin-Monohydrat** [$M_r = 198{,}2$]
- **Theophyllin-Ethylendiamin** [$M_r = 420{,}4$]

Aufgrund der geringen Acidität bzw. Basizität beider Purine ist ihre direkte Titration in wässriger Lösung nicht durchführbar. Nach Zugabe von $AgNO_3$-Lösung fallen jedoch die schwer löslichen *Monosilbersalze* aus. Die dabei freigesetzten Protonen können anschließend mit 0,1 M-NaOH-Lösung gegen Phenolphthalein oder Bromthymolblau titriert werden [vgl. **MC-Fragen Nr. 394–396**].

$$C_7H_8N_4O_2 + Ag^+ \longrightarrow Ag[C_7H_7N_4O_2] + H^+$$

- **Alkine:**

Arzneistoffe mit einer Ethinyl-Gruppe (–C≡CH), die alkalimetrisch nach Silbersalz-Zusatz titriert werden und deren Strukturen Abb. 6.14 zeigt, sind:

- **Ethinylestradiol** [M_r=296,4]
- **Ethisteron** [M_r=312,5]
- **Levonorgestrel** [M_r=312,5]
- **Lynestrenol** [M_r=284,4]
- **Mestranol** [M_r=310,4]
- **Norethisteron** [M_r=298,4]
- **Norethisteronacetat** [M_r=340,5]
- **Norgestimat** [M_r = 369,5]
- **Norgestrel** [M_r=312,5]
- **Tibolon** [M_r = 312,5]

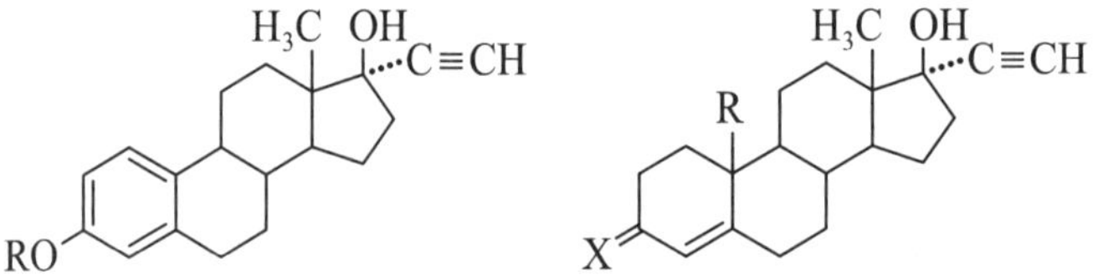

H_3C OH C≡CH RO | H_3C OH C≡CH R X

R:		X:	R:	
H	**Ethinylestradiol**	O	H	**Norethisteron**
CH_3	**Mestranol**	O	CH_3	**Ethisteron**
		H_2	H	**Lynestrenol**

Abb. 6.14 Ethinyl-substituierte Steroide

Die Gehaltsbestimmung dieser Substanzen erfolgt durch Lösen in Tetrahydrofuran und Zugabe von $AgNO_3$-Lösung. Dabei reagiert die Ethinyl-Gruppe als *einwertige* CH-acide Verbindung mit Silbernitrat unter Bildung eines stabilen, löslichen Silbersalz-Komplexes und Freisetzung einer äquivalenten Stoffmenge an Protonen. Letztere werden anschließend potentiometrisch oder gegen Bromcresolgrün durch Titration mit 0,1 M-NaOH-Lösung erfasst [vgl. **MC-Fragen Nr. 395, 399**].

$R\text{-}C{\equiv}CH + 7\,AgNO_3 \rightarrow [R\text{-}C{\equiv}C\text{-}Ag \cdot 6\,AgNO_3] + HNO_3$

Ph.Eur. lässt dagegen den Gehalt von *Ethinylestradiol* flüssigchromatographisch bestimmen.

6.2.4.4 Bestimmung von Alkoholen, Hydroxylzahl (OHZ)

- *Die Hydroxylzahl gibt an, wie viel Milligramm Kaliumhydroxid der von 1 g Substanz bei der Acetylierung gebundenen Essigsäure äquivalent sind.*

Mittels OHZ lässt das Arzneibuch *acylierbare Hydroxylgruppen* erfassen. **Fette** und **fette Öle** enthalten solche funktionellen Gruppen häufig in Form höhermolekularer primärer und sekundärer Alkohole, Hydroxyfettsäuren, Mono- und Diglyceriden sowie von freiem Glycerol. Acylierbar sind ferner Phenole, Enole, primäre und sekundäre Amine sowie Aminoalkohole. Gleichfalls verfälscht ein *Wassergehalt* von Probe und Reagenzien das Titrationsergebnis [vgl. **MC-Fragen Nr. 400–403, 1820**].

Das *Arzneibuch* gibt zur Bestimmung der Hydroxylzahl zwei unterschiedliche Methoden an [vgl. **MC-Fragen Nr. 405–407**]:

- Veresterungsreaktion mit **Acetanhydrid** in Gegenwart von **Pyridin** und anschließende Zersetzung des überschüssigen Anhydrids durch **Wasser** (Methode A).
- Veresterungsreaktion in *nichtwässrigem* Milieu mit **Propionsäureanhydrid** in Gegenwart von ***p*-Toluolsulfonsäure** und anschließende Zersetzung des Reagenzüberschusses mit **Anilin** (Methode B).

- **Methode A:**

- *Die entsprechend der erwarteten OHZ eingewogene Substanz wird mit der erforderlichen Menge des Acetylierungsgemischs (Acetanhydrid/Pyridin) versetzt und 1 h auf dem Wasserbad erhitzt. Anschließend gibt man Wasser hinzu und erhitzt nochmals 10 min. Nach dem Abkühlen wird mit 0,5 M-ethanolischer KOH-Lösung gegen Phenolphthalein titriert (Verbrauch: n_1 ml). Unter den gleichen Bedingungen wird ein Blindversuch durchgeführt (Verbrauch: n_2 ml). Die Berechnung der Hydroxylzahl erfolgt nach:*

$$\mathbf{OHZ} = \frac{28{,}05\,(n_2 - n_1)}{m} + \mathbf{SZ} \qquad (\mathbf{m = Einwaage\ Substanz\ in\ g})$$

Die Methode beruht auf der Reaktion von Hydroxylgruppen mit Acetanhydrid in *trockenem* Pyridin, dem nach neueren Untersuchungen lediglich die Funktion einer Hilfsbase zukommt. Dabei entsteht durch die Reaktion von 1 Äquivalent acylierbarer HO-Gruppen 1 Mol Pyridiniumacetat (1), das als Kationsäure mit ethanolischer KOH titriert wird (3). Demgegenüber liefert die Hydrolyse des Acetylierungsgemischs im Blindversuch gemäß (2) 2 Äquivalente Säure.

(1) $\mathbf{ROH} + (CH_3CO)_2O + Pyr \longrightarrow CH_3CO\mathbf{OR} + CH_3COO^- + Pyr\text{-}\mathbf{H}^+$
(2) $H_2O + (CH_3CO)_2O + 2\,Pyr \longrightarrow 2\,CH_3COO^- + 2\,Pyr\text{-}H^+$
(3) $Pyr\text{-}H^+ + HO^- \longrightarrow Pyr + H_2O$ [Pyr = Pyridin]

Dieses unterschiedliche Verhalten des Acetylierungsgemischs gegenüber Alkoholen und Wasser bildet die Grundlage der stöchiometrischen *Auswertung* der Reaktion. Voraussetzung für ein korrektes Ergebnis ist deshalb die Wasserfreiheit des verwendeten Pyridins.

Darüber hinaus müssen für einen quantitativen, reproduzierbaren Reaktionsablauf die Mengen an Substanz und Acetylierungsgemisch so gewählt werden, dass auf 1 Äquivalent Hydroxylgruppen 4 Mol Acetanhydrid kommen.

Falls die Probe freie Säuren enthält, wird bei der Titration zusätzlich Lauge verbraucht und man erhält zu tiefe OHZ-Werte. Man berücksichtigt dies, indem die zuvor bestimmte **Säurezahl** (SZ) hinzuaddiert wird [siehe Kap. 6.2.1.2 und **MC-Frage Nr. 408**].

- **Methode B:**

■ *Die zu prüfende Substanz wird mit Propionsäureanhydrid-Reagenz versetzt und 2 h stehen gelassen. Anschließend gibt man eine 0,9%ige Anilin-Lösung in Cyclohexan sowie Eisessig hinzu und titriert mit 0,1 M-$HClO_4$-Lösung gegen Kristallviolett (Verbrauch: n_1 ml). Unter den gleichen Bedingungen wird ein Blindversuch durchgeführt (Verbrauch: n_2 ml). Aus beiden Titrationsergebnissen errechnet sich die Hydroxylzahl von Fetten zu:*

$$\mathbf{OHZ = \frac{5{,}61\,(n_2 - n_1)}{m}} \qquad \text{(m = Einwaage Substanz in g)}$$

Ein möglicher **Wassergehalt** (x%), der die ermittelte Hydroxylzahl *erhöht*, ist zu berücksichtigen. Der Wassergehalt wird mithilfe der Karl-Fischer-Methode bestimmt. Die Hydroxylzahl ergibt sich dann zu [vgl. **MC-Frage Nr. 409**]:

OHZ = gefundene OHZ – 31,1 · x

Bei der **Methode von Pesez** ist Propionsäureanhydrid in Gegenwart von *p*-Toluolsulfonsäure ein wirksames Acylierungsmittel, mit dem gelegentlich sogar tertiäre Hydroxylgruppen verestert werden können (1). Das bei der Reaktion nicht umgesetzte Anhydrid wird mit überschüssigem **Anilin** unter Bildung von **Propionsäureanilid** zersetzt (2). Danach wird die dem nicht verbrauchten, aber protoniert vorliegenden Anilin äquivalente Stoffmenge an **Carboxylat-Ionen** (3) mit 0,1 M-$HClO_4$-Lösung titriert (4).

(1) $(CH_3CH_2CO)_2O + \mathbf{ROH} \rightarrow CH_3CH_2COO\mathbf{H} + CH_3CH_2CO\mathbf{OR}$
(2) $(CH_3CH_2CO)_2O + C_6H_5\text{-}NH_2 \rightarrow C_6H_5\text{-}NH\text{-}CO\text{-}CH_2CH_3 + CH_3CH_2COOH$
(3) $CH_3CH_2COOH + C_6H_5\text{-}NH_2 \rightarrow C_6H_5\text{-}NH_3^+ + CH_3CH_2COO^-$
(4) $CH_3CH_2COO^- + [CH_3COOH_2^+ \cdot ClO_4^-] \rightarrow CH_3CH_2COOH + CH_3COOH + ClO_4^-$

Zur stöchiometrischen *Auswertung* der Reaktion ist anzumerken: Im Versuch und im Blindversuch sind die eingesetzten Mengen an Anilin, Propionsäureanhydrid und *p*-Toluolsulfonsäure gleich. Der verbleibende Anilin-Überschuss im Blindversuch ist geringer als in der Probe. Somit ist gemäß Gleichung (1) die Differenz im Verbrauch an 0,1 M-$HClO_4$ der zur Veresterung benötigten Menge an Propionsäureanhydrid äquivalent.

Die OHZ-Methode kann als maßanalytisches Verfahren zur Bestimmung der nachfolgend genannten Substanzen genutzt werden. Dabei ist zu beachten, dass bei gleicher Zahl acylierbarer Hydroxylgruppen und gleicher Einwaage, die OHZ umso höher gefunden wird, je niedriger die molare Masse ($M_r = m/n$) des betreffenden Substrats ist [vgl. **MC-Frage Nr. 404**].

- **Benzylalkohol** [C_6H_5-CH_2OH] [M_r=108,1]

Der Gehalt wird durch quantitative Acetylierung der alkoholischen HO-Gruppe nach Methode A ermittelt. Der Prozentgehalt errechnet sich nach:

% C_7H_8O = 10,81 (n_2-n_1)/m.

- **Guaifenesin** [3-(2-Methoxyphenoxy)propan-1,2-diol] [M_r = 198,2]

Der Gehalt des Glycerolmonophenylethers wird nach Methode A bestimmt und mit der Formel [19,82 (n_2-n_1)/2m] berechnet. Alternativ dazu kann auch die Malaprade-Reaktion zur Bestimmung des Diols herangezogen werden (siehe Kap. 7.2.4.2).

- **Menthol** [5-Methyl-2-(1-methylethyl)-cyclohexanol] [M_r=156,3]

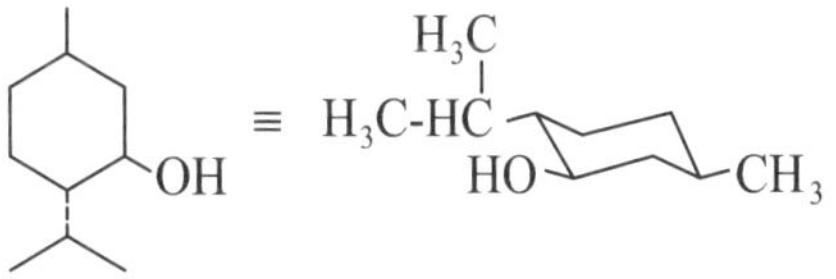

Der Gehalt kann im Prinzip nach Methode A ermittelt werden. Das *Arzneibuch* verzichtet aber auf eine titrimetrische Gehaltsbestimmung und lässt sie gaschromatographisch im Rahmen der „Prüfung auf verwandte Substanzen" durchführen.

- **Pfefferminzöl**

Zur Quantifizierung der freien Terpenalkohole wie **Menthol** kann die OHZ nach Methode A bestimmt werden. *Ph.Eur.* erstellt dagegen gaschromatographisch mit Hilfe des Verfahrens der „Normalisierung" ein Profil der wichtigsten, im Öl enthaltenen Bestandteile.

- **Phenoxyethanol** [C_6H_5-O-CH_2-CH_2OH] [M_r=138,2]

Die Gehaltsbestimmung erfolgt nach Methode A, wobei die freigesetzte Essigsäure mit einer Natriumhydroxid-Maßlösung quantitativ erfasst wird.

- **Polyethylenglycole (Macrogole)** [$HOCH_2$-$(OCH_2CH_2)_n$-OH]

Die Bestimmung der Hydroxylzahl geschieht nach Methode A, wobei Phthalsäureanhydrid als Acylierungsmittel verwendet wird. Die OHZ erlaubt Rückschlüsse auf die *mittlere relative Molekülmasse* dieser Polykondensationsprodukte.

- **Rizinusöl**

Die Fettsäurefraktion des Rizinusöls besteht zu 85–90% aus **Rizinolsäure** (12-Hydroxyölsäure). Darüber hinaus ist das die HO-Gruppe tragende Atom C-12 der Rizinolsäure *chiral*. Reine Rizinolsäure hat bei 20 °C eine spezifische Drehung von [α]=+6,7°.

Die Bestimmung der Hydroxylzahl gestattet eine Unterscheidung von Rizinusöl von anderen fetten Ölen, wie z. B. **Olivenöl**, die weitgehend gesättigte und ungesättigte Fettsäuren als Acylkomponenten enthalten.

6.2.4.5 Bestimmung von Borsäure und ihren Derivaten

Borsäure [M_r = 61,8; pK_s = 9,14] wirkt in wässriger Lösung als schwache einbasige *Lewis-Säure*, deren alkalimetrische Direkttitration *kaum* möglich ist.

$$B(OH)_3 + 2\ H_2O \rightleftharpoons H_3O^+ + [B(OH)_4]^-$$

Gibt man jedoch *mehrwertige, vicinale Alkohole* [Glycerol, Mannitol, Sorbitol, Erythrit (1,2,3,4-Tetrahydroxybutan), Fructose, Brenzcatechin u. a.] hinzu, so bildet sich in mehreren Reaktionsschritten ein komplexer **Borsäurechelatester**, der sich wie eine mittelstarke einbasige Säure verhält und mit NaOH-Lösung gegen Phenolphthalein ($pH_{ÄP}$=8–9) titriert werden kann. Die komplexe Säure besitzt eine der Essigsäure vergleichbare Acidität. Wichtig ist ein großer Überschuss des Komplexbildners, wobei neuere Pharmakopöe-Vorschriften fast ausschließlich **Mannitol** bevorzugen [vgl. **MC-Fragen Nr. 410, 412, 1662, 1663**].

R | H-C-OH | H-C-OH | R + HO, HO, OH–B + R | HO-C-H | HO-C-H | R ⟶ [R | H-C-O, H-C-O > B < O-C-H, O-C-H | R]⁻ + H_3O^+ + 2 H_2O

R = -CHOH-CH_2OH

Zur Neutralisation von 1 Mol **Natriumtetraborat** (**Borax**) ($Na_2B_4O_7 \cdot 10\ H_2O$) [$M_r$=381,4] sind nach Zusatz von Mannitol lediglich **zwei** Äquivalente HO^--Ionen notwendig, da für 4 Borsäurechelatester bereits 2 Na^+-Ionen in der Lösung vorliegen. Deshalb reagiert auch eine wässrige Lösung des Salzes alkalisch [vgl. **MC-Frage Nr. 411**].

In ähnlicher Weise unter Sorbitol-Zusatz führt das *Arzneibuch* auch die Borat-Bestimmung in **Phenylmercuriborat** aus.

6.2.4.6 Bestimmungen nach Ionenaustausch

Allgemeine Grundlagen: Die Ionenaustauscherchromatographie ist ein säulenchromatographisches Verfahren zur Trennung von Ionen aufgrund ihrer unterschiedlichen elektrostatischen Bindung an eine geladene, wasserunlösliche Polymermatrix (siehe auch Kap. 12.5).

Ionenaustauscher sind anorganische oder organische *Polyelektrolyte* mit fixierten ionisierbaren Gruppen und austauschbaren (beweglichen) Anionen (**Anionenaustauscher**) oder Kationen (**Kationenaustauscher**). Sie können aus einer sie umgebenden Lösung Anionen oder Kationen aufnehmen und dafür eine äquivalente Stoffmenge anderer Ionen gleicher Ladung an die Lösung abgeben.

Das Prinzip des Ionenaustauschs zeigt ∘Abb. 6.15. Es beruht darauf, dass aus einer Zelle des Polymers, in die ein Fremdionenaggregat eingedrungen ist, ein Ionenpaar austreten kann, welches das ursprünglich in der Zelle gebundene, bewegliche Ion enthält. Wenn z.B. in einer Zelle, in der ein K^+-Ion an einer anionischen Matrix haftet, ein

Na^+Cl^--Ionenpaar eindringt, kann ein Austausch von K^+ gegen Na^+ erfolgen und ein K^+Cl^--Ionenpaar aus der Zelle ausgeschleust werden.

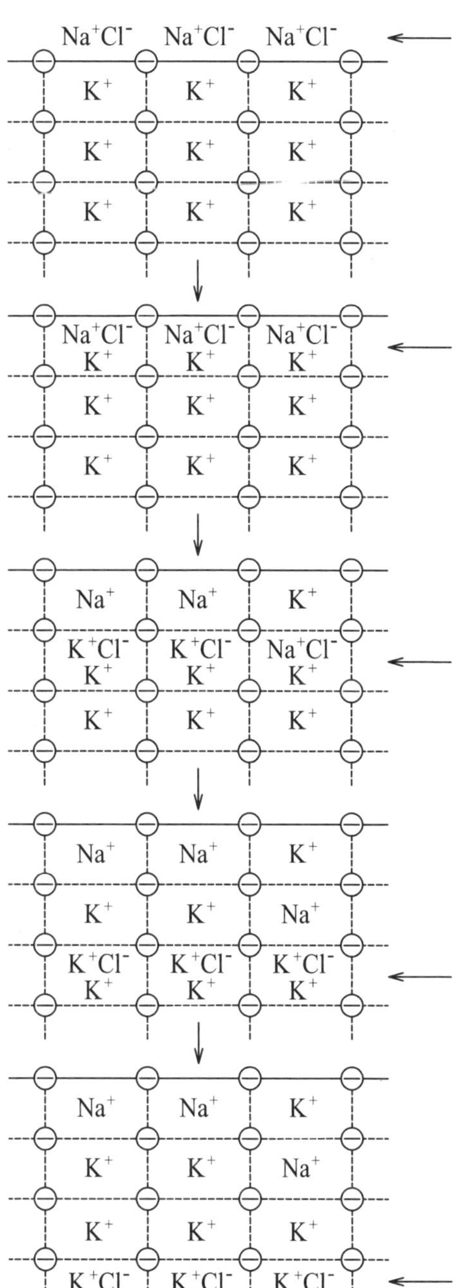

○ Abb. 6.15 Wirkungsweise eines Ionenaustauschers

Sofern K^+- und Na^+-Ionen gleich stark an die negativ geladene Polymermatrix gebunden werden, beträgt die Wahrscheinlichkeit eines Austauschs 50%. Bei entsprechender Säulenlänge ist es wenig wahrscheinlich, dass Na^+-Ionen am unteren Säulenende wieder austreten, wenn sie oben auf die Säule gegeben wurden.

Der vorgestellte Austauschprozess kann durch folgende Stoffgleichung schematisch dargestellt werden, wobei n >> m sein muss, wenn der Ionenaustausch quantitativ erfolgen soll.

$$\mathbf{m\ Na^+Cl^- + [(K^+)_nA^{n-}]_s \rightarrow m\ K^+Cl^- + [(Na^+)_m(K^+)_{n\text{-}m}A^{n-}]_s}$$

Aus dieser Gleichung ist ersichtlich, dass Ionenaustausch ein *chemischer* und kein physikalischer Vorgang ist. Ursprünglich in der Lösung enthaltene Ionen werden im *stöchiometrischen Verhältnis* durch bewegliche Ionen des Austauschers substituiert. ○Abb. 6.16 veranschaulicht nochmals die prinzipiellen Vorgänge beim Ionenaustausch.

Struktur der Ionenaustauscher: In der Gebrauchsform sind Ionenaustauscher als *Salze* mit *hochpolymerem Anion* oder *hochpolymerem Kation* anzusehen. Diese Polymerionen bestehen aus der wasserunlöslichen, quellbaren **Matrix** mit einer Raumnetzstruktur und den austauschaktiven **Ankergruppen**. Das Netzwerk des Polymers ist so stark aufgeweitet, dass in den Hohlräumen nicht nur die monomeren Gegenionen, sondern auch Wasser und andere Ionen Platz finden. An den Ankergruppen, die auch **Festionen** genannt werden, sitzen heteropolar gebundene, austauschbare

Gegenionen. Je nach dem Charakter der Ankergruppen unterscheidet man zwischen Anionen- und Kationenaustauschern.

Ein **Kationenaustauscher** enthält hochpolymere Anionen mit frei beweglichen Kationen und entsprechend ein **Anionenaustauscher** hochpolymere Kationen, dessen Ladungen durch frei bewegliche Anionen in den Hohlräumen der Matrix kompensiert werden.

Bei der Bezeichnung eines Austauschers gibt man im Allgemeinen auch an, welches bewegliche Gegenion er enthält [z. B. H^+-Form, Na^+-Form, HO^--Form, Cl^--Form, Acetat-Form usw.]. Ionenaustauschvorgänge mit einem Kationenaustauscher in der **H^+-Form** oder einem Anionenaustauscher in der **HO^--Form** lassen sich schematisch wie folgt beschreiben:

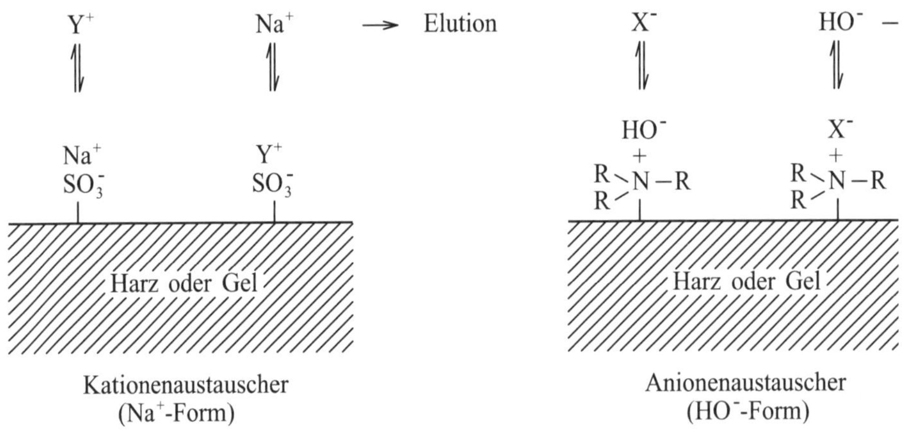

Abb. 6.16 Vorgänge beim Ionenaustausch

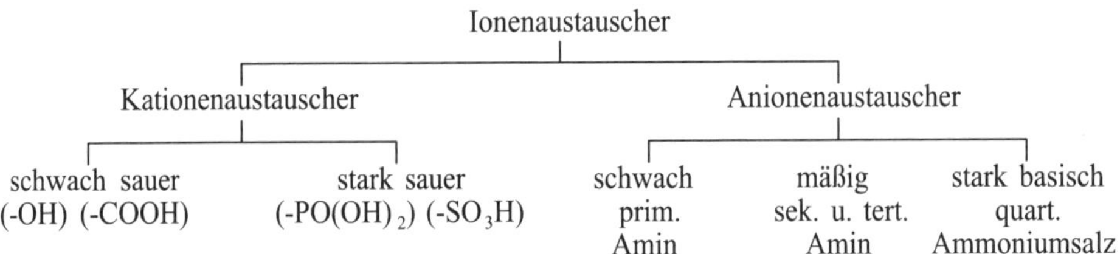

Kationenaustausch: $n\,[KT^-]H^+ + n\,Y^+ \rightarrow n\,[KT^-]Y^+ + n\,H^+$
(KT = Ankergruppe)
z. B.: NaOAc + (H^+-Form) → (Na^+-Form) + **HOAc**
Anionenaustausch: $n\,[KT^+]HO^- + n\,X^- \rightarrow n\,[KT^+]X^- + n\,HO^-$
z. B.: NaOAc + (HO^--Form) → (AcO^--Form) + **NaOH**

An Ionenaustauschern wurden in das *Arzneibuch* aufgenommen:

- **Anionenaustauscher, stark basischer**

Der Austauscher besteht aus einem Styren-Divinylbenzen-Copolymer; er enthält ein mit Divinylbenzen (Divinylbenzol) quervernetztes *Polystyren-Gerüst* (Polystyrol-Gerüst), in das *quartäre Ammoniumgruppen* eingeführt wurden. Dies geschieht durch

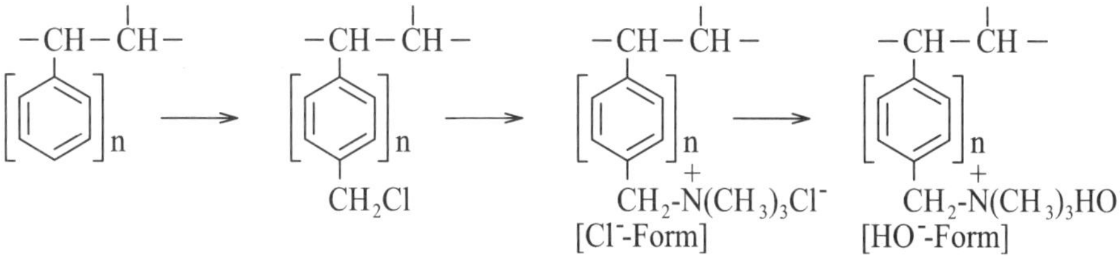

Abb. 6.17 Herstellung und Struktur eines stark basischen Anionenaustauschers (HO^--Form)

Chlormethylierung der Polymermatrix, anschließende Umsetzung mit Trimethylamin und nachfolgendem Austausch der Cl^--Ionen gegen HO^--Ionen durch Behandeln mit einer Alkalihydroxid-Lösung; auch Polymethacrylate werden als Polymermatrix verwendet [vgl. **MC-Fragen Nr. 416–419, 422, 423**].

- **Anionenaustauscher, schwach basischer**

Das Austauscherharz nach *Arzneibuch* besteht aus Diethylaminoethyl-Gruppen [Matrix-CH_2CH_2-$N(CH_2CH_3)_2$], die an ein Poly(methylmethacrylat)-Gerüst fixiert sind.

- **Kationenaustauscher, stark sauer**

Der Austauscher enthält *Sulfonsäuregruppen*, die an ein Polystyrol-Divinylbenzol-

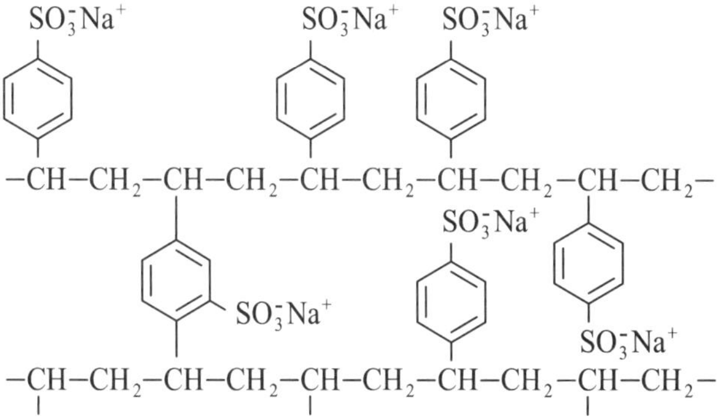

Abb. 6.18 Struktur eines stark sauren Kationenaustauschers (NA^+-Form)

Copolymerisat fixiert sind. Die SO_3H-Gruppen werden durch Umsetzung des Polymers mit H_2SO_4, Chlorsulfonsäure oder Schwefeltrioxid eingeführt [vgl. **MC-Fragen Nr. 416, 417, 420, 421**].

- **Kationenaustauscher, schwach saurer**

Der schwach saure Kationenaustauscher des *Arzneibuchs* ist ein Polymethacrylatharz, an das Carboxylgruppen in protonierter Form (Matrix-COOH) fixiert sind.

Charakterisierung von Ionenaustauschern: Für das Arbeiten mit Ionenaustauschern sind u. a. folgende Kenngrößen des verwendeten Austauschermaterials von Bedeutung:

- mechanische Stabilität,
- Korngröße (Teilchengröße), Vernetzungsgrad und Quellvermögen,
- Austauschkapazität und Austauschaktivität,
- Selektivität,

- pH-Bereich der Anwendung, maximale Arbeitstemperatur,
- Verhalten in nichtwässrigen Lösungsmitteln.

Hiervon sollen die Begriffe Selektivität und Austauschkapazität näher vorgestellt werden:

Selektivität: Unter Selektivität versteht man die Eigenschaft eines Austauschers, unter sonst gleichen Bedingungen die verschiedenen Ionen in unterschiedlichem Maße auszutauschen. Ein Ionenaustauscher besitzt die Fähigkeit, zwischen verschiedenen Ionen zu differenzieren und bei der Adsorption eine Ionenart der anderen vorzuziehen. Für anorganische Ionen gelten folgende Regeln:

- Bei niedriger Konzentration und Raumtemperatur wächst die Affinität eines Austauschers für ein Ion mit dessen *Ladung* [$Na^+ < Ca^{2+} < Al^{3+} < Th^{4+}$]. Die bevorzugte Aufnahme mehrwertiger Ionen ist aber konzentrationsabhängig und nimmt mit steigender Ionenkonzentration ab [vgl. **MC-Fragen Nr. 416, 417**].
- Innerhalb einer Reihe von Ionen gleicher Wertigkeit steigt die Affinität zum Austauscher mit zunehmender *Atommasse* bzw. zunehmendem Volumen (Radius) des unhydratisierten oder abnehmendem *Radius* des hydratisierten Ions [$Li^+ < Na^+ < K^+ < Rb^+ < Cs^+ < Be^{2+} < Mg^{2+} < Ca^{2+} < Sr^{2+} < Ba^{2+} < Al^{3+}$].
- Mit steigendem Vernetzungsgrad nimmt die Selektivität zu; sie erreicht bei 15% Vernetzung ein Maximum.
- Für Anionen kann folgende Selektivitätsreihe aufgestellt werden: $AcO^- < F^- < HO^- < HCOO^- < Cl^- < SCN^- < Br^- < ClO_4^- < NO_3^- < {}^-OOC\text{-}COO^- < SO_4^{2-}$

Austauschkapazität: Sie ist ein Maß für die Gesamtzahl der am Austauschprozess beteiligten Gruppen pro Gramm des Austauschers. Sie gibt die für den Austauschvorgang benötigte Menge eines Ionenaustauschers an und wird in **mmol** Äquivalenten ausgedrückt, die **1 g** Austauschermaterial zu binden vermag [vgl. **MC-Fragen Nr. 417, 418**].

Berechnung [in Klammer Nr. der MC-Frage]

[430] **Gegeben**:
10 g eines stark basischen Anionenaustauschers mit der Austauschkapazität 5 mmol/g für einwertige Ionen
Gesucht:
Beladungsmenge für Chlorid-Ionen [$M_r = 35{,}5$]?
Berechnung:
5 (mmol/g) · 35,5 (g/mol) · 10 (g) = **1775 mg**

Die **Austauschaktivität** ist ein Maß für die *nutzbare Austauschkapazität*. Sie gibt an, welcher Anteil an austauschaktiven Gruppen in der austauschfähigen Form vorliegen. Das *Arzneibuch* fordert, dass mindestens 75% der Austauschkapazität verfügbar sein müssen.

Einfluss des pH-Wertes: Die Belegungskapazität kann für verschiedene Ionen unterschiedlich sein und ist vielfach eine Funktion der *Ionenstärke* und des *pH-Wertes* der Lösung. Dies gilt besonders für Austauscher, deren aktive Gruppen schwache Anionbasen [$-COO^-$] oder Neutralbasen [$-NR_2$] sind. Polycarbonsäure-Austauscher sind nur in neutralen oder alkalischen Lösungen brauchbar, da in stärker saurem Medium ungeladene COOH-Gruppen vorliegen. Ein Anionenaustauscher mit NR_2H^+-Gruppen ist dagegen nur in neutralen oder sauren Lösungen zu verwenden, da im Alkalischen die NR_2H^+-Gruppe durch HO^--Ionen zur NR_2-Gruppe entladen wird.

Die Belegungskapazität von Austauschern, die nur SO_3H-Gruppen enthalten, ist pH-unabhängig, da Sulfonsäuren als sehr starke Säuren im gesamten pH-Bereich protolysieren. Phenolische Hydroxylgruppen protolysieren dagegen erst bei pH = 8–10 zu Phenolaten und werden dadurch austauschaktiv.

Anwendungsbeispiele: Der Ionenaustausch wird vorrangig in Form von Austauschersäulen zur Überführung schwer bestimmbarer Ionen in leicht erfassbare Ionen durchgeführt. Große praktische Bedeutung besitzen Ionenaustauscher bei der *Wasserenthärtung* und zur *Proteinreinigung*. Bei der Wasserenthärtung werden oft Kationen- und Anionenaustausch in Form von Mischbettaustauschern miteinander kombiniert [vgl. **MC-Fragen Nr. 416, 423, 424**].

Als Beispiele zur Gehaltsbestimmung von Wirk- und Hilfsstoffen mittels Ionenaustausch und anschließender Säure-Base-Titration seien genannt:

- **Neostigminbromid** [M_r=303,2]
(3-Dimethylcarbamoyl-oxyphenyl-*N,N,N*-trimethylammoniumbromid)
- **Neostigminmesilat** (Neostigminmetilsulfat) [M_r=334,4]

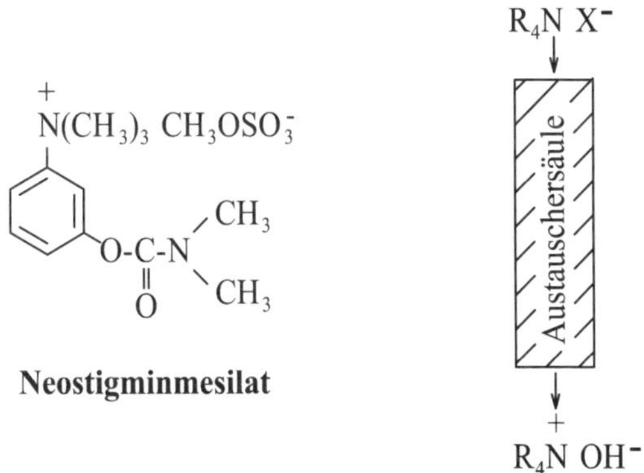

Neostigminmesilat

Bei diesen quartären Ammoniumsalzen wird beim Durchlaufen der mit einem stark basischen Anionenaustauscher (HO^--Form) beschickten Säule das jeweilige Anion quantitativ gegen Hydroxid-Ionen ausgetauscht. Die eluierten Ammoniumhydroxide ($R_4N^+HO^-$) lassen sich anschließend als starke Basen acidimetrisch bestimmen.

Die Gehaltsbestimmung des *Bromids* nach *Arzneibuch* erfolgt jedoch durch wasserfreie Titration des Anions mit Perchlorsäure-Maßlösung (siehe Kap. 6.3.4.12). Beim *Mesilat* wird mit der in 8,5%iger NaOH gelösten Substanz eine Wasserdampfdestillation durchgeführt. Das bei der alkalischen Hydrolyse der Carbaminsäureester-Gruppe abgespaltene **Dimethylamin** [$(CH_3)_2NH$] wird in einer Vorlage, die eine 4%ige Borsäure-Lösung enthält, aufgefangen und anschließend mit 0,1 M-HCl gegen einen Methylrot-Mischindikator titriert [vgl. **MC-Fragen Nr. 1675, 1676**].

An weiteren Substanzen, deren Gehalt mittels Ionenaustauscherchromatographie und anschließender Titration des Eluats bestimmt wird, sind zu nennen [vgl. **MC-Fragen Nr. 424-429**]:

- **Acamprosat-Calcium** [Calcium-bis(3-acetylamino)propan-1-sulfonat] $[(CH_3CO\text{-}NH\text{-}(CH_2)_3\text{-}SO_3^-)_2Ca^{2+}]$ [$M_r = 400{,}5$] (2 Äquivalente)
- **Kaliumnitrat** (KNO_3) [$M_r = 101{,}1$)
- **Kaliumperchlorat** ($KClO_4$) [$M_r = 138{,}6$]
- **Natriumacetat-Trihydrat** ($CH_3COONa \cdot 3\,H_2O$) [$M_r = 136{,}1$]
- **Natriumsulfat, wasserfrei** (Na_2SO_4) [$M_r = 142{,}0$] (2 Äquivalente)
- **Natriumsulfat-Decahydrat** ($Na_2SO_4 \cdot 10\,H_2O$) [$M_r = 322{,}2$] (2 Äquivalente)

Eine wässrige Lösung dieser Substanzen wird über eine Säule mit einem stark sauren Kationenaustauscher (H^+-Form) chromatographiert; anschließend wird die gebildete (eluierte) Säure mit NaOH-Lösung ($0{,}1\ mol \cdot l^{-1}$) gegen Methylorange titriert. Der Endpunkt kann auch potentiometrisch indiziert werden.

$$[Matrix]\text{-}(SO_3H)_2 + Na_2SO_4 \rightarrow [Matrix]\text{-}(SO_3Na)_2 + \mathbf{H_2SO_4}$$
$$[Matrix]\text{-}SO_3H + KNO_3 \rightarrow [Matrix]\text{-}SO_3K + \mathbf{HNO_3}$$

Alternativ dazu könnte auch ein stark basischer Anionenaustauscher (HO^--Form) verwendet und die eluierte Alkalihydroxid- bzw. Erdalkalihydroxid-Lösung volumetrisch bestimmt werden:

$$[Matrix]\text{-}N(CH_3)_3^+HO^- + CH_3COO^-Na^+ \rightarrow [Matrix]\text{-}N(CH_3)_3^+CH_3COO^- + \mathbf{NaOH}$$
$$[Matrix]\text{-}N(CH_3)_3^+HO^- + KNO_3 \rightarrow [Matrix]\text{-}N(CH_3)_3^+NO_3^- + \mathbf{KOH}$$

Anzumerken ist, dass *Ph.Eur.* den Gehalt von *Natriumsulfat* fällungsanalytisch mit einer Blei(II)-nitrat-Lösung und von *Natriumacetat* acidimetrisch als Anionbase mit einer Perchlorsäure-Maßlösung ermitteln lässt (siehe Kap. 6.3.4.5 und 8.2.7).

Darüber hinaus nutzt das *Arzneibuch* die Ionenaustauscherchromatographie bei *Reinheitsprüfungen* zur Quantifizierung störender Verunreinigungen.

6.2.4.7 Kjeldahl-Bestimmung

- *Unter Kjeldahl-Bestimmung versteht man die Zerstörung stickstoffhaltiger organischer Verbindungen mit konz. Schwefelsäure unter Zusatz von Katalysatoren und anschließende volumetrische Stickstoff-Bestimmung [als NH_3 oder $(NH_4)_2SO_4$].*

$$\mathbf{C_wH_xN_yO_z + n\ H_2SO_4 \xrightarrow[\text{Kat.}]{\Delta} a\ (NH_4)_2SO_4 + b\ H_2O + c\ CO_2}$$

Die Kjeldahl-Bestimmung gelingt meistens problemlos, wenn der Stickstoff als Amin vorliegt. Schwierigkeiten treten auf, wenn NO_2-, NO-, NHOH-Substituenten oder NH-NH- bzw. N=N-Gruppen im Molekül vorhanden sind, da dann elementarer Stickstoff oder stickhoffhaltige Spaltprodukte während des Aufschlusses entweichen können. Hier wird vor dem Säureaufschluss der Prüfsubstanz eine Behandlung der Probe mit Reduktionsmitteln (HI, Zn/HCl, Glucose) vorgeschaltet. Auch manche Heterocyclen werden vom Aufschlussgemisch nicht angegriffen.

- *Zur Durchführung des Aufschlusses wird die zu analysierende Probe genau eingewogen, mit einem Gemisch aus K_2SO_4 (oder Na_2SO_4), $CuSO_4$, Se (Verhältnis: 40:2:1)* *versetzt und in konz. H_2SO_4 solange erhitzt, bis eine klare Lösung entstanden ist. Das Gemisch wird mit Wasser verdünnt und nach Zugabe von konz. NaOH-Lösung mit Wasserdampf destilliert. Das Destillat wird in einem genau abgemessenen Volumen an 0,01 M-HCl-Lösung aufgefangen. Der Überschuss an HCl wird nach Zusatz einer Methylrot-Mischindikator-Lösung mit 0,01 M-NaOH zurücktitriert (Verbrauch: n_1 ml). Unter den gleichen Bedingungen wird ein Blindversuch mit Glucose durchgeführt (Verbrauch: n_2 ml). Der Prozentgehalt an Stickstoff ergibt sich zu, wobei m der Einwaage der Substanz in Gramm entspricht:*

% N = 0,01401 $(n_2\text{-}n_1)$/m

Wie o.a. werden der Schwefelsäure **Alkalisulfate** zur Erhöhung der Siedetemperatur (um 10–15 °C) sowie **Kupfer(II)-sulfat** und **Selen** zur Verkürzung der Aufschlusszeit zugesetzt.

Bei der Kjeldahl-Bestimmung wird eine stickstoffhaltige organische Substanz mit konz. H_2SO_4 *oxidativ* unter Bildung von **Ammoniumsulfat** zerstört. Daraus wird mit konz. NaOH-Lösung **Ammoniak** freigesetzt, der anschließend mit Wasserdampf in eine Vorlage mit überschüssiger HCl-Maßlösung eingeleitet und als NH_4Cl gebunden wird [vgl. **MC-Fragen Nr. 431–434**].

Die bei der Bestimmung ablaufenden Reaktionen können durch folgende Gleichungen beschrieben werden:

$$2\,\mathbf{N} + H_2SO_4 \xrightarrow{\text{Aufschluss}} (NH_4)_2SO_4$$

$$(NH_4)_2SO_4 + 2\,NaOH \xrightarrow[\text{destillation}]{\text{Wasserdampf-}} 2\,NH_3\uparrow + 2\,H_2O + Na_2SO_4$$

$$2\,NH_3\downarrow + 2\,HCl \xrightarrow{\text{Destillat}} 2\,NH_4Cl$$

$$HCl\ (\text{Überschuss}) + NaOH \xrightarrow{\text{Titration}} H_2O + NaCl$$

Bezüglich der Auswertung der Bestimmung ist festzuhalten, dass pro **1 N-Atom 1 Äquivalent HCl** verbraucht wird. [Bezüglich der Berechnungen der **MC-Fragen Nr. 435–438** siehe Kommentarteil des Fragenbandes.]

Das *Arzneibuch* nutzt die Kjeldahl-Methode zur Stickstoff-Bestimmung in universell einsetzbaren pharmazeutischen Hilfsstoffen wie:

- **Copovidon** [Copolymerisat aus 1-Ethenylpyrrolidin-2-on (*N*-Vinylpyrrolidon) und Ethenylacetat (Vinylacetat)]
- **Crospovidon** [vernetztes Homopolymerisat von 1-Ethenylpyrrolidin-2-on]
- **Povidon** [lineares Homopolymerisat von 1-Ethenylpyrrolidin-2-on]

Das Aufschlussgemisch besteht aus K_2SO_4, $CuSO_4$ und TiO_2 in konz. Schwefelsäure. Als Destillatvorlage dient eine 4%ige Borsäure-Lösung. Das Destillat wird mit einer H_2SO_4-Lösung (c = 0,025 mol · l^{-1}) titriert.

Klassische quantitative Analytik

Darüber hinaus wird das Kjeldahl-Verfahren auch genutzt zur Gehaltsbestimmung von [vgl. **MC-Frage Nr. 1464**]:

- **Harnstoff** [H_2N-CO-NH_2] [$M_r = 60{,}1$]
- **Meprobamat** [$CH_3CH_2CH_2C(CH_2O\text{-}CONH_2)_2CH_3$] [$M_r = 218{,}3$]

Meprobamat muss nicht aufgeschlossen werden. Es kann als Carbamat (RO-$CONH_2$) mit Schwefelsäure verseift werden, wobei 2 Äquivalente NH_3 entstehen.

Des Weiteren ermittelt das *Arzneibuch* den *Stickstoffgehalt* in **Proteinen** wie z.B. in **Protaminhydrochlorid** oder **Protaminsulfat** mithilfe der Kjeldahl-Methode. Auch *stickstoffhaltige Verunreinigungen* können mit diesem Halbmikroverfahren bestimmt werden.

6.2.4.8 Bestimmung von Tensiden

Tenside sind Salze, die die Oberflächenspannung von Flüssigkeiten herabsetzen. Sie zählen zu den waschaktiven Stoffen und bestehen aus einem *hydrophoben* (wasserabweisenden) langkettigen Kohlenwasserstoffrest (R‘) und einem *hydrophilen* (wasserliebenden) geladenen Molekülteil.

Zu den *anionischen Tensiden* (waschaktiver Teil ist ein Anion) zählen Carboxylate wie z.B. *Natriumseifen* (R‘-COO^-Na^+), *Alkylsulfonate* (R‘-$SO_3^-Na^+$) oder *Alkylsulfate* (R‘-$OSO_3^-Na^+$).

Kationische Tenside (waschaktiver Teil ist ein Kation) enthalten meistens eine *quartäre Ammoniumgruppe* (R‘-$NR_3^+Cl^-$)

Bei der **Tensidtitration (Epton-Titration)** wird ein in Wasser lösliches anionisches Tensid in einem *Zweiphasensystem* (Wasser/Dichlormethan oder Wasser/Chloroform) mit einem kationischen Tensid titriert und umgekehrt. Die Titration beruht auf der Bildung und Verteilung von *Ionenpaaren* aufgrund elektrostatischer Coulomb-Wechselwirkungen zwischen dem anionischen und kationischen Tensid. Diese Ionenpaare besitzen in polaren aprotischen Lösungsmitteln wie *Dichlormethan* oder *Chloroform* eine höhere Stabilität und eine bessere Löslichkeit als in Wasser; der Dichlormethan/Wasser-Verteilungskoeffizient (K) ist somit größer Eins ($K > 1$). Die Bildung solcher Ionenpaare ist pH-abhängig. Auch hohe Konzentrationen an *Neutralsalzen* wie Natriumchlorid können die Bildung von Ionenpaaren aus einem Anion- und einem Kationtensid stören [vgl. **MC-Fragen Nr. 439–442, 1720, 1744**].

Die Epton-Titration verwendete ursprünglich *Methylenblau* als *Indikator*. In einer moderneren Variante setzt man Mischindikatoren aus einem anionischen und einem kationischen Farbstoff ein. Ein Beispiel dafür ist das **Dimidiumbromid-Sulfanblau-Reagenz *R***, das auch bei Bestimmungen nach *Arzneibuch* verwendet wird. Dimidiumbromid ist ein Salz mit *rot* gefärbtem Kation, das in die Gruppe der polycyclischen Phenanthridin-Farbstoffe gehört. Sulfanblau (Disulfinblau, Patentblau V) ist ein wasserlöslicher Triphenylmethan-Farbstoff mit *violett* gefärbtem Anion. Voraussetzung für die Verwendung eines Reagenzes als Indikator für die Tensidtitration ist, dass die Stabilität des Farbstoff-Tensid-Ionenpaars geringer ist als die Stabilität des Titrand-Titrator-Ionenpaars (Aniontensid-Kationtensid-Salz). ○Abb. 6.19 zeigt die Struktur dieser Indikatoren.

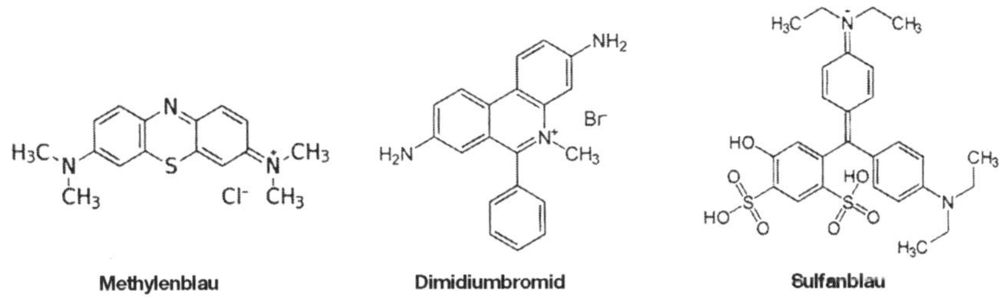

Methylenblau Dimidiumbromid Sulfanblau

○ Abb. 6.19 Indikatoren für die Tensidtitration

Der Verlauf der Tensidtitration nach *Arzneibuch* soll näher beschrieben werden am Beispiel der Gehaltsbestimmung von:

- **Natriumdodecylsulfat** (Natriumlaurylsulfat) [CH_3-$(CH_2)_{10}$-CH_2-O-$SO_3^-Na^+$] [M_r = 288,4]
- *Das anionische Tensid wird in Wasser gelöst und die Lösung mit Chloroform R und Dimidiumbromid-Sulfanblau-Reagenz R versetzt. Titriert wird mit Benzethoniumchlorid-Lösung (c = 0,04 mol · l^{-1}); vor jedem Zusatz an Maßlösung wird die Phasentrennung abgewartet. Der Endpunkt ist erreicht, wenn die Rosafärbung der Chloroform-Phase verschwunden ist und eine graublaue Farbe auftritt. Ein Blindversuch wird durchgeführt.*

Die organische Phase ist zunächst durch das Dimidiumion-Aniontensid-Ionenpaar rosa gefärbt. Die Färbung der organischen Phase verschwindet im Verlauf der Titration durch Bildung des farblosen Aniontensid-Kationtensid-Ionenpaars. Am Titrationsendpunkt entsteht durch den Überschuss an Kationtensid (Titrator) und Bildung des Sulfanblau-Kationtensid-Salzes ein graublauer Farbton der Chloroform-Phase [vgl. **MC-Frage Nr. 1720**].

Die *Einstellung* der **Benzethoniumchlorid-Maßlösung** erfolgt in wasserfreier Essigsäure nach Zusatz von Quecksilber(II)-acetat mit Perchlorsäure-Lösung (c = 0,1 mol · l^{-1}) gegen Kristallviolett als Indikator (siehe auch Kap. 6.3.4.11 und 7.2.3.6).

6.3 Titrationen von Säuren und Basen in nichtwässrigen Lösungen, insbesondere nach Arzneibuch

6.3.1 Physikalisch-chemische Grundlagen

Zahlreiche Säuren und Basen können in wässriger Lösung *nicht* direkt durch eine Neutralisationsanalyse bestimmt werden, weil sie in Wasser nicht hinreichend löslich, zu schwach sauer oder zu schwach basisch sind. In den meisten Fällen gelingt aber die volumetrische Bestimmung solcher Substanzen, wenn man in *wasserfreiem* Medium arbeitet. Dies ist verständlich, weil die Säure-Base-Theorie nach Brönsted auch für *nichtwässrige* Lösungsmittel gilt (siehe Kap. 6.1.1.1).

Bei Titrationen schwacher Protolyte im wasserfreien Milieu ist jedoch der Einfluss des nichtwässrigen Lösungsmittels auf die Ionisations-, Dissoziations-, Aciditäts- bzw. Basizitätskonstanten der zu bestimmenden Substanzen zu beachten.

So wird die Acidität schwacher Säuren beim Übergang von Wasser zu basischeren (*protophilen*) Lösungsmitteln [DMF, DMSO, *n*-Butylamin, Pyridin] signifikant erhöht. Dasselbe gilt für die Basizität schwacher Basen, wenn man sie in sauren (*protogenen*) Solventien [Ameisensäure, Essigsäure, Acetanhydrid] löst. In diesen Lösungsmitteln werden Basen in größerem Umfange protoniert als in Wasser und sind somit stärker basisch [vgl. **MC-Fragen Nr. 579–582**].

Ähnlich wie in Wasser beobachtet man auch in **wasserfreier Essigsäure (Eisessig)** eine *Autoprotolyse* des Lösungsmittels, wobei sich mesomeriestabilisierte **Acetacidium-Ionen** und **Acetat-Ionen** bilden.

$$2\ CH_3\text{-}COOH \rightleftharpoons CH_3\text{-}C(OH)_2^{\oplus} + CH_3\text{-}CO_2^{\ominus}$$

Acetacidium-Ion **Acetat-Ion**

Die *Autoprotolysekonstante* des Eisessigs beträgt bei 25 °C pK=14,45. Von besonderer Bedeutung für die in Eisessig ablaufenden Protolysereaktionen ist jedoch die im Vergleich zu Wasser sehr viel kleinere *Dielektrizitätszahl* ($\varepsilon_{HOAc}=6{,}2$; $\varepsilon_{H2O}=81$). Sie hat zur Folge, dass in wasserfreier Essigsäure selbst die stärksten Elektrolyte kaum dissoziiert sind und überwiegend als **Ionenpaare** vorliegen [vgl. **MC-Frage Nr. 444**].

Deshalb hat man in diesem Lösungsmittel – anders als in Wasser, wo Ionenpaare nur eine untergeordnete Rolle spielen – bei der Ermittlung der Säurekonstanten (K_s) einer Säure (HA) bzw. der Basenkonstanten (K_b) einer Base (B) zwei Gleichgewichtsreaktionen zu berücksichtigen:

$$HA + HOAc \xrightleftharpoons{\text{Ionisierung}} [H_2OAc^+ \cdot A^-] \xrightleftharpoons{\text{Dissoziation}} (H_2OAc^+) + (A^-)$$

$$B + HOAc \xrightleftharpoons[K_I]{} [BH^+ \cdot OAc^-] \xrightleftharpoons[K_D]{} (BH^+) + (OAc^-)$$

Protolyte **Ionenpaar** **solvensgetrennte Ionen**

Die **Gesamtaciditätskonstante** (K_s) bzw. **Gesamtbasizitätskonstante** (K_b) setzt sich daher aus der **Ionisationskonstanten** (K_I) des Protolyten und seiner **Dissoziationskonstanten** (K_D) wie folgt zusammen [vgl. **MC-Frage Nr. 443**]:

$$\mathbf{K_{s(b)} = \frac{K_D \cdot K_I}{1 + K_I}}$$

Für *starke Säuren* [z. B. $HClO_4$] und *starke Basen* [z. B. Tribenzylamin, $(C_6H_5CH_2)_3N$] ist $K_I >> 1$ und somit wird:

$$\mathbf{K_{s(b)} \sim K_D}$$

Selbst für starke Protolyte erreicht aber, wie ▫Tab. 6.10 ausweist, die Dissoziationskonstante im günstigsten Fall nur Werte von $K_D \sim 10^{-5}$.

Tab. 6.10 Aciditäts- und Basizitätskonstanten ausgewählter Protolyte in Wasser und Eisessig

Säure	pK_s (H_2O)	pK_s (HOAc)	Base	pK_b (H_2O)	pK_b (HOAc)
Perchlorsäure	-9	4,87	Pyridin	8,81	6,10
Chlorwasserstoff	-3	8,55	Harnstoff	13,80	10,24
p-Toluolsulfonsäure	0,7	8,44	Kaliumacetat	9,25	6,15

Für *schwache Elektrolyte* ist K_I<<1 und somit wird [vgl. **MC-Frage Nr. 445**]:

$$\mathbf{K_{s(b)} \sim K_I \cdot K_D}$$

6.3.2 Lösungsmittel

Im Wesentlichen unterscheidet man zwei Arten von Solventien: *aprotische* und *protische Lösungsmittel* [vgl. **MC-Fragen Nr. 446, 447**].

Aprotische Lösungsmittel [Kohlenwasserstoffe, Benzol, Ether] geben definitionsgemäß keine Protonen ab; sie dissoziieren nicht und beeinflussen Säure-Base-Reaktionen kaum. Solche Lösungsmittel besitzen im Allgemeinen eine geringe Polarität und eine niedrige Dielektrizitätszahl, sodass Elektrolyte in ihnen weitgehend als undissoziierte Ionenpaare vorliegen. Die stärker polaren, *protophilen* Solventien [Diethylether, Dioxan, THF, Acetonitril] bilden jedoch mit Säuren Ionenpaare.

$$Et_2O + HA \rightleftharpoons [Et_2OH^+ \cdot A^-]$$

Protische Lösungsmittel sind demgegenüber Solventien, die eine Eigendissoziation in Protonen und Lösungsmittelanionen zeigen. Aus analytischer Sicht sind vor allem protische Lösungsmittel bedeutsam, die sowohl Protonen aufnehmen als auch abgeben können. Man bezeichnet sie als **amphiprotische Lösungsmittel** (siehe Kap. 6.1.1.1). Ihre **Autoprotolyse** liefert **Lyonium-** und **Lyat-Ionen**.

$$2\,L\text{-}H \rightleftharpoons LH_2^+ + L^-$$

Ampholyt **Lyonium-Ion** **Lyat-Ion**

Analytisch wichtige Beispiele sind *Wasser*, *Eisessig* und *Ethanol*. Da diese Solventien als Säure und Base wirken können, beeinflussen sie Neutralisationsvorgänge stark.

In einem amphiprotischen Lösungsmittel stellen nun Lyonium- und Lyat-Ionen die in dem betreffenden System *stärksten* stabilen Säuren und Basen dar. Solche Lösungsmittel besitzen daher einen **nivellierenden Effekt** auf die Stärke einer Säure bzw. einer Base, da sie alle Säuren (Basen) ab einer gewissen Stärke *gleich stark erscheinen* lassen.

$$HClO_4 + H_2O \rightleftharpoons H_3O^+ + ClO_4^-$$

$$HCl + H_2O \rightleftharpoons H_3O^+ + Cl^-$$

Aus der starken Säure HCl (pK_s=-3) und der noch stärkeren $HClO_4$ (pK_s=-9) ist in **Wasser** die schwächere Säure H_3O^+ (pK_s=-1,74) geworden. Chlorwasserstoff und Perchlorsäure sind in Wasser vollständig dissoziiert und daher gleich stark sauer.

Löst man HCl und $HClO_4$ in **Eisessig**, so können analoge Protolysereaktionen formuliert werden.

$$HClO_4 + CH_3COOH \rightleftharpoons CH_3COOH_2^+ + ClO_4^-$$

$$HCl + CH_3COOH \rightleftharpoons CH_3COOH_2^+ + Cl^-$$

Quantitativ bestehen jedoch Unterschiede; bei der Perchlorsäure liegt das Gleichgewicht stärker auf der rechten Seite als im Falle des Chlorwasserstoffs. $HClO_4$ ist in Eisessig eine stärkere Säure als HCl (◻Tab. 6.10). Eisessig besitzt neben einer **nivellierenden** Wirkung auch einen **differenzierenden Effekt** auf die Stärke eines Protolyten. Der nivellierende Effekt der wasserfreien Essigsäure ist allerdings geringer als der von Wasser.

Einfluss der Dielektrizitätszahl: ◻Tab. 6.11 enthält die **Dielektrizitätszahlen** einiger Solventien. Diese Zahlen sind – wie bereits ausgeführt – ein grobes Maß für die Fähigkeit des Lösungsmittels, die *Trennung von Anionen und Kationen* zu erleichtern.

Wie ◻Tab. 6.11 ausweist, ist beispielsweise die Dielektrizitätszahl von Wasser um etwa 50% größer als die der Ameisensäure und um ein mehrfaches größer als die der niederen Alkohole. Dies hat zur Folge, dass **Ionenassoziationen**, die sich in Wasser erst in konzentrierteren Lösungen bemerkbar machen, beim Lösen von Elektrolyten in Alkoholen, Ketonen, Ethern und Carbonsäuren schon in *sehr verdünnten Lösungen* auftreten.

◻ Tab.6.11 Dielektrizitätszahlen (DZ) ausgewählter Lösungsmittel (bei 25 °C)

Lösungsmittel	DZ	Lösungsmittel	DZ
Cyanwasserstoff	123[a)]	Ethanol	24,2
Formamid	110	Aceton	22
Schwefelsäure	110[b)]	Essigsäure	6,2
Wasser	81	Ether	4,5
Ameisensäure	50	Benzol	2,3
Methanol	31,5	Pentan	1,8

a) bei 15,6 °C; b) bei 20 °C

Eine starke Säure (HA) kann in einem Solvens (S) mit kleiner Dielektrizitätszahl zwar vollständig ionisieren, wobei sich die konjugierte Säure (SH^+) des Lösungsmittels bildet, diese ist jedoch mit dem Säurerest (A^-) zum Ionenpaar [$SH^+ \cdot A^-$] aggregiert.

6.3.3 Titration von Säuren

6.3.3.1 Volumetrische Methodik

Zur Titration schwacher Säuren [Carbonsäuren, Phenole, NH-acide Verbindungen wie Imide, Ureide (Acylharnstoffe), Barbiturate, Hydantoine, Sulfonamide ($ArSO_2NH_2$, $ArSO_2NHR$) oder Sulfonylharnstoffe] verwendet man neben wasserfreien neutralen Solventien vor allem basische Lösungsmittel wie *n*-Butylamin, Dimethylformamid (DMF), Dimethylsulfoxid (DMSO) und Pyridin (Pyr).

Als Titratoren eignen sich Lösungen von:

- **Alkalialkanolaten**, besonders Methanolaten wie Lithiummethanolat [$LiOCH_3$] oder Natriummethanolat [$NaOCH_3$],
- **Alkalihydroxiden** in Alkoholen (meistens Ethanol) oder Benzol,
- **quartären Ammoniumhydroxiden** ($R_4N^+HO^-$) wie Tetramethylammoniumhydroxid [$(CH_3)_4N^+HO^-$] oder Tetrabutylammoniumhydroxid (TBAH) [$(n\text{-}C_4H_9)_4N^+OH^-$],

wobei mit den letztgenannten Lösungen beispielsweise folgende Neutralisationsvorgänge ablaufen können [vgl. **MC-Fragen Nr. 451–455**]:

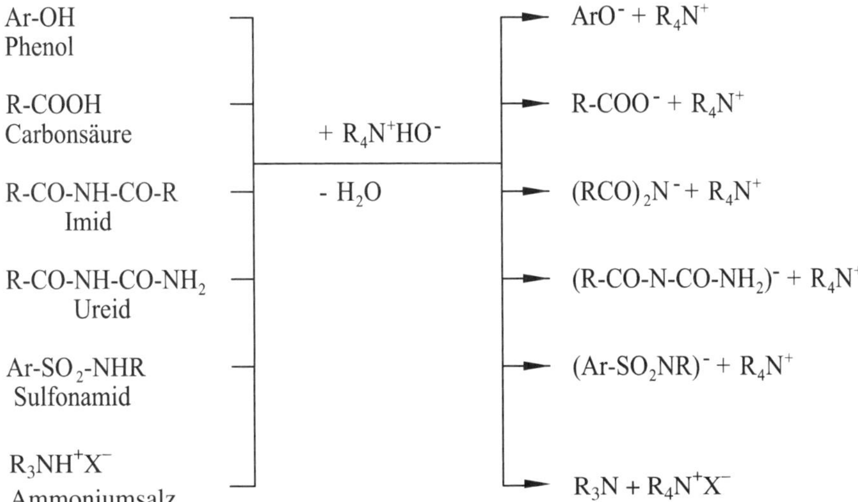

Als *Urtitersubstanz* dient in der Regel **Benzoesäure**. Der Endpunkt lässt sich mit Farbindikatoren (Thymolblau, Thymolphthalein) oder potentiometrisch indizieren [vgl. **MC-Frage Nr. 1745**].

6.3.3.2 Maßlösungen

Zur Titration von schwachen Säuren in wasserfreiem Medium sind im Arzneibuch folgende Maßlösungen enthalten:

- **0,1 M-ethanolische Kaliumhydroxid-Lösung**,
- **0,1 M-Lithiummethanolat-Lösung** in Methanol/Toluol,
- **0,1 M-ethanolische Natriumhydroxid-Lösung**,

- **0,1 M-Natriummethanolat-Lösung** in Methanol/Toluol,
- **0,1 M-Tetrabutylammoniumhydroxid-Lösung** in Methanol/Toluol
- **0,1 M-Tetrabutylammoniumhydroxid-Lösung, 2-propanolische**

Vorteile der **Tetrabutylammoniumhydroxid-Lösung** sind ihre hohe Basizität sowie die gute Löslichkeit der bei der Titration gebildeten Salze. Von *Nachteil* ist die begrenzte Haltbarkeit, das Arbeiten unter einer Inertgasatmosphäre zum Ausschluss von Kohlendioxid und die umständliche Herstellung.

Hierzu wird **Tetrabutylammoniumiodid** in Methanol mit Silberoxid geschüttelt, wobei AgI unter Bildung von Hydroxid- und Methanolat-Ionen ausfällt.

$$2\ I^- + Ag_2O + CH_3OH \longrightarrow 2\ AgI\downarrow + HO^- + CH_3O^-$$

Nach dem Abfiltrieren des Niederschlags wird das Filtrat ad 1 l mit Toluol oder 2-Propanol aufgefüllt. Zur Einstellung titriert man Benzoesäure gegen Thymolblau.

Ältere TBAH-Lösungen können quartäre Ammoniumhydrogencarbonate, **Tributylamin, Buten-1** sowie ***n*-Butanol** als Verunreinigungen enthalten. Das Hydrogencarbonat resultiert durch die CO_2-Aufnahme aus der Luft, Tributylamin und Buten-1 entstehen durch eine Hofmann-Eliminierung der quartären Ammoniumbase, während sich *n*-Butanol in einer S_N-Reaktion aus dem quartären Ammoniumhydroxid bildet [vgl. **MC-Fragen Nr. 448, 1721**].

$$[R_4N^+]HO^- + CO_2 \longrightarrow [R_4N^+]HCO_3^- \quad \text{(Hydrogencarbonat)}$$

$$\underset{\textbf{TBAH}}{[(CH_3CH_2CH_2CH_2)_4N^+]HO^-} \xrightarrow{E} \underset{\textbf{Tributylamin}}{(CH_3CH_2CH_2CH_2)_3N} + \underset{\textbf{Buten-1}}{CH_3CH_2CH{=}CH_2} + H_2O$$

$$[(CH_3CH_2CH_2CH_2)_4N^+]HO^- \xrightarrow{S_N} \underset{\textbf{Tributylamin}}{(CH_3CH_2CH_2CH_2)_3N} + \underset{\boldsymbol{n}\textbf{-Butanol}}{CH_3CH_2CH_2CH_2OH}$$

Zur Herstellung der **Methanolat-Maßlösungen** werden die frisch geschnittenen Alkalimetalle (Li, Na) portionsweise in wasserfreiem Methanol gelöst und die Lösung ad 1 l mit Toluol aufgefüllt. Die Einstellung erfolgt mit Benzoesäure als Urtiter gegen Thymolblau als Indikator [vgl. **MC-Frage Nr. 450**]

6.3.3.3 Pharmazeutische Anwendungen

Abb. 6.20 zeigt die Strukturen einiger Wirkstoffe, die das *Arzneibuch* alkalimetrisch im wasserfreien Milieu bestimmen lässt. Die Wasserstoffatome, die bei der Bestimmung abgespalten werden, sind durch einen Pfeil markiert.

Nachfolgend sollen die Titrationen dieser Arzneistoffe etwas detaillierter vorgestellt werden, wobei in Klammer die jeweiligen Titrationsbedingungen angegeben sind.

Bei Verbrauch von 1 Äquivalent Maßlösung und unter potentiometrischer Indizierung des Titrationsendpunktes verwendet das *Arzneibuch* eine **ethanolische Natriumhydroxid-Lösung** zur Gehaltsbestimmung von:

- **Acetazolamid** [M_r = 222,2; pK_s = 7,2] (DMF) [vgl. **MC-Frage Nr. 454]**
- **Nalidixinsäure** [M_r = 232,2; pK_s = 6,0] (2-Propanol/Dichlormethan/N_2-Atmosphäre)

Mit einer **Lithiummethanolat-Lösung** lässt das *Arzneibuch* unter Verbrauch von jeweils 1 Äquivalent titrieren:

- **Bufexamac** [2-(4-Butoxyphenyl)-*N*-hydroxyacetamid] [M_r = 223,3] (DMF/Potentiometrie)
  Aufgrund der geringen Wasserlöslichkeit ist es schwierig die Aciditätskonstante dieser Hydroxamsäure (R-CH_2-CO-NHO**H**] zu bestimmen. Für wässriges Dioxan als Lösungsmittel wird ein pK_s-Wert > 9 angegeben.
- **Glipizid** [M_r = 445,5; pK_s = 5,9] (DMF/Chinaldinrot),
  ein NH-acider Sulfonylharnstoff (R'-SO_2-N**H**-CO-NHR''), der leicht mit einer Lauge deprotoniert werden kann.
- **Thiopental-Natrium** [M_r=264,3]

Hierzu löst man das Salz in Wasser, versetzt mit H_2SO_4 und extrahiert die freie *Thiobarbitursäure* in $CHCl_3$. Nach dem Entfernen des Chloroforms wird der Rückstand in DMF gelöst und die Lösung unter Verbrauch von 1 Äquivalent Maßlösung gegen Thymolblau titriert [vgl. **MC-Frage Nr. 1683**].

- **Phenytoin** (Diphenylhydantoin) [M_r=252,3; pK_s=8,33]

lässt das *Arzneibuch* in DMF mit **0,1 M-Natriummethanolat-Lösung** bei Verbrauch von 1 Äquivalent Lauge unter potentiometrischer Endpunktanzeige bestimmen [siehe hierzu auch Kap. 6.1.3.2 und 6.2.3.4 und **MC-Fragen Nr. 220, 454, 456**].

Breitere pharmazeutische Anwendung findet die Bestimmung schwacher Säuren durch Titration mit einer **Tetrabutylammoniumhydroxid-Maßlösung** (TBAH-Maßlösung). In der nachfolgenden Auflistung wurden zusätzlich die Titrationsbedingungen, die molare Masse der Wirkstoffe und der Äquivalentverbrauch bei der Gehaltsbestimmung angegeben. (Dies soll dazu dienen, stöchiometrische Berechnungen in MC-Fragen rasch nachvollziehen zu können).

Zu den schwachen Säuren, deren Gehalt mit TBAH-Maßlösung ermittelt werden kann, zählen [vgl. **MC-Fragen Nr. 457, 1700, 1704**]:

- *Carbonsäuren* (R-COOH) wie **Etodolac**, **Flumequin**, **Isotretinoin**, **Tretinoin** u.a.,
- NH-acide *primäre* (R-SO_2-NH_2) und *sekundäre* (R-SO_2-NHR') *Sulfonamide*,
- *Kationsäuren* wie die protonierten Bisbenzamidine [Ar-C(NH_2)=NH_2^+] **Dibrompropamidindiisetionat**, **Hexamidindiisetionat** oder **Pentamidindiisetionat** bzw. das protonierte Amin (R_3NH^+) **Phentolaminmesilat**. In diesen basischen Verbindungen erfolgt eine Salzbildung mit Methansulfonsäure (CH_3-SO_3H) oder 2-Hydroxyethansulfonsäure ($HOCH_2CH_2$-SO_3H).
- *Phenole* wie **Rutosid** und
- cyclische *Imide* (R-CO-NH-CO-R') wie z.B. **Clazuril**.

Das *Arzneibuch* lässt nachfolgende Wirkstoffe mit TBAH-Lösung titrieren. Anzumerken ist, dass in *Ph.Eur.* die volumetrische Bestimmung von *Allopurinol* und *Hydrochlorothiazid* mit TBAH-Lösung durch ein HPLC-Verfahren ersetzt wurde.

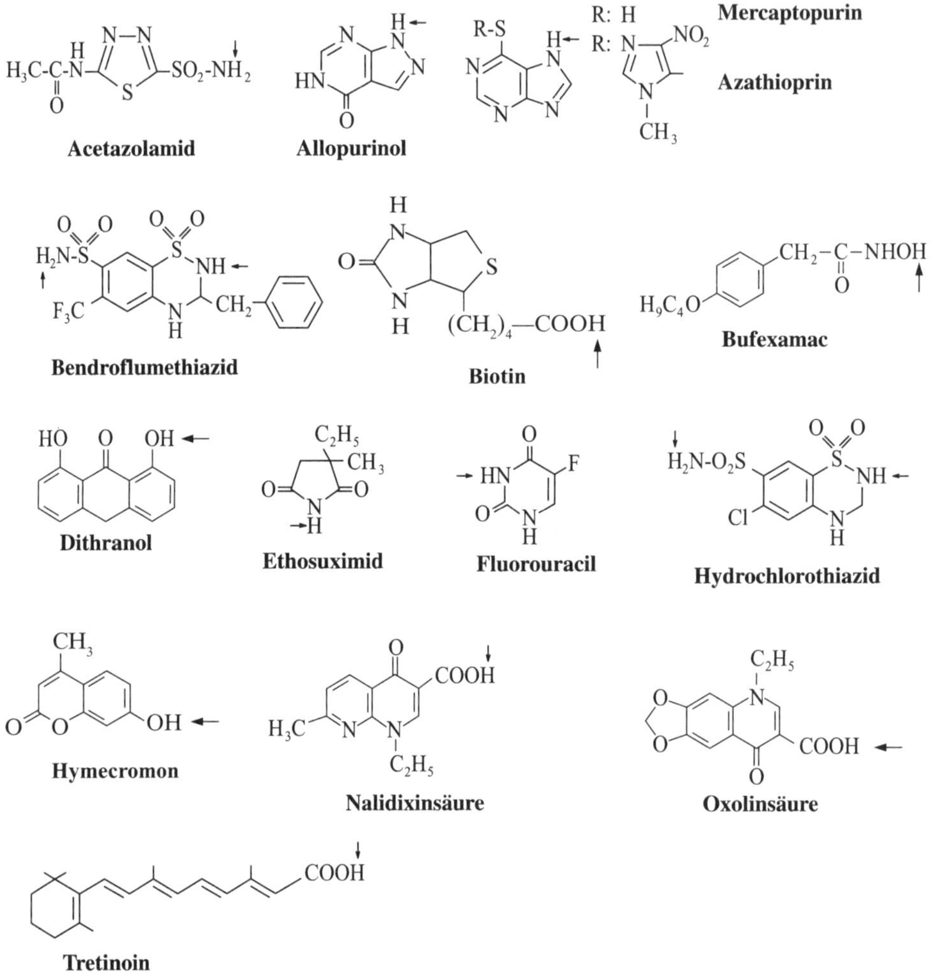

Mercaptopurin
Azathioprin
Acetazolamid
Allopurinol
Bendroflumethiazid
Biotin
Bufexamac
Dithranol
Ethosuximid
Fluorouracil
Hydrochlorothiazid
Hymecromon
Nalidixinsäure
Oxolinsäure
Tretinoin

Abb. 6.20 In nichtwässrigen Lösungen bestimmbare schwache Säuren

- **Allopurinol** [M_r=136,1; pK_s=10,2] (DMF/Potentiometrie/1 Äquivalent)
- **Azathioprin** [M_r=277,3; pK_s=7,87] (DMF/Potentiometrie/1 Äquivalent)
- **Bendroflumethiazid** [M_r=421,4; pK_{s1}=8,53; pK_{s2}=9,0] (Dimethylsulfoxid/Potentiometrie/1 Äquivalent/Blindversuch)
- **Biotin** [M_r = 244,3; pK_s = 5,2] (DMF/Ethanol/Potentiometrie/1 Äquivalent)
- **Codergocrinmesilat** [M_r = 680,4; pK_s = 6,89) (Pyridin/unter N_2-Atmosphäre/Potentiometrie)
- **Dibrompropamidindiisetionat** [M_r = 722; pK_s = 11,6] (DMF/unter N_2/2 Äquivalente)

- **Diclazuril** *für Tiere* [M_r = 407,6] (DMF/Potentiometrie/2 Äquivalente)
- **Dihydroergocristinmesilat** [M_r = 708; pK_s = 6,9] (Pyridin/N_2-Atmosphäre/Potentiometrie/2 Äquivalente)
- **Dithranol** [M_r=226,2; pK_s=9,5], eine phenyloge Carbonsäure (Pyridin/N_2-Atmosphäre/Potentiometrie/1 Äquivalent)
- **Enoxolon** [M_r=470,7] (DMF/Potentiometrie/1 Äquivalent)
- **Ethosuximid** [M_r=141,2; pK_s=9,32] (DMF/Potentiometrie/1 Äquivalent/Blindversuch)
- **Etodolac** [M_r=287,4] (Methanol/Potentiometrie/1 Äquivalent)
- **Flumequin** [M_r=261,3; pK_s = 6,35–6,61] (DMF/Potentiometrie/1 Äquivalent)
- **Fluorouracil** [M_r=130,1; pK_{s1}=8,0; pK_{s2}=13,0] (DMF/Thymolblau/1 Äquivalent)
- **D-Glucuronsäure *R*** [M_r = 194,1] (Methanol/unter N_2-Atmosphäre/Potentiometrie)
- **Hexamidindiisetionat** [M_r=607] (DMF/Potentiometrie/2 Äquivalente)
- **Hydrochlorothiazid** [M_r=297,7; pK_{s1}=8,8–9,7; pK_{s2}=9,9–11,3] (DMSO/Potentiometrie/2 Äquivalente) [vgl. **MC-Frage Nr. 457**]
- **Hymecromon** (7-Hydroxy-4-methyl-chromon) [M_r = 176,2; pK_s = 7,6] (Isopropanol/Potentiometrie/1 Äquivalent)
- **Idoxuridin** [M_r=354,1; pK_s=8,25] (DMF/Potentiometrie/1 Äquivalent)
- **Isotretinoin** [M_r=300,4] (Aceton/Potentiometrie/1 Äquivalent)
- **Lorazepam** [M_r = 321,2; pK_s = 11,03] (DMF/Potentiometrie/1 Äquivalent)
- **Mercaptopurin** [M_r=170,2; pK_{s1}=7,77; pK_{s2}=11,17] (DMF/Potentiometrie/1 Äquivalent)
- **Niclosamid, wasserfrei** [M_r=327,1] (Aceton/Methanol/Potentiometrie/1 Äquivalent)
- **Niclosamid-Monohydrat** [M_r = 345,1] (Aceton/Methanol/Potentiometrie/1 Äquivalent)
- **Oxolinsäure** [M_r=261,2; pK_s=6,3] (DMF/Potentiometrie/1 Äquivalent)
- **Pentamidindiisetionat** [M_r=592,7] (DMF/Thymolblau/2 Äquivalente)
- **Phentolaminmesilat** [M_r=377,5; pK_s=7,7] (Isopropanol/Potentiometrie/1 Äquivalent)
- **Rutosid-Trihydrat** [M_r=665] (DMF/Potentiometrie/2 Äquivalente)
- **Sulfafurazol** [M_r = 267,3] (Aceton/Thymolblau/1 Äquivalent)

- **Tretinoin** (Retinsäure, Retinolsäure) [M_r=300,4]
  (Aceton/Potentiometrie/1 Äquivalent)
- **Valsartan** [M_r = 435,5; pK_{s1} = 3,6; pK_{s2} = 4,7]
  (Isopropanol/unter N_2-Atmosphäre/Potentiometrie/2 Äquivalente)

Es werden bei der Gehaltsbestimmung die Carboxylgruppe und das acide H-1-Atom des Tetrazol-Ringes deprotoniert.

Carbonsäureamide der Struktur [R-CO-NH-R‘] können normalerweise *nicht* als NH-acide Verbindungen mit TBAH-Lösung titrimetrisch bestimmt werden. Erst acidifizierende Gruppen, wie z. B. im ***ortho-*** und ***para*-Nitroacetanilid** [O_2N-C_6H_4-NH-$COCH_3$] oder im **Niclosamid** erlauben eine Bestimmung mit TBAH-Lösung. **Niclosamid**, ein phenyloges Nitramid, dessen NH-Gruppe stärker sauer reagiert als das phenolische Hydroxyl, wird leichter deprotoniert als Acetanilid unter Bildung eines stark mesomerie- und durch H-Brücken stabilisierten Anions als konjugierte Base [vgl. **MC-Fragen Nr. 222, 454**].

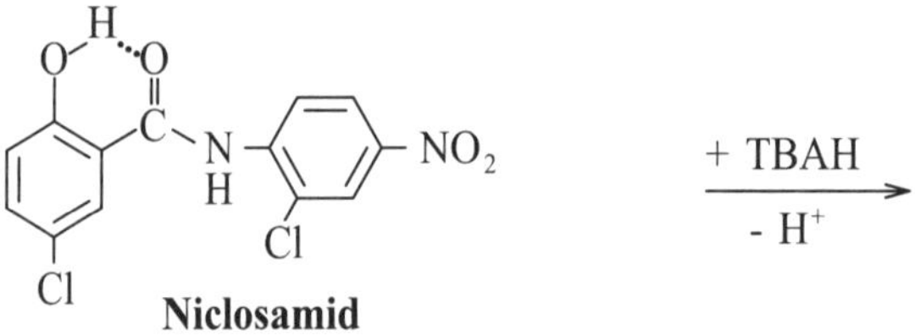

Niclosamid

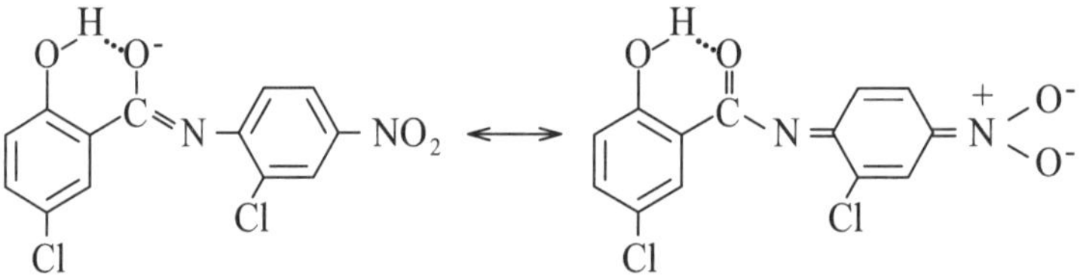

Auch im **Lorazepam** wird das N-1 der Carbonsäureamid-Funktion mit TBAH-Lösung deprotoniert.

Sulfonamide (H_2N-C_6H_4-SO_2-**NH**-R) lassen sich als NH-acide Substrate ebenfalls mit TBAH-Lösung unter Verbrauch von 1 Äquivalent an Maßlösung titrieren. *Ph.Eur.* nutzt dies bei der Gehaltsbestimmung von **Sulfafurazol**. Im Allgemeinen sieht aber das *Arzneibuch* für Sulfonamide ein nitritometrisches Verfahren vor (siehe Kap. 7.2.7 „Diazotitration“).

6.3.4 Titration von Basen

6.3.4.1 Volumetrische Methodik

Zur Neutralisation schwacher Basen verwendet man in der Regel eine starke Säure wie **Perchlorsäure** als Titrator und ein schwach basisches (protogenes) Lösungsmittel. Auch eine Direkttitration in einem aprotischen Solvens ist möglich. Als Basen können volumetrisch erfasst werden:

- schwach basische Amine und stickstoffhaltige Heterocyclen,

- Salze organischer Säuren (Carboxylate, Phenolate, Anionen NH-acider Verbindungen),
- Salze anorganischer Säuren (Halogenide, Sulfate, Nitrate, Phosphate).

Die Bestimmung des Endpunktes kann entweder potentiometrisch (Glaselektrode) oder gegen einen Farbindikator erfolgen. Als *Farbindikatoren* verwendet man in Eisessig als Lösungsmittel vor allem Kristallviolett, Malachitgrün, Naphtholbenzein, Chinaldinrot u. a., in neutralen Solventien neben Naphtholbenzein auch Methylrot und Methylorange [vgl. **MC-Fragen Nr. 287, 293, 328, 458**].

Der Farbumschlag des Indikators erfolgt analog wie bei der Titration in wässrigem Milieu durch eine Protonenübertragung vom protonierten Titrator (Acetacidiumperchlorat) auf die Indikatorbase (B).

$$B + [H_2OAc^+ \cdot ClO_4^-] \longrightarrow [BH^+ \cdot ClO_4^-] + HOAc$$

Voraussetzung für die visuelle Endpunktbestimmung ist, dass zunächst die Hauptreaktion, d. h. die Protonierung der zu bestimmenden Base abläuft und danach erst die Protonierung des Indikators stattfindet. Ähnlich wie im wässrigem Milieu ist deshalb ein hinreichender Basizitätsunterschied zwischen basischem Titrand (Analyt) und Indikatorbase erforderlich.

Als *Lösungsmittel* wird häufig wasserfreie Essigsäure (Eisessig) verwendet, in Einzelfällen auch Acetanhydrid. Gebräuchlich sind darüber hinaus auch Lösungsmittelgemische von Eisessig mit wasserfreier Ameisensäure, Acetanhydrid, Dichlorethan, Dioxan, Ethylmethylketon oder Isobutylmethylketon. Das Titrieren in Acetanhydrid oder der Zusatz von Acetanhydrid macht in der Regel ein vorheriges *Trocknen* der zu bestimmenden Substanz überflüssig. Seltener kommen reine aprotische Solventien wie Aceton, Chloroform oder Benzol zur Anwendung.

6.3.4.2 Maßlösung

Als *Maßlösung* setzt das *Arzneibuch* eine

- **Perchlorsäure-Lösung** ($0{,}1\ mol \cdot l^{-1}$ – $0{,}05\ mol \cdot l^{-1}$ – $0{,}02\ mol \cdot l^{-1}$)

in Eisessig ein, wobei das gebildete **Acetacidiumperchlorat** als wirksames Agens fungiert.

$$CH_3COOH + HClO_4 \rightleftharpoons [CH_3COOH_2^+ \cdot ClO_4^-]$$

Zur Herstellung der Maßlösung wird 70%ige wässrige $HClO_4$ in Eisessig gelöst, mit Acetanhydrid versetzt und 24 h stehen gelassen. Während dieser Zeit reagiert das vorhandene Wasser quantitativ mit dem zugesetzten Anhydrid (Ac_2O) zu Essigsäure [vgl. **MC-Fragen Nr. 458, 459**].

$$H_2O + (CH_3CO)_2O \longrightarrow 2\ CH_3COOH$$

$$M_r = 18 \qquad 102 \qquad 2 \cdot 60$$

Anschließend prüft man mittels **Karl-Fischer-Titration** (siehe Kap. 7.2.3.8), ob die Maßlösung den geforderten *Wassergehalt* von **0,1–0,2%** besitzt. Andernfalls wird die-

Klassische quantitative Analytik

ser Wert durch Zugabe von weiterem Acetanhydrid oder von Wasser eingestellt. Enthält die Titratorlösung mehr als 0,5% Wasser, so resultiert daraus ein unscharfer Indikatorumschlag am Titrationsendpunkt.

Entsprechend obiger Formelgleichung werden z. B. für 1 kg einer 98%igen Essigsäure-Lösung (mit 20 g Wasser) insgesamt 113,3 g Acetanhydrid zur Bindung des Wassers benötigt [vgl. **MC-Frage Nr. 460**].

Ist überschüssiges *Acetanhydrid* vorhanden, so wird die Bestimmung **primärer** und **sekundärer Amine** infolge partieller Acetylierung fehlerhaft. Bei allen anderen Titrationen stört ein geringer Überschuss an Acetanhydrid nicht (siehe auch Kap. 6.3.4.4).

Zur *Einstellung* der Maßlösung ist **Kaliumhydrogenphthalat** [M_r=204,2] als Urtitersubstanz geeignet. Die Einstellung erfolgt unter Luftausschluss gegen *Kristallviolett* als Farbindikator [vgl. **MC-Fragen Nr. 458, 461**].

$$\text{o-HOOC-C}_6\text{H}_4\text{-COOK} + \text{CH}_3\text{COOH} \rightleftharpoons \text{o-HOOC-C}_6\text{H}_4\text{-COOH} + \text{CH}_3\text{COOK}$$

$$\text{CH}_3\text{COO}^- + [\text{CH}_3\text{COOH}_2^+ \cdot \text{ClO}_4^-] \longrightarrow \text{ClO}_4^- + 2\ \text{CH}_3\text{COOH}$$

Das Volumen der Perchlorsäure-Lösung ist infolge des relativ großen Ausdehnungskoeffizienten der Essigsäure merklich temperaturabhängig. Daher sollte man bei derselben *Temperatur* titrieren, bei der die Maßlösung eingestellt wurde, oder eine Volumenkorrektur entsprechend folgender Gleichung vornehmen.

$$V_c = V\,[1 + (t_1 - t_2) \cdot 0{,}0011]$$

V = Volumen der Titrationslösung
t_1 = Temperatur bei Einstellung
t_2 = Temperatur bei Bestimmung

Wasserfreie Titrationen mit Perchlorsäure lassen sich auch als *Rücktitrationen* ausführen. Der Überschuss an Perchlorsäure könnte z.B. in wasserfreier Essigsäure mit einer Natriumacetat-Maßlösung erfolgen, jedoch verwendet das *Arzneibuch* alternativ dazu eine 0,1 M-Kaliumhydrogenphthalat-Lösung als Titrator.

6.3.4.3 Bestimmung stickstoffhaltiger Basen in aprotischen Lösungsmitteln

Es handelt sich hierbei um eine direkte Neutralisation des basischen Substrats durch das Acetacidium-Ion.

$$\text{R}_3\text{N} + \text{CH}_3\text{COOH}_2^+ \longrightarrow \text{R}_3\text{NH}^+ + \text{CH}_3\text{COOH}$$

Beispiele hierfür sind die Gehaltsbestimmungen von:

- **Clofazimin** [M_r = 473,4; pK_b = 5,63] (Methylenchlorid/Aceton)
- **Dipyridamol** [M_r = 504,6; pK_b = 7,6] (Methanol)
- **Methenamin** (Hexamethylentetramin, Urotropin) [M_r = 140,2; pK_b = 9,4] (Methanol)
- **Nicergolin** [M_r = 484,4; pK_b = 6,22] (Aceton)

Unter Verbrauch von 1 Äquivalent wird der Endpunkt jeweils potentiometrisch indiziert [vgl. **MC-Frage Nr. 463**].

6.3.4.4 Bestimmung stickstoffhaltiger Basen in wasserfreier Essigsäure als Lösungsmittel

Bei dieser gebräuchlichsten Variante des *Arzneibuches* können schwache, in wässriger Lösung nicht titrierbare Basen häufig deshalb in *Eisessig* (wasserfreier Essigsäure) mit Perchlorsäure volumetrisch bestimmt werden, weil [vgl. **MC-Fragen Nr. 366, 444**]:

- die Acidität der Perchlorsäure weniger nivelliert wird als in wässriger Lösung,
- die Löslichkeit der Reaktionspartner oft besser ist als in Wasser,
- eine schwache Base in wasserfreier Essigsäure stärker basisch wirkt als in Wasser,
- in wasserfreier Essigsäure die Protolyse der während der Titration gebildeten konjugierten Säure zurückgedrängt wird,
- wasserfreie Essigsäure weniger basisch wirkt als Wasser und somit konkurrierende Säure-Base-Reaktionen mit dem Lösungsmittel vernachlässigbar sind.

Anstelle von reiner wasserfreier Essigsäure werden auch Gemische aus wasserfreier Essigsäure/Acetanhydrid oder wasserfreier Ameisensäure/wasserfreier Essigsäure eingesetzt. In einigen Fällen wird dem Eisessig als Lösungsvermittler *Ethylmethylketon* (Butan-2-on) zugesetzt.

Der Ablauf solcher Gehaltsbestimmungen lässt sich wie folgt beschreiben: In der Titratorlösung bilden sich aus Perchlorsäure und Essigsäure Acetacidium-Ionen (1). Diese reagieren während der Titration (3) mit Acetat-Ionen, die aus der Umsetzung der zu bestimmenden Base mit dem Lösungsmittel Eisessig in äquimolarer Menge entstehen (2) [vgl. **MC-Frage Nr. 461**].

$$(1)\ HClO_4 + CH_3COOH \rightleftharpoons CH_3COOH_2^+ + ClO_4^-$$

$$(2)\ R_3N + CH_3COOH \rightleftharpoons R_3NH^+ + CH_3COO^-$$

$$(3)\ CH_3COO^- + CH_3COOH_2^+ \longrightarrow 2\ CH_3COOH$$

Zur *Bestimmung von tertiären Aminen* neben primären und sekundären Aminen setzt man der zu titrierenden Lösung *Acetanhydrid* (Ac_2O) hinzu, wodurch primäre und sekundäre Amine in „neutrale" Acetamid-Derivate übergeführt und von der Erfassung mit 0,1 M-$HClO_4$-Lösung ausgeschlossen werden. Hierbei können sich die unterschiedlichen Aminfunktionen auch im gleichen Molekül befinden [vgl. **MC-Frage Nr. 477**].

prim. Amin: $RNH_2 + Ac_2O \longrightarrow RNH\text{-}CO\text{-}CH_3 + CH_3COOH$

sek. Amin: $R_2NH + Ac_2O \longrightarrow R_2N\text{-}CO\text{-}CH_3 + CH_3COOH$

tert. Amin: $R_3N + Ac_2O \longrightarrow$ keine Acetylierung

Das *Arzneibuch* lässt eine Gehaltsbestimmung mit Perchlorsäure-Maßlösung bei den nachfolgend genannten *stickstoffhaltigen, schwachen Basen* durchführen. Sofern kein Indikator explizit genannt ist, erfolgt eine potentiometrische Erkennung des Titrationsendpunktes. Die Angabe der molaren Masse und des Äquivalentverbrauchs soll das Nachvollziehen stöchiometrischer Berechnungen in den MC-Fragen erleichtern.

Klassische quantitative Analytik

Soweit keine anderen Angaben gemacht werden, wird bei der Titration der aufgelisteten Wirkstoffe **ein** Äquivalent an Maßlösung zur Neutralisation der Basen verbraucht. Die Strukturen einiger der Wirkstoffe zeigt o Abb. 6.21; die Positionen, an denen Protonierung durch die $HClO_4$-Maßlösung erfolgt, sind mit einem Pfeil markiert [vgl. **MC-Fragen Nr. 462, 464, 466–469, 1711, 1712, 1716, 1718, 1735, 1774**].

- **Aciclovir** [M_r = 225,2; pK_b = 11,48; pK_s = 9,35]
- **Adenin** [M_r = 135,1; pK_b = 9,8]
- **Adenosin** [M_r = 267,2; pK_b = 10,4]
- **Albendazol** [M_r = 265,3]
- **Alprazolam** [M_r = 308,8; pK_b = 11,6] (2 Äquivalente)
- **Aminoethanol** (im Ciclopirox-Olamin) ($HOCH_2$-CH_2NH_2) [M_r = 61,1]
- **Aminoglutethimid** [M_r = 232,2]
- **Amisulprid** [M_r = 369,5; pK_b = 4,73]
- **Atenolol** [M_r = 266,3; pK_b = 4,40]
- **Atropin** [M_r = 289,4; pK_b = 4,15]
- **Azaperon** *für Tiere* [M_r = 327,4] (Ethylmethylketon/Naphtholbenzein/2 Äquivalente)
- **Baclofen** [M_r = 213,7; pK_b = 4,4; pK_s = 3,9]
- **Benperidol** [M_r = 381,4; pK_b = 6,1] (Ethylmethylketon)
- **Benzylnicotinat** (Nicotinsäurebenzylester) [M_r = 213,7; pK_b = 10,5] (*DAB 10*)
- **Bifonazol** [M_r = 310,4]
- **Bisacodyl** [M_r = 361,4; pK_b = 9,53]
- **Bromazepam** [M_r = 316,2; pK_{b1} = 8,8; pK_{b2} = 11,5]
- **Bromperidol** [M_r = 420,3; pK_b = 5,13] (Ethylmethylketon/Naphtholbenzein)
- **Bromperidoldecanoat** [M_r = 574,6] (Ethylmethylketon/Naphtholbenzein)
- **Brotizolam** [M_r = 393,7; pK_b = 11,24] (2 Äquivalente)
- **Buprenorphin** [M_r = 467,6; pK_b = 4,38]
- **Candesartancilexetil** [M_r = 611; pK_b = 8,0]
- **Carvedilol** [M_r = 406,5; pK_b = 6,4]
- **Chlordiazepoxid** [M_r = 299,8; pK_b = 9,4]
- **Cimetidin** [M_r = 252,3; pK_b = 7,2]
- **Cinnarizin** [M_r = 288,5; pK_{b1} = 6,40; pK_{b2} = 12,05] (Ethylmethylketon/2 Äquivalente)
- **Ciprofloxacin** [M_r = 331,4; pK_{b1} = 5,5; pK_{b2} = 7,7]
- **Clioquinol** (8-Hydroxy-7-iod-5-chlor-chinolin) [M_r = 305,5; pK_b = 11,04]
- **Clonazepam** [M_r = 315,7; pK_b = 12,43]
- **Clopamid** [M_r = 345,8]
- **Clotrimazol** [M_r = 344,8; pK_b = 9,3] (Naphtholbenzein)
- **Clozapin** [M_r = 326,8; pK_{b1} = 6,4; pK_{b2} = 11,1] (2 Äquivalente)
- **Codein** [M_r = 317,4; pK_b = 5,8] (Dioxan/Kristallviolett)
- **Coffein** [M_r = 194,2; pK_b = 14,15]
- **Coffein-Monohydrat** [M_r = 212,2]
- **Colchicin** [M_r = 399,4; pK_b = 12,3] (Acetanhydrid/Toluen)
- **Creatinin** [M_r = 113,1] (*DAB 10*)
- **Cytarabin** [M_r = 243,2; pK_b = 9,9]

- **Dacarbazin** [M_r = 182,2; pK_b = 9,6]
- **Dexamethasonisonicotinat** [M_r = 497,6]
- **Dexpanthenol** [M_r = 205,3] (Rücktitration mit Kaliumhydrogenphthalat)
- **Diazepam** [M_r = 284,7; pK_b = 10,69] (Potentiometrie)
- **Didanosin** [M_r = 236,2; pK_b = 4,88]
- **Diphenhydramin** [M_r = 255,4; pK_b = 4,88]
- **Diprophyllin** [M_r = 254,2]
- **Disopyramid** [M_r = 339,5; pK_b = 3,80] (2 Äquivalente/Naphtholbenzein)
- **Domperidon** [M_r = 425,9; pK_b = 7,9] (Ethylmethylketon/Naphtholbenzein)
- **Droperidol** [M_r = 379,4; pK_b = 6,36] (Ethylmethylketon/Naphtholbenzein)
- **Ebastin** [M_r = 469,7]
- **Econazol** [M_r = 381,7; pK_b = 9,2]
- **Enilconazol** *für Tiere* [M_r = 297,2; pK_b = 7,42] (Ethylmethylketon/Naphtholbenzein)
- **Enrofloxacin** *für Tiere* [M_r = 359,4; pK_{b1} = 5,30; pK_{b2} = 8,06]
- **Epinephrin** (**Adrenalin**) [M_r = 183,2; pK_b = 5,31]
- **Ethionamid** [M_r = 166,2]
- **Etomidat** [M_r = 244,3; pK_b = 9,8] (Ethylmethylketon/Naphtholbenzein)
- **Famotidin** [M_r = 337,5; pK_b = 7,1] (2 Äquivalente)
- **Fenbendazol** *für Tiere* [M_r = 299,4]
- **Fentanyl** [M_r = 336,5; pK_b = 5,6] (Ethylmethylketon/Naphtholbenzein)
- **Flubendazol** [M_r = 313,3] (Ethylmethylketon)
- **Fluconazol** [M_r = 306,3; pK_b = 11,06] (2 Äquivalente)
- **Flucytosin** [M_r = 129,1; pK_b = 11,1]
- **Flumazenil** [M_r = 303,3; pK_b = 12,3]
- **Flunitrazepam** [M_r = 313,3; pK_b = 12,12]
- **Flunixinmeglumin** *für Tiere* [M_r = 491,5] (2 Äquivalente)
- **Fluphenazindecanoat** [M_r = 591,8] (2 Äquivalente/Kristallviolett)
- **Fluphenazinenantat** [M_r = 549,7] (2 Äquivalente/Kristallviolett)
- **Fluspirilen** [M_r = 475,6; pK_b = 5,3] (Ethylmethylketon)
- **Flutrimazol** [M_r = 346,4]
- **Ganciclovir** [M_r = 255,2; pK_{b1} = 4,6; pK_{b2} = 11,8]
- **Gliclazid** [M_r = 323,4; pK_b = 8,2]
- **Haloperidol** [M_r = 375,9; pK_b = 5,7] (Ethylmethylketon/Naphtholbenzein)
- **Haloperidoldecanoat** [M_r = 530,1] (Ethylmethylketon/Naphtholbenzein)
- **Hexetidin** [M_r = 339,2; pK_b = 5,7] (2 Äquivalente/Ethylmethylketon/Naphtholbenzein)
- **Irbesartan** [M_r = 428,5; pK_b = 10,31]
- **Isoconazol** [M_r = 416,1] (Ethylmethylketon)
- **Itraconazol** [M_r = 706; pK_b = 10,3] (2 Äquivalente/Ethylmethylketon)
- **Ketoconazol** [M_r = 531,4] (2 Äquivalente/Ethylmethylketon)
- **Lamotrigin** [M_r = 256,1; pK_b = 8,3]
- **Levamisol** *für Tiere* [M_r = 204,3; pK_b = 6,0] (Ethylmethylketon/Naphtholbenzein)
- **Levodropropizin** [M_r = 236,3] (2 Äquivalente)
- **Lidocain** [M_r = 234,3; pK_b = 6,1]
- **Loperamidoxid-Monohydrat** [M_r = 511,1] (Ethylmethylketon/Naphtholbenzein)

- **Loratidin** [M_r = 382,9; pK_b = 9,0]
- **Marbofloxacin** *für Tiere* [M_r = 362,4]
- **Mebendazol** [M_r = 295,3; pK_b = 10,8] (Ethylmethylketon)
- **Meloxicam** [M_r = 351,4; pK_b = 9,98]
- **Methylnicotinat** (Nicotinsäuremethylester) [M_r = 137,1; pK_b = 10,87]
- **Metoclopramid** [M_r = 299,8; pK_b = 4,6]
- **Metronidazol** [M_r = 171,2; pK_b = 11,5]
- **Metronidazolbenzoat** [M_r = 275,3; pK_b = 11,56]
- **Miconazol** [M_r = 416,1; pK_b = 7,09] (Ethylmethylketon/Naphtholbenzein)
- **Midazolam** [M_r = 325,8; pK_{b1} = 7,85; pK_{b2} = 12,3] (2 Äquivalente)
- **Minoxidil** [M_r = 209,3; pK_b = 9,39]
- **Mirtazapin** [M_r = 265,4; pK_b = 6,9] (2 Äquivalente)
- **Molsidomin** [M_r = 242,2; pK_b = 11,0]
- **Mycophenolatmofetil** [M_r = 433,5; pK_b = 8,4]
- **Nadolol** [M_r = 309,4; pK_b = 4,33]
- **Natriumpicosulfat** [M_r = 499,4]
- **Nicergolin** [M_r = 484,4; pK_b = 6,22]
- **Nicethamid** (*N,N*-Diethylpyridin-3-carboxamid) [M_r = 178,2; pK_b = 10,5]
- **Nicotin** [M_r = 162,2; pK_{b1} = 6,1; pK_{b2} = 10,8] (2 Äquivalente)
- **Nicotinamid** (Pyridin-3-carboxamid) [M_r = 122,1; pK_b = 10,65] (Kristallviolett)
- **Nitrazepam** [M_r = 281,3; pK_b = 10,8]
- **Norfloxacin** [M_r = 319,3; pK_b = 5,25]
- **Noscapin** [M_r = 413,4; pK_b = 7,8]
- **Ofloxacin** [M_r = 361,4; pK_b = 6,1]
- **Orbifloxacin** *für Tiere* [M_r = 395,4; pK_{b1} = 5,1; pK_{b2} = 8,4]
- **Oxazepam** [M_r = 286,7; pK_b = 12,38]
- **Oxfendazol** *für Tiere* [M_r = 315,4]
- **Penicillamin** (HS-C(CH_3)$_2$-CHNH_2-COOH) [M_r = 149,2] [pK_a(COOH) = 1,8; pK_a(NH_2) = 7,9; pK_a(SH) = 10,5]
- **Pentazocin** [M_r = 285,4; pK_b = 5,5]
- **Pentoxifyllin** [M_r = 278,3; pK_b = 4,8]
- **Perphenazin** [M_r = 404,0; pK_{b1} = 6,2; pK_{b2} = 10,3] (2 Äquivalente)
- **Phenylephrin** [M_r = 167,2; pK_b = 3,9; pK_s = 8,9]
- **Pholcodin** [M_r = 416,5; pK_b = 6,04] (2 Äquivalente)
- **Picotamid-Monohydrat** [M_r = 394,4] (2 Äquivalente)
- **Pimobendan** [M_r = 334,4; pK_{b1} = 2,6; pK_{b2} = 9,1]
- **Pimozid** [M_r = 461,6; pK_b = 6,68] (Ethylmethylketon/Naphtholbenzein)
- **Pipemidinsäure-Trihydrat** [M_r = 357,4]
- **Piperazin-Hexahydrat** [M_r = 194,2; pK_{b1} = 4,2; pK_{b2} = 8,4] (2 Äquivalente/Naphtholbenzein)
- **Piretanid** [M_r = 362,4; pK_b = 10,15]
- **Piroxicam** [M_r = 331,4; pK_b = 7,7]
- **Prazepam** [M_r = 324,8; pK_b = 11,01]
- **Prilocain** [M_r = 220,3; pK_b = 6,1] (Blindversuch)
- **Propyphenazon** [M_r = 230,3; pK_b = 11,6] (Dichlorethan)
- **Proxyphyllin** [M_r = 238,2]

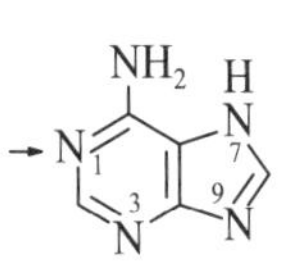

Adenin 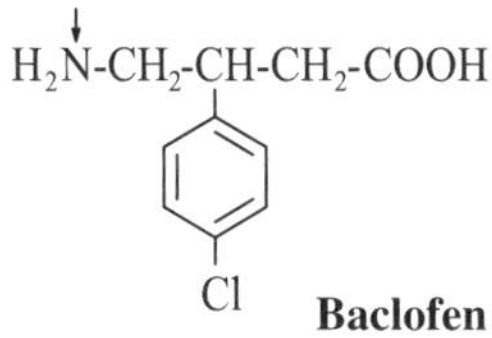 **Baclofen** 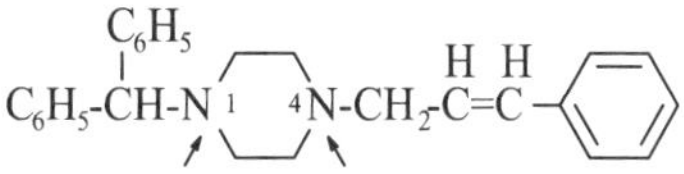 **Cinnarizin**

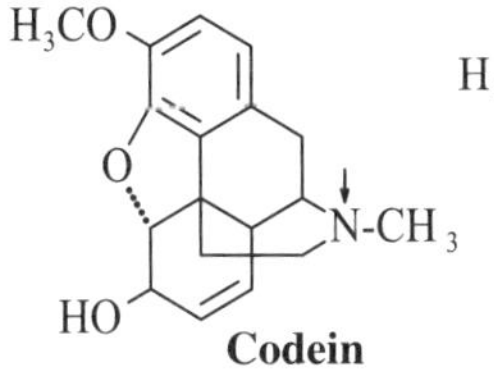

Codein 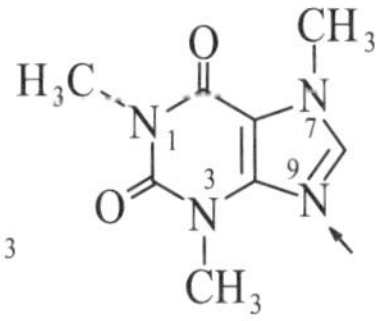 **Coffein** 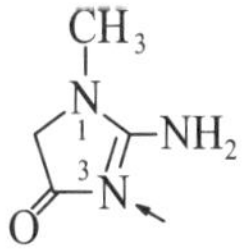 **Creatinin**

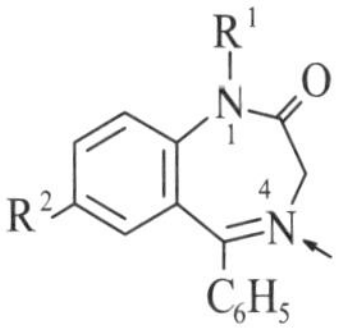

R^1 : CH_3 ; R^2 : Cl **Diazepam**
H NO_2 **Nitrazepam**

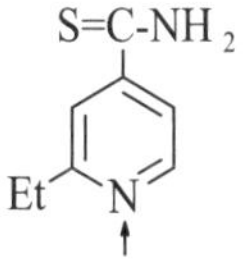

Ethionamid 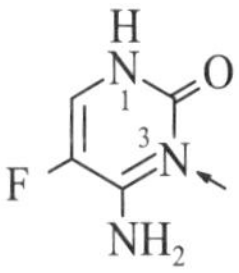 **Flucytosin** 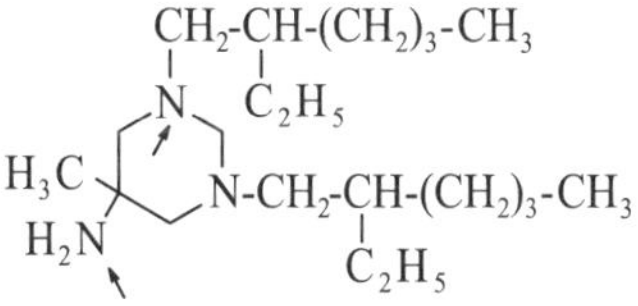 **Hexetidin**

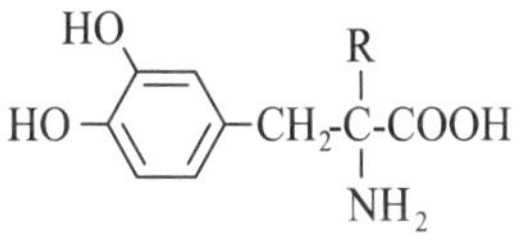

R : H **Levodopa**
CH_3 **Methyldopa**

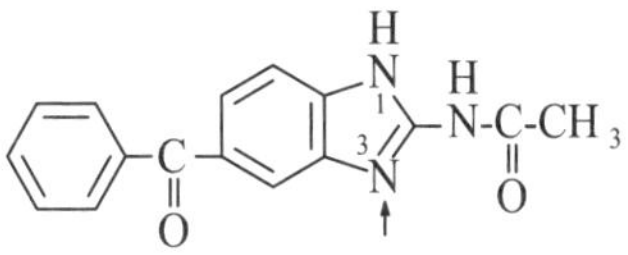

Mebendazol 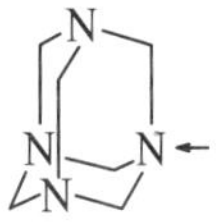 **Methenamin**

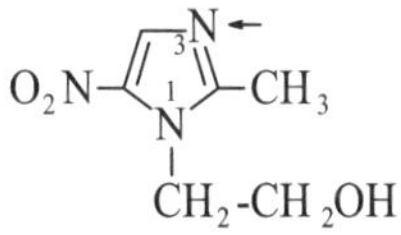

Metronidazol

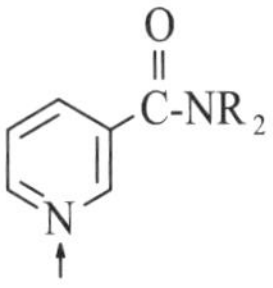

R : H **Nicotinamid**
Et **Nicethamid**

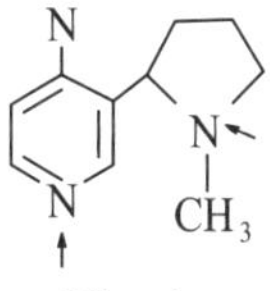

Nicotin

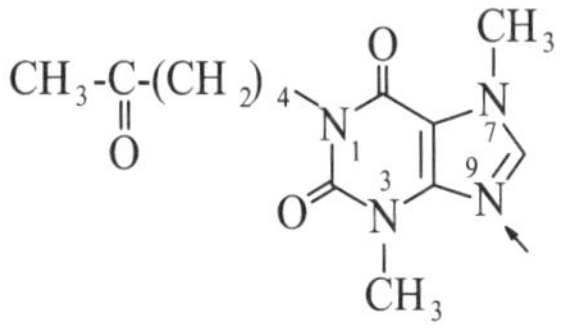

Pentoxifyllin 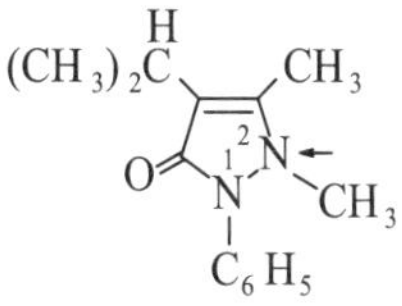 **Propyphenazon** 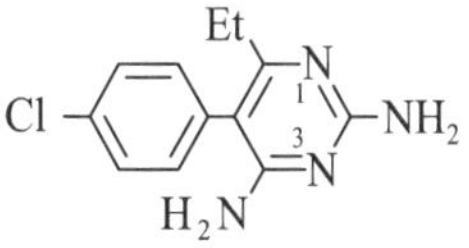 **Pyrimethamin**

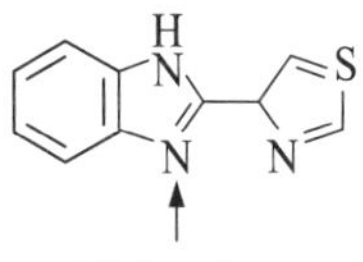

Tiabendazol 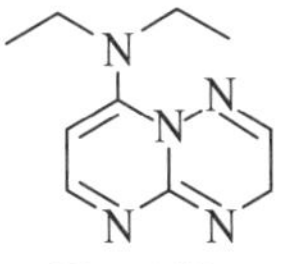 **Trapidil**

Abb. 6.21 Schwach basisch reagierende Arzneistoffe

- **Pyrazinamid** [M_r = 123,1; pK_b = 13,5]
- **Pyrimethamin** [M_r = 248,7; pK_b = 7]
- **Repaglinid** [M_r = 452,6; pK_b = 9,8]
- **Reserpin** (Gesamtalkaloide) [M_r = 609]
- **Risperidon** [M_r = 410,5; pK_{b1} = 5,76; pK_{b2} = 10,89] (2 Äquivalente/Ethylmethylketon)
- **Salbutamol** [M_r = 239,1; pK_b = 4,93; pK_s = 10,37]
- **Scopolamin** [M_r = 303,4]
- **Stanozolol** [M_r = 328,5]
- **Sufentanil** [M_r = 386,6; pK_b = 5,1] (Ethylmethylketon/Naphtholbenzein)
- **Sulpirid** [M_r = 341,4; pK_{b1} = 3,81; pK_{b2} = 4,00]
- **Telmisartan** [M_r = 514,6] (2 Äquivalente)
- **Temazepam** [M_r = 300,7; pK_b = 12,4] (Nitroethan)
- **Tenoxicam** [M_r = 337,4; pK_b = 8,66]
- **Terconazol** [M_r = 532,5] (3 Äquivalente/Ethylmethylketon)
- **Terfenadin** [M_r = 471,7; pK_b = 4]
- **Tetrazepam** [M_r = 288,8; pK_b = 9,68]
- **Thioridazin** [M_r = 370,6; pK_b = 9,5]
- **Tiabendazol** [M_r = 201,2]
- **Tinidazol** [M_r = 247,3; pK_b = 12,18]
- **Tioconazol** [M_r = 387,7]
- **Torasemid, wasserfrei** [M_r = 348,4; pK_b = 7,32]
- **Trapidil** [M_r = 205,3; pK_b = 11,21]
- **Triamteren** [M_r = 253,3; pK_b = 7,8]
- **Trimethoprim** [M_r = 290,3; pK_b = 6,9–7,4]
- **Tropicamid** [M_r = 284,4] (Naphtholbenzein)
- **Vinpocetin** [M_r = 350,5; pK_b = 6,69]
- **Zoplicon** [M_r = 388,8; pK_b = 7,2]
- **Zuclopenthixoldecanoat** [M_r = 555,2] (2 Äquivalente)

● Strukturen von schwachen Basen und deren volumetrische Bestimmung

Im Kapitel 6.1.3 wurden die strukturellen Voraussetzungen – vor allem von Säuren – zur Abschätzung ihrer *Titrationsmöglichkeiten* beschrieben. In diesem Abschnitt sollen nun einige Strukturelemente (funktionelle Gruppen) vorgestellt werden, die für die Bestimmung von basischen Wirkstoffen in wasserfreiem Medium mit Perchlorsäure-Maßlösung verantwortlich sind.

- *Primäre* (RNH_2), *sekundäre* (R_2NH) und *tertiäre aliphatische Amine* (R_3N) sind aufgrund des freien Elektronenpaars am Stickstoffatom Brönsted-Basen und zur Protonenaufnahme befähigt. Durch den +I-Effekt der Alkylgruppen sind sie im Allgemeinen stärker basisch als Ammoniak (pK_b = 4,6). Ihre Basenexponenten liegen – je nach Art der Substitution – etwa zwischen pK_b = 3–10. In diese Gruppe der Amine gehören Wirkstoffe wir **Atenolol**, **Carvedilol**, **Diphenhydramin**, **Epinephrin (Adrenalin)**, **Lidocain**, **Nadolol**, **Phenylephrin**, **Prilocain, Salbutamol** oder **Trapidil**. Beim **Metoclopramid**, dessen Gehaltsbestimmung in Acetanhydrid durchgeführt wird, erfolgt durch das Lösungsmittel eine *N-Acetylierung* der primären aromatischen Aminogruppe und durch die Maßlösung wird nur die tertiäre aliphatische Amin-Funktion erfasst.

- *Primäre aromatische Amine* wie *Anilin* (pK_b = 9,37) sind deutlich weniger basisch als primäre aliphatische Amine, weil durch Einbeziehung des freien Elektronenpaars in die Mesomerie des Aromaten die Basizität herabgesetzt wird und zudem die Aminogruppe an ein elektronegativeres, sp^2-hybridisiertes C-Atom gebunden ist. In diese Gruppe gehört der Wirkstoff **Aminoglutethimid**.
- *Pyrrolidin* (pK_b = 2,73) ist ein cyclisches, sekundäres Amin, das als Strukturelement in den Wirkstoffen **Amisulprid**, **Piretanid** und **Sulpirid** enthalten ist.
- *Piperidin* (pK_b = 2,88) ist ein cyclisches, sekundäres Amin. Piperidin und *N*-Methylpiperidin sind als Strukturelemente in zahlreichen Arzneistoffen enthalten. Hierzu zählen u.a. **Benperidol**, **Bromperidol**, **Bromperidoldecanoat**, **Domperidol**, **Droperidol**, **Ebastin**, **Fentanyl**, **Fluspirilen**, **Haloperidol**, **Haloperidoldecanoat**, **Minoxidil**, **Pimozid**, **Replaginid**, **Risperidon**, **Sufentanil**, **Terfenadin**, **Thioridazin** und **Vinopocetin**. **Loperamidoxid** enthält als Strukturelement das Piperidin-*N*-oxid-Ringsystem. Hier wird bei der Gehaltsbestimmung der negativ geladene Sauerstoff der semipolaren N→O-Bindung von Perchlorsäure protoniert.
- Auch das bicyclische *Tropin*, das in den Wirkstoffen **Atropin** und **Scopolamin** als Strukturelement vorkommt, enthält eine *N*-Methylpiperidin-Teilstruktur.
- In *Morphinan*-Derivaten wie **Buprenorphin**, **Codein**, **Pentazocin** oder **Pholcodin** bildet ein *N*-Alkylpiperidin-Ringsystem (Ring D) das basische Zentrum dieser Moleküle.
- *Piperazin*, das in Form seines Hexahydrats als Monographie in das *Europäische Arzneibuch* aufgenommen wurde, ist ein cyclisches, sekundäres *Diamin* (pK_{b1} = 4,2; pK_{b2} = 8,4). Das Diamin oder sein *N*-Methyl-Derivat sind in zahlreichen Arzneistoffen, besonders in vielen antibakteriell wirksamen *Chinoloncarbonsäuren* (Floxacine), als Strukturelement vorhanden. Hierzu zählen u.a. **Cinnarizin**, **Ciprofloxacin**, **Clozapin**, **Enrofloxacin**, **Fluphenazindecanoat**, **Fluphenazinenantat**, **Itraconazol**, **Levodropropizin**, **Marbofloxacin**, **Mirtazapin**, **Norfloxacin**, **Ofloxacin**, **Orbifloxacin**, **Perphenazin**, **Pipemidinsäure** und **Zuclopenthixoldecanoat**.
- Ein *Morpholin*-Ringsystem (pK_b = 5,67) ist das für die Gehaltsbestimmung verantwortliche basische Strukturelement im **Mycophenolatmofetil**.
- Im *Imidazol*-Ringsystem [1,3-Diazol] (pK_b = 7,05] findet die Protonierung mit $HClO_4$-Maßlösung am Iminstickstoff N-3 [HN^1-C=**N^3**] statt, weil dadurch ein hochsymmetrisches, mesomeriestabilisiertes Kation entsteht. Ein Imidazol- oder Imidazolidin-Strukturelement enthalten Substanzen wie **Bifonazol**, **Cimetidin**, **Clotrimazol**, **Darbazin**, **Econazol**, **Enilconazol**, **Etomidat**, **Flumazenil**, **Flutrimazol**, **Irbesartan**, **Isoconazol**, **Ketoconazol**, **Metronidazol**, **Metronidazolbenzoat**, **Miconazol**, **Tinidazol** und **Tioconazol**. **Levamisol** hingegen enthält ein bicyclisches Ringsystem mit einer Tetrahydroimidazol-Partialstruktur.
- Ein *Benzimidazol*-Heterocyclus liegt vor in **Abendazol**, **Cardesartancilexetil**, **Fenbendazol**, **Mebendazol**, **Oxfendazol**, **Pimobendan** und **Tiabendazol**. **Telmisartan**, ein Bisbenzimidazol-Derivat verbraucht zwei Äquivalente $HClO_4$-Maßlösung.
- Im 1,2,4-*Triazol*-Ring, der als Teilstruktur im **Fluconazol** auftritt, ist – trotz ähnlicher Mesomeriebedingungen wie im Imidazol – die Basizität deutlich verringert,

weil sich nun offenbar der -I-Effekt eines zusätzlichen N-Atoms stärker bemerkbar macht. **Terconazol** enthält auch noch einen Piperazin-Substituenten, sodass insgesamt 3 Äquivalente Säure bei der Titration dieses Wirkstoffs verbraucht werden.

- Der *Thiazol*-Ring (pK_b = 11,56), wie im **Meloxicam**, besitzt in Position N-3 nur eine geringe Basizität, die aber für eine Bestimmung in wasserfreiem Milieu ausreicht.
- **Stanozolol** ist ein Derivat des Testesterons, in dem an Ring A des Steroidgeristes ein *Pyrazol*-Ring ankondensiert ist. Die Protonierung erfolgt mit Acetacidium-Ionen an N-2 des Pyrazol-Rings unter Bildung eines mesomeriestabilisierten Kations.
- **Propyphenazon** gehört zu den *Pyrazolon*-Derivaten. Man kann dieses Ringsystem auch als cyclisches Säurehydrazid [-CO-N^2(Ph)-N^1(CH_3)-] auffassen. Protoniert wird im Hydrazid das Atom N-1. Im **Clopamid** liegt ein offenkettiges Säurehydrazid vor. Auch hier reagiert N-1 mit Acetacidium-Ionen.
- *Semicarbazid* [Aminoharnstoff] (H_2N-CO-NH-NH_2) ist eine schwache Base, die nur mit starken Mineralsäuren Salze bildet. Eine Semicarbazid-Partialstruktur ist enthalten im Sulfonylharnstoff **Gliclazid** [Ar-SO_2-NH-CO-NH-**N**R_2]. Bei der Bestimmung wird das Hydrazid-N-Atom erfasst.
- Die geringe Basizität von *Pyridin* (pK_b = 8,77) beruht auf der sp^2-Hybridisierung des Ringstickstoffs, wodurch dessen Elektronegativität erhöht und seine Protonenaffinität erniedrigt wird. Die Basizität wird erhöht, wenn sich in Position 2 oder 4 des Pyridins eine Aminogruppe als Substituent befindet. 4-*Aminopyridin* (pK_b = 4,83) ist relativ stark basisch, weil dessen Protonierung zu einem mesomeriestabilisierten Kation führt. Die Substanz kann als *cyclisches Amidin* aufgefasst werden. Die Protonierung eines Pyridin-Stickstoffs durch Acetacidium-Ionen erfolgt bei der Bestimmung der Arzneistoffe **Benzylnicotinat**, **Bisacodyl**, **Dexamethasonnicotinat**, **Ethionamid**, **Methylnicotinat**, **Natriumpicosulfat**, **Nicergolin**, **Nicethamid**, **Nicotinamid**, **Torasemid** und **Tropicamid**. Zu den stärker basischen 2-Aminopyridin-Derivaten zählen **Piroxicam** und **Tenoxicam**. Im **Nicotin** erfordert eine weitere *N*-Methylpyrrolidin-Partialstruktur ein zweites Äquivalent Maßlösung. Durch zusätzliche basische Funktionen verbrauchen auch **Azaperon**, **Disopyramid** und **Zuplicon** 2 Äquivalente Perchlorsäure. **Flunixinmeglumin** ist ein *N*-aryliertes Isonicotinsäure-Derivat, bei dem das Pyridin-N-Atom und eine Carboxylatgruppe mit $HClO_4$-Lösung protoniert werden. **Picotamid** ist ein Bispyridin-Derivat, zu dessen Protonierung demzufolge 2 Äquivalente Maßlösung erforderlich sind.
- *Chinolin* (pK_b = 9,10) und *Isochinolin* (pK_b = 8,58) besitzen eine dem Pyridin vergleichbare Basenstärke. **Clioquinol** ist ein Chinolin- und **Noscapin** ein Isochinolin-Derivat, die in das *Arzneibuch* als Monographien aufgenommen wurden
- 4-*Amino*- und 2,4-*Diaminopyrimidine* sind als Strukturelemente enthalten in Wirkstoffen wie **Flucytosin**, **Pyrimethamin**, **Trimethoprim** und dem Nucleosid **Cytarabin**. Vermutlich wird mit Acetacidium-Ionen das Atom N-1 protoniert.
- Beim **Hexetidin**, ein 5-Amino-hexahydropyrimidin-Derivat, werden unter Verbrauch von zwei Äquivalenten Maßlösung vermutlich die exocyclische NH_2-Gruppe sowie eines der beiden Ringstickstoffatome zu einem asymmetrischen Hexetidin-Dikation protoniert.

- Das schwach basische *Pyrazin* (1,4-Diazin) ist der bestimmende Molekülteil für die acidimetrische Gehaltsbestimmung von **Pyrazinamid** in wasserfreiem Milieu.
- **Methaqualon** enthält einen *Chinazolin*-Heterocyclus [1,3-Diazanaphthalin, 1,3-Benzodiazin, 4,5-Benzopyrimidin] und wird bei der Gehaltsbestimmung mit Perchlorsäure unter Verbrauch von 1 Äquivalent Maßlösung an N-1 protoniert.
- Ein siebengliedriges Ringsystem mit zwei N-Atomen wie im *Benzo*-1,4-*diazepin* liegt vor in Arzneistoffen wie **Clonazepam**, **Diazepam**, **Flunitrazepam**, **Nitrazepam**, **Oxazepam**, **Prazepam**, **Temazepam** oder **Tetrazepam**. Das Stickstoffatom N-4 der *Azomethin*-Gruppe (C=N-Doppelbindung) ist die basische Stelle dieser Moleküle. Im **Bromazepam** wird anstelle des Iminstickstoffs mit 1 Äquivalent $HClO_4$-Maßlösung das N-Atom des *Pyridin*-Substituenten erfasst. Im **Chlordiazepoxid** wird der sp^2-hybridisierte Amidinstickstoff (N-1) protoniert. Durch Umwandlung der Carboxamidgruppe des Benzodiazepin-Ringsystems in ein ankondensiertes *Imidazol*- oder 1,2,4-*Triazol*-Ringsystem entsteht ein Bicyclus mit einem weiteren basischen Zentrum, sodass Präparate wie **Alprazolam**, **Brotizolam** und **Midazolam** zu ihrer Bestimmung zwei Äquivalente Maßlösung benötigen.
- **Lamotrigin** ist ein Derivat des 3,5-*Diamino*-1,2,4-*triazins* und verbraucht bei der Neutralisation in wasserfreiem Milieu 1 Äquivalent Maßlösung.
- Das *Purin*-Ringsystem [3,5,7-Triazaindol, 7*H*-Imidazo(4,5-d)pyrimidin)] ist Strukturelement in zahlreichen Pharmaka. Der Bicyclus setzt sich zusammen aus einem Pyrimidin- [mit N-1 und N-3] und einem Imidazol-Ringsystem [mit N-7 und N-9]. Bei der Gehaltsbestimmung von **Adenin** und **Adenosin** wird aufgrund der cyclischen Amidinstruktur das Stickstoffatom N-1, beim **Aciclovir** und **Ganciclovir** das Atom N-3 des Pyrimidin-Ringes protoniert. Bei **Coffein** und verwandten Substanzen wie **Diprophyllin**, **Pentoxifyllin** und **Proxyphyllin** oder dem Hypoxanthin-Nucleosid **Didanosin** wird das Atom N-9 im Imidazol-Teil des Purin-Ringgerüstes mit Perchlorsäure-Maßlösung protoniert.
- **Triamteren** (6-Phenylpteridin-2,4,7-triamin) enthält als basisches Strukturelement ein *Pteridin*-Ringsystem [1,3,5,8-Tetraazanaphthalin, Pyrazino[2,3-d]pyrimidin], das aus einem Pyrimidin- [mit N-1 und N-3] sowie einem Pyrazin-Ringsystem [mit N-5 und N-8] aufgebaut ist. Die Monoprotonierung erfolgt vermutlich an N-1.
- **Colchicin** wird bei der volumetrischen Bestimmung mit Perchlorsäure-Lösung an der Carbonylgruppe der *vinylogen Esterstruktur* (H_3C-C=C-$(C=C)_2$-C=**O**) protoniert.
- **Molsidomin** enthält das zwitterionische *Sydnonimin* als Strukturelement und wird bei der Bestimmung am negativ geladenen Stickstoffatom N-2 protoniert.
- **Dexpanthenol** wird durch mehrstündiges Kochen in überschüssiger Perchlorsäure-Maßlösung in Pantolacton und 3-*Aminopropanol* ($HOCH_2$-CH_2-CH_2NH_2) gespalten. Letzteres verbraucht ein Äquivalent an Titrator. Der Überschuss an $HClO_4$ wird mit Kaliumhydrogenphthalat-Maßlösung zurücktitriert.

● Bestimmung von Aminosäuren und verwandten Verbindungen

Neutrale Aminosäuren (R-$CHNH_2$-COOH) haben Ampholytcharakter. Zu ihrer Bestimmung können u.a. folgende Methoden herangezogen werden [vgl. **MC-Fragen Nr. 360, 361, 392, 415, 465, 584–586, 1677, 1679, 1681, 1867, 1872**]:

- alkalimetrische Bestimmung der Carboxylgruppe mit einer Base in wasserfreien Milieu, z.B. durch Titration in Pyridin mit einer Tetrabutylammoniumhydroxid-Maßlösung,
- acidimetrische Bestimmung der Aminogruppe mit einer Säure in wasserfreiem Milieu, z.B. durch Titration in Eisessig mit einer Perchlorsäure-Maßlösung,
- alkalimetrische Titration der Carboxylgruppe mit einer Base in wässrigem Milieu, insbesondere von *sauren Aminosäuren* wie **Glutaminsäure** und **Asparaginsäure** (Aspartinsäure) oder von *N-Acetylaminosäuren* wie ***N*-Acetyltryptophan** und ***N*-Acetyltyrosin** (siehe Kap. 6.2.1.2),
- acidimetrische Titration mit einer Säure in wässrigem Milieu, insbesondere von *basischen Aminosäuren* wie **Arginin** oder **Histidin** (siehe Kap. 6.2.2.2),
- alkalimetrische Bestimmung der Carboxylgruppe nach vorherigem Formaldehyd-Zusatz (*Formoltitration nach Sörensen*, siehe Kap. 6.2.4.2),
- gasvolumetrische Bestimmung von Stickstoff nach vorheriger Diazotierung (*van Slyke-Bestimmung*).

$$\text{R-CHNH}_2\text{-COOH} + \text{NaNO}_2 + \text{HCl} \rightarrow \text{R-CHOH-COOH} + \mathbf{N_2}\uparrow + \text{NaCl} + \text{H}_2\text{O}$$

Für *neutrale Aminosäuren* sieht das Arzneibuch folgendes Bestimmungsverfahren vor:

- *70–150 mg der betreffenden Aminosäure, in 3–5 ml wasserfreier Ameisensäure R gelöst, werden nach Zusatz von 30 ml wasserfreier Essigsäure R und 0,1 mol Naphtholbenzein-Lösung R mit Perchlorsäure (c = 0,1 mol · l^{-1}) bis zum Farbumschlag von Braungelb nach Grün titriert. Der Endpunkt kann auch potentiometrisch indiziert werden.*

Der Zusatz von Ameisensäure erhöht beträchtlich die Löslichkeit der Aminosäure. Die Indizierung des Titrationsendpunktes kann auch gegen andere Indikatoren oder potentiometrisch erfolgen. Bei der Titration verbrauchen neutrale Aminosäuren 1 Äquivalent Maßlösung, während für die Neutralisation basischer Aminosäuren wie *Arginin*, *Histidin* oder *Lysin* zwei Äquivalente Perchlorsäure benötigt werden.

An Aminosäuren wurden als *Monographien* in das *Arzneibuch* die nachfolgend genannten Substanzen aufgenommen. Der pK_b-Wert bezieht sich auf die nicht protonierte NH_2-Gruppe, der pK_s-Wert auf die undissoziierte COOH-Funktion.

- **Alanin** [(2*S*)-2-Aminopropansäure] (CH_3-$CHNH_2$-COOH) [M_r = 89,1; pK_b = 9,69; pK_s = 10,4]
- **Aspargin-Monohydrat** [(2*S*)-2,4-Diamino-4-oxobuttersäure] (H_2NCO-CH_2-$CHNH_2$-COOH) [M_r = 150,1; pK_b = 8,80; pK_s = 2,02] (Bromthymolblau)
- **Glutamin** [H_2NCO-$(CH_2)_2$-$CHNH_2$-COOH] [M_r = 146,2; pK_b = 9,12; pK_s = 2,17] (Kristallviolett) (*DAB 10*)
- **Glycin** [2-Aminoessigsäure] (H_2NCH_2-COOH) [M_r = 75,1; pK_b = 9,17; pK_s = 1,82]
- **Isoleucin** [(2*S*,3*S*)-2-Amino-3-methylpentansäure] [CH_3-CH_2-$CH(CH_3)$-$CHNH_2$-COOH] [M_r = 131,2: pK_b = 9,60; pK_s = 2,36]
- **Leucin** [(2*S*)-2-Amino-4-methylpentansäure] [$(CH_3)_2CH$-CH_2-$CHNH_2$-COOH] [M_r = 131,2; pK_b = 9,60; pK_s = 2,36]

- **Lysin-Monohydrat** [(2*S*)-2,6-Diaminohexansäure] (*DAB 10*) (2 Äquivalente) [H_2NCH_2-$(CH_2)_3$-$CHNH_2$-COOH] [M_r = 164,2; pK_{b1} = 3,72; pK_{b2} = 5,10; pK_s = 2,20]
- **Methionin** [(2*S*)-2-Amino-4-(methylsulfanyl)butansäure] [CH_3-S-$(CH_2)_2$-$CHNH_2$-COOH] [M_r = 149,2; pK_b = 9,21; pK_s = 2,28]
- **Methionin, racemisches** [M_r = 149,2]
- **Phenylalanin** [(2*S*)-2-Amino-3-phenylpropansäure] [C_6H_5-CH_2-$CHNH_2$-COOH] [M_r = 165,2; pK_b = 9,13; pK_s = 1,83]
- **Prolin** [(2*S*)-Pyrrolidin-2-carbonsäure] [M_r = 115,1; pK_b = 10,6; pK_s = 1,99]
- **Serin** [(2*S*)-2-Amino-3-hydroxypropansäure] [$HOCH_2$-$CHNH_2$-COOH] [M_r = 105,1; pK_b = 9,15; pK_s = 2,21]
- **Threonin** [(2*S*,3*R*)-2-Amino-3-hydroxybutansäure] [CH_3-CHOH-$CHNH_2$-COOH] [M_r = 119,2; pK_b = 9,10; pK_s = 2,09]
- **Trypthophan** [(2*S*)-2-Amino-3-(1*H*-indol-3-yl)propansäure] [M_r = 204,2; pK_b = 9,39; pK_s = 2,83]
- **Tyrosin** [(2*S*)-2-Amino-3-(4-hydroxyphenyl)propansäure] [*p*-HO-C_6H_4-CH_2-$CHNH_2$-COOH] [M_r = 181,2; pK_b = 9,11; pK_s = 2,20]
- **Valin** [(2*S*)-2-Amino-3-methylbutansäure] [$(CH_3)_2CH$-$CHNH_2$-COOH] [M_r = 171,1; pK_b = 9,62; pK_s = 2,32]

In ähnlicher Weise lässt das *Arzneibuch* auch den Aminosäuren verwandte Stoffe oder von Dipeptiden abgeleitete Arzneistoffe in wasserfreiem Milieu mit Perchlorsäure-Maßlösung titrieren, wobei im Allgemeinen der Endpunkt *potentiometrisch* indiziert wird. Zu diesen Stoffen zählen:

- **Aminocapronsäure** (6-Aminohexansäure) [H_2NCH_2-$(CH_2)_5$-COOH] [M_r = 131,2; pK_b = 3,25; pK_s = 4,43]
- **Aspartam** [(*S*,*S*)-*N*-(α-Aspartyl)-phenylalaninmethylester] [H-Asp-Phe-OMe] [M_r = 294,3; pH_i = 5,2]
- **Baclofen** [(3*RS*)-4-Amino-3-(4-chlorphenyl)butansäure] [M_r = 213,7; pK_b = 4,4; pK_s = 3,9] (siehe ○Abb. 1.30)
- **Carbidopa-Monohydrat** [(2*S*)-3-(3,4-Dihydroxyphenyl)-2-hydrazino-3-methylpropansäure] [Ar-C(CH_3)(NH-NH_2)-COOH] [M_r = 244,4; pK_b = 6,7; pK_s = 2,3]
- **Carbocistein** [(2*R*)-2-Amino-3-(carboxymethylsulfanyl)propansäure] [HOOC-CH_2-S-CH_2-$CHNH_2$-COOH] [M_r = 179,2; pK_b = 4,72; pK_{s1} = 2,54; pK_{s2} = 3,03]
- **Enalapril-Dihydrat** [M_r = 384,4], ein Dipeptid-Derivat
- **Levodopa** [(2*S*)-2-Amino-3-(3,4-dihydroxyphenyl)propansäure] [M_r = 197,2; pK_b = 11,69] (Dioxan/Kristallviolett)
- **Methyldopa** [(2S)-2-Amino-3-(3,4-dihydroxyphenyl)-2-methylpropansäure] [M_r = 238,3; pK_b = 11,75] (Dioxan/Kristallviolett)
- **Penicillamin** [(2*S*)-2-Amino-3-methyl-3-sulfanylbutansäure] [HS-C$(CH_3)_2$-$CHNH_2$-COOH] [M_r = 149,2; $pK_b(NH_2)$ = 6,1; pK_{s1}(COOH) = 1,8; pK_{s2}(SH) = 10,5]
- **Perindopril-*tert*-butylamin** [M_r = 441,6], ein Dipeptid-Derivat (2 Äquivalente)
- **Trandolapril** [M_r = 430,5; pK_b = 8,4], ein Dipeptid-Derivat

Klassische quantitative Analytik

- **Tranexamsäure** [*trans*-4-Aminomethyl-cyclohexancarbonsäure] [M_r = 157,2; pK_b = 3,5; pK_s = 4,5; pH_i = 7,5]
- **Vigabatin** [(*4RS*)-4-Aminohex-5-ensäure] [$H_2C{=}CH{-}CHNH_2{-}CH_2{-}CH_2{-}COOH$[[$M_r$ = 129,2]

Die Bestimmung der *Hydrochloride basischer Aminosäuren* wie **Arginin, Lysin** oder **Ornithin** wird im nachfolgenden Kapitel 6.3.4.11 vorgestellt. Eine Titration der Anionbase Chlorid mit Perchlorsäure-Maßlösung ist möglich, sofern man diese Salze in 1–2 ml wasserfreier Ameisensäure *R* löst und Acetanhydrid *R* hinzufügt. *Schwefelhaltige Aminosäuren* wie **N-Acetylcystein**, **Cystein** und **Methionin** lassen sich iodometrisch bestimmen (siehe Kap. 7.2.3.4).

6.3.4.5 Titration von Carbonsäuresalzen

Anionen von Carbonsäuren verhalten sich in wasserfreier Essigsäure wie starke Basen und können mit Perchlorsäure titriert werden:

$$R{-}COO^- + CH_3COOH_2^+ \longrightarrow R{-}COOH + CH_3COOH$$

Bei *mehrbasigen Carbonsäuren* (Adipinsäure, Bernsteinsäure, Citronensäure, Fumarsäure, Oxalsäure, Weinsäure) ist für den Äquivalentverbrauch entscheidend, in welcher Protolysestufe sie im Salz vorliegen. So sind zur Neutralisation von *Hydrogenadipaten, Hydrogenfumaraten, Hydrogenmaleaten, Hydrogenoxalaten, Hydrogensuccinaten, Hydrogentartraten* oder *Dihydrogencitraten* **ein** Äquivalent, für *Adipate, Fumarate, Maleate, Oxalate, Succinnate, Tartrate* oder *Hydrogencitrate* **zwei** Äquivalente sowie für *Citrate* **drei** Äquivalente Acetacidium-Ionen erforderlich.

$$\begin{array}{ccccc} COO^- & & COO^- & & COOH \\ | & & | & & | \\ CHOH & \xrightarrow{+\,H^+} & CHOH & \xrightarrow{+\,H^+} & CHOH \\ | & & | & & | \\ CHOH & & CHOH & & CHOH \\ | & & | & & | \\ COO^- & & COOH & & COOH \end{array}$$

Tartrat **Hydrogentartrat** **Weinsäure**

Allerdings sind die Monographiebezeichnungen der Wirkstoffe diesbezüglich oft missverständlich. So wird zum Beispiel bei der Bestimmung von **Alverincitrat** oder **Fentanylcitrat** jeweils nur 1 Äquivalent Maßlösung verbraucht. Auch ist nicht transparent, warum zur Bestimmung von **Dimetindenmaleat** 2 Äquivalente und zur Bestimmung von **Domperidolmaleat** nur 1 Äquivalent Acetacidium-Ionen benötigt werden. Dies rührt daher, dass z.B. Wirkstoffe wie **Brompheniramin**, **Dexchlorpheniramin**, **Dimetinden**, **Mepyramin** oder **Chlorphenamin** zusätzlich einen *Pyridin*-Rest als Substituenten enthalten, der bei der Titration ein weiteres Äquivalent Perchlorsäure bindet.

Malate sind die Salze der zweiwertigen 2-Hydroxybernsteinsäure (*Äpfelsäure*). Auch *Cromoglycinsäure* ist eine zweibasige Säure, so dass zur Neutralisation von **Natriumcromoglicat** 2 Äquivalente Perchlorsäure notwendig sind.

Zur Bestimmung von **Argininaspartat** oder **Ornithinaspartat** sind 3 Äquivalente Maßlösung erforderlich, 1 Äquivalent für *Aspartinsäure*, 2 Äquivalente für *Arginin* bzw. *Ornithin*.

Nachteil der hier vorgestellten wasserfreien Bestimmungen ist, dass die volumetrische Erfassung der Anionbasen *nicht spezifisch* ist bei Vorliegen kationaktiver Wirkstoffe. Ausnahmen hiervon sind die Alkalisalze des **Diclofenac**, **Fluvastatin-Natrium**, **Keterolac-Trometamol**, **Naproxen-Natrium** oder **Tianeptin-Natrium**, bei denen das Anion der pharmakologisch wirksame Molekülteil darstellt.

Abb. 6.22 zeigt die Strukturen einiger ausgewählter Salze, deren Gehalt durch wasserfreie Titration ermittelt wird. Die nachfolgende Auflistung gibt einen Überblick über salzartige Wirkstoffe, die als Monographien in das *Arzneibuch* aufgenommen wurden. Sofern nichts anderes angegeben ist, wird bei der Gehaltsbestimmung 1 Äquivalent Maßlösung verbraucht [vgl. **MC-Fragen Nr. 468, 469**].

- **Alimemazinhemitartrat** [M_r = 373,5]
- **Alverincitrat** [M_r = 473,6]
- **Ammoniumglycyrrhizat** [M_r = 840]
- **Argininaspartat** [M_r = 307,3] (3 Äquivalente)
- **Bisoprololfumarat** [M_r = 767] (2 Äquivalente)
- **Brompheniraminmaleat** [M_r = 435,3] (2 Äquivalente)
- **Calciumpantothenat** [M_r = 476,5] (2 Äquivalente)
- **Chlorhexidindiacetat** [M_r = 625,6] (4 Äquivalente)
- **Chlorhexidindigluconat-Lösung** [M_r = 898] (4 Äquivalente)
- **Chlorphenaminmaleat** [M_r = 390,9] (2 Äquivalente)
- **Clebopridmalat** [M_r = 508,0]
- **Clemastinfumarat** [M_r = 460,0]
- **Clomifencitrat** [M_r = 598,1]
- **Deptropincitrat** [M_r = 525,6]
- **Dexchlorpheniraminmaleat** [M_r = 390,9] (2 Äquivalente)
- **Dextromoramidhydrogentartrat** [M_r = 542,6]
- **Diclofenac-Kalium** [M_r = 334,1]
- **Diclofenac-Natrium** [M_r = 318,1]
- **Dihydrocodein(*R*,*R*)-tartrat** [M_r = 451,5]
- **Dihydroergotamintartrat** [M_r = 1317] (4 Äquivalente)
- **Dikaliumclorazepat** [M_r = 408,8] (2 Äquivalente/Dichlormethan)
- **Dimetindenmaleat** [M_r = 408,5] (2 Äquivalente)
- **Domperidonmaleat** [M_r = 542,0]
- **Doxylaminhydrogensuccinat** [M_r = 388,5] (2 Äquivalente)
- **Epinephrinhydrogentartrat** (Adrenalinhydrogentartrat) [M_r = 333,4]
- **Emedastindifumarat** [M_r = 534,6] (2 Äquivalente)
- **Ergometrinmaleat** [M_r = 441,5]
- **Ergotamintartrat** [M_r = 1313] (4 Äquivalente)
- **Ethacridinlactat-Monohydrat** [M_r = 361,4]
- **Fentanylcitrat** [M_r = 528,6]
- **Flecainidacetat** [M_r = 474,4]
- **Fluvastatin-Natrium** [M_r = 433,5]

- **Fluvoxaminmaleat** [M_r = 434,4]
- **Formoterolfumarat-Dihydrat** [M_r = 841] (2 Äquivalente)
- **Hydrocodon[(*R,R*)-tartrat]-2,5-Hydrat** [M_r = 494,5] (2 Äquivalente)
- **Kaliumacetat** (CH_3COOK) [M_r = 98,1]
- **Kaliumcitrat** [M_r = 324,4] (3 Äquivalente)
- **Kaliumhydrogenaspartat-Hemihydrat** [M_r = 180,2]
- **Kaliumnatriumtartrat-Tetrahydrat** [M_r = 282,2] (2 Äquivalente)
- **Kaliumsorbat** (CH_3-$(CH{=}CH)_2$-COOK) [M_r = 150,2]
- **Ketorolac-Trometamol** [M_r = 376,4]
- **Ketotifenhydrogenfumarat** [M_r = 425,5]
- **Levocarnitin** ($(CH_3)_3N^+$-CH_2-CHOH-COO^-) [M_r = 161,2]
- **Levomepromazinmaleat** [M_r = 444,6]
- **Lithiumcitrat** [M_r = 282,0] (3 Äquivalente)
- **Lysinacetat** [M_r = 206,2] (2 Äquivalente)
- **Mepyraminmaleat** [M_r = 401,5] (2 Äquivalente)
- **Methylergometrinmaleat** [M_r = 455,5]
- **Metoprololsuccinat** [M_r = 653] (2 Äquivalente)
- **Metoprololtartrat** [M_r = 685] (2 Äquivalente)
- **Morantelhydrogentartrat** *für Tiere* [M_r = 370,4]
- **Naftidrofurylhydrogenoxalat** [M_r = 473,6]
- **Naproxen-Natrium** [M_r = 252,2]
- **Natriumacetat-Trihydrat** (CH_3COONa) [M_r = 136,1]
- **Natriumbenzoat** (C_6H_5-COONa) [M_r = 144,1]
- **Natriumcaprylat** ($CH_3(CH_2)_6$-COONa) [M_r = 166,2]
- **Natriumcitrat** [M_r = 294,1] (3 Äquivalente)
- **Natriumcromoglicat** [M_r = 512,3] (2 Äquivalente)
- **Natriumlactat-Lösung/Natrium-(S)-lactat-Lösung** [M_r = 112,1]
- **Natriumpantothenat** [M_r = 241,2] (*DAB 10*)
- **Natriumphenylbutyrat** (Ph-$(CH_2)_3$-COONa) [M_r = 186,2]
- **Natriumpropionat** (CH_3CH_2-COONa) [M_r = 96,1]
- **Natriumsalicylat** (o-HO-C_6H_4-COONa) [M_r = 160,1]
- **Natriumstearat** [$C_{17}H_{35}$-COONa] [M_r = 306,5] (Dioxan)
- **Natriumstearylfumarat** [M_r = 390,5] (Dichlormethan)
- **Natriumvalproat** [$(CH_3CH_2CH_2)_2CHCOONa$] [M_r = 166,2]
- **Nicotinditartrat-Dihydrat** [M_r = 498,4] (2 Äquivalente)
- **Norepinephrintartrat** (Noradrenalintartrat) [M_r = 337,3] (1 Äquivalent!)
- **Ornithinaspartat** [M_r = 265,3] (3 Äquivalente) (*DAB 10*)
- **Orphenadrincitrat** [M_r = 461,5]
- **Oxeladinhydrogencitrat** [M_r = 527,6]
- **Pentazocinlactat** [M_r = 375,5]
- **Pentoxyverincitrat** [M_r = 525,6]
- **Pheniraminmaleat** [M_r = 356,4] (2 Äquivalente)
- **Physostigminsalicylat** [M_r = 413,5]
- **Piperazinadipat** [M_r = 232,5] (2 Äquivalente)
- **Piperazincitrat** [M_r = 643,0] (6 Äquivalente)

- **Prochlorperazinhydrogenmaleat** [M_r = 606] (2 Äquivalente)
- **Pyrantelembonat** [M_r = 594,7]
- **Sufentanilcitrat** [M_r = 578,7]
- **Tamoxifencitrat** [M_r = 563,6]
- **Tianeptin-Natrium** [M_r = 458,9] (2 Äquivalente)
- **Timololmaleat** [M_r = 432,5]
- **Trimebutinmaleat** [M_r = 503,5]
- **Trimipraminmaleat** [M_r = 290,3]
- **Vinorelbintartrat** [M_r = 1079] (2 Äquivalente)
- **Zolpidemtartrat** [M_r = 765] (2 Äquivalente)

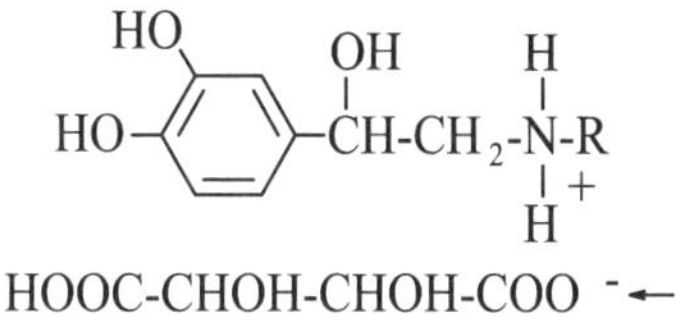

R: CH_3 **Adrenalinhydrogentartrat**

H **Noradrenalinhydrogentartrat**

HOOC-CHOH-CHOH-COO^-

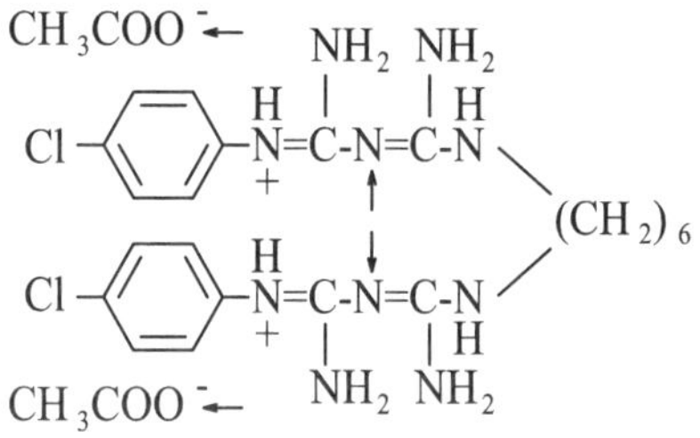

Chlorhexidindiacetat

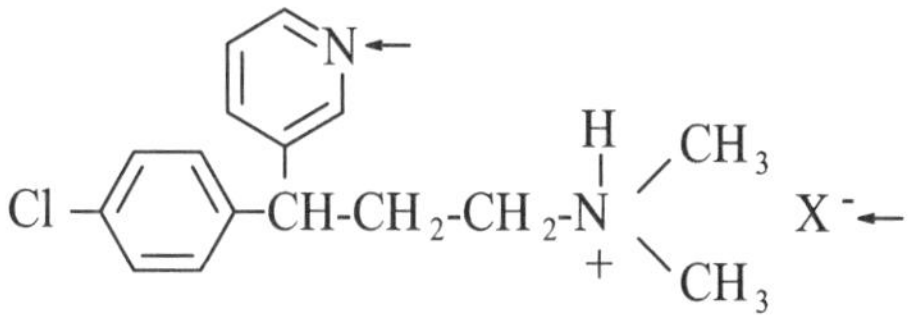

Chlorphenaminmaleat

X^- = HOOC-CH=CH-COO^-

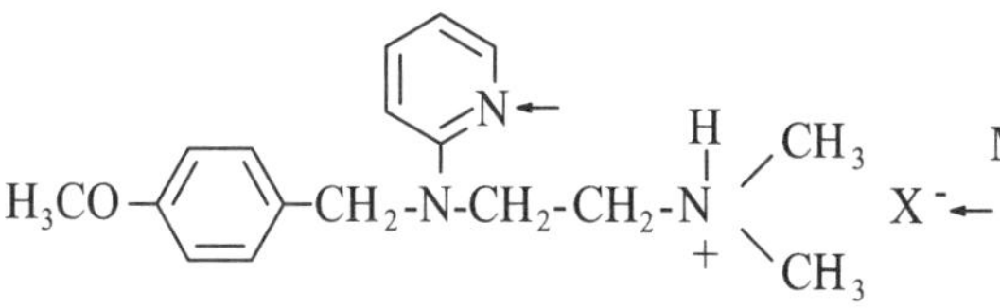

Mepyraminmaleat

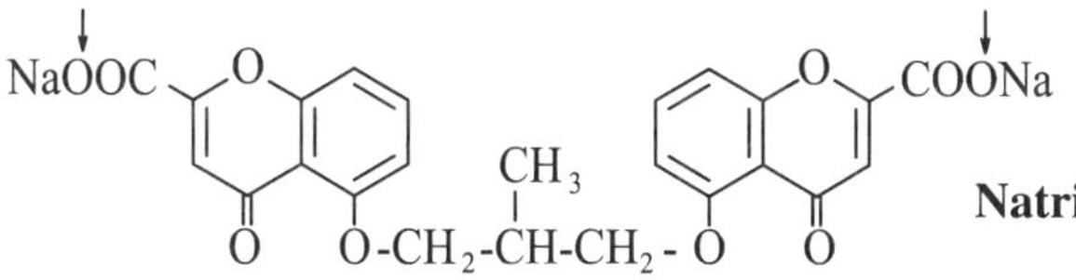

Natriumcromoglicat

Abb. 6.22 Salze von Carbonsäuren

6.3.4.6 Titration von Salzen NH-acider Verbindungen

Das *Arzneibuch* nutzt die Methode zur Gehaltsbestimmung von:

- **Acesulfam-Kalium** [M_r=201,2],
- **Closantel-Natrium-Dihydrat** [M_r = 721] (Ethylmethylketon)
- **Losartan-Kalium** [M_r = 461,0] (Ultraschallbad)
- **Pantoprazol-Natrium-Sesquihydrat** [M_r = 432,4] (2 Äquivalente), wobei nach der Protonierung des negativ geladenen Atoms N-1 das Atom N-3 eines *Benzimidazol*-Substituenten ein weiteres Äquivalent Acetacidium-Ionen verbraucht.
- **Saccharin-Natrium** [M_r = 241,2], das unter Verbrauch von 1 Äquivalent Perchlorsäure bei potentiometrischer Indizierung zu *Saccharin* (Benzoesäuresulfimid) protoniert wird.

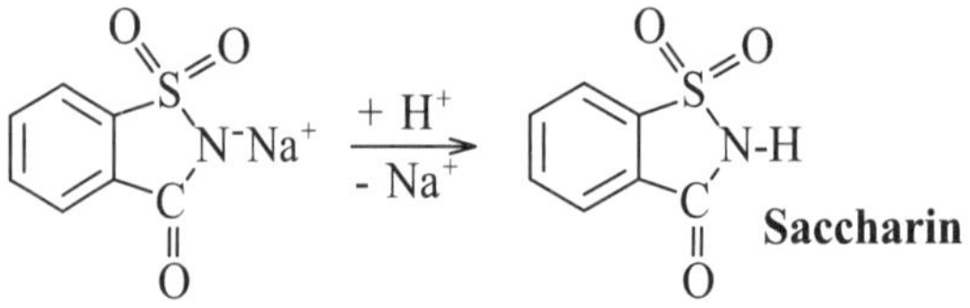

$$\text{N}^-\text{Na}^+ \xrightarrow[-\ \text{Na}^+]{+\ \text{H}^+} \text{N-H}$$

Saccharin

6.3.4.7 Titration von Nitraten

Zahlreiche Nitrate von Aminen oder quartären Ammoniumsalzen lassen sich als Basen in wasserfreiem Medium mit Perchlorsäure titrieren. Basischer Bestandteil ist das *Anion*, das unter Verbrauch von 1 Äquivalent Acetacidium-Ionen in Salpetersäure übergeführt wird [vgl. **MC-Frage Nr. 475**].

$$NO_3^- + CH_3COOH_2^+ \longrightarrow HNO_3 + CH_3COOH$$

Arzneibuchbeispiele sind:

- **Econazolnitrat** [M_r=444,7]
- **Fenticonazolnitrat** [M_r=518,4]
- **Isoconazolnitrat** [M_r=479,1]
- **Methylatropiniumnitrat** [M_r=366,4]
- **Miconazolnitrat** [M_r=479,1]
- **Naphazolinnitrat** [M_r=273,3]
- **Pilocarpinnitrat** [M_r=271,3]
- **Sertaconazolnitrat** [M_r=500,8]
- **Thiaminnitrat** [M_r=327,4] (2 Äquivalente)

Bei der Titration von **Thiaminnitrat** werden 2 Äquivalente $HClO_4$-Lösung (0,1 mol · l^{-1}) benötigt, da neben dem Nitrat-Ion auch der Pyrimidinring des Thiamins protoniert wird.

6.3.4.8 Titration von Phosphaten

Die Neutralisationsanalyse besteht in der Protonierung des Dihydrogenphosphat-Anions durch Acetacidium-Ionen zu Phosphorsäure [vgl. **MC-Fragen Nr. 471, 472**].

$$H_2PO_4^- + CH_3COOH_2^+ \longrightarrow H_3PO_4 + CH_3COOH$$

In das *Arzneibuch* wurden u. a. als Monographien aufgenommen:

- **Chloroquinphosphat** [M_r=515,9] (2 Äquivalente)
- **Codeinphosphat-Hemihydrat** [M_r=406,4]
- **Codeinphosphat-Sesquihydrat** [M_r=424,4]
- **Disopyramidphosphat** [M_r=437,5] (2 Äquivalente)
- **Etidronat-Dinatrium** (CH_3-COH(PO_3HNa)$_2$) [M_r = 250,0] (2 Äquivalente)
- **Primaquinbisdihydrogenphosphat** [M_r=445,3] (2 Äquivalente)
- **Rilmenidindihydrogenphosphat** [M_r = 278,2]

Beim **Chloroquin**, **Histamin** und **Primaquin** liegen die Wirkstoffe als Dikation vor, sodass zur Neutralisation von zwei $H_2PO_4^-$-Ionen *zwei* Äquivalente 0,1 M-$HClO_4$ Lösung benötigt werden. Beim **Disopyramidphosphat** wird zusätzlich noch das Pyridin-N-Atom protoniert.

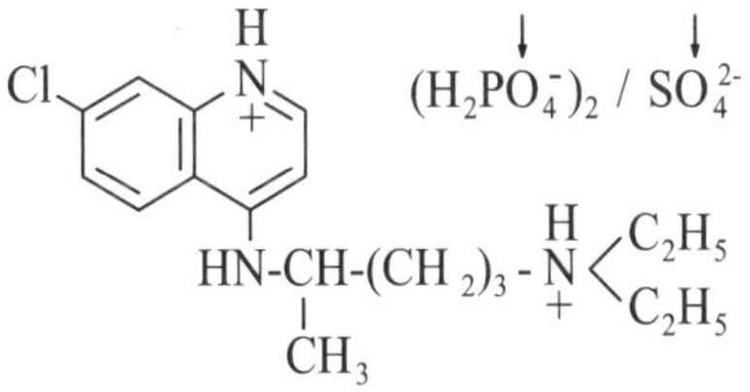

$(H_2PO_4^-)_2$ / SO_4^{2-}

Chloroquinphosphat
Chloroquinsulfat

6.3.4.9 Titration von Sulfaten und Sulfonaten

Auch die Gehaltsbestimmung von Ammoniumsulfaten, $[(R_3NH^+)_2SO_4^{2-}]$, ist durch Titration mit Perchlorsäure-Maßlösung in wasserfreier Essigsäure möglich, wobei unter Verbrauch von *einem* Äquivalent Acetacidiumperchlorat Sulfat-Ionen zu HSO_4^--Ionen protoniert werden. Eine weitere Protonierung des Hydrogensulfats zu Schwefelsäure erfolgt *nicht* [vgl. **MC-Fragen Nr. 470, 473, 474, 1715, 1865**].

$$SO_4^{2-} + CH_3COOH_2^+ \longrightarrow HSO_4^- + CH_3COOH$$

Darüber hinaus können auch *Salze von Sulfonsäuren* (RSO_3^-) wie **Betahistindimesilat, Bromocriptinmesilat, Natriumcyclamat** und **Pefloxacinmesilat** titrimetrisch mit Perchlorsäure erfasst werden. Dabei wird das Anion durch Acetacidium-Ionen in die Sulfonsäure umgewandelt. Infolge des wenig ausgeprägten Potentialsprungs am Äquivalenzpunkt ist eine potentiometrische Indizierung angezeigt. *Mesilate* (R = CH_3) als Salze der starken Methansulfonsäure (CH_3-SO_3H) werden auch als *Metilsulfate* bezeichnet.

$$R\text{-}SO_3^- + CH_3COOH_2^+ \longrightarrow R\text{-}SO_3H + CH_3COOH$$

Als *Arzneibuchbeispiele* seien genannt:

- **Amfetaminsulfat** [M_r=368,5]
- **Atropinsulfat** [M_r=695]
- **Betahistindimesilat** [M_r=328,4] (2 Äquivalente)
- **Bromocriptinmesilat** [M_r=751]
- **Chinidinsulfat** [M_r=783] (3 Äquivalente/Naphtholbenzein)
- **Chininsulfat** [M_r=783] (3 Äquivalente)

- **Chloroquinsulfat** [M_r=436,0]
- **Dihydroergotaminmesilat** [M_r = 680]
- **Guanethidinmonosulfat** [M_r=296,4]
- **Hyoscyaminsulfat** [M_r=713]
- **Isoprenalinsulfat** [M_r=556,6]
- **Morphinsulfat** [M_r=668,8]
- **Natriumcyclamat** (N-Cyclohexyl-sulfamidat-Natrium, C_6H_{11}-NH-SO_3Na) [M_r = 201,2]
- ***Natriumheptansulfonat-Monohydrat R*** [$CH_3(CH_2)_6$-$SO_3Na \cdot H_2O$] [M_r=220,3]
- **Orciprenalinsulfat** [M_r=520,6]
- **Pefloxacinmesilat-Dihydrat** [M_r=465,2] (2 Äquivalente)
- **Penbutololsulfat** [M_r=681]
- **Salbutamolsulfat** [M_r=576,7]
- **Terbutalinsulfat** [M_r=548,6]

Bei der Titration von **Chinidinsulfat** oder **Chininsulfat** werden insgesamt *drei* Äquivalente Perchlorsäure zur Neutralisation benötigt, da unter wasserfreien Bedingungen auch das N-Atom des Chinolin-Ringes hinreichend basisch ist, um bei der Titration erfasst zu werden [vgl. **MC-Fragen Nr. 470, 474, 1715, 1865**].

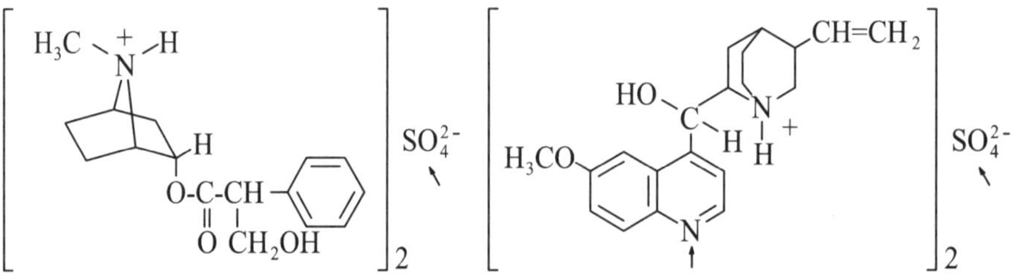

Atropinsulfat
Hyoscyaminsulfat

Chinidinsulfat
Chininsulfat

6.3.4.10 Titration von Fluoriden

Fluorid-Ionen können in einem Ac_2O/HOAc-Gemisch (1:4) als Base mit 0,1 M-$HClO_4$ gegen Kristallviolett titriert werden. Das *Arzneibuch* nutzte diese Methode früher zur Gehaltsbestimmung von:

- **Natriumfluorid** (NaF) [M_r = 41,99]

Ph.Eur. lässt heute NaF in wässriger Lösung mit einer Lanthannitrat-Maßlösung titrieren unter Verwendung einer fluorselektiven Indikatorelektrode zur Endpunkterkennung.

6.3.4.11 Titration von Hydrochloriden

Mit Perchlorsäure in Eisessig lassen sich auch Chlorid-Ionen quantitativ erfassen. Bei Verwendung von Farbindikatoren beobachtet man jedoch nur dann einen scharfen Umschlagspunkt, wenn man einen Überschuss an **Quecksilber(II)-acetat** hinzufügt.

Cl^--Ionen bilden in HOAc mit Hg(II) undissoziiertes $HgCl_2$, während eine äquimolare Stoffmenge Acetat freigesetzt wird, die bei der anschließenden Titration *ein* Äquivalent Acetacidium-Ionen verbraucht [vgl. **MC-Fragen Nr. 476–478, 1672, 1673, 1698, 1701, 1710, 1717, 1737, 1864, 1867**].

$$2\ Cl^- + Hg(OOCCH_3)_2 \longrightarrow HgCl_2 + 2\ CH_3COO^-$$

$$2\ CH_3COO^- + 2\ CH_3COOH_2^+ \longrightarrow 4\ CH_3COOH$$

Auch das überschüssige Hg(II)-acetat ist in wasserfreier Essigsäure praktisch undissoziiert und reagiert *nicht* mit der Titratorlösung.

Nach dieser Methode lässt das *Arzneibuch* nur noch den Gehalt der

- **Benzethoniumchlorid-Maßlösung** (0,004 mol · l^{-1})

ermitteln, während die Gehaltsbestimmung in der Monographie „*Benzethoniumchlorid*" iodatometrisch erfolgt (siehe Kap. 7.2.3.6).

In allen anderen Monographien verzichtet *Ph.Eur.* auf den Zusatz des umweltschädlichen Quecksilber(II)-acetats. Bei den Chlorid-Bestimmungen kann auch ohne diesen Zusatz titriert werden, wenn man bei potentiometrischer Endpunktanzeige in einem Gemisch von wasserfreier Ameisensäure oder Essigsäure mit Acetanhydrid arbeitet.

Das *Arzneibuch* lässt ein volumetrisches Verfahren in wasserfreiem Medium zur Gehaltsbestimmung folgender Hydrochloride anwenden:

- **Alcuroniumchlorid** [M_r=738] (2 Äquivalente)
- **Alfuzosinhydrochlorid** [M_r=425,9]
- **Argininhydrochlorid** [M_r=210,7]
- **Azelastinhydrochlorid** [M_r=418,4]
- **Benserazidhydrochlorid** [M_r=293,7]
- **Buflomedilhydrochlorid** [M_r=343,9]
- **Buprenorphinhydrochlorid** [M_r=504,1]
- **Buspironhydrochlorid** [M_r=422,0]
- **Carbachol** [$(CH_3)_3N\text{-}CH_2\text{-}CH_2\text{-}CO\text{-}NH_2)^+Cl^-$] [$M_r$=182,7]
- **Chlorhexidindihydrochlorid** [M_r=578,4] (4 Äquivalente)
- **Cyclizinhydrochlorid** [M_r=302,8]
- **Dequaliniumchlorid** [M_r=527,6] (2 Äquivalente)
- **Dextropropoxyphenhydrochlorid** [M_r=375,9]
- **Difloxacinhydrochlorid-Trihydrat** [M_r = 490,0] (2 Äquivalente)
- **Diltiazemhydrochlorid** [M_r=451,0]
- **Dobutaminhydrochlorid** [M_r=189,6]
- **Dopaminhydrochlorid** [M_r=189,6]
- **Dopexamindihydrochlorid** [M_r = 429,4] (2 Äquivalente)
- **Dosulepinhydrochlorid** [M_r=331,9]
- **Doxepinhydrochlorid** [M_r=315,8]
- **Edrophoniumchlorid** [M_r = 201,7]
- **Epinastinhydrochlorid** [M_r = 285,8]
- **Etilefrinhydrochlorid** [M_r=217,7]
- **Flavoxathydrochlorid** [M_r = 427,9]

Klassische quantitative Analytik

- **Fluphenazindihydrochlorid** [M_r=510,5] (2 Äquivalente)
- **Hydroxyzindihydrochlorid** [M_r=447,8] (2 Äquivalente)
- **Isoprenalinhydrochlorid** [M_r=247,7]
- **Labetalolhydrochlorid** [M_r=364,9]
- **Lysinhydrochlorid** [M_r=182,7] (2 Äquivalente)
- **Mefloquinhydrochlorid** [M_r=414,8]
- **Metforminhydrochlorid** [M_r=165,6] (2 Äquivalente)
- **Methylmethoniniumchlorid, racemisches** [M_r=199,7] (2 Äquivalente/*DAB 10*)
- **Mexiletinhydrochlorid** [M_r=215,7]
- **Norepinephrinhydrochlorid** (Noradrenalinhydrochlorid) [M_r=205,6]
- **Ornithinhydrochlorid** [M_r=168,6]
- **Orphenadrinhydrochlorid** [M_r = 305,9]
- **Oxybuprocainhydrochlorid** [M_r=344,9]
- **Oxymetazolinhydrochlorid** [M_r=296,8]
- **Prazosinhydrochlorid** [M_r=419,9]
- **Proguanilhydrochlorid** [M_r = 290,2] (2 Äquivalente)
- **Propacetamolhydrochlorid** [M_r=300,8]
- **Propafenonhydrochlorid** [M_r = 377,9]
- **Pyridoxinhydrochlorid** [M_r = 205,6]
- **Selegilinhydrochlorid** [M_r=223,7]
- **Sotalolhydrochlorid** [M_r 308,8]
- **Suxamethoniumchlorid** [M_r=397,3] (2 Äquivalente)
- **Tamsulosinhydrochlorid** [M_r = 445,0]
- **Tetryzolinhydrochlorid** [M_r =236,7]
- **Thiaminchloridhydrochlorid** [M_r=337,3] (2 Äquivalente)
- **Thioridazinhydrochlorid** [M_r=407]
- **Tiapridhydrochlorid** [M_r=364,9]
- **Ticlopidinhydrochlorid** [M_r=300,2]
- **Tilidinhydrochlorid-Hemihydrat** [M_r=318,9]
- **Tramadolhydrochlorid** [M_r=299,8]
- **Tropisetronhydrochlorid** [M_r = 320,8]
- **Xylometazolinhydrochlorid** [M_r=280,8]

In ○Abb. 6.23 sind die Strukturen einiger ausgewählter Hydrochloride zusammengestellt.

6.3.4.12 Titration von Bromiden

Hydrobromide können ebenso wie die entsprechenden Chloride nach Zugabe von Quecksilber(II)-acetat in wasserfreier Essigsäure mit Perchlorsäure besimmt werden, weil auch das daraus gebildete $HgBr_2$ in Eisessig praktisch undissoziiert vorliegt und Acetat eine stärkere Base als Bromid ist [vgl. **MC-Fragen Nr. 1719**].

$$2\ Br^- + Hg(OOCCH_3)_2 \longrightarrow HgBr_2 + 2\ CH_3COO^-$$

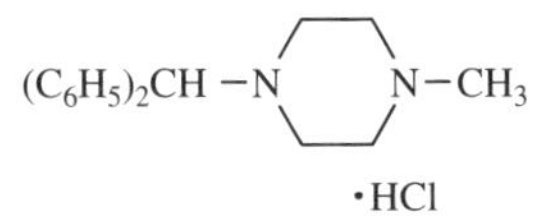

Cyclizinhydrochlorid

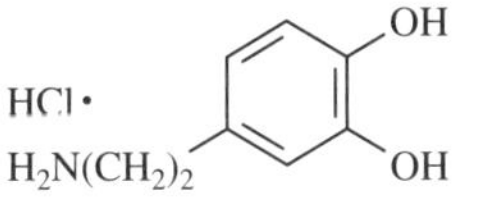

Dopaminhydrochlorid 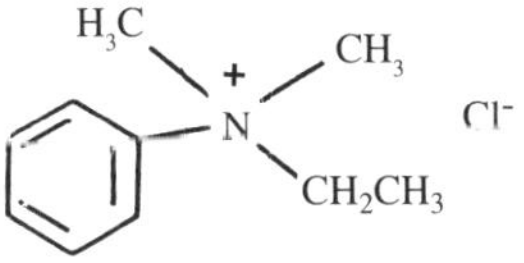 **Edrophoniumchlorid** 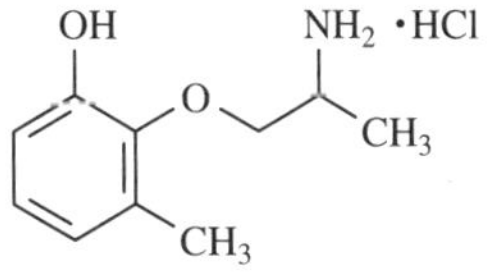 **Mexiletinhydrochlorid**

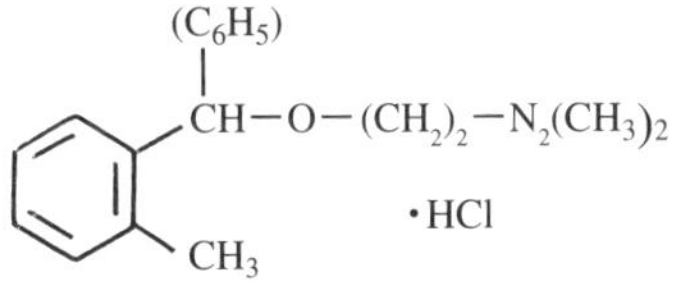

Orphenadrinhydrochlorid 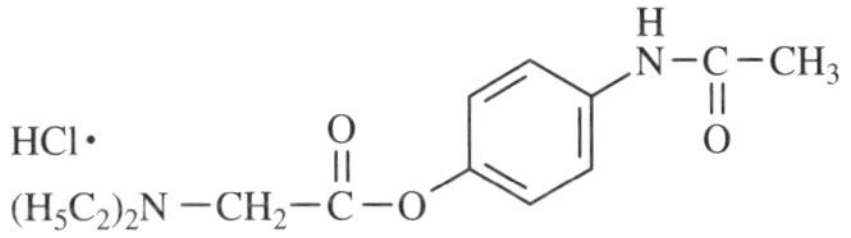 **Propacetamolhydrochlorid**

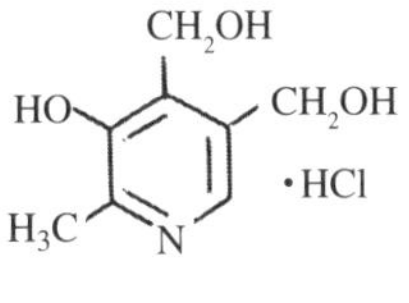

Pyridoxinhydrochlorid 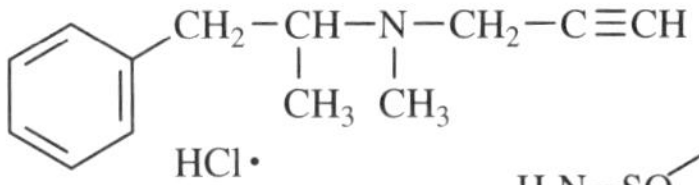 **Selegilinhydrochlorid** 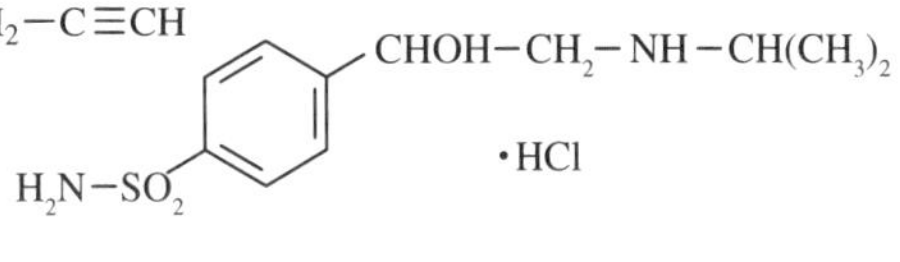 **Sotalolhydrochlorid**

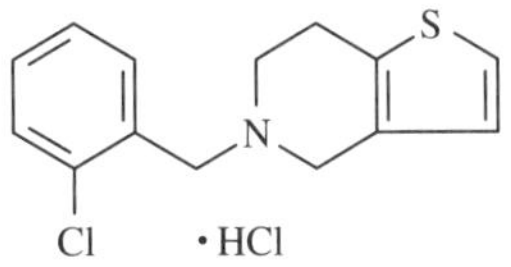

Ticlopidinhydrochlorid 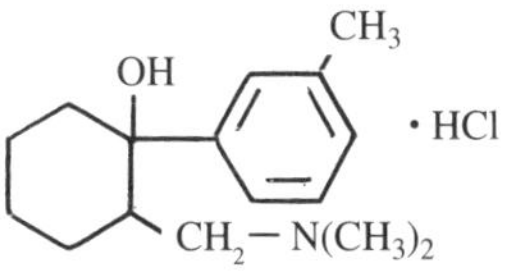 **Tramadolhydrochlorid**

○ **Abb. 6.23 Hydrochloride ausgewählter Arzneistoffe**

Das *Arzneibuch* verzichtet jedoch, wie im vorstehenden Abschnitt bereits ausgeführt, auf den Zusatz von Quecksilber(II)-acetat. An Monographien sind zu nennen:

- **Glycopyrroniumbromid** [M_r = 398,3]
- **Neostigminbromid** [M_r=303,2]
- **Pancuroniumbromid** [M_r=733]
- **Propanthelinbromid** [M_r=448,4]
- **Pyridostigminbromid** [M_r=261,1]
- **Rocuroniumbromid** [M_r = 610]
- **Vecuroniumbromid** [M_r = 638]

Beim *Rocuroniumbromid* wird zunächst der Morpholinstickstoff titriert und danach erst das Bromid-Ionen mit Acetacidiumperchlorat erfasst. Ausgewertet wird aber nur der erste Potentialsprung der Titrationskurve. In analoger Weise verbraucht *Vecuroniumbromid* ebenfalls nur 1 Äquivalent Maßlösung; es wird das N-Atom eines Piperidin-Restes protoniert.

6.3.4.13 Titration von Iodiden

Iodid-Ionen bilden mit Hg(II)-acetat undissoziiertes HgI_2. Das dabei gebildete Äquivalent Acetat wird in nichtwässrigem Medium mit 0,1 M-$HClO_4$ potentiometrisch erfasst.

$$2\ I^- + Hg(OOCCH_3)_2 \longrightarrow HgI_2 + 2\ CH_3COO^-$$

Im Allgemeinen lässt das *Arzneibuch* **Iodide** *iodatometrisch* (*Iodmonochlorid-Verfahren*, siehe Kap. 7.2.3.6) oder *argentometrisch* (siehe Kap. 8.2.1.5) bestimmen.

7 Redoxtitrationen

7.1 Grundlagen

Siehe auch Ehlers, **Chemie I**, Kap. 1.12

Redoxvorgänge stellen neben den Säure-Base-Reaktionen die zweite wichtige Gruppe von Prozessen dar, die zu volumetrischen Bestimmungen herangezogen werden.

Unter einer **Oxidation** versteht man eine

- *Elektronenabgabe,*
- Erhöhung der Oxidationszahl,
- Sauerstoffaufnahme,
- Wasserstoffabgabe (Dehydrierung),

und entsprechend gilt für eine **Reduktion**

- *Elektronenaufnahme*,
- Erniedrigung der Oxidationszahl,
- Sauerstoffabgabe,
- Wasserstoffaufnahme (Hydrierung, Hydrogenolyse).

Freie Elektronen sind infolge ihres hohen Reaktionspotentials (geringer Teilchenradius) in kondensierter Materie nur kurze Zeit existent. Ein Teilchen kann deshalb nur dann Elektronen abgeben, wenn diese *gleichzeitig* von einem anderen Reaktionspartner übernommen werden. Oxidations- und Reduktionsvorgänge laufen *stets miteinander gekoppelt* ab; man spricht von **Redoxreaktionen**.

Oxidation = Elektronenabgabe
Reduktion = Elektronenaufnahme
Redoxprozess = Elektronenverschiebung

Ein System (Teilchen), welches Elektronen aufnehmen kann, heißt **Oxidationsmittel** (Oxidans), weil es einen Reaktionspartner zur Elektronenabgabe veranlasst. Bei einem Redoxprozess wird ein Oxidationsmittel reduziert. Ein Teilchen, welches Elektronen abgeben kann, heißt **Reduktionsmittel** (Reduktor). Ein Reduktionsmittel wird in einer Redoxreaktion oxidiert.

Reduzierte und oxidierte Form einer Substanz (z.B. Fe^{2+}/Fe^{3+} oder Mn^{2+}/MnO_4^-) bilden zusammen ein sogenanntes **korrespondierendes Redoxpaar**. An einer Redoxreaktion, bei der Elektronen stets vom Reduktionsmittel auf das Oxidationsmittel übertragen werden, sind **zwei** korrespondierende Redoxpaare beteiligt.

Reduzierte Form (Red)	Oxidation ⇌ Reduktion	Oxidierte Form (Ox) + n · e−
Reduktionsmittel		Oxidationsmittel

$$Red^1 + Ox^2 \rightleftharpoons Ox^1 + Red^2$$

Beispiele für analytisch wichtige Oxidationsvorgänge sind [vgl. **MC-Fragen Nr. 479, 498–500**]:

$Fe^{2+} \rightleftharpoons Fe^{3+} + 1\ e^-$

$H_2C{=}O + 3\ H_2O \rightleftharpoons HCOOH + 2\ H_3O^+ + 2\ e^-$

$H_2O_2 + 2\ H_2O \rightleftharpoons O_2 + 2\ H_3O^+ + 2\ e^-$

$3\ I^- \rightleftharpoons I_3^- + 2\ e^-$

$Mn^{2+} + 6\ H_2O \rightleftharpoons MnO_2 + 4\ H_3O^+ + 2\ e^-$

$MnO_2 + 4\ HO^- \rightleftharpoons MnO_4^- + 2\ H_2O + 3\ e^-$

$Mn^{2+} + 12\ H_2O \rightleftharpoons MnO_4^- + 8\ H_3O^+ + 5\ e^-$

$2\ S_2O_3^{2-} \rightleftharpoons S_4O_6^{2-} + 2\ e^-$

$NO + 6\ H_2O \rightleftharpoons NO_3^- + 4\ H_3O^+ + 3\ e^-$

$Cr^{3+} + 12\ H_2O \rightleftharpoons CrO_4^{2-} + 8\ H_3O^+ + 3\ e^-$

$AsO_3^{3-} + 3\ H_2O \rightleftharpoons AsO_4^{3-} + 3\ H_2O^+ + 2\ e^-$

7.1.1 Redoxpotential, Redoxreaktionen

7.1.1.1 Redoxpotential, Normalpotential, Spannungsreihe

Unter einem **Potential** versteht man ganz allgemein die Fähigkeit eines Systems, Arbeit zu leisten. Potentialwerte, die man den beiden an einem Redoxvorgang beteiligten korrespondierenden Redoxpaaren zuordnen kann, werden als **Redoxpotentiale (E)** bezeichnet.

Das *Redoxpotential* eines *korrespondierenden Redoxpaares* charakterisiert dessen reduzierende bzw. oxidierende Wirkung: Je negativer der Potentialwert ist, desto stärker reduzierend wirkt die reduzierte Form; je positiver das Potential ist, desto stärker oxidierend wirkt die oxidierte Form eines korrespondierenden Redoxpaares.

$Red^1 + Ox^2 \leftrightharpoons Ox^1 + Red^2$

Ein oxidierbares Teilchen (Reduktionsmittel) (Red^1) kann von einem Oxidationsmittel (Ox^2) nur dann oxidiert werden, wenn dessen Potential positiver ist als das Redoxpotential des korrespondierenden Redoxpaares (Red^1/Ox^1).

Damit lässt sich in Kenntnis der Redoxpotentiale voraussagen, ob ein bestimmter Redoxvorgang ablaufen kann. Elektronen werden immer vom Reduktionsmittel (Teilchen mit dem negativeren Redoxpotential) auf das Oxidationsmittel (Teilchen mit dem positiveren Redoxpotential) übertragen.

Beispielsweise scheidet sich auf einem blanken Eisennagel [$E°(Fe/Fe^{2+})$ = -0,44 V] metallisches Kupfer [$E°(Cu/Cu^{2+})$ = +0,34 V] ab, wenn man den Eisennagel in eine $CuSO_4$-Lösung eintaucht:

Fe (Reduktionsmittel) + Cu^{2+} (Oxidationsmittel) $\rightarrow$ Cu$\downarrow$ + Fe^{2+}

Beziehungsweise in einem galvanischen Element (siehe Kap. 7.1.1.3) bestehend aus einer Halbzelle [Cu-Blech/$CuSO_4$-Lösung] und einer zweiten Halbzelle [Fe-Blech/$FeSO_4$-Lösung] fließen die Elektronen vom Eisen- zum Kupferblech hin. Fe wird *anodisch* zu Fe(II) oxidiert, Cu(II) wird *kathodisch* zu Cu reduziert. Mit anderen Worten das Eisenblech korrodiert [vgl. **MC-Fragen Nr. 485, 1868**].

In der Praxis ist es allerdings *nicht möglich*, absolute Einzelpotentiale von korrespondierenden Redoxpaaren zu messen. Messbar sind immer nur Relativwerte (Potentialdifferenzen), indem man – wie voran stehend beschrieben – das betreffende korrespondierende Redoxpaar als eine Elektrode (1.Halbzelle) mit einer *Bezugselektrode konstanten Potentials* (2.Halbzelle) zu einem **galvanischen Element** kombiniert. Als Bezugselektrode wählte man die **Normalwasserstoffelektrode** (NWE) [$c(H_3O^+)$ = 1 mol · l^{-1}] und setzte deren Potential gleich *Null* (siehe auch Kap. 10.1.3.6).

Die Potentialwerte von Redoxpaaren, bei welchen Elektronen frei werden, wenn sie mit der NWE kombiniert sind, erhalten ein *negatives* Vorzeichen; sie wirken gegenüber dem System [H_2/H_3O^+] reduzierend. Redoxpaare, deren oxidierte Form stärker oxidierend wirkt als das H_3O^+ Ion, besitzen ein *positives* Potential. Die Potentialwerte chemischer Redoxsysteme erstrecken sich über einen Bereich von etwa **+3 Volt** [F_2/F^-] bis **–3 Volt** [Li^+/Li].

Um einen direkten Vergleich verschiedener Redoxsysteme zu ermöglichen, misst man ihre Potentiale gegenüber der *Normalwasserstoffelektrode* im Standardzustand (c = 1 mol · l^{-1}, T = 298 K (25 °C), p = 101,3 kPa) und bezeichnet die so erhaltenen Werte als **Normalpotentiale** (E°). Eine tabellarische Auflistung der Normalpotentiale nach zunehmend positiveren Werten wird **Spannungsreihe** genannt. Potentialwerte von korrespondierenden Redoxpaaren, die gegenüber der **Standardwasserstoffelektrode** [$a(H_3O^+)$ = 1 mol · l^{-1}) gemessen wurden, heißen **Standardpotentiale** (siehe hierzu auch Kap. 10.1.3.6).

Die Normalpotentiale charakterisieren nun die Oxidationskraft bzw. das Reduktionsvermögen eines korrespondierenden Redoxpaares. Es gilt:

> Je positiver das Normalpotential eines korr. Redoxpaares ist, desto stärker oxidierend wirkt seine oxidierte Form.
> Je negativer der E°-Wert ist, desto stärker reduzierend wirkt die reduzierte Form eines korr. Redoxpaares.

Bei der Voraussage über den Ablauf von Redoxvorgängen aufgrund der Normalpotentiale der beiden daran beteiligten korrespondierenden Redoxpaare ist aber zu beachten, dass keine *Redoxhemmungen* auftreten. So ist Blei [$E°(Pb/Pb^{2+})$ = –0,13 V] zwar unedler als Wasserstoff, in Säuren wie H_2SO_4 oder HCl aber relativ reaktionsträge, weil das Metall durch die Bildung schwer löslicher Oberflächenschichten (aus $PbSO_4$, $PbCl_2$) geschützt und somit die Auflösung des Metalls unterdrückt wird.

Die Normalpotentiale einiger analytisch wichtiger korrespondierender Redoxpaare sind in ▫Tab. 7.1 auflistet. Eine weitere Tabelle mit E°-Werten findet sich im Anhang [vgl. **MC-Fragen Nr. 483, 484**].

▫ Tab. 7.1 Normalpotentiale analytisch wichtiger Redoxsysteme

Redoxpaar	E°(V)	Redoxpaar	E°(V)	Redoxpaar	E°(V)
Zn/Zn^{2+}	– 0,76	Bi/Bi^{3+}	+ 0,23	I^-/IO^-	+ 0,99
H_3PO_2/H_3PO_3	– 0,50	Cu/Cu^{2+}	+ 0,34	Br^-/Br_2	+ 1,07
$H_2C_2O_4/CO_2$	– 0,47	I^-/I_2	+ 0,54	I^-/IO_3^-	+ 1,09
Fe/Fe^{2+}	– 0,44	H_3AsO_3/H_3AsO_4	+ 0,56	Mn^{2+}/MnO_2	+ 1,28
$HCOOH/CO_2$	– 0,20	H_2O_2/O_2	+ 0,68	Cr^{3+}/CrO_4^{2-}	+ 1,36
Ti^{3+}/TiO^{2+}	– 0,04	Fe^{2+}/Fe^{3+}	+ 0,77	Cl^-/Cl_2	+ 1,39
H_2/H_3O^+	0	Ag/Ag^+	+ 0,80	Br^-/BrO_3^-	+ 1,44
NO_2^-/NO_3^-	+ 0,02	Hg_2^{2+}/Hg^{2+}	+ 0,92	Mn^{2+}/MnO_4^-	+ 1,52
Sn^{2+}/Sn^{4+}	+ 0,15	NO/NO_3^-	+ 0,95	MnO_2/MnO_4^-(n)	+ 1,68
Cu^+/Cu^{2+}	+ 0,16	NO/NO_2^-	+ 0,97	F^-/F_2	+ 2,85

(n = neutrale Lsg.)

7.1.1.2 Konzentrationsabhängigkeit des Redoxpotentials (Nernstsche Gleichung)

Das Redoxpotential eines korrespondierenden Redoxpaares kann mithilfe der **Nernstschen Formel** berechnet werden, sofern sein Normalpotential, die Aktivitäten (bzw. Konzentrationen) seiner Bestandteile und die Temperatur bekannt sind [vgl. **MC-Fragen Nr. 480–482**]:

$$\mathbf{E = E° + \frac{R \cdot T}{n \cdot F} \ln \frac{[Ox]}{[Red]}}$$

E = Redoxpotential (in Volt)
E° = Normalpotential (in Volt)
R = Allgemeine Gaskonstante (8,315 Joule/Grad)
T = Absolute Temperatur in K
F = Faraday-Konstante (96487 Coulomb = 1 Faraday)
n = Anzahl der beim Redoxprozess übertragenen Elektronen
[Ox] = Aktivität (Konzentration) der oxidierten Form
[Red] = Aktivität (Konzentration) der reduzierten Form

Die Nernstsche Gleichung gibt die Konzentrationsabhängigkeit des Redoxpotentials eines chemischen Redoxsystems an. Berücksichtigt man den Umwandlungsfaktor für „ln" in „log", so ergibt sich für T=298 K (25 °C) die Nernstsche Gleichung zu:

$$\mathbf{E = E^\circ + \frac{0{,}059}{n} \log \frac{[Ox]}{[Red]}}$$

Bei 20 °C hat der Term (2,3 · R · T/F) den Wert **0,058**. Für den Quotienten [Ox]/[Red] gelten dieselben Regeln wie für die Aufstellung der Massenwirkungsgesetz-Gleichung.

Beispielsweise lautet die Grundgleichung der Permanganometrie in saurer Lösung:

$$MnO_4^- + 8\ H_3O^+ + 5\ e^- \leftrightharpoons Mn^{2+} + 12\ H_2O$$

In Abhängigkeit von den Konzentrationen des Redoxpaares ergibt sich daraus das Oxidationspotential des Permanganats zu:

$$E = E^\circ(MnO_4^-/Mn^{2+}) + \frac{0{,}059}{5} \log \frac{[MnO_4^-] \cdot [H_3O^+]^8}{[Mn^{2+}]}$$

Alle Veränderungen, die das Konzentrationsglied *vergrößern*, wie z. B. die

- Erhöhung der Permanganat-Konzentration,
- Erhöhung der Säurekonzentration (Erniedrigung des pH-Wertes)

erhöhen das Redoxpotential und somit die Oxidationskraft; hingegen erniedrigen alle Veränderungen, die das Konzentrationsglied *verkleinern*, wie z. B. die

- Erhöhung der Mn(II)-Konzentration,
- Erniedrigung der Säurekonzentration (Erhöhung des pH-Wertes)

das Oxidationspotential einer $KMnO_4$-Lösung [vgl. **MC-Frage Nr. 502**].

Für die Oxidation von Fe(II) zu Fe(III) ($Fe^{2+} \rightarrow Fe^{3+} + 1\ e^-$) lautet die Nernstsche Gleichung:

$$E = E^\circ + (0{,}059/1) \log a(Fe^{3+})/a(Fe^{2+})$$

Setzt man einer Fe(III)/Fe(II)-Salzlösung Fluorid- oder Phosphat-Ionen hinzu, so wird das Redoxpotential der Lösung negativer, weil Fe(III) mit diesen Anionen stabilere Komplexe bildet als Fe(II) und somit Fe(III) dem Redoxgleichgewicht entzogen wird. Aufgrund unterschiedlicher Komplexbildungstendenzen von Fe(II) und Fe(III) ändert sich das Fe(II)/Fe(III)-Redoxpotential auch, wenn man der Lösung dieses korrespondierenden Redoxpaares Chlorid-Ionen hinzufügt.

Nach obiger Reaktionsgleichung berechnet sich beispielsweise das Redoxpotential (E) einer wässrigen *Eisen*(III)-*sulfat*-Lösung [$Fe_2(SO_4)_3$], die frei ist von komplexbildenden Ionen und in der 1% der Fe(III)-Menge zu Fe(II)-Ionen reduziert wurde, mithilfe der Nernstschen Formel näherungsweise zu, wobei das Normalpotential $E^\circ(Fe^{3+}/Fe^{2+}) = +0{,}75$ V beträgt:

[498] $\mathbf{E} = E^\circ(Fe^{3+}/Fe^{2+}) + 0{,}06/n \log [Fe^{3+}]/[Fe^{2+}] \approx 0{,}75 + 0{,}06/1 \log [100\%]/[1\%]$
$\approx 0{,}75 + 0{,}6 \log 10^2 \sim 0{,}75 + 0{,}12 \approx \mathbf{0{,}87\ V}$

Weitere Potentialberechnungen mithilfe der Nernstschen Gleichung finden sich im Kommentarband [siehe **MC-Fragen Nr. 486, 487**].

Klassische quantitative Analytik

7.1.1.3 Galvanische Zellen, Konzentrationsketten

Wie bereits ausgeführt lassen sich die Einzelpotentiale isolierter Elektroden (Halbzellen, korrespondierende Redoxpaare) *nicht* direkt messen. Eine messbare chemische Reaktion läuft erst dann ab, wenn zwei unterschiedliche Elektroden zu einem **galvanischen Element** miteinander kombiniert werden, wie dies o Abb. 7.1 illustriert.

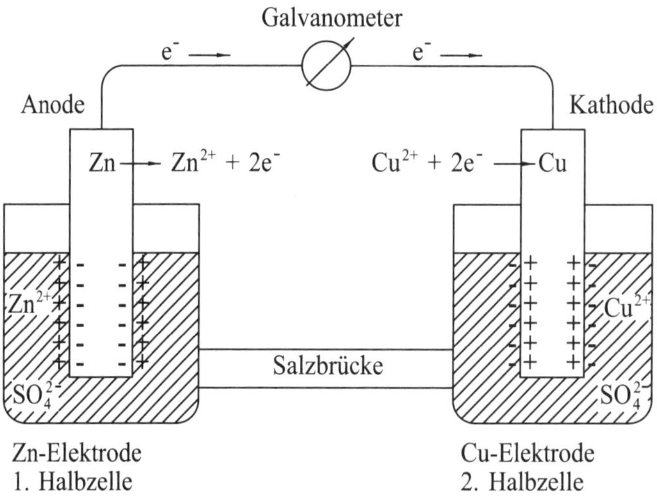

o Abb. 7.1 Galvanische Zelle (Daniell-Element)

Zwischen den beiden Elektroden besteht eine messbare elektrische Spannung, die einen Stromfluss verursacht, sobald der äußere Stromkreis durch einen Leiter geschlossen wird. Das metallische Zink löst sich auf und gibt Zn(II)-Ionen an die Lösung ab. Die dabei freiwerdenden Elektronen wandern über den äußeren Leiter zur Kupferelektrode, wo sie zur Abscheidung von Cu(II)-Ionen am Cu-Stab verbraucht werden; für den Ladungsausgleich in der Lösung sorgt eine *Salzbrücke* zwischen beiden Elektrodenräumen. Im Allgemeinen befindet sich in der Salzbrücke (Stromschlüssel) eine *Kaliumchlorid-Lösung* als Leitelektrolyt.

$$Zn \longrightarrow Zn^{2+} + 2e^- \qquad (E_1)$$
$$Cu^{2+} + 2\,e^- \longrightarrow Cu \qquad (E_2)$$
$$\overline{Zn + Cu^{2+} \longrightarrow Zn^{2+} + Cu \qquad (\Delta E = E_2 - E_1)}$$

Da an der Zn-Elektrode eine **Oxidation** erfolgt, wird sie als **Anode** bezeichnet, während die Cu-Elektrode, an der eine **Reduktion** abläuft, als **Kathode** fungiert. Die Richtung des Stromes zeigt, dass hier die Anode (Zn) – im Gegensatz zu den Verhältnissen bei der Elektrolyse – ein negativeres Potential hat als die Kathode (Cu).

In analoger Weise lassen sich auch andere korr. Redoxpaare als Halbzellen zu einem galvanischen Element miteinander verbinden. Die zwischen beiden Elektroden gemessene Potentialdifferenz (Spannung) (ΔE) wird auch als **elektromotorische Kraft** (EMK) bezeichnet; sie ergibt sich als Differenz aus dem höheren und tieferen Potential.

Zur Kennzeichnung galvanischer Elemente benutzt man häufig eine *Kurzschreibweise*, wobei die Elektrode mit dem höheren Potential rechts angeordnet ist. Die Phasengrenzen werden durch Querstriche symbolisiert (| fest-flüssig, || flüssig-flüssig).

Zn | Zn^{2+} || Cu^{2+} | Cu

Eine Potentialdifferenz zwischen zwei Halbzellen wird aber auch dann erzeugt, wenn z. B. das gleiche Metall in – durch einen Stromschlüssel miteinander verbundene – Lösungen des gleichen Kations in *unterschiedlichen* Konzentrationen eintaucht (**Konzentrationskette**). Die Reaktion besteht dann in einem Konzentrationsausgleich und die elektromotorische Kraft dieser Kette wird durch das Verhältnis der beiden Konzentrationen des Kations bestimmt [vgl. **MC-Frage Nr. 489**].

Taucht zum Beispiel ein Silberdraht in eine Ag^+-Lösung ($c = 10^{-3}$ mol · l^{-1}) und in eine Ag^+-Lösung ($c = 10^{-5}$ mol · l^{-1}) ein und verbindet man beide Halbzellen über einen äußeren, leitenden Schließungsdraht miteinander, so berechnet sich das Potential (ΔE) der Konzentrationkette wie folgt:

[490] Der skizzierten Konzentrationskette liegt folgender Redoxvorgang zugrunde:

$$Ag^+ + 1\ e^- \rightleftharpoons Ag$$

Berücksichtigt man, dass die Aktivität einer reinen festen Phase (Ag) gleich 1 gesetzt werden kann, so ergibt sich bei 20 °C die Nernstsche Gleichung zu:

$E = E°(Ag^+/Ag) + (0{,}058/1) \log [Ag^+]$

Daraus folgt für die Einzelpotentiale der beiden Halbzellen

$E_1 = E° + 0{,}058 \log 10^{-3}$

$E_2 = E° + 0{,}058 \log 10^{-5}$

und die Potentialdifferenz zwischen beiden Elektroden errechnet sich zu, wobei man das niedrigere vom höheren Einzelpotential abzieht:

$\Delta E = E_1 - E_2 = 0{,}058 \log 10^2 =$ **0,116 V**

Neben den Elektroden 1.Art (Metall im Gleichgewicht mit seinem Ion – Ag^+/Ag) lassen sich auch Halbzellen dadurch aufbauen, dass eine inerte Pt-Ableitelektrode in die Lösung eines korrespondierenden Redoxpaares eintaucht. Taucht zum Beispiel ein Pt-Draht in zwei Fe(III)/Fe(II)-Lösungen mit den Ionenaktivitäten $a(Fe^{2+}) = 10^{-2}$ und $a(Fe^{3+}) = 10^{-4}$ mol · l^{-1} bzw. $a(Fe^{2+}) = 10^{-4}$ und $a(Fe^{3+}) = 10^{-2}$ mol · l^{-1} ein, so ergibt sich für das Potential der Konzentrationskette:

[495] In der skizzierten Konzentrationskette läuft folgender Redoxprozess ab:
$Fe^{3+} + 1\,e^- \leftrightharpoons Fe^{2+}$
Daraus ergibt sich die Nernstsche Gleichung bei 20 °C zu:
$E = E°(Fe^{3+}/Fe^{2+}) + (0{,}058/1)\log a(Fe^{3+})/a(Fe^{2+})$
und für die Einzelpotentiale beider Halbzellen folgt aufgrund der oben gemachten Aktivitätsangaben:
$E_1 = E° + 0{,}058 \log (10^{-4}/10^{-2}) = E° + 0{,}058 \log 10^{-2} = E° - 0{,}116$
$E_2 = E° + 0{,}058 \log (10^{-2}/10^{-4}) = E° + 0{,}058 \log 10^{2} = E° + 0{,}116$
Daraus errechnet sich die Zellspannung als Differenz zwischen dem höheren und dem niedrigeren Einzelpotential zu:
$\mathbf{\Delta E} = E_2 - E_1 = 0{,}116 + 0{,}116 = +\mathbf{0{,}232\ V}$

Weitere Berechnungen von Zellspannungen verschiedener Konzentrationsketten finden sich im kommentierten Fragenband [vgl. **MC-Fragen Nr. 491–494, 496, 497, 1782**].

7.1.1.4 Redoxpotential und Protonenaktivität

Redoxvorgänge, die in wässriger Lösung ablaufen, sind häufig mit Protonenübertragungen gekoppelt und lassen sich in allgemeiner Form durch folgende Gleichung beschreiben:

$$\text{Red} \rightleftharpoons \text{Ox} + m\,H^+ + n\,e^-$$

Die Nernstsche Gleichung für diese Reaktion lautet:

$$E = E° + \frac{0{,}059}{n} \log \frac{[Ox] \cdot [H^+]^m}{[Red]}$$

$$= E° + 0{,}059\,\frac{m}{n} \log [H^+] + \frac{0{,}059}{n} \log \frac{[Ox]}{[Red]}$$

$$\mathbf{E = E° - 0{,}059\,\frac{m}{n}\,pH + \frac{0{,}059}{n} \log \frac{[Ox]}{[Red]}}$$

Das Redoxpotential ist in solchen Fällen von der Protonenaktivität bzw. dem pH-Wert abhängig. Man kann diese pH-Abhängigkeit leicht erkennen, da in den Formelgleichungen pH-abhängiger Redoxreaktionen Hydroxonium- (H_3O^+) oder Hydroxid-Ionen (HO^-) als Reaktionspartner auftreten.

o Abb. 7.2 zeigt die Abhängigkeit des Redoxpotentials vom pH-Wert für einige ausgewählte korrespondierende Redoxpaare [vgl. **MC-Fragen Nr. 498-500**].
Für die Redoxreaktion

$H_2O + Red \leftrightharpoons Ox + 2\,H^+ + 2\,e^-$ (mit m = n = 2)

und dem Konzentrationsverhältnis Oxidans zu Reduktor von $c_{Ox}/c_{Red} = 0{,}1/99{,}9$ berechnet sich das Redoxpotential (E) bei pH = 5 und 25 °C zu ($E° = 0{,}16$ V) zu:

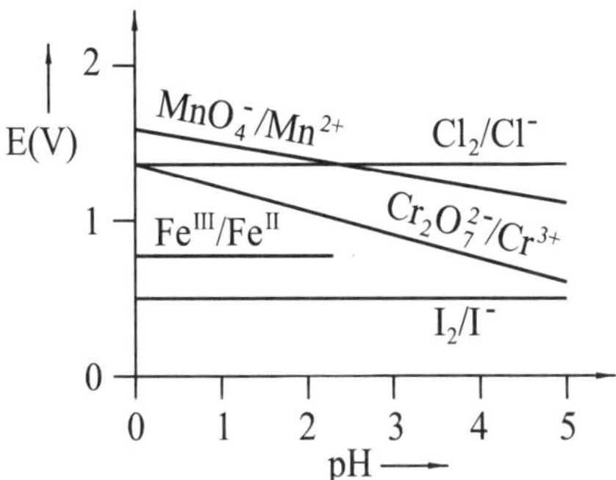

Abb. 7.2 pH-Abhängigkeit des Redoxpotentials

[501] $\mathbf{E} = E° - 0{,}06\,(m/n)\,pH + (0{,}06/n)\log [Ox]/[Red]$
$\sim 0{,}16 - (0{,}06 \cdot 1 \cdot 5) + (0{,}06/2)\log 10^{-1}/10^{2}$
$\sim 0{,}16 - 0{,}30 + 0{,}03\log 10^{-3} = 0{,}16 - 0{,}30 - 0{,}09 = \mathbf{-0{,}23\ V}$

Bezüglich weiterer Berechnungen von pH-abhängigen Redoxpotentialen siehe Kommentierung der **MC-Fragen Nr. 503-506** im Fragenband.

7.1.1.5 Redoxgleichgewicht

Für eine Redoxreaktion der allgemeinen Form

$n\ Ox^1 + n^*\ Red^2 \leftrightharpoons n\ Red^1 + n^*\ Ox^2$

ergibt sich die **Gleichgewichtskonstante** (K) zu:

$$\mathbf{-\log K = pK = \frac{n \cdot n^*}{0{,}059}\ (E°_{Red} - E°_{Ox})}$$

$E°_{Red}$ = Normalpotential des Reduktors (Red^2/Ox^2)
$E°_{Ox}$ = Normalpotential des Oxidans (Ox^1/Red^1)

Aus dieser Gleichung ist ableitbar, dass die Gleichgewichtskonstante einer Redoxreaktion umso größer ist und das Gleichgewicht umso stärker zur Produktseite hin verschoben wird, je größer die Differenz der Normalpotentiale der beiden am Redoxvorgang beteiligten korrespondierenden Redoxpaare ist.

Für ein Redoxgleichgewicht

$2\ Red_2 + 3\ Ox_1 \leftrightharpoons 2\ Ox_2 + 3\ Red_1 \quad (n = 3, n^* = 2)$

errechnet sich die Gleichgewichtskonstante (K) aus den Normalpotentialen ($E°_{Red} = -0{,}8$ V und $E°_{Ox} = +1{,}4$ V) zu:

[507] $-\log K = (2 \cdot 3/0{,}06) \cdot (-0{,}8 - 1{,}4) = 100\,(-2{,}2) = -220$
$\mathbf{K = 10^{224}}$

7.1.1.6 Redoxreaktionen in wässriger Lösung

Entsprechend der Reaktionsgleichung

$H_3O^+ + e^- \leftrightharpoons 0{,}5\ (H_2)_g + H_2O \qquad [E° = 0\ V]$

und unter Einbeziehung des *Henry-Dalton-Gesetzes*, nach dem die Konzentration eines gelösten Gases seinem Partialdruck (p) proportional ist, erhält man für das Potential der **Wasserstoff-Elektrode** folgenden allgemeinen Ausdruck:

$E_H = 0{,}059\ \log\ [H^+]/\sqrt{p(H_2)}$

Daraus folgt für das Potential (E) beim Standarddruck (p=1):

$\mathbf{E_H = -0{,}059\ pH}$

In analoger Weise ergibt sich das Potential der **Sauerstoff-Elektrode** zu:

$0{,}5\ (O_2)_g + 2\ H_3O^+ + 2\ e^- \rightleftharpoons 3\ H_2O \qquad [E° = 1{,}23\ V]$

$E_O = 1{,}23 + (0{,}059/2)\ \log\ \left(\sqrt{p(O_2)} \cdot [H^+]^2\right)$

Für das Potential beim Standarddruck (p=1) gilt dann:

$\mathbf{E_O = 1{,}23 - 0{,}059\ pH}$

Wasserstoff- und Sauerstoff-Elektrode bestimmen die thermodynamische Stabilität von chemischen Redoxsystemen in wässriger Lösung. Durch Einsetzen der Grenzwerte (pH=0) und (pH=14) in obige Gleichungen erhält man:

pH=0: E_H= 0 V und $\mathbf{E_O = 1{,}23\ V}$
pH=14: $\mathbf{E_H = -0{,}82\ V}$ und $E_O = 0{,}41$ V

Daraus lässt sich ableiten, dass nur solche korrespondierenden Redoxpaare in wässriger Lösung *stabil* sind, deren Redoxpotentiale (E) folgende Bedingung erfüllen:
$-0{,}82\ V \leq E \leq +1{,}23\ V$

Andernfalls tritt Zersetzung ein, sofern keine Reaktionshemmung vorliegt. Letzteres ist jedoch sehr häufig der Fall. **Redoxhemmungen** können durch Zugabe von Katalysatoren überwunden werden.

7.1.2 Titrationskurven von Redoxtitrationen

7.1.2.1 Verlauf der Potentialkurve

Grundlage für die Berechnung der Titrationskurve ist die Nernstsche Gleichung. Die Titrationskurve lässt sich konstruieren, wenn man für jeden Punkt der Titration das Potential (E) aus den vorliegenden Konzentrationen berechnet und gegen die Menge an zugesetzter Maßlösung (bzw. %-Umsetzung oder den Titrationsgrad τ) aufträgt. Da das Potential eine *logarithmische* Funktion der Konzentration darstellt, erhält man einen Kurvenverlauf, der dem von Neutralisationstitrationen entspricht. ○ Abb. 7.3

zeigt Titrationskurven der oxidimetrischen Bestimmung von Reduktionsmitteln. Bei der Titration von Oxidantien verlaufen die Kurven von höheren zu niedrigeren Potentialwerten. Der Anfangspunkt (A) der Kurve lässt sich aus der Nernstschen Formel *nicht* berechnen.

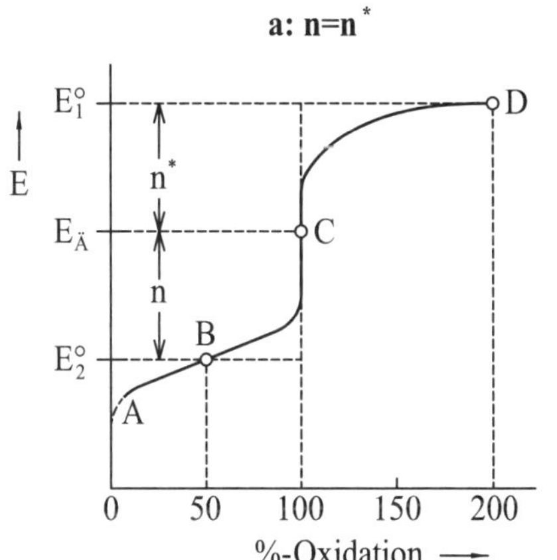

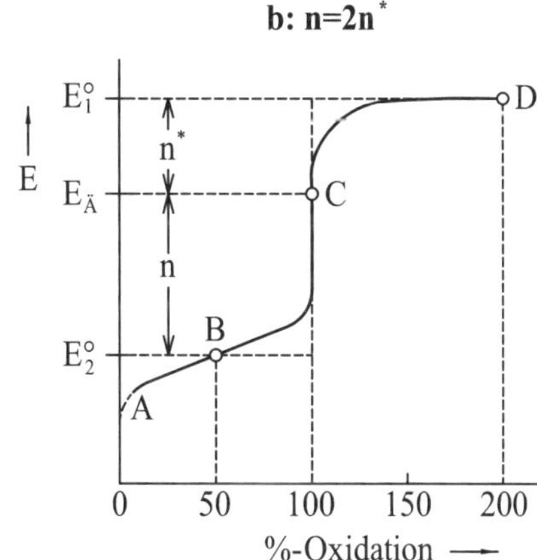

Abb. 7.3 Titrationskurven von Redoxtitrationen
a: Anzahl der übertragenen Elektronen im Titrator- und Titrandensystem ist gleich ($n = n^*$)
b: Anzahl der ausgetauschten Elektronen ist verschieden ($n \neq n^*$)
A: Anfangspunkt (0%-Umsetzung)
B: Halbtitrationspunkt (50%-Umsetzung)
C: Äquivalenzpunkt (100%-Umsetzung)
D: 200%-Umsetzung
E_1°: Normalpotential des Titrators
E_2°: Normalpotential des Titranden
$E_Ä$: Äquivalenzpotential

Für eine Redoxtitration der allgemeinen Form

$$n\ Ox^1 + n^*\ Red^2 \rightleftharpoons n\ Red^1 + n^*\ Ox^2$$

wird zu Beginn der Titration das Potential der Lösung durch das Redoxpotential des Titranden (Analyten) bestimmt, weil man annehmen kann, dass der zugesetzte Titrator vollständig verbraucht wird. Bei 50%-Umsetzung *(Halbtitrationspunkt)* entspricht das Potential der Titrationslösung in etwa dem Normalpotential des Titranden [Punkt (B)] [vgl. **MC-Frage Nr. 519**].

Ab einem gewissen Konzentrationsverhältnis ([Ox]:[Red] $>10^3$) wird das Potential durch die Maßlösung mitbestimmt. Nach dem Äquivalenzpunkt ist das Potential des Titrators (der Maßlösung) bestimmend und entspricht bei 200%-Umsetzung in etwa seinem Normalpotential [Punkt (D)] [vgl. **MC-Frage Nr. 508**].

Um einen möglichst großen Sprung in der Potentialkurve zu erreichen, muss mit möglichst starken Oxidations- oder Reduktionsmitteln titriert werden. D.h., die Potentialänderung in der Nähe des Äquivalenzpunktes ist umso größer, je mehr sich die Normalpotentiale (Standardpotentiale) der am Redoxvorgang beteiligten Reaktanden (Redoxpaare) voneinander unterscheiden.

Bei pH-abhängigen Redoxreaktionen ist die Höhe des Potentialsprungs in stark sauren Lösungen (pH ~ 1) größer als in schwach sauren Lösungen (pH ~ 3), weil die H^+-Ionenkonzentration bei pH = 1 größer ist als bei pH = 3 und die Protonenkonzentration in der Nernstschen Gleichung im Zähler (auf der oxidierten Seite) auftritt [vgl. **MC-Frage Nr. 1775**].

Der Wendepunkt der Titrationskurve beim Titrationsgrad (τ=1) entspricht in etwa dem Äquivalenzpunkt [Punkt (C) in ⚬ Abb. 7.3]. Das Äquivalenzpotential liegt umso näher am Normalpotential desjenigen Systems, dessen einzelne Teilchen *mehr* Elektronen austauschen (n>n*).

7.1.2.2 Äquivalenzpotential

Zunächst soll der allgemeine Fall einer Redoxreaktion

$$a\,Ox^1 + b\,Red^2 \leftrightharpoons a\,Red^1 + b\,Ox^2$$

mit a≠b betrachtet werden. Für eine solche pH-unabhängige Redoxtitration errechnet sich das Potential ($E_Ä$) am Äquivalenzpunkt zu:

$$\mathbf{E_{Ä} = \frac{a \cdot E^{\circ}_{Red2} + b \cdot E^{\circ}_{Ox1}}{a + b}}$$

Für eine pH-abhängige Redoxreaktion des häufig vorkommenden Typs

$$a\,Ox^1 + m\,H^+ + b\,Red^2 \leftrightharpoons a\,Red^1 + b\,Ox^2$$

ergibt sich das Äquivalenzpotential zu:

$$\mathbf{E_{Ä} = \frac{a \cdot E^{\circ}_{Red2} + b \cdot E^{\circ}_{Ox1} - 0{,}059 \cdot m \cdot pH}{a + b}}$$

Beispielsweise berechnet sich das Äquivalenzpotential der Bestimmung von Eisen(II)-Salzen mit einer Permanganat-Maßlösung aufgrund der Reaktionsgleichung

$$1\,MnO_4^- + 5\,Fe^{2+} + 8\,H_3O^+ \leftrightharpoons 1\,Mn^{2+} + 5\,Fe^{3+} + 12\,H_2O$$

bei pH = 0 und unter Einbeziehung der Normalpotentiale $E^{\circ}_{Red}(Fe^{2+}/Fe^{3+}) = +0{,}77$ V und $E^{\circ}_{Ox}(MnO_4^-/Mn^{2+}) = +1{,}52$ V zu [vgl. **MC-Frage Nr. 521**]:

$\mathbf{E_Ä}$ = (5 · 1,52 + 1 · 0,77 - 0,059 · 8 · 0)/1+5 = 8,37/6 ≈ **+1,4 V**

Man erkennt, dass das Potential am Äquivalenzpunkt näher beim Normalpotential des Redoxsystems liegt, dessen Teilchen mehr Elektronen austauschen (MnO_4^-/Mn^{2+}) [vgl. **MC-Frage Nr. 518**].

Sind die stöchiometrischen Umsatzzahlen a und b *gleich* (a=b), so ergibt sich das Potential ($E_Ä$) am Äquivalenzpunkt aus dem *arithmetischen Mittel* der Normalpotentiale der beiden am Redoxvorgang beteiligten korr. Redoxpaare [vgl. **MC-Fragen Nr. 516, 520**].

$$\mathbf{E_{Ä} = 1/2\,(E^{\circ}_1 + E^{\circ}_2)}$$

Zum Beispiel ergibt sich für die Titration von Eisen(II)-Ionen mit Cer(IV)-Salzen aufgrund der Reaktionsgleichung

$Ce^{4+} + Fe^{2+} \leftrightharpoons Ce^{3+} + Fe^{3+}$

mit den Normalpotentialen E°(Fe^{3+}/Fe^{2+}) = +0,77 V und E°(Ce^{4+}/Ce^{3+}) = +1,44 V das Potential am Äquivalenzpunkt zu [vgl. **MC-Frage Nr. 516**]:

$\mathbf{E_Ä} = ½\,(0{,}77 + 1{,}44) \approx \mathbf{1{,}11\ V}$

Zu weiteren Berechnungen von Äquivalenzpotentialen siehe Kommentierung der **MC-Fragen Nr. 522-524** im Fragenband.

Die Berechnung *ausgezeichneter Punkte der Redoxtitrationskurve* soll am Beispiel der cerimetrischen Bestimmung von Eisen(II)-Salzen nochmals zusammenfassend dargestellt werden. Aufgrund des Redoxprozesses ($Fe^{2+} + Ce^{4+} \rightarrow Fe^{3+} + Ce^{3+}$) gilt [siehe auch Abb. 7.3a und MC-Fragen Nr. 510–517]:

τ = 0,5: $E = E^{o}_{Fe3+/Fe2+} + 0{,}059 \log [Fe^{3+}]/[Fe^{2+}]$
$= E^{o}_{Fe3+/Fe2+} - 0{,}059 \log [Fe^{2+}]/[Fe^{3+}]$
mit $[Fe^{3+}] = [Fe^{2+}]$ wird $\mathbf{E = E^{o}_{Fe3+/Fe2+}}$

τ = 1,0: $\mathbf{E_Ä = ½\,(E^{o}_{Fe3+/Fe2+} + E^{o}_{Ce4+/Ce3+})}$

τ = 2,0: $E = E^{o}_{Ce4+/Ce3+} + 0{,}059 \log [Ce^{4+}]/[Ce^{3+}]$
$= E^{o}_{Ce4+/Ce3+} - 0{,}059 \log [Ce^{3+}]/[Ce^{4+}]$
mit $[Ce^{4+}] = [Ce^{3+}]$ wird: $\mathbf{E = E^{o}_{Ce4+/Ce3+}}$

7.1.3 Redoxindikatoren

7.1.3.1 Wirkungsweise ausgewählter Redoxindikatoren

Redoxindikatoren sind organische Farbstoffe, die am Endpunkt einer Titration durch die überschüssige Maßlösung oxidiert oder reduziert werden und dabei eine strukturelle Änderung erfahren, die sich in einem Farbwechsel zu erkennen gibt.

$Ind_{Ox} + n\,e^- \rightleftharpoons Ind_{Red}$ (ohne Protonenübertragung)
$Ind_{Ox} + n\,e^- + m\,H^+ \rightleftharpoons Ind_{Red}$ (mit Protonenübertragung)

Redoxindikatoren stellen somit reversible Redoxsysteme dar, deren reduzierte und oxidierte Form verschiedenfarbig sind. Auch bei Redoxindikatoren unterscheidet man zwischen **einfarbigen** und **zweifarbigen** Indikatoren.

An pharmazeutisch relevanten Redoxindikatoren sind zu nennen:

- **Diphenylamin-Lösung**

Das **farblose Diphenylamin** wird zunächst zu **Tetraphenylhydrazin** oxidiert und anschließend in schwefelsaurer Lösung irreversibel zum ebenfalls *farblosen* **Diphenylbenzidin** umgelagert. Danach erfolgt in einem reversiblen Oxidationsschritt die

Bildung von *tiefblauem* **Diphenylbenzidinviolett** (Diphenylaminblau) [vgl. **MC-Fragen Nr. 287, 328, 525, 526**].

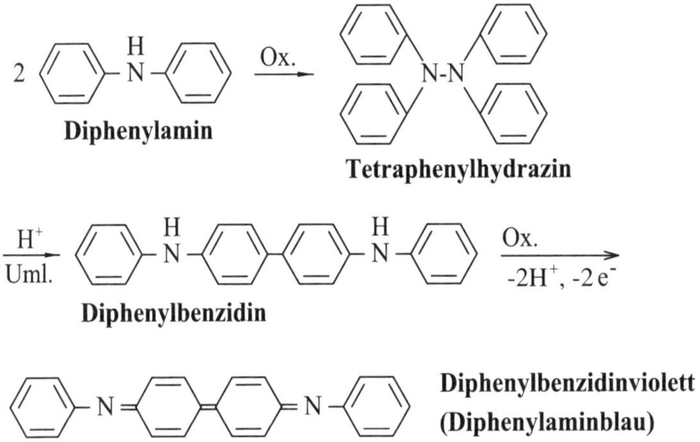

2 Diphenylamin —Ox.→ Tetraphenylhydrazin

—H⁺/Uml.→ Diphenylbenzidin —Ox., $-2H^+$, $-2e^-$→

Diphenylbenzidinviolett (Diphenylaminblau)

Während der Reaktion können schwer lösliche *grüne* Zwischenprodukte auftreten. Das Normalpotential des Indikators beträgt bei pH=7: **E°= +0,76 V**.

- **Ferroin-Lösung**

Ferroine sind intensiv *rot* gefärbte Fe(II)-hexamin-Komplexe mit tertiären heterocyclischen Aminen als chelatbildende Liganden. Solche Komplexe können reversibel und ohne Änderung ihrer Struktur zu *blassblauen* Fe(III)-hexamin-Komplexen, den sog. **Ferriinen**, oxidiert werden.

Im engeren Sinne bezeichnet man mit Ferroin das Tri-1,10-phenanthrolineisen(II)-Ion, das durch Umsetzung von Fe(II)-sulfat mit **Phenanthrolinhydrochlorid** in wässriger Lösung erhalten wird [vgl. **MC-Fragen Nr. 331, 333, 525, 527, 528, 1724**].

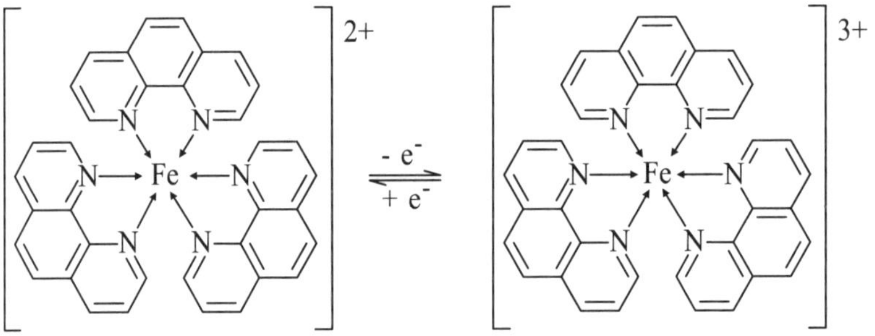

$[Fe(phen)_3]^{2+}$ ⇌ ($-e^-$ / $+e^-$) $[Fe(phen)_3]^{3+}$

Ferroin; rot **Ferriin; blau**

Ferroin ist im pH-Bereich von 2,5–9,0 beständig; bei pH-Werten > 10 zersetzt es sich unter Bildung von Fe(II)-hydroxid. Das Normalpotential dieses zweifarbigen Redoxindikators beträgt **E° = +1,06 V** (in 1 M-H_2SO_4). Bei einer Oxidationstitration liegt das Umschlagspotential allerdings um etwa 0,06 V höher, weil infolge der schwachen Eigenfarbe des Fe(III)-Komplexes ca. 90% in der oxidierten Form vorliegen müssen, damit der Farbumschlag deutlich zu erkennen ist (siehe Kap. 7.1.3.2).

- **Ferrocyphen-Lösung**

Ferrocyphen ist ein zweifarbiger, reversibler Redoxindikator, der anstelle der Dead-stop-Methode zur Indizierung des Endpunktes der Nitritometrie verwendet werden kann (siehe Kap. 7.2.7).

Der Indikator ähnelt in seiner Struktur dem Ferroin, jedoch sind lediglich 4 der 6 oktaedrischen Koordinationsstellen des Fe(II)-Ions mit zwei Phenanthrolin-Molekülen (= phen) besetzt, während die beiden restlichen Koordinationsstellen mit Cyanid-Ionen als Liganden abgesättigt sind, sodass ein neutraler Chelatkomplex resultiert.

Überschüssiges Nitrit oxidiert **Ferrocyphen** zu **Ferricyphen**; dabei schlägt die Farbe von *orangegelb* nach *violett* um.

$$[Fe^{II}(phen)_2(CN)_2]^{\circ} \underset{+\,e^-}{\overset{-\,e^-\,(NO_2^-)}{\rightleftharpoons}} [Fe^{III}(phen)_2(CN)_2]^+$$

Ferrocyphen (orangegelb) **Ferricyphen (violett)**

Weitere organische Farbstoffe, die als Redoxindikatoren verwendet und zu farblosen Produkten oxidiert bzw. reduziert werden, sind:

- **Methylenblau**, ein Phenothiazin-Derivat, das zur farblosen Leukoform reduziert werden kann [$E° = +0{,}53$ V bei pH=0],
- **Methylrot**, ein acidobasischer Indikator, der bei der bromometrischen Bestimmung von Isoniazid Verwendung findet (siehe Kap. 7.2.5.2).
- **Indigocarmin**

Der *blaue* Lebensmittelfarbstoff wird von Brom zu *gelbem* Isatin-5-sulfonat oxidiert.

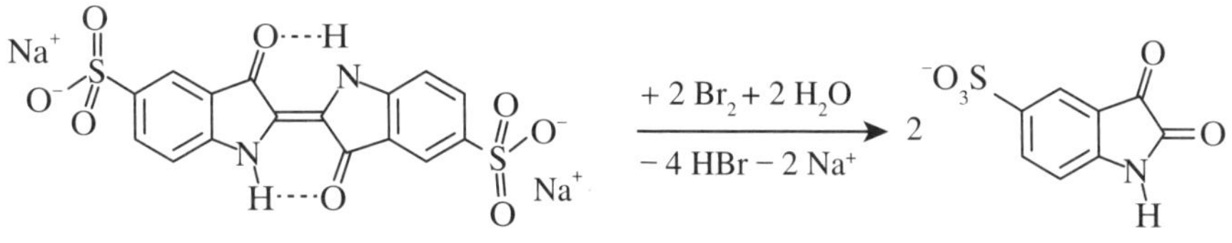

$$\text{Indigocarmin} \xrightarrow[-\,4\,HBr\,-\,2\,Na^+]{+\,2\,Br_2\,+\,2\,H_2O} 2\ \text{Isatin-5-sulfonat}$$

Indigocarmin Isatin-5-sulfonat

Bei den bisher beschriebenen Redoxindikatoren beruhte das Prinzip ihres Farbumschlags auf einer zwischen Titrator und Indikator ablaufenden reversiblen Elektronenübertragung. Bei einer Reihe anderer Indikatoren reagieren diese mit der Maßlösung zu andersfarbigen Reaktionsprodukten. *Arzneibuchbeispiele* hierfür sind:

- **Tropäolin 00**

Das acidobasische Tropäolin 00 erfährt mit überschüssiger Nitrit-Lösung eine irreversible Nitrosierung zum entsprechenden, in saurer Lösung schwach *gelb* gefärbten *N*-Nitrosamin; der Azofarbstoff wird daher als Indikator bei der Diazotitration eingesetzt (siehe Kap. 7.2.7).

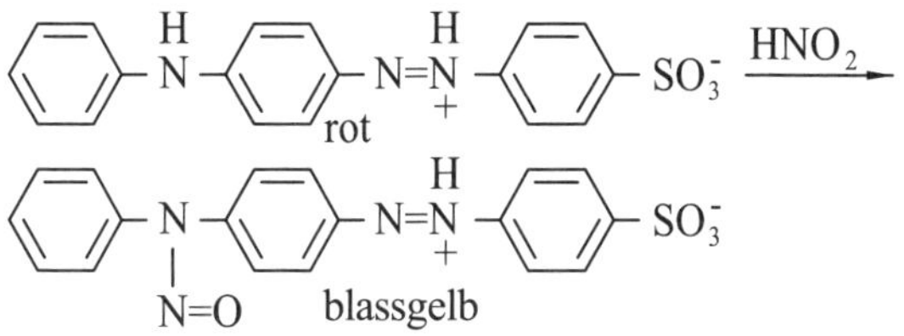

rot $\xrightarrow{HNO_2}$ blassgelb

Ethoxychrysoidin

Eine ethanolische Lösung von Ethoxychrysoidinhydrochlorid kann als Indikator für bromometrische Bestimmungen verwendet werden. Die in saurer Lösung *braunrote* Azoverbindung wird zunächst durch elektrophile Bromierung in das violettrote 3,5-Dibrom-*p*-ethoxychrysoidin umgewandelt, das anschließend von überschüssiger Brom-Lösung zur *farblosen* Azoxyverbindung oxidiert wird.

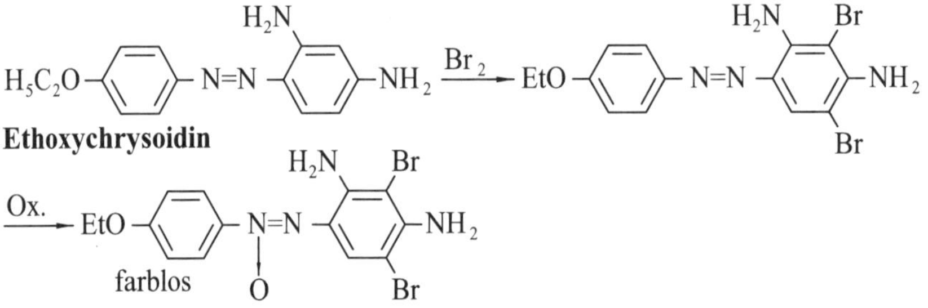

H_5C_2O–C_6H_4–N=N–$C_6H_3(H_2N)$–NH_2 $\xrightarrow{Br_2}$ EtO–C_6H_4–N=N–$C_6H(H_2N)(Br)_2$–NH_2

Ethoxychrysoidin

$\xrightarrow{Ox.}$ EtO–C_6H_4–N(→O)=N–$C_6H(H_2N)(Br)_2$–NH_2

farblos

7.1.3.2 Umschlagspotential, Umschlagsintervall

Auch der Farbumschlag eines Redoxindikators vollzieht sich innerhalb eines bestimmten Potentialbereichs. Am Umschlagspunkt müssen oxidierte und reduzierte Form eines *zweifarbigen* Redoxindikators in gleicher Konzentration vorliegen, während die Grenzen des Umschlagsintervalls durch eine Mischung beider Formen im Verhältnis [1:10] bzw. [10:1] festgelegt sind.

Näherungsweise kann man das Umschlagsintervall eines **zweifarbigen Redoxindikators** berechnen nach [vgl. **MC-Frage Nr. 529**]:

$$\Delta E = E^\circ_I \pm \frac{0{,}059}{n}$$

E°_I = Normalpotential des Redoxindikators
n = Anzahl der übertragenen Elektronen

Bei Austausch *eines* Elektrons erstreckt sich der Farbwechsel von der reinen Farbe des Oxidans zur reinen Farbe des Reduktors über einen Bereich von etwa **120 mV**, bei *zwei* Elektronen über einen Bereich von ca. **60 mV**.

Bei vielen Redoxindikatoren wird das Umschlagsintervall von der Wasserstoff-Ionenkonzentration beeinflusst. Mit m = Anzahl der übertragenen Protonen ergibt sich ihr Umschlagspotentialbereich zu:

$$\Delta E = [E^\circ_I - 0{,}059\ \frac{m}{n}\ pH] \pm \frac{0{,}059}{n}$$

Bei einem *einfarbigen* Redoxindikator sind die Verhältnisse komplizierter, weil das Umschlagsintervall auch von der Totalkonzentration des Indikators und der Grenzkonzentration seiner oxidierten Form abhängt.

Für die *Auswahl eines Redoxindikators* ist entscheidend, dass sein Umschlagspotential in etwa mit dem Äquivalenzpotential der Titration zusammenfällt. Darüber hinaus muss der Indikator ein schwächeres Reduktions- oder Oxidationsmittel darstellen als die zu bestimmende Substanz, damit seine Oxidation bzw. Reduktion erst nach Erreichen des Äquivalenzpunktes einsetzt. Ferner muss der Potentialsprung am Äquivalenzpunkt größer sein als das Umschlagsintervall des Redoxindikators.

7.1.4 Maßlösungen

Als oxidimetrische Maßlösungen wurden in das *Arzneibuch* aufgenommen [vgl. **MC-Fragen Nr. 530, 531**]:

- **Ammoniumcer(IV)-nitrat-Lösung** [0,1 M; 0,01 M]
- **Ammoniumcer(IV)-sulfat-Lösung** [0,1 M; 0,01 M]

Die orangefarbenen Doppelsalze $[(NH_4)_2Ce(NO_3)_6]$ (M_r=548,2) und $[(NH_4)_4Ce(SO_4)_4 \cdot 2\,H_2O]$ (M_r=633) sind wasserlöslich und liefern beständige Lösungen.

Der *Faktor* der Maßlösungen kann gegen **Arsen(III)-oxid** als Urtitersubstanz eingestellt werden. Da As(III)-Ionen gegenüber Ce(IV)-Ionen – wie auch gegenüber Permanganat – eine Oxidationsresistenz zeigen, wird zur Überwindung dieser Redoxhemmung eine Spur **Osmiumtetroxid** (OsO_4) als Katalysator zugesetzt. Als Indikator dient Ferroin [vgl. **MC-Fragen Nr. 542, 568, 1657**].

$$As_2O_3 + 6\,HO^- \longrightarrow 2\,AsO_3^{3-} + 3\,H_2O$$
$$AsO_3^{3-} + 2\,Ce^{4+} + 3\,H_2O \longrightarrow AsO_4^{3-} + 2\,Ce^{3+} + 2\,H_3O^+$$

Bei der *iodometrischen Einstellung* der Cer(IV)-Maßlösungen nach *Ph.Eur.* wird Kaliumiodid hinzugefügt und das ausgeschiedene Iod mit Thiosulfat gegen Stärke-Lösung zurücktitriert.

$$2\,I^- + 2\,Ce^{4+} \rightarrow I_2 + 2\,Ce^{3+}$$
$$I_2 + 2\,S_2O_3^{2-} \rightarrow 2\,I^- + S_4O_6^{2-}$$

- **Ammoniumeisen(III)-sulfat-Lösung** [0,1 M]

Die Einstellung der Maßlösung erfolgt nach Zugabe von KI durch Rücktitration des ausgeschiedenen Iods mit Thiosulfat-Lösung gegen Stärke als Indikator.

$$2\,Fe^{3+} + 2\,I^- \rightarrow I_2 + 2\,Fe^{2+}$$

- **Bromid-Bromat-Lösung** [0,0167 M]

2,7835 g $KBrO_3$ und 13 g KBr werden ad 1000 ml Wasser gelöst. Der Faktor wird aus der $KBrO_3$-Einwaage berechnet.

- **Cer(IV)-sulfat-Lösung** [0,1 M]

Die Einstellung der $Ce(SO_4)_2$-Lösung erfolgt *iodometrisch* [vgl. **MC-Frage Nr. 1866**].

- **Eisen(II)-sulfat-Lösung** [0,1 M]

Zur Einstellung wird eine schwefelsaure $FeSO_4$-Heptahydrat-Lösung (M_r=278,0) nach Zusatz von H_3PO_4 mit 0,02 M-$KMnO_4$-Lösung titriert (siehe Kap. 7.2.1.2). Infolge der leichten Oxidierbarkeit von Fe(II) durch Luftsauerstoff zu Fe(III) muss der Faktor unmittelbar vor Gebrauch bestimmt werden.

- **Iod-Lösung** [0,5 M; 0,05 M; 0,01 M]

Die *geringe Wasserlöslichkeit* des Iods (M_r=253,8) wird durch Zugabe von Kaliumiodid (KI) unter Bildung des komplexen I_3^--Ions erhöht. Parallel dazu verringert sich auch die Flüchtigkeit des gelösten Iods [vgl. **MC-Fragen Nr. 532, 533, 535**].

$$I_2 + I^- \rightleftharpoons I_3^- + 2\,e^- \rightleftharpoons 3\,I^- \quad [E^o = +0{,}536\ V]$$

[534] Eine Iod-Maßlösung [c = 0,05 mol · l⁻¹; M_r = 253,81] mit dem Faktor (f = 0,90) enthält in 1 Liter Lösung **11,42 g** (253,81 · 0,05 · 0,90) Iod.

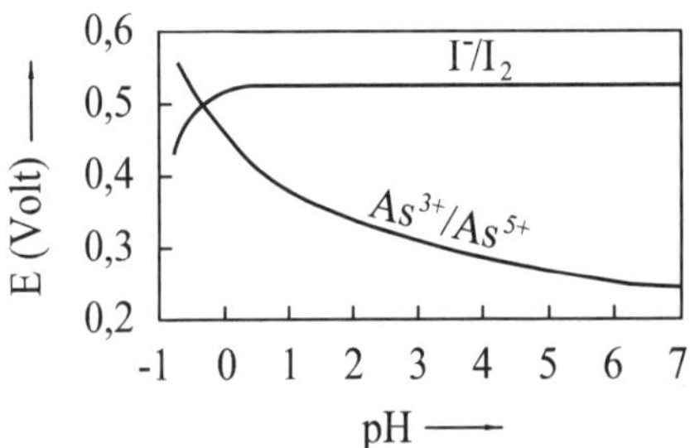

Abb. 7.4 pH-Abhängigkeit der Redoxsysteme I_2/I^- und As(V)/As(III)

Die Einstellung dieser Maßlösungen nach *Ph.Eur.* mit *Thiosulfat-Lösung* ist wenig vorteilhaft, da $Na_2S_2O_3$ *keine* Urtitersubstanz darstellt und nur im sauren und neutralen Milieu einsetzbar ist. Geeigneter wäre **Arsen(III)-oxid** (As_2O_3) als primären Standard zu verwenden. Hierzu wird As_2O_3 in wässriger NaOH-Lösung aufgelöst. Nach dem Neutralisieren mit HCl wird durch Zugabe von $NaHCO_3$ ein für die Titration optimaler pH-Wert eingestellt [vgl. **MC-Fragen Nr. 352, 544, 545, 1657**].

$$AsO_3^{3-} + I_2 + 3\,H_2O \rightleftharpoons AsO_4^{3-} + 2\,I^- + 2\,H_3O^+$$
$$AsO_3^{3-} + I_2 + 2\,HCO_3^- \rightleftharpoons AsO_4^{3-} + 2\,I^- + 2\,CO_2 + H_2O$$

Wie Abb. 7.4 zeigt, ist das Potential des As(V)/As(III)-Redoxsystems stark von der Acidität der Lösung abhängig, weil der Redoxvorgang mit einer Protonenübertragung verbunden ist. Demgegenüber ist das Potential des Redoxpaares (I_2/I^-) im Bereich pH=0–7 nahezu pH-unabhängig.

Die Abnahme des Potentials in stark sauren Iod-Lösungen ist dadurch zu erklären, dass der Aktivitätskoeffizient des Iodid-Ions bei hohen Aciditäten infolge der dehydratisierenden Wirkung der Protonen stark zunimmt [vgl. **MC-Fragen Nr. 532, 533**].

Gemäß Abb. 7.4 ist für die vollständige Oxidation von Arsenit mit Iod zu Arsenat ein pH-Bereich von 6 bis 7 besonders vorteilhaft. Je stärker man die Lösungen ansäuert, desto mehr nähern sich die Potentiale der beiden Redoxpaare und desto unvollständiger wird die Oxidation. In stark sauren Lösungen kann schließlich **Arsensäure** (H_3AsO_4) Iodid zu elementarem Iod oxidieren, wenn das freigesetzte Iod laufend aus dem Gleichgewicht entfernt wird (siehe auch Kap. 7.2.3.3).

Andererseits ist die Einstellung auch *nicht* in stark alkalischen Lösungen möglich, weil oberhalb pH=8 Iod zu Iodid und Hypoiodit und weiter zu Iodat disproportioniert. Die Titration kann dann *nicht* mehr mit Stärke indiziert werden.

Die Einstellung eines optimalen pH-Wertes von 6–7 gelingt, wenn man die zunächst schwach saure As(III)-Lösung mit Hydrogencarbonat versetzt. Es entsteht auf diese Weise ein CO_2/HCO_3^--Puffersystem, dessen pH-Wert bei etwa 6,5 liegt.

[544] Wie obige Formelgleichungen ausweisen, entspricht 1 Mol Iod-Lösung (I_2) 1 Mol einer Arsenit-Lösung (AsO_3^{3-}) bzw. 0,5 Mol gelöstem As_2O_3. 1 ml I_2-Lösung (c = 1 mol · l^{-1}) ist daher **1 ml** einer As_2O_3-Lösung (c = 0,5 mol · l^{-1}) äquivalent.

- **Kaliumbromat-Lösung** [0,0083 M; 0,0167 M; 0,02 M; 0,0333 M]

$KBrO_3$ (M_r=167,0) ist selbst Urtitersubstanz; daher kann der Faktor der Maßlösung aus der Einwaage berechnet werden [vgl. **MC-Fragen Nr. 340, 356**].

- **Kaliumdichromat-Lösung** [0,0167 M]

Der Faktor einer $K_2Cr_2O_7$-Lösung (M_r = 294,2) kann aus der Einwaage (an zuvor bei 130 °C getrocknetem, reinen $K_2Cr_2O_7$) berechnet werden, weil Kaliumdichromat durch Umkristallisation rein gewonnen und ohne Zersetzung gelagert werden kann. Das *Arzneibuch* sieht eine *iodometrische* Einstellung der Lösung vor [siehe Kap. 7.2.6 und **MC-Frage Nr. 341**].

- **Kaliumiodat-Lösung** [0,05 M]

Die Maßlösung kann aus KIO_3-Urtiter (M_r=214,0) hergestellt und der Faktor aus der Einwaage berechnet werden. Das *Arzneibuch* verwendet jedoch KIO_3 mit Reagenzqualität und lässt deshalb die Maßlösung im Salzsauren *iodometrisch* einstellen. Das ausgeschiedene Iod wird mit Thiosulfat-Lösung, die ihrerseits gegen $KBrO_3$ standardisiert wurde, titriert [vgl. **MC-Fragen Nr. 340, 341, 348**].

$$IO_3^- + 5\,I^- + 6\,H_3O^+ \longrightarrow 3\,I_2 + 9\,H_2O$$

- **Kaliumpermanganat-Lösung** [0,02 M]

Zur Erhöhung der Titerbeständigkeit wird die wässrige Permanganat-Lösung auf dem Wasserbad erwärmt und anschließend das ausgefallene Mn(IV)-oxid (MnO_2) abfiltriert.

Die *Einstellung* der $KMnO_4$-Lösung (M_r=158,0) erfolgt nach *Arzneibuch iodometrisch*, indem das aus MnO_4^--Ionen und Iodid freigesetzte Iod in saurer Lösung mit Thiosulfat erfasst wird [vgl. **MC-Frage Nr. 554**].

$$2\,MnO_4^- + 10\,I^- + 16\,H_3O^+ \rightarrow 5\,I_2 + 2\,Mn^{2+} + 24\,H_2O$$

Andere Pharmakopöen standardisieren gegen einen **Oxalsäure-** oder **Natriumoxalat-Urtiter**, was aus analytischer Sicht sinnvoller ist [vgl. **MC-Fragen Nr. 339, 342, 343, 539, 551, 553, 554, 629, 1738**].

$$2\,MnO_4^- + 5\,C_2O_4^{2-} + 16\,H_3O^+ \rightarrow 2\,Mn^{2+} + 10\,CO_2\uparrow + 24\,H_2O$$
$$2\,MnO_4^- + 5\,HOOC\text{-}COOH + 6\,H_3O^+ \rightarrow 2\,Mn^{2+} + 10\,CO_2\uparrow + 14\,H_2O$$

[540] Gemäß obiger Reaktionsgleichungen sind 0,5 mmol Oxalat oder Oxalsäure 0,2 mmol Kaliumpermanganat äquivalent. 10 ml $KMnO_4$-Maßlösung enthalten somit **3,17 g** $KMnO_4$, um 0,5 mmol Oxalat zu Kohlendioxid oxidieren zu können.

Gebräuchlich ist auch die Einstellung mit **Arsen(III)-oxid** als Urtiter, wobei pro 0,1 Mol Arsenit 0,04 Mol oder 0,2 Äquivalente Permanganat erforderlich sind. Zur Überwindung der Reaktionshemmung wird KIO_3 als Katalysator hinzugefügt [vgl. **MC-Frage Nr. 560**].

$$2\ MnO_4^- + 5\ AsO_3^{3-} + 6\ H_3O^+ \longrightarrow 2\ Mn^{2+} + 5\ AsO_4^{3-} + 9\ H_2O$$

■ **Natriumarsenit-Lösung** [0,1 M]
Hierzu werden 4,946 g As(III)-oxid in 40 ml 20%iger NaOH gelöst; mit Wasser wird ad 400 ml aufgefüllt. Anschließend stellt man mit 7%iger Salzsäure gegen Lackmus neutral und verdünnt auf 500 ml mit Wasser.

Da Arsen(III)-oxid eine Urtitersubstanz darstellt, wird der Faktor der Maßlösung aus der Einwaage berechnet.

■ **Natriumnitrit-Lösung** [0,1 M]
Die Einstellung der $NaNO_2$-Lösung (M_r=69,0) erfolgt nach *Arzneibuch* bei elektrometrischer Endpunktanzeige gegen **Sulfanilamid** [R =-NH_2] oder **Sulfanilsäure** [R = -OH], wobei *Ph.Eur. Sulfanilsäure* als Urtiter verwendet. Beide Urtiter werden in saurer Lösung von Salpetriger Säure (HNO_2) nitrosiert und in die entsprechenden Aryldiazoniumionen (Ar-N_2^+) umgewandelt [vgl. **MC-Fragen Nr. 343, 349, 356, 549, 550**].

$$H_2N\text{-}C_6H_4\text{-}SO_2\text{-}R + HNO_2 + H_3O^+ \longrightarrow N{\equiv}\overset{+}{N}\text{-}C_6H_4\text{-}SO_2\text{-}R + 3\ H_2O$$

■ **Natriumperiodat-Lösung** [0,1 M]
Zur Herstellung der Maßlösung werden 24,1 g $NaIO_4$ in 1000 ml Wasser gelöst. Die Einstellung erfolgt in $NaHCO_3$-alkalischer Lösung (pH = 6,4) durch Zusatz von KI. Das ausgeschiedene Iod wird mit Thiosulfat-Maßlösung gegen Stärke-Lösung zurücktitriert (siehe auch Kap. 7.4.2.1).

$$IO_4^- + 2\ I^- + H_2O \rightarrow IO_3^- + \mathbf{I_2} + 2\ HO^-$$

■ **Natriumthiosulfat-Lösung** [0,1 M]
Zur Herstellung der Lösung wird $Na_2S_2O_3$-Pentahydrat (M_r=248,2) unter Zusatz von Natriumcarbonat in kohlendioxidfreiem Wasser gelöst.

Der Zusatz von Na_2CO_3 erhöht die Beständigkeit der Maßlösung, weil gelöstes CO_2 durch Bildung von HCO_3^--Ionen gebunden und Spuren an Cu-Ionen ausgefällt werden. Beide Substanzen katalysieren ebenso wie Säuren Zersetzungsreaktionen. Manche Arzneibücher schreiben darüber hinaus zur Erhöhung der Haltbarkeit der Thiosulfat-Lösung auch einen Schutz vor Lichteinwirkung vor [vgl. **MC-Fragen Nr. 532, 536**].

$$CO_3^{2-} + H_2O \longrightarrow HCO_3^- + HO^- \xrightarrow{+\ CO_2} 2\ HCO_3^-$$

Der Faktor der Lösung wird nach *Arzneibuch* unter Zusatz von KI gegen **Kaliumbromat-Lösung** bestimmt [vgl. **MC-Fragen Nr. 535, 537, 546, 548**].

$BrO_3^- + 6\ I^- + 6\ H_3O^+ \longrightarrow Br^- + 3\ I_2 + 9\ H_2O$

Andere Pharmakopöen lassen die Thiosulfat-Lösung gegen **Kaliumiodat** (KIO_3) einstellen. Das nach Zugabe von Kaliumiodid durch Komproportionierung aus IO_3^- und I^- gebildete Iod wird mit Thiosulfat gegen Stärke-Lösung zurücktitriert [vgl. **MC-Fragen Nr. 546, 547**].

$IO_3^- + 5\ I^- + 6\ H_3O^+ \longrightarrow 3\ I_2 + 9\ H_2O$
$I_2 + 2\ S_2O_3^{2-} \longrightarrow 2\ I^- + S_4O_6^{2-}$

Die Rücktitration gebildeten Iods mit Thiosulfat-Lösung kann nur in neutralem bis schwach saurem Medium erfolgen. In stark alkalischer Lösung disproportioniert elementares Iod (I_2) in Iodid (I^-) und *Hypoiodit* (IO^-). Letzteres oxidiert aufgrund seines positiveren Redoxpotentials Thiosulfat nicht zu Tetrathionat sondern zu *Sulfat*, was bei der Rücktitration mit einem Minderverbrauch an Thiosulfat-Maßlösung verbunden ist [siehe Kap. 7.2.3.1 und **MC-Frage Nr. 538**]:

$I_2 + 2\ HO^- \rightarrow \mathbf{IO^-} + I^- + H_2O$
$S_2O_3^{2-} + 4\ IO^- + 2\ HO^- \rightarrow 2\ SO_4^{2-} + 4\ I^- + H_2O$

Zur Einstellung einer Natriumthiosulfat-Maßlösung kann auch *Kaliumdichromat* ($K_2Cr_2O_7$) als Urtiter eingesetzt werden. Nach Hinzufügen von Kaliumiodid wird Iodid durch Dichromat zu Iod oxdiert, das sich dann mit Thiosulfat-Lösung gegen Stärke-Lösung quantitativ erfassen lässt [siehe auch Kap. 7.2.6 und **MC-Frage Nr. 546**].

$Cr_2O_7^{2-} + 6\ I^- + 14\ H_3O^+ \rightarrow 3\ I_2 + 2\ Cr^{3+} + 21\ H_2O$

7.1.5 Urtitersubstanzen

Als Urtitersubstanzen für oxidimetrische Maßlösungen werden von *Ph.Eur.* genutzt [vgl. **MC-Fragen Nr. 339, 340, 344, 349, 352, 356, 541, 543, 1776**]:

- **Arsen(III)-oxid** ***RV*** [As_2O_3] (M_r=197,8)

Zur Reinigung wird As_2O_3 in einer geeigneten Apparatur sublimiert und über Silicagel gelagert.

- **Kaliumbromat** ***RV*** [$KBrO_3$] (M_r=167,0)

$KBrO_3$ wird aus siedendem Wasser umkristallisiert. Die Kristalle werden gesammelt und bei 180°C bis zur Massekonstanz getrocknet.

- **Sulfanilsäure** ***RV*** [*p*-H_2N-C_6H_4-SO_3H] (M_r=173,2)

Die Substanz wird aus siedendem Wasser umkristallisiert. Nach dem Abfiltrieren wird bei 100–105°C bis zur Massekonstanz getrocknet.

Klassische quantitative Analytik

7.2 Methoden, pharmazeutische Anwendungen, insbesondere nach Arzneibuch

7.2.1 Permanganometrie

7.2.1.1 Grundlagen, Durchführung

Kaliumpermanganat ($KMnO_4$) ist ein starkes Oxidationsmittel, dessen Normalpotential in Schwefelsäure (c = 0,5 mol · l^{-1}) etwa **E° = +1,52 V** beträgt. Das Redoxpotential ist pH-abhängig. Im *sauren* Milieu (überwiegende Anwendung) wird Permanganat unter Aufnahme von **5** Elektronen zu farblosem Mn(II) reduziert [vgl. **MC-Fragen Nr. 551–553, 556, 1738**].

$$MnO_4^- + 8\ H_3O^+ + 5\ e^- \longrightarrow Mn^{2+} + 12\ H_2O$$

In *neutraler* bis schwach *alkalischer* Lösung erfolgt die Reduktion mit 3 Elektronen lediglich bis zur vierwertigen Stufe unter Abscheidung von hydratisiertem Mangandioxid (MnO_2).

$$MnO_4^- + 2\ H_2O + 3\ e^- \longrightarrow MnO_2\downarrow + 4\ HO^-$$

Der Endpunkt kann an der Rosafärbung der Titrationslösung durch überschüssiges Permanganat erkannt werden; die Permanganometrie kommt in der Regel ohne Indikator aus.

Nachteile der Permanganometrie sind, dass $KMnO_4$ nicht völlig rein gewonnen werden kann und geringe Mengen an MnO_2 enthält, die *autokatalytisch* die Zersetzung einer $KMnO_4$-Lösung beeinflussen (*geringe Titerbeständigkeit* der Maßlösung). Darüber hinaus werden beim Einsatz von Permanganat nach einem komplizierten Mechanismus verschiedene Oxidationsstufen unterschiedlicher Stabilität durchlaufen. Es kann vorkommen, dass solche Zwischenstufen nur verzögert reduziert werden und dadurch den stöchiometrischen Ablauf mancher Oxidationsreaktionen verfälschen. Nachteilig ist auch, dass die Permanganometrie in salzsaurer Lösung nur bedingt anwendbar ist (siehe Kap. 7.2.1.2).

7.2.1.2 Pharmazeutische Anwendungen

- **Wasserstoffperoxid-Lösung** (30%; 0,3%) [M_r=34,01]

In saurer Lösung reduziert H_2O_2 [E°= +0,68 V] Permanganat zu Mn(II) und wird dabei selbst zu O_2 oxidiert. In analoger Weise erfolgt auch die Bestimmung anderer Peroxoverbindungen [vgl. **MC-Fragen Nr. 551, 554–556, 1651**].

$$5\ H_2O_2 + 2\ MnO_4^- + 6\ H_3O^+ \longrightarrow 5\ O_2\uparrow + 2\ Mn^{2+} + 14\ H_2O$$

Darüber hinaus kann Wasserstoffperoxid auch *iodometrisch* oder *cerimetrisch* titriert werden (siehe Kap. 7.2.2.2 und 7.2.3.3).

In analoger Weise lässt das *Arzneibuch* den Gehalt von

- **Magnesiumperoxid** (MgO_2) [M_r = 56,30]
- **Natriumperborat, wasserhaltig** ($NaBO_2 \cdot H_2O_2 \cdot 3\ H_2O$) [$M_r$ = 153,9]

permanganometrisch bestimmen. Titriert wird jeweils das in schwefelsaurer Lösung freigesetzte H_2O_2.

Zur *Stöchiometrie* der Titration von Wasserstoffperoxid mit Kaliumpermanganat-Maßlösung lässt sich ausführen.

[557] Aufgrund obiger Reaktionsgleichung entspricht 1 mol (5 Mol) H_2O_2 0,4 Mol (2 Mol) $KMnO_4$. Daher reagieren **31,6 g** $KMnO_4$ ($M_r \approx 158$) und **17 g** H_2O_2 ($M_r \approx 34$) miteinander.

[558] 1 mmol H_2O_2 sind $4 \cdot 10^{-4}$ mol $KMnO_4$ äquivalent. 1 ml $KMnO_4$-Lösung (c = 1/50 mol · l^{-1}) enthält 0,2 mmol $KMnO_4$, so dass bei der Titration von 1 mmol H_2O_2 bis zum Äquivalenzpunkt **20 ml** Maßlösung verbraucht werden.

- **Mangansulfat-Monohydrat** ($MnSO_4 \cdot H_2O$) [$M_r = 169{,}0$]

Mn(II)-Ionen lassen sich in alkalischer Lösung mit Permanganat zu Mangandioxidhydrat [$MnO(OH)_2$] oxidieren.

$$2\,MnO_4^- + 3\,Mn^{2+} + 4\,HO^- + 3\,H_2O \rightarrow 5\,MnO(OH)_2$$

Demzufolge entsprechen 2 Mol (**316 g**) $KMnO_4$ (M_r = 158,1) 3 Mol (**507 g**) $MnSO_4 \cdot H_2O$ [vgl. **MC-Frage Nr. 559**].

Ph. Eur. lässt jedoch den Gehalt von Mangansulfat durch komplexometrische Titration des Mn(II)-Kations bestimmen.

An weiteren Beispielen für permanganometrische Titrationen sind zu nennen:

- **Kaliumbromid** (KBr) [M_r=119,0]
- **Natriumbromid** (NaBr) [M_r=102,9]

Die schwefelsaure Bromid-Lösung wird in der Siedehitze mit einer $KMnO_4$-Maßlösung titriert. Dabei wird Bromid zu elementarem Brom oxidiert; vorhandenes *Chlorid* wird *nicht* erfasst und kann anschließend in der austitrierten Lösung argentometrisch nach Volhard bestimmt werden.

$$10\,Br^- + 2\,MnO_4^- + 16\,H_3O^+ \longrightarrow 5\,Br_2 + 2\,Mn^{2+} + 24\,H_2O$$

Die Titration sollte zügig erfolgen, weil bei längerem Einwirken von $KMnO_4$ – wie die Normalpotentiale (siehe Kap. 7.1.1.1, ◘Tab. 7.1) vermuten lassen – doch eine, wenn auch langsame Oxidation von Chlorid zu Chlor stattfinden kann. Spuren an Fe(III) katalysieren den Vorgang [vgl. **MC-Fragen Nr. 551, 554**].

$$10\,Cl^- + 2\,MnO_4^- + 16\,H_3O^+ \longrightarrow 5\,Cl_2 + 2\,Mn^{2+} + 24\,H_2O$$

Die Permanganometrie gestattet eine Simultanbestimmung von Bromiden neben Chloriden. Das *Arzneibuch* lässt jedoch beide Bromide argentometrisch nach *Volhard* titrieren und verwendet zudem für die Chlorid-Bestimmung in Kaliumbromid (KBr) oder Natriumbromid (NaBr) in salpetersaurer Lösung Wasserstoffperoxid (H_2O_2) als selektives Oxidationsmittel für Bromide, das Chloride nicht angreift (siehe auch Kap. 8.2.1.3 und 8.2.1.4).

- **Natriumnitrit *R*** [M_r=69,0]

Permanganat oxidiert in schwefelsaurer Lösung Nitrit zu Nitrat.

$$5\,NO_2^- + 2\,MnO_4^- + 6\,H_3O^+ \longrightarrow 5\,NO_3^- + 2\,Mn^{2+} + 9\,H_2O$$

Dazu wird die wässrige $NaNO_2$-Lösung mit überschüssiger Permanganat-Maßlösung versetzt. Nach Ablauf der Reaktion wird der $KMnO_4$-Überschuss mit Kaliumiodid reduziert und das ausgeschiedene Iod mit Thiosulfat gegen Stärke zurücktitriert. Alternativ dazu kann man auch eine *inverse Titration* durchführen, in dem man die Maßlösung vorlegt und die Analyt-Lösung hinzutropft. Grund für diese Vorgehensweise ist, dass die im Sauren freigesetzte Salpetrige Säure (HNO_2) flüchtig ist und sich in der Wärme leicht zersetzt.

$$2\,HNO_2 \longrightarrow H_2O + NO_2\uparrow + NO\uparrow$$
$$NO + 1/2\,O_2(\text{Luft}) \longrightarrow NO_2\uparrow$$

Die cerimetrische Gehaltsbestimmung von $NaNO_2$ liefert genauere Ergebnisse (siehe Kap. 7.2.2.2).

- **Natriumformiat *R*** [Natriummethanoat] (HCOONa) [M_r=68,0]

Formiat wird in alkalischer Lösung durch Permanganat zu Carbonat oxidiert [vgl. **MC-Frage Nr. 632**].

$$3\,HCOO^- + 2\,MnO_4^- + HO^- \longrightarrow 2\,MnO_2\downarrow + 3\,CO_3^{2-} + 2\,H_2O$$

- **Ethanol, wasserfrei** (CH_3CH_2OH) [M_r = 46,07]

Ethanol wird in saurer Lösung von Permanganat zu *Acetaldehyd* (Ethanal) [CH_3CHO] oxidiert [vgl. **MC-Frage Nr. 554**].

$$2\,MnO_4^- + 5\,CH_3CH_2OH + 6\,H_3O^+ \rightarrow 2\,Mn^{2+} + 5\,CH_3CH{=}O + 14\,H_2O$$

Ph.Eur. bestimmt den Gehalt von Ethanol aber über eine *Dichtemessung* und der Ethanolgehalt in *Chloroform* ($CHCl_3$) wird *chromatometrisch* ermittelt (siehe Kap. 7.2.6.2).

- **Bestimmung von Fe(II)-Verbindungen**

Zweiwertiges Eisen lässt sich in schwefelsaurer Lösung glatt mit Permanganat zu Fe(III) oxidieren, wobei pro Mol Fe(II) 0,2 Mol $KMnO_4$ und 1,6 Mol H_3O^+-Ionen verbraucht werden [vgl. **MC-Fragen Nr. 561, 1656**].

$$5\,Fe^{2+} + MnO_4^- + 8\,H_3O^+ \longrightarrow 5\,Fe^{3+} + Mn^{2+} + 12\,H_2O$$

In *salzsaurer Lösung* findet man einen etwas zu hohen $KMnO_4$-Verbrauch, da Chlorid partiell zu Chlor oxidiert wird. In Anwesenheit von Fe(II)-Salzen tritt in der Kälte zwar keine Oxidation ein, jedoch induzieren die während der Titration gebildeten Fe(III)-Ionen die Reaktion. Fügt man ein **Mn(II)-Salz** hinzu, so unterbleibt die HCl-Oxidation, da hierdurch das Redoxpotential des Permanganats im Titrationsgemisch herabgesetzt wird [siehe auch Kap. 7.1.1.2 und **MC-Fragen Nr. 551, 554**].

$$E = E° + \frac{0{,}059}{5} \log \frac{[MnO_4^-]\,[H_3O^+]^8}{\mathbf{[Mn^{2+}]}}$$

Die in Anwesenheit von Chlorid-Ionen gebildete *gelbbraune* Färbung der Lösung durch $FeCl_3$ erschwert das Erkennen des Endpunktes. Durch Zusatz von **Phosphor-**

säure kann aber das Fe(III)-Ion in einen stabilen, farblosen Fe(III)-phosphat-Komplex übergeführt werden. Darüber hinaus bewirkt die Komplexbildung, dass das Redoxpotential (Fe^{3+}/Fe^{2+}) erniedrigt und somit die Oxidation von Fe(II) erleichtert wird.

$$E = E° + 0{,}059 \ \log \frac{[Fe^{3+}]}{[Fe^{2+}]}$$

Der Zusatz von Mangan(II)-Salzen und Phosphorsäure erfolgt ganz allgemein in Form der **Reinhardt-Zimmermann-Lösung**.

- **Oxidimetrische Bestimmung von Fe(III)-Salzen**

Die Reduktion des dreiwertigen Eisens wird in stark *salzsaurer* Lösung mit Zinn(II)-chlorid durchgeführt.

$$2\ Fe^{3+} + Sn^{2+} \rightarrow 2\ Fe^{2+} + Sn^{4+}$$

Der Überschuss an Sn(II) wird durch Hg(II)-Ionen beseitigt.

$$Sn^{2+} + 2\ Hg^{2+} \rightarrow Sn^{4+} + Hg_2^{2+}$$

Das dabei ausfallende Hg_2Cl_2 wird von $KMnO_4$ praktisch *nicht* angegriffen. Anschließend setzt man Reinhardt-Zimmermann-Lösung hinzu und titriert das gebildete Fe(II) mit Permanganat.

7.2.2 Cerimetrie

7.2.2.1 Grundlagen, Durchführung

Cer(IV)-Ionen sind starke Oxidationsmittel, die unter Aufnahme eines Elektrons in Cer(III)-Ionen übergehen.

$$\text{(gelb)} \quad Ce^{4+} + 1\ e^- \longrightarrow Ce^{3+} \quad \text{(farblos)}$$

Das Oxidationspotential wird in geringem Maße vom Anion und dem Säuregehalt der Lösung beeinflusst. Parallel zum steigenden Normalpotential sinkt die Stabilität der betreffenden Cer(IV)-Salzlösung.

Anion	Sulfat	Nitrat	Perchlorat
E° (V) (25 °C)	+ 1,44	+ 1,61	+ 1,70

In das *Arzneibuch* sind das Sulfat und das Nitrat als Maßlösungen aufgenommen worden (siehe Kap. 7.1.4).

Gegenüber Permanganat besitzen Cer(IV)-Salzlösungen einige wesentliche *Vorteile* [vgl. **MC-Frage Nr. 562**]:

- hohe Titerbeständigkeit, selbst bei längerem Erhitzen,
- auch in salzsauren Lösungen kann titriert werden,
- stets eindeutiger Reaktionsverlauf infolge des nur eine Stufe betragenden Wertigkeitswechsels; die Reaktion kann nicht auf einer Zwischenstufe stehen bleiben.

Um ein Ausfallen schwer löslicher, basischer Cer(IV)-Salze zu verhindern, wird in *saurer* Lösung titriert. Cer(IV)-Salze sind nur *schwach gelb* gefärbt und werden zu *farblosem* Ce(III) reduziert. Dieser Farbwechsel ist zur Indizierung des Titrationsendpunktes nicht geeignet, sodass man auf den Einsatz von Redoxindikatoren, meistens Ferroin, seltener Diphenylamin angewiesen ist. Der Endpunkt kann auch biamperometrisch oder bivoltametrisch indiziert werden [siehe Kap. 10.6.2 und 10.6.5 sowie **MC-Frage Nr. 563**].

7.2.2.2 Pharmazeutische Anwendungen

- **Eisen(II)-fumarat** [$Fe^{2+}(^{-}OOC\text{-}CH{=}CH\text{-}COO^{-})$] [$M_r = 169{,}9$]
- **Eisen(II)-gluconat** [$(HOCH_2\text{-}(CHOH)_4\text{-}COO^{-})_2Fe^{2+}$] [$M_r = 446{,}1$]
- **Eisen(II)-sulfat, getrocknetes** ($FeSO_4$) [$M_r = 151{,}9$]
- **Eisen(II)-sulfat-Heptahydrat** ($FeSO_4 \cdot 7\,H_2O$)[$M_r = 278{,}0$]

Zweiwertiges Eisen wird durch Ce(IV) glatt zu Fe(III) oxidiert. Die Titration kann in schwefel- oder salzsaurer Lösung gegen Ferroin erfolgen [vgl. **MC-Fragen Nr. 566, 1656, 1777, 1821**].

$$Ce^{4+} + Fe^{2+} \longrightarrow Ce^{3+} + Fe^{3+}$$

Fe(II)-Salze können partiell durch Luftsauerstoff zu Fe(III)-Salzen oxidiert werden. Um eine Verfälschung des Titrationsergebnisses zu vermeiden, ist es erforderlich, den Luftsauerstoff vor Zugabe des Fe(II)-Salzes aus der Probenlösung zu entfernen. Dies kann dadurch geschehen, dass man der sauren Probenlösung (Analyt-Lösung) *Natriumhydrogencarbonat* ($NaHCO_3$) hinzufügt. Das hierbei freigesetzte CO_2 verdrängt weitgehend den Luftsauerstoff aus der Lösung.

Neben der cerimetrischen Bestimmung können **Eisen(II)-salze** auch mit Kaliumpermanganat- oder Kaliumdichromat-Maßlösung quantitativ erfasst werden.

- **Natriumnitrit** ($NaNO_2$) [$M_r = 69{,}0$]

Nitrit wird in saurer Lösung durch Cer(IV) quantitativ zu Nitrat oxidiert.

$$NO_2^- + 2\,Ce^{4+} + 3\,H_2O \longrightarrow NO_3^- + 2\,Ce^{3+} + 2\,H_3O^+$$

Zur Probenlösung wird überschüssige Ce(IV)-Maßlösung hinzugefügt und der Ce(IV)-Überschuss durch KI-Zusatz reduziert. Das ausgeschiedene Iod wird danach in gewohnter Weise mit Thiosulfat gegen Stärke-Lösung zurücktitriert.

- **Titanoxid** (TiO_2) [$M_r = 79{,}9$]

Ti(IV)-Verbindungen werden in schwefelsaurer Lösung von unedlen Metallen (Cd, Zn) und deren Amalgamen zu *violetten* Ti(III)-Verbindungen reduziert, die sich anschließend cerimetrisch gegen Ferroin bestimmen lassen. Das *Arzneibuch* verwendet zur Reduktion von TiO_2 amalgamiertes Zink.

$$[TiO]^{2+} + e^- + 3\,H_2O + 2\,H_3O^+ \longrightarrow [Ti(H_2O)_6]^{3+}$$

- **Wasserstoffperoxid** [$M_r = 34{,}1$]

H_2O_2 kann cerimetrisch bestimmt werden, wobei zur Oxidation von einem Mol H_2O_2 zwei Mol Ce(IV) erforderlich sind [vgl. **MC-Fragen Nr. 631, 1651**].

$$H_2O_2 + 2\,Ce^{4+} + 2\,H_2O \longrightarrow 2\,Ce^{3+} + O_2\uparrow + 2\,H_3O^+$$

- **Calciumdobesilat-Monohydrat** (Calcium-di-2,5-dihydroxybenzolsulfonat) [M_r = 436,4]
- **Etamsylat** (*N*-Ethylethanamin-2,5-dihydroxybenzolsulfonat) [M_r = 263,3]

Die phenolische *para*-Dihydroxystruktur beider Benzolsulfonsäuresalze lässt sich mit Cer(IV)-sulfat-Lösung zu einem *p*-Benzochinon-Derivat oxidieren. Der Endpunkt wird mithilfe der Potentiometrie bestimmt.

- **Hydrochinon** (*p*-HO-C_6H_4-OH) [M_r = 79,9]

Hydrochinon lässt sich unter Verbrauch von 2 Äquivalenten Ce(IV) leicht zu p-Benzochinon oxidieren [vgl. **MC-Frage Nr. 564**].

- **1,4-Benzochinon *R*** (Cyclohexa-2,5-dien-1,4-dion) [M_r = 108,1]

Die Substanz wird in einer vorgelagerten Reaktion zu Hydrochinon (Benzol-1,4-diol) reduziert und danach mit einer Cer(IV)-Maßlösung oxidimetrisch erfasst [vgl. **MC-Frage Nr. 565**].

- **Menadion** (2-Methyl-naphthalin-1,4-dion) [M_r = 172,2]

Zur Bestimmung wird zunächst das in Essigsäure 99% *R* gelöste Menadion in salzsaurer Lösung mit Zinkpulver zu 2-Methyl-1,4-naphthohydrochinon reduziert. Nach Abfiltrieren des nicht umgesetzten Zinks oxidiert man das Hydrochinon-Derivat wieder mit einer Cer(IV)-Maßlösung unter Verbrauch von 2 Äquivalenten zu Menadion. Die Titration wird mit Ferroin indiziert [vgl. **MC-Fragen Nr. 566, 1708**].

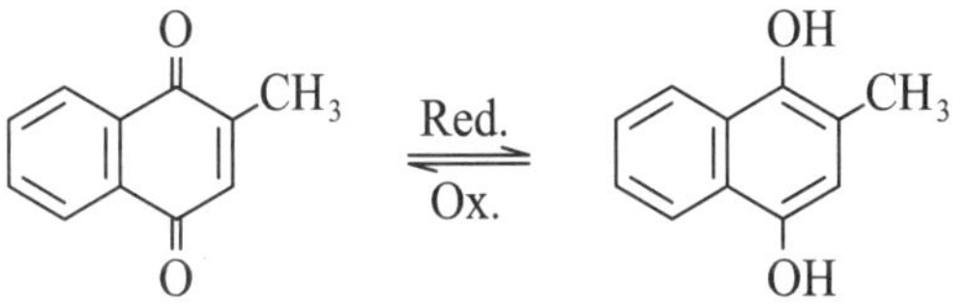

O, CH_3, O — Red. / Ox. — OH, CH_3, OH

Menadion **2-Methylnaphthohydrochinon**

- **Nifedipin** [M_r=346,3]

Als 1,4-Dihydropyridin wird Nifedipin in saurer Lösung von 2 Äquivalenten Cer(IV)-sulfat-Lösung zum betreffenden *Pyridin-Derivat* dehydriert. Als Indikator dient Ferroin [vgl. **MC-Frage Nr. 565**].

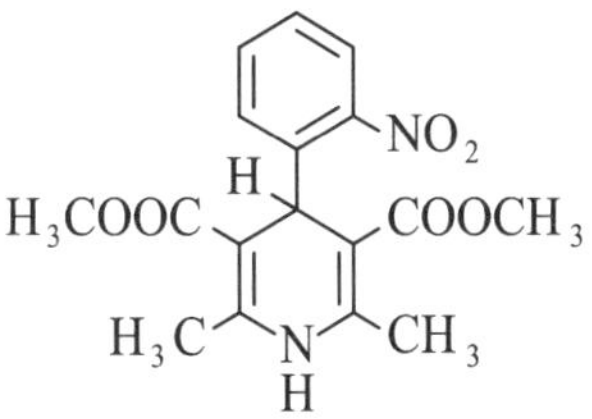

NO_2, H, H_3COOC, $COOCH_3$, H_3C, N, CH_3, H

Nifedipin

In analoger Weise lässt das *Arzneibuch* auch andere *1,4-Dihydropyridin-Derivate* wie

- **Felodipin** [M_r = 384,3]

- **Nimodipin** [M_r = 418,4]
- **Nitrendipin** [M_r = 360,4]

cerimetrisch gegen Ferroin bestimmen.

- **Paracetamol** (4-Hydroxyacetanilid) [M_r = 151,2]

Paracetamol kann *nicht* unmittelbar mit Ce(IV)-Ionen titriert werden. Spaltet man aber zuvor die Acetylgruppe durch saure Hydrolyse ab, so lässt sich das erhaltene ***p*-Aminophenol** mit Ce(IV)-Salzen zu ***p*-Chinonimin** oxidieren. Der Endpunkt wird mit Ferroin-Lösung angezeigt, die Endpunkterkennung kann jedoch auch biamperometrisch erfolgen [vgl. **MC-Fragen Nr. 564-568, 1739**].

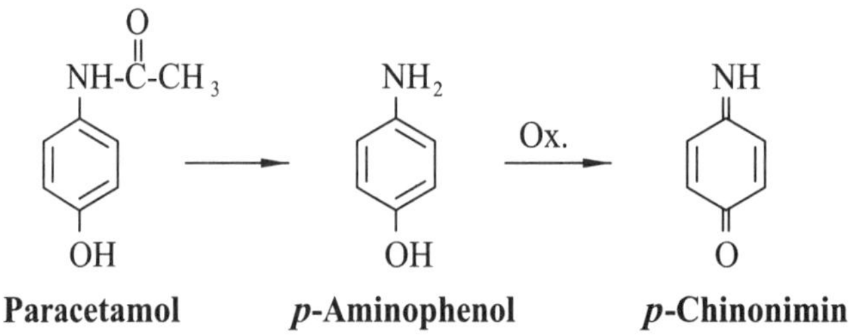

NH-C(=O)-CH₃ / OH → NH₂ / OH —Ox.→ NH / O

Paracetamol ***p*-Aminophenol** ***p*-Chinonimin**

Auch ***o*-** oder ***p*-Phenylendiamin-Derivate** (*o,p*-$H_2N-C_6H_4-NH_2$) lassen sich mit Cer(IV)-sulfat-Lösung oxidieren [vgl. **MC-Frage Nr. 565**].

- **α-Tocopherolacetat** [M_r=472,7]

Durch längeres Kochen unter Rückfluss mit ethanolischer H_2SO_4 wird die Estergruppe des Tocopherolacetats verseift. Es entsteht **Tocopherol**, das mit Ammoniumcer(IV)-Salzlösung unter Ringöffnung und Oxidation zu **Tocopherylchinon** reagiert. Der Endpunkt der Titration wird mit Diphenylamin indiziert [vgl. **MC-Frage Nr. 566**].

Ph.Eur. lässt dagegen den Gehalt von α-Tocopherol und seinen Estern mithilfe der Gaschromatographie bestimmen (siehe Kap. 12.4.4).

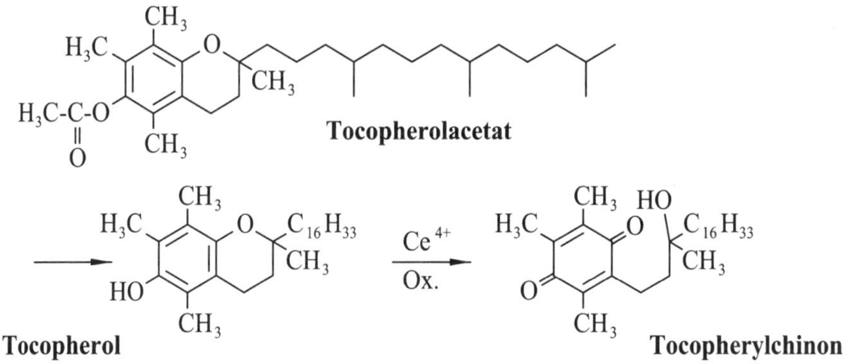

CH_3, H_3C, O, CH_3, $H_3C-C(=O)-O$, CH_3

Tocopherolacetat

→ CH_3, H_3C, O, $C_{16}H_{33}$, CH_3, HO, CH_3 —Ce^{4+} / Ox.→ CH_3, HO, H_3C, O, $C_{16}H_{33}$, CH_3, O, CH_3

Tocopherol **Tocopherylchinon**

7.2.3 Iodometrie

7.2.3.1 Grundlagen, Durchführung

Die Iodometrie ist ein vielseitig anwendbares volumetrisches Verfahren, das zur Bestimmung von Oxidations- *und* Reduktionsmitteln eingesetzt werden kann.

Elementares Iod ist ein mildes Oxidationsmittel und wird leicht zu Iodid reduziert. Umgekehrt wirken Iodid-Ionen – besonders in saurer Lösung – reduzierend und können wieder zu freiem Iod oxidiert werden. Die *Reversibilität* der Reaktion wird vor allem mit dem niedrigen Normalpotential (**E°= +0,536 V**) des Redoxsystems (I_2/I^-) begründet.

$$I_2 + 2\,e^- \rightleftharpoons 2\,I^-$$

In welcher Richtung der Vorgang letztlich abläuft, hängt vom Redoxpotential der neben Iod und Iodid in der Lösung vorhandenen Stoffe und vom pH-Wert der Titrationslösung ab.

Reduzierende Stoffe werden im Allgemeinen direkt mit Iod-Lösung titriert. Da die Maßlösung jedoch unbeständig ist, verwendet man in der Praxis häufig ein KI/KIO_3-Gemisch im Molverhältnis 5:1, das in situ beim Ansäuern elementares Iod liefert.

$$IO_3^- + 5\,I^- + 6\,H_3O^+ \longrightarrow 3\,I_2 + 9\,H_2O$$

Bei Oxidationsreaktionen mit Iod im alkalischen Milieu (pH> 8) ist **Hypoiodit** (IO^-), das aus Iod durch Disproportionierung entsteht, das wirksame Agens.

$$I_2 + 2\,HO^- \rightleftharpoons IO^- + I^- + H_2O$$

Lösungen *oxidierender Stoffe* werden mit überschüssigem Kaliumiodid versetzt. Anschließend wird das ausgeschiedene Iod (I_2) mit **Natriumthiosulfat-Maßlösung** ($Na_2S_2O_3$) zurücktitriert, das im *schwach sauren, neutralen* bis *schwach alkalischen* Milieu zu Tetrathionat ($S_4O_6^{2-}$) oxidiert wird.

$$I_2 + 2\,S_2O_3^{2-} \rightarrow 2\,I^- + S_4O_6^{2-}$$

In *stärker alkalischer* Lösung (pH > 8) läuft die Oxidation des Thiosulfats nicht mehr stöchiometrisch ab. Iod liegt infolge Disproportionierung als Hypoiodit (bzw. Iodat) vor, das aufgrund seines höheren Oxidationspotentials das primär gebildete Tetrathionat partiell zu Sulfat weiteroxidiert [vgl. **MC-Fragen Nr. 537, 538**].

$$\begin{array}{rcl} 4\,I_2 + 8\,HO^- & \rightleftharpoons & 4\,IO^- + 4\,I^- + 4\,H_2O \\ S_2O_3^{2-} + 4\,IO^- + 2\,HO^- & \longrightarrow & 2\,SO_4^{2-} + 4\,I^- + H_2O \\ \hline S_2O_3^{2-} + 4\,I_2 + 10\,HO^- & \longrightarrow & 2\,SO_4^{2-} + 8\,I^- + 5\,H_2O \end{array}$$

Daher wird in alkalischer Lösung mit **Arseniger Säure** bzw. **Natriumarsenit** (Na_3AsO_3) zurücktitriert.

$$I_2 + AsO_3^{3-} + 2\,HO^- \leftrightharpoons 2\,I^- + AsO_4^{3-} + H_2O$$

Andererseits ist bei der Rücktitration eine zu hohe Säurekonzentration zu vermeiden, weil die in stark saurem Milieu freigesetzte *Thioschwefelsäure* ($H_2S_2O_3$) in Umkehrung ihrer Bildung in Schwefeldioxid (SO_2) und elementaren Schwefel (S) zerfällt.

$$S_2O_3^{2-} + 2\,H^+ \rightarrow (H_2S_2O_3) \rightarrow H_2O + SO_2\uparrow + S\downarrow$$

7.2.3.2 Indizierung des Endpunktes (Iod-Stärke-Reaktion)

Der Endpunkt iodometrischer Titrationen muss indiziert werden, da die *gelbbraune* Eigenfarbe des I_3^--Ions für ein genaues Erkennen nicht ausreicht. Als empfindlicher Indikator für freies Iod dient **Stärke**. Bei Direkttitrationen mit Iod wird die Stärke-Lösung von Anfang an hinzugefügt. Bei Titrationen mit überschüssiger Iod-Lösung und Rücktration des I_2-Überschusses mit einer Thiosulfat-Maßlösung wird dagegen die Stärke-Lösung erst gegen Ende der Titration hinzugegeben.

Die *tiefblaue* Farbe der Iod-Stärke-Reaktion, die an die *Anwesenheit von Iodid-Ionen* gebunden ist, beruht auf der Bildung einer **Einschlussverbindung (Chlathrat)** von Iodatomen in Form von I_5^--Einheiten in die **Amylose**, einem Bestandteil der Stärke. Wie ○Abb. 7.5 veranschaulicht, besitzt Amylose aufgrund der α-1,4-glucosidischen Bindungen eine *spiralige* Sekundärstruktur, wobei jeweils 6 Glucose-Einheiten eine Windung der Helix ergeben. In den inneren Hohlraum (Durchmesser ca. 500 pm) lagern sich lineare Ketten von etwa 15 Iodatomen mit einem I-I-Abstand

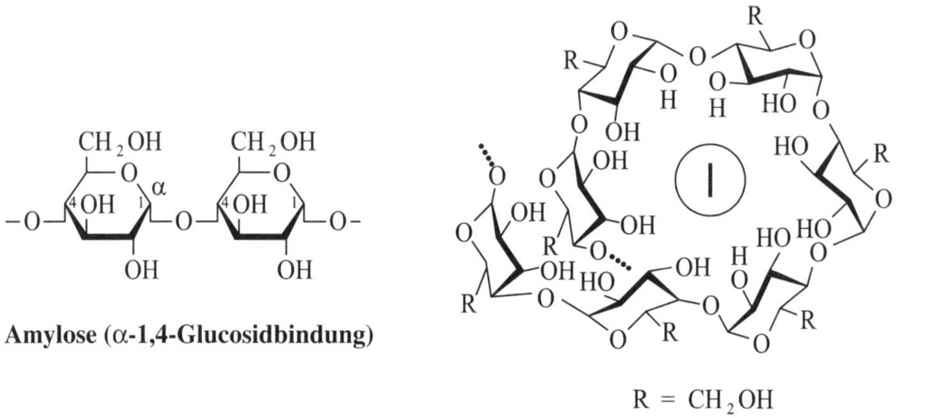

Amylose (α-1,4-Glucosidbindung)

R = CH_2OH

○ **Abb. 7.5 Amylosehelix (Ausschnitt) und Iod-Stärke-Chlathrat**

von 310 pm ein. Im Vergleich dazu beträgt der I-I-Abstand in elementarem Iod 267 pm und im I_3^--Ion 290 pm. (Die Summe der van der Waals-Radien zweier Iodatome liegt bei 490 pm). Das Chlathrat verfügt über ein relativ niedriges Leitungsband, das leicht eine Elektronendelokalisierung und charge-transfer-Übergänge mit einem Absorptionsmaximum bei 610 nm ermöglicht.

Iodid-Ionen wirken durch Bildung von Polyiodiden, wie z. B. I_5^--Einheiten, aktivierend auf die Einlagerung von Iod in die Amylosehelix. Mit *Iodid-freier Stärke* erfolgt keine Blaufärbung. Der zweite Bestandteil der Stärke, das **Amylopektin**, ergibt mit Iod lediglich eine *rötliche* Färbung.

7.2.3.3 Bestimmung von Oxidationsmitteln

Im Allgemeinen wird der wässrigen Lösung der zu bestimmenden Substanz ein Überschuss an *Kaliumiodid* (KI) zugesetzt und anschließend das ausgeschiedene Iod (I_2)

mit Thiosulfat-Maßlösung gegen Stärke-Lösung zurücktitriert. Man titriert bis zum Verschwinden der Blaufärbung.

- **Wasserstoffperoxid** [H_2O_2] [M_r=34,01]

H_2O_2 oxidiert in saurer Lösung aufgrund seines positiveren Redoxpotentials Iodid zu Iod [vgl. **MC-Fragen Nr. 569–571, 1651**].

$$H_2O_2 + 2\,I^- + 2\,H_3O^+ \rightleftharpoons I_2 + 4\,H_2O$$

Der Ablauf der Reaktion ist gehemmt, so dass man *Ammoniummolybdat* als Oxidationskatalysator hinzufügt; vermutlich bildet sich intermediär ein Peroxomolybdat.

- **Ammoniumpersulfat *R*** [$(NH_4)_2S_2O_8$] [M_r=228,2]
- **Kaliumpersulfat *R*** [$K_2S_2O_8$] [M_r=270,3]

Da in schwefelsaurer Lösung die Oxidation von Iodid durch Peroxodischwefelsäure nur langsam verläuft, wird ein Fe(II)-Salz als Katalysator hinzugefügt. Mit einem parallel durchgeführten Blindversuch soll im $FeSO_4$ enthaltenes Fe(III) erfasst werden.

$$S_2O_8^{2-} + 2\,I^- \xrightarrow{(Fe^{2+})} I_2 + 2\,SO_4^{2-}$$

- **Magnesiumperoxid** (MgO_2) [M_r=56,3]

Aus dem im Gemisch mit Magnesiumoxid (MgO) vorliegenden Peroxid kann das in saurer Lösung gebildete H_2O_2 wie oben angeführt iodometrisch bestimmt werden.

- **Benzoylperoxid, wasserhaltig**

Die in der Monographie *„Benzoylperoxid"* beschriebene Substanz besteht zu etwa 70–77% aus **Dibenzoylperoxid** [M_r=242,2], das von Iodid zu Benzoesäure reduziert wird (siehe auch Kap. 7.2.3.7).

$$C_6H_5\text{-CO-O-O-CO-}C_6H_5 + 2\,HI \rightarrow I_2 + 2\,C_6H_5\text{-COOH}$$

Dibenzoylperoxid **Benzoesäure**

- **Natriumhypochlorit-Lösung *R*** (NaOCl)
- **Tosylchloramid-Natrium** (Chloramin T; *N*-Chlor-4-methylbenzolsulfon-amid-Natrium)

$$\left[H_3C-C_6H_4-S(=O)_2-\overline{N}-Cl\right]^- Na^+$$

Chloramin T

Chloramin T liefert bei der Hydrolyse in schwefelsaurer Lösung ***p*-Toluolsulfonamid** und Hypochlorige Säure (HOCl) [E° = +1,49 V]. Letztere oxidiert Iodid zu Iod. HOCl entsteht auch beim Ansäuern von Hypochlorit-Lösungen [vgl. **MC-Fragen Nr. 569, 570, 578**].

Klassische quantitative Analytik

$$[CH_3\text{-}C_6H_4\text{-}SO_2\text{-}N\text{-}Cl]^-Na^+ + H_2O \longrightarrow CH_3\text{-}C_6H_4\text{-}SO_2\text{-}NH_2 + NaOCl$$

***p*-Toluolsulfonamid**

$$HOCl + 2\ I^- + H_3O^+ \longrightarrow I_2 + Cl^- + 2\ H_2O$$

In Salzsäure wird durch Synproportionierung Chlor als oxidierendes Agens gebildet.

$$HOCl + HCl \longrightarrow Cl_2 + H_2O$$

■ **Iod(V)-oxid, gekörntes *R*** (I_2O_5) [M_r=333,8]
Die in salzsaurer Lösung aus dem Iodsäureanhydrid entstehenden Iodat-Ionen komproportionieren mit KI zu Iod.

$$IO_3^- + 5\ I^- + 6\ H_3O^+ \longrightarrow 3\ I_2 + 9\ H_2O$$

Diiodpentoxid wird zum qualitativen und quantitativen Nachweis von **Kohlenmonoxid** (CO) verwendet. Das freigesetzte Iod wird mit Thiosulfat zurücktitriert.

$$I_2O_5 + 5\ CO \longrightarrow I_2 + 5\ CO_2$$

■ **Halogenate**
Chlorate (ClO_3^-) und **Bromate** (BrO_3^-) werden mit KBr umgesetzt. Das gebildete Brom wird mit KI reduziert und das entstehende Iod mit Thiosulfat-Maßlösung titriert [vgl. **MC-Fragen Nr. 569, 570**].

$$ClO_3^- + 6\ Br^- + 6\ H_3O^+ \longrightarrow 3\ Br_2 + Cl^- + 9\ H_2O$$

$$BrO_3^- + 5\ Br^- + 6\ H_3O^+ \longrightarrow 3\ Br_2 + 9\ H_2O$$

$$Br_2 + 2\ I^- \longrightarrow I_2 + 2\ Br^-$$

■ **Kaliumpermanganat** ($KMnO_4$) [M_r=158,0]
KI reduziert in schwach salzsaurem Milieu $KMnO_4$ zu Mn(II).

$$2\ MnO_4^- + 10\ I^- + 16\ H_3O^+ \longrightarrow 2\ Mn^{2+} + 5\ I_2 + 24\ H_2O$$

■ **Dichromate** [$Cr_2O_7^{2-}$], **Chromate** [CrO_4^{2-}]
Kaliumdichromat *R* ($K_2Cr_2O_7$) [M_r = 294,2] oxidiert Iodid nur im sauren Milieu mit hinreichender Geschwindigkeit zu elementarem Iod. Die Reaktion wird auch bei volumetrischen Bestimmungen mit Dichromat zur Rücktitration eines Dichromat-Überschusses genutzt [siehe Kap. 7.2.6 und **MC-Fragen Nr. 569–571**].

$$Cr_2O_7^{2-} + 6\ I^- + 14\ H_3O^+ \longrightarrow 2\ Cr^{3+} + 3\ I_2 + 21\ H_2O$$

■ **Arsenate** (AsO_4^{3-})
Die Reduktion der Arsensäure (H_3AsO_4) mit Iodid zu Arseniger Säure (H_3AsO_3) erfolgt in *stark saurer* Lösung (siehe Kap. 7.1.4).

■ **Eisen(III)-Salze**
Als Monographie wurde in das *Arzneibuch* aufgenommen:

■ **Eisen(III)-chlorid-Hexahydrat** ($FeCl_3 \cdot 6\ H_2O$) [M_r = 270,3]
Aufgrund der Normalpotentiale $E°(I_2/I^-)$= +0,54 V und $E°(Fe^{3+}/Fe^{2+})$ = +0,77 V kann dreiwertiges Eisen durch Iodid *reversibel* zu Fe(II) reduziert werden.

$$2\,Fe^{3+} + 2\,I^- \rightleftharpoons 2\,Fe^{2+} + I_2$$

Damit das Gleichgewicht nach rechts verschoben wird, ist ein großer Überschuss an KI erforderlich.

- **Kupfer(II)-Salze**

Bedingt durch die *Schwerlöslichkeit* des Cu(I)-iodids verläuft die Redoxreaktion

$$2\,Cu^{2+} + 5\,I^- \rightarrow 2\,CuI\downarrow + I_3^-$$

bei ausreichendem Iodid-Überschuss *entgegen* den Normalpotentialen:

$$E_I = E° + 0{,}059\ \log \sqrt{[I_2]}\ /[I^-] \qquad (E° = +0{,}54\ V)$$
$$E_{Cu} = E° + 0{,}059\ \log [Cu^{2+}]/[Cu^+] \qquad (E° = +0{,}15\ V)$$

Wegen der sehr geringen Cu^+-Konzentration wird $E_{Cu} > E_I$. Zudem wird durch die Umsetzung des ausgeschiedenen Iods mit Natriumthiosulfat-Maßlösung dieses aus dem Gleichgewicht entfernt. Die Methode versagt bei manchen Cu(II)-Komplexen [vgl. **MC-Fragen Nr. 571, 574–576**].

Da bei der iodometrischen Kupferbestimmung Fehler durch Adsorption von freiem Iod an den Cu(I)-Niederschlag auftreten, lassen einige Pharmakopöen Kaliumthiocyanat zusetzen. Das gebildete **CuSCN** ist schwerer löslich als CuI, seine Adsorptionsneigung ist geringer und damit ist der Titrationsendpunkt besser zu erkennen.

Ph.Eur. lässt den Gehalt von

- **Kupfer(II)-sulfat, wasserfrei** ($CuSO_4$) [$M_r = 159{,}6$]
- **Kupfer(II)-sulfat-Pentahydrat** ($CuSO_4 \cdot 5\,H_2O$) [$M_r = 249{,}7$]

iodometrisch ohne weitere Zusätze bestimmen.

- **Natriumbismutat *R*** ($NaBiO_3$) [M_r=280,0]

Fünfwertiges Bismut wird von Iod zu Bi(III) reduziert, das als Tetraiodobismutat-Komplex vorliegt.

$$BiO_3^- + 6\,I^- + 6\,H_3O^+ \longrightarrow [BiI_4]^- + I_2 + 9\,H_2O$$

- **Natriumselenit-Pentahydrat** ($Na_2SeO_3 \cdot 5\,H_2O$) [$M_r = 263{,}0$]

Iodid-Ionen reduzieren Selenit zu elementarem Selen. Das ausgeschiedene Iod wird anschließend mit Thiosulfat gegen Stärke-Lösung zurücktitriert.

$$H_2SeO_3 + 6\,I^- + 4\,H_3O^+ \rightarrow Se + 2\,I_3^- + 7\,H_2O$$

- **Selendisulfid** (SeS_2) [$M_r = 143{,}1$]

Die Oxidation von Selendisulfid mit rauchender Salpetersäure *R* liefert *Selenige Säure* (H_2SeO_3) und Sulfat. Aus der Salpetersäure entstehen dabei Salpetrige Säure und Stickoxide, die mit Harnstoff *R* entfernt werden müssen, da sie sonst Iodid zu Iod oxidieren würden. Anschließend fügt man Kaliumiodid-Lösung *R* hinzu, die mit Seleniger Säure unter Bildung von *rotem* Selen (Se) und unter Freisetzung von elementarem Iod reagiert. Das gebildete Iod (I_2) wird dann mit einer Thiosulfat-Maßlösung gegen Stärke-Lösung zurücktitriert.

$$H_2SeO_3 + 4\,I^- + 4\,H_3O^+ \rightarrow Se + 2\,I_2 + 7\,H_2O$$

7.2.3.4 Bestimmung von Reduktionsmitteln

Bei diesem Verfahren wird nach Zusatz von Stärke-Lösung *direkt* mit Iod-Lösung titriert. Die Zugabe der Maßlösung erfolgt solange, bis eine sichtbare Blaufärbung auftritt.

Als Reduktionsmittel sind alle Stoffe anzusehen, deren Redoxpotential kleiner +0,54 Volt beträgt.

Eine weitere Methode zur Bestimmung von Reduktionsmitteln ist die *indirekte Titration*. Hier gibt man einen Überschuss an Iod-Lösung zur Probenlösung und titriert anschließend den Überschuss mit Thiosulfat zurück. Alternativ zu den genannten Varianten kann Iod auch *in situ* aus Iodat und Iodid hergestellt werden (siehe Kap. 7.2.3.1).

- **Ascorbinsäure** [M_r=176,1]

Die Endiol-Gruppierung (*aci*-Redukton-Struktur) [HO-C=C-OH] bedingt den sauren Charakter und das Reduktionsvermögen der Ascorbinsäure; das Redoxpotential ist stark pH-abhängig. Im Einklang mit der pH-Abhängigkeit des Potentials sind saure Ascorbinsäure-Lösungen stabiler als alkalische Lösungen.

pH-Wert	1,2	3,1	7,0	9,2
E(40 °C)	+0,105	+0,017	-0,232	-0,305

In schwefelsaurer Lösung wird 1 Mol Ascorbinsäure von **2** Äquivalenten (1 Mol) Iod zu **Dehydroascorbinsäure** oxidiert. 1 ml (**25 ml**) Iod-Lösung (0,05 mol · l^{-1}) entsprechen somit 8,81 mg (**220 mg**) Ascorbinsäure [vgl. **MC-Fragen Nr. 577–580, 587–589, 1684, 1687–1691, 1819**].

Die gebildete Dehydroascorbinsäure liegt zunächst *dimer* vor und hydrolysiert langsam zur hydratisierten monomeren Form. Die wasserfreie Form ist in wässriger Lösung nicht beständig.

Ascorbinsäure lässt sich aufgrund ihrer sauren Eigenschaften auch acidimetrisch als einbasige Säure bestimmen (siehe Kap. 6.1.3.2).

Eine iodometrische Gehaltsbestimmung lässt das *Arzneibuch* auch bei den Salzen der Ascorbinsäure durchführen:

- **Calciumascorbat** [M_r = 426,3] (4 Äquivalente Iod)
- **Natriumascorbat** [M_r = 198,1] (2 Äquivalente Iod)
- **Palmitoylascorbinsäure** [M_r = 414,5]

Bei dieser Substanz ist die Hydroxylgruppe an C-6 mit Palmitinsäure verestert. Die Direkttitration in Methanol mit Iod gegen eine Stärke-Lösung als Indikator führt zu Palmitoyldehydroascorbinsäure.

- **Mercaptane** (Thioalkohole) [R-SH]

Auf der reduzierenden Wirkung von *Sulfhydrylgruppen* gegenüber elementarem Iod beruht die Gehaltsbestimmung einer Reihe von **Thiolen** (Mercaptanen), die dabei zu **Disulfiden** (R-S-S-R) oxidiert werden. Die Bestimmung kann als Direkt- oder als Rücktitration durchgeführt werden. Im Einzelfall kann auch eine potentiometrische Indizierung des Endpunktes erfolgen [vgl. **MC-Fragen Nr. 583, 584, 1677**].

$$2\ \text{R-SH} + I_2 \longrightarrow \text{R-S-S-R} + 2\ \text{HI}$$

Arzneibuchbeispiele hierfür sind:

- **Acetylcystein** [CH_3CO-NH-CH(CH_2SH)-COOH] [M_r=163,2]
- **Captopril** [M_r=217,3] (Potentiometrie/kombinierte Pt-Elektrode)
- **Cystein** [H_2N-CH(CH_2SH)-COOH] [M_r=121,2], das durch Iod zu **Cystin** oxidiert wird (Blindversuch)
- **Cysteinhydrochlorid-Monohydrat** [M_r=175,6]
- **Dimercaprol** (2,3-Dimercaptopropanol) [M_r=124,6]
- **Glutathion** (L-γ-Glutamyl-L-cysteinylglycin) [M_r = 307,3]
- **Mesna** [Natrium(2-sulfanylethansulfonat), HS-CH_2-CH_2-SO_3Na] [M_r = 164,2]
- **Natriumthioglycolat *R*** ($HSCH_2$-COONa) [M_r=141,1]
- **Penicillamin** [HS-C(CH_3)$_2$-$CHNH_2$-COOH] [M_r=149,2]
- **Thioglycolsäure *R*** [Mercaptoessigsäure] ($HSCH_2$-COOH) [M_r=92,1]

Dimercaprol [(*2RS*)-2,3-Disulfanylpropan-1-ol] ist eine Bis-Sulfhydrylverbindung. Bei der iodometrischen Titration in salzsaurem Methanol werden pro 1 Mol Dimercaprol 2 Äquivalente Iod verbraucht. 1 Mol Iod-Lösung (0,05 mol · l^{-1}) entspricht daher 6,21 mg Dimercaprol. Ob bei der Titration das u.a. Bis-Disulfid, ein anderes Disulfid oder Polydisulfide entstehen, ist für den quantitativen Ablauf der Bestimmung ohne Belang [vgl. **MC-Fragen Nr. 578, 583**].

```
2 HOH2C-CH-CH2                    HOH2C-CH-CH2
        |   |     + 2 I2  ---->         |   |    + 4 HI
        SH  SH                          S   S
                                        |   |
                                        S   S
                                        |   |
                                   H2C – CH-CH2OH
```

Die Gehaltsbestimmung von **Penicillamin** erfolgt nach *Arzneibuch* in wasserfreiem Milieu durch Titration mit Perchlorsäure-Maßlösung (siehe Kap. 6.3.4.4).

- **Methionin** [(*2S*)-2-Amino-4-(methylsulfanyl)butansäure] [M_r = 149,2]
- **Methionin, racemisches** [M_r = 149,2]

Methionin, eine Aminosäure mit einer Thioether-Gruppierung, kann iodometrisch titriert werden, wobei die Substanz unter Verbrauch von 1 Mol Iod zu einem cyclischen

Klassische quantitative Analytik

Zwitterion oxidiert wird. Dieses Isothiazolidin-Derivat wird auch als **Dehydromethionin** bezeichnet [vgl. **MC-Fragen Nr. 585, 586**].

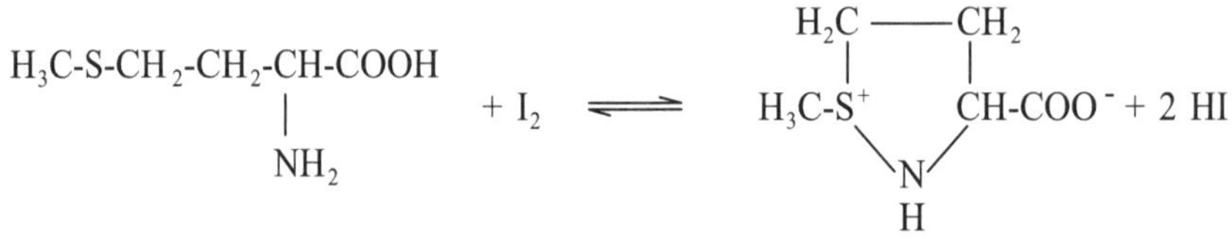

$$\underset{\textbf{Methionin}}{H_3C\text{-}S\text{-}CH_2\text{-}CH_2\text{-}CH(NH_2)\text{-}COOH} + I_2 \rightleftharpoons \underset{\textbf{Dehydromethionin}}{H_3C\text{-}S^+ \text{(Ring: } H_2C\text{—}CH_2\text{, }CH\text{-}COO^-\text{, }NH)} + 2\ HI$$

Die Gleichgewichtslage des bei der Titration ablaufenden Redoxvorganges ist stark pH-abhängig; man titriert am besten in acetatgepufferter Lösung (pH=7–9). Das *Arzneibuch* lässt zur Gehaltsbestimmung von Methionin eine *wasserfreie Titration* mit Perchlorsäure durchführen (siehe Kap. 6.3.4.4).

- **Metamizol-Natrium** [M_r = 351,4]
(N-(2,3-Dihydro-1,5-dimethyl-3-oxo-2-phenyl-4-pyrazolyl)-N-methylamino)-methansulfonsäure-Natriumsalz)

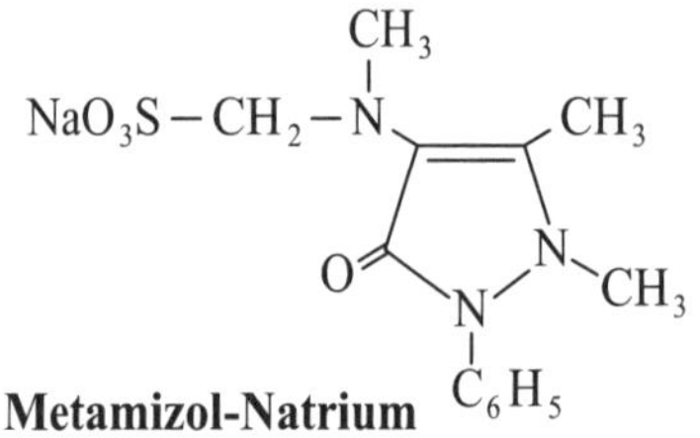

$NaO_3S-CH_2-N(CH_3)$ am Pyrazolonring mit CH_3, $N-CH_3$, O, $N-C_6H_5$

Metamizol-Natrium

Nach neueren Befunden wird die Substanz in schwach salzsaurem Milieu durch Iod *direkt* zum *Halbaminal* und Hydrogensulfat oxidiert. Das Halbaminal zerfällt anschließend in Formaldehyd und das entsprechende sekundäre *N*-Methylamin-Derivat [vgl. **MC-Frage Nr. 577**].

$$R\text{-}N(CH_3)\text{-}CH_2\text{-}SO_3Na + I_2 + 2\ H_2O \longrightarrow \underset{\textbf{Halbaminal}}{R\text{-}N(CH_3)\text{-}CH_2OH} + 2\ HI + NaHSO_4$$

$$R\text{-}N(CH_3)\text{-}CH_2OH \longrightarrow R\text{-}NH(CH_3) + H_2C{=}O$$

- **Phenazon** (1,5-Dimethyl-2-phenyl-3(3H)-pyrazolon) [M_r=188,2]

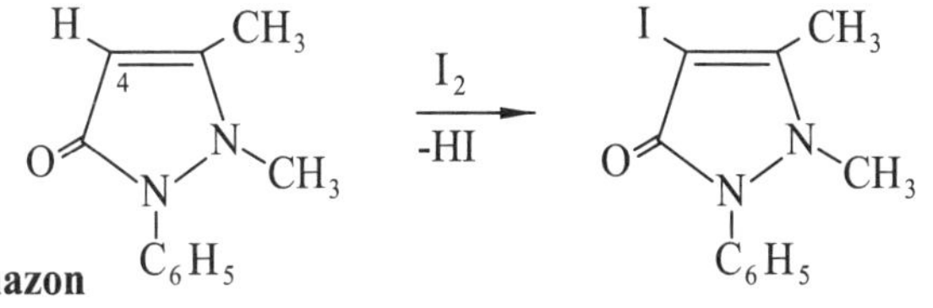

$$\text{Phenazon} \xrightarrow[-HI]{I_2} \text{4-Iodphenazon}$$

Phenazon

In einer acetatgepufferten Lösung wird Phenazon durch überschüssiges Iod in **4-Iodphenazon** umgewandelt. Das farblose Reaktionsprodukt ist durch Adsorption von Iod an seiner Oberfläche schwarz gefärbt. Um bei der Rücktitration mit Thiosulfat-Lösung sämtliches Iod zu erfassen, wird der Niederschlag von 4-Iodphenazon zuvor in Dichlormethan gelöst.

- **Phenolphthalein** [$M_r = 318{,}3$]

Phenolphthalein ist ein wichtiger, einfarbiger acidobasischer Indikator. Zu seiner Gehaltsbestimmung wird die Substanz in DMF gelöst und mit einer Carbonat-Pufferlösung (HCO_3^-/CO_3^{2-}) in das ringoffene Dianion umgewandelt (siehe Kap. 6.1.5.2). Nach Zugabe von überschüssiger Iod-Maßlösung findet analog der *Koppeschaar-Titration* eine *Iodierungsreaktion* an den aktivierten aromatischen Ringstrukturen statt unter Bildung von *Tetraiodphenolphthalein* (siehe auch *Phenolsulfonphthalein*, Kap. 7.2.5.4). Nach dem Ansäuern und der Extraktion des Tetraiod-Derivates mit Dichlormethan wird der Iod-Überschuss mit Thiosulfat zurücktitriert. Eine Blindtitration wird durchgeführt

- **Iod** (I_2) [$M_r = 253{,}8$]
- **Povidon-Iod** (ein Komplex von Povidon mit Iod)
- **Iod-Lösung, ethanolhaltige** (*DAB 10*)

Zur Herstellung der Lösung wird *Iod* (I_2) zusammen mit *Kaliumiodid* (KI) in Ethanol gelöst. Das *DAB 10* lässt anschließend eine Gehaltsbestimmung auf *beide* Bestandteile durchführen.

Iod wird in der üblichen Weise mit Thiosulfat gegen Stärke-Lösung titriert.

Kaliumiodid: Die austitrierte Lösung der Gehaltsbestimmung „Iod" enthält sämtliches Iod als Iodid, das mit *Bromwasser* zu Iodat (1) oxidiert wird.

$$(1)\quad I^- + 3\,Br_2 + 9\,H_2O \longrightarrow IO_3^- + 6\,Br^- + 6\,H_3O^+$$

Überschüssiges Brom wird anschließend mit Ameisensäure zu Bromid reduziert (2); die Restspuren an Brom werden an *Natriumsalicylat* gebunden (3) (siehe auch Kap. 7.2.5.4). Danach wird die farblose Lösung mit KI versetzt und das durch Komproportionierung mit Iodat gebildete Iod (4) mit Thiosulfat gegen Stärke zurücktitriert.

$$(2)\quad HCOOH + Br_2 \longrightarrow 2\,HBr + CO_2$$

$$(3)\quad o\text{-}HO\text{-}C_6H_4\text{-}COOH + 3\,Br_2 \longrightarrow C_6H_3Br_3O + 3\,HBr + CO_2$$

$$(4)\quad IO_3^- + 5\,I^- + 6\,H_3O^+ \longrightarrow 3\,I_2 + 9\,H_2O$$

Die Methode eignet sich auch zur Bestimmung von **Alkaliiodiden** (siehe Kap. 7.2.3.6).

- **Antimon(III)-Salze**

Sb(III)-Verbindungen werden von Iod zu fünfwertigen Verbindungen oxidiert [vgl. **MC-Frage Nr. 572**].

$$SbO_3^{3-} + 3\ H_2O + I_2 \longrightarrow SbO_4^{3-} + 2\ I^- + 2\ H_3O^+$$

■ **Arsen(III)-Salze**
As(III)-Salze oder Arsen(III)-oxid (in alkalischer Lösung) können in einer $NaHCO_3$-gepufferten Lösung mit Iod vollständig zu Arsenaten oxidiert werden. Auch Cer(IV)-Salze oder $KBrO_3$ können als Maßlösungen eingesetzt werden [siehe Kap. 7.1.4 und **MC-Fragen Nr. 569, 577, 579, 1657**].

$$H_2AsO_3^- + I_2 + H_2O \rightleftharpoons H_2AsO_4^- + 2\ I^- + (2\ H^+)$$

■ **Quecksilber(I)-chlorid** (Kalomel) (Hg_2Cl_2) [M_r=236,1]
Bei der iodometrischen Bestimmung von Hg_2Cl_2 versetzt man die Substanzlösung mit KI und überschüssiger Iod-Maßlösung. Hg_2Cl_2 wird dabei – wie andere Hg(I)-Salze auch – in Gegenwart des Komplexbildners Iodid zu Hg(II)-tetraiodomercurat oxidiert. Die nicht verbrauchte Iodmenge wird anschließend mit Thiosulfat zurücktitriert.

$$Hg_2^{2+} + I_2 + 6\ I^- \longrightarrow 2\ [HgI_4]^{2-}$$

■ **Kaliummetabisulfit** (Kaliumdisulfit) ($K_2S_2O_5$) [M_r = 222,3]
■ **Natriummetabisulfit** (Natriumdisulfit) ($Na_2S_2O_5$) [M_r=190,1]
Die **Disulfite** (Pyrosulfite) werden in überschüssiger Iod-Maßlösung gelöst und die Lösung mit Salzsäure versetzt. Danach wird der nicht verbrauchte Überschuss an Maßlösung mit Thiosulfat gegen Stärke-Lösung zurücktitriert. Bei dieser Bestimmung oxidiert elementares Iod Disulfite zum Sulfat.

$$S_2O_5^{2-} + 2\ I_2 + 9\ H_2O \longrightarrow 2\ SO_4^{2-} + 4\ I^- + 6\ H_3O^+$$

■ **Natriumsulfit, wasserfrei** (Na_2SO_3) [M_r=126,0]
■ **Natriumsulfit-Heptahydrat** ($Na_2SO_3 \cdot 7\ H_2O$) [M_r = 252,2]
Überschüssige Iod-Lösung oxidiert **Sulfite** zu Sulfaten, wobei 2 Äquivalente Iod verbraucht werden. Der Iod-Überschuss wird mit Thiosulfat zurücktitriert [vgl. **MC-Fragen Nr. 573, 579**].

$$SO_3^{2-} + I_2 + 3\ H_2O \longrightarrow SO_4^{2-} + 2\ I^- + 2\ H_3O^+$$

In analoger Weise lässt sich auch der Gehalt an **Schwefeldioxid** im *Schiffs Reagenz* quantitativ ermitteln.
■ **Natriumthiosulfat** ($Na_2S_2O_3 \cdot 5\ H_2O$) [M_r=248,2]
Iod oxidiert in schwach saurer bis neutraler Lösung Thiosulfat zu Tetrathionat [siehe Kap. 7.1.4 und **MC-Frage Nr. 569**].
■ **Zinn(II)-chlorid-Dihydrat** ($SnCl_2 \cdot 2\ H_2O$) [M_r = 225,6]
Sn(II)-Ionen werden nach Zusatz von Kaliumnatriumtartrat als Komplexbildner in Gegenwart von $NaHCO_3$ durch Iod zu Sn(IV) oxidiert (siehe auch Kap. 7.2.3.6).

$$Sn^{2+} + I_2 \longrightarrow Sn^{4+} + 2\ I^-$$

7.2.3.5 Bestimmungen mit Hypoiodit

- **Formaldehyd-Lösung** *35%* ($H_2C{=}O$) [M_r=30,03]

Eine alkalische Iod-Lösung oxidiert Formaldehyd quantitativ zu Formiat ($HCOO^-$). Als Oxidationsmittel fungiert das in alkalischer Lösung entstehende **Hypoiodit** (IO^-) [vgl. **MC-Fragen Nr. 578, 581, 582**].

$$I_2 + 2\,HO^- \rightarrow IO^- + I^- + H_2O$$
$$H_2C{=}O + IO^- + HO^- \rightarrow HCOO^- + I^- + H_2O$$

Das nicht verbrauchte Hypoiodit bildet beim Ansäuern unter Synproportionierung Iod zurück, das mit Thiosulfat erfasst wird.

$$IO^- + I^- + 2\,H_3O^+ \rightarrow I_2 + 3\,H_2O$$
$$I_2 + 2\,S_2O_3^{2-} \rightarrow 2\,I^- + 2\,S_4O_6^{2-}$$

Für den quantitativen Ablauf ist entscheidend, dass die Iod-Lösung erst nach Zugabe des Formaldehyds alkalisch gestellt wird.

In analoger Weise kann man auch

- **Acetaldehyd *R*** (CH_3-$CH{=}O$) [M_r = 44,05]

iodometrisch bestimmen.

Hierbei wird der Aldehyd von dem in alkalischem Medium durch Disproportionierung aus Iod gebildeten Hypoiodit zu Essigsäure (Acetat) oxidiert.

$$CH_3\text{-}CH{=}O + IO^- + HO^- \longrightarrow CH_3\text{-}COO^- + I^- + H_2O$$

7.2.3.6 Iodatometrie, Iodmonochlorid-Verfahren

Als *Arzneibuchbeispiele* für Bestimmungen mit einer **Kaliumiodat-Maßlösung** (KIO_3) sind zu nennen:

- **Cetrimid** ($[CH_3\text{-}(CH_2)_n\text{-}N(CH_3)_3]^+Br^-$) (n = 11, **13**, 15)
  [M_r=336,4; berechnet als $C_{11}H_{38}BrN$]

Cetrimid (Trimethyltetradecylammoniumbromid) [R_4N^+**Br^-**] wird nach Zugabe von Kaliumiodid (KI) aus einer wässrig-alkalischen Lösung mehrmals mit Chloroform als *quartäres Ammoniumiodid* [R_4N^+**I^-**] extrahiert. Darüber hinaus überführt die NaOH-Lösung Verunreinigungen an nicht quartären Ammoniumverbindungen in die freien Aminbasen, die gleichfalls in die Chloroform-Phase übertreten.

Anschließend wird der KI-Überschuss in der wässrigen Phase nach dem **Iodmonochlorid-Verfahren** ermittelt. Aus dem vorliegenden Iodid entsteht durch Zutropfen von Iodat-Maßlösung zunächst Iod, welches in der *stark salzsauren* Lösung (3,5–4 M-HCl) zu **Iodmonochlorid** (ICl) oxidiert wird.

$$I_2 + Cl^- \leftrightharpoons ICl + I^-$$

Am Endpunkt der Titration ist das intermediär gebildete Iod aus der Lösung verschwunden, wie der Farbwechsel der Chloroform-Phase von *violett* nach *farblos* anzeigt. Die Reaktion wird durch die Gesamtgleichung

$$2\,I^- + IO_3^- + 6\,H_3O^+ + 3\,Cl^- \longrightarrow 3\,ICl + 9\,H_2O$$

beschrieben, sodass 1 Äquivalent Iodat 2 Äquivalenten Iodid entspricht. In einem parallelen Blindversuch wird der Gehalt der KI-Lösung ermittelt.

In entsprechender Weise lässt das *Arzneibuch* auch den Gehalt folgender *quartärer Ammoniumchloride* bestimmen, wobei man anstelle von Chloroform auch Dichlormethan zur Extraktion verwenden kann:

- **Benzalkoniumchlorid** [M_r=354,0; berechnet als $C_{22}H_{40}ClN$] ($[C_6H_5CH_2\text{-}N(CH_3)_2\text{-}R]^+Cl^-$; R = C_8H_{17} bis $C_{18}H_{37}$)
- **Benzethoniumchlorid** [M_r=448,1] (CH_2Cl_2)
- **Cetylpyridiniumchlorid** (1-Hexadecylpyridiniumchlorid) [M_r=358,0]

Das für **Iodide** spezifische Iodmonochlorid-Verfahren wird nach *Arzneibuch* auch angewandt zur Gehaltsbestimmung von:

- **Kaliumiodid** [M_r=166,0]
- **Natriumiodid** [M_r=149,9]

KIO_3-Maßlösung wandelt Iodid quantitativ in Iod um, das aber am Titrationsendpunkt in dem stark salzsauren Milieu in Iodomonochlorid übergeführt wird und wahrscheinlich als $[ICl_2]^-$ Komplex vorliegt. Bei der Bestimmung können somit folgende Teilprozesse ablaufen [vgl. **MC-Fragen Nr. 590–592**]:

$$\begin{aligned} IO_3^- + 5\,I^- + 6\,H_3O^+ &\longrightarrow 3\,I_2 + 9\,H_2O \\ 2\,I_2 + IO_3^- + 6\,H_3O^+ + 5\,Cl^- &\longrightarrow 5\,ICl + 9\,H_2O \\ ICl + I^- &\longrightarrow I_2 + Cl^- \\ \hline 2\,I^- + IO_3^- + 6\,H_3O^+ + 6\,Cl^- &\longrightarrow 3\,[ICl_2]^- + 9\,H_2O \end{aligned}$$

An weiteren Substanzen, die das *Arzneibuch* mit Kaliumiodat-Lösung titrieren lässt, sind zu nennen:

- **Dihydralazinsulfat, wasserhaltig** [M_r=333,3] (siehe auch Kap. 7.2.5.2)
- **Hydralazinhydrochlorid** [M_r=196,6]
- **Phenylhydrazinhydrochlorid *R*** [M_r=144,6]

NH-NH$_2$ · HCl NH-NH$_2$ · HCl

N N

Hydralazin · HCl **Phenylhydrazin · HCl**

Dihydralazin wird in stark salzsaurer Lösung zu Phthalazin-1,4-dion und 2 Mol *Hydrazin* ($H_2N\text{-}NH_2$) hydrolysiert. Letzteres kann mit Iodat zu Stickstoff oxidiert werden, wobei Iodat in ICl umgewandelt wird. Bei der Hydrolyse von **Hydralazin** bildet sich nur 1 Mol Hydrazin.

$$H_2N\text{-}NH_2 + HIO_3 + HCl \rightarrow N_2\uparrow + I\text{-}Cl + 3\,H_2O$$

Demgegenüber wird bei der iodatometrischen Bestimmung von **Phenylhydrazin** die Bildung des entsprechenden Diazoniumsalzes diskutiert.

$$C_6H_5\text{-}NH\text{-}NH_3^+ + IO_3^- + 2\,H_3O^+ \quad + Cl^- \rightarrow C_6H_5\text{-}N_2^+ + I\text{-}Cl + 5\,H_2O$$

- **Zinn(II)-chlorid *R*** ($SnCl_2 \cdot 2\,H_2O$) [$M_r = 225{,}6$] (siehe auch Kap. 7.2.3.4)

Die Substanz wird in Salzsäure gelöst und mit Chloroform versetzt. KIO_3-Lösung wird solange hinzudosiert, bis die $CHCl_3$-Phase farblos wird. Hierbei wird Sn(II) durch Iodsäure zu Sn(IV) oxidiert. Die Chloroform-Phase ist bis zum Endpunkt durch auftretendes Iod violett gefärbt, während ICl in der salzsauren Phase lediglich zu einer Gelbfärbung führt.

$$2\,Sn^{2+} + HIO_3 + HCl + 4\,H_3O^+ \rightarrow 2\,Sn^{4+} + I\text{-}Cl + 7\,H_2O$$

7.2.3.7 Oxidimetrische Kennzahlen

Iodzahl (IZ)

- *Die Iodzahl gibt an, wie viel Gramm Halogen, berechnet als Iod, von 100 g Substanz unter den beschriebenen Bedingungen gebunden werden.*

Die Iodzahl ist ein Maß für den Gehalt an ungesättigten Verbindungen in Fetten, Fettsäuren oder fettähnlichen Substanzen. Die Bestimmung der IZ beruht auf der quantitativen Auswertung von Additionsreaktionen an Mehrfachbindungen.

$$\text{-C=C-} + \text{X-Y} \longrightarrow \text{X-C-C-Y} \qquad [\text{XY} = Br_2, \text{IBr}, \text{ICl}]$$

Man verwendet als Reagenzien *Halogene* (z. B. eine methanolische Br_2/NaBr-Lösung) oder *Interhalogenverbindungen* (z.B. Iodmonobromid, Iodmonochlorid). Iod selbst reagiert unter den Analysenbedingungen *nicht* mit Doppelbindungen.

Die Halogenaddition verläuft selten quantitativ. Je nach Konstitution des Substrates kann sie unvollständig oder von Substitutionsreaktionen begleitet sein. Besonders *konjugierte Diene* addieren Halogene nicht quantitativ, da sich das primär gebildete 1,4-Addukt nur langsam weiter umsetzt [vgl. **MC-Fragen Nr. 593, 594**].

$$\text{-C=C-C=C-} + Br_2 \longrightarrow \text{Br-C-C=C-C-Br}$$

Eine hohe Iodzahl deutet auf einen hohen Grad an ungesättigten Fettsäuren hin. Bei *gehärteten Fetten* (Fetthydrierung) ist eine hohe IZ ein Hinweis auf eine unvollständige Fetthärtung.

Ph. Eur. lässt die Iodzahl nach zwei unterschiedlichen Methoden bestimmen.

Methode A: Hierzu wird die Substanz in Chloroform gelöst und nach Zugabe überschüssiger Iodmonobromid-Lösung 30 min im Dunkeln stehen gelassen. Danach setzt man KI hinzu und titriert das ausgeschiedene Iod mit Thiosulfat-Maßlösung (Verbrauch: n_1 ml). Parallel dazu wird unter den gleichen Bedingungen ein Blindversuch durchgeführt (Verbrauch: n_2 ml).

$$\text{-C=C-} + \text{I-Br} \longrightarrow \text{I-C-C-Br}$$

$$\text{IBr} + I^- \longrightarrow Br^- + I_2$$

Aufgrund des Thiosulfat-Verbrauchs im Haupt- und Blindversuch berechnet man die Iodzahl nach:

$$IZ = \frac{1{,}269\ (n_2 - n_1)}{m} \qquad (m = \text{Substanzeinwaage in g})$$

Bei **Methode B** verwendet das *Arzneibuch* das polarere Iodmonochlorid (ICl) als Reagenz, das sich rascher an olefinische Doppelbindungen addiert als das weniger polare Iodmonobromid (IBr). Als Lösungsmittel dient ein Essigsäure/Cyclohexan-Gemisch. Wenn in den einzelnen Monographien nichts anderes vorgeschrieben wird, ist Methode A anzuwenden.

Peroxidzahl (POZ)

- *Die Peroxidzahl gibt die Peroxidmenge in Milliäquivalenten aktivem Sauerstoff an, die in 1000 g Substanz enthalten sind.*

Ph.Eur. lässt die Peroxidzahl nach zwei verschiedenen Methoden ermitteln.

Methode A: Hierzu wird die Substanz in Essigsäure(99%)/Chloroform (3:2 Volumenteile) gelöst und mit gesättigter KI-Lösung versetzt und 1 min geschüttelt. Das ausgeschiedene Iod wird mit Thiosulfat gegen Stärke zurücktitriert (Verbrauch: n_1 ml). Unter den gleichen Bedingungen wird ein Blindversuch durchgeführt (Verbrauch: n_2 ml). Die Peroxidzahl berechnet sich nach:

$$POZ = \frac{10\ (n_1 - n_2)}{m} \qquad (m = \text{Substanzeinwaage in g})$$

Bei **Methode B** nach *Arzneibuch* arbeitet man in einer Mischung Essigsäure(99%)/Trimethylpentan (Isooctan) (3:2 Volumenteile). Die Arbeitsvorschrift ähnelt sonst weitgehend Methode A.

Die POZ ist ein Maß zur Beurteilung des Verdorbenheitsgrades von **Fetten**. Die durch radikalische Substitution von Sauerstoff in Allylstellung zu einer Doppelbindung (α-*Methylenmechanismus*) anfänglich gebildeten **Hydroperoxide** [$R_3C{-}OOH$] oxidieren unter der katalytischen Wirkung von Essigsäure Iodwasserstoff zu elementarem Iod, das anschließend mit Thiosulfat-Lösung quantitativ erfasst wird [vgl. **MC-Fragen Nr. 570, 595, 596**].

$$\underset{\text{OOH}}{\text{R-CH}}\text{-CH=CH-R'} + 2\,I^- + 2\,H_3O^+ \longrightarrow \underset{\text{OH}}{\text{R-CH}}\text{-CH=CH-R'} + I_2 + 3\,H_2O$$

$$I_2 + 2\,S_2O_3^{2-} \longrightarrow S_4O_6^{2-} + 2\,I^-$$

Die *Verdorbenheit eines Fettes* kann sich ganz allgemein zeigen an:

- ranzigem Geruch,
- verändertem Aussehen,
- erhöhter Peroxidzahl,
- positiver Kreis-Reaktion.

Bei der Kreis-Reaktion entsteht beim Schütteln des verdorbenen Fettes mit HCl **Malondialdehyd**, der durch seine Farbreaktion mit Resorcin nachgewiesen werden kann (siehe Ehlers, **Analytik I**, Kap. 3.2.5).

7.2.3.8 Bestimmung von Wasser (Karl-Fischer-Titration)

Die wichtigste chemische Methode zur Wasserbestimmung ist die Titration nach Karl-Fischer (*Halbmikrobestimmung von Wasser*). Die Titration beruht auf der Oxidation von **Schwefeldioxid** (SO_2) [Schwefel in der Oxidationsstufe +4) mit *Iod* zu **Sulfat** (SO_4^{2-}) [Schwefel in der Oxidationsstufe +6]. Die Reaktion kann *nur* in Anwesenheit von **Wasser** ablaufen (*Bunsen-Reaktion*).

$$SO_2 + I_2 + 2\,H_2O \longrightarrow SO_4^{2-} + 2\,I^- + (4\,H^+)$$

Für den quantitativen Verlauf ist Voraussetzung, dass die bei der Umsetzung freiwerdenden Protonen mit einer geeigneten Base (Pyridin, Imidazol, 2-Methylaminopyridin, Diethanolamin, Acetat, Dichloracetat, Salicylat u. a.) gebunden werden.

Die *Reaktionsgeschwindigkeit* der Bunsen-Reaktion hängt vom pH-Wert ab. Ein pH-Bereich von 5 bis 8 ist optimal. In stärker sauren Lösungen ist die Reaktionsgeschwindigkeit deutlich gemindert.

Des Weiteren ist ein Lösungsmittel notwendig, das SO_2 in ausreichender Konzentration aufnehmen kann und zu einer Lösung mit niedrigem SO_2 -Dampfdruck führt. Beide Voraussetzungen werden von **Pyridin** [C_5H_5N] erfüllt, das mit SO_2 eine schwer flüchtige Additionsverbindung und mit Protonen ein Pyridiniumsalz bildet [vgl. **MC-Fragen Nr. 597, 598**].

Um polare Substanzen besser lösen zu können, wird noch **Methanol** zugesetzt, sodass man unter diesen Bedingungen den Reaktionsablauf wie folgt beschreiben kann:

$$2\,C_5H_5N + I_2 + C_5H_5N \cdot SO_2 + H_2O \longrightarrow 2\,C_5H_5NH^+ + 2\,I^- + C_5H_5\overset{+}{N}\text{-}SO_3^-$$

$$C_5H_5\overset{+}{N}\text{-}SO_3^- + CH_3OH \longrightarrow C_5H_5NH^+ + CH_3O\text{-}SO_3^-$$

Danach entspricht – in Anwesenheit von Methanol und Bildung von **Monomethylsulfat** [$CH_3OSO_3^-$] – *1 Mol (2 Äquivalente) Iod 1 Mol Wasser.*

Nach neueren Befunden spielt jedoch *Pyridin* nicht die Rolle eines echten Reaktionspartners und kann deshalb durch andere Basen (Imidazol, Diethylamin, Diethanolamin, Salicylat, Acetat) ersetzt werden. Entscheidend für den Reaktionsablauf ist aber das in der Lösung enthaltene **Methanol**. In einem vorgelagerten Gleichgewicht bildet es wahrscheinlich mit dem SO_2 ein **Monomethylsulfit-Ion** [$CH_3OSO_2^-$]; die Lage des Gleichgewichts wird durch die zugesetzte Base (B) nach rechts verschoben.

$$SO_2 + 2\,CH_3OH \rightleftharpoons CH_3\text{-}O\text{-}SO_2^- + CH_3OH_2^+$$

$$B + SO_2 + CH_3OH \rightleftharpoons CH_3\text{-}O\text{-}SO_2^- + BH^+$$

$$H_2O + I_2 + BH^+ + CH_3\text{-}O\text{-}SO_2^- + 2\,B \longrightarrow 3\,BH^+ + 2\,I^- + CH_3\text{-}O\text{-}SO_3^-$$

Der Wirkungswert der Reagenzlösung – aus Stabilitätsgründen werden auch getrennte Lösungen (Pyridin/SO_2/Methanol und Iod/Methanol) verwendet – ist regelmäßig zu überprüfen, da der Gehalt durch Nebenreaktionen und Feuchtigkeitsaufnahme laufend abnimmt (1 ml Karl-Fischer-Lösung muss 3,5 mg Wasser entsprechen!).

In der Praxis verwendet man daher modifizierte pyridinfreie Karl-Fischer-Reagenzien mit höherer Titerbeständigkeit aufgrund deutlich geringerer Hygroskopizität. Auch aus ökologischen Gründen sind weniger toxische Basen als Pyridin zu bevorzugen.

Das Erkennen des Titrationsendpunktes kann visuell erfolgen, objektiver sind jedoch elektrometrische Verfahren. Besonders bewährt hat sich die *Biamperometrie* oder *Bivoltametrie* (siehe Kap. 10.6.4 und 10.6.5).

Im Allgemeinen erfolgt die Wasserbestimmung nach *Arzneibuch* durch *Direkttitration* (**Methode A**). Im Einzelfall ist auch eine *Rücktitration* (**Methode B**) überschüssiger Reagenzlösung mit definiert wasserhaltigem Methanol möglich. Zur Wasserbestimmung durch *azeotrope Destillation* siehe Ehlers, **Analytik I**, Kap. 3.2.1.

7.2.4 Periodatometrie (Malaprade-Reaktion)

7.2.4.1 Grundlagen, Durchführung

Mehrwertige Alkohole mit benachbarten **(vicinalen) Hydroxylgruppen** lassen sich mit Oxidationsmitteln wie Natriummetaperiodat [$NaIO_4$] oder Bleitetraacetat [$Pb(OAc)_4$] unter **C-C-Bindungsspaltung** abbauen. Eine analytisch nutzbare Reaktion ist die oxidative *Glycolspaltung* mit $NaIO_4$ (**Malaprade-Reaktion**).

$$\mathrm{HO{-}I(=O)_2{=}O} + H_2O \rightleftharpoons \mathrm{HO{-}I(=O)_2(OH)_2}$$

Metaperiodsäure **Orthoperiodsäure**

$$\text{R}^1\text{R}^2\text{C(OH)–C(OH)R}^3\text{R}^4 + IO_4^- \xrightleftharpoons[\text{(schnell)}]{+H_2O} \text{Cyclischer Ester}$$

Glycol **Cyclischer Ester**

$$\xrightarrow[\text{(langsam)}]{-2H_2O} \text{R}^2\text{-C(R}^1\text{)=O} + \text{R}^3\text{-C(R}^4\text{)=O} + IO_3^-$$

*Pro Glycol*gruppierung, d. h. pro C-C-Bindung, die zwei Hydroxylgruppen miteinander verknüpft, wird *1 Mol Periodat* verbraucht, das zu Iodat (IO_3^-) reduziert wird. Bei Polyalkoholen werden *sämtliche* C-C-Bindungen zwischen vicinalen HO-Gruppen oxidativ gespalten, sofern die HO-Funktionen weder *verestert* noch *verethert* sind. Außer **1,2-Dihydroxyverbindungen** reagieren auch [vgl. **MC-Fragen Nr. 599, 600**]:

- **primäre α-Aminoalkohole**

$$R^1R^2C(OH){-}C(NH_2)R^3R^4 + IO_4^- + H_2O \longrightarrow \left[R^1R^2C{-}O{-}I(=O)(OH)_2(O^-) \;\; \text{mit} \;\; R^3{-}C(NH_2)R^4 \right]$$

$$\xrightarrow[-\,IO_3^-]{-\,H_2O} R^2{-}C(R^1){=}O + R^3{-}C(R^4){=}NH_2 \xrightarrow[-\,NH_4^+]{+H_2O} R^2{-}C(R^1){=}O + R^3{-}C(R^4){=}O$$

- **α-Hydroxycarbonylverbindungen** (z.B. α-Hydroxyaldehyde, α-Hydroxyketone oder α-Hydroxycarbonsäuren)

$$R^1{-}C{=}O\,{-}\,R^2{-}C(OH)R^3 \underset{}{\overset{+\,H_2O}{\rightleftharpoons}} R^1{-}C(OH)_2{-}C(OH)R^2R^3 \underset{+\,H_2O}{\overset{+\,IO_4^-}{\rightleftharpoons}} \left[R^1(OH)C{-}O{-}I(=O)(OH)_2(O^-){-}O{-}CR^2R^3 \right]$$

$$\xrightarrow[-\,IO_3^-]{-\,H_2O} R^1{-}C(=O){-}OH + R^2{-}C(R^3){=}O$$

Zur quantitativen Auswertung der Reaktion bieten sich folgende Verfahren an:

- **Bestimmung des gebildeten Formaldehyds:** Bewährt hat sich die photometrische Bestimmung des Formaldehyds mit **Chromotropsäure** (siehe Ehlers, **Analytik I**, Kap. 3.2.4).
- **Bestimmung der gebildeten Ameisensäure:** Wenn bei der Malaprade-Reaktion Ameisensäure als eines der Produkte entsteht, kann diese alkalimetrisch mit NaOH-Maßlösung gegen Phenolphthalein oder Bromcresolgrün als Indikator titriert werden. Zuvor ist überschüssiges Periodat mit Ethylenglycol zu reduzieren, das dabei in Formaldehyd umgewandelt wird.
- **Bestimmung des Periodat-Verbrauchs:** Bei dieser universellsten Methode der stöchiometrischen Auswertung der Reaktion wird parallel zum Hauptversuch ein Blindversuch durchgeführt. Aus der Differenz beider Titrationen lässt sich die verbrauchte Periodatmenge berechnen. Die Ermittlung des Periodat-Verbrauchs kann auf zwei Wegen erfolgen.

a) *in saurer Lösung*: Man gibt KI zur Reaktionslösung hinzu. Periodat *und* Iodat komproportionieren mit dem zugesetzten Iodid zu elementarem Iod, das mit $Na_2S_2O_3$-Lösung gegen Stärke zurücktitriert wird.

$$IO_4^- + 7\,I^- + 8\,H_3O^+ \longrightarrow 4\,I_2 + 12\,H_2O$$
$$IO_3^- + 5\,I^- + 6\,H_3O^+ \longrightarrow 3\,I_2 + 9\,H_2O$$
$$I_2 + 2\,S_2O_3^{2-} \longrightarrow 2\,I^- + S_4O_6^{2-}$$

Die Methode ist nicht vorteilhaft, da sich der Verbrauch an Periodat als Differenz relativ gr oßer Zahlen ergibt. Deshalb bevorzugt das *Arzneibuch* folgendes Verfahren:

b) *in Hydrogencarbonat-gepufferter Lösung:* Hier besitzt nur das Periodat ein hinreichend hohes Oxidationspotential, um Iodid zu Iod zu oxidieren, während bei diesem pH-Wert das Redoxpotential von Iodat zur Oxidation von Iodid nicht ausreicht.

$$IO_4^- + 2\,I^- + H_2O \longrightarrow IO_3^- + I_2 + 2\,HO^-$$

Eine Rücktitration des ausgeschiedenen Iods mit Thiosulfat ist *nicht* möglich, da dieses auch Iodat reduziert. Das entstandene Iod wird daher mit **Arsenit** zu Iodid reduziert und das überschüssige Arsenit anschließend mit Iod-Lösung gegen Stärke zurücktitriert.

$$I_2 + AsO_3^{3-} + 2\,HO^- \longrightarrow 2\,I^- + AsO_4^{3-} + H_2O$$

7.2.4.2 Pharmazeutische Anwendungen

- **Ethylenglycol *R*** (Ethan-1,2-diol) [$M_r = 62{,}1$]

Das Diol wird durch überschüssiges Periodat in zwei Moleküle Formaldehyd gespalten [vgl. **MC-Frage Nr. 599**].

$$\begin{matrix} H_2C\text{-}OH \\ | \\ H_2C\text{-}OH \end{matrix} \;\text{———}\; IO_4^- \longrightarrow \begin{matrix} H_2C{=}O \\ + \\ H_2C{=}O \end{matrix} \quad (1\ \text{Mol}\ NaIO_4)$$

- **Fosfomycin-Calcium** [M_r=194,1]
- **Fosfomycin-Natrium** [M_r=182,0]

Beide Oxiran-Derivate werden nach Zugabe von $NaIO_4$ und $HClO_4$ 105 min auf 37° C erhitzt. Dabei erfolgt die *Ringöffnung des Epoxids* zum Diol und dessen nachfolgende Oxidation mit einem Äquivalent Periodat. Anschließend wird der Periodat-Überschuss nach Variante (b) zurücktitriert.

- **Glycerol** (Glycerin, Propan-1,2,3-triol) [$M_r = 92{,}1$]
- **Glycerol 85%** [$M_r = 92{,}1$]

Die Substanz wird von überschüssigem $NaIO_4$ in 2 Mol Formaldehyd und 1 Mol Ameisensäure gespalten. Nach Zusatz von Ethylenglycol wird die gebildete Ameisensäure alkalimetrisch bestimmt [vgl. **MC-Fragen Nr. 601, 602**].

$$
\begin{array}{lcll}
H_2C\text{-}OH & & H_2C{=}O & \\
| & \text{—— } IO_4^- \longrightarrow & + & \\
HC\text{-}OH & & HCOOH & (2\ \text{Mol}\ NaIO_4) \\
| & \text{—— } IO_4^- \longrightarrow & + & \\
H_2C\text{-}OH & & H_2C{=}O &
\end{array}
$$

■ **Glycerolmonostearat** (2,3-Dihydroxypropyloctadecanoat) [M_r=358]
Nach der Abtrennung von freiem Glycerol werden die Monoglyceride nach Malaprade bestimmt. Dabei lassen sich nur 1-Monoglyceride erfassen, während 2-Monoglyceride sowie Di- und Triglyceride *nicht* mit Periodat reagieren.

$$
\begin{array}{lcll}
H_2C\text{-}O\text{-}CO\text{-}R & & H_2C\text{-}O\text{-}CO\text{-}R & \\
| & & | & \\
HC\text{-}OH & & HC{=}O & \\
| & \text{—— } IO_4^- \longrightarrow & + & (1\ \text{Mol}\ NaIO_4) \\
H_2C\text{-}OH & & H_2C{=}O &
\end{array}
$$

Ph.Eur. schreibt zur Gehaltsbestimmung des Monoglycerids eine Ausschlusschromatographie vor, die es auch erlaubt, den Gehalt an freiem Glycerol sowie den Gehalt an Mono-, Di- und Triglyceriden zu ermitteln (siehe Kap. 12.5.3.2).
Zum stöchiometrischen Ablauf der Titration lässt sich ausführen:

[603] Pro Glycolgruppierung wird 1 Mol Periodat verbraucht. Dies korreliert mit 1 Mol (2 Äquivalenten) Iod bzw. 2 Mol Thiosulfat bei der Rücktitration. Daher entsprechen 1 ml einer 0,1 molaren $Na_2S_2O_3$-Lösung insgesamt **17,9 mg** (0,5 mMol) Glycerolmonostearat.

■ **Guaifenesin** [(*2RS*)-3-(2-Methoxyphenoxy)propan-1,2-diol] (*o*-CH_3O-C_6H_4-O-CH_2-CHOH-CH_2OH) [M_r=198,2]
Beim Guaifenesin ist die primäre Hydroxylgruppe an C-1 des Glycerols mit Guajacol *verethert*, sodass bei der Malaprade-Reaktion unter Verbrauch von 1 Mol $NaIO_4$ nur die Diolstruktur C(2)-C(3) gespalten wird. Das *Arzneibuch* ermittelt jedoch den Gehalt von Guaifenesin durch Bestimmung der *Hydroxylzahl* (OHZ) (siehe Kap. 6.2.4.4).

$$
\begin{array}{lcll}
o\text{-}CH_3O\text{-}C_6H_4\text{-}O\text{-}CH_2 & & H_2C\text{-}O\text{-}C_6H_4\text{-}OCH_3 & \\
| & & | & \\
HC\text{-}OH & & HC{=}O & \\
| & \text{—— } IO_4^- \longrightarrow & + & (1\ \text{Mol}\ NaIO_4) \\
H_2C\text{-}OH & & H_2C{=}O &
\end{array}
$$

■ **D-Mannitol** (Mannit) [M_r=182,2]
■ **Sorbitol** (Sorbit; D-Glucitol) [M_r=182,2]
Bei der Malaprade-Reaktion der beiden *Hexite* werden unter Bildung von 4 Mol Ameisensäure und 2 Mol Formaldehyd 5 Mol Natriummetaperiodat verbraucht. Da 5

Klassische quantitative Analytik

Mol IO_4^- nach Methode (b) 10 Äquivalenten Iod gleichzusetzen sind, entspricht 1 ml 0,05 M-Iod-Lösung **1,822 mg** des jeweiligen Hexits [vgl. **MC-Frage Nr. 604**].

$H_2C\text{-}OH$		$H_2C{=}O$
|	—— IO_4^- ⟶	+
$HC\text{-}OH$		HCOOH
|	—— IO_4^- ⟶	+
$HC\text{-}OH$		HCOOH
|	—— IO_4^- ⟶	+ (5 Mol $NaIO_4$)
$HC\text{-}OH$		HCOOH
|	—— IO_4^- ⟶	+
$HC\text{-}OH$		HCOOH
|	—— IO_4^- ⟶	+
$H_2C\text{-}OH$		$H_2C{=}O$

Beide Hexite werden heute nach *Arzneibuch* mithilfe der Flüssigchromatographie bestimmt.

Darüber hinaus kann man auch den Gehalt von

- **Ribose *R*** [M_r=150,1]
- **Adenosinmonophosphat-Dinatrium-Hydrat** [M_r=391,2] (*DAB 10*)
- **Adenosintriphosphat-Dinatrium** [M_r=551,1] (*DAB 10*)

periodatometrisch bestimmen. Bei den beiden Nucleosiden wird die Glycolstruktur der Ribose [C(2)-C(3)] oxidativ von 1 Mol IO_4^- zum 2,3-Dialdehyd gespalten. Die Auswertung erfolgt durch Bestimmung des Periodat-Verbrauchs nach Methode (b).

Ad, O, —OR, 2, 3, HO, OH — **AMP/ATP** $\xrightarrow[-\,IO_3^-]{+\,IO_4^-}$ Ad, O, —OR, H-C(=O), C-H(=O)

7.2.5 Bromometrie (Bromatometrie)

7.2.5.1 Grundlagen, Durchführung

Elementares Brom besitzt ein Normalpotential von **E° = +1,07 V** und ist somit ein stärkeres Oxidationsmittel als Iod. Darüber hinaus ist Brom ein hochreaktives elektrophiles Agens. Daher bieten sich für bromometrische Bestimmungen im Prinzip folgende Methoden an:

- *Oxidationsreaktionen mit Brom,*
- *Additionsreaktionen mit Brom,*
- *Substitutionsreaktionen mit Brom (Kernbromierung) (Koppeschaar-Titration).*

Brom-Lösungen sind allerdings nur begrenzt haltbar, sodass man das für die Umsetzung benötigte Brom erst während der Titration durch Komproportionierung von Bromat und Bromid in *saurer* Lösung erzeugt. Hierzu versetzt man die Probenlösung mit überschüssigem **Kaliumbromid** (KBr) und lässt eine **Kaliumbromat-Maßlösung** ($KBrO_3$) hinzutropfen.

$BrO_3^- + 5\,Br^- + 6\,H_3O^+ \rightarrow 3\,Br_2 + 9\,H_2O$

Da $KBrO_3$ selbst Urtitersubstanz ist, wird der Faktor der Maßlösung aus der Einwaage berechnet. Eine *Einstellung* der Maßlösung kann mit Arsen(III)-oxid erfolgen [vgl. **MC-Frage Nr. 1657**].

$3\,AsO_3^{3-} + BrO_3^- \rightarrow 3\,AsO_4^{3-} + Br^-$

Für die *Indizierung des Titrationsendpunktes* existieren zwei Möglichkeiten:

a) Man arbeitet mit einem Überschuss an Bromat (Brom), setzt nach beendeter Reaktion Kaliumiodid hinzu, das vom nicht verbrauchten Brom zu elementarem Iod oxidiert wird. Danach titriert man das ausgeschiedene Iod mit einer $Na_2S_2O_3$-Lösung gegen Stärke zurück.

b) Man setzt einen Indikator hinzu, der bereits durch geringe Mengen an Brom oxidativ zerstört wird (z. B. Methylrot, Methylorange) oder irreversibel mit Brom reagiert (z. B. Ethoxychrysoidin) und dadurch eine Farbänderung erfährt (siehe Kap. 7.1.3.1).

7.2.5.2 Oxidationsreaktionen mit Brom

- **Cystin** (HOOC-CHNH$_2$-CH$_2$-S-S-CH$_2$-CHNH$_2$-COOH) [M_r=240,3]

Das Disulfid wird unter Verbrauch von 10 Äquivalenten Brom bis zur Sulfonsäure-Stufe oxidiert.

$R\text{-}S\text{-}S\text{-}R + 5\,Br_2 + 6\,H_2O \rightarrow 2\,R\text{-}SO_3H + 10\,HBr$

- **Isoniazid** (Isonicotinsäurehydrazid) [M_r=137,1]

Bei der direkten bromometrischen Bestimmung von *Isoniazid* (Pyridin-4-carbohydrazid) gegen Methylrot als Indikator entstehen unter Verbrauch von **4** Äquivalenten Brom Isonicotinsäure und elementarer Stickstoff. Der Endpunkt ist erreicht, wenn die rote Farbe der Lösung verschwindet.

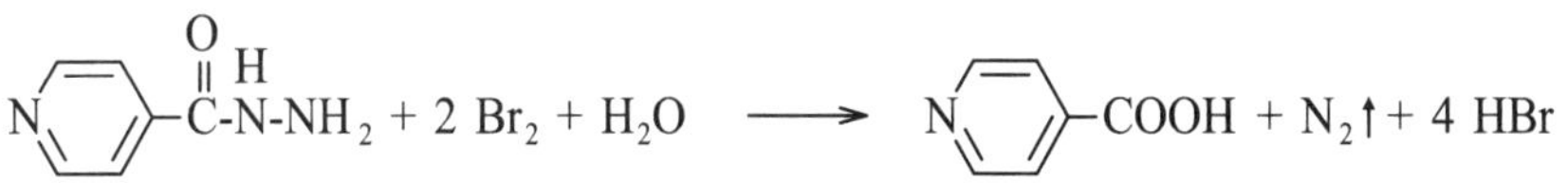

$$\text{Py-C(=O)-NH-NH}_2 + 2\,Br_2 + H_2O \longrightarrow \text{Py-COOH} + N_2\uparrow + 4\,HBr$$

Isoniazid **Isonicotinsäure**

Da aus 1 Mol $KBrO_3$ 3 Mol (6 Äquivalente) Brom entstehen, entspricht 1 ml einer 0,0167 M-$KBrO_3$-Lösung **3,429 mg** Isoniazid [vgl. **MC-Fragen Nr. 606, 611, 612**].

- **Dihydralazinsulfat, wasserhaltig** [M_r=333,3]

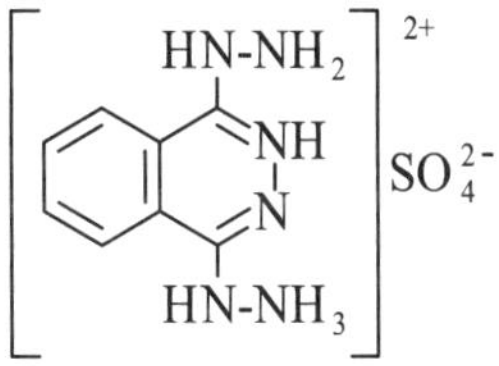

$$\left[\text{HN-NH}_2 \ldots \text{NH} \ldots \text{N} \ldots \text{HN-NH}_3\right]^{2+} SO_4^{2-}$$

Das durch salzsaure Hydrolyse gebildete **Hydrazin** wird durch überschüssiges Brom zu Stickstoff oxidiert.

$H_2N\text{-}NH_2 + 2\,Br_2 \rightarrow N_2\uparrow + 4\,HBr$

Klassische quantitative Analytik

Der Brom-Überschuss wird anschließend mit KI umgesetzt und das ausgeschiedene Iod mit Thiosulfat titriert. Da bei der Hydrolyse des Dihydralazin *zwei* Moleküle Hydrazin entstehen, werden bei der Bestimmung insgesamt **8** Äquivalente Brom bzw. 4/3 Mol $KBrO_3$ verbraucht. Somit entspricht 1 ml 0,02 M-$KBrO_3$-Lösung **3,604 mg** Dihydralazinsulfat [vgl. **MC-Frage Nr. 605**].

Im Gegensatz zur Gehaltsbestimmung von Isoniazid, die als Direkttitration durchgeführt wird, ist beim Dihydralazin eine *Rücktitration* erforderlich, da aufgrund der Amidrazon-Struktur die Abspaltung des Hydrazins wesentlich langsamer verläuft als beim Isonicotinsäurehydrazid.

Ph. Eur. lässt Dihydralazinsulfat mit Kaliumiodat-Maßlösung nach dem Iodmonochlorid-Verfahren bestimmen. Der Endpunkt wird potentiometrisch indiziert (siehe Kap. 7.2.3.6).

Neben N_2H_4 lassen sich auch NH_4^+-Ionen und ähnliche Stickstoffverbindungen mit Brom zu elementarem Stickstoff oxidieren.

- **Reduzierende Substanzen**: Das *Arzneibuch* lässt im Reagenz „*Polyphosphorsäure*" reduzierende Substanzen mit einer Bromid-Bromat-Lösung quantifizieren.

7.2.5.3 Additionsreaktionen mit Brom

Die Addition von Brom an C=C-Doppelbindungen war bereits Gegenstand der Bestimmung der *Iodzahl* (siehe Kap. 7.2.3.7). Die Bromaddition kann auch zur Gehaltsbestimmung von Wirkstoffen herangezogen werden. Als Beispiele seien genannt:

- **Hexobarbital** (*N*-Methyl-cyclohexenyl-methyl-barbitursäure) [M_r=236,3]

Die Doppelbindung des Cyclohexenyl-Restes wird in Eisessig unter Verbrauch von **2** Äquivalenten Brom quantitativ bromiert. Nach neueren Befunden entsteht jedoch nicht das vicinale Dibromid, sondern ein Bromhydrin-Derivat [vgl. **MC-Frage Nr. 609**].

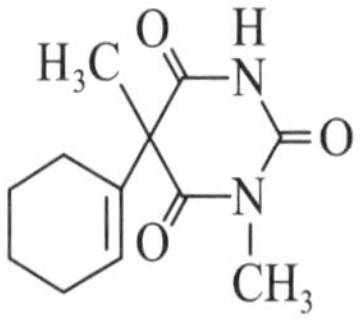

H_3C O H N =O N O CH_3

Hexobarbital

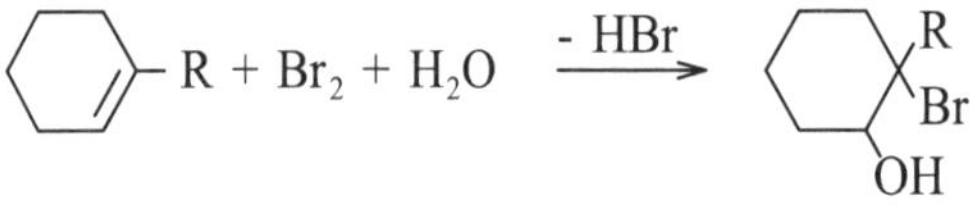

$$\text{Cyclohexenyl}-R + Br_2 + H_2O \xrightarrow{-\,HBr} \text{Cyclohexyl}(R)(Br)(OH)$$

Nach erfolgter Umsetzung wird der Brom-Überschuss iodometrisch zurücktitriert. Hexobarbital kann wie andere Barbiturate auch nach Silbernitrat-Zusatz argentoalkalimetrisch bestimmt werden (siehe Kap. 6.2.4.3).

- **Etacrynsäure** [M_r = 303,1]

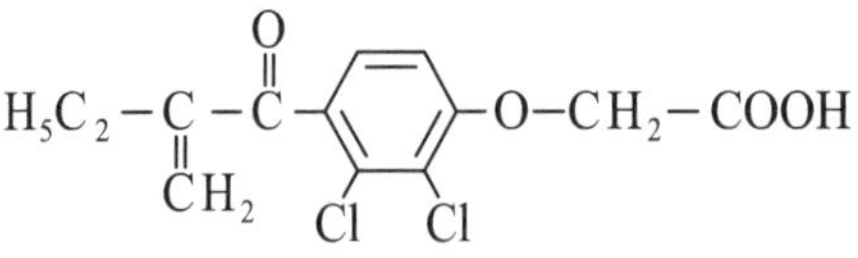

$H_5C_2-C(=CH_2)-C(=O)-C_6H_2Cl_2-O-CH_2-COOH$

Bei der Bestimmung addiert sich in der salzsauren Lösung **Brommonochlorid** (BrCl) an die C=C-Doppelbindung der α,β-ungesättigten Carbonylstruktur. Der Gehaltsbestimmung liegt die Differenz des Verbrauchs im Haupt- und Blindversuch zugrunde. Das *Arzneibuch* lässt Etacrynsäure [2,3-Dichlor-4-(2-methylenbutanoyl)phenoxy)-essigsäure] alkalimetrisch titrieren. Der Endpunkt wird potentiometrisch indiziert [siehe Kap. 6.2.1.2 und **MC-Frage Nr. 1705**].

- **Cinnarizin** [$M_r = 368{,}5$]

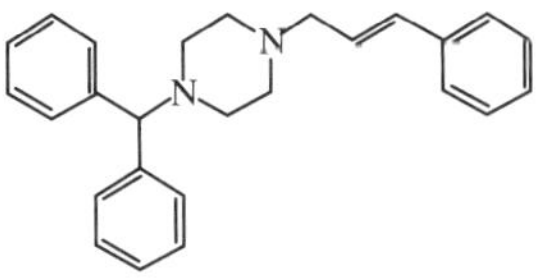

An das Alken-Strukturelement des Cinnarizin kann Brom addiert werden. *Ph.Eur.* nutzt jedoch den basischen Charakter der Substanz zur Gehaltsbestimmung und lässt den Wirkstoff mit Perchlorsäure-Maßlösung im wasserfreien Milieu titrieren [siehe Kap. 6.3.4.3 und **MC-Frage Nr. 1726**].

- **Undecylensäure** (Undec-10-ensäure) [$H_2C{=}CH{-}(CH_2)_8{-}COOH$] [$M_r = 184{,}3$]

Das *Arzneibuch* lässt den *Grad der Ungesättigtheit* mit einer Bromid-Bromat-Maßlösung bestimmen. Bei dieser Prüfung werden **2** Äquivalente Brom an die C=C-Doppelbindung addiert unter Bildung von 10,11-Dibromundecylansäure. Als Indikator dient eine Indigocarmin-Lösung. Das *blaue* Indigocarmin wird durch überschüssiges Brom zu einem *gelben* Isatin-Derivat oxidiert.

- **Bestimmung von Dihydrochinaalkaloiden**

Chinin und **Chinidin**, die als Hydrochloride bzw. Sulfate in wasserfreiem Milieu mit Perchlorsäure-Maßlösung titrierbar sind, enthalten im Chinuclidin-Ringsystem eine Vinyl-Seitenkette ($R{-}CH{=}CH_2$), an die Brom addiert werden kann. Bei den analogen, Ethyl-substituierten Dihydroderivaten kann diese Addition nicht stattfinden.

$$R{-}CH{=}CH_2 + Br_2 \longrightarrow R{-}CHBr{-}CH_2Br$$
$$R{-}CH_2{-}CH_3 + Br_2 \not\longrightarrow \text{keine Addition}$$

Bei der wasserfreien Titration werden die Gesamtalkaloide erfasst, einschließlich der Ethylgruppen-enthaltenden Dihydroverbindungen. Bei der bromometrischen Bestimmung ermittelt man hingegen nur den Gehalt an China-Alkaloiden, die eine Vinyl-Teilstruktur besitzen. Aus der Differenz beider Titrationen kann man dann den Gehalt an Dihydrochinaalkaloiden berechnen.

Ph.Eur. lässt dagegen mittels eines flüssigchromatographischen Verfahrens auf *Dihydrochinin* bzw. *Dihydrochinidin* prüfen und begrenzt deren Gehalt auf < 10%.

7.2.5.4 Substitutionsreaktionen mit Brom (Koppeschaar-Titration)

Aktivierte Aromaten, besonders Derivate des **Anilins** und **Phenols**, werden durch Brom in *ortho-* und *para-Position* zur HO- bzw. NH_2-Gruppe elektrophil substituiert. Desaktivierte Aromaten wie z.B. Benzaldehyd werden unter den Bedingungen der Titration *nicht* bromiert [vgl. **MC-Fragen Nr. 607, 608, 613, 1741**].

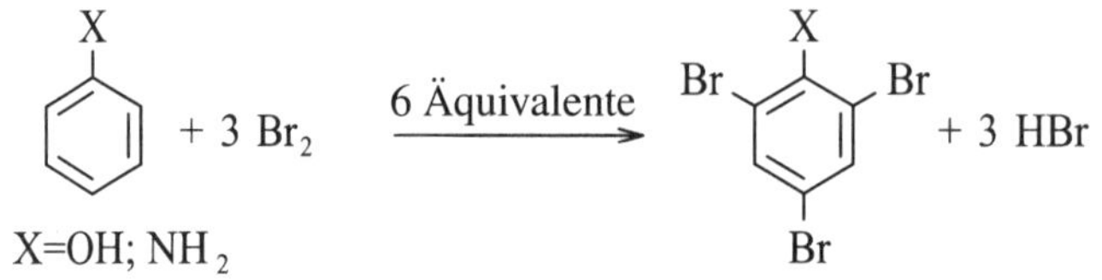

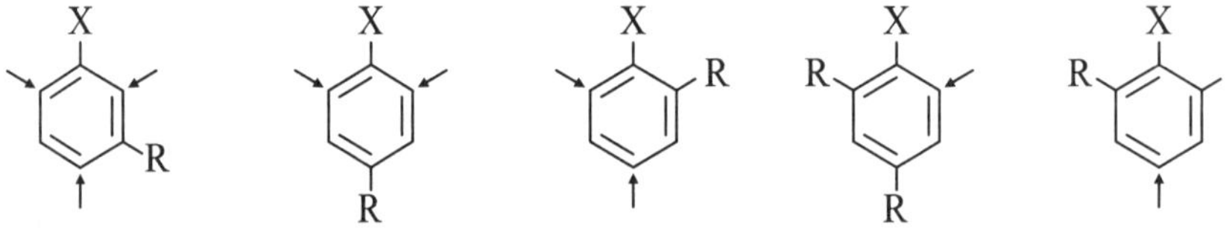

$X=OH; NH_2$ + 3 Br_2 —6 Äquivalente→ 2,4,6-Tribrom-Derivat + 3 HBr

6 Äquivalente 4 Äquivalente 4 Äquivalente 2 Äquivalente 2 Äquivalente

Je nach Anzahl und Stellung bereits vorhandener Substituenten am aktivierten Aromaten ($X=OH; NH_2$) entstehen unter Verbrauch von 2, 4 oder 6 Äquivalenten Brom Mono-, Di- oder Tribrom-Substitutionsprodukte. Nach erfolgter Bromierung wird der Brom-Überschuss iodometrisch erfasst. An pharmazeutischen Anwendungsbeispielen sind zu nennen:

- **Bestimmung von Anilin-Derivaten**

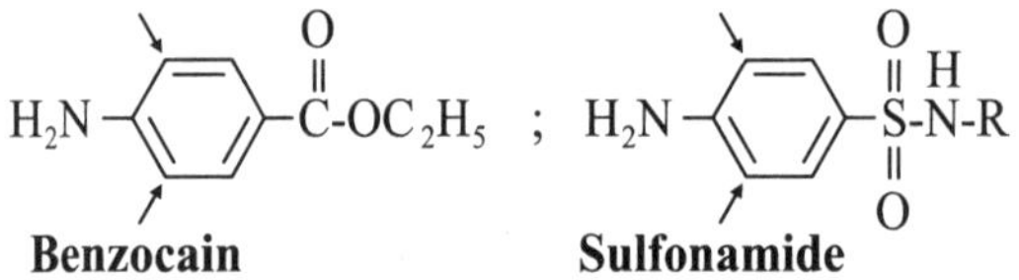

$H_2N-C_6H_4-C(=O)-OC_2H_5$; $H_2N-C_6H_4-SO_2-NH-R$

Benzocain **Sulfonamide**

Amino-substituierte Aromaten ($Ar-NH_2$) wie ***p*-Aminobenzoesäureester** (*Benzocain*) oder die Wirkstoffgruppe der **Sulfonamide** können unter Verbrauch von **4** Äquivalenten Brom titriert werden. Die Bromierung verläuft bereits bei Raumtemperatur innerhalb kurzer Zeit quantitativ ab und liefert die entsprechenden 3,5-Dibrom-Derivate. Ein Zusatz von Essigsäure soll ein vorzeitiges Ausfallen unvollständig bromierter Produkte verhindern [vgl. **MC-Fragen Nr. 609, 611–613, 1697, 1698, 1702–1704, 1741**].

Eine Ausnahme stellt **Sulfathiazol** (Sulfamidothiazol) dar, das bei der Titration **6** Äquivalente verbraucht. Außer der üblichen zweifachen Arylsubstitution wird unter den gegebenen Bedingungen auch der Thiazol-Ring unter Bildung eines 4-Hydroxy-5-brom-thiazolin-Derivates angegriffen.

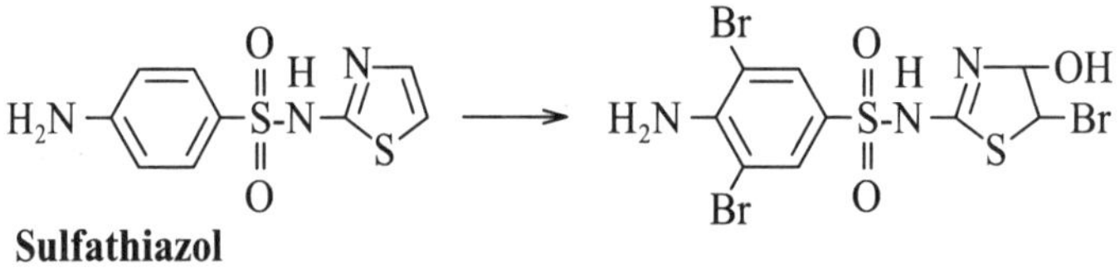

Sulfathiazol → 3,5-Dibrom-Derivat mit 4-Hydroxy-5-brom-thiazolin-Ring (OH, Br)

Das *Arzneibuch* lässt die genannten Verbindungen im Rahmen der Bestimmung *„Stickstoff in primären aromatischen Aminen“* **nitritometrisch** erfassen (siehe Kap. 7.2.7).

Bestimmung von Phenol-Derivaten

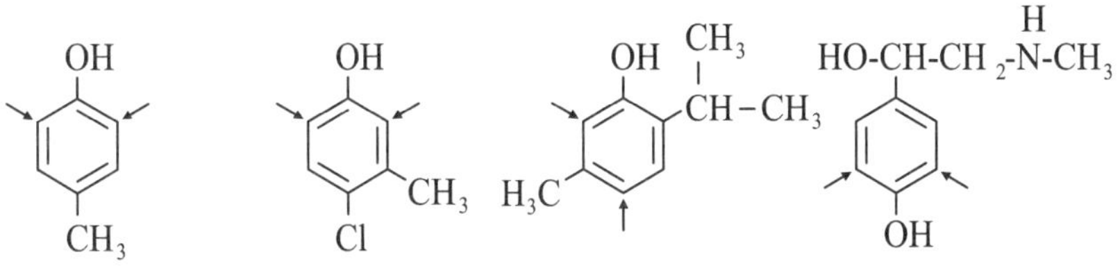

p-Kresol (*p*-Cresol *R*, 4-Methylphenol) [$M_r = 108{,}1$]
para-Cresol lässt sich unter Verbrauch von **4** Äquivalenten Brom nach Koppeschaar titrieren. Somit entspricht 1 ml einer $KBrO_3$-Lösung (0,0167 mol · l^{-1}) **2,7 mg** Substanz. Die Bestimmung von *m*-Cresol *R* (3-Methylphenol) oder *o*-Cresol *R* (2-Methylphenol) führt zu einem identischen Verbrauch an Maßlösung. *Ph. Eur.* sieht jedoch in der Monographie „*Metacresol*“ *keine* Gehaltsbestimmung vor [vgl. **MC-Frage Nr. 616**].

Chlorocresol (4-Chlor-3-methylphenol) [M_r=142,6]
Unter Verbrauch von **4** Äquivalenten entsteht 2,6-Dibrom-4-chlor-3-methylphenol [vgl. **MC-Fragen Nr. 608, 614**].

Thymol (2-Isopropyl-5-methylphenol) [M_r=150,2]
Bei der Titration bildet sich unter Verbrauch von **4** Äquivalenten Brom 4,6-Dibrom-2-isopropyl-5-methylphenol. 1 ml einer 0,0167 M-$KBrO_3$-Lösung entspricht somit **3,75 mg** Thymol. Das *Arzneibuch* sieht für Thymol *keine* Gehaltsbestimmung mehr vor [vgl. **MC-Fragen Nr. 609–611, 614, 1741**].

Phenolsulfonphthalein (Phenolrot) [M_r=138,2]
Bei der Bestimmung bildet sich aus Phenolrot unter Verbrauch von **8** Äquivalenten Brom **Bromphenolblau** [siehe Kap. 6.1.5.3 und **MC-Fragen Nr. 610, 614**].

Phenol (Hydroxybenzen) [M_r=94,1]
Aus Phenol und überschüssiger Brom-Lösung bildet sich primär unter elektrophiler Substitution des aromatischen Ringes **2,4,6-Tribromphenol**. Dieses wird anschließend durch den Brom-Überschuss oxidativ in **2,4,4,6-Tetrabrom-2,5-cyclohexadien-1-on**, das *Endprodukt der Bromierung*, umgewandelt.

Das Cyclohexadienon-Derivat wird durch das vor der Rücktitration zugesetzte Iodid zu **2,4,6-Tribromphenol**, dem *Endprodukt der Titration*, reduziert. Dabei entsteht intermediär Iodmonobromid, das mit Iodid zu Iod und Bromid reagiert. Das ausgeschiedene Iod wird anschließend mit Thiosulfat gegen Stärke zurücktitriert, wobei ein Zusatz von Chloroform durch Lösen des Tribromphenols das Erkennen des Endpunktes fördert.

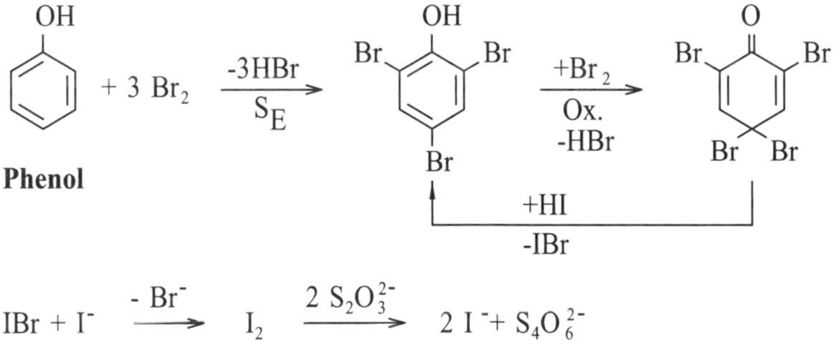

$$IBr + I^- \xrightarrow{-Br^-} I_2 \xrightarrow{2\,S_2O_3^{2-}} 2\,I^- + S_4O_6^{2-}$$

Der Berechnung des Gehaltes werden **6** Äquivalente zugrunde gelegt, sodass 1 ml 0,0167 M-$KBrO_3$ Lösung **1,57 mg** Phenol entspricht. Darüber hinaus ist auch eine photometrische Bestimmung des Phenols bei 280 nm oder die titrimetrische Erfassung in DMF mit TBAH-Lösung möglich [vgl. **MC-Fragen Nr. 610, 612, 613, 615, 1692**].

- **Resorcin** (1,3-Dihydroxybenzen) [M_r=110,1]

OH, OH — $\xrightarrow[-3HBr]{+3Br_2}$ — Br, Br, OH, OH, Br — $\underset{+2HI}{\overset{+2Br_2}{\rightleftharpoons}}$ — O, Br, Br, Br, O, Br, Br

Resorcin

Von den zwei- und dreiwertigen Phenolen lässt sich nur Resorcin nach der Koppeschaar-Methode bestimmen. Auch hier dürfte das primär entstehende **2,4,6-Tribromresorcin** durch überschüssiges Brom in **2,4,4,6,6-Pentabrom-1-cyclohexen-3,5-dion** umgewandelt werden. Letzteres wird anschließend durch Iodid wieder reduziert, sodass für die Titration ein Gesamtverbrauch von **6** Äquivalenten Brom ermittelt wird [vgl. **MC-Fragen Nr. 610, 612, 614, 1741**].

In analoger Weise kann auch

- **Hexylresorcin** (4-Hexylbenzol-1,3-diol) [M_r = 194,3]

unter Verbrauch von **4** Äquivalenten bromometrisch bestimmt werden.

- **Natriumsalicylat** [M_r=160,1]

Bromometrische Titrationen sind für Salicylsäure, ihre Salze sowie für Salicylsäureester (Acetylsalicylsäure, Methylsalicylat) spezifischer als die acidimetrischen Bestimmungen. Die Ester-Derivate müssen ggf. zuvor verseift werden.

Die elektrophile Bromierung der Salicylsäure erfolgt langsamer als beim Phenol; vor allem die Säurekonzentration darf nicht zu hoch sein. Primär wird der aromatische Ring in 3- und 5-Stellung angegriffen; es bildet sich **3,5-Dibromsalicylsäure**, die bei unsachgemäßer Durchführung der Titration ausfallen kann und dann nicht weiter bromiert wird. Das Dibrom-Derivat reagiert mit einem weiteren Molekül Brom und geht dabei unter *Decarboxylierung* in **2,4,6-Tribromphenol** über (Endprodukt der Titration). Dieses wird von Brom erneut angegriffen und es entsteht **2,4,4,6-Tetrabrom-2,5-cyclohexadien-1-on** (Endprodukt der Bromierung).

Das nach beendeter Bromierung zugesetzte KI reduziert das Cyclohexadienon-Derivat zu 2,4,6-Tribromphenol, sodass sich für die Gesamtreaktion ein Verbrauch von **6** Äquivalenten Brom ergibt [vgl. **MC-Fragen Nr. 609, 611, 614, 617, 1694, 1696**].

COONa, OH — $\xrightarrow{(H^+)}$ — COOH, OH — $\xrightarrow[-2HBr]{+2Br_2}$ — Br, COOH, OH, Br — $\xrightarrow[-HBr]{+Br_2}$

Natriumsalicylat **Salicylsäure**

[Br, Br, COOH, O, Br] — $\xrightarrow{-CO_2}$ — Br, Br, OH, Br — $\underset{+HI}{\overset{+Br_2}{\rightleftharpoons}}$ — Br, Br, Br, O, Br

2,4,6-Tribromphenol

Das *Arzneibuch* lässt den Gehalt von Natriumsalicylat durch wasserfreie Titration des Anions mit Perchlorsäure in Eisessig bestimmen (siehe Kap. 6.3.4.5).

- **Hydroxyethylsalicylat** [M_r=182,2]

Der intakte Ester wird unter Verbrauch von **4** Äquivalenten Brom zu 3,5-Dibrom-(2-hydroxyethyl)-2-hydroxybenzoat elektrophil substituiert [vgl. **MC-Frage Nr. 1741**].

Hydroxyethylsalicylat

- **Bestimmung von *para*-Hydroxybenzoesäureestern**

In das *Arzneibuch* wurden als Monographien aufgenommen:

- **Butyl-4-hydroxybenzoat** (R=C_4H_9) [M_r=194,2]
- **Ethyl-4-hydroxybenzoat** (R=C_2H_5) [M_r=166,2]
- **Methyl-4-hydroxybenzoat** (R=CH_3) [M_r=152,1]
- **Propyl-4-hydroxybenzoat** (R=C_3H_7) [M_r=180,2]

Ester der 4-Hydroxybenzoesäure lassen sich infolge ihres phenolischen Hydroxyls in methanolischer Lösung direkt bromieren, wobei unter Erhalt der Esterfunktion **4** Äquivalente Brom benötigt werden [vgl. **MC-Fragen Nr. 610, 613, 618, 619, 1693**].

Es resultieren jedoch genauere Ergebnisse, wenn man die Ester zunächst zu *p*-Hydroxybenzoesäure verseift (30 min Rückfluss in alkalischer Lösung) und anschließend die Säure bromometrisch bestimmt. Hierbei tritt Decarboxylierung ein und es werden insgesamt **6** Äquivalente Brom verbraucht. Die Reaktion verläuft analog der bromometrischen Bestimmung des Natriumsalicylats, d. h., als Endprodukt der Bromierung entsteht 2,4,4,6-Tetrabrom-2,5-cyclohexadien-1-on und als Endprodukt der Titration liegt 2,4,6-Tribromphenol vor. Ein Zusatz von Essigsäure verhindert ein Ausfallen der Bromierungsprodukte. Das *Arzneibuch* lässt den Gehalt dieser Ester mittels Flüssigchromatographie bestimmen.

4-Hydroxybenzoesäure

7.2.6 Chromatometrie

7.2.6.1 Grundlagen, Durchführung

Kaliumdichromat ($K_2Cr_2O_7$) besitzt ein Normalpotential von **E° = +1,36 V** und ist somit in saurer Lösung ein starkes Oxidationsmittel, das zu Cr(III) reduziert wird. Daher entspricht 1 Mol $K_2Cr_2O_7$ 6 Redoxäquivalenten.

$$Cr_2O_7^{2-} + 14\ H_3O^+ + 6\ e^- \longrightarrow 2\ Cr^{3+} + 21\ H_2O$$

Vorteil der Chromatometrie ist, dass Chlorid *nicht* zu elementarem Chlor oxidiert wird, sodass man, wenn die Säurekonzentration nicht allzu hoch ist, auch in salzsaurer Lösung titrieren kann.

Der Farbwechsel von *gelbem* Dichromat zu *grünen* Chrom(III)-Salzlösungen ist nicht gut zu erkennen. In der Praxis arbeitet man daher mit Redoxindikatoren (Diphenylamin/Schwefelsäure) oder versetzt mit überschüssigem Oxidationsmittel. Der Überschuss an Dichromat wird anschließend iodometrisch zurücktitriert, indem man die Lösung mit KI versetzt und das ausgeschiedene Iod mit Thiosulfat erfasst.

$$Cr_2O_7^{2-} + 6\ I^- + 14\ H_3O^+ \longrightarrow 3\ I_2 + 2\ Cr^{3+} + 21\ H_2O$$

7.2.6.2 Pharmazeutische Anwendungen

- **Bestimmung von Eisen *R*/Eisen(II)-sulfat *R***

Hierzu wird metallisches Eisen unter Bildung von Eisen(II)-sulfat in H_2SO_4 gelöst und anschließend mit $K_2Cr_2O_7$ zu Fe(III) oxidiert [vgl. **MC-Fragen Nr. 621, 630, 1655, 1656**].

$$Fe + H_2SO_4 \longrightarrow FeSO_4 + H_2\uparrow$$

$$6\ Fe^{2+} + Cr_2O_7^{2-} + 14\ H_3O^+ \longrightarrow 6\ Fe^{3+} + 2\ Cr^{3+} + 21\ H_2O$$

Das Auflösen von **Natriumhydrogencarbonat** in der sauren Titrationslösung soll eine CO_2-Atmosphäre erzeugen und die Oxidation von Fe(II) zu Fe(III) durch Luftsauerstoff verhindern. Darüber hinaus wird der Lösung H_3PO_4 zugesetzt, die Fe(III) komplexiert und dadurch das Redoxpotential des Systems (Fe^{3+}/Fe^{2+}) herabsetzt. Dies ist in der Nähe des Äquivalenzpunktes von Bedeutung, da andernfalls der Indikatorumschlag zu früh erfolgen würde. Das *Arzneibuch* lässt Eisen(II)-Salze cerimetrisch bestimmen (siehe Kap. 7.2.2.2).

- **Bestimmung von Ethanol**

Ethanol [M_r=46,07] wird in saurer Lösung durch Dichromat bis zur Stufe der Essigsäure oxidiert [vgl. **MC-Frage Nr. 620**].

$$2\ Cr_2O_7^{2-} + 3\ CH_3CH_2OH + 16\ H_3O^+ \longrightarrow 4\ Cr^{3+} + 3\ CH_3COOH + 27\ H_2O$$

Das *Arzneibuch* nutzt die Methode zur Bestimmung von *Ethanol in Chloroform*. Das überschüssige Dichromat wird anschließend mit Iodid reduziert und das ausgeschiedene Iod mit Thiosulfat gegen Stärke zurücktitriert; ein Blindversuch wird durchgeführt. Bei der Oxidation des Ethanols zu Essigsäure werden 4 Elektronen abgegeben, sodass 1 ml 0,1 M-$Na_2S_2O_3$-Lösung **1,15 mg** Ethanol entspricht.

- **Methylthioniniumchlorid** (Methylenblau) [M_r = 319,9]

Die Substanz wird mit überschüssiger Kaliumdichromat-Maßlösung als schwer lösliches Dichromat ausgefällt. Nach Abfiltrieren des Niederschlags wird im Filtrat das überschüssige Dichromat iodometrisch erfasst.

7.2.7 Nitritometrie (Diazotitration)

7.2.7.1 Grundlagen, Durchführung

Titrationen mit einer **Natriumnitrit-Maßlösung** werden in den *Arzneibüchern* zur direkten volumetrischen *Bestimmung primärer aromatischer Amine* wie **Sulfonamiden** (mit Ausnahme *N*-4-acylierter Derivate) oder Lokalanästhetika vom Typ der **4-Aminobenzoesäureester** durchgeführt. Darüber hinaus lassen sich auch die *N*-Alkylderivate der letztgenannten Substanzklasse, wie z. B. **Tetracain**, unter Bildung von *N*-Nitrosaminen nitritometrisch erfassen [vgl. **MC-Fragen Nr. 625, 1693, 1696-1699, 1702–1704**].

Zur *Bestimmung von Stickstoff in primären aromatischen Aminen* (Diazotitration) schlägt das *Arzneibuch* folgendes Verfahren vor:

- *Hierzu wird die betreffende Substanz in verdünnter Salzsäure gelöst. Nach Zusatz von Kaliumbromid wird die Lösung unter Eis-Wasser-Kühlung langsam mit Natriumnitrit-Lösung (c = 0,1 mol · l^{-1}) titriert. Der Endpunkt wird elektrometrisch oder mit einem Indikator bestimmt.*

Die Reaktion primärer aromatischer Amine mit $NaNO_2$ in saurer Lösung verläuft rasch und quantitativ unter Bildung mesomeriestabilisierter **Diazoniumsalze** ($Ar\text{-}N_2^+$). Halogenid-Ionen, insbesondere Bromid, katalysieren die Umsetzung, wobei intermediär Nitrosylbromid (NOBr) auftritt. Der Ablauf der Diazotierung kann am Beispiel des **Anilins** ($C_6H_5\text{-}NH_2$) durch folgendes Formelschema (1)-(4) wiedergegeben werden:

(1) $C_6H_5\text{-}NH_2 + H_3O^+ \rightleftharpoons C_6H_5\text{-}NH_3^+ + H_2O$
Anilin

(2) $NO_2^- + H_3O^+ \rightleftharpoons HNO_2 + H_2O$

(3) $HNO_2 + H_3O^+ + X^- \rightleftharpoons NOX + 2\ H_2O$ [X^- = Br^-, Cl^-]

(4) $C_6H_5\text{-}NH_2 + NOX \longrightarrow [C_6H_5\text{-}NH_2\text{-}NO]^+X^- \longrightarrow C_6H_5\text{-}N_2^+ + X^- + H_2O$
Benzoldiazoniumion

Der *Endpunkt* kann visuell mit *Indikatoren* (Tropäolin 00, Ferrocyphen) erkannt werden (siehe Kap. 7.1.3.1). Zur elektrometrischen Indizierung der Diazotitration, die in der Regel angewandt wird, bevorzugt das *Arzneibuch* eine *biamperometrische Methode* (siehe Kap. 10.6.4.2). Hierbei wird die Stromstärke (als Funktion des Titrationsgrades τ) gemessen, die zwischen zwei gleichen in die Lösung eintauchenden polarisierbaren Pt-Elektroden fließt. Auch eine *potentiometrische* Indizierung durch Messung der Spannung (als Funktion von τ) zwischen einer Pt-Elektrode und einer Ag/AgCl-Elektrode als Messkette ist möglich. Schließlich ist auch das externe Tüpfeln auf Kaliumiodid-Stärke-Papier zur Endpunktbestimmung geeignet. Zur Endpunkterkennung kann auch die *Bivoltametrie* mit zwei Pt-Elektroden verwendet werden [siehe Kap. 10.6.5 und **MC-Fragen Nr. 623, 624, 627, 628, 920–922**].

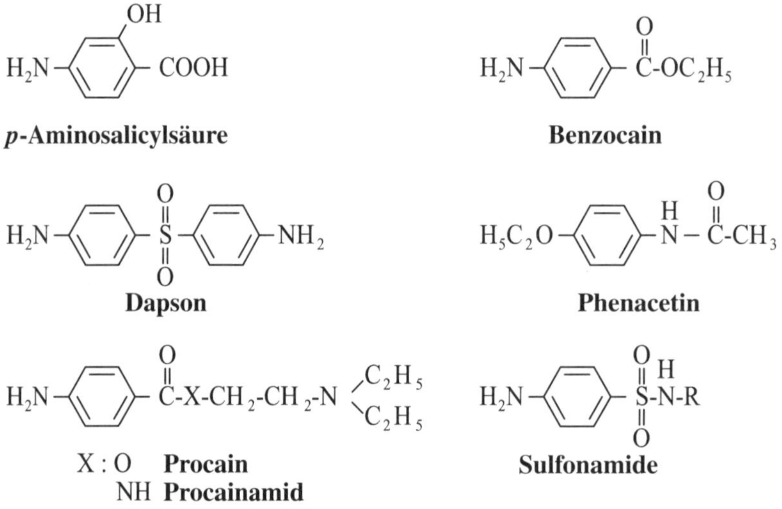

OH
H_2N– –COOH

***p*-Aminosalicylsäure**

O
H_2N– –C-OC_2H_5

Benzocain

O
H_2N– –S– –NH_2
O

Dapson

O
H
H_5C_2O– –N–C-CH_3

Phenacetin

O
H_2N– –C-X-CH_2-CH_2-N(C_2H_5)(C_2H_5)

X : O **Procain**
NH **Procainamid**

O H
H_2N– –S-N-R
O

Sulfonamide

Abb. 7.6 Nitritometrisch bestimmbare Arzneistoffe

Primäre aliphatische Amine (R-NH_2) *stören* bei der nitritometrischen Titration primärer aromatischer Amine (Ar-NH_2) in **stark saurem** Milieu *nicht*, weil die stärker basischen primären aliphatischen Amine in stark saurem Milieu weitgehend protoniert als Ammoniumsalze vorliegen und somit nicht nitrosierbar sind [vgl. **MC-Frage Nr. 626**].

7.2.7.2 Pharmazeutische Anwendungen

Abb. 7.6 zeigt die Strukturen einiger Wirkstoffe und Wirkstoffklassen, die sich nitritometrisch bestimmen lassen.

Wichtige *Arzneibuchbeispiele* sind:

- **Benzocain** (*p*-Aminobenzoesäureethylester) [M_r=165,2]
- **Dapson** (4,4'-Sulfonyldianilin) [M_r=248,3]
  Aufgrund der Diaminstruktur werden zwei Äquivalente Maßlösung verbraucht.
- **Natriumaminosalicylat-Dihydrat** [Natrium(4-amino-2-hydroxybenzoat)] [M_r = 211,1]
- **Phenacetin** (4-Ethoxyacetanilid) [M_r=179,2]
  Bestimmt wird das nach salzsaurer Hydrolyse erhaltene ***p*-Phenetidin**; Indikator ist eine Ferrocyphen-Lösung.

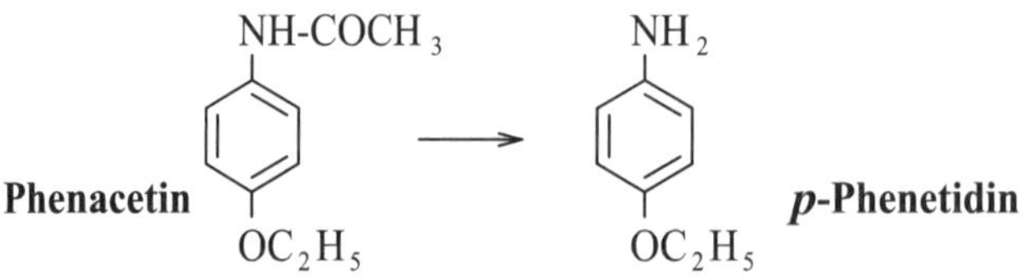

Phenacetin (NH-$COCH_3$ / OC_2H_5) ⟶ ***p*-Phenetidin** (NH_2 / OC_2H_5)

- **Procainamidhydrochlorid** [M_r=271,8]
- **Procainhydrochlorid** [M_r=272,8]
- **Sulfacetamid-Natrium** [M_r=254,2]
- **Sulfadiazin** [M_r=250,3]
- **Sulfadimidin** [M_r=278,3]
- **Sulfadoxin** [M_r=310,3]
- **Sulfaguanidin** [M_r=232,2]
- **Sulfamerazin** [M_r=264,3]
- **Sulfamethizol** [M_r=270,3]
- **Sulfamethoxazol** [M_r=253,3]
- **Sulfamethoxypyridazin** *für Tiere* [M_r=280,3]
- **Sulfanilamid** [M_r=172,2]
- **Sulfathiazol** [M_r=255,3]

● Bestimmung von Sulfonamiden (H_2N-C_6H_4-SO_2-NH-R)

Sulfonamide sind nicht nur bromometrisch oder nitritometrisch sondern aufgrund ihrer NH-Acidität auch mit TBAH-Maßlösung in wasserfreiem Milieu titrierbar. *Ph.Eur.* nutzt dieses volumetrische Verfahren bei der Gehaltsbestimmung von **Sulfafurazol** (siehe Kap. 6.3.3.3). An weiteren Bestimmungsmethoden für Sulfonamide sind die UV-Absorption im Bereich von 250–350 nm sowie die Oxidation des Schwefels zu Sulfat und dessen gravimetrische oder fällungsanalytische Erfassung als $BaSO_4$ zu nennen [vgl. **MC-Fragen Nr. 454, 1702–1704**].

● Bestimmung von *p*-Aminobenzoesäure-Derivaten (H_2N-C_6H_4-COOH)

Die Nitritometrie bietet die Möglichkeit Amino-substituierte Aromaten *spezifisch* neben Hydroxylgruppen-haltigen Substanzen zu bestimmen, wobei letztere mit $NaNO_2$-Maßlösung nicht reagieren. Aufgrund des aktivierten Aromaten reagieren *beide* Substanzklassen mit einer Bromid-Bromat-Lösung. ***p*-Aminobenzoesäureester** und ***p*-Hydroxybenzoesäureester** zeigen auch ein ähnliches spektralphotometrisches Verhalten [vgl. **MC-Frage Nr. 1693**].

Bei den in obiger Auflistung genannten **Salzen der *p*-Aminosalicylsäure** bzw. den **Hydrochloriden** des **Procain** und **Procainamid** ist auch eine volumetrische Bestimmung der Anilin-Partialstruktur (H_2N-C_6H_4-R) oder der Cl^--Anionbase mit Perchlorsäure (ggf. auf Zusatz von Quecksilber(II)-acetat) in wasserfreiem Medium möglich. Die Aminhydrochloride (R-$NH_3^+Cl^-$) lassen sich auch argentometrisch oder alkalimetrisch in Form einer Verdrängungstitration erfassen. Darüber hinaus sind Aminhydrochloride als schwache Kationsäure mit einer Tetrabutylammoniumhydroxid-Maßlösung titrierbar [vgl. **MC-Fragen Nr. 622, 1696–1699**].

● Bestimmung von Carbonsäurehydraziden (R-CO-NH-NH_2)

Carbonsäurehydrazide wie **Isonicotinsäurehydrazid** (Isoniazid) werden in saurer Lösung von Natriumnitrit ($NaNO_2$) zu Carbonsäureaziden (R-CO-N_3) diazotiert. Das *Arzneibuch* lässt dagegen Isoniazid bromometrisch bestimmen [siehe Kap. 7.2.5.2 und **MC-Frage Nr. 622**].

7.2.8 Ferrometrie (Reduktionen mit Eisen(II)-sulfat)

Eisen(II)-Ionen sind schwache Reduktionsmittel (**E° = +0,77 V**), wobei sie unter Abgabe eines Elektrons zu Fe(III) oxidiert werden. Aufgrund der leichten Oxidierbarkeit von Fe(II) wird der Faktor der schwefelsauren $FeSO_4$-Maßlösung nach Zugabe von H_3PO_4 erst unmittelbar vor Gebrauch mit $KMnO_4$-Lösung bestimmt.

Das *Arzneibuch* verwendet eine 0,1 M-$FeSO_4$-Lösung zur Gehaltsbestimmung von **Vanadin(V)-oxid *R*** (V_2O_5) [M_r=181,9].

$$VO^{3+} + Fe^{2+} \longrightarrow VO^{2+} + Fe^{3+}$$

Da V_2O_5 partiell durch vierwertiges Vanadat verunreinigt sein kann, behandelt man es *zuvor* mit $KMnO_4$. Der Überschuss an Permanganat wird mit $NaNO_2$ zerstört und überschüssiges Nitrit mit Harnstoff zersetzt. Zur Indizierung des Titrationsendpunktes verwendet man Ferroin.

8 Fällungstitrationen

8.1 Grundlagen

8.1.1 Physikalisch-chemische Grundlagen

Fällungsanalysen, bei denen während der Titration ein schwer löslicher Niederschlag ausfällt, beruhen auf denselben Gesetzmäßigkeiten, wie sie auch für die **Gravimetrie** maßgebend sind (siehe Kap. 5.1.2).

Allerdings unterliegen Fällungstitrationen schärferen Restriktionen als die Gravimetrie, da bereits die *Fällungsform* eindeutig stöchiometrisch zusammengesetzt sein muss. Darüber hinaus muss die der Fällungstitration zugrunde liegende chemische Reaktion hinreichend schnell ablaufen.

Die größte praktische Bedeutung als Fällungsanalysen haben die Titration von **Sulfat** mit Ba^{2+}- oder Pb^{2+}-Ionen und die **Argentometrie**. Die Argentometrie nutzt die Schwerlöslichkeit zahlreicher Silberverbindungen, besonders die der **Halogenide** (Cl^-, Br^-, I^-) und **Pseudohalogenide** (CN^-, SCN^-). Hingegen kann *Fluorid* (F^-), das ein lösliches Silbersalz bildet, *nicht* argentometrisch bestimmt werden [vgl. **MC-Fragen Nr. 650, 651**].

Bei den Fällungsanalysen titriert man die zu bestimmende Substanz mit einer Maßlösung, mit der praktisch eine quantitative Fällung eines schwer löslichen Niederschlags erfolgt. Trägt man, wie dies Abb. 8.1 veranschaulicht, den negativen dekadischen Logarithmus der Konzentration des Titranden (Analyten) gegen den *Fällungsgrad* (Menge an Maßlösung, *Titrationsgrad*) auf, so erhält man eine Titrationskurve wie für die Bestimmung einer starken Base mit einer starken Säure.

Aus Abb. 8.1 ist ersichtlich, dass der Sprung in der Titrationskurve und damit die Genauigkeit der Bestimmung umso größer wird, je höher die Ausgangskonzentration des Titranden (a) und je kleiner das Löslichkeitsprodukt (K_L) des gebildeten Salzes (b) ist.

Die argentometrische Fällung der Halogenide und Pseudohalogenide kann durch folgende Gleichung beschrieben werden:

$$Ag^+ + X^- \longrightarrow AgX\downarrow$$

Daraus ergibt sich das Löslichkeitsprodukt (K_L) zu:

$$K_L = [Ag^+] \cdot [X^-] \quad (mol^2 \cdot l^{-2})$$

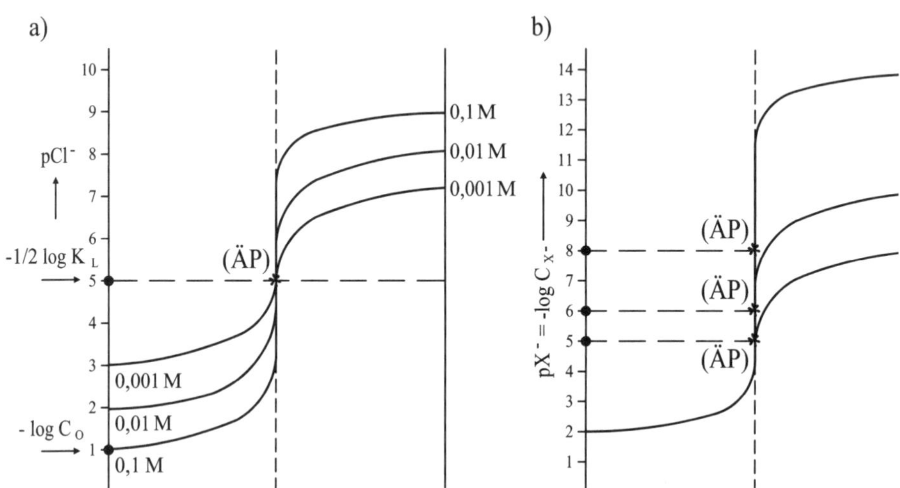

○ Abb. 8.1 Titrationskurven argentometrischer Halogenid-Bestimmungen (C_O = Anfangskonzentration)
a) unterschiedlich konzentrierte Chlorid-Lösungen
b) gleichkonzentrierte Lösungen von Halogenid-Ionen

Die Zahlenwerte der Löslichkeitsprodukte wichtiger Silbersalze sind in ◻Tab. 5.1, Kapitel 5.1.2.2 aufgelistet.

Am *Äquivalenzpunkt* (ÄP) gilt aus Elektroneutralitätsgründen $[Ag^+]=[X^-]$, sodass sich die Konzentration (Aktivität) des Anions am Titrationsendpunkt ($\tau = 1$) berechnet zu:

$$\mathbf{C_{X^-}(ÄP) \sim a_{X^-}(ÄP) = \sqrt{K_L}\ (mol \cdot l^{-1})}$$

$$\mathbf{-\log C_{X^-}(ÄP) = -1/2 \log K_L}$$

Für einige schwer lösliche Silbersalze ergeben sich aufgrund ihrer Löslichkeitsprodukte (K_L) folgende Konzentrationen am Äquivalenzpunkt [C_{X^-}(ÄP)]:

$K_L(AgCl) = 10^{-10} \longrightarrow C_{Cl^-}(ÄP) = 10^{-5} \longrightarrow -\log C_{Cl^-}(ÄP) = \mathbf{5}$
$K_L(AgBr) = 10^{-12} \longrightarrow C_{Br^-}(ÄP) = 10^{-6} \longrightarrow -\log C_{Br^-}(ÄP) = \mathbf{6}$
$K_L(AgI) = 10^{-16} \longrightarrow C_{I^-}(ÄP) = 10^{-8} \longrightarrow -\log C_{I^-}(ÄP) = \mathbf{8}$
$K_L(AgSCN) = 10^{-12} \longrightarrow C_{SCN^-}(ÄP) = 10^{-6} \longrightarrow -\log C_{SCN^-}(ÄP) = \mathbf{6}$

Am Endpunkt einer Titration ist die Stoffmenge (n) des zugesetzten Titrators (Maßlösung, Reagenzmenge) der Stoffmenge des Titranden (Analyten) äquivalent. Mit (n = m/M) kann man daher bei bekannter Einwaage (m) die *relative Molmasse* (M) des Analyten aus dem Äquivalentverbrauch berechnen [vgl. **MC-Frage Nr. 633**].

Die Berechnung ausgezeichneter Punkte einer argentometrischen Titrationskurve soll am Beispiel der volumetrischen Bestimmung einer $AgNO_3$-Lösung ($c = 0{,}01\ mol \cdot l^{-1}$) mit einer NaCl-Maßlösung durchgeführt werden. Das Löslichkeitsprodukt des ausgefallenen Silberchlorids beträgt $K_L(AgCl) = 10^{-10}\ mol \cdot l^{-1}$ [vgl. **MC-Fragen Nr. 634, 637**]:

τ = 0: Die Ausgangskonzentration beträgt $[Ag^+] = \mathbf{10^{-2}\ mol \cdot l^{-1}}$

τ = 0,99: Sind 99% des Analyten gefällt, so verbleiben noch 1% in Lösung. Dieser Restmenge des Analyten in Lösung entspricht dann eine Konzentration $[Ag^+] = \mathbf{10^{-4}\ mol \cdot l^{-1}}$

τ = 1,0: Aufgrund des Löslichkeitsproduktes von AgCl beträgt am Äquivalentpunkt die in Lösung verbliebene Konzentration an $[Ag^+]_{ÄP} = (K_L)^{1/2} = \mathbf{10^{-5}\ mol \cdot l^{-1}}$

Weitere stöchiometrische Berechnungen zu argentometrischen Titrationen finden sich im Fragenband [siehe Kommentierung der **MC-Fragen Nr. 638–642**].

8.1.2 Indizierungsmöglichkeiten

Die *Indizierung des Äquivalenzpunktes* einer Fällungstitration kann visuell, potentiometrisch, amperometrisch, konduktometrisch oder nephelometrisch erfolgen. Bei der visuellen Endpunktanzeige müssen die eingesetzten Indikatoren mit dem Fällungsreagenz einen farbigen Niederschlag oder eine lösliche, gefärbte Verbindung bilden.

Je nach pH-Wert, Indikator und zu bestimmendem Ion unterscheidet man bei der Argentometrie Titrationen nach Budde, Gay-Lussac, Fajans, Liebig, Mohr und Volhard.

8.1.2.1 Titrationen ohne Indikator

(Bestimmungen nach Budde, Gay-Lussac und Liebig)

Am Äquivalenzpunkt beobachtet man bei Fällungen häufig das spontane *Ausflocken* der vorher kolloidalen Suspension. Beispielsweise kann der Endpunkt der Titration von Silber-Ionen mit Chlorid am Zusammenballen („*Klarpunkt*") des ausgefallenen AgCl erkannt werden (**Methode nach Gay-Lussac**). Diese Indizierung beruht auf einer Entladung der durch Adsorption von Ag^+-Ionen zunächst positiv geladenen AgCl-Partikel (siehe auch Kap. 8.1.2.4).

Nach den heutigen Anforderungen ist die Methode zur Erkennung des Endpunktes argentometrischer Titrationen zu ungenau.

Besser zu verfolgen ist die Fällung aus einem löslichen Komplex, z. B. bei der *Cyanid-Bestimmung nach Liebig* oder bei der *Argentometrie nach Budde* (siehe Kap. 8.2.5).

Gibt man zu einer **Cyanid-Lösung** tropfenweise eine $AgNO_3$-Maßlösung hinzu, so entsteht an der Eintropfstelle eine weiße Fällung von AgCN, die aber beim Umschütteln unter Bildung des löslichen Silberdicyano-Komplexes wieder verschwindet. Sind alle CN^--Ionen komplex gebunden, dann erzeugt der nächste Tropfen $AgNO_3$-Lösung eine bleibende Fällung (Trübung) von AgCN. 1 Mol $[Ag^+]$ entspricht somit 2 Mol $[CN^-]$.

$$Ag^+ + 2\ CN^- \longrightarrow [Ag(CN)_2]^-$$
$$Ag^+ + [Ag(CN)_2]^- \longrightarrow 2\ AgCN \downarrow$$

Der Vorteil des Verfahrens besteht darin, dass die Cyanid-Bestimmung auch in Anwesenheit von Halogeniden und Thiocyanaten ausgeführt werden kann. Die den Endpunkt anzeigende Fällungsreaktion resultiert dann aus dem Silberhalogenid, wenn dessen Löslichkeitsprodukt eher überschritten wird als das Löslichkeitsprodukt des Silbercyanids ($K_L = 4 \cdot 10^{-12}$).

8.1.2.2 Indizierung des Endpunktes durch Bildung eines farbigen Niederschlags mit einem Fällungsindikator

(Titration nach Mohr)

Bei der **Argentometrie nach Mohr** wird in neutraler Lösung mit Silbernitrat-Maßlösung und Kaliumchromat als Fällungsindikator titriert [vgl. **MC-Fragen 645, 646, 1740**].

Titriert man Halogenid-Ionen direkt mit einer $AgNO_3$-Maßlösung in Gegenwart von **Chromat-Ionen**, so fällt aufgrund der signifikant größeren Stoffmenge an Halogenid zunächst das betreffende Silberhalogenid aus, obwohl z. B. das Löslichkeitsprodukt von Silberchromat *kleiner* ist als das von Silberchlorid.

Am Äquivalenzpunkt reagieren dann überschüssige Ag^+-Ionen mit dem *gelben* Chromat zu *rotbraunem* Silberchromat. Der Endpunkt ist erreicht, wenn der suspendierte Niederschlag eine rotbraune Farbe annimmt.

$$\text{(gelb)} \quad 2\,Ag^+ + CrO_4^{2-} \longrightarrow Ag_2CrO_4\downarrow \quad \text{(rotbraun)}$$

Ein wesentlicher *Nachteil* der sonst recht genauen Titration nach Mohr ist ihre hohe *pH-Empfindlichkeit*. Sie kann *nur im neutralen* Medium durchgeführt werden; im *sauren* pH-Bereich bildet sich **Dichromat**, das mit Ag^+-Ionen am Äquivalenzpunkt keinen schwer löslichen Niederschlag bildet [vgl. **MC-Fragen Nr. 659, 660**].

$$2\,CrO_4^{2-} + 2\,H_3O^+ \rightleftharpoons Cr_2O_7^{2-} + 3\,H_2O$$

In *alkalischer* Lösung fallen Ag^+-Ionen als Oxid, Hydroxid oder Carbonat vor Silberchromat aus.

$$2\,Ag^+ + 2\,HO^- \longrightarrow 2\,AgOH \longrightarrow Ag_2O\downarrow + H_2O$$

Die zulässigen Abweichungen sind nach der alkalischen Seite etwas größer als nach der sauren Seite [pH-Bereich: 6,5–10,5]. In Anwesenheit von NH_4^+-Ionen darf der pH-Wert jedoch nicht höher als pH=7,2 sein, da sonst freier Ammoniak entsteht und z. B. AgCl als Diammin-Komplex wieder in Lösung geht.

Chlorid-Bestimmung nach Mohr: Prinzipiell gilt für alle Fällungsvorgänge, dass die Abscheidung eines schwer löslichen Niederschlags erst dann einsetzt, wenn das Löslichkeitsprodukt der beteiligten Ionenart überschritten wird. Sofern sich die Löslichkeitsprodukte deutlich voneinander unterscheiden, ist eine *fraktionierte Fällung* möglich; es fällt zuerst die Verbindung mit dem kleinsten K_L-Wert aus.

Nach den Regeln der fraktionierten Fällung würde man erwarten, dass $\mathbf{Ag_2CrO_4}$ ($K_L \sim 10^{-12}$) wegen seines kleineren Löslichkeitsproduktes vor **AgCl** ($K_L \sim 10^{-10}$) ausfällt. Wie die nachfolgende Berechnung zeigt, wird jedoch zunächst das Löslichkeitsprodukt von Silberchlorid überschritten, sofern die Chromat-Konzentration einen bestimmten Wert nicht überschreitet.

Die Löslichkeitsprodukte (K_L) von *Silberchlorid* [$K_L(AgCl) = 10^{-10}\ mol^2 \cdot l^{-2}$] und *Silberchromat* [$K_L(Ag_2CrO_4) = 10^{-12}\ mol^3 \cdot l^{-3}$] ergeben sich aus folgenden Beziehungen zu [vgl. **MC-Frage Nr. 641, 642**]:

a) $K_L(AgCl) = [Ag^+] \cdot [Cl^-] \longrightarrow [Cl^-] = \dfrac{K_L(AgCl)}{[Ag^+]}$

b) $K_L(Ag_2CrO_4) = [Ag^+]^2 \cdot [CrO_4^{2-}] \longrightarrow [Ag^+] = \dfrac{K_L(Ag_2CrO_4)}{\sqrt{[CrO_4^{2-}]}}$

Setzt man aus Gleichung b) die Silber-Ionenkonzentration $[Ag^+]$ in Gleichung a) ein und nimmt man eine Chromat-Konzentration von $[CrO_4^{2-}] = 10^{-2}\ mol \cdot l^{-1}$ an, so ergibt sich aus den Werten der Löslichkeitsprodukte beider Salze eine Chlorid-Konzentration $[Cl^-]$ von:

c) $[Cl^-] = \dfrac{K_L(AgCl)\ \sqrt{[CrO_4^{2-}]}}{\sqrt{K_L(Ag_2CrO_4)}} = \dfrac{10^{-10}\ \sqrt{10^{-2}}}{\sqrt{10^{-12}}} = \mathbf{10^{-5}\ mol \cdot l^{-1}}$

Bei einer Chromat-Konzentration von $[CrO_4^{2-}] = 10^{-2}\ mol \cdot l^{-1}$ beginnt daher die Mitfällung von Silberchromat (Ag_2CrO_4) erst dann, wenn die Chlorid-Konzentration den Wert $[Cl^-] = 10^{-5}\ mol \cdot l^{-1}$ erreicht hat. Dieser Wert entspricht aber der Chlorid-Konzentration am Äquivalenzpunkt $[Cl^-]_{ÄP}$:

d) $\mathbf{[Cl^-]_{ÄP}} = (K_L(AgCl))^{1/2} = (10^{-10})^{1/2} = \mathbf{10^{-5}\ mol \cdot l^{-1}}$

Deshalb setzt bei einer Chromat-Konzentration von $\mathbf{[CrO_4^{2-}] = 10^{-2}\ mol \cdot l^{-1}}$ die Fällung von Silberchromat (Ag_2CrO_4) tatsächlich *erst nach Erreichen* des Äquivalenzpunktes der argentometrischen Titration von Chlorid-Ionen nach Mohr ein.

8.1.2.3 Indizierung des Endpunktes durch Bildung einer farbigen Lösung *(Titration nach Volhard)*

Bei der **Argentometrie nach Volhard** setzt man im Allgemeinen in saurer Lösung einen Überschuss von Silbernitrat-Maßlösung ein. Der $AgNO_3$-Überschuss wird mit Ammoniumthiocyanat-Maßlösung zurücktitriert unter Verwendung von Ammoniumeisen(III)-sulfat oder Ammoniumeisen(III)-nitrat als Indikator. Bei Direkttitrationen wie zum Beispiel der Bestimmung von Silber-Ionen verwendet man eine Ammoniumthiocyanat-Maßlösung [vgl. MC-Fragen 335, 644, 647, 652-654].

Versetzt man eine Lösung von Ag^+-Ionen in Gegenwart eines Fe(III)-Salzes mit einer Thiocyanat-Lösung, so kommt es infolge der Schwerlöslichkeit von **Silberthiocyanat** (AgSCN) zunächst *nicht* zur Bildung von Eisen(III)-thiocyanat. Erst nach beendeter Ausfällung von AgSCN färbt sich die Lösung *rot* durch Bildung von $Fe(SCN)_3$ oder komplexer Isothiocyanatoferrate(III).

$$Ag^+ + SCN^- \longrightarrow AgSCN\downarrow$$
$$Fe^{3+} + 3\ SCN^- \longrightarrow Fe(SCN)_3 + 3\ SCN^- \longrightarrow [Fe(SCN)_6]^{3-}$$

Die Bildung des tiefroten Eisen(III)-thiocyanat-Komplexes beginnt bei der üblichen Indikatorkonzentration erst, wenn $[SCN^-] \geq 10^{-5} mol \cdot l^{-1}$ geworden ist. Da das Löslichkeitsprodukt einer gesättigten AgSCN-Lösung ca. $10^{-12}\ mol^2 \cdot l^{-2}$ beträgt, gilt für den Äquivalenzpunkt der Titration $[Ag^+] = [SCN^-] = 10^{-6}\ mol \cdot l^{-1}$. Unmittelbar nach Durchlaufen des Äquivalenzpunktes entsteht Eisen(III)-thiocyanat, sodass in der Regel eine Indikatorkorrektur nicht notwendig ist.

Da die Löslichkeit des AgSCN durch Säuren kaum beeinflusst wird und auch Eisen(III)-thiocyanat in saurem Medium hinreichend stabil ist, kann die Titration nach Volhard in *sauren Lösungen* durchgeführt werden.

8.1.2.4 Indizierung des Endpunktes durch Anfärben des Fällungsproduktes *(Titration nach Fajans)*

Bei der **Argentometrie nach Fajans** titriert man in saurer Lösung mit Silbernitrat-Maßlösung und indiziert den Titrationsendpunkt mit Hilfe eines *Adsorptionsindikators* (Eosin, Fluorescein, u. a.) [vgl. **MC-Fragen Nr. 329, 643, 648, 650**].

Bei **Adsorptionsindikatoren** findet ein Farbwechsel an der Grenzfläche kolloid-disperser Systeme statt. Solche Indikatoren sind anionische oder kationische Farbstoffe, die von dem während der Titration entstehenden Niederschlag reversibel unter Farbänderung gebunden werden können.

Amorphe Niederschläge wie z. B. frisch gefällte Silberhalogenide besitzen die Fähigkeit, überschüssige Ionen aus der Lösung zu adsorbieren. Vor dem Äquivalenzpunkt sind es die Ionen des Titranden, danach die des Titrators. Dadurch kommt es zu einer Aufladung der Oberfläche des Niederschlags, die zur elektrostatischen Anziehung entgegengesetzt geladener Ionen führt, z. B. positiv oder negativ geladener **Phthaleinfarbstoffe**.

Titriert man beispielsweise ein Halogenid-Ion mit $AgNO_3$-Lösung, so werden zunächst Halogenid-Ionen adsorbiert, d. h., der Niederschlag lädt sich *negativ* auf. Ein Farbstoffanion wie **Fluorescein**- oder **Eosin-Natrium** kann *nicht* adsorbiert werden. Erst bei Zugabe der stöchiometrischen Menge an Ag^+-Ionen werden die Oberflächenladungen neutralisiert und der Niederschlag flockt aus. Nach Überschreiten des Äquivalenzpunktes werden überschüssige Ag^+-Ionen adsorbiert, der Niederschlag lädt sich *positiv* auf und kann geeignete Farbstoffanionen unter Deformation ihrer Elektronenhüllen anlagern, was mit einer Farbänderung des Niederschlags einhergeht.

Tab. 8.1 Adsorptionsindikatoren

Indikator	Bestimmung von	Farbwechsel
Alizarin S	SO_4^{2-}	gelb - orangerot
Eosin	Br^-, I^-	rosa - dunkelrosa
Fluorescein	Cl^-, Br^-, I^-, SCN^-	grün-gelb - rosa
Kongorot	Cl^-, Br^-, I^-, SCN^-	blau - violett
Tartrazin	Ag^+	farblos - gelb

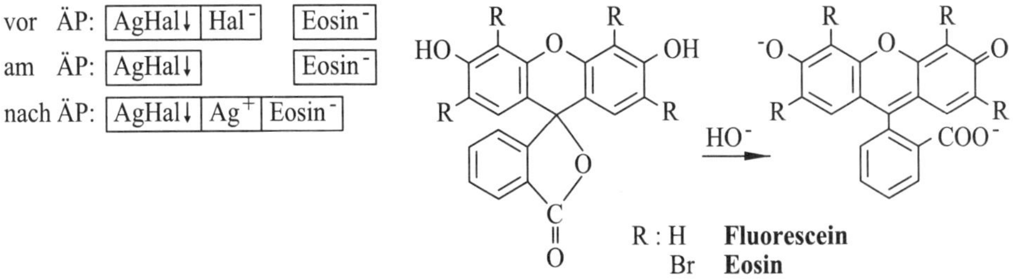

vor ÄP: | AgHal↓ | Hal⁻ | | Eosin⁻ |
am ÄP: | AgHal↓ | | | Eosin⁻ |
nach ÄP: | AgHal↓ | Ag⁺ | Eosin⁻ |

R : H **Fluorescein**
Br **Eosin**

Abb. 8.2 Wirkungsweise von Adsorptionsindikatoren (schematisch)

Umgekehrt ist bei der Bestimmung von Silber-Ionen mit einer NaCl-Maßlösung der AgCl-Niederschlag vor dem Äquivalenzpunkt positiv geladen. Die Aufladung des Niederschlags ändert sich dann über neutral am Titrationsendpunkt hin zu negativ nach dem Äquivalenzpunkt.
In Tab. 8.1 sind einige Adsorptionsindikatoren zusammen mit ihren Einsatzmöglichkeiten aufgelistet.

Für die *Brauchbarkeit* eines Indikators spielt nun die Stärke seiner Adsorbierbarkeit im Vergleich zur Adsorptionsfähigkeit der Ionen des Titranden eine entscheidende Rolle. Die Farbstoffe dürfen nicht stärker als das zu bestimmende Ion gebunden werden, andernfalls erfolgt ein vorzeitiger Farbumschlag.

Zum Beispiel ist **Eosin** als Adsorptionsindikator zur argentometrischen Bestimmung von Bromid, Iodid und Thiocyanat geeignet, kann jedoch *nicht* zur Bestimmung von Chlorid-Ionen eingesetzt werden, da AgCl schon zu Beginn der Titration Eosin stark bindet. In diesem Falle verwendet man **Fluorescein-Natrium**, das auch zur Bestimmung der übrigen Halogenide geeignet ist [vgl. **MC-Fragen Nr. 658, 1822, 1823**]

——— steigende Adsorptionsfähigkeit ———►

I^-, CN^- > SCN^- > Br^- > Eosin > Cl^- > OAc^- > Fluorescein

In der o.a. Verschiebungsreihe verdrängt das weiter links stehende Ion die rechts davon stehenden, d. h. der Indikator muss *rechts* vom zu titrierenden Ion angeordnet sein.

8.1.2.5 Potentiometrische Indizierung des Endpunktes

Der Endpunkt einer argentometrischen Titration kann auch potentiometrisch indiziert werden. Hierbei dient ein in die Titrationslösung eintauchender Silberdraht als Indikatorelektrode. Der potentialbildende Vorgang lautet:

$$Ag \leftrightarrows Ag^+ + 1\,e^-$$

Durch Anwendung der Nernstschen Gleichung auf diesen Redoxvorgang erhält man für das Potential der Lösung:

$$E = E° + 0{,}059 \log [Ag^+]$$

Berücksichtigt man, dass sich bei schwer löslichen Silbersalzen (AgX) die Ag^+-Konzentration aus dem Löslichkeitsprodukt des betreffenden Silbersalzes berechnen lässt,

$[Ag^+] = K_L/[X^-]$

so folgt daraus für das Potential der Lösung:

$$\begin{aligned} E &= E° + 0{,}059 \log K_L - 0{,}059 \log [X^-] \\ &= E° - 0{,}059\, pK_L - 0{,}059 \log [X^-] \\ &= \text{const.} - 0{,}059 \log [X^-] \end{aligned}$$

Man erkennt, dass das Potential der Lösung bei gegebener Temperatur von der *Konzentration des Anions* abhängt, die sich im Äquivalenzbereich sprunghaft ändert.

Zur potentiometrischen Indizierung des Endpunktes argentometrischer Titrationen dient daher ein Silberdraht oder ein versilberter Platindraht als Messelektrode (Indikatorelektrode), während Silber/Silberchlorid-Elektrode oder Kalomelelektroden (NKE, GKE) als Bezugselektrode eingesetzt werden [siehe auch Kap. 10.2.3 und **MC-Fragen Nr. 759, 776, 823–825, 1822**].

Die Anwendungsbreite der Argentometrie ist zudem durch die potentiometrische Indizierung des Endpunktes mit *ionenselektiven Elektroden* stark erweitert worden. Beispielsweise setzt *Ph.Eur.* eine *bleiselektive Indikatorelektrode* bei Titrationen von Sulfaten mit Blei(II)-nitrat-Lösung ein.

8.1.3 Maßlösungen

An Maßlösungen für Fällungstitrationen wurden in das *Arzneibuch* aufgenommen:

- **0,1 M-Ammoniumthiocyanat-Lösung** [M_r=76,1]

NH_4SCN kann durch Umkristallisation aus Wasser analysenrein hergestellt und der Faktor der Maßlösung aus der Einwaage berechnet werden.

Das *Arzneibuch* verwendet jedoch zur *Einstellung* eine Silbernitrat-Maßlösung als Vorlage und Ammoniumeisen(III)-sulfat als Indikator, um mit dem auf diese Weise ermittelten Faktor den durch die Titrationsmethode bedingten Fehler zu berücksichtigen.

- **0,1 M-Bariumchlorid-Lösung** [M_r=244,3]
- **0,05 (0,025) M-Bariumperchlorat-Lösung**

Beide Maßlösungen können zur fällungsanalytischen Bestimmung von *Sulfaten* eingesetzt werden. Ihre Einstellung erfolgt bei der Chlorid-Lösung komplexometrisch mit Natriumedetat-Lösung gegen Phthaleinpurpur als Indikator, während bei der Perchlorat-Lösung Alizarin S zur Indizierung des Endpunktes verwendet wird. Die Einstellung der Maßlösungen erfolgt gegen eine Schwefelsäure-Maßlösung als Vorlage.

Die fällungsanalytische Bestimmung von Sulfaten erfordert zudem wässrig-alkoholische Lösungen. Deshalb lässt das *Arzneibuch* die Faktoreinstellung unter *Ethanolzusatz* durchführen.

- **0,1 (0,05) M-Blei(II)-nitrat-Lösung** [M_r=331,2]

$Pb(NO_3)_2$ kann sehr rein gewonnen und deshalb direkt als Urtiter für die Herstellung der Maßlösung eingesetzt werden. *Ph.Eur.* verwendet jedoch Blei(II)-nitrat mit Reagenzqualität und stellt den Faktor durch Titration mit Natriumedetat-Lösung gegen Xylenolorange ein.

- **0,1 (0,001) M-Silbernitrat-Lösung** [M_r=169,9]

$AgNO_3$ ist in sehr reiner Form im Handel und kann unter Zusatz von HNO_3 aus Wasser umkristallisiert werden.

Trotzdem hat es sich als zweckmäßig erwiesen, die Maßlösung bei potentiometrischer Endpunktanzeige gegen *Natriumchlorid* einzustellen. Hierdurch ermittelt man einen Faktor, der bereits den durch die Methode verursachten Titrationsfehler korrigiert.

8.1.4 Urtitersubstanzen

Zur Einstellung der Silbernitrat-Maßlösung verwendet das *Arzneibuch*

- **Natriumchlorid *RV*** (NaCl) [M_r = 58,88],

als Urtitersubstanz, das für diesen Verwendungszweck wie folgt behandelt wird [vgl. **MC-Fragen Nr. 340, 342, 344, 649, 650**]:

- *1 Volumenteil einer gesättigten NaCl-Lösung wird mit 2 Volumenteilen einer 36%igen HCl-Lösung versetzt. Die ausgefallenen Kristalle werden abgetrennt, mit 25%iger HCl-Lösung gewaschen und zum Entfernen anhaftender Salzsäure auf dem Wasserbad erwärmt. Danach werden die NaCl-Kristalle bei 300 °C bis zur Massekonstanz getrocknet.*

Die Reindarstellung von NaCl durch Umkristallisation aus siedendem Wasser ist *nicht* möglich, da NaCl nur eine geringe Temperaturabhängigkeit in seiner Wasserlöslichkeit zeigt (in 100 ml kaltem Wasser sind es 35,7 g, in 100 ml heißem Wasser 39,12 g NaCl). NaCl kann auch zur Einstellung von Hg(II)-nitrat-Lösungen verwendet werden.

8.2 Methoden, pharmazeutische Anwendungen, insbesondere nach Arzneibuch

8.2.1 Argentometrie nach Volhard

Fällungstitrationen nach dieser Methode werden meistens in salpetersaurem Milieu durchgeführt. Eine direkte Erfassung von Ag^+- oder Hg^{2+}-Ionen durch Titration mit Ammoniumthiocyanat ist ebenso möglich wie die Rücktitration zur Erfassung von Halogenid-Ionen.

Hierzu werden Halogenid-Lösungen mit überschüssiger $AgNO_3$-Lösung versetzt und anschließend der Ag^+-Überschuss mit einer NH_4SCN-Maßlösung zurücktitriert. Halogenhaltige organische Verbindungen werden je nach der Bindungsart des Halogenatoms zunächst hydrolysiert oder oxidativ bzw. reduktiv gespalten. Danach wird das in Lösung gegangene Halogenid argentometrisch bestimmt. Als Indikator dienen Fe(III)-Salze (siehe Kap. 8.2.4).

8.2.1.1 Direkttitrationen mit Ammoniumthiocyanat

An *Arzneibuchbeispielen* sind zu nennen:

- **Silber, kolloidales** *zum äußerlichen Gebrauch*

Nach der Veraschung bei 650 °C wird das Silber (Ag) in halbkonzentrierter Salpetersäure unter Oxidation zu Ag^+ gelöst und dann mit Ammoniumthiocyanat-Maßlösung gegen Eisen(III)-sulfat als Indikator bis zum rötlich braunen Farbton titriert.

Klassische quantitative Analytik

- **Silbernitrat** ($AgNO_3$) [M_r=169,9]

Zur fällungsanalytischen Silberionen-Bestimmung wird direkt mit einer 0,1 M-NH_4SCN-Lösung titriert; Ammoniumeisen(III)-sulfat dient als Indikator. Bis zum Äquivalenzpunkt fällt Silberthiocyanat (AgSCN) aus; der Titrationsendpunkt wird an der Bildung von *roten* Eisen(III)-thiocyanato-Komplexen angezeigt [vgl. **MC-Fragen Nr. 652-654**].

- **Phenylmercuriborat**,

ein Gemisch aus Phenylquecksilber(II)-orthoborat oder Phenylquecksilber(II)-metaborat und Phenylquecksilber(II)-hydroxid

- **Phenylmercurinitrat**,

ein Gemisch aus Phenylquecksilber(II)-nitrat (C_6H_5-Hg-NO_3) [M_r = 339,7] und Phenylquecksilber(II)-hydroxid (C_6H_5-Hg-OH) [M_r = 294,7]

- **Phenylquecksilber(II)-acetat** (C_6H_5-Hg-$OOCCH_3$) [M_r = 336,7]

Der Quecksilber-Gehalt wird in den drei genannten Verbindungen durch die Titration der *Phenylquecksilber-Ionen* (C_6H_5-Hg^+) in salpetersaurem Medium mit einer Ammoniumthiocyanat-Maßlösung bestimmt; dabei fällt schwer lösliches Phenylquecksilberthiocyanat [C_6H_5-Hg^+SCN^-] aus.

- **Thiomersal** (*o*-NaOOC-C_6H_4-S-Hg-CH_2CH_3) [M_r = 404,8]

Die Substanz wird im Kjeldahl-Kolben mit einem H_2SO_4/H_2O_2-Gemisch zersetzt und die gebildeten Hg(II)-Ionen mit Thiocyanat-Maßlösung unter Bildung von schwer löslichem $Hg(SCN)_2$ titriert. Durch den Zusatz von H_2O_2 wird beim Aufschluss das Thiophenol (Ar-S^-) in eine lösliche Sulfonsäure (Ar-SO_3^-) umgewandelt.

8.2.1.2 Bestimmungen mit Silbernitrat

Pharmazeutische Anwendungen sind:

- **Disulfiram** [$(C_2H_5)_2$N-CS-S-S-CS-N$(C_2H_5)_2$] [M_r=296,5]

Bei der Reaktion von Disulfiram mit $AgNO_3$ -Lösung bildet sich in Anwesenheit von KNO_3 Silberdiethyldithiocarbamat [$(C_2H_5)_2$N-CSS^- Ag^+]. Es werden bei potentiometrischer Indizierung des Endpunktes pro Mol Substanz **2** Mol Silbernitrat verbraucht.

- **Nitroprussidnatrium** ($Na_2[Fe(CN)_5NO] \cdot 2\,H_2O$) [$M_r$=298,0]

Natriumpentacyanonitrosylferrat(II) reagiert mit $AgNO_3$ unter Bildung von schwer löslichem $Ag_2[Fe(CN)_5NO]$; der Endpunkt wird mithilfe der Potentiometrie ermittelt unter Verwendung einer Silber-Quecksilber(I)-sulfat-Messkette.

8.2.1.3 Bestimmung von Chloriden

Bestimmt man Chloride nach Volhard und führt die Rücktitration überschüssiger Ag^+-Ionen mit NH_4SCN-Lösung in Gegenwart des AgCl-Niederschlags aus, so reagiert SCN^- in geringem Maße auch mit dem AgCl-Bodenkörper, weil AgSCN ($K_L=10^{-12}$) schwerer löslich ist als AgCl ($K_L=10^{-10}$).

$$AgCl + SCN^- \longrightarrow AgSCN + Cl^-$$

Der Indikatorumschlag ist unscharf und der Verbrauch an NH_4SCN wird zu hoch gefunden. Vermeidet man dies durch *Abfiltrieren* der AgCl-Fällung *vor* der Rücktitration, so findet man eine etwas zu hohe Chlorid-Menge, weil AgCl an seiner Oberfläche Ag^+-Ionen adsorbiert, die sich nur schwer auswaschen lassen.

Die *Arzneibücher* vermeiden die Abtrennung des Niederschlags (Bodenkörper) durch Zusatz von **Toluol** (Toluen) oder **Nitrobenzol**, die als nicht mit Wasser mischbare Lösungsmittel den Bodenkörper umhüllen und so der Einwirkung der SCN^--Ionen entziehen; auch eine Adsorption von Ag^+ Ionen wird dadurch weitgehend verhindert. *Ph. Eur.* verwendet anstelle der o.a. Solventien das toxikologisch weniger bedenkliche **Dibutylphthalat** [vgl. **MC-Fragen Nr. 655, 656**].

Beispiele für die argentometrische Bestimmung von Chloriden nach Volhard sind [vgl. **MC-Fragen Nr. 657, 1742, 1867**]:

- **Chlordiazepoxidhydrochlorid** [M_r = 336,2] (Potentiometrie)
- **Kaliumchlorid** (KCl) [M_r = 74,6] (Ammoniumeisen(III)-sulfat)
- **Levomethadonhydrochlorid** [M_r = 345,9] (Potentiometrie)
- **Natriumchlorid** (NaCl) [M_r = 58,44] (Potentiometrie)
- **Pramipexoldihydrochlorid** [M_r = 302,3] (2 Äquivalente/Potentiometrie)
- **Trimetazidindihydrochlorid** [M_r = 339,3] (2 Äquivalente/Potentiometrie)
- **Triphenyltetrazoliumchlorid *R*** (TTC) [M_r = 334,8] (Ammoniumeisen(III)-sulfat)
- **Trospiumchlorid** [M_r = 428,0] (Potentiometrie)
- **Zirconiumchlorid *R*** ($ZrOCl_2 \cdot 8\,H_2O$) [M_r = 322,2] (2 Äquivalente/Ammoniumeisen(III)-sulfat)

Anzumerken ist, dass im *Arzneibuch* zur *Bestimmung von Hydrochloriden basischer Wirkstoffe* neben der Argentometrie vor allem die Acidimetrie in Form einer Verdrängungstitration in Ethanol mit Alkalihydroxid-Lösung (siehe Kap. 6.2.1.4.) oder die Volumetrie in wasserfreiem Milieu mit Perchlorsäure-Maßlösung (siehe Kap. 6.3.4.11) eingesetzt werden. Die spezifische Bestimmung von Chloriden neben Bromiden oder Iodiden wird in Kapitel 8.2.6 beschrieben.

8.2.1.4 Bestimmung von Bromiden

Bei der argentometrischen Bestimmung von Bromiden nach der Volhard-Methode kann die Rücktitration ohne vorherige Abtrennung der AgBr-Fällung vorgenommen werden, jedoch lässt das *Arzneibuch* auch bei der Fällungstitration von **Alkalibromiden** *Dibutylphthalat* zusetzen. **Quartäre Ammoniumbromide** werden in wässriger Lösung direkt mit $AgNO_3$-Lösung bei potentiometrischer Endpunktanzeige titriert.

An Bromiden, deren Gehaltsbestimmung im *Arzneibuch* argentometrisch nach Volhard erfolgt, sind zu nennen (in Klammer Methode der Endpunkterkennung):

- **Ammoniumbromid** (NH_4Br) [M_r = 97,9] (Ammoniumeisen(III)-sulfat)
- **Butylscopolaminiumbromid** [M_r = 440,4] (Potentiometrie)
- **Feneterolhydrobromid** [M_r = 384,3] (Ammoniumeisen(III)-sulfat)
- **Homatropinmethylbromid** [M_r = 370,3] (Potentiometrie)
- **Ipratropiumbromid** [M_r = 430,4] (Potentiometrie)
- **Kaliumbromid** (KBr) [M_r = 119,0] (Potentiometrie)
- **Natriumbromid** (NaBr) [M_r = 102,9] (Potentiometrie)
- **Oxitropiumbromid** [M_r = 412,3] (Potentiometrie)
- **Tiotropiumbromid-Monohydrat** [M_r = 490,4] (Potentiometrie)

Zur Simultanbestimmung von Bromiden neben Chloriden siehe Kap. 8.2.6.

8.2.1.5 Bestimmung von Iodiden

Bei der Bestimmung von Iodiden durch argentometrische Rücktitration nach Volhard darf die Zugabe des Indikators erst nach Zugabe eines Überschusses an $AgNO_3$-Lösung erfolgen, weil Fe(III)-Ionen in salpetersaurer Lösung Iodid zu elementarem Iod oxidieren können [vgl. **MC-Fragen Nr. 658, 1822**].

Ein Beispiel für die Argentometrie von Iodiden ist die Bestimmung von

- **Tetrabutylammoniumiodid *R*** $[(C_4H_9)_4N^+I^-]$ $[M_r=369{,}4]$.

Zur iodatometrischen Titration von **Alkaliiodiden** siehe Kap. 7.2.3.6. Die Bestimmung von Iodiden mit Iodid-freier Stärke wird im Kap. 8.2.3 vorgestellt. Zur gravimetrischen Iodid-Bestimmung als AgI siehe Kap. 5.2.2.1.

8.2.2 Argentometrie nach Mohr

Bei der direkten argentometrischen Bestimmung von **Chlorid** und **Bromid** nach Mohr nutzt man zur Erkennung des Endpunktes aus, dass Ag^+-Ionen im neutralen Medium mit Chromat-Ionen schwer lösliches, *rotbraunes* Silberchromat (Ag_2CrO_4) ergeben [vgl. **MC-Fragen Nr. 659, 660**].

$$X^- + Ag^+ \longrightarrow AgX\downarrow \quad [X^- = Cl^-, Br^-]$$
$$2\,Ag^+ + CrO_4^{2-} \longrightarrow Ag_2CrO_4\downarrow$$

An Beispielen für Bestimmungen nach Mohr sind zu nennen:

- **Cholinchlorid *R*** $[HOCH_2CH_2\text{-}N^+(CH_3)_3Cl^-]$ $[M_r=139{,}6]$
- **Natriumchlorid** (im *Natriumdodecylsulfat*) $[M_r = 58{,}44]$

Darüber hinaus kann *Cholinchlorid* auch durch Säulenchromatographie an einem stark basischen Ionenaustauscher (HO^--Form) in eine starke Base ($R_4N^+HO^-$) bzw. an einem stark sauren Ionenaustauscher (H^+-Form) in eine starke Säure (HCl) umgewandelt und anschließend titriert werden [siehe Kap. 6.2.4.5 und **MC-Frage Nr. 1646**].

Iodide können *nicht* nach Mohr titriert werden. Hier tritt eine sichtbare Fällung von AgI erst bei einer Ag^+-Konzentration ein, die etwa 200mal größer als am Äquivalenzpunkt ist. Darüber hinaus wirken Chromat-Ionen *peptisierend* auf *Silberiodid* (AgI), so dass es am Äquivalenzpunkt noch nicht ausflockt. Wenn schließlich nach weiterer Zugabe von $AgNO_3$-Maßlösung die Ausflockung von AgI beginnt, sind im Niederschlag rotbraune Punkte von Ag_2CrO_4 zu erkennen, während der Überstand noch rein gelb erscheint.

8.2.3 Argentometrie nach Fajans

In den *Arzneibüchern* ist eine **Sulfat-Bestimmung** gegen Alizarin S oder Naphtharson (Thorin) als Indikator beschrieben (siehe auch Ehlers, **Analytik I**, Kap. 1.2.3). In wässrig-alkoholischer Lösung erhält man mit einer Ba(II)-Maßlösung einen lockeren, adsorptionsfähigen Niederschlag von $BaSO_4$. Nachteil der Methode ist, dass Bariumsulfat stark zur Mitfällung neigt. Alternativ dazu kann Sulfat auch fällungsanalytisch mit Blei(II)-nitrat-Maßlösung bestimmt werden, wie dies im Kapitel 8.2.7 beschrieben wird.

Eine Variante der Fajans-Methode ist die argentometrische **Iodid-Bestimmung** mit einem *iodidfreien Iod-Stärke-Indikator*. Da die tiefblaue Farbe der Einlagerungsver-

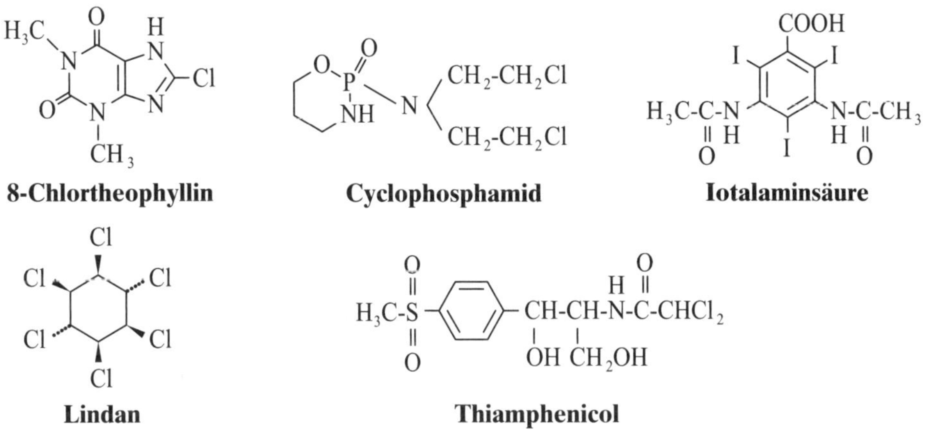

8-Chlortheophyllin **Cyclophosphamid** **Iotalaminsäure**

Lindan **Thiamphenicol**

○ Abb. 8.3 Halogenhaltige Arzneistoffe

bindung nur in Anwesenheit von Iodid-Ionen auftritt, ist der Endpunkt der Titration an einem deutlichen Farbumschlag zu erkennen (schwach gelbliche Farbe der resultierenden Iod-Lösung) [siehe auch Kap. 7.2.3.1 und **MC-Frage Nr. 658**].

8.2.4 Bestimmung organisch gebundenen Halogens

○Abb. 8.3 zeigt einige halogenhaltige Wirkstoffe. Das in diesen Substanzen kovalent gebundene Halogen lässt sich nach der hydrolytischen, oxidativen oder reduktiven Spaltung der Kohlenstoff-Halogen-Bindung als Halogenid argentometrisch titrieren.

Die hydrolytische Abspaltung des Halogens als Halogenid gelingt relativ leicht in Säurehalogeniden (R-COHal), Alkylhalogeniden (R-Hal), geminalen Dihalogeniden ($RCHHal_2$) oder Trihalogeniden ($RCHal_3$). Die hydrolytische Halogenidabspaltung gelingt *nicht* in Arylhalogeniden (Ar-Hal) wie z.B. Chlorbenzol oder Chlorocresol (4-Chlor-3-methylphenol). Die Halogenidabspaltung gelingt in diesen Verbindungen aber mit reduktiven oder oxidativen Methoden [vgl. **MC-Fragen Nr. 661, 662**].

Zur oxidativen Enthalogenierung nach der *Schöniger-Methode* siehe Ehlers, **Analytik I**, Kapitel 3.4.1.7. Im Einzelfall kann die halogenhaltige Substanz auch direkt mit $AgNO_3$-Maßlösung titriert werden.

An halogenhaltigen Substanzen, die nach einer vorgelagerten chemischen Reaktion argentometrisch bestimmt werden, sind zu nennen:

- **Halogenhaltige Acylharnstoffe**

An nicht mehr in der Therapie eingesetzten bromhaltigen Acylharnstoffen soll beispielhaft gezeigt werden, nach welchen Mechanismen sich organisch gebundenes Halogen hydrolytisch aus organischen Substraten abspalten lässt. Beim

- **Bromisoval** [(2-Brom-3-methylbutyryl)harnstoff] [$M_r = 223{,}1$]

bilden sich durch Erhitzen in NaOH-Lösung infolge einer *nucleophilen Substitution* **2-Hydroxyisovaleriansäure** und Bromid. Letzteres kann nach Ansäuern der Lösung argentometrisch bestimmt werden [vgl. **MC-Frage Nr. 663**].

```
           Br O   O                          O                  OH
           |  || H ||          - Br⁻         ||                 |
(CH3)2CH-CH-C-N-C-NH2        ------->   H2N-C-NH2 + (CH3)2CH-CH-COOH
                              + H2O
```

■ **Carbromal** [(2-Brom-2-ethylbutyryl)harnstoff] [M_r = 237,1]
spaltet hingegen in alkalischer Lösung Bromid unter *Eliminierung* und Bildung von **2-Ethylcrotonsäure** ab.

```
      CH3CH2                           CH3CH2
         |    H                           |
CH3-CH2-C –C-N-C-NH2     ------->    CH3-CH=C-COOH
         |  ||   ||
        Br  O    O
```

■ **Chloralhydrat** [$Cl_3C\text{-}CH(OH)_2$] [M_r=165,4]
Die Substanz wird in 1 M-NaOH-Lösung verseift und mit Schwefelsäure gegen Phenolphthalein neutralisiert. Das durch Hydrolyse des gebildeten Chloroforms entstehende Chlorid kann argentometrisch nach Mohr bestimmt werden (siehe Kap. 6.2.3.2).

■ **Chlorobutanol, wasserfrei** [M_r=177,5]

■ **Chlorobutanol-Hemihydrat** [$(CH_3)_2C(OH)\text{-}CCl_3$] [$M_r$=186,5]
Durch Erhitzen in wässrig-ethanolischer NaOH wird das kovalent gebundene Chlor quantitativ in Chlorid umgewandelt. Daneben entsteht ein komplexes Gemisch unterschiedlicher Hydrolyseprodukte. Anschließend titriert man das gebildete Cl^--Ion nach Volhard unter Zusatz von **Dibutylphthalat**. In analoger Weise lassen sich auch andere **geminale Trihalogenide** (RCX_3) hydrolytisch spalten und unter Verbrauch von 3 Äquivalenten $AgNO_3$ argentometrisch erfassen [vgl. **MC-Frage Nr. 661**].

■ **Clodronat-Dinatrium-Tetrahydrat** [$(Na^+\text{-}O_2(HO)P\text{-}CCl_2\text{-}P(OH)O_2\text{-}Na^+ \cdot 2\ H_2O]$ [M_r = 360,9] (2 Äquivalente/Potentiometrie)
Das Bisphosphonat wird in der Siedehitze von konzentrierter NaOH-Lösung hydrolysiert unter Freisetzung von zwei Äquivalenten Chlorid, die mit $AgNO_3$-Maßlösung bei potentiometrischer Indizierung des Titrationsendpunktes quantitativ erfasst werden.

■ **Cyclophosphamid** [M_r = 279,1] (2 Äquivalente/Ammoniumeisen(III)-sulfat)
Durch Erhitzen des Bis-Ethylchlorid-Derivates in Natriumhydroxid/Ethylenglycol lässt sich das organische gebundene Chlor hydrolytisch als Chlorid abspalten und anschließend mit Silbernitrat-Maßlösung volumetrisch nach Volhard bestimmen [vgl. **MC-Frage Nr. 661**].

■ **8-Chlortheophyllin** [M_r=214,6]
Das Purin ist der anionische Bestandteil von **Dimenhydrinat**. Im Gegensatz zu den bisher vorgestellten Arzneistoffen, bei denen das Halogen als Halogenid abgespalten wurde, lässt das *Arzneibuch* die Substanz nach vorgeschalteter Silbersalz-Bildung durch argentometrische Rücktitration überschüssiger Ag^+-Ionen nach Volhard bestimmen (siehe auch „Argentoalkalimetrie", Kap. 6.2.4.3).

■ **Amidotrizoesäure-Dihydrat** [M_r = 650] (3 Äquivalente)

■ **Iodixanol** [M_r = 1550] (6 Äquivalente)

■ **Iohexol** [M_r = 821] (3 Äquivalente)

■ **Iopamidol** [M_r = 777] (3 Äquivalente)

■ **Iopansäure** [M_r = 571] (3 Äquivalente)

- **Iotalaminsäure** [M_r = 614] (3 Äquivalente)
- **Ioxaglinsäure** [M_r = 1269] (6 Äquivalente)
- **Natriumamidotrizoat** [M_r = 636] (3 Äquivalente)

Die voranstehend aufgelisteten 2,4,6-*Triiodbenzol*-Derivate werden im alkalischen Milieu reduktiv mit Zink behandelt. Der Ansatz wird filtriert, mit H_2SO_4 angesäuert und das abgespaltene Iodid mit $AgNO_3$-Maßlösung bei potentiometrischer Indizierung titriert. Beim *Amidotrizoesäure-Dihydrat* werden reduktiv 3 Äquivalente Iodid abgespalten, sodass 1 ml Silbernitrat-Maßlösung (c = 0,1 mol · l^{-1}) **20,47 mg** dieser Substanz entspricht [vgl. **MC-Frage Nr. 1778**].

Andere Triiodbenzol-Derivate wie *Iopromid* oder *Iotrolan* lässt *Ph.Eur.* mittels Flüssigchromatographie bestimmen.

- **Lindan *R*** (γ-Hexachlorcyclohexan) [M_r=290,8]

Die Hydrolyse des 1,2,3,4,5,6-Hexachlorcyclohexans gelingt durch Lösen in heißer, ethanolischer KOH und 10 minütiges stehen lassen bei Raumtemperatur. Dabei werden aus 1 Mol Lindan insgesamt **3** Mol HCl abgespalten unter Bildung eines Gemischs stellungsisomerer Trichlorbenzole [vgl. **MC-Frage Nr. 661**].

HCl ⟶ Cl Cl Cl (Trichlorbenzol) + 3 HCl

- **Lomustin** [M_r=233,7]

Die Hydrolyse des Chlorethan-Derivates (RCH_2CH_2Cl) in KOH durch Erhitzen zum Rückfluss liefert Chlorid-Ionen, die anschließend mit $AgNO_3$-Lösung unter potentiometrischer Endpunktanzeige titriert werden.

- **Metrifonat** [M_r=257,4]

Behandelt man eine Lösung des Wirkstoffes mit Ethanolamin, so erfolgt unter Eliminierung von **1** Mol HCl eine Umlagerung zu *O*,*O*-Dimethyl-*O*-2,2-dichlorvinyl-phosphat.

$$Cl_3C\text{-}CH(OH)\text{-}P(=O)(OCH_3)_2 \xrightarrow{-\ HCl} Cl_2C{=}CH\text{-}O\text{-}P(=O)(OCH_3)_2$$

- ***p*-Nitrobenzoylchlorid *R*** (*p*-O_2N-C_6H_4-COCl) [M_r=185,6]

Die Substanz wird in wässrigem Pyridin zersetzt und mit NaOH-Lösung gegen Phenolphthalein titriert. Die austitrierte Lösung wird mit HNO_3 angesäuert und das Chlorid argentometrisch nach Volhard bestimmt. In analoger Weise können auch andere **Carbonsäurehalogenide** titrimetrisch erfasst werden (siehe auch Kap. 6.2.3.2).

- **Thiamphenicol** [M_r=356,2]

Das nach alkalischer Hydrolyse abgespaltene Chlorid wird bei potentiometrischer Indizierung unter Verbrauch von **2** Äquivalenten $AgNO_3$-Lösung volumetrisch bestimmt [vgl. **MC-Frage Nr. 661**].

8.2.5 Argentometrie nach Budde

Nach Budde lassen sich 5,5-disubstituierte Barbitursäure-Derivate argentometrisch bestimmen, auch solche, die am Stickstoff (R^3=CH_3) methyliert sind.

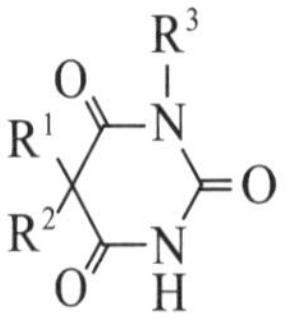

- **N-unsubstituierte Barbiturate** (R_3=H)

Wird zu einer Soda-alkalischen Barbiturat-Lösung eine $AgNO_3$-Maßlösung hinzugegeben, so entsteht zunächst ein *löslicher Barbiturat-Silber-Komplex* im Verhältnis **1:1**. Am Äquivalenzpunkt ruft dann ein geringer Überschuss an Ag^+-Ionen die Bildung eines *schwer löslichen Barbiturat-Silber-Komplexes* im Verhältnis **1:2** hervor, der eine gut sichtbare Trübung der Lösung verursacht. Die bleibende Trübung dient dem Erkennen des Endpunktes [vgl. **MC-Fragen Nr. 664–666**].

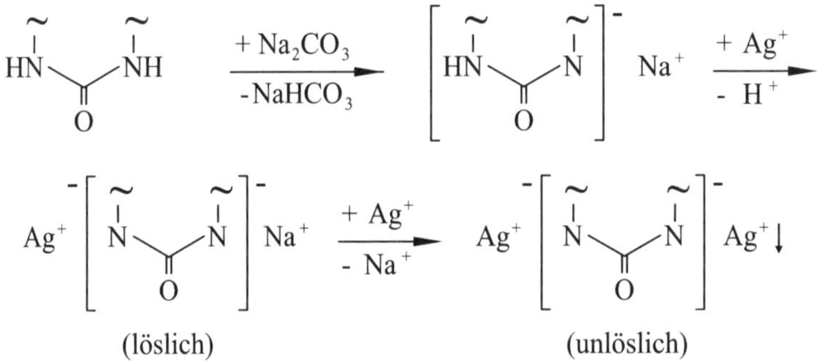

$+ Na_2CO_3$ / $-NaHCO_3$; $+ Ag^+$ / $- H^+$; $+ Ag^+$ / $- Na^+$

(löslich) (unlöslich)

- **N-Methylbarbiturate** (R_3=CH_3)

Bei N-methylierten Barbitursäure-Derivaten, die sich unter Einhaltung bestimmter Analysenbedingungen ebenfalls nach Budde titrieren lassen, läuft folgende Umsetzung ab:

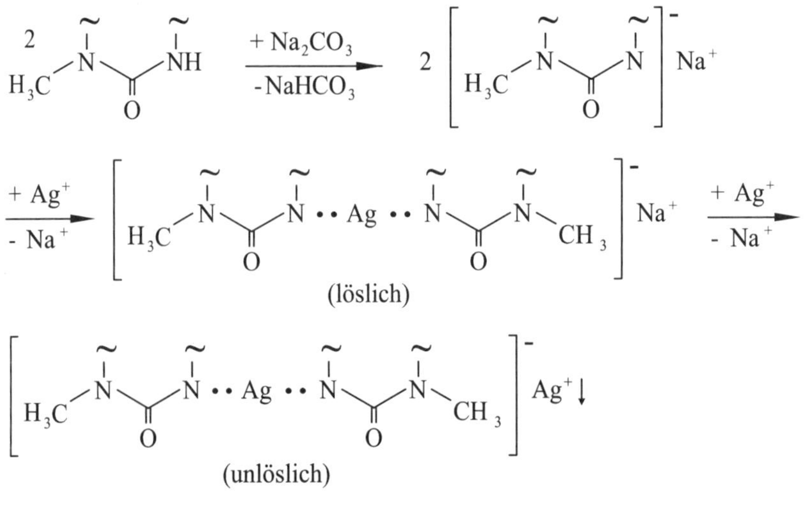

$+ Na_2CO_3$ / $-NaHCO_3$; $+ Ag^+$ / $- Na^+$

(löslich)

$+ Ag^+$ / $- Na^+$

(unlöslich)

Es bildet sich zunächst ein löslicher *Barbiturat-Ag-Komplex* im Verhältnis **2:1**; am Äquivalenzpunkt wird eine bleibende Trübung durch den schwer löslichen *Barbiturat-Ag-Komplex* im Verhältnis **1:1** hervorgerufen.

Die meisten Pharmakopöen bevorzugen aber zur Bestimmung 5,5-disubstituierter Barbiturate ein argentoalkalimetrisches Verfahren (siehe Kap. 6.2.4.3).

8.2.6 Simultantitration von Halogeniden

● **Chlorid neben Bromid**

Bei der argentometrischen Bestimmung von

- **Kaliumbromid** (KBr)[$M_r = 119{,}0$]
- **Natriumbromid** (NaBr) [$M_r = 102{,}9$]

werden Verunreinigungen durch KCl bzw. NaCl miterfasst. Deshalb lässt das *Arzneibuch* im Rahmen einer *Reinheitsprüfung* den Chlorid-Gehalt quantitativ erfassen [vgl. **MC-Frage Nr. 1869**]

- *Hierzu wird Bromid mit 30%iger Wasserstoffperoxid-Lösung zu Brom oxidiert und dieses durch Erwärmen vollständig aus der Lösung verdampft. Für eine Oxidation der Chlorid-Ionen reicht das Oxidationspotential der H_2O_2-Lösung nicht aus. Durch Zugabe überschüssiger Silbernitrat-Maßlösung fällt dann schwer lösliches Silberchlorid aus. Der Überschuss an Ag^+-Ionen wird mit Ammoniumthiocyanat-Maßlösung zurücktitriert; es fällt schwer lösliches Silberthiocyanat aus. Am Äquivalenzpunkt färbt sich die Lösung rot durch Bildung von Eisen*(III)*-thiocyanato-Komplexen.*

Abschließend ist darauf hinzuweisen, dass eine Simultantitration von *NaCl neben KCl* argentometrisch nicht gelingt und eine vorausgehende Trennung beider Analyte erforderlich ist [vgl. **MC-Frage Nr. 667].**

● **Chlorid neben Iodid**

Eine spezifische Iodid-Bestimmung neben Chlorid ist möglich durch Titration mit:

- 0,1 M-$AgNO_3$-Lösung und Iod-Stärke als Indikator (siehe Kap. 8.2.3),
- KIO_3-Lösung nach dem Iodmonochlorid-Verfahren (siehe Kap. 7.2.3.1),
- Thiosulfat-Lösung im sauren Milieu nach vorheriger Oxidation mit Brom im Alkalischen und Zusatz von KI [vgl. **MC-Frage Nr. 668**].

Eine Simultanbestimmung von Chlorid und Iodid nebeneinander nach den argentometrischen Verfahren von Mohr und Volhard geling *nicht*.

8.2.7 Bestimmung von Sulfaten und Molybdaten

Sulfat-Ionen können mit Bariumperchlorat- oder Bariumchlorid-Maßlösung fällungsanalytisch als schwer lösliches *Bariumsulfat* ($BaSO_4$) bestimmt werden. Der Titrationsendpunkt wird mit Hilfe von Adsorptionsindikatoren wie Alizarinsulfonsäure oder Naphtharson indiziert.

$$SO_4^{2-} + Ba^{2+} \rightarrow \mathbf{BaSO_4}\downarrow$$

In den *Arzneibuchmonographien*

- **Kaliumsulfat** (K_2SO_4) [M_r = 174,3]
- **Natriumsulfat, wasserfrei** (Na_2SO_4) [M_r = 142,0]
- **Natriumsulfat-Decahydrat** ($Na_2SO_4 \cdot 10\ H_2O$) [M_r = 322,2]

titriert man hingegen in wässrigem Methanol direkt mit einer Blei(II)-nitrat-Maßlösung. Es fällt schwer lösliches *Blei*(II)-*sulfat* ($PbSO_4$) aus.

$$SO_4^{2-} + Pb^{2+} \rightarrow \mathbf{PbSO_4}\downarrow$$

Der Endpunkt (überschüssige Pb^{2+}-Ionen) wird mithilfe der Potentiometrie unter Verwendung einer *bleiselektiven Indikatorelektrode* und einer Silber/Silberchlorid-Bezugselektrode bestimmt [vgl. **MC-Fragen Nr. 669, 670**].

Bei *„Natriumsulfat"* ersetzt die fällungsanalytische Sulfat-Bestimmung die früher genutzte alkalimetrische Titration nach vorausgehendem Kationenaustausch (Austauscher in der H^+-Form) (siehe Kap. 6.2.4.6).

Bei einer Reinheitsprüfung auf

- **Natriumsulfat** (in *Natriumdodecylsulfat*)

wird Sulfat in saurer, wässrig-acetonischer Lösung mit Blei(II)-nitrat-Maßlösung gegen Dithizon titriert; schwer lösliches Bleisulfat fällt aus. Am Äquivalenzpunkt reagieren überschüssige Pb^{2+}-Ionen mit Dithizon unter Bildung eines Chelatkomplexes, was mit einem Farbumschlag von Blaugrün nach Orangerot einhergeht.

Das *Arzneibuch* lässt fällungsanalytisch auch den Gehalt bestimmen von:

- **Natriummolybdat-Dihydrat** ($Na_2MoO_4 \cdot 2\ H_2O$) [M_r = 241,9]

Die Bestimmung erfolgt nach Zusatz von Hexamethylentetramin mit einer Blei(II)-nitrat-Maßlösung durch eine direkte Fällungstitration. Es fällt schwer lösliches *Blei*(II)-*molybdat* ($PbMoO_4$) aus.

$$MoO_4^{2-} + Pb^{2+} \rightarrow \mathbf{PbMoO_4}\downarrow$$

Als Indikator dient 4-(2-**P**yridyl**a**zo)**r**esorcin-Monohydrat *R* („PAR"-Indikator), der mit überschüssigen Pb(II)-Ionen einen roten Komplex bildet.

9 Komplexometrische Titrationen

9.1 Grundlagen

Siehe auch Ehlers, **Chemie I**, Kap. 1.5.4

9.1.1 Chelatbildung

Komplexe sind Verbindungen, die aus einem **Zentralatom** und den daran koordinativ gebundenen **Liganden** bestehen. Formal kann die Bildung typischer Komplexe als eine Reaktion zwischen einer Lewis-Säure (Zentralatom) und einer Lewis-Base (Ligand) aufgefasst werden [vgl. **MC-Frage Nr. 1870**].

Die Anzahl der Bindungen zwischen dem Zentralatom und den Ligandenatomen wird *Koordinationszahl* genannt. Bei einzähnigen Liganden entspricht sie der Zahl der gebundenen Liganden. Komplexe mit *mehrzähnigen Liganden*, die über zwei und mehr Koordinationsstellen verfügen, heißen **Chelatkomplexe**. Solche Chelate sind dann besonders stabil, wenn bei der Koordination mehrzähniger Liganden an das Zentralatom fünf- oder sechsgliedrige Ringsysteme entstehen. Die Bildung von Chelatkomplexen geht mit einer *Entropiezunahme* einher [vgl. **MC-Frage Nr. 1870**].

Die **Komplexometrie** verwendet mehrzähnige Liganden als Maßlösungen und ermöglicht so die volumetrische Bestimmung vieler mehrwertiger Kationen. Es bilden sich stöchiometrisch einheitliche, praktisch undissoziierte und im Allgemeinen wasserlösliche Chelatkomplexe [vgl. **MC-Frage Nr. 683**].

Chelatbildner sind meistens *Anionen von Aminopolycarbonsäuren*. Die weitaus größte Bedeutung als Titrator für komplexometrische Titrationen besitzt die *vierbasige*

- **Edetinsäure** [(Ethylendinitrilo)tetraessigsäure, Ethylendiamintetraessigsäure; abgekürzt: **EDTA** oder H_4Y] [vgl. **MC-Fragen Nr. 673, 680, 684, 1743**].

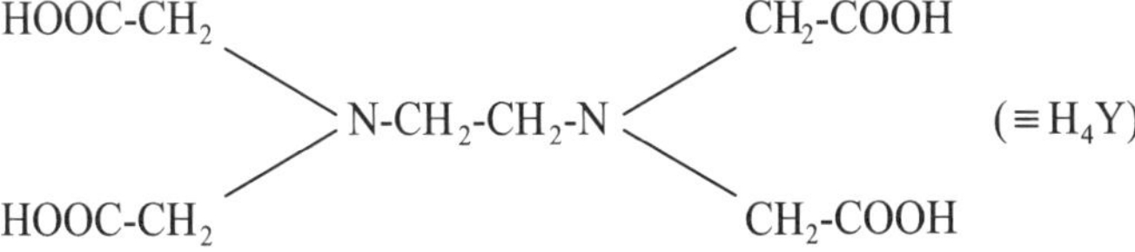

Aufgrund der geringen Wasserlöslichkeit der freien Säure wird gewöhnlich für Titrationen das **Dinatriumedetat**, Na_2H_2Y, oder das **Trinatriumedetat**, Na_3HY, als Maßlösung verwendet. Beide Substanzen dissoziieren in wässriger Lösung überwiegend nach:

$$Na_2H_2Y \rightleftharpoons 2\,Na^+ + H_2Y^{2-}$$

$$Na_3HY \rightleftharpoons 3\,Na^+ + HY^{3-} \xrightleftharpoons{+\,H_2O} H_2Y^{2-} + HO^-$$

Zudem findet eine intramolekulare Prototropie statt. Im Dinatriumsalz wandern die H-Atome der nicht neutralisierten Carboxylgruppen an die beiden N-Atome der Ethylendiamin-Struktur [R_2**N**-CH_2-CH_2-**N**R_2] unter Bildung eines *Betains* (H_2Y^{2-}) [vgl. **MC-Fragen Nr. 671, 672**].

$$({}^-OOC\text{-}CH_2)_2\overset{+}{N}H\text{-}CH_2\text{-}CH_2\text{-}\overset{+}{N}H(CH_2\text{-}COO^-)_2 \qquad (\equiv H_2Y^{2-})$$

EDTA kann bei geeignetem pH-Wert maximal als vierfach negativ geladener, *sechszähniger Ligand* (Y^{4-}) auftreten und bildet mit Metallionen - *unabhängig* von deren Ladung (Wertigkeit) - immer **1:1-Komplexe** mit fünfgliedrigen Chelatringen [vgl. **MC-Fragen Nr. 673, 675, 680, 683-685, 1743, 1824, 1825**].

Bei der in einem Schritt erfolgenden Komplexbildung fungieren die beiden Stickstoffatome der Aminogruppen und 4 Sauerstoffatome der Carboxylgruppen als Koordinationspartner. Dabei komplexiert EDTA mehrwertige Metallionen als vierfach negativ geladenes Anion, sodass die Komplexbildungsreaktionen in wässriger Lösung durch folgende Reaktionsgleichungen beschrieben werden [vgl. **MC-Fragen Nr. 672, 673, 702, 703**]:

$$Me^{2+} + H_2Y^{2-} \rightleftharpoons [Me\text{-}Y]^{2-} + (2\,H^+)$$
$$Me^{3+} + H_2Y^{2-} \rightleftharpoons [Me\text{-}Y]^{-} + (2\,H^+)$$
$$Me^{4+} + H_2Y^{2-} \rightleftharpoons [Me\text{-}Y] + (2\,H^+)$$

Wie ∘Abb. 9.1 veranschaulicht, ist in den Metall-EDTA-Komplexen das Metallion pseudooktaedrisch von 2 N- und 4 O-Atomen umgeben, wobei die beiden Stickstoff-

$$\left[\begin{array}{l} H_2C\text{-}\overset{+}{N}H(CH_2-COO^-)_2 \\ | \\ H_2C\text{-}\overset{+}{N}H(CH_2-COO^-)_2 \end{array}\right]^{2-} \xrightleftharpoons[-\,2\,H^+]{+\,Me^{2+}} [Me\text{-}Y]^{2-}$$

∘ Abb. 9.1 Struktur der Metalledetat-Komplexe (schematisch)

atome eine *cis-Position* einnehmen; eine trans-Anordnung der N-Atome ist aus sterischen Gründen *nicht* möglich [vgl. **MC-Fragen Nr. 673, 674**].

Bis zu zwei Koordinationsstellen in den Metalledetat-Komplexen können durch Wasser oder andere einzähnige Liganden (z. B. NH_3) besetzt sein. Dadurch verringert sich die Zahl der Chelatringe; sie beträgt **maximal 5**. Die Komplexbeständigkeit wird nun entscheidend durch die Anzahl der Chelatringe mitbestimmt. So steigert jeder Chelatring die Stabilität von EDTA-Komplexen um den Faktor 100 (2 pK-Einheiten).

Metalledetat-Komplexe tragen meistens eine negative Ladung und die hydrophilen Sauerstoffatome sind nach aussen gerichtet. Hierauf beruht die gute Löslichkeit der EDTA-Komplexe (nicht aller) in Wasser sowie ihre Schwerlöslichkeit in inerten organischen Solventien. Im Allgemeinen sind die Edetat-Komplexe nicht oder nur wenig gefärbt [vgl. **MC-Frage Nr. 1870**].

9.1.2 Anwendungsmöglichkeiten von Natriumedetat

9.1.2.1 Komplexbeständigkeit

Aus der Anwendung des Massenwirkungsgesetzes auf die Komplexbildungsreaktion

$$Me^{x+} + Y^{4-} \underset{\text{Dissoziation}}{\overset{\text{Assoziation}}{\rightleftharpoons}} [Me\text{-}Y]^{x-4}$$

ergibt sich die **Stabilitätskonstante** eines EDTA-Komplexes zu:

$$K_{Stab} = \frac{[(Me\text{-}Y)^{x-4}]}{[Me^{x+}] \cdot [Y^{4-}]}$$

Da die Stabilitätskonstanten von Chelatkomplexen sehr große Zahlenwerte besitzen, ist es üblich, sie im logarithmischen Maß anzugeben:

$$\mathbf{pK_{Stab} = \log K_{Stab}}$$

Stabilitätskonstanten und *Dissoziationskonstanten* von Chelatkomplexen sind über folgende Beziehung miteinander verknüpft [vgl. **MC-Frage Nr. 676**]:

$$\mathbf{K_{Stab} = 1/K_{Diss}}$$

Je größer der Wert für K_{Stab} bzw. pK_{Stab} ist, desto kleiner ist K_{Diss} und desto stabiler ist der Komplex.

In ◻Tab. 9.1 sind die pK-Werte einiger EDTA-Komplexe pharmazeutisch wichtiger Kationen aufgelistet.

Man erkennt, dass die pK-Werte innerhalb einer Gruppe des PSE von oben nach unten abnehmen und mit steigender Ladung des Kations zunehmen. Beispielsweise bildet Fe(III) mit EDTA einen stabileren Komplex als das Fe(II)-Ion [vgl. **MC-Fragen Nr. 677–680, 683**].

Tab. 9.1 pK-Werte von Metalledetat-Komplexen

Ion	pK-Wert	Ion	pK-Wert	Ion	pK-Wert	Ion	pK-Wert
Li^+	2,79	Sr^{2+}	8,63	Fe^{2+}	14,33	Zn^{2+}	16,5
Na^+	1,66	Ba^{2+}	7,76	Fe^{3+}	25,1	Cd^{2+}	16,46
K^+	1,1	Ca^{2+}	10,7	Co^{2+}	16,31	Pb^{2+}	18,04
Cs^+	0,9	Al^{3+}	16,13	Ni^{2+}	18,62	Hg^{2+}	21,8
Mg^{2+}	8,69	Mn^{2+}	13,79	Cu^{2+}	18,8	Bi^{3+}	27,94

9.1.2.2 pH-Abhängigkeit der Komplexstabilität

Die durch den pK-Wert definierte Komplexstabilität zeigt eine starke pH-Abhängigkeit. Ursache hierfür ist, dass die vierbasige EDTA zwei Protonen sehr fest bindet, wie den pK_s-Werten ihrer Dissoziationsgleichgewichte zu entnehmen ist [siehe auch Kap. 6.1.2.8, Abb. 6.1 (D)]:

$$H_4Y + H_2O \rightleftharpoons H_3O^+ + H_3Y^- \qquad pK_{s1} = 2,0$$

$$H_3Y^- + H_2O \rightleftharpoons H_3O^+ + H_2Y^{2-} \qquad pK_{s2} = 2,67$$

$$H_2Y^{2-} + H_2O \rightleftharpoons H_3O^+ + HY^{3-} \qquad pK_{s3} = 6,16$$

$$HY^{3-} + H_2O \rightleftharpoons H_3O^+ + Y^{4-} \qquad pK_{s4} = 10,26$$

Aus diesen Gleichungen ist ableitbar, dass sich die Konzentration an freien Y^{4-}-Ionen bei abnehmendem pH-Wert durch Protonierung stetig verringert.

$$Me^{x+} + Y^{4-} \rightleftharpoons [Me\text{-}Y]^{x-4}$$

$$+ n\,H^+ \upharpoonleft\downharpoonright$$

$$HY^{3-},\ H_2Y^{2-},\ H_3Y^-,\ H_4Y$$

Da EDTA praktisch erst bei pH > 11 vollständig als *Tetraanion* vorliegt, ist nur in diesem pH-Bereich die Konzentration an Tetraanionen $[Y^{4-}]$ gleich der Gesamtkonzentration (C_Y) an EDTA. Mit fallendem pH-Wert nimmt $[Y^{4-}]$ gegenüber C_y ständig ab. Es gilt:

$$\mathbf{C_y = \alpha \cdot [Y^{4-}]}$$

Unterhalb von pH = 9 verursacht die konkurrierende Bildung protonierter Dissoziationsformen der EDTA (HY^{3-}, H_2Y^{2-}, H_3Y^-, H_4Y) eine zunehmende Schwächung der Komplexstabilität.

Man berücksichtigt dies durch Einführung eines pH-abhängigen **Wasserstoffkoeffizienten** (α). Tab. 9.2 bringt eine Zusammenstellung der Werte „log α" für einige ausgewählte pH-Werte. Die **scheinbare** oder **effektive Stabilität** eines EDTA-Komplexes ergibt sich damit zu:

$$\mathbf{pK_{eff} = pK_{Stab} - \log \alpha}$$

Die effektive Stabilitätskonstante K_{eff} **(Konditionalkonstante)** beschreibt die Abhängigkeit des EDTA-Komplexbildungsgleichgewichtes vom pH-Wert der Reaktionslösung. Edetat-Komplexe sind im basischen Milieu stabiler als im sauren. Auch aus diesem Grund werden komplexometrische Titrationen häufig im gepufferten Medium ausgeführt [vgl. **MC-Fragen Nr. 672, 674, 683, 684, 689, 1743, 1779, 1870**].

◻ Tab. 9.2 log α-Werte als Funktion des pH-Wertes

pH-Wert	log α	pH-Wert	log α	pH-Wert	log α	pH-Wert	log α
12,0	0,03	9,0	1,28	6,0	4,65	3,0	10,60
11,0	0,07	8,5	1,77	5,0	6,45	2,0	13,44
10,5	0,20	8,0	2,27	4,0	8,44	1,0	17,13
10,0	0,45	7,0	3,32	3,5	9,38	0,5	19,10

9.1.2.3 Abschätzung der Titrationsmöglichkeiten

Im Allgemeinen setzen komplexometrische Direkttitrationen effektive Stabilitätskonstanten $K_{eff} > 10^7$ ($pK_{eff} > 7$) voraus. Anwesende Fremdionen sind in der Regel ohne Einfluss, wenn ihr pK-Wert < 3 beträgt [vgl. **MC-Frage Nr. 685**].

Die in den ◻Tab. 9.1 und 9.2 aufgelisteten Daten (pK_{Stab}, log α) erlauben eine Abschätzung der Durchführbarkeit, der Grenzen und der Störmöglichkeiten komplexometrischer Titrationen.

Metallionen mit relativ kleinen Stabilitätskonstanten lassen sich nur im alkalischen Medium (NH_4Cl/NH_3) titrieren. Zum Beispiel darf bei der komplexometrischen **Magnesium-Bestimmung** (pK = 8,69) der Wert „log α" nicht größer als 1,69 sein, d. h., der pH-Wert des Titrationsmilieus muss oberhalb von pH=8,5 liegen. Darüber hinaus ist evident, dass **Alkali-Ionen** aufgrund ihrer kleinen Stabilitätskonstanten bei komplexometrischen Titrationen *nicht* stören [vgl. **MC-Fragen Nr. 680, 681, 1743, 1780**].

Bei einer zweiten Gruppe mit einer mittleren Stabilitätskonstanten [z.B. $\mathbf{Al^{3+}}$ (pK=16,13), $\mathbf{Zn^{2+}}$ (pK=16,50)] kann man bereits auf einen schwach sauren pH-Wert (Hexamethylentetramin-Puffer) ausweichen.

Mehrwertige Kationen mit einer sehr großen Stabilitätskonstanten [z.B. $\mathbf{Bi^{3+}}$ (pK=27,94), $\mathbf{Fe^{3+}}$ (pK=25,1)] lassen sich selbst in stark saurem Milieu noch titrieren.

9.1.2.4 Pufferung

Bei der Bildung von Metalledetat-Komplexen mit Dinatriumedetat kommt es in ungepufferter Lösung zu einem Abfall des pH-Wertes, weil bei der Chelatbildung Protonen freigesetzt werden.

$$Me^{x+} + H_2Y^{2-} \rightleftharpoons [Me\text{-}Y]^{x-4} + 2\,H^+$$

Da mit steigender Protonenkonzentration die Beständigkeit der gebildeten Komplexe abnimmt, muss bei der Chelatometrie zur Verschiebung des Gleichgewichts zur Produktseite hin stets in gepufferter Lösung titriert werden [vgl. **MC-Frage Nr. 683**].

Dies ist auch notwendig, weil die meisten *Metallindikatoren* gleichzeitig acidobasisches Verhalten zeigen und somit eine reine pH-Änderung zu einem den Titrationsendpunkt vortäuschenden Farbwechsel führen könnte (siehe Kap. 9.1.5.1).

9.1.2.5 Einfluss von Hilfskomplexbildnern

Um bei den für viele komplexometrische Titrationen notwendigen hohen pH-Werten ein Ausfallen von Metallhydroxiden oder die Bildung von Oxokomplexen zu verhindern, werden dem Titrationsmedium häufig *Hilfskomplexbildner* wie *Ammoniak, Citrat, Tartrat* usw. hinzugefügt [vgl. **MC-Frage Nr. 690**].

Darüber hinaus bilden Metallionen in wässriger Lösung Aquo- oder Hydroxokomplexe, sodass im Prinzip jede komplexometrische Titration darauf beruht, dass starke Komplexbildner schwächere Liganden aus ihrer Bindung an ein Zentralatom verdrängen.

$$MeL_x + Y^{4-} \rightleftharpoons [Me\text{-}Y]^{x-4} + x\ L^-$$

Bezeichnet man die Gesamtkonzentration an Metallionen mit C_{Me}, so ergibt sich für die zur Komplexbildung zur Verfügung stehende Konzentration an Metallionen $[Me^{x+}]$:

$$\mathbf{C_{Me} = \beta \cdot [Me^{x+}]}$$

Der Koeffizient β ist nur dann gleich 1 und damit die Konzentration der komplexbildenden Metallionen $[Me^{x+}]$ gleich der Gesamtkonzentration (C_{Me}) an Metallionen, wenn das Kation weder Aqua- noch Hydroxokomplexe bildet und kein Hilfskomplexbildner in der Lösung anwesend ist. *Im Allgemeinen ist* $\beta > 1$.

Neben der Erniedrigung des pH-Wertes führt auch der Zusatz von Hilfskomplexbildnern zu einer weiteren Verringerung der Stabilitätskonstanten. Die **scheinbare** oder **effektive Stabilitätskonstante** (K_{eff}) bringt diese Abhängigkeit der Komplexbeständigkeit vom pH-Wert und vom Einfluss der übrigen Komplexbildner zum Ausdruck. Es gilt:

$$\mathbf{K_{eff}} = \frac{\mathbf{K_{Stab}}}{\alpha \cdot \beta} \quad \text{bzw.} \quad \mathbf{pK_{eff} = pK_{Stab} - log}\ \alpha\ \mathbf{- log}\ \beta$$

K_{eff} bestimmt bei den jeweiligen Titrationsbedingungen den Verlauf der Titrationskurve (siehe Kap. 9.1.4). In der Regel gelingt eine komplexometrische Titration umso besser, je größer K_{eff} ist.

Man kann dies begünstigen, indem die Titrationsbedingungen so gewählt werden, dass α und β möglichst klein sind. Hierbei ist aber zu beachten, dass die beiden Koeffizienten nicht unabhängig voneinander verändert werden können. Eine Titration bei höheren pH-Werten (kleiner α-Wert) kann zur Bildung von Hydroxiden oder Hydroxokomplexen führen, was u.U. den Zusatz eines Hilfskomplexbildners erfordert (großer β-Wert).

9.1.3 Komplexometrische Methodik

Bei den Titrationen mit Chelatkomplexbildnern unter Verwendung von Metallindikatoren sind verschiedene Verfahren gebräuchlich, die nachfolgend detaillierter beschrieben werden [vgl. **MC-Frage Nr. 682**]:

- direkte Titration
- Rücktitration
- Substitutionstitration
- indirekte Titration

9.1.3.1 Direkte Titration

Das in Lösung vorliegende Metallion wird unter Verwendung eines geeigneten Metallindikators direkt mit Natriumedetat-Maßlösung titriert. Hierbei laufen folgende Teilreaktionen ab:

Indikatorreaktion

$$Ind^{n-} + Me^{x+} \rightleftharpoons [Me\text{-}Ind]^{x-n} + (Me^{x+})$$

Hauptreaktion

$$(Me^{x+}) + HY^{3-} \rightleftharpoons [Me\text{-}Y]^{x-4} + (H^+)$$

Endpunkterkennung

$$[Me\text{-}Ind]^{x-n} + HY^{3-} \rightleftharpoons [Me\text{-}Y]^{x-4} + Ind^{n-} + (H^+)$$

Me^{x+} = mehrwertiges Metallion
Ind^{n-} = Indikator-Anion
HY^{3-} = Edetat-Trianion
$[Me\text{-}Y]^{x-4}$ = Metall-EDTA-Komplex
$[Me\text{-}Ind]^{x-n}$ = Metall-Indikator-Komplex

Die direkte Titration ist nur möglich, wenn die Komplexbildung rasch und quantitativ erfolgt. D.h., die effektive Stabilität des Metalledetat-Komplexes muss hinreichend groß sein. Zudem muss die Stabilität des Metall-Indikator-Komplexes geringer sein als die des Metalledetats. Daher sind die Wahl des geeigneten pH-Bereiches und die Wahl eines Indikators, der mit dem Analyten einen nicht zu stabilen Komplex bildet, von entscheidender Bedeutung für das Gelingen der komplexometrischen Direkttitration [vgl. **MC-Fragen Nr. 683-685**].

9.1.3.2 Rücktitration

Hierbei versetzt man die Probenlösung mit einem Überschuss an Edetat-Maßlösung und titriert anschließend das nicht verbrauchte EDTA mit der Maßlösung eines anderen Metallsalzes [**$MgCl_2$, $ZnSO_4$, $Pb(NO_3)_2$**] gleicher Molarität zurück. Die komplexometrische Rücktitration kann durch folgendes Schema beschrieben werden [vgl. **MC-Fragen Nr. 686, 687, 1824**]:

Komplexbildungsreaktion

$Me^{x+} + HY^{3-} \rightleftharpoons [Me\text{-}Y]^{x-4} + (HY^{3-}) + (H^+)$

Rücktitration

$(HY^{3-}) + Zn^{2+} \rightleftharpoons [Zn\text{-}Y]^{2-} + (H^+)$

Indikatorreaktion

$Ind^{n-} + Zn^{2+} \rightleftharpoons [Zn\text{-}Ind]^{2-n}$

Komplexometrische Rücktitrationen werden immer dann angewendet, wenn

- das zu bestimmende Metallion einen zwar stabilen Komplex mit EDTA bildet, aber kein auf dieses Ion ansprechender Indikator existiert,
- die Bindung zwischen dem zu bestimmenden Kation und einem metallochromen Indikator zu fest ist,
- das zu bestimmende Metallion nur langsam mit dem Komplexbildner der Maßlösung reagiert,
- sich das zu bestimmende Metallion bei dem Titrations-pH-Wert nicht in Lösung halten lässt.

Komplexometrische Rücktitrationen von Metallionen (Me) mit einem anderen Kation (Me') und einem Komplexbildner (L) sind dann *nicht* möglich, wenn die Stabilität des Komplexes [Me'-L] größer ist als die von [Me-L] und der Komplex [Me-L] schnell gebildet wird bzw. rasch dissoziiert.

9.1.3.3 Substitutionstitration

Substitutionstitrationen werden vor allem zur Verbesserung der *Spezifität* der jeweiligen Methode eingesetzt. Bei einer Form der Substitutionstitration wird in einem *gebildeten* EDTA-Komplex das Zentralatom durch ein anderes ersetzt und anschließend das freigesetzte Metallion erneut mit Natriumedetat bestimmt.

Beispielsweise kann man den relativ instabilen Mg-edetat-Komplex mit einem anderen Metall, das einen stabileren EDTA-Komplex bildet, umsetzen und danach das freigesetzte Mg^{2+} mit eingestellter EDTA-Lösung titrieren [vgl. **MC-Frage Nr. 688**].

Substitutionsreaktion

$Me^{x+} + [Mg\text{-}Y]^{2-} \rightleftharpoons [Me\text{-}Y]^{x-4} + Mg^{2+}$

Indikatorreaktion

$Ind^{n-} + Mg^{2+} \rightleftharpoons [Mg\text{-}Ind]^{2-n} + (Mg^{2+})$

Rücktitration

$(Mg^{2+}) + HY^{3-} \rightleftharpoons [Mg\text{-}Y]^{2-} + (H^+)$

Endpunkterkennung

$[Mg\text{-}Ind]^{2-n} + HY^{3-} \rightleftharpoons [Mg\text{-}Y]^{2-} + Ind^{n-} + (H^+)$

Bei einer zweiten Variante dieser Methode kann man in einem Metalledetat-Komplex auch den Liganden EDTA durch einen anderen Liganden substituieren und anschließend das freigesetzte Edetat titrieren. Dieser Fall wird bei der komplexometrischen Bestimmung von Quecksilber(II)-Verbindungen noch explizit beschrieben (siehe Kap. 9.2.1).

9.1.3.4 Indirekte Titration

Wenn Kationen oder Anionen mit EDTA keine Komplexe bilden, kann die Reaktion mit einem Überschuss eines anderen, komplexbildenden Metallions eine indirekte Bestimmung ermöglichen. Hierfür existieren verschiedene Verfahren, die im Kap. 9.2.3 vorgestellt werden.

9.1.4 Titrationskurven, Endpunkte

Aus dem Massenwirkungsgesetz der Komplexbildungsreaktion eines Metallions mit EDTA lässt sich die **Titrationskurve** (○Abb. 9.2) ableiten und die Metall-Ionenkonzentration am Anfang ($C_{Me}=C_o$) und am Ende der Titration ($C_{Me}=C_{y4-}$) berechnen. Ganz allgemein gilt: *Je größer der Wert der Stabilitätskonstanten (K) des EDTA-Komplexes ist, desto besser gelingt die Titration.*

Für die einzelnen Bereiche der Titrationskurve gelten folgende Beziehungen, wobei C_o der Anfangskonzentration des Metallions und pMe dem Logarithmus der Metall-Ionenkonzentration entspricht [vgl. **MC-Frage Nr. 689**].

Anfangsbereich (A):	$\mathbf{pMe = -\log C_o - \log(1 - \tau)}$	$\mathbf{(\tau < 1)}$
Äquivalenzbereich (B):	$\mathbf{pMe = -0{,}5\,(\log C_o - \log K)}$	$\mathbf{(\tau = 1)}$
Überschussbereich (C):	$\mathbf{pMe = \log K + \log(\tau - 1)}$	$\mathbf{(\tau > 1)}$

Aus den obigen Gleichungen kann man ableiten, dass:

- die Metallionen-Konzentration am Halbtitrationspunkt ($\mathbf{\tau = 0{,}5}$) weitgehend unabhängig ist von der effektiven Komplexbildungskonstanten (K_{eff}), jedoch von der Ausgangskonzentration des Metallions (C_o) abhängt [vgl. **MC-Frage Nr. 1779**].
- die Metallionen-Konzentration komplexometrischer Titrationen am Äquivalenzpunkt ($\mathbf{\tau = 1}$) abhängt von:
  - der Ausgangskonzentration des Metallions (C_o),
  - der effektiven Komplexbildungskonstanten (K_{eff}) des Metallion-Edetat-Komplexes und
  - dem pH-Wert der Lösung.

  Zum Beispiel berechnet sich die Metallionen-Konzentration am Äquivalenzpunkt $[Me^{x+}]_{ÄP}$ bei einer Ausgangskonzentration $C_o = 10^{-2}$ mol · l^{-1} und einer effektiven Stabilitätskonstanten von $K_{eff} = 10^{12}$ mol^{-1} zu [vgl. **MC-Fragen Nr. 693, 1779**]:

  $$pMe = -\log [Me^{x+}]_{ÄP} = -0{,}5\,(\log C_o - \log K_{eff}) = -0{,}5 \log 10^{-2} + 0{,}5 \log 10^{12} = 1 + 6 = 7$$

  $$\mathbf{[Me^{x+}]_{ÄP} = 10^{-7}\,mol \cdot l^{-1}}$$

Klassische quantitative Analytik

- sich die Metallionen-Konzentration beim Titrationsgrad (τ = **2**) näherungsweise aus der Bildungskonstanten des Metall-Edetat-Komplexes berechnen lässt. Es gilt [vgl. **MC-Fragen Nr. 691, 692, 1779**]:

pMe = log K_{eff} + log (τ – 1) = log K_{eff} + log (2 – 1) = **log K_{eff}** [log 1 = 0]

Abschließend ist anzumerken, dass ein Austausch von Maßlösungen mit mehrzähnigen Liganden durch einen einzähnigen Liganden als Titrator zu nicht oder deutlich schlechter auswertbaren Titrationskurven führen würde [vgl. **MC-Frage Nr. 1779**].

$$Me^{x+} + Y^{4-} \rightleftharpoons [Me\text{-}Y]^{x-4} \longrightarrow K = \frac{[(Me\text{-}Y)^{x-4}]}{[Me^{x+}] \cdot [Y^{4-}]}$$

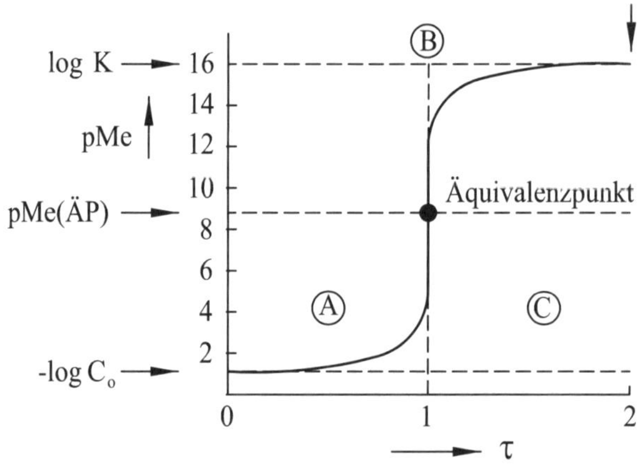

log K → 16
pMe
pMe(ÄP) →
-log C_o →
16, 14, 12, 10, 8, 6, 4, 2
0, 1, 2
→ τ
Ⓐ Ⓑ Ⓒ
Äquivalenzpunkt

○ Abb. 9.2 Komplexometrische Titrationskurve einer 0,1 M-Lösung eines zweiwertigen Metallions ($K=10^{16}$)

9.1.5 Indizierungsmöglichkeiten

9.1.5.1 Wirkungsweise von Metallindikatoren

Metallindikatoren oder **metallochrome Indikatoren** sind organische Farbstoffe, die mit Metallionen Komplexe bilden, die anders gefärbt sind als der freie Indikator. Als Beispiel sei die Reaktion von zweiwertigen Metallionen mit **Eriochromschwarz T** (Erio T) angeführt.

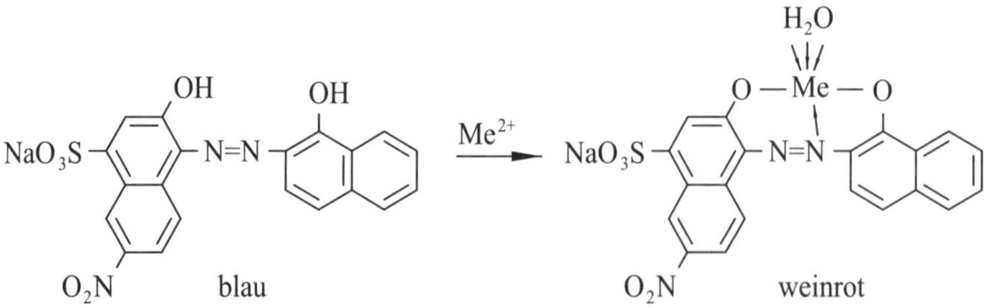

NaO_3S OH N=N OH O_2N blau
$\xrightarrow{Me^{2+}}$
H_2O O—Me—O NaO_3S N=N O_2N weinrot

Eriochromschwarz T

Im Allgemeinen sind nur solche Farbstoffe als Indikatoren geeignet, die mit dem zu bestimmenden Metallion *labilere* Komplexe bilden als EDTA. D.h., die Stabilitätskonstante des Metall-Indikator-Komplexes muss kleiner sein als die des Metalledetat-Komplexes [vgl. **MC-Fragen Nr. 684, 685**].

Die meisten Metallindikatoren sind zugleich auch mehrwertige Säuren, sodass ihr Umschlagsbereich und ihre Farbe *pH-abhängig* sind. Beispielsweise ist Eriochromschwarz T eine dreibasige Säure, die in der Regel als Natriumsalz, NaH_2Ind, eingesetzt wird.

$$H_2Ind^- \underset{pH=6,3}{\overset{-H^+}{\rightleftharpoons}} HInd^{2-} \underset{pH=11,5}{\overset{-H^+}{\rightleftharpoons}} Ind^{3-}$$

Monoanion	Dianion	Trianion
weinrot	blau	orange
pH < 6	pH = 7-11	pH > 12

Aufgrund des acidobasischen Verhaltens metallochromer Indikatoren müssen deshalb die bei einer komplexometrischen Titration freigesetzten Protonen durch einen *Puffer* abgefangen werden.

$$HInd^{2-} + Me^{2+} \overset{pH\sim10,6}{\rightleftharpoons} [Me\text{-}Ind]^- + (H^+)$$

Indikator	Indikatorkomplex
blau	rot

Darüber hinaus sind viele Metallindikatoren als Folge ihrer hohen *Oxidationsempfindlichkeit* in Lösung – besonders im alkalischen pH-Bereich – instabil. Daher kommen sie oft als *Verreibung* mit NaCl, Na_2SO_4 oder einem Alkalinitrat zur Anwendung.

Die **Wirkungsweise** eines Metallindikators soll am Beispiel einer komplexometrischen *Direkttitration* kurz erläutert werden.

Zu Beginn der Titration setzt sich der Indikator mit der äquivalenten Stoffmenge an Metallionen zum Metall-Indikator-Komplex um, der die Farbe der Lösung bestimmt. Das hinzudosierte Edetat reagiert zunächst mit den „freien“ (hydratisierten) Metallionen und entzieht erst am Ende der Titration auch dem schwächeren Indikatorkomplex das Metallion unter Bildung des stabileren EDTA-Komplexes. Bei gleicher Farbintensität ist der **Umschlagspunkt** erreicht, wenn 50% des Indikators freigesetzt worden sind; man beobachtet das Auftreten einer *Mischfarbe*. Ein Zusatz von organischen Lösungsmitteln, z. B. *Isopropanol*, wirkt sich günstig aus, weil durch die Verringerung der Dielektrizitätszahl der Lösung die Komplexdissoziation zurückgedrängt wird (schärferer Farbumschlag des Indikators).

9.1.5.2 Ausgewählte Metallindikatoren

○ Abb. 9.3 zeigt die Struktur einiger gebräuchlicher metallochromer Indikatoren; die Indikatoren des *Arzneibuches* sind mit einem ***R*** gekennzeichnet [vgl. **MC-Fragen Nr. 288, 328, 694–699**].

Zu den einzelnen Indikatoren lässt sich Folgendes ausführen:

- **Calcein**: Empfindlicher Indikator zur komplexometrischen Bestimmung von Calcium (neben Magnesium).

- **Calcein-Mischindikator**: Verreibung von 0,2 g Calcein mit 0,12 g *Thymolphthalein* und 20 g KNO_3.
- **Calcon**: Indikator zur Bestimmung von Calcium neben Magnesium.
- **Calconcarbonsäure *R***: Indikator zur Bestimmung von Calcium
- **Calconcarbonsäure-Verreibung *R***: Verreibung von 1 Teil Indikator mit 99 Teilen NaCl
- **Dithizon *R***: Indikator zur Bestimmung von Aluminium
- **Eriochromschwarz T *R*** (Erio T): Häufig genutzter Indikator zur komplexometrischen Bestimmung von Metallionen (Cd, Hg, Mg, Pb, Zn) im pH-Bereich von 7-11.
- **Eriochromschwarz T-Verreibung *R***: Verreibung von 1 g Indikator mit 99 g NaCl
- **Eriochromschwarz T-Verreibung *R1***: *Mischindikator* von 1,0 g Erio T mit 0,4 g *Methylorange* und 0,1 g NaCl

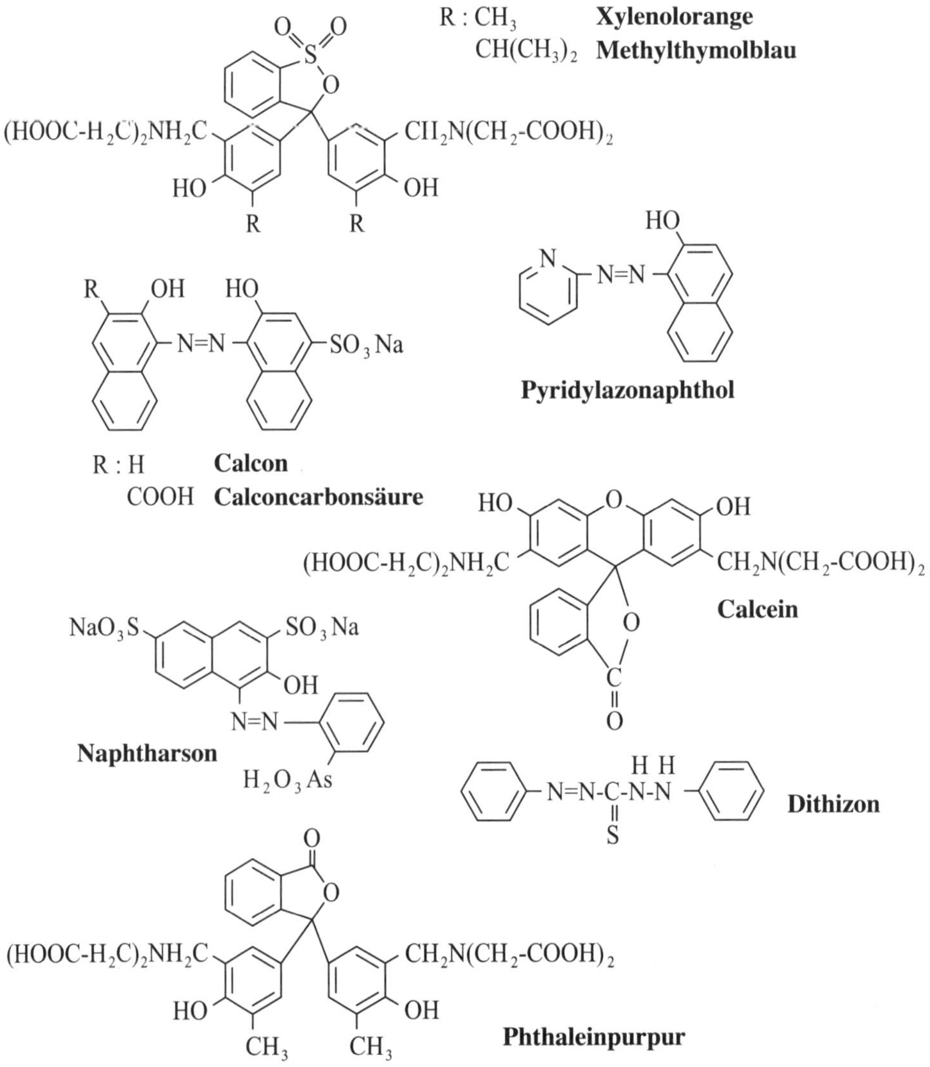

Abb. 9.3 Metallindikatoren

Erio T + Methylorange + Me^{2+} ⟶ [Me-Erio T]$^-$ + Methylorange
grün rot

Der normale Farbwechsel des Indikators von Blau nach Weinrot wird durch Zugabe des im Alkalischen gelben Methylorange besser sichtbar. Es erfolgt ein Farbwechsel von Grün über einen grauen Zwischenton nach Rot.

- **Hydroxynaphtholblau *R***: Ein Azofarbstoff zur komplexometrischen Bestimmung von Ca
- **Methylthymolblau *R***: Indikator zur Bestimmung von Bi, Ca, Mg, Pb, Sn und Zn
- **Methylthymolblau-Mischung *R***: Mischung aus 1 Teil Indikator und 100 Teilen KNO_3.
- **Murexid *R***: Indikator zur komplexometrischen Bestimmung von Co, Cu und Ni.
- **Naphtharson *R***: Metallochromer Indikator, der z. B. mit Ba und Bi rote Komplexe bildet.
- **Phthaleinpurpur *R***: Indikator, der bei pH > 11 vor allem mit Erdalkali-Ionen (Ba, Ca, Sr) violette Komplexe bildet. Mit Ausnahme von Cd und Mn sprechen die meisten Schwermetallionen nicht auf Phthaleinpurpur an.
- **Pyridylazonaphthol *R***: Metallindikator, der zur komplexometrischen Bestimmung von Cu(II) und Al(III) eingesetzt wird.
- **Sulfosalicylsäure *R***: Indikator zur komplexometrischen Bestimmung von Eisen.
- **Xylenolorange *R***: Das sechsbasige Sulfophthalein-Derivat ist ein empfindlicher Indikator für zahlreiche komplexometrische Titrationen in *saurer* Lösung (pH=1 bis etwa 5,6). Direkte Titrationen von Bi, Cd, Co, Cu, Hg, Pb und Zn mit Xylenolorange sind beschrieben. Einige Ionen (Al, Fe) binden jedoch den Indikator zu fest, sodass sie am besten durch Rücktitration eines Edetat-Überschusses mit einer standardisierten Zn(II)- oder Pb(II)-Lösung bestimmt werden.
- **Xylenolorange-Verreibung *R***: Mischung aus 1 Teil Indikator und 99 Teilen KNO_3.

9.1.6 Maßlösungen

Für komplexometrische Titrationen wurden folgende Maßlösungen in das *Arzneibuch* aufgenommen:

- **Natriumedetat-Lösung [0,1 mol · l^{-1}]**
- **Natriumedetat-Lösung [0,02 mol · l^{-1}]**

Das zur Herstellung der Maßlösung verwendete EDTA muss der Monographie „*Natriumedetat*“ [Dinatriumdihydrogen(ethylendinitrilo)tetraacetat-Dihydrat] [M_r = 372,2] entsprechen [vgl. **MC-Frage Nr. 700**].

Das *Arzneibuch* setzt der Lösung des Dinatriumsalzes [Na_2H_2Y] 1 Äquivalent NaOH-Lösung (1 mol · l^{-1}) hinzu, sodass in der Maßlösung das neutral bis schwach alkalisch reagierende **Trinatriumedetat** [Na_3HY] als Komplexbildner vorliegt. Die Lösung des Trinatriumedetats soll beständiger sein als die Lösung des Dinatriumsalzes, die einen pH-Wert von 4–5 besitzt.

Das zur *Herstellung* der Lösung verwendete *Wasser* darf keine Spuren von Schwermetall- oder Erdalkali-Ionen enthalten. Außerdem ist darauf zu achten, dass angesetzte Lösungen *nicht* in Glasflaschen aufbewahrt werden (Herauslösen von Mg- oder

Ca-Ionen aus dem Glas). Zur Lagerung eignen sich Polyethylengefäße [vgl. **MC-Frage Nr. 700**].

Zur *Einstellung* der Maßlösung schreibt das Arzneibuch **metallisches Zink** vor, das in Salzsäure unter Zusatz von etwas Bromwasser gelöst wird. Die resultierende $ZnCl_2$-Lösung wird zur Entfernung des Br_2-Überschusses zum Sieden erhitzt. Nach Zugabe von verd. NaOH-Lösung bis zur schwach sauren oder neutralen Reaktion wird das vorliegende Zn(II) mit Natriumedetat im Methenamin-Puffer gegen Xylenolorange titriert [vgl. **MC-Frage Nr. 704**].

Der auf diese Weise ermittelte Faktor gilt zunächst nur für Titrationen in einem Methenamin-Puffer. Es kann daher für komplexometrische Bestimmungen - z.B. in einem Ammoniak/Ammoniumchlorid-Puffer - erforderlich werden, einen neuen Faktor zu bestimmen.

Andere Pharmakopöen verwenden anstelle von metallischem Zink hochreines **Calciumcarbonat** als Urtiter [vgl. **MC-Frage Nr. 704**].

An weiteren Maßlösungen, die bei komplexometrischen Gehaltsbestimmungen Verwendung finden, sind in das *Europäische Arzneibuch* aufgenommen worden:

- **Bismutnitrat-Lösung** [0,01 mol · l^{-1}]
  Zur Herstellung der Maßlösung dient Bismutnitrat-Pentahydrat *R* [$Bi(NO_3)_3 \cdot 5\ H_2O$]. Die Einstellung erfolgt mit Natriumedetat-Lösung gegen Xylenolorange.
  Die Maßlösung wird verwendet zur Gehaltsbestimmung von:
  - **Natriumcalciumedetat** [M_r = 374,3]
- **Bleinitrat-Lösung** [0,05 mol · l^{-1} – 0,01 mol · l^{-1}]
  Blei(II)-nitrat [$Pb(NO_3)_2$] kann sehr rein gewonnen werden. Daher kann der Faktor der Maßlösung unmittelbar aus der Einwaage berechnet werden. Das *Arzneibuch* verwendet jedoch $Pb(NO_3)_2$ mit Reagenzqualität und lässt deshalb die Lösung mit Natriumedetat-Maßlösung im Methenamin-Puffer gegen Xylenolorange einstellen [vgl. **MC-Frage Nr. 670**].
  Die Bleinitrat-Maßlösung wird auch eingesetzt zu fällungsanalytischen Bestimmungen von Sulfat (siehe Kap. 8.2.7) sowie zur Gehaltsbestimmung von:
  - **Natriumedetat** [M_r = 372,2]

  Titriert wird in einem Methenamin-Puffer gegen Xylenolorange als Indikator.
- **Kupfer(II)-sulfat-Lösung** [0,02 mol · l^{-1}]
  Die Kupfersulfat-Lösung ($CuSO_4$) wird mit Natriumedetat-Maßlösung gegen Pyridylazonaphthol als Indikator eingestellt und dient zur Bestimmung von Aluminium in Adsorbat-Impfstoffen.
- **Lanthannitrat-Lösung** [0,1 mol · l^{-1}]
  Die Lanthannitrat-Lösung [$La(NO_3)_3$] wird zur Einstellung im Methenamin-Puffer mit überschüssiger Natriumedetat-Maßlösung versetzt. Der Überschuss an Natriumedetat wird mit einer Zinksulfat-Maßlösung gegen Xylenolorange als Indikator zurücktitriert.
  Die Maßlösung wird eingesetzt zur Gehaltsbestimmung von:
  - **Natriumfluorid** [M_r = 41,99]

  Der Endpunkt wird mit Hilfe der Potentiometrie unter Verwendung einer fluoridselektiven Indikatorelektrode und einer Silber/Silberchlorid-Referenzelektrode bestimmt.

- **Magnesiumchlorid-Lösung** [0,1 mol · l^{-1}]
  Die Bestimmung des Faktors der $MgCl_2$-Lösung erfolgt mit Natriumedetat-Maßlösung in einem NH_3/NH_4Cl-Puffer gegen Eriochromschwarz T als Indikator.
- **Zinkchlorid** ($ZnCl_2$) [0,05 mol · l^{-1}]
- **Zinksulfat** ($ZnSO_4$) [0,1 mol · l^{-1}]
  Die Einstellung beider Maßlösungen wird im Methenamin-Puffer mit einer standardisierten Natriumedetat-Lösung gegen Xylenolorange vorgenommen.
  Die $ZnSO_4$-Maßlösung wird eingesetzt zur Direkttitration der:
  - **Edetinsäure** [M_r = 292,2]
  Die Bestimmung wird in einer Methenamin-Pufferlösung gegen Xylenolorange als Indikator ausgeführt.

9.1.7 Urtitersubstanzen

Zur Einstellung der Natriumedetat-Maßlösung verwendet das *Europäische Arzneibuch* **Zink *RV*** [A_r = 65,4] als Urtiter. Der Urtiter muss mindestens 99,9% an Zn enthalten [vgl. **MC-Fragen Nr. 342, 343, 704**].

9.2 Pharmazeutische Anwendungen, insbesondere nach Arzneibuch

9.2.1 Bestimmung einzelner Kationen

- **Aluminium**

Al(III)-Ionen bilden einen mittelstarken EDTA-Komplex (pK=16,1). Bei der praktischen Durchführung ist zu beachten, dass Al(III) in neutraler bis schwach alkalischer Lösung zur Bildung mehrkerniger *Hydroxokomplexe* neigt, die sich nur langsam mit Edetat umsetzen. Deshalb titriert man vorzugsweise in schwach *saurer* Lösung [Acetat-Puffer (pH=4,5) oder Hexamethylentetramin-Puffer (pH=5,0–5,5)]. In diesem pH-Bereich ist die Konzentration an Hydroxyverbindungen gering und die effektive Stabilitätskonstante des Aluminiumedetats ist für einen scharfen Indikatorumschlag noch hinreichend groß genug [vgl. **MC-Frage 1824**].

Nach *Ph. Eur.* lässt sich eine quantitative Umsetzung gebildeter Al-Hydroxokomplexe durch zweiminütiges Aufkochen mit überschüssiger Edetat-Lösung in einer Acetat-Pufferlösung erreichen. Die Rücktitration der nicht verbrauchten Maßlösung erfolgt mit einer $ZnSO_4$-Lösung gegen *Dithizon*. Wegen der Unlöslichkeit des Dithizons in Wasser wird *Ethanol* zugesetzt, was gleichzeitig die Stabilität von Aluminiumedetat gegenüber Zinkedetat erhöht. Eine Rücktitration ist auch mit Bleinitrat-Lösung gegen Xylenolorange möglich.

Zur Bestimmung geringster Mengen an Aluminium, z. B. in **Adsorbat-Impfstoffen**, ist das übliche komplexometrische Titrationsverfahren ungeeignet. Das *Arzneibuch* bevorzugt in diesem Fall folgende Vorgehensweise: Die organische Materie wird durch Erhitzen in konz. H_2SO_4/HNO_3 zerstört. Danach wird ein schwach saurer pH-Wert eingestellt und mit überschüssigem Edetat in der Siedehitze der Al-EDTA-Komplex gebildet. Nach dem Erkalten wird das nicht umgesetzte Edetat mit einer $CuSO_4$-Maßlösung gegen *Pyridylazonaphthol* zurücktitriert.

• Barium

Barium-Ionen bilden mit EDTA einen relativ schwachen Komplex (pK=7,76) und können nur im alkalischen Milieu gegen *Phthaleinpurpur* titriert werden. Da unter den Titrationsbedingungen $BaCO_3$ ausfallen kann, muss mit der Titration unmittelbar begonnen werden.

• Bismut

Bi^{3+}-Ionen bilden einen sehr stabilen EDTA-Komplex (pK=27,94). Deshalb kann die komplexometrische Bestimmung von Bismut in relativ stark (salpeter)saurer Lösung (pH=1–3) erfolgen. Aufgrund ihrer deutlich geringeren Komplexstabilität stören die meisten zweiwertigen Kationen nicht.

Andererseits ist die Titration nur in saurem Milieu möglich, da Bi(III)-Salze bei höheren pH-Werten (pH>3) Polykationen und schwer lösliche Bismutylverbindungen bilden, die nur langsam mit Edetat reagieren.

Daher führt das *Arzneibuch* die Bestimmung wie folgt durch: Die salpetersaure Lösung eines Bi(III)-Salzes wird mit Ammoniak-Lösung bis zum Auftreten einer Trübung versetzt. Danach gibt man 0,5 ml verdünnter Salpetersäure hinzu und erhitzt solange auf 70 °C, bis die Trübung vollständig verschwunden ist. Der Endpunkt der anschließenden Direkttitration mit einer Edetat-Maßlösung wird visuell mit Xylenolorange indiziert [vgl. **MC-Frage Nr. 705**].

• Blei

Pb(II)-Ionen ergeben mit Edetat einen recht stabilen Komplex (pK=18,04), sodass eine direkte komplexometrische Titration gegen *Xylenolorange* im schwach sauren Medium (Methenamin-Puffer) möglich ist. Bei der Titration im Alkalischen müssen Weinsäure oder Tartrate als Hilfskomplexbildner zugesetzt werden, um ein Ausfallen von Bleihydroxid zu verhindern [vgl. **MC-Frage Nr. 711**].

Eine standardisierte Blei(II)-nitrat-Lösung wird für viele Rücktitrationsverfahren zur Ermittlung des überschüssigen Edetats empfohlen.

• Calcium

Ca^{2+}-Ionen bilden mit EDTA einen relativ schwachen Komplex (pK=10,7), sodass komplexometrische Direkttitrationen gegen *Calconcarbonsäure* oder *Hydroxynaphtholblau* als Indikator nur in alkalischer Lösung durchgeführt werden können.

Die direkte Bestimmung von Calcium-Ionen ist in Anwesenheit von *Phosphat nicht* möglich, da bei dem hierzu erforderlichen hohen pH-Wert **Calciumphosphat** ausfallen würde. In den Monographien

- **Calciumhydrogenphosphat, wasserfrei** ($CaHPO_4$) [M_r = 136,1]
- **Calciumhydrogenphosphat-Dihydrat** ($CaHPO_4 \cdot 2\,H_2O$) [M_r = 172,1]
- **Tricalciumphosphat** (Gemisch von Calciumphosphaten) [A_r(Ca) = 40,08]

löst man deshalb zur Gehaltsbestimmung die Substanzen in wenig verdünnter Salzsäure, fügt einen Überschuss an Natriumedetat-Maßlösung hinzu und stellt mit einer NH_3/NH_4Cl-Pufferlösung einen pH-Wert von 10 ein. Dann wird der Überschuss an Edetat mit einer $ZnSO_4$-Maßlösung gegen *Eriochromschwarz T* zurücktitriert. Der

Endpunkt der Titration wird durch die Bildung des Zink-Erio T-Komplexes angezeigt [vgl. **MC-Fragen Nr. 705, 706**].

Auch für die Gehaltsbestimmung von

- **Calciumbehenat** (*DAB 10*)
- **Calciumstearat** (*Ph.Eur.8*)

wird ein Rücktitrationsverfahren durchgeführt. Die Substanzen, Calciumsalze verschiedener Fettsäuren, werden für die Bestimmung in einem Lösungsmittelgemisch Butan-1-ol/Ethanol (1:1) gelöst und die Lösung mit Ammoniumchlorid-Pufferlösung auf pH = 10 eingestellt.

Die in Wasser schwer löslichen Salze

- **Calciumfluorid** (*Flussspat*) (CaF_2) [M_r = 78,08] (*DAB 10*) (konz. HCl)
- **Calciumcarbonat** (*Kalk*) ($CaCO_3$) [M_r = 100,09] (*Ph.Eur.8*) (verd. HCl)

werden in salzsaurer Lösung in der Siedehitze aufgeschlossen. Mit NaOH-Lösung bzw. einer Ammoniak-Pufferlösung wird dann der für die Direkttitration notwendige alkalische pH-Wert eingestellt.

• Eisen

Eisen(III)-Salze bilden ein stabiles Edetat (pK = 25,1) und lassen sich im sauren Medium (pH ≈ 2,5) mit Natriumedetat-Maßlösung gegen *Sulfosalicylsäure* als Indikator titrieren. Eisen muss hierzu in der dreiwertigen Stufe vorliegen. Fe(II)-Salze können mit Salpetersäure zu Fe(III) oxidiert werden [vgl. **MC-Fragen Nr. 705, 712**].

• Magnesium

Mg(II)-Ionen bilden einen relativ schwachen EDTA-Komplex (pK=8,7), jedoch ist eine Direkttitration im Ammoniak-Puffer bei pH=10 gegen *Eriochromschwarz T* möglich. Zu beachten ist die genaue pH-Einstellung, da sonst Magnesiumhydroxid ausfällt [vgl. **MC-Frage Nr. 705**].

In Wasser schwer lösliche Mg-Salze (*Magnesiumcarbonat* [$MgCO_3$], *Magnesiumhydroxid* [$Mg(OH)_2$], *Magnesiumoxid* [MgO]) werden in verdünnter Salzsäure aufgelöst.

Bei der Gehaltsbestimmung von **Magnesiumhydrogenphosphat-Trihydrat** [$Mg(HPO_4) \cdot 3\ H_2O$] lässt das *Arzneibuch* eine Rücktitration überschüssiger Edetat-Lösung mit $ZnSO_4$ durchführen, da bei dem für die Mg-Bestimmung notwendigen pH-Wert **Magnesiumammoniumphosphat** [$MgNH_4PO_4$] ausfallen kann.

Auch für **Magnesiumstearat** sieht das *Arzneibuch* ein Rücktitrationsverfahren vor; als Lösungsmittel dient ein (1:1)-Butanol/Ethanol-Gemisch.

• Mangan

Mangan(II)-Ionen bilden einen EDTA-Komplex mittlerer Stabilität (pK = 13,79). Das *Arzneibuch* lässt die als Monographien aufgenommenen Salze in Gegenwart von Ascorbinsäure in einem Ammoniumchlorid-Puffer von pH = 10 direkt mir Natriumedetat-Maßlösung gegen Eriochromschwarz T titrieren.

• Quecksilber

Obwohl Hg(II)-Ionen einen sehr stabilen Komplex mit Edetat (pK=21,8) bilden, besitzen komplexometrische Direkttitrationen in saurer Lösung keine praktische Bedeutung, da hierfür ein geeigneter Metallindikator nicht zur Verfügung steht und darüber hinaus größere Mengen an Cl^--Ionen die Titration stören.

Das *Arzneibuch* schreibt deshalb für **Quecksilber(II)-chlorid** ($HgCl_2$) [M_r = 271,5] ein Rücktitrationsverfahren in Verbindung mit einer *Maskierung* von Hg(II) vor. Zunächst wird nach der Bildung des Hg-EDTA-Komplexes der Überschuss an Edetat-Maßlösung bei pH = 10,9 mit einer 0,1 M-$ZnSO_4$-Lösung gegen *Eriochromschwarz T* zurücktitriert [vgl. **MC-Fragen Nr. 705, 707–710**].

1. Titration (Rücktitration)

$$Hg^{2+} + HY^{3-} \longrightarrow [Hg\text{-}Y]^{2-} + (HY^{3-}) + (H^+)$$
$$(HY^{3-}) + Zn^{2+} \longrightarrow [Zn\text{-}Y]^{2-} + (H^+)$$
$$Ind^{n-} + Zn^{2+} \longrightarrow [Zn\text{-}Ind]^{2-n}$$

Durch Zugabe von **Kaliumiodid** wird Hg(II) unter Bildung des stabilen **Tetraiodomercurat(II)-Komplexes** aus dem EDTA-Komplex verdrängt. Anschließend wird die dem Quecksilber äquivalente Stoffmenge an EDTA erneut mit $ZnSO_4$-Lösung gegen Eriochromschwarz T titriert [vgl. **MC-Fragen Nr. 705, 707–710**].

2. Titration (Substitutionstitration)

$$[Hg\text{-}Y]^{2-} + 4\ I^- \longrightarrow [HgI_4]^{2-} + Y^{4-}$$
$$Y^{4-} + Zn^{2+} \longrightarrow [Zn\text{-}Y]^{2-}$$
$$Ind^{n-} + Zn^{2+} \longrightarrow [Zn\text{-}Ind]^{2-n}$$

Ein weiteres Beispiel ist die Bestimmung von Hg(II) in **gelber Quecksilberoxidsalbe**. Durch Lösen in HCl wird HgO in $HgCl_2$ (Sublimat) umgewandelt. Nach Extrahieren der Salbengrundlage mit Dichlormethan kann die Substanz wie o.a. bestimmt werden, wobei man bei der Substitutionstitration des Hg-EDTA-Komplexes Edetat mit einem Überschuss an **Thiosulfat** verdrängt [vgl. **MC-Frage Nr. 710**].

$$[Hg\text{-}Y]^{2-} + 2\ S_2O_3^{2-} \longrightarrow [Hg(S_2O_3)_2]^{2-} + Y^{4-}$$

• Zink

Zn(II)-Ionen bilden mit EDTA einen mittelstarken Chelatkomplex (pK=16,3), sodass eine Direkttitration im Methenamin-Puffer gegen *Xylenolorange* keine Schwierigkeiten bereitet. Unter diesen Bedingungen stören Erdalkali-Ionen nicht.

Bei der Bestimmung von Zinkverbindungen in Salben wird die Salbengrundlage zuvor mit Chloroform extrahiert. Da anschließend im Ammoniak-Puffer (pH=10) gegen *Eriochromschwarz T* titriert wird, werden Mg(II)-Ionen miterfasst.

9.2.2 Simultantitration von Kationen

Durch geeignete Wahl der Titrationsbedingungen lassen sich auch mehrere Metalle neben- bzw. nacheinander bestimmen.

Beispielsweise kann bei pH=2 Bismut(III) neben Blei(II) gegen Xylenolorange titriert werden, da aufgrund der stark differierenden Stabilitätskonstanten Pb(II) bei so niedrigen pH-Werten noch nicht erfasst wird.

Liegen Bismut, Zink und Magnesium nebeneinander vor, so bestimmt man durch Titration bei pH=2 nur Bismut, bei pH=6 die Summe von Bismut und Zink, während bei pH=10 alle drei Metalle gemeinsam erfasst werden.

Auf dem gleichen Sachverhalt beruht auch die Prüfung auf **Dinatriumedetat**, Na_2H_2Y, in **Natriumcalciumedetat**, Na_2CaY. Bei pH=10 bildet Na_2H_2Y mit Mg(II)-Ionen einen EDTA-Komplex (pK=8,7), der etwas weniger stabil ist als der des Calciums. Deshalb ist es möglich, das freie Natriumedetat in Gegenwart von Calciumedetat durch eine Grenztitration zu bestimmen.

In ähnlicher Weise erfolgt nach *Europäischem Arzneibuch* auch die:

Bestimmung von Amalgat: Amalgat [M_r = 630] ist ein hydratisiertes Aluminium-Magnesium-Hydroxycarbonat, in dem sich die Metallionen nacheinander komplexometrisch bestimmen lassen.

Aluminium: Die Substanz wird in verdünnter Salzsäure gelöst und mit einer Pufferlösung pH 3,5, Ethanol sowie überschüssiger Natriumedetat-Maßlösung versetzt. Der Überschuss an EDTA wird mit Zinksulfat-Lösung gegen *Dithizon* als Indikator zurücktitriert. Unter diesen Bedingungen wird Magnesium *nicht* erfasst.

Magnesium: Die austitrierte Lösung der Gehaltsbestimmung von Aluminium wird mit Triethanolamin als Maskierungsmittel und einer Ammoniumchlorid-Pufferlösung pH 10,0 versetzt. Danach wird mit Edetat-Maßlösung gegen *Eriochromschwarz T* als Indikator titriert.

Bestimmung der Wasserhärte: Als Beispiel einer Simultantitration von *Calcium neben Magnesium* sei die Bestimmung der Wasserhärte angeführt.

Mg^{2+} wird in alkalischer Lösung (pH=12) als $Mg(OH)_2$ gefällt und Calcium allein gegen Calconcarbonsäure titriert. Nach dem Zerstören des Indikators mit H_2O_2 löst man das Hydroxid in wenig Salzsäure und titriert anschließend Magnesium unter den üblichen Bedingungen mit NaEDTA. Darüber hinaus ist es möglich, beide Metallionen gemeinsam bei pH=10 gegen Eriochromschwarz T zu bestimmen und in einer *zweiten* Probe Calcium bei pH = 12 allein zu erfassen.

Anzumerken ist, dass bei dieser Titration aus dem Verbrauch der EDTA-Lösung nur die *Gesamthärte* des Wassers ermittelt wird [vgl. **MC-Frage Nr. 714**].

Maskierung: Nebeneinander lassen sich Metallionen auch bestimmen, wenn z. B. eine Ionenart durch Maskieren selektiv vor der Reaktion mit Edetat geschützt werden kann, indem man sie zuvor mit einem noch stärkeren Komplexbildner reagieren lässt.

Geeignete Maskierungsmittel sind Fluorid- und Cyanid-Ionen, Triethanolamin, Thioglycolsäure oder Thioharnstoff. Ein Beispiel hierfür ist:

Bestimmung von Raney-Nickel: Zur Gehaltsbestimmung von Al und Ni in Raney-Nickel wird die Probe in HCl gelöst und zur Trockne eingedampft. Der Rückstand wird in Wasser aufgenommen und wie folgt analysiert [vgl. **MC-Frage Nr. 965**]:

Aluminium: Ein Aliquot dieser Lösung wird mit überschüssiger EDTA-Lösung versetzt und zum Sieden erhitzt. Nach dem Abkühlen gibt man zur Maskierung des Nickels KCN hinzu und titriert anschließend im Ammoniakpuffer (pH=10) mit $MgCl_2$-Lösung gegen Eriochromschwarz T das nicht verbrauchte sowie das bei der Maskierung des Nickels freigesetzte Edetat zurück. Bei dieser Bestimmung laufen folgende Teilreaktionen ab:

$$Al^{3+} + Ni^{2+} + HY^{3-} \longrightarrow [Al\text{-}Y]^{-} + [Ni\text{-}Y]^{2-} + H^{+} + HY^{3-}$$

$$[Ni\text{-}Y]^{2-} + 4\ CN^{-} + H^{+} \longrightarrow [Ni(CN)_4]^{2-} + HY^{3-}$$

$$HY^{3-} + Mg^{2+} \longrightarrow [Mg\text{-}Y]^{2-} + H^{+}$$

$$\text{Erio T (frei)} + Mg^{2+} \longrightarrow \text{[Mg-Erio T] (gebunden)}$$

Nickel: In einer *zweiten* Probe der Substanzlösung wird Al^{3+} mit Triethanolamin maskiert und die Lösung ammoniakalisch gestellt. Anschließend wird Ni(II) bei pH=10 mit Natriumedetat-Lösung gegen Murexid als Indikator titriert.

Auch *Kupfer(II)* lässt sich mit Cyanid gut maskieren, sodass auf diese Weise Aluminium bequem neben Kupfer zu bestimmen ist.

9.2.3 Indirekte Bestimmung von Anionen und Kationen

Für *indirekte komplexometrische Titrationen* existieren verschiedene Varianten:

[1] *Es wird der Überschuss eines Fällungskations titriert*, wie z. B. bei der Bestimmung von **Sulfat**. Nach der Fällung des Sulfats als $BaSO_4$ mit überschüssiger $BaCl_2$-Lösung wird der Ba^{2+} Überschuss mit Edetat im Alkalischen zurücktitriert [vgl. **MC-Fragen Nr. 689, 712, 713, 715, 717, 718**].

Man kann diese Variante zum Beispiel zur Gehaltsbestimmung von **Natriummolybdat** nutzen. Dabei werden zunächst aus essigsaurem Medium die Molybdat-Ionen (MoO_4^{2-}) mit einem Überschuss einer eingestellten Bleinitrat-Lösung als schwer lösliches $PbMoO_4$ gefällt. Anschließend titriert man das nicht verbrauchte Pb(II) mit Natriumedetat-Maßlösung gegen Xylenolorange zurück.

[2] *Es wird der Überschuss eines komplexbildenden Kations titriert*, wie beispielsweise bei der Bestimmung von **Cyanid**. Hierzu werden die CN^--Ionen zunächst mit einem Überschuss einer standardisierten Ni(II)-Salzlösung in den $[Ni(CN)_4]^{2-}$-Komplex übergeführt; danach wird das nicht umgesetzte Ni(II) komplexometrisch bestimmt [vgl. **MC-Fragen Nr. 712, 713, 716**].

[3] *Es wird ein Ersatzkation aus einem stöchiometrisch zusammengesetzten Fällungsprodukt des zu bestimmenden Ions* titriert. Ein Beispiel hierfür ist die Bestimmung von **Natrium**. Dieses wird als Natriumzinkuranylacetat $[Na_2Zn(UO_2)_3(CH_3COO)_9]$ gefällt. Nach Abtrennen des Niederschlags und erneutem Auflösen wird stellvertretend für Natrium Zn(II) komplexometrisch erfasst.

In analoger Weise lässt sich **Phosphat** bestimmen, indem man das Anion als Magnesiumammoniumphosphat $[MgNH_4PO_4]$ fällt und nach Abtrennen und Auflösen des Fällungsproduktes Magnesium mit Edetat-Lösung titriert [vgl. **MC-Frage Nr. 712**].

[4] *Es wird ein Ersatzkation nach vorheriger Komplexsubstitution.* Dies geschieht beispielsweise bei der Bestimmung von **Silber**. Sie beruht auf der Umsetzung von

Ag^+-Ionen mit Tetracyanoniccolat, $[Ni(CN)_4]^{2-}$, wobei die äquivalente Stoffmenge an Ni(II) aus dem Komplex freigesetzt und anschließend mit EDTA-Lösung titriert wird.

$$2\,Ag^+ + [Ni(CN)_4]^{2-} \longrightarrow 2\,[Ag(CN)_2]^- + Ni^{2+}$$

$$Ni^{2+} + HY^{3-} \longrightarrow [Ni\text{-}Y]^{2-} + (H^+)$$

Abweichend von der üblichen Auswertung komplexometrischer Titrationen entsprechen bei der indirekten Silber-Bestimmung 1 Mol Natriumedetat **2** Mol Ag^+-Ionen.

Instrumentelle Analytik

10 Elektrochemische Analysenverfahren

10.1 Grundlagen der Elektrochemie

10.1.1 Ladungstransport in Elektrolytlösungen

10.1.1.1 Elektrolyte

Elektrolyt ist eine Sammelbezeichnung für alle flüssigen und festen, mehr oder weniger dissoziierbaren Substanzen (*Säuren, Basen, Salze*), deren wässrige Lösungen oder Schmelzen den elektrischen Strom leiten. Im Gegensatz zu den elektronenleitenden Metallen wird der Stromfluss in Elektrolyten durch die *Bewegung von Ionen* hervorgerufen *(Leiter 2. Klasse)*. Der Ladungtransport in einer wässrigen Elektrolytlösung ist daher mit einem Massentransport verbunden. Negative Partikel (Anionen) und positiv geladene Teilchen (Kationen) wandern in entgegengesetzte Richtungen. Kationen wandern zur Kathode, Anionen zur Anode [vgl. **MC-Fragen Nr. 720–723**].

Den durch ein Lösungsmittel bewirkten Zerfall der Elektrolyte in frei bewegliche Ionen bezeichnet man als **elektrolytische Dissoziation**. Je nach dem Ausmaß der Dissoziation unterscheidet man zwischen *starken* und *schwachen Elektrolyten*; letztere sind nur teilweise dissoziiert. Ein quantitatives Maß für die Dissoziation ist der **Dissoziationsgrad**. Hierunter versteht man das Verhältnis der Stoffmenge der dissoziierten Teilchen zur Gesamtstoffmenge der ursprünglich undissoziierten Substanz. Starke Elektrolyte (HCl, H_2SO_4, NaCl, KCl u.a.) sind vollständig dissoziiert und besitzen demzufolge den Dissoziationsgrad $\alpha = 1$ (siehe auch Ehlers, **Chemie I**, Kap. 1.8.9).

10.1.1.2 Transportvorgänge und Ionenwanderung

Sich bewegende elektrische Ladungsträger (Elektronen, Ionen) stellen einen elektrischen Strom dar. Wird die Bewegung von Ionen durch ein elektrisches Feld verursacht, spricht man von **Migration** [vgl. **MC-Fragen Nr. 719, 721, 733, 784**].

Daneben spielen auch Diffusionsvorgänge eine Rolle. Als **Diffusion** bezeichnet man ganz allgemein einen Ausgleichsvorgang, in dessen Verlauf Teilchen infolge ihrer Brownschen Molekularbewegung von Orten höherer Konzentration zu solchen niedrigerer Konzentration gelangen und so einen *Konzentrationsausgleich* herbeiführen. Die Diffusion von Ionen leistet keinen Beitrag zur Leitfähigkeit einer Elektrolytlösung (siehe auch Kap. 10.5.1).

Eine Ionenbewegung kann aber auch durch einen Temperaturgradienten verursacht werden. Man spricht dann von **Konvektion**.

Ionentransportvorgänge können nach drei unterschiedlichen Mechanismen ablaufen:

Konvektion: Thermische Ionenwanderung (Temperaturgradient)
Migration: Wanderung oder Überführung im elektrischen Feld (Feldgradient)
Diffusion: Wanderung durch chemische Potentialunterschiede (Konzentrationsgradient)

10.1.1.3 Elektrolytische Leitfähigkeit

Taucht man in eine Elektrolytlösung zwei Elektroden ein, die mit einer Gleichspannungsquelle verbunden sind, so fließt in der Lösung ein elektrischer Strom, der die gleiche Stromstärke wie im äußeren Stromkreis besitzt. Dieser Strom ist mit einem Massentransport verbunden und beruht auf der Bewegung positiv und negativ geladener Ionen (Migration), wobei die positiven **Kationen** zur **Kathode** (Minuspol) und die negativen **Anionen** entgegengesetzt zur **Anode** (Pluspol) wandern [vgl. **MC-Frage Nr. 723**].

Der in einer Elektrolytlösung fließende Strom (I) hängt von der angelegten Spannung (U) und dem elektrischen Widerstand (R) jenes Teils der Lösung ab, der sich zwischen den Elektroden befindet.

$I = U/R$ **(Ohmsches Gesetz)**

Der **spezifische Widerstand** (ρ) ist für alle Leiter, die dem Ohmschen Gesetz gehorchen, eine charakteristische Materialkonstante. Mit dem Querschnitt q (cm^2) und der Länge l (cm) eines Leiters ergibt sich dessen spezifischer Widerstand zu:

$\rho = R \cdot (q/l)$ [cm · Ohm = cm · Ω]

Der elektrische **Leitwert** (L) eines Leiters ist nun definiert als Kehrwert (reziproker Wert) seines elektrischen Widerstandes [vgl. **MC-Frage Nr. 726**]:

$L = 1/R = [\Omega^{-1} = \text{Siemens (S)} = A/V]$

Daraus folgt für die **Leitfähigkeit** (κ) (z. B. einer Lösung) als Kehrwert des spezifischen Widerstandes (ρ) [vgl. **MC-Frage Nr. 733**]:

$\kappa = 1/\rho = l/(q \cdot R)\ [cm^{-1} \cdot \Omega^{-1} = S \cdot cm^{-1}]$

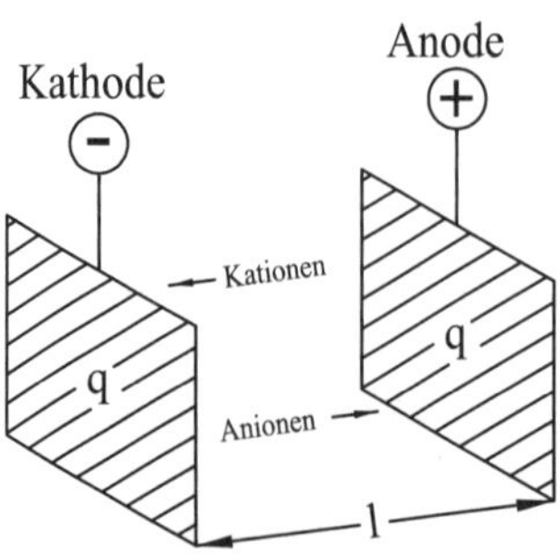

Abb. 10.1 Prinzip einer elektrolytischen Leitfähigkeitszelle [q = Querschnitt (Fläche) des Leiters (Elektroden) l = Länge des Leiters (Abstand der Elektroden)]

Somit ist die **Leitfähigkeit einer Elektrolytlösung** unabhängig vom Abstand und der Fläche der Elektroden und entspricht der Leitfähigkeit eines „Flüssigkeitswürfels" der Kantenlänge 1 cm.
Dagegen hängt die Leitfähigkeit einer Elektrolytlösung ab von:

- der *Art* und *Größe* der leitenden Ionen,
- der *Anzahl* der beweglichen Ionen, d. h. der *Konzentration* der Ionen in der Lösung,
- dem *Dissoziationsgrad* des gelösten Stoffes (bei schwachen Elektrolyten), der mit zunehmender Verdünnung ansteigt,
- der *Ionenladung*, d. h. der elektrochemischen Wertigkeit der Ionen,
- der *Wanderungsgeschwindigkeit* der Ionen bzw. ihrer *Ionenbeweglichkeit* in einem bestimmten Potentialgefälle [vgl. **MC-Fragen Nr. 728–733**].

Üblicherweise erhöht sich die Leitfähigkeit einer Elektrolytlösung mit zunehmender *Konzentration des Elektrolyten*, weil mit zunehmender Konzentration die Zahl der beweglichen Ladungsträger (Ionen) ansteigt. Aufgrund von Sekundäreffekten (Dissoziation, Assoziation, Solvatation u. a.) besteht aber nur bis zu einer Konzentration von etwa 1 mol · l^{-1} ein annähernd linearer Zusammenhang; in höher konzentrierten Lösungen beeinflussen die angesprochenen interionischen Wechselwirkungen die Beweglichkeit der Ionen. Diese Bewegungshemmung kann so stark werden, dass mit steigender Konzentration die Leitfähigkeit wieder abnimmt [siehe Kap. 10.1.1.5 und **MC-Fragen Nr. 728–730**].

Die Leitfähigkeit hängt auch ab von der *Größe der (hydratisierten) Ionen*. Die Leitfähigkeit einer Lösung nimmt in der Regel mit steigendem Radius der hydratisierten Ionen ab, weil die steigende Größe (Volumen) der Hydrathülle von Ionen zunehmend deren Bewegung in der Lösung behindert.

Darüber hinaus ist die Leitfähigkeit auch abhängig von den Eigenschaften des Lösungsmittels und der Viskosität der Lösung, die temperaturabhängig ist. Der Wert der elektrischen Leitfähigkeit einer Elektrolytlösung wächst um etwa 25% pro Grad Temperaturerhöhung, weil dabei die auf die Teilchen einwirkende Reibungskraft zurückgeht, die Beweglichkeit der Ionen zunimmt und im Allgemeinen infolge zunehmender Dissoziation die Ladungsträgerdichte ansteigt. (Auch die Leitfähigkeit von Halbleitern nimmt mit steigender Temperatur zu, während die von metallischen Leitern mit steigender Temperatur abnimmt.) [vgl. **MC-Fragen Nr. 723, 727-731**].

10.1.1.4 Ionenwanderung und Ionenleitfähigkeit

Auf die Ionen einer Elektrolytlösung, die sich in einem gleichbleibenden elektrischen Feld befindet, wirkt fortwährend eine der bestehenden Feldstärke (E) proportionale Kraft, die eine *Ionenwanderung* konstanter Geschwindigkeit verursacht. Jedoch wandern Anionen und Kationen bei Stromfluss unterschiedlich schnell [◘Tab. 10.1 und **MC-Frage Nr. 840**].
Der Betrag der **Ionenwanderungsgeschwindigkeit** hängt ab von:

- der Feldstärke in der Lösung und der Viskosität der Lösung,
- der angelegten Spannung (bei unverändertem Elektrodenabstand),
- dem Elektrodenabstand (bei unveränderter Spannung),
- dem Betrag der Ionenladung und der Größe der Ionen (Ionenradius) [vgl. **MC-Fragen Nr. 724, 725, 734**].

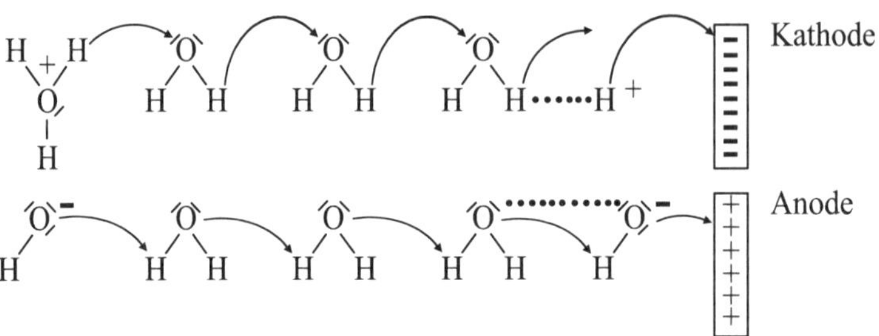

o Abb. 10.2 Ladungsübertragung an Wassermolekülen über Wasserstoffbrückenketten

Die Wanderunsggeschwindigkeit ist aber unabhängig vom Vorzeichen der Ionenladung (bei sonst gleichen Bedingungen).

Kennzeichnet man die Beweglichkeit der Ionen mit dem Symbol μ_+ für Kationen bzw. mit μ_- für Anionen, so ergibt sich die zur elektrischen Feldstärke (E) proportionale Geschwindigkeit (ν) der Ionen zu:

$$\nu_+ = \mu_+ \cdot E \text{ (Kationen)}$$
$$\nu_- = \mu_- \cdot E \text{ (Anionen)}$$

Die Ionenbeweglichkeit (μ) ist somit bei einer Feldstärke von $1\ V \cdot cm^{-1}$ gleich der Ionenwanderungsgeschwindigkeit (ν). Beide Ionenarten tragen entsprechend ihren Beweglichkeiten zum Gesamtstrom bei. Die Gesamtstromdichte (j) entspricht der Summe der Stromdichten der Anionen (j_-) und Kationen (j_+), wobei n die Anzahl der Anionen (-) bzw. Kationen (+) pro Volumeneinheit, z ihre Ladung und e die Elementarladung bedeutet:

$$j = j_+ + j_- = (z_+ \cdot n_+ + z_- \cdot n_-) \cdot e$$

Daraus folgt für die *Leitfähigkeit* (κ) der Elektrolytlösung:

$$\kappa = j/E = (z_+ \cdot n_+ \cdot \mu_+ + z_- \cdot n_- \cdot \mu_-) \cdot e$$

Der *spezifische Widerstand* ($\rho = 1/\kappa$) ist für die meisten Elektrolytlösungen eine ebenso charakteristische Stoffkonstante wie für Metalle. Im Gegensatz zu Metallen hängt aber der spezifische Widerstand von Elektrolyten von deren Konzentration in der Lösung ab.

Für den Fall, dass sich mehrere Ionenarten (Elektrolyte) in der Lösung befinden, ist die *Gesamtleitfähigkeit der Lösung gleich der Summe der Teilleitfähigkeiten aller in der Lösung vorhandenen Anionen und Kationen.*

In ◻Tab. 10.1 sind die Beweglichkeiten einiger Ionen in wässriger Lösung bei unendlicher Verdünnung angegeben.

Besonders auffallend sind die hohen Beweglichkeiten des H^+- und HO^--Ions. Für diese Teilchen wird ein besonderer Wanderungsmechanismus angenommen, wie dies in o Abb. 10.2 anschaulich dargestellt ist. Man stellt sich vor, dass die Wassermoleküle in Lösung Ketten bilden. Lagert sich an das eine Ende der Kette ein H^+-Ion an, dann

▫ Tab. 10.1 Ionenbeweglichkeiten bei 25 °C und unendlicher Verdünnung [Dimension: 10^{-8} m²/V · s]

Ion	μ_+	Ion	μ_+	Ion	μ_-	Ion	μ_-
H^+	34,96	K^+	7,35	HO^-	19,8	I^-	7,68
Li^+	3,87	Ag^+	6,19	Cl^-	7,64	NO_3^-	7,15
Na^+	5,01	NH_4^+	7,35	Br^-	7,81	SO_4^{2-}	7,99

können die Bindungen der H_2O-Moleküle umklappen und am anderen Ende der Kette wieder ein H^+-Ion ausschleusen. Dadurch wird praktisch nur die Ladung transportiert, nicht aber das H^+-Ion selbst; es bleibt ihm also ein Großteil des mit Reibung verbundenen Weges erspart. Ein ähnlicher Wanderungsmechanismus wird für das Hydroxid-Ionen (HO^-) diskutiert [vgl. **MC-Fragen Nr. 734–738, 1826**].

10.1.1.5 Konzentrationsabhängigkeit der Leitfähigkeit

Untersucht man die Abhängigkeit der Leitfähigkeit (κ) von der Konzentration des jeweiligen Elektrolyten, so zeigt sich, dass die *Leitfähigkeit im Allgemeinen mit steigender Konzentration (abnehmender Verdünnung) zunimmt.* Dies beruht darauf, dass in konzentrierteren Lösungen die Anzahl der Ladungsträger, die den elektrischen Strom befördern, erhöht ist. Es besteht jedoch *keine* Proportionalität zwischen beiden Größen; die Leitfähigkeit vergrößert sich vielmehr langsamer als die Konzentration ansteigt.

Zum Vergleich verschiedener Elektrolyte unterschiedlicher Konzentration definiert man als **molare Leitfähigkeit** (Λ) das Verhältnis der spezifischen Leitfähigkeit zur Elektrolytkonzentration bezogen auf **1** *Liter* Lösung. Berücksichtigt man die Ladungen der Kationen bzw. Anionen und bezieht die Leitfähigkeit auf die Äquivalentkonzentration, so bezeichnet man den erhaltenen Wert als **Äquivalentleitfähigkeit** (Λ*).

$$\Lambda = \frac{1000 \cdot \kappa}{c} \qquad \Lambda^* = \frac{1000 \cdot \kappa}{c \cdot z \cdot n}$$

Λ = molare Leitfähigkeit [$S \cdot cm^2 \cdot mol^{-1}$]
Λ* = Äquivalentleitfähigkeit [$S \cdot cm^2 \cdot mol^{-1}$]
κ = Leitfähigkeit [$S \cdot cm^{-1}$]
c = Elektrolytkonzentration ($mol \cdot l^{-1}$)
z = Ladung der Anionen bzw. Kationen des Elektrolyten
n = Zahl der Anionen bzw. Kationen im Elektrolyten (stöchiometrischer Koeffizient) [Beispiel $Ca(OH)_2$: $n_+=1$; $n_-=2$]

In ▫Tab. 10.2 sind die Äquivalentleitfähigkeiten von **Kaliumchlorid** und **Essigsäure** aufgelistet. Man erkennt, dass das Äquivalentleitvermögen keine konstante Größe darstellt und von der Konzentration des Elektrolyten und somit von dessen Verdünnung abhängt.

Instrumentelle Analytik

Bei einem *starken Elektrolyten* wie **Kaliumchlorid** verringert sich das Äquivalentleitvermögen mit steigender Konzentration und vergrößert sich mit zunehmender Verdünnung. Verfolgt man die Konzentrationsabhängigkeit der Äquivalentleitfähigkeit für **c → 0**, so zeigt sich, dass Λ^* einem Grenzwert zustrebt; dieser stellt die *Äquivalentleitfähigkeit bei unendlicher Verdünnung (Grenzleitfähigkeit)* dar und wird mit Λ_∞ bezeichnet. Für den Grenzfall (c=0) wird die *molare Leitfähigkeit* (Λ) gleich Null. Ein analoges Verhalten wie KCl zeigen *alle starken Elektrolyte* [vgl. **MC-Frage Nr. 734**].

▫ Tab. 10.2 Äquivalentleitvermögen von Kaliumchlorid und Essigsäure bei 25 °C

	Kaliumchlorid	Essigsäure
c[mol · l^{-1}]	Λ^* [S· cm^2· mol^{-1}]	Λ^* [S · cm^2 · mol^{-1}]
1,0	111,87	1,65
0,1	129,00	5,20
0,01	141,11	16,23
0,001	147,11	48,97
0,0001	149,14	134,3
0	Λ_∞ 149,83	Λ_∞ 393,4

Bei *schwachen Elektrolyten*, wie z. B. **Essigsäure**, die eine verhältnismäßig geringe spezifische Leitfähigkeit besitzen, ändert sich das Äquivalentleitvermögen in weitaus stärkerem Maße. Der steile Anstieg der Äquivalentleitfähigkeit mit zunehmender Verdünnung ist eine Folge des zunehmenden Dissoziationsgrades der Essigsäure. Die Konzentrationen, bei denen sich die Äquivalentleitfähigkeit schwacher Elektrolyte einem Grenzwert (*Grenzäquivalentleitfähigkeit*) nähert, sind jedoch sehr viel kleiner als bei starken Elektrolyten, sodass exakte Messungen in diesem Bereich nicht mehr möglich sind.

Auch die **Grenzleitfähigkeit einer Elektrolytlösung** setzt sich additiv aus den Grenzleitfähigkeiten der Anionen und Kationen zusammen, die sich in der Lösung befinden (**Gesetz der unabhängigen Ionenwanderung**). Die Grenzleitfähigkeiten einiger Ionen in wässriger Lösung sind in ▫Tab. 10.3 zusammengestellt.

Aus ▫Tab. 10.3 ist ableitbar, dass das elektrische Leitvermögen einer HCl-Lösung aufgrund der hohen Beweglichkeit der H_3O^+-Ionen deutlich größer ist, als die Leitfä-

▫ Tab. 10.3 Grenzäquivalentleitfähigkeit ausgewählter Ionen (bei 25 °C)[S · cm² · mol⁻¹]

Ion	Λ_∞	Ion	Λ_∞	Ion	Λ_∞	Ion	Λ_∞
H_3O^+	350	Ag^+	63,5	HO^-	192	NO_3^-	71,5
Na^+	50,9	Ca^{2+}	60	Cl^-	75,5	SO_4^{2-}	79
K^+	74,5	Ba^{2+}	65	Br^-	78,4	CH_3COO^-	40,9
NH_4^+	73,7	La^{3+}	72	I^-	76,5	$C_2O_4^{2-}$	73

higkeit einer NaOH-, NaCl- oder KCl-Lösung gleicher Konzentration. Auch leitet eine 1 M-Kaliumacetat-Lösung den elektrischen Strom besser als eine 1 M-Essigsäure-Lösung, da Kaliumacetat im Vergleich zu Essigsäure ($c = 1\ mol \cdot l^{-1}$) in Wasser praktisch vollständig dissoziiert ist [vgl. **MC-Frage Nr. 734**].

Die Leitfähigkeit von Elektrolytlösungen und damit zusammenhängend die Äquivalentleitfähigkeit definierter Elektrolyte bildet die physikalische Grundlage der *Konduktometrie*, die im Kapitel 10.7 noch explicit vorgestellt wird.

Darüber hinaus ist die Messung der Leitfähigkeit nach *Arzneibuch ein* wichtiges Verfahren zur Beurteilung der *Wasserqualität*.

Gereinigtes Wasser, hochgereinigtes Wasser

Die elektrische Leitfähigkeit ist ein Maß für den *Gehalt an ionischen Verunreinigungen* im Wasser; sie kann damit als Kriterium zur Beurteilung der Wasserqualität dienen. ◻Tab. 10.4 gibt Auskunft über die Leitfähigkeitswerte von Wassersorten unterschiedlicher Qualität [vgl. **MC-Frage Nr. 739**]:

„*Gereinigtes Wasser*" (Aqua purificata, purified water) wird aus Trinkwasser durch Destillation, Demineralisation mittels geeigneter Ionenaustauscher oder durch Umkehrosmose gewonnen. Das *Arzneibuch* schreibt einen Grenzwert von $\leq 4{,}3\ \mu S \cdot cm^{-1}$ (bei 20 °C) für die Leitfähigkeit vor.

◻ Tab. 10.4 Leitfähigkeiten von Wasser (bei 20 °C)

Wasserqualität	$\mu S \cdot cm^{-1}$	Wasserqualität	$\mu S \cdot cm^{-1}$
Trinkwasser	300–800	Reinstwasser	ca. $0{,}05^{-1}$
teilentsalztes Wasser	ca. 20	Gereinigtes Wasser	**≤4,3**
Reinwasser	ca. 2–10	Hochgereinigtes Wasser	**≤ 1,1**

Zur Herstellung von „*Hochgereinigtes Wasser*" (Aqua valde purificata) oder „*Wasser für Injektionszwecke*" (Aqua ad iniectibilia) lässt *Ph.Eur.* ausschließlich die Destillation in geeigneten Apparaturen zu und begrenzt die Leitfähigkeit auf $\leq 1{,}1\ \mu S \cdot cm^{-1}$ (bei 20 °C).

10.1.2 Vorgänge an Elektroden

Alle elektroanalytischen Verfahren basieren auf Vorgängen an oder zwischen Elektroden (siehe. Kap. 10.1.3). Man kann diese Verfahren einteilen in:

- Methoden, bei denen an den Elektroden eine elektrochemische Reaktion abläuft (Potentiometrie, Voltametrie, Polarographie, Amperometrie, Elektrolyse, Coulometrie),
- Methoden ohne elektrochemische Elektrodenreaktion (Konduktometrie),
- Methoden, bei denen nur Doppelschichtphänomene auftreten.

10.1.2.1 Reaktionen an Elektroden

Im Allgemeinen versteht man unter einer *elektrochemischen Reaktion* einen meistens heterogenen Prozess zwischen Bestandteilen zweier sich berührender, elektrisch leitender Phasen, in dessen Verlauf ein Durchtritt von Elektronen oder Ionen und damit ein Stromfluss durch die Phasengrenzfläche stattfindet. Die elektrochemische Reaktion erfolgt in der Phasengrenzschicht. Elektrochemische Reaktionen können selbstständig ablaufen oder durch von außen angelegte Spannungen bzw. Ströme erzwungen werden.

Eine Elektrodenreaktion kann z. B. schematisch beschrieben werden durch,

$$\mathbf{Me\ (Phase\ 1)} \rightleftharpoons \mathbf{Me^{n+}\ (Phase\ 2) + n \cdot e^-\ (Phase\ 1)}$$

[Me = Metallatom; Me^{n+} = Metallion]

wobei der dargestellte Bruttovorgang sich aus mindestens drei Teilschritten zusammensetzt:

- Übergang der Ladungsträger durch die Phasengrenzschicht der Elektrode (**Durchtrittsreaktion**),
- Nachlieferung der reagierenden Komponente zur Elektrode,
- Entfernung des Reaktionsproduktes, sofern löslich, von der Elektrode.

10.1.2.2 Kathodischer und anodischer Strom

Eine Elektrode heisst **Anode** und der Strom wird als *anodischer Strom* bezeichnet, wenn von einem Metall Kationen an die Lösung abgegeben werden oder Elektronen von der Lösung in das Metall übergehen. An der Anode finden somit **Oxidationsprozesse** statt.

An einer **Kathode** verlaufen diese Vorgänge in umgekehrter Richtung, d. h., bei einem *kathodischen Strom* fließen die Elektronen im äußeren Stromkreis zur Arbeitselektrode; an einer Kathode spielen sich **Reduktionsvorgänge** ab (siehe auch Kap. 10.1.3.1).

Diese mit einem elektrochemischen Stoffumsatz verbundenen Ströme werden auch **Faradaysche Ströme** genannt.

> Die Kathode ist die Elektrode, die negative Ladung abgibt und positive Ladung aufnimmt (Elektronendonator). Die Anode ist die Elektrode, die positive Ladung abgibt und negative Ladung aufnimmt (Elektronenakzeptor).

10.1.2.3 Elektrochemisches Gleichgewicht

Das *elektrochemische Gleichgewicht* ist wie andere chemische Gleichgewichte auch ein *dynamischer* Zustand; im elektrochemischen Gleichgewicht verläuft die Elektrodenreaktion in beide Richtungen mit gleicher Geschwindigkeit und der mit der Reaktion verknüpfte Ladungsaustausch ist dem Betrag nach in beiden Richtungen pro Zeiteinheit gleich. Es fließt kein äußerer Strom durch die Phasengrenze, denn in einer galvanischen Zelle ist ein Stromfluss nur möglich, wenn in der Zelle ein spontan ablaufender chemischer Prozess stattfindet. Bei einer Elektrode, an der elektrochemisches Gleichgewicht besteht, ist der Betrag der kathodischen Stromstärke gleich dem Betrag der anodischen Stromstärke.

Das *Elektrodenpotential* im elektrochemischen Gleichgewicht wird als ihr Gleichgewichtseinzelpotential bezeichnet. Das Elektrodenpotential ist ein Maß für die Triebkraft der zu grunde liegenden elektrochemischen Reaktion. Die Abhängigkeit dieses Potentials von der Aktivität bzw. Konzentration der an der Reaktion beteiligten Komponenten kann mithilfe der **Nernstschen Gleichung** beschrieben werden (siehe Kap. 7.1.1.2).

10.1.2.4 Faradaysches Gesetz

Es bestehen exakte und allgemein gültige Beziehungen zwischen der durch eine Lösung fließenden Elektrizitätsmenge und den Mengen an umgewandelten Stoffen [vgl. **MC-Frage Nr. 836**].

Nach dem **Faradayschen Gesetz** ist bei elektrolytischen Vorgängen die Masse (m) des an den Elektroden umgewandelten Stoffes proportional zur transportierten elektrischen Ladung (Q). Dabei verhalten sich die durch die gleiche elektrische Ladung umgesetzten Stoffmengen wie ihre Äquivalentgewichte.

$$m = \frac{M \cdot Q}{n \cdot F}$$

m = Masse des Stoffes
M = molare Masse
Q = transportierte elektrische Ladung
n = Elektronenzahl pro Teilchenumsatz
F = Farady-Konstante

Der Wert der **Faraday-Konstanten** beträgt **96478,6 ± 1,4** $A \cdot s \cdot mol^{-1}$ (Coulomb/Mol). *Die Ladung 1 Faraday (96478 C) setzt somit 1 Äquivalent eines Stoffes frei.*

Elektroanalytische Verfahren, die auf der Anwendung der Faradayschen Gesetze beruhen, sind die *Elektrogravimetrie* (siehe Kap. 10.3) und die *Coulometrie* (siehe Kap. 10.4).

10.1.2.5 Elektrochemische Doppelschicht

Berühren sich zwei elektrisch leitende Phasen, so tritt zwischen beiden eine Potentialdifferenz auf. Ursache hierfür ist die Ausbildung einer *elektrochemischen Doppelschicht*, an der sich entgegengesetzt geladene elektrische Schichten unmittelbar gegenüber stehen. Im Allgemeinen versteht man unter „Doppelschicht" die Phasengrenze zwischen einem Elektronenleiter (dem Metall) und einem Ionenleiter (dem gelösten Elektrolyten). Aber auch an einer flüssig-flüssig Phasengrenze zweier nicht miteinander mischbarer Elektrolytlösungen kommt es zur Ausbildung einer „Doppelschicht". Die Doppelschicht weist die Eigenschaften eines Kondensators auf und ihre „Dicke" (Ausdehnung) beträgt etwa 1 Nanometer (1 nm) [vgl. **MC-Fragen Nr. 740, 742**].

Die Ausbildung einer solchen elektrochemischen Doppelschicht an der Phasengrenze „Metall/Elektrolytlösung", z.B. Zink/$ZnSO_4$ oder Cu/$CuSO_4$, kann durch folgendes Gleichgewicht beschrieben werden [vgl. **MC-Frage Nr. 741**]:

$$\mathbf{Me^{2+} + 2\,e^- \leftrightharpoons Me}$$
$$Zn^{2+} + 2\,e^- \leftrightharpoons Zn$$
$$Cu^{2+} + 2\,e^- \leftrightharpoons Cu$$

Jedes Metall ist bestrebt, Elektronen abzugeben und Kationen in die sie umgebende Lösung zu „schicken". Diese Tendenz ist bei den verschiedenen Metallen unterschiedlich stark ausgeprägt. Der sog. „*Lösungsdruck*" ist nun ein Maß dafür, wie leicht ein Kation aus einem Metallgitter abgetrennt und in Lösung gehen kann. Der Lösungsdruck wird umso höher sein, je „lockerer" die Valenzelektronen der Metallatome gebunden sind. Beim Herauslösen von Kationen aus dem Gitter bleibt ein Überschuss an Elektronen im Metall zurück und das Metall lädt sich negativ auf. Infolge der Coulomb-Anziehung verbleiben aber die heraus gelösten, solvatisierten Kationen in enger räumlicher Nachbarschaft zum Metall. Eine elektrochemische Doppelschicht hat sich ausgebildet.

Demgegenüber zeigt eine Elektrolytlösung das Bestreben sich zu verdünnen. Dies kann dadurch erreicht werden, dass Kationen aus der Elektrolytlösung in die metallische Phase übertreten und sich an das Kristallgitter anlagern. Auch hier kommt es zur Ausbildung einer elektrochemischen Doppelschicht, nur mit umgekehrten Vorzeichen. Dieses Bestreben der Kationen sich in das Metallgitter einzubauen wird umso größer sein, je höher die Konzentration der Kationen und damit ihr *osmotischer Druck* ist.

An der Phasengrenze Metall/Elektrolytlösung kommt es schließlich zur Ausbildung eines Gleichgewichtes zwischen dem Lösungsdruck des Metalls und dem osmotischen Druck der Elektrolytlösung und infolge der Verschiebung von Ladungen zum Aufbau einer Doppelschicht. Die Ladungsdoppelschicht erzeugt an der Phasengrenze Metall/Elektrolyt eine Potentialdifferenz (Spannung), die ein Maß für die Triebkraft der ablaufenden Elektrodenreaktionen darstellt. Es ist ausdrücklich zu betonen, dass Metall und Elektrolyt „*eine Einheit*" bilden, die als *Elektrode* bezeichnet wird.
Bei *unedlen* Metallen wie *Zink* überwiegt der Lösungsdruck. Eine bestimmte Menge an Kationen wird in die Lösung übertreten, wie dies ◦Abb. 10.3 veranschaulicht. Die in der Oberfläche der metallischen Phase zurückbleibenden Elektronen laden das Metall negativ auf. Die an die Lösung abgegebenen Kationen verbleiben aufgrund der elektrostatischen Anziehung in unmittelbarer Nähe des Metalls und verteilen sich nicht in der Lösung.

Bei einem *edleren* Metall wie z. B. *Kupfer* ist dieser Lösungsdruck sehr viel geringer und es werden weit weniger Kationen in Lösung gehen. Es überwiegt sogar die Tendenz der Kationen aus der Lösung in das Metall überzutreten, sodass sich dieses positiv auflädt und eine entsprechende negative Ladungsmenge bindet, die von den in Lösung befindlichen Anionen geliefert wird.

Die Ausbildung einer Ladungsdoppelschicht ist mit der Überführung einer so geringen Ionenmenge aus dem Metall in die Lösung oder umgekehrt aus der Lösung

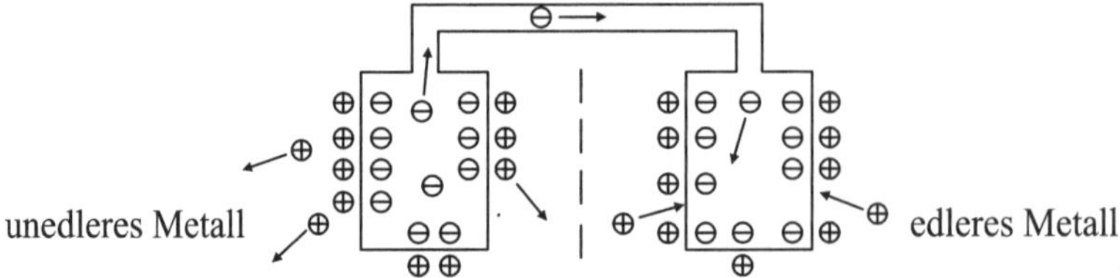

◦ Abb. 10.3 Zustandekommen der Potentialdifferenz zwischen zwei Metallen mit unterschiedlichem Lösungsdruck

an das Metall verbunden, dass man chemisch keine Veränderung nachweisen kann. Erst wenn einer Elektrode Elektronen entnommen und einer (davon räumlich getrennten) zweiten Elektrode zugeführt werden, wie dies in einem geschlossenen *galvanischen Element* der Fall ist, können an der einen Elektrode weitere Metallatome als Kationen in Lösung gehen (anodische Oxidation) und an der zweiten Elektrode schreitet die Metallabscheidung (kathodische Reduktion) fort (siehe auch Kap. 7.1.1.3 und 10.1.4).

10.1.3 Arten von Elektroden

10.1.3.1 Arbeitselektroden

Elektrode ist eine Sammelbezeichnung für elektrisch leitende (meistens metallische) Teile einer apparativen Anordnung, die den Übertritt von Ladungsträgern (Elektronen, Ionen) zwischen zwei Phasen ermöglicht. Der Teil der Elektrode, der den Anschluss zu einem äußeren Stromkreis herstellt, heißt *Pol* (oder Klemme) der Elektrode.

Häufig versteht man unter einer Elektrode jedoch nur den in eine Lösung eintauchenden Elektronenleiter (Metall, Graphit). Eine Elektrode dieser Art sollte man besser als **Arbeitselektrode** bezeichnen. An einer Arbeitselektrode bedingt eine extern angelegte Spannung, dass an der Phasengrenze Elektrode/Lösung eine elektrochemische Reaktion ablaufen kann. Der hierdurch verursachte Stromfluss wird gemessen.

Nimmt eine Elektrode an einer Redoxreaktion aktiv teil, so spricht man von einer *differenten, reversiblen Elektrode*. Dient sie lediglich zum Elektronentransport, so nennt man sie eine *indifferente, irreversible Elektrode*.

Die mit dem Pluspol einer Spannungsquelle verbundene Elektrode heißt **Anode**, die mit dem Minuspol verbundene nennt man **Kathode**.

10.1.3.2 Messelektroden

An einer Messelektrode führt eine elektrochemische Reaktion zu einer Potentialdifferenz gegenüber der Lösung, die gegen eine Bezugselektrode gemessen werden kann. Die Potentialmessung muss im praktisch stromlosen Zustand erfolgen, damit kein elektrolytischer Stoffumsatz eintritt.
Beispiele für Messelektroden sind u. a.:

- **Metall(ionen)elektrode**, bei der ein Metall in die Lösung seiner Ionen eintaucht. *Kationenelektroden* des Typs „Metall im Gleichgewicht mit seinen Ionen“ werden allgemein als **Elektroden erster Art** bezeichnet. Auch bei zahlreichen *Anionenelektroden* – Nichtmetall im Gleichgewicht mit seinen Ionen, wobei der Elektronenübergang durch Platin vermittelt wird – handelt es sich um Elektroden 1. Art.
- **Redoxelektrode**, bei der ein inertes Edelmetall wie Platin in eine Lösung eintaucht und von einem gelösten Stoff Elektronen aufnehmen oder an diesen abgeben und dadurch ein Potential gegenüber der Lösung annehmen kann. Darüber hinaus ermöglicht das Metall auch den Übertritt von Elektronen zwischen der oxidierten und reduzierten Form eines gelösten korrespondierenden Redoxpaares wie z.B. zwischen Fe(II)- und Fe(III)-Ionen [vgl. **MC-Fragen Nr. 743, 750**].

- **Gaselektrode** (z. B. Wasserstoff-, Sauerstoffelektrode), bei der ein inertes Metallblech von einem Gas umspült wird (siehe auch Kap. 7.1.1.6).
- **Membranelektrode** wie z. B. die Glaselektrode (zur pH-Messung) (siehe Kap. 10.2.2.2).

Bei Titrationen bezeichnet man die Messelektrode auch als **Indikatorelektrode**.

10.1.3.3 Bezugselektroden (Vergleichs-, Referenzelektroden)

Das *absolute Potential* einer Messelektrode gegenüber der Lösung, in die sie eintaucht, ist messtechnisch *nicht zugänglich*. Man kann lediglich die Potentialdifferenz zwischen der Messelektrode und einer Bezugselektrode messen, wobei darauf zu achten ist, dass deren Potential gegenüber der Lösung *konstant* bleibt.

Typische Bezugselektroden sind [siehe auch Kap. 10.1.3.6 und **MC-Fragen Nr. 744–749**]:

- **Normalwasserstoffelektrode** (zur Ermittlung von *Normalpotentialen*),
- **Standardwasserstoffelektrode** (zur Ermittlung von *Standardpotentialen*),
- **Silber/Silberchlorid-Elektrode** [$Ag/AgCl/Cl^-$],
- **Kalomelelektrode** [$Hg/Hg_2Cl_2/Cl^-$].

Bei den beiden letztgenannten Elektroden enthält die Lösung zusätzlich einen Bodenkörper eines *schwer löslichen Salzes* des betreffenden Metalls. Sie werden als **Elektroden zweiter Art** bezeichnet. Ihr Potential wird primär zwar von der Aktivität der Metallionen bestimmt, dieses hängt jedoch über das *Löslichkeitsprodukt* des betreffenden schwer löslichen Salzes von der Aktivität der Anionen ab. Solange die Anionenkonzentration konstant gehalten wird, besitzen solche Elektroden ein konstantes reproduzierbares Potential.

10.1.3.4 Einstabmessketten

Als Einstabmesskette bezeichnet man die Unterbringung einer Mess- *und* einer Bezugselektrode in einem gemeinsamen Schaft. Die Bezugselektrode steht über ein seitlich angebrachtes Diaphragma mit der Untersuchungslösung in Kontakt. Einstabmessketten werden auch als *kombinierte Elektroden* bezeichnet.

Einstabmessketten finden z.B. Verwendung als Einstab-Glaselektrode bei der pH-Messung oder als kombinierte Platinelektrode bei der Messung von Redoxpotentialen (siehe Kap. 10.2.2.2).

10.1.3.5 Polarisierte und nichtpolarisierte Elektroden

Eine Elektrode wird als *polarisiert* bezeichnet, wenn ihr Potential von dem Wert abweicht, der sich aus der Nernstschen Formel berechnen lässt. Abweichungen können beispielsweise dann auftreten, wenn an eine Zelle eine willkürliche äußere Spannung angelegt wird oder wenn ein Strom durch die Zelle fließt.

Unter einer polarisierbaren Elektrode versteht man ganz allgemein eine Elektrode, die einen Plus- oder Minuspol darstellt. Erst bei charakteristischen Spannungen treten an diesen Elektroden Umsetzungen der zu analysierenden Substanzen auf.

Da ein Stromfluss das Potential polarisierbarer Elektroden verändert, müssen z. B. Bezugselektroden unter den jeweiligen Messbedingungen *unpolarisierbar* sein. D.h., eine Bezugselektrode behält ihr Potential gegenüber der Lösung bei, unabhängig von der Stromstärke des hindurchfließenden Stromes [vgl. **MC-Frage Nr. 752**].

Eine Potentialänderung, die auf einer Änderung der Konzentration der Ionen infolge elektrochemischer Umsetzungen in der Umgebung einer Elektrode zurückzuführen ist, wird als **Konzentrationspolarisation** bezeichnet.

10.1.3.6 Ausgewählte Elektroden

- **Normalwasserstoffelektrode (NWE)**: Die Elektrode ist eine *Gaselektrode* und sie besteht aus einem Platinblech, das zur Vergrößerung seiner Oberfläche mit einer Schicht von fein verteiltem Platin (platiniertes Pt) überzogen ist. Die Elektrode wird von Wasserstoffgas von 1 atm (1013 mbar, 0,101 MPa) umspült und taucht in eine Säurelösung mit der *Protonenkonzentration* $c(H_3O^+) = 1\ mol \cdot l^{-1}$ ein [vgl. **MC-Frage Nr. 760**].

  Das Potential (E) der NWE beruht auf folgendem Redoxprozess:

  $½\ H_2 + H_2O \leftrightharpoons H_3O^+ + e^-$

  und seine Konzentrationsabhängigkeit kann mithilfe der Nernstschen Gleichung wie folgt beschrieben werden:

  $E = E^o + 0{,}06 \log [H_3O^+] - 0{,}06 \log (p_{H2})^{1/2} = E^o - 0{,}06\ pH - 0{,}03 \log (p_{H2})$

  Das Potential der NWE wird bei allen Temperaturen definitionsgemäß gleich *Null* gesetzt. Die *Normalpotentiale* (E^o) aller anderen Redoxsysteme sind auf diesen Wert bei 298,15 K (25 °C) bezogen. Eine Auflistung von Normalpotentialen nach steigenden Potentialwerten wird als *Spannungsreihe* bezeichnet (siehe auch Kap. 7.1.1.1 und 7.1.1.6).

  Aus obiger Nernst-Formel ist ableitbar, dass sich das Potential der Wasserstoffelektrode um etwa **30 mV** ändert, wenn man den Wasserstoffdruck (p_{H2}) von 1 bar (0,03 log 1 = 0 V) auf 10 bar (0,03 · log 10 = 0,03·1 = 0,03V) erhöht [vgl. **MC-Frage Nr. 761**].
- **Standardwasserstoffelektrode (SWE)**: Sie gleicht in ihrem Aufbau der Normalwasserstoffelektrode, jedoch taucht die wasserstoffumspülte Pt-Elektrode in eine Säurelösung mit der *Protonenaktivität* $a(H_3O^+) = 1\ mol \cdot l^{-1}$ bei einem Druck von 1,1013 bar ein [vgl. **MC-Frage Nr. 760**].

  Die gegen die SWE als Bezugselektrode gemessenen Potentiale korrespondierender Redoxpaare werden als *Standardpotentiale* bezeichnet.

  Da solche Gaselektroden (NWE, SWE) aber umständlich zu handhaben sind, setzt man heute in der Elektrochemie vor allem Kalomel- oder Silber/Silberchlorid-Elektroden als Bezugselektroden ein.
- **Kalomelelektrode**: Kalomelelektrode ist eine Kurzbezeichnung für die Bezugselektrode mit metallischem Quecksilber als Elektrodenmetall, das mit Quecksilber(I)-chlorid (*Kalomel*, Hg_2Cl_2) bedeckt ist. Als Elektrolyt fungiert eine mit Hg_2Cl_2 gesättigte KCl-Lösung definierter Konzentration [siehe ○ Abb. 10.4 und **MC-Fragen Nr. 753–757**].

  Der Potentialbildung liegt folgender Redoxvorgang zugrunde,

  $Hg_2Cl_2 + 2\ e^- \leftrightharpoons 2\ Hg + 2\ Cl^-$

  sodass sich das Potential dieser Elektrode ergibt zu:

  $E = E^\circ + 0{,}059/2 \log [Hg_2^{2+}]$

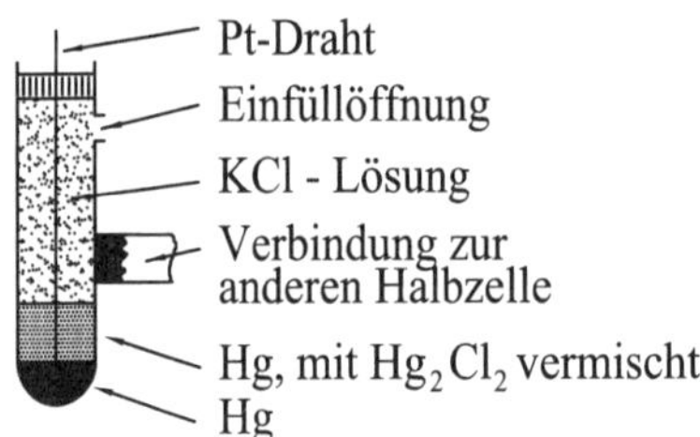

Abb. 10.4 Aufbau einer Kalomelelektrode

Aufgrund des Zusammenhangs zwischen der Konzentration an Hg(I)-Ionen und dem Löslichkeitsprodukt (K_L) von Hg_2Cl_2

$$K_L = [Hg_2^{2+}] \cdot [Cl^-]^2$$

folgt daraus:

$$\begin{aligned} E &= E° + 0{,}059/2 \log K_L/[Cl^-]^2 \\ &= E° + 0{,}059/2 \log K_L - 0{,}059 \log [Cl^-] \\ &= \text{const.} - 0{,}059 \log [Cl^-] \end{aligned}$$

Das *temperaturabhängige* Potential der Kalomelelektrode ist somit von der Chlorid-Konzentration abhängig. Durch Variation der im Elektrolyten enthaltenen KCl-Menge lassen sich Elektroden mit unterschiedlichen, jedoch konstanten Bezugspotentialen herstellen. Die Einzelpotentiale betragen bei 25 °C [vgl. **MC-Fragen Nr. 755, 756**]:
Gesättigte Kalomelelektrode (GKE): +241 mV (gesätt. KCl-Lösung)
Normal-Kalomelelektrode (NKE): +280 mV (1 M-KCl-Lösung)
Aufgrund der höheren Chlorid-Konzentration besitzt die GKE ein geringeres Potential als die NKE [vgl. **MC-Fragen Nr. 757**].
Die Temperaturabhängigkeit des Potentials ergibt sich aus dem Faktor ($2{,}3 \cdot R \cdot T/F$) der Nernstschen Gleichung, der bei 25 °C den Wert 0,059 besitzt.

- **Silber/Silberchlorid-Elektrode**: Sie ist eine Vergleichselektrode, die als Bezugssystem Ag/AgCl und eine Chlorid-Lösung (NaCl, KCl) enthält. Nach den Regeln für Elektroden 2. Art („Metall im Gleichgewicht mit einem *schwer löslichen* Salz dieses Metalls") bestimmt auch hier die Chlorid-Konzentration das Einzelpotential dieses Bezugssystems [vgl. **MC-Fragen Nr. 747, 758, 759**].

Aufgrund des potentialbildenden Vorgangs

$$AgCl + e^- \rightleftharpoons Ag + Cl^-$$

und unter Einbeziehung des Löslichkeitsproduktes von AgCl

$$K_L = [Ag^+] \cdot [Cl^-]$$

ergibt sich das temperaturabhängige Potential der Silber/Silberchlorid-Elektrode zu:

$$\begin{aligned} E &= E° + 0{,}059 \log [Ag^+] \\ &= E° + 0{,}059 \log K_L - 0{,}059 \log [Cl^-] \\ &= \text{const.} - 0{,}059 \log [Cl^-] \end{aligned}$$

Aus dieser Gleichung ist ableitbar, dass sich das Potential der Ag/AgCl-Elektrode bei Verdünnung um den Faktor 10 etwa um 60 mV ändert. Umgekehrt wird die Potentialdifferenz geringer, wenn man die Chlorid-Konzentration erhöht, weil in einer Silberchlorid-Lösung mit einem AgCl-Bodenkörper die Silber-Ionenaktivität mit steigender Chlorid-Ionenkonzentration abnimmt [vgl. **MC-Frage Nr. 758**].

In der folgenden Zusammenstellung sind die zu verschiedenen KCl-Konzentrationen gehörenden Potentialwerte aufgelistet.

c(KCl)	gesätt.	1 molar	0,1 molar
E(25 °C)	+197 mV	+236 mV	+290 mV

Im Gegensatz zur Kalomelelektrode kann die Ag/AgCl-Elektrode bis max. 130 °C eingesetzt werden.

Kalomelelektrode und Ag/AgCl-Elektrode sind bei kleinen Stromdichten praktisch nicht polarisiert und besitzen ein konstantes Potential, da in diesen Elektroden die Konzentration der potentialbestimmenden Ionen weitgehend konstant gehalten werden kann. Sie können deshalb als Referenzelektroden verwendet werden.

Ionensensitive Elektroden: Ionensensitive oder ionenselektive Elektroden sprechen auf Aktivitätsänderungen ganz bestimmter Ionen an. Sie enthalten eine *Membran* als Bauelement, die nur ganz bestimmte Ionen eindringen und ein Potential aufbauen lässt.

Beispielsweise kann man aus speziellen Glassorten Elektroden herstellen, die nicht wie die Glaselektrode auf H_3O^+-Ionen sondern auf Na^+-Ionen ansprechen, und die man daher als *Natrium-sensitive Elektroden* einsetzen kann [vgl. **MC-Fragen Nr. 763–765**].

Eine *Silberelektrode* kann als ionensensitive Elektrode für Ag^+-Ionen angesehen werden. Beschichtet man sie mit einem dünnen Überzug aus AgCl, so kann man sie als *Chlorid-sensitive* Elektrode verwenden. Eine *Bromid-sensitive Elektrode* wäre mit einem AgBr-Überzug zu beschichten [vgl. **MC-Frage Nr. 759**].

Die *Silbersulfid-Elektrode* (Ag_2S) ist eine Festkörper-Membranelektrode, die sowohl auf Silber- als auch auf Sulfid-Ionen anspricht, da beide Ionenarten im Gleichgewicht mit dem Ag_2S-Festkörper stehen [vgl. **MC-Fragen Nr. 762, 763, 832, 833**].

Als Bestandteil der Festkörpermembran einer *Fluorid-sensitiven Elektrode* wird schwer lösliches *Lanthan(III)-fluorid* (LaF_3) verwendet [vgl. **MC-Fragen Nr. 762, 824, 830, 831**].

Ein wichtiges Einsatzgebiet ionenselektiver Elektroden ist die Endpunkterkennung *potentiometrischer Titrationen*. Dabei ist die Empfindlichkeit der Elektrode umso kleiner, je höher geladen das zu bestimmende Ion ist. In der *Direktpotentiometrie*, bei der die Konzentration eines Ions aus der Größe des Elektrodenpotentials einer Indikatorelektrode bestimmt wird, werden Probelösungen auf dieselbe Ionenstärke eingestellt wie die zur *Elektrodenkalibrierung* verwendeten Lösungen [vgl. **MC-Frage Nr. 764**].

Weitere Elektroden, insbesondere solche zur potentiometrischen pH-Messung (*Glaselektrode*, *Chinhydron-Elektrode*) werden im Kapitel 10.2.2.2 vorgestellt. Die *Quecksilbertropfelektrode* (QTE) ist Gegenstand des Kapitels 10.5.2.1.

10.1.4 Galvanische und elektrolytische Zellen

Die direkte Messung von Elektrodeneinzelpotentialen ist *nicht* möglich. Eine Messung gelingt nur, wenn die eine Elektrode (1. Halbzelle) mit einer zweiten Elektrode (2. Halbzelle, Bezugselektrode) zu einer **galvanischen Zelle (Kette)** zusammengeschaltet wird. Damit sich die Elektrolytlösungen in beiden Halbzellen nicht durchmischen, sind sie durch ein Diaphragma getrennt bzw. es wird eine stromleitende Salzbrücke (Stromschlüssel, meistens eine KCl-Lösung) zwischen beiden Halbzellen verwendet. Der prinzipielle Aufbau einer galvanischen Zelle wurde im Kap. 7.1.1.3 (o Abb. 7.1) bereits vorgestellt. Die zwischen den Polen der galvanischen Zelle im *stromlosen* Zustand bestehende *Leerlaufspannung* wird als **elektromotorische Kraft** (EMK) der Zelle bezeichnet [vgl. **MC-Fragen Nr. 770, 791**].

Besteht die galvanische Zelle aus zwei *gleichen* Elektroden, die sich nur in der Elektrolytkonzentration der jeweiligen Halbzelle unterscheiden, nennt man sie eine **Konzentrationskette** (Konzentrationselement). Das Prinzip der Konzentrationskette soll am Beispiel einer Kupferelektrode, die in zwei unterschiedlich konzentrierte Kupfersulfat-Lösungen eintaucht, näher beschrieben werden.

In der Halbzelle mit der *verdünnteren* Lösung wird das Kupfer der Metallelektrode unter Abgabe von zwei Elektronen als Metallion in Lösung gehen, es wird oxidiert ($Cu \rightarrow Cu^{2+} + 2\ e^-$). Dadurch steigt die Cu(II)-Konzentration in der Lösung an. Die freigesetzten Elektronen wandern zur anderen Cu-Elektrode und reduzieren in der *konzentrierteren* Lösung Cu(II) zu metallischem Kupfer, das sich abscheidet ($Cu^{2+} + 2\ e^- \rightarrow Cu$). Die Cu(II)-Konzentration dieser Halbzelle sinkt. Die Konzentrationen beider Halbzellen nähern sich einander an bis kein Konzentrationsunterschied mehr besteht.

An weiteren wichtigen Kenngrößen elektrolytischer Zellen sollen die Zersetzungsspannung sowie Überspannungsphänomene näher diskutiert werden.

10.1.4.1 Zersetzungsspannung

Damit eine elektrolytische Abscheidung von Substanzen an einer Elektrode eintreten kann, müssen bestimmte Mindestbeträge an elektrischer Energie aufgewendet werden.

Zeichnet man z. B. bei elektrogravimetrischen Bestimmungen, die vorzugsweise mit irreversiblen Edelmetallelektroden durchgeführt werden, die Stromstärke (I) in Abhängigkeit von der jeweils angelegten äußeren Spannung (U) auf, so erhält man die in o Abb. 10.5 skizzierte Strom-Spannungs-Kurve [vgl. **MC-Frage Nr. 766**].

Der Spannungswert, den man durch *Extrapolation* des annähernd linearen Kurvenastes auf die Spannungsgerade erhält, wird als **Zersetzungsspannung** (E_Z) bezeichnet. Sie entspricht der äußeren Gegenspannung, die man *mindestens* an zwei irreversible Elektroden anlegen muss, damit in der Lösung eine elektrolytische Zersetzung einsetzt. Nur unter bestimmten Bedingungen stimmt die Zersetzungsspannung mit der Leerlaufspannung einer Zelle überein.

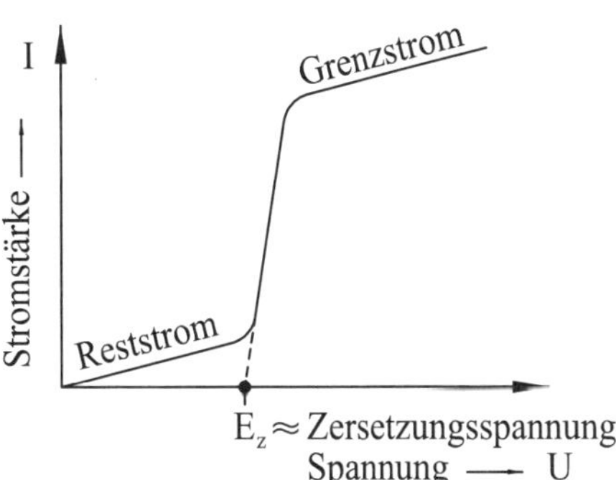

Abb. 10.5 Strom-Spannungs-Kurve bei der Elektrolyse an polarisierbaren Elektroden

Die Zersetzungsspannung hängt u. a. ab von [vgl. **MC-Fragen Nr. 767–769**]:

- der Art und Konzentration der anodisch und kathodisch umgesetzten Substanzen (die Konzentrationsabhängigkeit der E_Z wird durch die Nernstsche Gleichung wiedergegeben),
- den Normalpotentialen der an Anode und Kathode ablaufenden Elektrodenreaktionen (Redoxvorgängen),
- dem pH-Wert der Elektrolytlösung,
- der Temperatur der Lösung,
- dem Elektrodenmaterial und der Größe der Elektrodenoberfläche (bzw. der Stromdichte).

Der *theoretische Wert* von E_Z ergibt sich unter Anwendung der Nernstschen Formel aus den Elektrodeneinzelpotentialen des durch die Elektrolyse entstandenen Redoxsystems.

$E_z = E_A - E_K$

E_z = Zersetzungsspannung
E_A = Potential des Redoxpaares an der Anode
E_K = Potential des Redoxpaares an der Kathode

Vergleicht man die theoretischen Werte von E_Z mit den experimentell ermittelten, so stellt man fest, dass letztere häufig größer sind. Den Differenzbetrag zwischen experimenteller und theoretischer Zersetzungsspannung nennt man *Überspannung*.

Zur Diskussion *polarographischer (voltammetrischer) Strom-Spannungs-Kurven* siehe Kap. 10.5.1.1.

10.1.4.2 Überspannung und Polarisation

Durch Stromentnahme aus einer galvanischen Kette oder durch Anlegen einer entsprechenden äußeren Spannung an zwei in eine Elektrolytlösung eintauchende Arbeitselektroden werden die Elektroden von Strom durchflossen.

Dabei können *Abweichungen* des jeweiligen Elektrodenpotentials vom Gleichgewichtspotential auftreten. Die Größe dieser Abweichungen nennt man **Überspannung** (η). Die Überspannung ist *nicht* berechenbar; sie muss experimentell bestimmt werden [vgl. **MC-Frage Nr. 771**].

$\eta = E_i - E_g$

η = Überspannung
E_i = Elektrodenpotential bei der Stromdichte i
E_g = Gleichgewichtselektrodenpotential

Es ist üblich, das Auftreten von Überspannungsphänomenen als **Polarisation** zu bezeichnen. Die Überspannung ist bei kathodischen Reaktionen negativ, bei anodischen positiv.

Bei der Elektrolyse eines Stoffes ist im Allgemeinen eine höhere Zersetzungsspannung erforderlich, als es dem mit Hilfe der Nernstschen Gleichung berechneten Gleichgewichtspotential entspricht. Diese über den Betrag der elektromotorischen Kraft der Zelle hinaus notwendige zusätzliche Spannung wird als **Überspannung** bezeichnet. Sie kann mit Hemmerscheinungen erklärt werden, die zu überwinden sind, damit die elektrochemische Reaktion mit merklicher Geschwindigkeit abläuft. *Elektroden*, an denen Überspannungen auftreten können, werden als *polarisierbar* bezeichnet [vgl. **MC-Frage Nr. 790**].

Für das Auftreten einer Überspannung können verschiedene Ursachen genannt werden [vgl. **MC-Frage Nr. 772**].

Eine **Diffusionsüberspannung** macht sich bemerkbar, wenn der Transport der an der Elektrodenreaktion beteiligten Stoffe durch einen geschwindigkeitsbestimmenden Diffusionsvorgang gehemmt ist. Hiermit ist fast immer zu rechnen, wenn an den Elektroden Substanzen abgeschieden werden, die nicht mit den Stoffen identisch sind, aus denen die Elektroden bestehen.

Von einer **Durchtrittsüberspannung** spricht man, wenn der Durchtritt von Ladungsträgern (Kationen bei Metallelektroden, Anionen bei Anionenelektroden, Elektronen bei Redoxelektroden) durch die elektrochemische Doppelschicht gehemmt ist (siehe Kap. 10.1.2.5).

Darüber hinaus kennt man auch eine **Reaktionsüberspannung**, bei der eine der eigentlichen Durchtrittsreaktion vor- oder nachgelagerte langsame chemische Reaktion gehemmt ist.

Die Überspannung hängt von folgenden Faktoren ab:

- der *Ionenart*: Ionen, die als Feststoffe abgeschieden werden, haben im Allgemeinen kleine Überspannungswerte; Ionen, die *gasförmig* abgeschieden werden, zeigen hohe Überspannungen.
- dem *Elektrodenmaterial*: Die Werte von Überspannungen an Elektroden unterschiedlichen Elektrodenmaterials sind für eine bestimmte Ionenart verschieden. In ◻Tab. 10.5 sind die Überspannungswerte (η) von **Wasserstoff** für einige Metalle aufgelistet [vgl. **MC-Fragen Nr. 773,774**].

Die H_2-Abscheidung erfordert bei gegebener Stromdichte an Pt- oder Pd-Kathoden die kleinste Überspannung und im Allgemeinen tritt an einer **Hg-Kathode** der größte Überspannungswert auf. An einer Quecksilberkathode kann selbst ein so unedles Metall wie Natrium aus einer wässrigen Lösung abgeschieden und als Amalgam gebunden werden. Auch die hohen Überspannungen von Wasserstoff an manchen

Tab. 10.5 Wasserstoffüberspannungen an verschiedenen Metallen (bei 25 °C in 1 M-H_2SO_4 bei einer Stromdichte von 1 mA/cm^2)

Elektrode	η(V)	Elektrode	η(V)
Platin (platiniert)	0,015	Blei	0,52
Platin (glatt)	0,024	Graphit	0,60
Silber	0,48	Zink	0,72
Kupfer	0,48	Quecksilber	0,88

unedlen Metallen (mit negativem Potential) ermöglichen erst deren Abscheidung aus wässriger Lösung; wären sie nicht vorhanden, würde bei der Metallabscheidung nur eine Zersetzung des Wassers erfolgen (siehe Kap. 10.3.2.).

Überspannungen werden auch an einer *Anode* beobachtet. Jedoch ist hier ein Wechsel des Anodenmaterials nur bedingt möglich, weil viele Metalle anodisch leicht oxidiert werden und als Ionen in Lösung gehen. Deshalb werden hauptsächlich Pt-Elektroden als Anoden verwendet.

- der *Größe* und *Beschaffenheit* der *Elektrodenoberfläche*: Vergrößert man beispielsweise die Oberfläche von Pt-Elektroden durch aufelektrolysierten Platinschwamm (platiniertes Pt), so verringert sich deren Überspannung.

10.2 Potentiometrie

10.2.1 Grundlagen der Direktpotentiometrie

10.2.1.1 Prinzip der Direktpotentiometrie

Unter Potentiometrie versteht man die praktisch stromlose Messung von **Potentialdifferenzen** zwischen zwei *Halbzellen* (einer *Mess-* oder *Indikatorelektrode* und einer *Bezugselektrode*), die zu Konzentrationsbestimmungen herangezogen werden kann. Die Indikatorelektrode taucht direkt in die zu untersuchende Lösung ein, die Referenzelektrode ist von dieser Lösung durch ein mechanisches Diaphragma abgetrennt. Beide Elektroden können auch in einer Einstabmesskette vereinigt sein [siehe Kap. 10.1.3.4 und **MC-Fragen Nr. 777, 795**].

Bei der **Direktpotentiometrie** wird die Konzentration einer Substanz mithilfe der Nernstschen Formel aus der Potentialmessung einer elektrochemischen Zelle errechnet bzw. über eine Kalibrierkurve bestimmt; auch die Standardadditionsmethode kann hierzu genutzt werden (siehe Kap. 4.6.1 und 4.8).

Bei **potentiometrischen Titrationen** wird deren Endpunkt durch leistungslose Messung der Änderung der Potentialdifferenz zwischen zwei Elektroden (einer Mess- und einer Bezugselektrode oder zwei Messelektroden) in Abhängigkeit von der zugesetzten Reagenzmenge (Maßlösung) bestimmt und zur Erstellung einer *Titrationskurve* (U/c-Diagramm) herangezogen. Der Verlauf solcher Titrationskurven wurde bereits ausführlich im Kapitel 4.7.2 diskutiert [vgl. **MC-Fragen Nr. 787, 826, 827**].

Bei potentiometrischen Titrationen, die im Kapitel 10.2.3 vorgestellt werden, kann auf eine Kalibrierung des Messsystems verzichtet werden. Messgröße ist die *Änderung* der Spannung.

Grundlage der Potentiometrie ist die direkte Anwendung der **Nernstschen Gleichung** (siehe Kap. 7.1.1.2). Unter Berücksichtigung des Diffusionspotentials errechnet sich die **Leerlaufspannung** (E) einer elektrochemischen Zelle nach:

$$E = E_{Ind} - E_{Bez} - E_{Diff}$$

E_{Ind} = Spannung der Indikatorelektrode
E_{Bez} = konstante Spannung der Bezugselektrode
E_{Diff} = Diffusionspotential an der Grenze beider Halbzellen

Grund für das Auftreten des *Diffusionspotentials* sind unterschiedliche Diffusionsgeschwindigkeiten der Ionenarten in der Elektrolytlösung der Bezugselektrode am Diaphragma. Das Diffusionspotential ist experimentell nur näherungsweise bestimmbar und muss abgeschätzt werden; es kann einen beträchtlichen Messfehler verursachen.

Die Konzentrationsabhängigkeit des Potentials der Indikatorelektrode ist gegeben durch die Nernstsche Formel. Bei 25 °C gilt in vereinfachter Form:

$$E_{Ind} = E^{\circ} + \frac{0{,}059}{n} \log c$$

E_{Ind} = Potential der Indikatorelektrode
E° = Normalpotential der zu bestimmenden Substanz
n = Anzahl der beim Redoxprozess ausgetauschten Elektronen
c = Konzentration der zu bestimmenden Substanz

10.2.1.1 Potentiometrische Messungen

Eine galvanische Zelle, bestehend aus einer Messelektrode und einer Referenzelektrode, wird zusammengestellt und an ein Potentiometer angeschlossen. Sind Mess- und Bezugssystem voneinander getrennt, werden sie über einen Stromschlüssel (Salzbrücke) miteinander verbunden (siehe ○Abb. 7.1, Kap. 7.1.1.3). Letzteres entfällt, wenn man mit Einstabmessketten mit integrierter Bezugselektrode arbeitet.

Potentiometrische Bestimmungen erfordern eine *praktisch leistungslose Spannungsmessung*, da ein Stromfluss durch die elektrochemische Zelle einen merklichen Stoffumsatz an den Elektroden und somit Veränderungen der Konzentrationen der elektroaktiven Teilchen in der Elektrodenumgebung hervorrufen würde.

Mit anderen Worten, die Messung der Potentialdifferenz muss so durchgeführt werden, dass der Strom in der Messzelle auf Null (oder praktisch Null) gehalten wird. Deshalb eignet sich zur leistungslosen Messung einer Zellspannung ein Voltmeter (hochohmiges Spannungsmessgerät), dessen Eingangswiderstand erheblich größer ist als der Widerstand der Messkette, und das eine Ablesegenauigkeit von 1 mV gestattet [vgl. **MC-Fragen Nr. 795, 797, 798**].

○Abb. 10.6 zeigt das vereinfachte Schaltbild einer galvanischen Zelle. Damit während der Messung keine Elektrolyse eintritt und die Stromstärke so gering wie möglich gehalten wird, schaltet man aus den genannten Gründen einen großen Außenwiderstand (R_a) in den Stromkreis.

Die EMK der Zelle beträgt entsprechend dem Ohmschen Gesetz:

$E = I \cdot (R_a + R_g + R_i)$

Da $R_a, R_g >> R_i$ sind, kann der Innenwiderstand der Zelle (R_i) vernachlässigt werden.

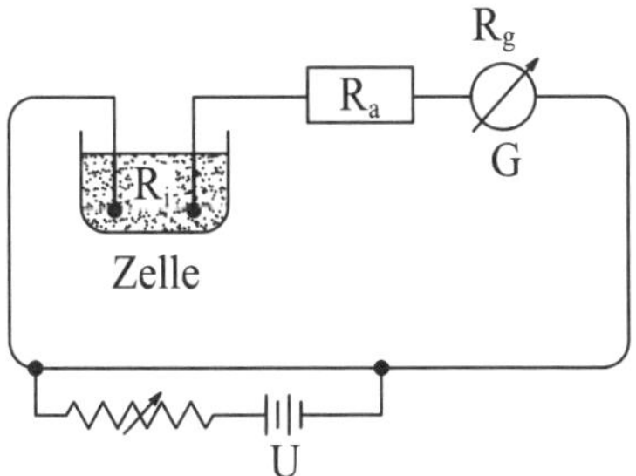

Abb. 10.6 Vereinfachtes Schaltbild einer galvanischen Zelle

Bei der veralteten *Poggendorfschen Kompensationsmethode* schaltet man der zu messenden EMK eine äußere Spannung (U) entgegen, die über einen Schiebewiderstand solange variiert wird, bis ein in den Stromkreis eingeführtes Galvanometer (G) stromlos wird. Bei der elektronischen Messung mit einem *Röhrenvoltmeter* steuert man mit dem Element die Gitterspannung der Elektrodenröhre.

10.2.2 Direktpotentiometrische Messungen

10.2.2.1 Potentiometrische pH-Messung

Die Bestimmung des pH-Wertes einer Prüflösung kann nach *Arzneibuch*

- *potentiometrisch* mithilfe einer Glaselektrode (bzw. einer anderen geeigneten Messelektrode) oder
- *kolorimetrisch* mithilfe acidobasischer Indikatoren erfolgen (siehe Kap. 6.1.5.1).

Darüber hinaus kann man den pH-Wert einer Lösung *indirekt* aus der betreffenden Titrationskurve ermitteln. Bei starken Protolyten genügt es, deren Konzentrationen aus dem Äquivalentverbrauch an Maßlösung zu bestimmen. Bei schwachen Säuren oder Basen ist neben deren Konzentration noch die Kenntnis des pK_a-Wertes des betreffenden Protolyten notwendig, der über den Halbneutralisationspunkt der Titrationskurve zugänglich ist [siehe auch Kap. 6.1.4 und **MC-Fragen Nr. 786, 796, 799, 800, 824**].

Der **pH-Wert** beschreibt in einer *konventionell* festgelegten logarithmischen Skala die Konzentration (Aktivität) der Hydroxonium-Ionen in *wässriger* Lösung. Für praktische Zwecke wird nach *Arzneibuch* eine **empirische pH-Skala** verwendet, wobei der zu bestimmende pH-Wert auf den pH-Wert (pH_s) von Referenzlösungen nach folgender Gleichung bezogen wird:

$$\mathbf{pH = pH_s \frac{E - E_s}{k}}$$

E = Spannung der Zelle mit der Untersuchungslösung (in Volt)
E_s = Spannung der Zelle mit der Referenz-Pufferlösung (in Volt)
pH_s = pH-Wert der Referenz-Pufferlösung
k = Elektrodensteilheit (V/pH)

Der Parameter k ist temperaturabhängig und beschreibt die Spannungsänderung pro pH-Einheit. Das *Arzneibuch* gibt k-Werte für den Bereich von 15–35 °C in einer Tabelle an. Dieser Formel liegt die Annahme zugrunde, dass sich die gemessene Spannungsdifferenz der Messkette bei Änderung der H_3O^+-Aktivität um eine pH-Stufe jeweils um den gleichen Betrag ändert. Bei 20 °C sind dies 58,2 mV pro pH-Änderung um eine Einheit. Mit anderen Worten der Betrag des Potentials ändert sich etwa um **0,03 V**, wenn man z.B. den pH-Wert einer Lösung von pH = 7,0 auf pH = 7,5 stellt [vgl. **MC-Fragen Nr. 803-805**].

Aus der gemessenen Potentialdifferenz ($E-E_S$) zwischen einer Mess- und einer Bezugselektrode in der Vergleichslösung (E_S) und in der Prüflösung (E) kann der pH-Wert der Prüflösung mit der Formel: $pH = pH_S - (E-E_S)/k$ berechnet werden, sofern der pH-Wert der Vergleichslösung (pH_S) und die Messtemperatur bekannt sind.

Apparatur: Die Messapparatur nach *Arzneibuch* enthält ein hochohmiges *Voltmeter* mit einem Messbereich von 0 bis 2 V, der üblicherweise in pH-Einheiten unterteilt ist. Zur praktisch leistungslosen Messung der Zellspannung muss der Eingangswiderstand des Messgerätes erheblich größer (100 mal) sein als der Widerstand der verwendeten Elektroden (Messkette) [z. B. besitzt die Glaselektrode einen hohen Eingangswiderstand von 100–500 Mega-Ohm]. Die Ablesegenauigkeit des Voltmeters muss mindestens **0,05 pH-Einheiten** (oder **3 mV**) betragen.

Soweit in den jeweiligen Monographien nichts anderes angegeben wird, sieht das *Arzneibuch* eine Glaselektrode als Messelektrode und eine Kalomelelektrode oder eine Silber-Silberchlorid-Elektrode als Bezugselektrode vor.

Ausführung: Die Apparatur wird mit einer *Kaliumhydrogenphthalat-Pufferlösung* (primärer Referenzpuffer) und einer weiteren Pufferlösung mit anderem pH-Wert eingestellt. Der abgelesene pH-Wert einer dritten Pufferlösung, deren pH-Wert zwischen den beiden Kalibrierpunkten liegt, darf höchstens 0,05 pH-Einheiten vom angegebenen Wert abweichen. Die Elektroden werden danach in die zu untersuchende Lösung eingetaucht; die Messung wird in gleicher Weise wie bei den Referenzlösungen durchgeführt. Alle Messungen sollen bei einer Temperatur von 20–25 °C erfolgen.

Referenz-Pufferlösungen: Für die Kalibrierung einer Glaselektrode zur pH-Messung schreibt das *Arzneibuch* folgende Referenz-Pufferlösungen vor, wobei in Klammer die jeweiligen pH-Werte der Referenzlösungen bei 25 °C angegeben sind [vgl. **MC-Fragen Nr. 817–819**]:

- 0,05 M Kaliumtetraoxalat-Lösung (pH = 1,68)
- gesättigte (bei 25 °C) Kaliumhydrogentartrat-Lösung (pH=3,56)
- 0,05 M-Kaliumtetraoxalat-Lösung (pH=3,78)
- 0,05 M-Kaliumhydrogencitrat-Lösung (pH=3,78)
- 0,05 M-Kaliumhydrogenphthalat-Lösung (pH=4,01)
- 0,025 M-Kaliumdihydrogenphosphat-Lösung + 0,025 M-Kaliummonohydrogenphosphat-Lösung (pH=6,87)
- 0,0087 M-Kaliumdihydrogenphosphat-Lösung + 0,0303 M-Natriummonohydrogenphosphat-Lösung (pH=7,41)

- 0,01 M-Natriumtetraborat-Lösung (pH=9,18)
- 0,025 M-Natriumcarbonat-Lösung + 0,025 M-Natriumhydrogencarbonat-Lösung (pH=10,01).
- gesättigte (bei 25 °C) Calciumhydroxid-Lösung (pH=12,45)

Alle Referenz-Pufferlösungen werden mit kohlendioxidfreiem Wasser hergestellt und dicht verschlossen in geeigneten Behältnissen aufbewahrt.

10.2.2.2 Messelektroden

Die Potentiometrie hat durch die Verwendung *ionenselektiver Elektroden*, die nur auf eine bestimmte Ionenart [z. B. Na^+, Ag^+, Ca^{2+}, Pb^{2+}, F^-, Cl^-, S^{2-}] ansprechen, zunehmend an Bedeutung gewonnen.

Im nachfolgenden Abschnitt sollen bevorzugt Elektroden vorgestellt werden, deren Potential von der Protonenkonzentration abhängt, und die man deshalb zur Messung des pH-Wertes und zur Indizierung des Endpunktes von Säure-Base-Titrationen einsetzt. Es sind dies [vgl. **MC-Fragen Nr. 799, 806–808**]:

- *Wasserstoffelektrode* (von H_2 umspülte Pt-Elektrode),
- *Glaselektrode,*
- *Chinhydron-Elektrode,*
- *Oxidelektroden* (z. B. Antimon/Antimonoxid-Elektrode).

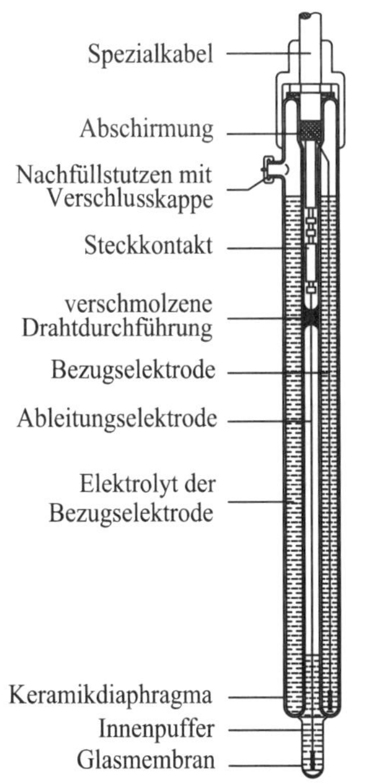

o Abb. 10.7 Prinzipieller Aufbau einer Glaselektroden-Einstabmesskette

Glaselektrode: Die Glaselektrode ist die gebräuchlichste Messelektrode zur Bestimmung des pH-Wertes einer Lösung oder zur Durchführung von Neutralisationsanalysen. Meistens werden sog. *kombinierte Elektroden* verwendet, bei denen die Glaselektrode mit der Bezugselektrode (z. B. eine Kalomel- oder Silber/Silberchlorid-Elektrode) eine Baueinheit bildet, wie dies o Abb. 10.7 zeigt.

Die Glaselektrode gehört zum Typ der **Membranelektroden**; sie zeichnet sich durch eine geringe Empfindlichkeit gegenüber Oxidations- und Reduktionsmitteln, eine rasche Potentialeinstellung und eine niedrige Polarisation aus.

Die Glasmembran der Glaselektrode besitzt einen sehr hohen elektrischen Eigenwiderstand von 100–500 MΩ. Dieser Widerstand hängt auch von der Temperatur ab. Je niedriger die Temperatur ist, desto höher wird der Widerstand der Glasmembran. Ein hoher Widerstand verursacht eine längere Einstellzeit für die pH-Messung (für ein stabiles Elektrodenpotential).

Daher ist die *Elektrodensteilheit* (Nernst-Faktor) ein Maß für die *Empfindlichkeit* der Elektrode. Die Elektrodensteilheit [(RT/nF) ln 10] wird in Volt angegeben; sie ergibt sich aus der Nernstschen Gleichung und sie lässt erkennen, wie sich das Potential der Elektrode ändert, wenn sich die Konzentration (Aktivität) eines gelösten Reaktionspartners um den Faktor 10 verändert. Die Steilheit einer Elektrode hängt von der *Temperatur* ab und ist zudem umgekehrt proportional zur *Ladung* der potentialbestimmenden Ionen [vgl. **MC-Fragen Nr. 809–812**].

Moderne pH-Meter besitzen eine automatische Temperaturkompensation, die die Abweichungen der Elektrodensteilheit ausgleicht, wenn sich die Temperatur der Messlösung ändert.

Die eigentliche Glaselektrode besteht aus einer dünnwandigen Kugel (Dicke 0,05–0,5 mm) eines Lithium-Barium-Silicat-Glases, die mit einer Pufferlösung (*Innenlösung*) bekannten und konstanten pH-Wertes gefüllt ist und in eine Lösung (*Außenlösung*) eintaucht, deren pH-Wert gemessen werden soll.

Die Glaselektrode stellt eine **Konzentrationskette** für H_3O^+ Ionen dar (siehe Kap. 7.1.1.3 und 10.1.4). Ihre Wirkungsweise beruht auf Austauschvorgängen zwischen Alkali-Ionen der Glasmembran und den Hydroxonium-Ionen der Innen- und der Außenlösung. Der Ionenaustausch erfolgt sowohl an der Innen- als auch an der Außenseite der Glasmembran, die zuvor durch Aufbewahrung in Wasser oder einer Elektrolytlösung *gequollen* (konditioniert) werden muss. In die Innenlösung (**i**) und die Außenlösung (**a**) tauchen zwei Ableitungselektroden mit festgelegter KCl-Konzentration ein [z.B. je eine gesättigte Kalomelelektrode (GKE) ein [vgl. **MC-Frage Nr. 781**].

$$\mathbf{Hg,(Hg_2Cl_2)_f \mid Cl^-_{ges.} \mid\mid H^+(C_a) \mid\mid H^+(C_i) \mid\mid Cl^-_{ges.} \mid (Hg_2Cl_2)_f, Hg}$$

GKE Membran GKE

Da die Potentiale der beiden Ableitungselektroden gleich sind und die auftretenden Diffusionspotentiale vernachlässigt werden können, ist das Potential der inneren Ableitung gegenüber der äußeren ausschließlich durch die an der Phasengrenzfläche Außenseite-Glasmembran/Messlösung auftretende Potentialdifferenz gegeben, deren Größe von den Konzentrationen (Aktivitäten) der H_3O^+-Ionen und damit vom pH-Wert der Untersuchungslösung abhängt.

$$E = \text{Konstante} + (RT/nF)\ \ln\ [a_{H+}]_{außen}/[a_{H+}]_{innen}$$
$$= \text{Konstante} + 0{,}059\ (pH_{innen} - pH_{außen}]$$

pH-Werte, die mit einer Glaselektrode gemessen werden, sind *keine* Absolutwerte. Die Abweichungen vom realen pH-Wert werden hervorgerufen von der Glasart, der Temperatur und dem sog. **Asymmetriepotential**. Unter dem Asymmetriepotential versteht man den Potentialwert, der sich einstellt, wenn Innen- und Außenlösung *gleich* sind. Rein rechnerisch sollte dabei eine Potentialdifferenz von „Null“ auftreten. Das Asymmetriepotential wird verursacht von Inhomogenitäten der Glasmembran; es kann sich durch Alterung der Membran (Austrocknen) verändern. Zur Messung absoluter pH-Werte muss die Glaselektrode mit Referenz-Pufferlösungen bekannten pH-Wertes kalibriert werden.

Die lineare Abhängigkeit des Potentials vom pH-Wert besteht praktisch nur im pH-Bereich von pH=0–9 und mit kleinen Abweichungen bis pH=12 sowie im Temperaturbereich von 0–70 °C. Letzteres ist vor allem bedingt durch die mangelnde Potentialkonstanz der Kalomelbezugselektrode oberhalb 80 °C.

Bei großen Ionenstärken treten **Salzfehler** auf. Darüber hinaus ist zu beachten, dass unterhalb pH=1 der **Säurefehler** (Querempfindlichkeit gegenüber Anionen/durch Änderung der Aktivität und durch Hydrolyseerscheinungen) und oberhalb von pH=12 der **Alkalifehler** (Querempfindlichkeit gegenüber Alkali-Ionen/Ansprechen der Glasmembran auf Alkali-Ionen) zu Abweichungen von einer konstanten Elektrodensteilheit führen [vgl. **MC-Fragen Nr. 814–816**].

Der optimale Messbereich einer Glaselektrode liegt im Bereich pH = 1-12. Abweichungen vom idealen Potentialverlauf werden bei kleinen pH-Werten als *Säurefehler*, bei großen pH-Werten als *Alkalifehler* bezeichnet. Sie führen beide dazu, dass ein zu *geringer* pH-Wert gemessen wird. Dabei kommt dem Alkalifehler die größere praktische Bedeutung zu. Mit anderen Worten durch den Säurefehler ist der real gemessene pH-Wert höher als der tatsächliche, beim Alkalifehler ist der gemessene pH-Wert niedriger als der reale pH-Wert der Untersuchungslösung. Durch Verwendung von Spezialgläsern sind jedoch Bestimmungen im gesamten konventionellen pH-Bereich (pH = 0-14) möglich.

Die Glaselektrode kann auch in **nichtwässrigem Milieu** eingesetzt werden, die pH-Skala ist dann jedoch ungültig und die jeweiligen Messungen liefern nur „scheinbare“ pH-Werte. Bei wasserfreien Titrationen mit Perchlorsäure in Eisessig und der Verwendung einer Kalomelbezugselektrode mit *Diaphragma* ist es ratsam, den KCl-Elektrolyten durch **Lithiumchlorid** zu ersetzen, um ein Verstopfen des Diaphragmas durch auskristallisierendes Kaliumperchlorat zu verhindern. Alternativ dazu kann man Messketten mit einer Salzbrücke oder Zellen ohne Überführung verwenden. Einstabmessketten sind infolge zu hoher Diffusionspotentialdifferenzen für nichtwässrige Lösungen ungeeignet [vgl. **MC-Frage Nr. 828**].

Solche *Diffusionspotentiale* am Diaphragma der Bezugselektrode beruhen auf unterschiedlichen Diffusionsgeschwindigkeiten der Ionenarten der Elektrolytlösung. Sie können den mit einer Glaselektroden-Einstabmesskette gemessenen pH-Wert verfälschen [vgl. **MC-Frage Nr. 813**].

Bei *Nichtgebrauch* wird die Glaselektrode in einer Kaliumchlorid-Lösung aufbewahrt, um das Diaphragmamaterial neutral und leitfähig zu halten.

Chinhydron-Elektrode: Die Chinhydron-Elektrode besteht aus einer inerten Pt-Elektrode, die in eine mit **Chinhydron** [1:1-charge transfer-Komplex von **1,4-Benzochinon** und **Hydrochinon**] gesättigte Analysenlösung eintaucht [vgl. **MC-Fragen Nr. 820, 821**].

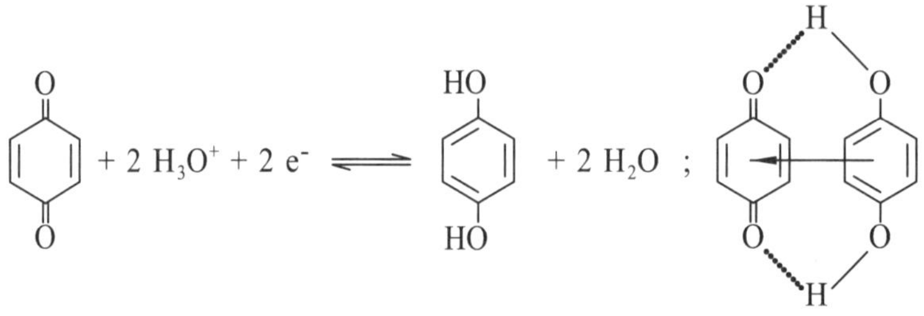

$$\text{Benzochinon} + 2\,H_3O^+ + 2\,e^- \rightleftharpoons \text{Hydrochinon} + 2\,H_2O \quad ; \quad \text{Chinhydron}$$

Chinhydron

Gemäß der Gleichung

Hydrochinon (HCH) $\rightleftharpoons$ Benzochinon (CH) + 2 H^+ + 2 e^-

sind Chinon und Hydrochinon ineinander überführbar. Wie die Anwendung der Nernstschen Formel auf diesen Redoxprozess zeigt, ist das Potential einer Chinhydron-Elektrode *nur* vom pH-Wert der sie umgebenden Lösung abhängig.

$$E = E° + \frac{0{,}059}{2} \cdot \log \frac{[CH] \cdot [H_3O^+]^2}{[HCH]}$$

Mit [CH]=[HCH] ergibt sich das Potential bei 25 °C zu:

$E = E° + 0{,}059 \log [H_3O^+] = E° - 0{,}059\ pH$

Aus dieser Gleichung folgt, dass das Potential des Redoxpaares Chinon/Hydrochinon ($E° = +0{,}7$ V) bei pH = 6 etwa E = +0,3 Volt beträgt [vgl. **MC-Frage Nr. 822**]:

$\mathbf{E} = E° - 0{,}059\ pH = 0{,}7 - 0{,}059 \cdot 6 \approx \mathbf{+0{,}3\ V}$

Die Chinhydron-Elektrode kann jedoch in Lösungen, deren pH-Wert über 9 liegt, nicht zur pH-Bestimmung eingesetzt werden, weil Hydrochinon als schwache Säure dann neutralisiert wird. Auch in stark oxidierenden oder reduzierenden Lösungen ist die Elektrode unbrauchbar.

10.2.3 Potentiometrische Titrationen

Neben der Ermittlung von Konzentrationen elektrochemisch aktiver Ionen mit Hilfe der Nernstschen Gleichung und der Bestimmung des pH-Wertes sind als weitere Hauptanwendungsgebiete der Potentiometrie die Indizierung des Endpunktes von

- *Säure-Base-Titrationen,*
- *Fällungstitrationen,*
- *Redoxtitrationen und*
- *komplexometrischen Titrationen*

zu nennen [vgl. **MC-Fragen Nr. 792, 825**].

Gemäß der Nernstschen Formel besteht zwischen dem Potential und der Konzentration ein logarithmischer Zusammenhang. Daher erhält man auch bei potentiometrischen Titrationen die typischen S-förmigen *Titrationskurven*, deren Wendepunkte nach verschiedenen Methoden als Endpunkte auswertbar sind [siehe auch Kap. 4.7, 6.1.4, 7.1.2, 8.1.1 und 9.1.4 sowie **MC-Fragen Nr. 88, 89, 231–235, 265– 267, 269, 274, 275, 510–512, 634, 635, 691, 787**].

Die potentiometrische Indizierung besitzt gegenüber Farbindikatoren eine höhere Genauigkeit. Darüber hinaus gestattet die Potentiometrie auch die Indizierung des Endpunktes von Titrationen trüber oder gefärbter Lösungen. Eine Kalibrierung der Elektroden wie bei der Direktpotentiometrie ist *nicht* erforderlich, da relative Potentialänderungen betrachtet werden.

Bei **Säure-Base-Titrationen** wird die Änderung der Wasserstoffionen-Aktivität als Potentialänderung an einer Glaselektrode gegen eine Silber/Silberchlorid-Elektrode oder eine Kalomelelektrode gemessen. Dies ist sowohl in Wasser als auch in organischen Lösungsmitteln möglich. In absolut wasserfreien Solventien muss u.U. eine Metallelektrode eingesetzt werden, da die Gelschicht der Glasmembran bei Abwesenheit von Wasser rasch abgebaut wird. Neutralisationsanalysen lassen sich noch von Protolyten bis zu einer *Dissoziationskonstanten* von etwa $\mathbf{K_a=10^{-8}}$ mit hinreichender Genauigkeit potentiometrisch indizieren. *Gemische von Säuren* oder *Gemische von Basen* können potentiometrisch *simultan* titriert werden, wenn ihre pK_a-Werte hinreichend stark differieren [vgl. **MC-Fragen Nr. 793, 834, 1745, 1783, 1784, 1829**].

Die potentiometrische Indizierung des Endpunktes von **Fällungstitrationen** basiert darauf, dass die Aktivität eines an der Fällung beteiligten Ions während der Titration mit einer geeigneten Elektrode registriert werden kann. Beispielsweise kann zur potentiometrischen Indizierung der Bestimmung von Chlorid mit Silbernitrat-Maßlösung ($AgNO_3$) eine *Silberelektrode* (z.B. ein Silberdraht) als Messelektrode verwendet werden, weil das Potential einer Silberelektrode von der Aktivität der Ag^+-Ionen abhängt, die wiederum über das Löslichkeitsprodukt von AgCl mit der Chlorid-Konzentration verknüpft ist [siehe Kap. 8.1.2.5 und **MC-Fragen Nr. 776, 823, 834**].

Die Potentiometrie erlaubt auch *argentometrische Simultanbestimmungen* von *Halogeniden*, wobei zunächst das schwerstlösliche Silberhalogenid ausfällt. Das Verfahren ist leicht durchzuführen, wenn sich die Silberhalogenide in ihren Löslichkeitsprodukten um den Faktor 10^3 unterscheiden. Dann erhält man getrennte Titrationsstufen.

Der Anwendungsbereich der Potentiometrie ist durch Verwendung *ionenselektiver Elektroden* stark erweitert worden. Bei diesen Elektroden muss eine Ionenart der Untersuchungslösung in eine wasserunlösliche Membran eindringen oder aus dem Kristallgitter austreten können. Daher spricht z.B. eine *Silbersulfid-Elektrode* (Ag_2S) auf die Änderung der Sulfidionen- (S^{2-}) *oder* der Silberionen-Konzentration (Ag^+) an, und eine Lanthanfluorid-Indikatorelektrode (LaF_3) eignet sich zur potentiometrischen Bestimmung von Fluoridionen [vgl. **MC-Fragen Nr. 762–765, 783, 824, 830–833**].

Zur LaF_3-Elektrode ist anzumerken, dass hier eine Querempfindlichkeit gegenüber Hydroxid-Ionen besteht, da Lanthan(III)-hydroxid [$pK_L(La(OH)_3)$ = 18,7] schwerer löslich ist als Lanthan(III)-fluorid [$pK_L(LaF_3)$ = 16,2]. Darüber hinaus wird der Anwendungsbereich der *Fluoridelektrode* durch das Löslichkeitsprodukt von Lanthanfluorid bestimmt. Daher sind niedrigere Fluorid-Konzentrationen wie die sich aus dem Löslichkeitsprodukt ergebende Konzentration nicht messbar. Im sauren

Bereich treten bei der LaF_3-Elektrode Störungen durch Bildung undissoziierter Flusssäure (HF) auf.

Aufgrund der Änderung des Potentials korrespondierender Redoxpaare kann auch der Endpunkt von **Redoxtitrationen** potentiometrisch indiziert werden. Edelmetalle (Platin, Gold) werden als Indikatorelektroden eingesetzt [vgl. **MC-Fragen Nr. 823, 825, 829, 1783**].

Metallionenelektroden oder ionenselektive Elektroden erlauben auch die Endpunkterkennung **komplexometrischer Titrationen**. Beispielsweise lässt sich die Calciumionen-Aktivität mithilfe einer calciumionenselektiven Elektrode direkt potentiometrisch bestimmen [vgl. **MC-Fragen Nr. 825, 835**].

10.3 Elektrogravimetrie

Die **Elektrogravimetrie** ist ein analytisches Verfahren, bei dem Stoffe an einer Elektrode elektrolytisch abgeschieden und anschließend durch **Wägung** bestimmt werden. Das Verfahren wird sowohl für Einzelbestimmungen als auch zu Trennungen oder Simultanbestimmungen genutzt. Neben der *Vollständigkeit* der Abscheidung und einer ausreichenden Haftfestigkeit des betreffenden Stoffes auf der polarisierbaren Arbeitselektrode müssen die gebildeten Niederschläge den allgemeinen Anforderungen der Gravimetrie genügen (siehe hierzu Kap. 5). Die Vollständigkeit der Abscheidung wird extern mit geeigneten Tüpfelreaktionen überprüft. Die Geschwindigkeit der elektrolytischen Abscheidung hängt vom Diffusionskoeffizienten des zu analysierenden Stoffes ab. Die Elektrogravimetrie kann bei konstanter Gleichspannung (*potentiostatisch*) oder bei konstantem Gleichstrom (*galvanostatisch*) durchgeführt werden. Bei konstanter Stromstärke ist die abgeschiedene Stoffmenge proportional zu der Zeit, in der der Strom fließt.

In der Praxis bevorzugt man - trotz längerer Elektrolysedauer – die selektivere, potentiostatische Arbeitsweise, da die konstante Spannung so gewählt werden kann, dass nur der gewünschte Stoff abgeschieden wird [siehe hierzu Kap. 10.4.1 und **MC-Fragen Nr. 785, 841**].

10.3.1 Grundlagen der Elektrolyse

Als **Elektrolyse** bezeichnet man im Allgemeinen Vorgänge, bei denen im Zusammenhang mit dem Transport von elektrischer Ladung in einer galvanischen Zelle chemische Prozesse ablaufen.

Die *Kathodenreaktion* besteht immer in der Aufnahme von Elektronen, die *Anodenreaktion* in der Abgabe von Elektronen. Somit sind bei der Elektrolyse alle Kathodenvorgänge Reduktionsprozesse (*kathodische Reduktion*) und alle Anodenvorgänge Oxidationsprozesse (*anodische Oxidation*).

Beispielsweise entsteht bei der Elektrolyse einer *wässrigen Kaliumhydroxid-Lösung* durch Reduktion von Wasser an der Kathode elementarer Wasserstoff und an der Anode bildet sich durch Oxidation von Hydroxid-Ionen elementarer Sauerstoff, während bei der elektrolytischen Zersetzung einer wässrigen $AgNO_3$-Lösung an der Kathode metallisches Silber abgeschieden wird [vgl. **MC-Fragen Nr. 838, 839, 841**].

Kathode: $2\ H_2O + 2\ e^- \rightarrow \mathbf{H_2}\uparrow + 2\ HO^-$
Anode: $2\ HO^- \rightarrow \frac{1}{2}\ \mathbf{O_2}\uparrow + H_2O + 2\ e^-$
Kathode: $Ag^+ + e^- \rightarrow \mathbf{Ag}\downarrow$

Ändert ein Stoff im Verlaufe der Elektrolyse seine Zustandsform und geht z. B. aus einer löslichen in eine unlösliche Form über, so lässt sich seine Stoffmenge anschließend leicht durch *Wägung* bestimmen. Bei der Bildung gasförmiger Elektrolyseprodukte ist die Quantifizierung im Prinzip über das *Molvolumen* des entstehenden Gases möglich [1 Mol = 22,4 l Gas]. Solche elektrolytischen Gasanalysen besitzen aber nur eine geringe praktische Bedeutung.

Zur vollständigen Abscheidung von Stoffen verwendet man meistens großflächige *Platinelektroden*, die zylindrisch ineinander verschachtelt sind. Bei potentiostatischer Arbeitsweise wird zusätzlich eine Bezugselektrode benötigt.

Für die Quantifizierung der elektrolytischen Abscheidung von Stoffen gilt das **Faradaysche Gesetz** (siehe auch Kap. 10.1.2.4).

$$m = \frac{M \cdot Q}{n \cdot F}$$

m = Masse des abgeschiedenen Stoffes
M = rel. Molekülmasse (Atommasse)
Q = Ladungsmenge (Strommenge)
n = elektrochemische Wertigkeit
F = Farady-Konstante (96 487 C · mol^{-1}**)**

Die *Faraday-Konstante* (F) ist das Produkt aus der Avogadro-Zahl ($N_A = 6{,}022 \cdot 10^{23}$) und der Elementarladung ($e = 1{,}60219 \cdot 10^{-19}$ A · s). Sie entspricht somit dem Betrag der Ladung von 1 Mol Elektronen bzw. der Ladung, die zur elektrolytischen Abscheidung von 1 Mol eines einwertigen Metalls erforderlich ist [vgl. **MC-Fragen Nr. 836, 837**].

Bei Kenntnis der Elektrodenprozesse und der abgeschiedenen Stoffmengen lassen sich mithilfe des Faradayschen Gesetzes auch die relativen Atommassen (A_r) bzw. Molekülmassen (M_r) berechnen [vgl. **MC-Frage Nr. 846**].

Beispielsweise laufen bei der Elektrolyse eines dreiwertigen Metallchlorids ($MeCl_3$) folgende Elektrodenreaktionen ab:

Anode: $2\ Cl^- \rightarrow Cl_2\uparrow + 2\ e^-$
Kathode: $Me^{3+} + 3\ e^- \rightarrow Me\downarrow$
$2\ MeCl_3 \rightarrow 3\ Cl_2 + 2\ Me$

Bilden sich z.B. durch anodische Oxidation von Chlorid-Ionen 11,2 ml Chlorgas, so entspricht dies - unter Einbeziehung des Molvolumens (bei 0 °C und 1013 mbar) von 22400 ml - einer Stoffmenge von $5{\cdot}10^{-4}$ Mol Chlor. Aufgrund der gegebenen Stöchiometrie, nach der 3 Mol Chlor 2 Mol des Metalls entsprechen, folgt daraus, dass gleichzeitig durch kathodische Reduktion $1/3{\cdot}10^{-3}$ Mol = 40 mg = $4{\cdot}10^{-2}$ g Metall abgeschieden wurden. Daraus berechnet sich die relative Atommasse (A_r) zu:

$\mathbf{A_r} = 4{\cdot}10^{-2}\ g/(1/3{\cdot}10^{-3})\ Mol = 4{\cdot}3{\cdot}10^1 =$ **120 g/Mol**

10.3.2 Metallabscheidung

Viele Metallionen [Ag, Cd, Cu, Ni, Pb, Zn] lassen sich durch Reduktion an einer Kathode in elementarer Form auf der Elektrode abscheiden. Unter bestimmten Bedingungen können auch Metalloxide wie PbO_2 oder MnO_2 an einer Anode gefällt werden. Bei der Elektrogravimetrie erfolgt die Ermittlung der Stoffmenge unabhängig von elektrochemischen Daten durch Wägung [vgl. **MC-Fragen Nr. 839, 841, 845**].

Die Metallabscheidung wird am besten in *schwefelsaurer* Lösung vorgenommen. *Chloride* sind wegen ihrer leichten Oxidierbarkeit weniger geeignet. Darüber hinaus kann das anodisch gebildete Chlor die Pt-Elektroden angreifen. Die Bildung von Chlor lässt sich durch Zugabe von Natriumhydrogensulfit oder Hydrazin unterbinden.

Die Prozesse, die bei solchen Bestimmungen ablaufen, sollen am Beispiel der Elektrolyse einer wässrigen **Kupfersulfat-Lösung** an Pt-Elektroden näher betrachtet werden. In dieser Lösung sind als Ionen vorhanden:

$Cu^{2+}, SO_4^{2-}, H_3O^+, HO^-$

Das niedrigste Kathodenpotential besitzt das System Cu^{2+}/Cu (nicht H_3O^+/H_2), sodass an der Kathode Cu(II)-Ionen zu metallischem Kupfer reduziert werden.

$$Cu^{2+} + 2\,e^- \rightarrow Cu\downarrow$$

Das niedrigste Anodenpotential hat das Redoxsystem HO^-/O_2. Daher werden an der Anode Hydroxid-Ionen zu Sauerstoff oxidiert.

$$4\,HO^- \rightarrow O_2\uparrow + 2\,H_2O + 4\,e^-$$

Der Gesamtprozess kann durch folgende Bruttogleichung beschrieben werden [vgl. **MC-Frage Nr. 842**]:

$$Cu^{2+} + 3\,H_2O \rightarrow Cu + 1/2\,O_2\uparrow + 2\,H_3O^+$$

Daher ist die *Zersetzungsspannung* (EMK) einer solchen elektrolytischen Zelle abhängig von den Normalpotentialen der beiden korrespondierenden Redoxpaare [$E^o(Cu^{2+}/Cu) = 0{,}34$ V und $E^o(O_2/H_2O) = 1{,}23$ V], der Konzentration an Kupfer-Ionen in der Lösung und der Sauerstoffüberspannung. Die EMK ergibt sich zu [vgl. **MC-Frage Nr. 843**]:

(1) $\quad EMK = E_o - E_{Cu}$

Unter Standardbedingungen und unter Vernachlässigung der Überspannung gilt für eine 1-M $CuSO_4$-Lösung:

(2) $\quad EMK = E^o(O_2/H_2O) - E^o(Cu^{2+}/Cu) = 1{,}23 - 0{,}34 = 0{,}89\ V$

Bei der Elektrolyse der $CuSO_4$-Lösung überzieht sich die Pt-Kathode nach Erreichen der Zersetzungsspannung allmählich mit einer Kupferschicht und wird dadurch zur Kupferelektrode (Metall im Gleichgewicht mit seinen Ionen), deren Potential sich unter Einbeziehung der Überspannung (η) mithilfe der Nernstschen Formel berechnen lässt nach:

(3) $E_{Cu} = E^o(Cu^{2+}/Cu) + 0{,}059/2 \log [Cu^{2+}] + \eta_{Cu}$

Im Verlauf der Elektrolyse nimmt die Cu(II)-Konzentration stetig ab und das Kathodenpotential (Halbzellenpotential) steigt in Richtung negativer Wert an. Bei einer Restkonzentration von 10^{-6} mol · l^{-1} an Cu(II)-Ionen ergibt sich aus (3) das Halbzellenpotential der Kupferelektrode zu:

(4) $E_{Cu} = 0{,}34 + 0{,}059/2 \log [10^{-6}] = 0{,}34 - 0{,}18 = \mathbf{0{,}16}$

Für den Betrag der Zersetzungsspannung bedeutet dies unter Standardbedingungen [vgl. **MC-Frage Nr. 841**]:

(5) $EMK = E_O - E_{Cu} = 1{,}23 - 0{,}16 = 1{,}07$ V

Als *Zersetzungsspannung* einer Elektrolysezelle definiert man die äußere Spannung, bei der die Elektrolyse gerade noch nicht einsetzt und kein Strom fließt. Sofern keine Überspannungen auftreten, entspricht der Betrag der Zersetzungsspannung der EMK der Zelle. Auftretende Überspannungen und der Ohmsche Spannungsabfall in der Lösung vergrößern jedoch den tatsächlichen Betrag der für eine Metallabscheidung notwendigen Zersetzungsspannung.

Enthält die Lösung mehr als ein Kation, so ist die saubere Abscheidung des einen Ions durch das steigende Kathodenpotential und die damit verbundene vorzeitig einsetzende Abscheidung eines zweiten Ions möglicherweise beeinträchtigt.

Häufig beobachtet man solche Vorgänge bei dem System Me^{n+}/H_3O^+. Die vorzeitig oder parallel ablaufende Entwicklung von Wasserstoff führt zu schwammigen, schlecht wägbaren Niederschlägen. Aufgrund der Reihenfolge ihrer Zersetzungsspannungen

Ag < Cu < $\mathbf{H_2}$ < Ni < Co < Cd < Cr < Zn

ist z. B. die Abscheidung von Ni^{2+}, Co^{2+} oder Cd^{2+} an Pt-Elektroden in *saurer* Lösung nicht möglich. Man scheidet solche Metalle deshalb oft aus ammoniakalischer Lösung ab. Einer zu starken Verschiebung des pH-Wertes in den alkalischen Bereich sind allerdings Grenzen gesetzt, da die Amminkomplexe vieler Ionen sehr stabil und ihre Zersetzungsspannungen gleichfalls zu negativeren Potentialwerten hin verschoben sind.

Eine andere Alternative ist die Verwendung von *verkupferten* Pt-Elektroden. Infolge der hohen Überspannung des Wasserstoffs an Kupfer kann hier die Metallabscheidung auch in schwach saurer Lösung erfolgen (siehe Kap. 10.1.4.2). Beispielsweise lässt sich auf diese Weise Zn(II) in schwach saurem Milieu an Kupferelektroden niederschlagen.

Darüber hinaus kann man der Elektrolyselösung **Depolarisatoren** zusetzen, d. h. Stoffe, deren Zersetzungsspannungen zwischen den beiden Ionen Me^{n+} und H_3O^+ liegen. Zum Beispiel verhindert *Salpetersäure* (bzw. Nitrat) hinreichend hoher Konzentration die Bildung von H_2 bei der elektrogravimetrischen **Cu-Bestimmung**. Mit steigendem Elektrodenpotential erfolgt eine Reduktion von Nitrat zu Nitrit unter Vermeidung der Wasserstoffentwicklung. Allerdings muss man gleichzeitig das entstehende *Nitrit* durch Zugabe von *Harnstoff* zerstören, da seine Zersetzungsspannung kleiner ist als die des Kupfers und es bevorzugt an der Kathode weiter reduziert würde.

In analoger Weise verhindert auch ein Zusatz von HNO_3 die kathodische Abscheidung von **Blei** bei der anodischen Bleibestimmung als Bleidioxid (PbO_2).

10.3.3 Elektrolytische Trennungen

Es ist leicht möglich zwei Metalle zu trennen, deren Abscheidungspotentiale genügend weit auseinanderliegen (um mindestens 200 mV), wie z. B.:

$E°(Cu^{2+}/Cu) = +0{,}34$ V und $E°(Zn^{2+}/Zn) = -0{,}76$ V

Zunächst wird das Metall mit dem positivsten Abscheidungspotential niedergeschlagen, danach durch Erhöhen der angelegten Spannung – jenes mit dem nächst negativeren usw. In der Praxis müssen jedoch die nacheinander abzuscheidenden Metalle in der Spannungsreihe ziemlich weit voneinander angeordnet sein, damit nicht schon das zweite Metall sich abzuscheiden beginnt, ehe das erste vollständig niedergeschlagen wurde.

10.4 Coulometrie

10.4.1 Grundlagen der Coulometrie

Die Coulometrie ist ein zur Elektrogravimetrie alternatives Analysenverfahren, bei dem die elektrische *Ladung* (Strommenge) (Q) gemessen wird, die notwendig ist, um einen in Lösung befindlichen Stoff *vollständig* umzusetzen. Grundlage der Methode ist das **Faradaysche Gesetz** [siehe Kap. 10.1.2.4 und **MC-Fragen Nr. 779, 782**].

Im Gegensatz zur Elektrogravimetrie wird bei der Coulometrie die Stoffmenge aber nicht gewogen, sondern über die zum quantitativen Umsatz erforderliche Ladungsmenge bestimmt. Der elektrische Strom fungiert als maßanalytisches Reagenz und muss deshalb in stöchiometrischen Mengen eingesetzt werden. Die *Ladungsmenge* (Q) wird aus der Stromstärke (I) und der Elektrolysezeit (t) berechnet.

$$\mathbf{Q = I \cdot t}$$

Nach dem Faradayschen Gesetz (siehe Kap. 10.3.1) korreliert die Ladungsmenge (Q) mit der abgeschiedenen Stoffmenge (m), so dass sich folgender Zusammenhang mit den Messgrößen Stromstärke (I) und Zeit (t) ergibt [vgl. **MC-Frage Nr. 850**]:

$$\mathbf{m \approx I \cdot t}$$

Voraussetzungen für die Anwendung der Coulometrie sind:

- Die Reduktion oder Oxidation einer Substanz muss zu einer definierten Oxidationsstufe führen.
- Die Reaktion muss mit 100% *Stromausbeute* verlaufen, d. h., es dürfen keine Nebenreaktionen eintreten, die einen Teil der gemessenen Stromstärke verbrauchen würden.

Man kann die Coulometrie sowohl bei konstantem Potential (Spannung) (*potentiostatisch*) als auch bei konstanter Stromstärke (*galvanostatisch*) (**Coulometrische Titra-**

tion) betreiben. Die resultierenden Stromstärke-Zeit-Kurven zeigt ▫Abb. 10.8 [vgl. **MC-Frage Nr. 847**].

Potentiostatische Coulometrie: Bei der potentiostatischen Arbeitsweise zur Quantifizierung eines Stoffes wird eine hohe Empfindlichkeit und Selektivität erreicht, weil die konstante Elektrolysespannung so eingestellt wird, dass *nur* die gewünschte Reaktion abläuft. Da die Stromstärke *exponentiell* abfällt, ist eine lange Versuchsdauer nötig.

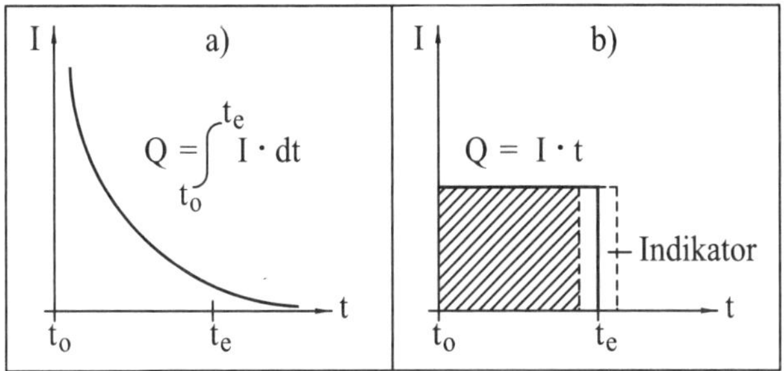

▫ **Abb. 10.8 Coulometrische Stromstärke-Zeit-Kurven**
a) Potentiostatische Coulometrie
b) Galvanostatische Coulometrie

Die Ermittlung der verbrauchten Ladungsmenge erfolgt graphisch oder elektronisch. Die durch einen Stromkreis transportierte Ladung (Q) ist bei veränderlicher Stromstärke durch das Zeitintegral der Stromstärke gegeben (siehe ▫Abb. 10.8a).

Galvanostatische Coulometrie: Diese Methode, bei der das Produkt aus Stromstärke und Elektrolysezeit als Messgröße dient, zeichnet sich durch eine kürzere Elektrolysedauer aus. Sie erfordert jedoch die Indizierung des Endpunktes (t_e) mit chemischen (*Indikatoren*) oder elektrochemischen Verfahren (siehe ▫Abb. 10.8b). Durch die zur Konstanthaltung des Stromes laufende Erhöhung der Spannung können Nebenreaktionen auftreten, die das Analysenergebnis verfälschen. Diese Schwierigkeiten lassen sich durch eine *indirekte* Arbeitsweise (**Coulometrische Titration**) vermeiden [vgl. **MC-Fragen Nr. 792, 847, 848, 852**].

Aus coulometrischen Messgrößen (Q, I, t) lassen sich mithilfe des Faradayschen Gesetzes ($Q = m \cdot n \cdot F/M$) unterschiedliche Analysendaten berechnen [in Klammer Nr. der MC-Frage], wie zum Beispiel:

[**856**] Für die Abscheidung von m = 0,216 g Silber (A_r = 108, n =1) ist eine Ladung (Q) erforderlich von:

$Q = m \cdot n \cdot F/Ar = 0{,}216 \cdot 1 \cdot 96500/108 = 193\ A{\cdot}s$

Bei einer Elektrolysedauer von 2000 s entspricht dies einer Stromstärke (I) von:

I = Q/t = 193 A·s/2000 s = **96,5 mA**

[**857**] Aufgrund des Reduktionsvorganges [$Cu^{2+} + 2\,e^- \rightarrow Cu$ (n=2)] sind zur elektrolytischen Abscheidung von 1 Mol Kupfer (Cu) eine Ladung von Q = 193000 A·s notwendig. Bei einer Stromstärke von I = 32 A führt dies zu einer Elektrolysedauer von:

t = Q/I = 193000 A·s/32 A = 6031 s ≈ **100 min**

[**863**] Wie in Aufgabe Nr. 857 angeführt, ist zur Abscheidung von 1 Mol Cu aus einer Cu(II)-Salzlösung insgesamt eine Ladung von Q = 193000 A·s erforderlich. Fließt ein Strom von I = 2 A über einen Zeitraum von t = 24000 s durch eine wässrige $CuSO_4$-Lösung, so entspricht dies einer Ladung (Q) von:

Q = I · t = 2 A · 24000 s = 48000 A·s

Mit dieser Ladungsmenge können etwa **¼ Mol Cu** kathodisch abgeschieden werden.

Zu weiteren Berechnungen siehe Fragenband und Kommentierung der **MC-Fragen Nr. 858–862**.

10.4.2 Coulometrische Titrationen

Hierbei wird ein Hilfsreagenz, das als Titrator fungiert, elektrolytisch erzeugt und coulometrisch statt volumetrisch gemessen. Da das „Hilfsreagenz" (im Überschuss) das Elektrodenpotential stabilisiert, werden Nebenreaktionen weitgehend verhindert. Ein Vorteil der Coulometrie ist somit, dass sie Reagenzien (z. B. Ti^{3+}-Ionen) zugänglich macht, die als Maßlösung nur schwer zu handhaben sind [vgl. **MC-Frage Nr. 849**].

Beispielsweise kann in einer **Redoxtitration** *Arsenit* (AsO_3^{3-}) mit anodisch aus einer Iodid-Lösung (Hilfsreagenz) erzeugtem *Iod* (I_2) zu *Arsenat* (AsO_4^{3-}) oxidiert werden. Der Titrationsendpunkt wird *extern* durch das Auftreten einer Blaufärbung nach Zusatz von Stärke-Lösung angezeigt oder aus der Stromstärke und der Elektrolysedauer bis zum Endpunkt der Titration berechnet [vgl. **MC-Frage Nr. 854**].

$$2\,I^- \xrightarrow{\text{anodische Oxidation}} I_2 + 2\,e^-$$

$$AsO_3^{3-} + H_2O + I_2 \xrightarrow[\text{Stärke}]{} AsO_4^{3-} + 2\,HI$$

In ähnlicher Weise kann auch die Bestimmung von *Ascorbinsäure* oder die Bestimmung von *Wasser* nach Karl-Fischer mittels coulometrischer Titration (galvanostatische Coulometrie) mit anodisch erzeugtem *Iod* erfolgen [vgl. **MC-Fragen Nr. 855, 1871**].

Wie Iod lassen sich auch *Chlor*, *Brom* oder *Cer*(IV)-*Ionen* in situ durch anodische Oxidation aus den entsprechenden Halogeniden oder Cer(III)-Salzen erzeugen und zur Bestimmung von Reduktionsmitteln verwenden. Oxidationsmittel lassen sich am besten mit Fe(II)-Ionen titrieren, die durch kathodische Reduktion von Eisen(III)-Salzen hergestellt wurden [vgl. **MC-Frage Nr. 847**].

Bei **Neutralisationsanalysen** werden kathodisch erzeugte Hydoxid-Ionen oder anodisch erzeugte Protonen (Hydroxonium-Ionen) als Titrator verwendet.

Kathode: $2\,H_2O + 2\,e^- \rightarrow 2\,\mathbf{HO^-} + H_2\uparrow$
Anode: $2\,H_2O \rightarrow 4\,\mathbf{H^+} + O_2\uparrow + 4\,e^-$

Als Elektrolyte dienen Neutralsalze wie Kaliumchlorid (KCl), Kaliumbromid (KBr) oder Natriumsulfat (Na_2SO_4).

Säuren wie *Essigsäure* oder *Acetylsalicylsäure* werden mit KCl als Leitelektrolyt im Kathodenraum titriert. Dabei laufen an zwei Pt-Elektroden folgende Teilprozesse ab [vgl. **MC-Fragen Nr. 849, 851, 1746, 1784**]:

Kathodenraum (Pt): $2\,H_2O + 2\,e^- \rightarrow 2\,\mathbf{HO^-} + H_2$
bzw.: $2\,H_3O^+ + 2\,e^- \rightarrow 2\,H_2O + H_2$
Anodenraum (Pt): $2\,Cl^- \rightarrow Cl_2 + 2\,e^-$

Verwendet man Kaliumbromid als Leitelektrolyt, so entsteht durch anodische Oxidation Brom (Br_2) bzw. bei der coulometrischen Titration mit einer Ag- und einer Pt-Elektrode entsteht an der Anode Silberbromid (AgBr).

Anodenraum (Ag): $Br^- + Ag \rightarrow AgBr + e^-$

Basen wie *Ephedrin* können im Kathodenraum nicht bestimmt werden. Sie werden durch anodisch erzeugte Protonen neutralisiert.

Da in den wässrigen Lösungen dieser Elektrolyte an Pt-Elektroden sowohl H^+- als auch HO^--Ionen entstehen können, müssen Kathoden- und Anodenraum der coulometrischen Zelle durch ein Diaphragma voneinander getrennt werden. Diese Trennung von Anoden- und Kathodenraum ist generell bei der Durchführung coulometrischer Titrationen von Bedeutung, um eine elektrochemische Reaktion des Titrators mit der anderen Elektrode zu vermeiden.

Die Coulometrie ist auch einsetzbar bei **Fällungsanalysen** (Erzeugung von Hg(I)- oder Ag(I)Ionen durch anodische Oxidation des betreffenden Metalls) und bei **komplexometrischen Titrationen** (Freisetzung von EDTA aus Hg-edetat durch kathodische Abscheidung von Hg) [vgl. **MC-Frage Nr. 847**].

10.5 Voltammetrie (Polarographie)

Voltammetrie, eine Abkürzung für **Voltam**pero**metrie**, ist ein elektroanalytisches Verfahren, bei dem der durch eine elektrochemische Reaktion (anodische Oxidation oder kathodische Reduktion) verursachte Strom (I) in Abhängigkeit von der angelegten Spannung (U) aufgezeichnet wird. Der aus der Verwendung von *Mikroelektroden* resultierende geringe Stoffumsatz ermöglicht eine oftmalige Wiederholung der Analyse.

○ Abb. 10.9 zeigt typische voltammetrische Strom-Spannungs-Kurven für kathodische Reduktionsprozesse. Die Kenngrößen dieser I/U-Kurven erlauben sowohl *qualitative* als auch *quantitative Aussagen* über die zu analysierenden Substanzen.

Bei der **Voltammetrie an stationären Mikroelektroden** werden spitzenförmige Strom-Spannungs-Kurven registriert. Das *Spitzenpotential* (U_{Sp}) kann zum qualitativen Nachweis von Substanzen herangezogen werden, die *Spitzenstromstärke* (I_{Sp}) dient zur quantitativen Auswertung des Voltammogramms.

Die **Voltammetrie an einer Quecksilbertropfelektrode** in nicht-gerührter Lösung liefert stufenförmige I/U-Kurven. Das *Halbstufenpotential* ($U_{1/2}$) ermöglicht eine qualitative, der *Diffusionsgrenzstrom* (I_D) eine quantitative Bestimmung von Substanzen.

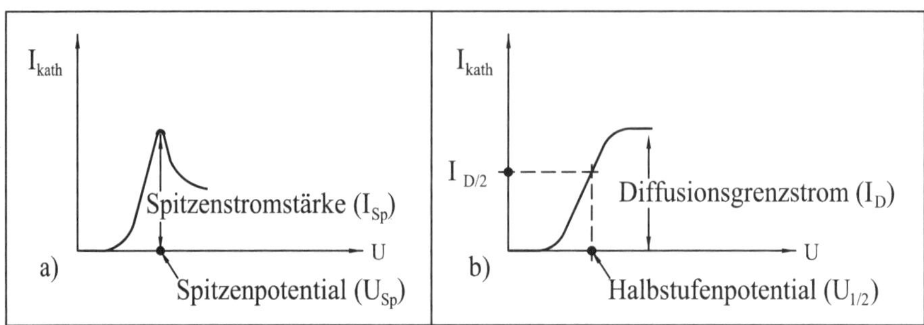

Abb. 10.9 Idealisierte voltammetrische Strom-Spannungs-Kurven
a) an stationären Elektroden
b) an der Quecksilbertropfelektrode

Die Voltammetrie an einer Tropfelektrode, die in den nachfolgenden Abschnitten detaillierter vorgestellt werden soll, wird auch als **Polarographie** bezeichnet.

10.5.1 Grundlagen der Polarographie

Grundlage des polarographischen Verfahrens ist die Messung des Stromflusses (I) zwischen einer **Quecksilbertropfelektrode** (QTE) (im Englischen: DME = droping mercury electrode) als Arbeitselektrode und einer Bezugselektrode in Abhängigkeit von der angelegten Spannung (U), verbunden mit einer automatischen Registrierung der Strom-Spannungs-Kurve (**Polarogramm**). Der elektrochemische Prozess, bei dem nur ein Teil der elektroaktiven Substanz umgesetzt wird, findet an der QTE statt; *Messgröße* ist der sog. **Diffusionsgrenzstrom** (I_D). Voraussetzung für die Durchführung polarographischer Analysen ist die *Diffusionskontrolle* der Stromstärke [vgl. **MC-Fragen Nr. 775, 783, 788, 864–866**].

Je nach Art des verwendeten Stromes unterscheidet man zwischen *Gleichstrompolarographie* und *Wechselstrompolarographie*.

10.5.1.1 Theorie der polarographischen Strom-Spannungs-Kurven

Die polarographische Zelle, die mit einer Quecksilbertropfelektrode als Kathode und einer GKE als Referenzelektrode ausgestattet ist, wird mit der *sauerstofffreien* Analysenlösung eines *reduzierbaren* Stoffes (**Depolarisator**) gefüllt. Der Lösung wird zur Erhöhung der elektrischen Leitfähigkeit ein großer Überschuss eines inerten Elektrolyten (**Grundelektrolyt, Leitsalz**) wie z. B. KCl zugesetzt. Legt man an die polarographische Zelle von außen eine zunehmend negative *Gleichspannung* an, dann erhält man das in Abb. 10.10 dargestellte **Polarogramm (I/U-Kurve)**. Hierbei ist es üblich, negative Spannungen nach rechts (x-Achse) und kathodische Ströme nach oben (y-Achse) aufzutragen [vgl. **MC-Fragen Nr. 788, 871**].

Die Strom-Spannungs-Kurve gliedert sich in drei Abschnitte:

1. *Solange die polarisierende Spannung nicht zur Reduktion des Depolarisators bzw. des Leitsalzes ausreicht, ist der Strom im Messbereich praktisch gleich Null.*

Der geringe Strom, der dennoch fließt, wird **Grundstrom** oder **Reststrom** genannt. Für sein Zustandekommen sind mehrere Ursachen maßgebend, von denen zwei näher diskutiert werden sollen.

- Zum einen werden Verunreinigungen wie z. B. **Luftsauerstoff** reduziert. Der gelöste Sauerstoff kann zwar durch Einleiten eines Inertgases wie *Stickstoff* (Entlüftung) weitgehend aus der Analysenlösung verdrängt werden, geringe Spuren, die zu einem Faradayschen Strom führen, sind aber in den meisten Fällen noch vorhanden. In neutralen und alkalischen Lösungen kann der Sauerstoff auch durch Zugabe von Natriumsulfit (Na_2SO_3) beseitigt werden. Sauerstoff wird an der QTE in *zwei* Stufen – zunächst zu Wasserstoffperoxid, dann zu Wasser – reduziert [vgl. **MC-Fragen Nr. 877, 886, 890, 895**]:

  bei ca. -0,1 V: $O_2 + 2\ H^+ + 2\ e^- \longrightarrow H_2O_2$
  bei ca. -0,9 V: $H_2O_2 + 2\ H^+ + 2\ e^- \longrightarrow 2\ H_2O$

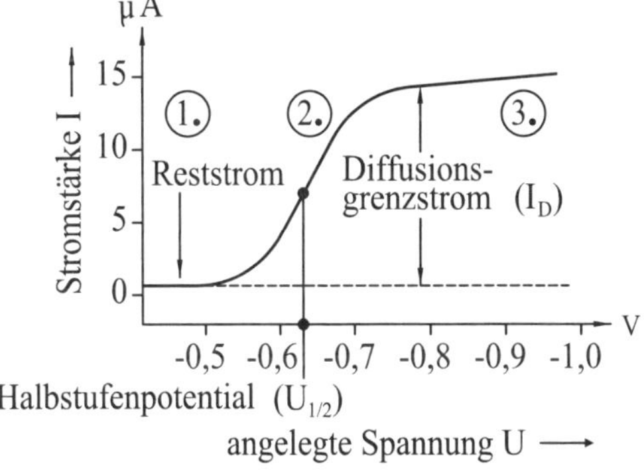

Abb. 10.10 Idealisiertes Polarogramm

- Die zweite Ursache, der sogenannte **kapazitive Ladestrom**, ein nicht-faradayscher Strom, ist prinzipieller Natur.

Die Hg-Oberfläche wirkt zusammen mit der sie umgebenden Lösung wie ein Kondensator mit kontinuierlich zunehmender Kapazität. Der Oberflächenzuwachs des Hg-Tropfens muss wie ein Kondensator auf die anliegende Zellspannung aufgeladen werden; es erfolgt praktisch keine Entladung der Ionen, sondern lediglich ihre Überführung zur Elektrode unter Ausbildung einer elektrochemischen Doppelschicht (siehe Kap. 10.1.2.5).

Da sich die Hg-Oberfläche während des Tropfenwachstums stetig vergrößert, wächst der Kapazitäts- oder Ladestrom solange, bis der Hg-Tropfen seine maximale Größe erreicht hat. Durch Abfallen des Tropfens und Anwachsen eines neuen Tropfens *oszilliert* der Ladestrom.

Der kapazitive Ladestrom überlagert das Messsignal und begrenzt die **Empfindlichkeit** der Polarographie; der Diffusionsgrenzstrom muss stets größer sein als der Ladestrom [vgl. **MC-Frage Nr. 867**].

Die Nachweisgrenze der klassischen Gleichspannungspolarographie von etwa 10^{-5} mol/l wird bestimmt durch das Verhältnis der Größe des Faradayschen Stromes (Diffusionsgrenzstrom) zur Größe des kapazitiven Ladestromes.

2. *Bei weiter anwachsendem (negativen) Potential nimmt die Stromstärke zu und die I/U-Kurve steigt in einem schmalen Spannungsbereich steil an.*

Dieser S-förmige Teil der Kurve wird auch als *polarographische Stufe* bezeichnet; der Anstieg der Stromstärke ist bedingt durch die einsetzende Reduktion des Depolarisators.

Die Lage der polarographischen Stufe wird durch das sog. **Halbstufenpotential** ($U_{1/2}$) gekennzeichnet. Darunter versteht man den Spannungswert, bei dem die Zellstromstärke der Hälfte des Diffusionsgrenzstromes entspricht. Da jedes reduzierbare System eine ganz bestimmte Zersetzungsspannung besitzt, kann das Halbstufenpotential zur *Identifizierung* (qualitativer Nachweis) der elektroaktiven Teilchen herangezogen werden [vgl. **MC-Fragen Nr. 872, 873**].

Der Wert des Halbstufenpotentials einer elektroaktiven Substanz ist unabhängig von der Konzentration und einigen apparativen Parametern (Ausflussgeschwindigkeit, Tropfzeit des Quecksilbers), wird aber von der Zusammensetzung der Grundlösung (Art des Leitsalzes) beeinflusst. Das Halbstufenpotential stimmt mit dem Standardpotential überein (siehe Kap. 10.1.3.6). In ▫Tab. 10.6 sind die Halbstufenpotentiale einiger Metallionen bezogen auf die GKE als Bezugselektrode und KCl als Leitsalz aufgelistet [vgl. **MC-Fragen Nr. 865, 874**].

Die Lage einer polarographischen Stufe wird durch das Halbstufenpotential ($U_{1/2}$) bei halber Höhe des Grenzstromes gekennzeichnet. Die Ermittlung des Halbstufenpotentials dient zur qualitativen Bestimmung einer Substanz.

▫ **Tab. 10.6 Halbstufenpotentiale ausgewählter Kationen (Grundelektrolyt: 1 M-KCl-Lösung)**

Ion	$U_{1/2}$ (V)	Ion	$U_{1/2}$ (V)	Ion	$U_{1/2}$ (V)
K^+	– 2,17	Ni^{2+}	– 1,10	Cd^{2+}	– 0,62
Mn^{2+}	– 1,58	Tl^+	– 0,46	Pb^{2+}	– 0,44
Fe^{2+}	– 1,33	Sn^{2+}	– 0,46	Cu^+	– 0,23
Co^{2+}	– 1,20	Zn^{2+}	– 1,00	Cu^{2+}*	– 0,21

*Reduktion zu Cu(I)

3. *Bei Erhöhung der Elektrodenspannung im Bereich des S-förmigen Kurvenabschnitts nimmt die Zahl der pro Zeiteinheit reduzierten Depolarisatorteilchen und damit die Stromstärke zu. Es bildet sich an der Oberfläche des Hg-Tropfens eine dünne Diffusionsgrenzschicht aus, bis schließlich* **alle** *durch* **Diffusion** *an die Hg-Oberfläche gelan-*

genden Teilchen unmittelbar reduziert werden. Die Strom-Spannungs-Kurve läuft nun als Parallele zum Reststrom weiter.

Die Stromstärke bleibt danach bei weiterer Erhöhung der Elektrodenspannung konstant, da bei unveränderter Temperatur der Konzentrationsausgleich und damit der Stofftransport zur Kathode durch die *Diffusionsgeschwindigkeit* der Depolarisatormoleküle begrenzt ist.

Im Potentialbereich des Diffusionsstromes ist die Konzentration der elektroaktiven Substanz an der Elektrodenoberfläche niedriger als in größerer Entfernung von der Elektrode. Der Zustrom an Depolarisator zur Elektrode hängt ab von der Differenz der Konzentrationen innerhalb der Lösung und an der Elektrode. Diese Differenz erreicht ihren Höchstwert, wenn die Konzentration des Depolarisators an der Elektrodenoberfläche durch vollständige Umsetzung praktisch Null ist.

Aus diesem Grund strebt die Stromstärke *stets* einem bestimmten Grenzwert (**Diffusionsgrenzstrom**) (I_D) zu, der durch weitere Spannungsvergrößerung nicht mehr verändert werden kann. Der Diffusionsgrenzstrom, ein Faradayscher Strom, wird im Polarogramm als sog. *Stufenhöhe* sichtbar.

Der – hinsichtlich des Reststromes korrigierte – Diffusionsgrenzstrom, der durch Diffusion und spontane Reduktion des zu bestimmenden Stoffes an der Kathodenoberfläche zustande kommt und zu einer Polarisierung der Elektrode führt, ist der Depolarisatorkonzentration proportional. Diese direkte Proportionalität ist Grundlage für die quantitative Auswertung des Polarogramms mit Hilfe der Ilkovič-Gleichung (siehe Kap. 10.5.1.7 und **MC-Fragen Nr. 865, 866, 871, 889**).

Anzumerken ist, dass der Wert des Diffusionsgrenzstromes auch von anderen Vorgängen als dem der Diffusion bestimmt werden kann. An dieser Stelle sind vor allem kinetische und adsorptive Vorgänge zu nennen, wenn diese *langsamer* verlaufen als die Diffusion; man spricht dann von **kinetischen** oder **adsorptiven Strömen** (siehe Kap. 10.5.1.6).

Da bei der Voltammetrie der Transport der Substanzen zur Elektrode auf einer *Diffusionserscheinung* beruht und nicht wie bei der Elektrolyse durch Coulomb-Kräfte (Überführung, Migration) verursacht wird, stellt die Ladung der Teilchen kein Hindernis für die voltammetrische Bestimmung dar. Das Phänomen der Diffusion setzt keine Ladung voraus. Deshalb sind neben *Kationen* auch *Anionen* und *ungeladene Moleküle* (Neutralteilchen) an der *negativen* Elektrode elektrochemisch aktiv [vgl. **MC-Frage Nr. 887**].

Als Beispiele für polarographisch aktive Anionen seien *Chromat* (CrO_4^{2-}), *Bromat* (BrO_3^-), *Iodat* (IO_3^-), *Sulfit* (SO_3^{2-}), *Nitrat* (NO_3^-), *Nitrit* (NO_2^-), *Plumbat* ($HPbO_2^-$) und *Zincat* (ZnO_2^{2-}) genannt. Der Elektrodenvorgang für Chromat bei etwa $U_{1/2}$ = -0,85 V lautet:

$$CrO_4^{2-} + 5\,(H^+) + 3\,e^- \rightarrow Cr(OH)_3 + H_2O$$

Es ist einleuchtend, dass keine Chromat-Ionen die Kathode erreichen können, wenn die elektrostatische Anziehung die allein treibende Kraft wäre.

Da der *Stoffumsatz* an der QTE minimal ist, bleibt die Konzentration des zu bestimmenden Stoffes in der Lösung praktisch konstant. Es wird auch bei *wiederholter* Aufnahme eines Polarogramms immer der gleiche Wert für I_D ermittelt. Die an der Quecksilbertropfelektrode erhaltenen Strom-Spannungs-Kurven zeichnen sich somit durch eine hohe *Reproduzierbarkeit* aus.

10.5.1.2 Depolarisatoren

Als *Depolarisatoren* bezeichnet man ganz allgemein an Elektroden oxidierbare oder reduzierbare Substanzen.

Depolarisatoren können **Kationen** sein, die entweder zum Metall oder zu einer niederen Wertigkeitsstufe reduziert werden [vgl. **MC-Frage Nr. 891**].

$Pb^{2+} + 2\,e^- \longrightarrow Pb \longrightarrow$ Pb-Amalgam
$Cd^{2+} + 2\,e^- \longrightarrow Cd \longrightarrow$ Cd-Amalgam
$Zn^{2+} + 2\,e^- \longrightarrow Zn \longrightarrow$ Zn-Amalgam
$Cu^{2+} + e^- \longrightarrow Cu^+$ $(U_{1/2} = -0{,}21\ V)$
$Cu^+ + e^- \longrightarrow Cu$ $(U_{1/2} = -0{,}23\ V)$

Darüber hinaus lassen sich **Anionen** wie Iodat (IO_3^-) oder Sulfit (SO_3^{2-})

$$IO_3^- + 9\,H^+ + 6\,e^- \longrightarrow I^- + 3\,H_3O^+$$
$$SO_3^{2-} + 2\,H^+ + 2\,e^- \longrightarrow SO_2^{2-} + H_2O$$

sowie **Neutralmoleküle**, die oxidierbare oder reduzierbare Gruppen enthalten, polarographisch bestimmen. Die Elektrodenvorgänge, die hierbei ablaufen, werden im Kapitel 10.5.3 noch detailliert beschrieben.

10.5.1.3 Rolle des Leitsalzes (Grundelektrolyt)

Als Leitsalze bezeichnet man **Elektrolyte**, die im großen (50–100fachen) Überschuss bei elektrochemischen Prozessen eingesetzt werden. Leitelektrolyte sollen nicht in die elektrochemische Reaktion eingreifen und fast ausschließlich den gesamten Ladungstransport in der Zelle übernehmen. Sie *verhindern* den durch Überführung des Depolarisators zur Elektrode bedingten *Wanderungs-* oder *Migrationsstrom* [vgl. **MC-Fragen Nr. 869, 870, 886**].

Verwendet man z. B. **Kaliumchlorid** als Grundelektrolyt, so wandern nach Anlegen der Spannung K^+- und Cl^--Ionen zur Kathode bzw. Anode. Das Chlorid-Ion reagiert mit dem Hg unter Bildung von Kalomel (Hg_2Cl_2).

$$2\,Cl^- + 2\,Hg \longrightarrow Hg_2Cl_2 + 2\,e^-$$

Die Kalium-Ionen können an der Kathode nicht entladen werden und umgeben sie als Ionenwolke. Die positive Ladung dieser Wolke neutralisiert zum Großteil das von der Kathode ausgehende negative Feld, sodass an dieser Stelle praktisch kein Feldgradient mehr vorliegt.

Darüber hinaus erfüllt das Leitsalz noch weitere Aufgaben:

- Es setzt den Widerstand der Lösung herab und sorgt dafür, dass der Spannungsabfall in der Zelle klein gehalten werden kann.

- Durch die gute Leitfähigkeit der Lösung erhält man Kurven von hoher Steilheit.
- Der Aktivitätskoeffizient des Depolarisators nimmt durch die hohe Konzentration einen konstanten, von der Depolarisatorkonzentration unabhängigen Wert an; erst dadurch wird das Halbstufenpotential unabhängig von der Konzentration des Depolarisators.

Der zugesetzte Elektrolyt kann auch als Puffer oder Komplexbildner fungieren. In diesem Zusammenhang ist anzumerken, dass sich die Lage des Halbstufenpotentials durch *Komplexbildung* der elektroaktiven Teilchen mit Bestandteilen der Grundlösung verändern kann.

Häufig gebrauchte Grundlösungen sind Universalpuffer nach Britton-Robinson, aber auch einfache Puffer wie Acetat-, Ammoniak-, Borat-, Citrat- oder Phosphat-Pufferlösungen mit einer durchschnittlichen Konzentration von 0,1 mol/l. Der *Britton-Robinson-Puffer* wird im pH-Bereich 2-12 eingesetzt und besteht aus einen Gemisch von Borsäure (0,04 M), Phosphorsäure (0,04 M) und Essigsäure (0,04 M), das mit Natriumhydroxid-Lösung (0,02 M) auf den jeweils gewünschten pH-Wert eingestellt wird.

Zur besseren Löslichkeit organischer Substanzen kann die Grundlösung mit einem organischen Lösungsmittel (DMF, Acetonitril u. a.) versetzt werden, ohne dass die Elektrodenreaktion prinzipiell beeinflusst wird. Erst wenn wasserfreie organische Solventien verwendet werden, kommt es häufig zu einer Änderung des Reaktionsmechanismus. Als Elektrolyte in nichtwässrigem Milieu finden vor allem **Tetraalkylammoniumsalze** ($R_4N^+X^-$) wie z. B. Tetrabutylammoniumbromid Anwendung.

Zur Abhängigkeit des Anwendungsbereiches polarographischer Analysen von der Zusammensetzung der Grundlösung siehe Kapitel 10.5.2.1.

10.5.1.4 Anodische Stufen

Manche Substanzen liefern wohldefinierte polarographische Stufen eher mit der anodisch als mit der kathodisch geschalteten Quecksilbertropfelektrode. Die Elektrodenreaktion ist dann keine Reduktion sondern eine anodische Oxidation. Beispiele hierfür sind die polarographische Bestimmung der **Ascorbinsäure** unter Oxidation zu Dehydroascorbinsäure oder die Auflösung des Elektrodenquecksilbers [vgl. **MC-Fragen Nr. 876, 1748**].

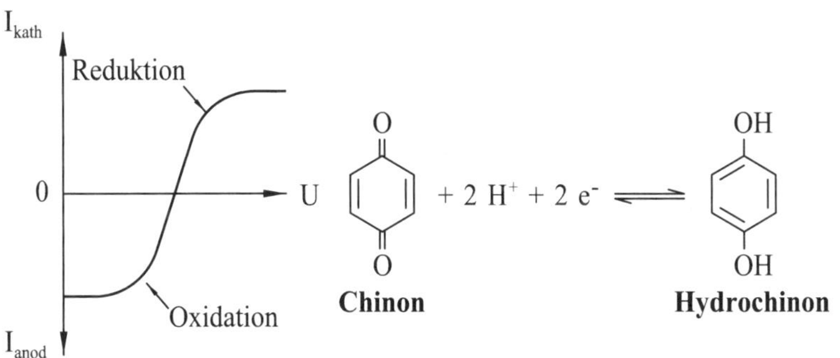

Abb. 10.11 Polarogramm von Chinhydron (idealisiert)

Für einen *anodischen Strom* ist charakteristisch, dass Elektronen von den an der Elektrodenreaktion beteiligten Teilchen auf die Quecksilberelektrode übertragen werden. Auch ein anodischer Grenzstrom kann diffusionskontrolliert sein. Bei solchen Analysen darf das Leitsalz nicht mit Quecksilber-Ionen reagieren.

Enthält eine Lösung anodisch oxidierbare und kathodisch reduzierbare Teilchen zugleich, so finden sich in der I/U-Kurve sowohl anodische als auch kathodische Stufen. In o Abb. 10.11 ist die Strom-Spannungs-Kurve für **Chinhydron**, einer 1:1-Verbindung aus Hydrochinon und 1,4-Benzochinon, schematisiert wiedergegeben.

Hydrochinon wird in wässriger Lösung bei pH=6 zunächst zum Chinon oxidiert und anschließend wird das gelöste Chinon zu Hydrochinon reduziert.

10.5.1.5 Polarographische Maxima

Häufig beobachtet man, dass nach Erhöhung der angelegten Spannung die Stromstärke nach vorübergehendem Anstieg, z. B. durch Entladung eines Ions, wieder abfällt, wodurch in der I/U-Kurve ein *Maximum* entsteht, wie dies Kurve „a" in o Abb. 10.12 zeigt.

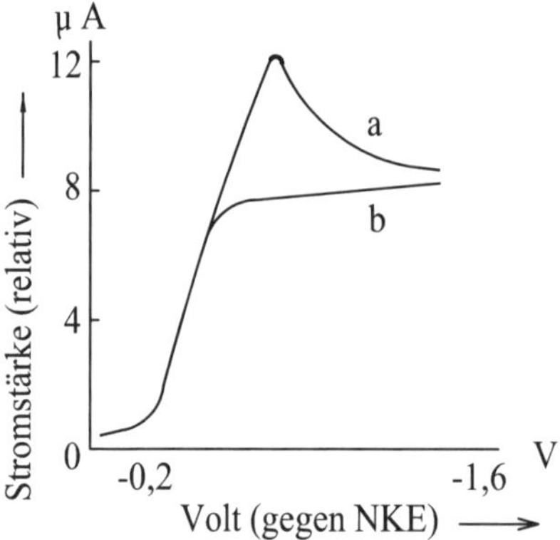

o Abb. 10.12 Polarographisches Maximum (idealisiert)

Diese Erscheinung lässt sich durch turbulente (konvektive) Strömungen in der unmittelbaren Tropfenumgebung deuten, wodurch mehr elektroaktive Teilchen zur Elektrode gelangen, als dies durch reine Diffusion der Fall wäre. Maxima entstehen sowohl bei kathodischen als auch bei anodischen Diffusionsströmen.

Eine *Auswertung* des Polarogramms ist in Gegenwart von Maxima *nicht* möglich. Die Bildung eines Maximums lässt sich fast immer durch Zugabe geringer Mengen einer hochmolekularen, oberflächenaktiven Substanz zur Grundlösung unterbinden. Besonders *Gelatine* ist hierfür geeignet. (Kurve „b" in o Abb. 10.12 wurde nach Zusatz von 0,02% Gelatine aufgenommen.)

10.5.1.6 Kinetische Ströme

Bei kinetischen Strömen wird der Diffusionsgrenzstrom durch die *Geschwindigkeit* einer in der Elektrodenumgebung ablaufenden chemischen Reaktion bestimmt. Dabei unterscheidet man in Bezug auf die Durchtrittsreaktion zwischen vorgelagerten, parallel ablaufenden und nachfolgenden Reaktionen.

Bisher wurden vor allem vorgelagerte Reaktionen studiert, bei denen die polarographisch aktive Form aus einer inaktiven Form gebildet wird, mit der sie sich in einem dynamischen Gleichgewicht befindet.

Ein typisches Beispiel hierfür ist die kathodische Reduktion von **Formaldehyd** in wässriger Lösung zu Methanol. Es stellt sich ein Gleichgewicht ein zwischen hydratisierten und freien Formaldehydmolekülen, von denen nur die freien Moleküle reduzierbar sind.

$$H_2C(OH)_2 \rightleftharpoons H_2C{=}O + H_2O$$

In wässriger Lösung beträgt das Verhältnis von freien zu hydratisierten Molekülen etwa $1:10^4$. Werden die freien Moleküle durch den Elektrodenprozess verbraucht, so wird das Gleichgewicht im elektrodennahen Raum gestört und es bilden sich neue freie Moleküle aus den hydratisierten. Der Diffusionsgrenzstrom hängt daher von der Dehydratisierungsgeschwindigkeit ab.

Kinetische Ströme beobachtet man auch bei der Reduktion von **Aldosen**, bei denen in wässriger Lösung ein Gleichgewicht zwischen der überwiegenden cyclischen Halbacetalform und der offenkettigen Aldehydform besteht.

10.5.1.7 Ilkovič-Gleichung

Die Ilkovič-Gleichung stellt eine lineare Beziehung her zwischen dem Diffusionsgrenzstrom (I_D) und der Konzentration (c) der zu bestimmenden Substanz und bildet die Grundlage für die quantitative Auswertung eines Polarogramms [vgl. **MC-Fragen Nr. 865, 866, 878–883, 889**].

$$\mathbf{I_D = 607 \cdot n \cdot c \cdot D^{1/2} \cdot m^{2/3} \cdot t^{1/6}}$$

I_D = mittlere Diffusionsgrenzstromstärke (µA)
n = Zahl der am Elektrodenprozess pro Teilchen beteiligten Elektronen (Wertigkeitswechsel)
c = Konzentration des Depolarisators ($mmol \cdot l^{-1}$)
D = Diffusionskoeffizient des Depolarisators ($cm^2 \cdot s^{-1}$)
m = Masse des pro Sekunde durch die Kapillare fließenden Quecksilbers ≡ Ausflussgeschwindigkeit des Quecksilbers ($mg \cdot s^{-1}$)
t = Tropfzeit (s) ≡ Zeit zwischen zwei aufeinanderfolgenden Tropfen.

Voraussetzung für die Gültigkeit der Ilkovič-Gleichung ist der diffusionskontrollierte Transport des Depolarisators zur Elektrode. Darüber hinaus ist anzumerken, dass nur der mittlere Diffusionsgrenzstrom angegeben wird, weil I_D während des Tropfenwachstums ansteigt, mit dem Abfallen des Tropfens zurückgeht und bei einem neuen Tropfen wieder zunimmt. Es kommt also während des Tropfenvorgangs zu periodischen Stromstärkeschwankungen um den Mittelwert von I_D. Durch geeignete Vorrichtungen können diese Schwankungen gedämpft werden, sodass man eine Wellenlinie erhält.

Die Werte von **m** und **t** ändern sich nicht nur mit der Kapillare und dem Druck des Quecksilbers (Behälterhöhe), sondern auch mit dem angelegten Potential.
Obwohl die **Temperatur** nicht explicit in der Ilkovič-Gleichung auftritt, ist sie von großer Bedeutung, da außer n alle übrigen Faktoren der Gleichung in einem gewissen

Umfange temperaturabhängig sind. Den größten Einfluss übt die Temperatur über die Temperaturabhängigkeit des *Diffusionskoeffizienten* aus [vgl. **MC-Frage Nr. 886**].

Da sich der Diffusionskoeffizient mit der *Viskosität* des Mediums ändert, wird eine solche Abhängigkeit auch für den Diffusionsstrom gefunden [vgl. **MC-Frage Nr. 866**].

10.5.1.8 Auswertung eines Polarogramms

- **Qualitative Analyse**
  Für jede Substanz, die an der Mikroelektrode oxidiert oder reduziert wird, ist das *Halbstufenpotential* ($U_{1/2}$) eine charakteristische Kenngröße, die zu ihrer Identifizierung herangezogen werden kann.
- **Quantitative Analyse**
  Absolutmethode: Der Zusammenhang zwischen der *Größe des Diffusionsgrenzstromes* und der Konzentration des Depolarisators ist durch die Ilkovič-Gleichung gegeben. Falls die weiteren Faktoren der Gleichung bekannt sind oder gemessen werden können, lässt sich die Stoffmengenkonzentration unmittelbar berechnen. Der einzige Parameter, der sich auf unabhängige Weise nur schwer bestimmen lässt, ist der Diffusionskoeffizient (D), sodass die Absolutmethode keine allzu große praktische Bedeutung besitzt.
  Relativmethode: Hierfür bereitet man eine oder mehrere Standardlösungen des Depolarisators bekannter Konzentration und bestimmt in ihnen unter identischen Messbedingungen wie in der zu analysierenden Probenlösung die Strom-Spannungs-Kurve. Die Ilkovič-Gleichung kann jetzt in einer vereinfachten Form angewendet werden:

  $$I_D = K \cdot c$$

  Der Proportionalitätsfaktor (K) lässt sich, wie in ○Abb. 10.13 gezeigt, graphisch oder rechnerisch eliminieren. Die Grundlagen des Kalibrierverfahrens wurden im Kapitel 4.6.1 vorgestellt. Darüber hinaus kann auch die im Kapitel 4.8 beschriebene Standardadditionsmethode zur quantitativen Auswertung des Polarogramms einer Probenlösung herangezogen werden. Die unbekannte Konzentration (c_x) einer Untersuchungslösung berechnet sich aus der bekannten Konzentration (c_{St}) einer Standardlösung und den Messwerten (I_D) von Probe und Standardlösung nach dem Kalibrierkurvenverfahren mithilfe folgender Gleichung:

  $$c_x = c_{St} \cdot \frac{I_D(\text{Probe})}{I_D\,(\text{Standard})}$$

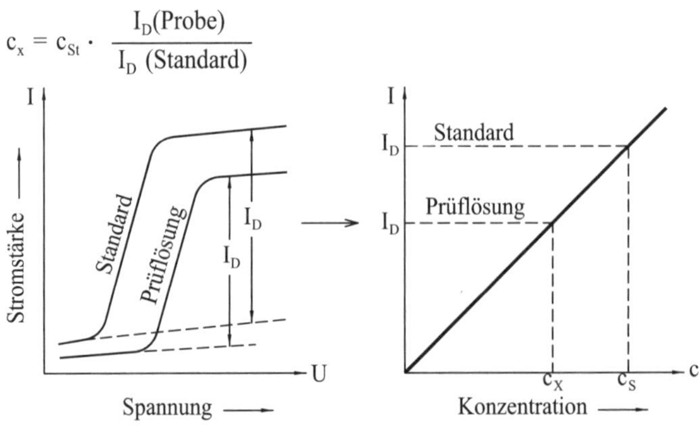

○ **Abb. 10.13 Kalibrierkurvenverfahren zur Auswertung von Polarogrammen**

10.5.1.9 Weitere polarographische Verfahren

Wie bereits ausgeführt begrenzt der *kapazitive Ladestrom* die *Nachweisgrenze* polarographischer Analysen, weil ab einer Depolarisator-Konzentration von etwa **10^{-5} mol/l** die polarographischen Stufen so klein sind, dass sie vom Ladestrom stark deformiert werden und dann nicht mehr auswertbar sind (siehe auch Kap. 10.5.1.1).

An Methoden, die das Verhältnis von Faradayschem Diffusionsstrom und kapazitivem Ladestrom günstiger gestalten, sind zu nennen:

- **Tastpolarographie**: Hier wird der Strom nur in einem kurzen Zeitintervall gegen Ende des Tropfenwachstums registriert. Zu diesem Zeitpunkt ist der Ladestrom relativ am kleinsten.

- **Differenz-Pulspolarographie**: Bei dieser Methode werden dem linearen Spannungsanstieg der Gleichspannungspolarographie kleine Spannungspulse von 5–100 mV in den letzten 60 ms der Lebensdauer eines Quecksilbertropfens überlagert.
  Der Strom wird unmittelbar vor dem Puls und in den letzten 17 mS des Pulses gemessen. Durch den Polarographen wird der erste gemessene Strom vom zweiten subtrahiert und gegen das zu Beginn des Pulses angelegte Potential aufgetragen. Das resultierende Polarogramm (Signal) ähnelt der 1.Ableitung des normalen Gleichspannungspolarogramms. [vgl. **MC-Fragen Nr. 868, 1747**].
  Bei der Pulspolarographie klingt der Ladestrom rascher ab als der Faradaysche Strom, so dass sich eine Nachweisgrenze von **10^{-8} mol/l** und eine Auflösung der Halbstufenpotentiale von 0,05 V erreichen lassen.
- **Inverse Voltammetrie**: Der eigentlichen Bestimmung ist eine elektrolytische Abscheidung des Depolarisators bei definierter Spannung an einer stationären Elektrode vorgelagert. Danach wird durch umgekehrten (inversen) Spannungsvorschub der Auflösungsstrom des zuvor durch Elektrolyse angereicherten Stoffes gemessen. Mithilfe dieses Verfahrens können noch Depolarisatorkonzentrationen bis zu **10^{-10} mol/l** (ppb-Bereich) nachgewiesen werden.

10.5.2 Instrumentelle Anordnung

10.5.2.1 Elektroden in der Polarographie

In der Polarographie arbeitet man mit Zellen, in denen eine Elektrode polarisierbar, die andere nicht-polarisierbar ist.

Die nicht-polarisierbare, als *Anode* geschaltete Elektrode dient als *Bezugselektrode* und ist gewöhnlich eine gesättigte Kalomelelektrode oder eine Silber/Silberchlorid-Elektrode. Häufig ersetzt einfach Quecksilber, das sich am Boden des Analysengefäßes befindet, die GKE; es kann als nicht-polarisierbar betrachtet werden, wenn die Lösung in merklicher Konzentration Cl^--Ionen oder andere Ionen enthält, die mit Hg(I) ein schwer lösliches Salz bilden. Nur unter diesen Bedingungen ist das *Bodenquecksilber* eine verlässliche Bezugselektrode.

Als polarisierbare *Arbeitselektrode* verwendet man meistens eine **Quecksilbertropfelektrode** (QTE); sie ist wesentlich kleiner (Mikroelektrode) als die Bezugselektrode und besteht im Allgemeinen aus einer Glaskapillare mit einer Länge von 10–15 cm und einem Innendurchmesser von etwa 0,05 mm, die mit einem Hg-Vorratsgefäß verbunden ist. Sie ist als *Kathode* geschaltet und taucht in die Analysenlösung ein. Aus der Kapillare treten in gleichmäßiger Folge Hg-Tröpfchen aus, die nach ca. 3 Sekunden abfallen und durch einen neuen Tropfen ersetzt werden. Die Tropfzeit ist durch die Dimension der Kapillare vorgegeben und lässt sich über die Niveauhöhe des Vorratsgefäßes regulieren.

Vorteile der QTE sind die hohe *Überspannung* von Wasserstoff an Hg sowie die sich ständig erneuernde Metalloberfläche, wodurch eine Verunreinigung oder Vergiftung der Elektrode weitgehend ausgeschlossen wird [vgl. **MC-Frage Nr. 773**].

Statt einer Quecksilbertropfelektrode kann man auch eine *rotierende Platinelektrode* als Kathode verwenden. Hierbei handelt es sich um einen dünnen Pt-Draht, der aus einem schnell rotierenden Glasrohr herausragt. Auch *rotierende Goldelektroden* sind gebräuchlich. Diese Elektroden sind aber anfälliger für Vergiftungen.

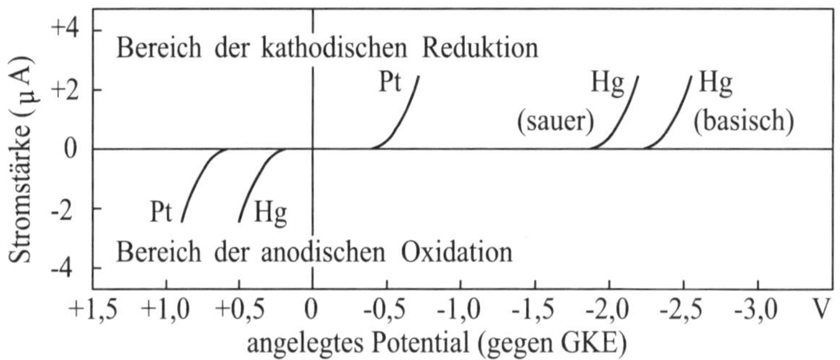

Abb. 10.14 Polarisierbarkeitsbereiche von Hg- und Pt-Elektroden

Die Wahl der Mikroelektrode ist abhängig vom Spannungsbereich, in dem die Elektrode eingesetzt werden soll. Abb. 10.14 zeigt die Polarisierbarkeitsbereiche einiger polarographischer Arbeitselektroden.

Man erkennt, dass die *Grenze des Polarisierbarkeitsbereiches* vom Elektrodenmaterial und der Zusammensetzung der Grundlösung abhängen und gegeben ist durch die:

- Wasserstoffentwicklung oder Reduktion des Leitsalzkations für das *negative* Ende des Spannungsbereiches,
- Sauerstoffentwicklung oder Auflösung des Elektrodenmaterials für das *positive* Ende des Polarisierbarkeitsbereiches.

Quecksilber ist wegen der Möglichkeit anodischer Auflösung, was zu einem anodischen Strom führt, oberhalb von etwa **+0,4 V** gegen die GKE nicht mehr verwendbar; man wählt dann Pt, dessen positives Ende des Spannungsbereiches durch die Oxidation von Wasser (bei ca. **+0,65 V**) begrenzt ist.

Bei Verwendung von Hg wird das negative Ende des Polarisierbarkeitsbereiches dank der *hohen Überspannung* von Wasserstoff an Hg erst durch die Reduktion des Leitsalzkations bestimmt. Bei Verwendung von **Alkalisalzen** als Grundelektrolyt liegt die negative Grenze der Polarisierbarkeit in saurer Lösung bei etwa **-1 V**, in alkalischer Lösung bei **-1,7** bis **-2 V**. Grundlösungen mit **Tetraalkylammoniumsalzen** können bis etwa **-3 V** eingesetzt werden. Aus diesen Daten folgt, dass sich die Quecksilbertropfelektrode vor allem für Reduktionsprozesse und einige leicht erfolgende Oxidationen als Arbeitselektrode eignet.

Anzumerken ist, dass bei Anwesenheit von Stoffen, die die Wasserstoffüberspannung an Hg herabsetzen, der zur Verfügung stehende Spannungsbereich naturgemäß geringer ist.

10.5.2.2 Prinzipieller Aufbau eines Gleichspannungspolarographen

o Abb. 10.15 zeigt den prinzipiellen Aufbau eines Gleichspannungspolarographen mit einer einfachen *2-Elektrodenanordnung*. Die beiden Elektroden werden in Serie mit einem Mikroamperemeter an eine Gleichspannungsquelle angeschlossen, deren Spannung in messbarer Weise kontinuierlich von 0 V bis -3 V erhöht werden kann. Moderne Geräte verändern die Spannung automatisch. Zur möglichst leistungslosen Messung der Spannung muss der Eingangswiderstand des Voltmeters sehr viel größer sein als der Widerstand der polarographischen Zelle. Die Registrierung der Stromstärke erfolgt über das Mikroamperemeter, dessen Signal nach entsprechender Verstärkung mithilfe eines handelsüblichen Schreibers die Strom-Spannungs-Kurve liefert [vgl. **MC-Fragen Nr. 884, 885**].

Moderne Polarographen arbeiten normalerweise mit einer *3-Elektronenanordnung*. Eine Quecksilbertropfelektrode, an der die elektrochemische Reaktion abläuft, dient als *Arbeitselektrode*. Eine *Gegenelektrode* (Hilfselektrode) - meistens eine Pt-Elektrode - wird zur Kontrolle und Ableitung des konstanten Potentials eingesetzt. Als *Referenzelektrode* wird schließlich eine GKE oder eine Ag/AgCl-Elektrode verwendet [vgl. **MC-Frage Nr. 751**].

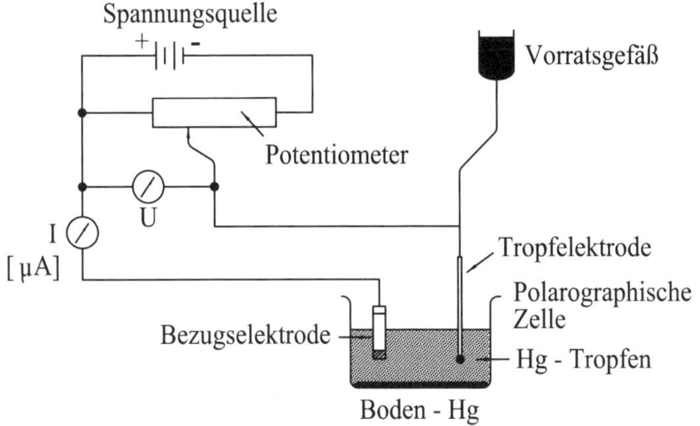

o **Abb. 10.15 Aufbau eines Gleichspannungspolarographen**

Instrumentelle Analytik

10.5.3 Anwendungen der Polarographie

Die Polarographie liefert qualitative und quantitative Daten, sodass mithilfe polarographischer Analysen sowohl Identitäts- und Reinheitsprüfungen als auch Gehaltsbestimmungen möglich sind. Gehaltsbestimmungen können auch in Gegenwart galenischer Hilfsstoffe oder in trüben Lösungen durchgeführt werden [vgl. **MC-Frage Nr. 886**].

10.5.3.1 Polarographie anorganischer Substanzen

Der polarographischen Analyse sind fast alle anorganischen **Kationen** sowie eine Reihe von **Anionen** zugänglich, sofern ihre Zersetzungsspannungen im Bereich von etwa 0 bis -2 Volt liegen. Aufgrund der hohen Wasserstoffüberspannung an Quecksilber können manche unedlen Metalle wie z. B. Zink auch in schwach sauren Grundlösungen reduziert werden [vgl. **MC-Fragen Nr. 887, 895**].

$$\text{Kation} \xrightarrow{\text{Reduktion}} \text{Metall} \longrightarrow \text{Metallamalgam}$$

Einige Metallionen werden stufenweise reduziert. So erhält man beispielsweise bei der polarographischen Cu(II)-Bestimmung zwei getrennte Stufen [vgl. ○Abb. 10.16 und **MC-Frage Nr. 891**].

$$Cu^{2+} + 1\ e^- \xrightarrow[U_{1/2}\ =\ -0{,}21\ V]{\text{1.Stufe}} Cu^+ + 1\ e^- \xrightarrow[U_{1/2}\ =\ -0{,}23\ V]{\text{2.Stufe}} Cu$$

Von pharmazeutischem Interesse ist neben der *Zinkbestimmung* vor allem der quantitative Nachweis geringer Mengen toxischer Schwermetallionen in Arzneistoffen und ihren Zubereitungen. Als Beispiele seien angeführt:

- Pb(II) in Zinkoxid, Calciumgluconat oder Phenol,
- Cu(II) in Fetten und Ascorbinsäure-Lösungen,
- Sn(II) oder Zn(II) in Phenol.

Darüber hinaus sind als anorganische Depolarisatoren auch eine Reihe von **Neutralmolekülen** (O_2, O_3, H_2O_2, Cl_2, NO, NO_2, SO_2) zu nennen, die aufgrund ihres Redoxverhaltens polarographisch aktiv sind [vgl. **MC-Frage Nr. 895**].

10.5.3.2 Simultanbestimmungen, Derivativpolarographie

Häufig ist es möglich, gleichzeitig auf mehrere Depolarisatoren hin zu analysieren, sofern ihre *Halbstufenpotentiale* genügend weit auseinanderliegen. Enthält die Prüflösung mehrere polarographisch aktive Substanzen, so addieren sich ihre Strom-Spannungs-Kurven, wie dies ○Abb. 10.16 veranschaulicht.

Aus den Halbstufenpotentialen lassen sich die vorliegenden Ionen und aus den Stufenhöhen ihre jeweiligen Konzentrationen ermitteln. Der Grenzstrom der unteren Stufe stellt jeweils den Grundstrom der nächsthöheren Stufe dar. Die einzelnen Kationen werden dabei in der Reihenfolge zunehmend negativerer Halbstufenpotentiale reduziert, z. B. Cu > Pb > Cd > Zn [□Tab. 10.6, Kap. 10.5.1.1 und **MC-Fragen Nr. 873, 875, 888–890**].

Derivativpolarographie: Liegen die Halbstufenpotentiale zweier benachbarter polarographischer Stufen weniger als 150 mV auseinander, so verschmelzen sie im normalen Gleichstrompolarogramm oft zu *einer* Stufe. Eine Auflösung kann die sog. Derivativpolarographie bringen, bei welcher durch eine geeignete Schaltung **dI/dU** registriert wird (*erste Ableitung des Polarogramms*, siehe auch Kap. 4.7.2).

Die Halbstufenpotentiale müssen hier nur um etwa 50 mV auseinanderliegen, um die Anwesenheit beider Depolarisatoren zu erkennen. Man erhält peakförmige Kurven, deren Maximum beim jeweiligen Halbstufenpotential liegt, da dort die Änderung des Stromes (dI) mit dem Potential am größten ist.

10.5.3.3 Polarographie organischer Substanzen

Elektrochemische Umsetzungen organischer Substanzen verlaufen in vielen Fällen *irreversibel. Voraussetzung* für die polarographische Bestimmung organischer Substanzen ist, dass

- diese Stoffe eine reduzierbare oder oxidierbare funktionelle Gruppe (*polarographisch aktive Gruppe*) enthalten oder
- durch eine vorgelagerte chemische Reaktion solche Gruppen quantitativ in das Molekül eingeführt werden können.

Beispiele für die chemische Einführung polarographisch aktiver, funktioneller Gruppen sind die Nitrierung von Aromaten (Ar-H) zu Nitroarenen (Ar-NO_2) sowie die Oxidation von tertiären Aminen (R_3N) oder Sulfiden (R_2S) zu Aminoxiden ($R_3N{\rightarrow}O$) bzw. Sulfoxiden ($R_2S{\rightarrow}O$).

Wichtige polarographisch aktive funktionelle Gruppen sind [vgl. **MC-Fragen Nr. 892–898, 1748, 1872**]:

- **C-C-, C-H-Bindungen**: Im Allgemeinen werden gesättigte Kohlenwasserstoffe oder rein aromatische Systeme wie Benzol *nicht* reduziert.
- **C-O-, C-N-, C-Hal-Bindungen**: C-N- und C-O-Bindungen lassen sich in der Regel nicht oder nur schwer spalten. Einfache *Alkohole* und *Amine* lassen sich daher *nicht* polarographisch bestimmen. Leichter dagegen sind Halogenide (R-Hal)

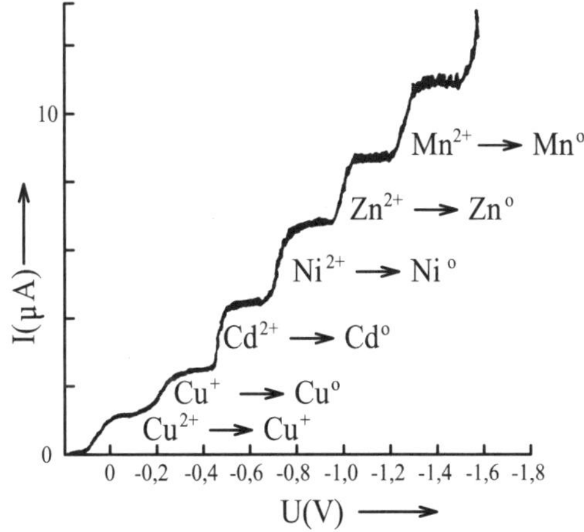

Abb. 10.16 Polarogramm von Substanzgemischen

Instrumentelle Analytik

reduzierbar, wobei mehrere im Molekül vorhandene Halogenatome die Reduktion erleichtern. Die Leichtigkeit der Hydrogenolyse steigt in der Reihe C-Cl < C-Br < C-I hin an [vgl. **MC-Fragen Nr. 893, 895, 1748**].

$$R\text{-}CH_2\text{-}Br + H^+ + 2\,e^- \longrightarrow R\text{-}CH_3 + Br^-$$

- **C,C-Mehrfachbindungen:** Isolierte C=C-Doppelbindungen werden im zugänglichen Potentialbereich an der QTE *nicht* reduziert; ist die Doppelbindung jedoch konjugiert, wie in *Stilbenen* (Ar-CH=CH-Ar) oder durch elektronegative Substituenten aktivierte Alkene (Akzeptor-substituierte Alkene) wie *Fumarsäure* (HOOC-CH=CH-COOH), so erfolgt kathodische Reduktion und Ausbildung einer definierten polarographischen Stufe. Beispielsweise lassen sich Stilben-Derivate zu 1,2-Diphenylethanen (Ar-CH_2-CH_2-Ar) reduzieren [vgl. **MC-Fragen Nr. 897, 1748**].

$$Ar\text{-}CH{=}CH\text{-}Ar + 2\,H^+ + 2\,e^- \longrightarrow Ar\text{-}CH_2\text{-}CH_2\text{-}Ar$$

Analoges gilt auch für C≡C-Dreifachbindungen.

- **C=O-, C=N-Doppelbindungen**: Die *Carbonylgruppe* zeigt polarographisch ein recht komplexes Verhalten.

Aldehyde ergeben schon bei relativ niedrigen Potentialen (ca. -1 V) eine gut ausgebildete Stufe, während **Ketone** erst bei deutlich negativeren Potentialwerten reduziert werden; es sei denn, man überführt sie zuvor in **Imine** oder **Azomethine**, die sich wie alle Verbindungen mit einer C=N-Doppelbindung leicht reduzieren lassen. Bei der Reduktion von C=O-Doppelbindungen, die in der Regel zu den entsprechenden Alkoholen führt, erfolgen z.T. Nebenreaktionen auf der Stufe der intermediär gebildeten Radikale [vgl. **MC-Fragen Nr. 892, 893, 895, 897, 1748**].

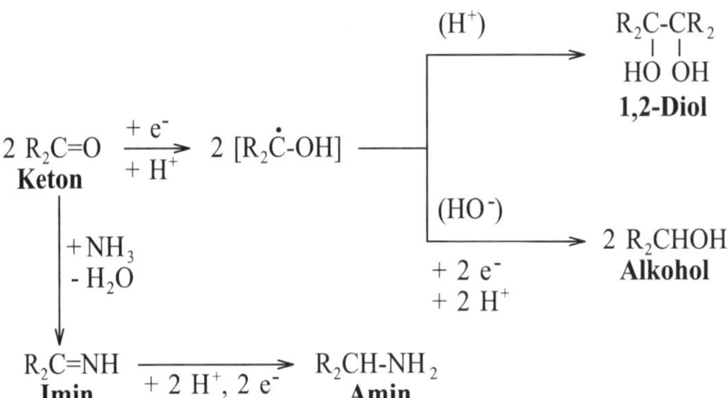

Wesentlich leichter lassen sich C=O-Doppelbindungen in **Chinonen** zu Hydrochinon-Derivaten reduzieren. Die Reduktion von Chinonen erfolgt im Bereich von 0 bis -1 V und verläuft über Semichinone als Zwischenstufe [vgl. **MC-Fragen Nr. 893-895, 898, 1828, 1872**].

Als Beispiel für die polarographische Bestimmung eines Arzneistoffes mit einer C=N-Doppelbindung zeigt ○Abb. 10.17 das Polarogramm von *Diazepam*.

- **N-O-, S-O-Bindungen:** *Aminoxide* ($R_3N{\rightarrow}O$), darstellbar aus tertiären Aminen und Wasserstoffperoxid, werden in saurer Lösung an der Quecksilbertropfelektrode zu tertiären Aminen (R_3N) reduziert; *Sulfoxide* ($R_2S{\rightarrow}O$) ergeben Sulfide (R_2S).

$$R_3N + H_2O_2 \xrightarrow{-\,H_2O} R_3N \rightarrow O + 2\,H^+ + 2\,e^- \longrightarrow R_3N + H_2O$$

$$R_2S + H_2O_2 \xrightarrow{-\,H_2O} R_2S \rightarrow O + 2\,H^+ + 2\,e^- \longrightarrow R_2S + H_2O$$

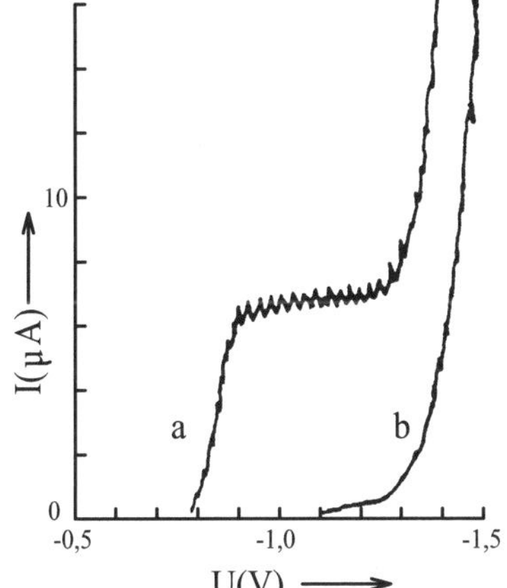

Diazepam

$$R_2C{=}NR' + 2\,H^+ + 2\,e^- \longrightarrow R_2CH\text{-}NHR'$$

○ Abb. 10.17 Polarogramm
a) einer 10–3 M-Diazepam-Lösung
b) der entsprechenden Grundlösung

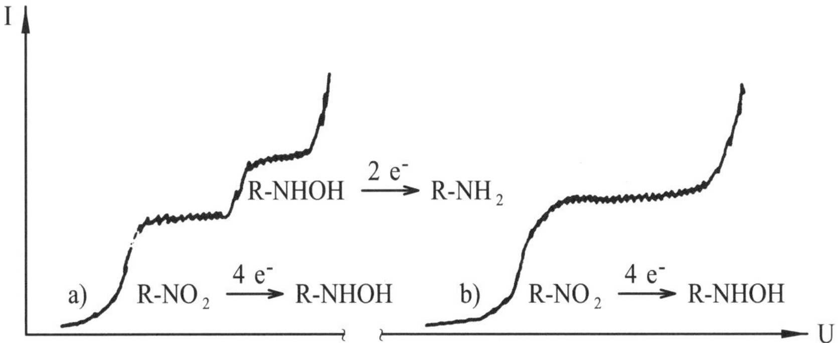

○ Abb. 10.18 Polarogramm einer Nitroverbindung (schematisiert)
a) in saurer Lösung
b) in neutraler bis schwach alkalischer Lösung

- **N=O-, NO_2-Gruppen**: Die Nitrogruppe wird, wie ○ Abb. 10.18 illustriert, in saurer Lösung *zweistufig* unter Aufnahme von 6 Elektronen zum primären Amin reduziert. In der ersten, vierelektronigen Stufe erfolgt die Reduktion über die Nitrosoverbindung zum Hydroxylamin-Derivat, das anschließend unter Aufnahme von zwei weiteren Elektronen in das primäre Amin umgewandelt wird. In neutraler bis schwach alkalischer Lösung bleibt die Reduktion auf der Stufe des Hydroxylamins stehen [vgl. **MC-Fragen Nr. Nr. 892, 893, 896–898, 923, 1748, 1872**].

- **N-N-, O-O- und S-S-Bindungen**: *Carbonsäurehydrazide* (RCO-NH-NH_2) werden kathodisch unter Aufnahme von 2 Elektronen zu Carbonsäureamiden (RCO-NH_2) reduziert. *Peroxide* (R-O-O-R) ergeben bei der polarographischen Bestimmung Alkohole (R-OH) und *Disulfide* (R-S-S-R) wie *Cystin* werden in analoger Weise zu Sulfiden (R-SH) reduziert [vgl. **MC-Fragen Nr. 892, 1872**].

  $$R\text{-}CO\text{-}NH\text{-}NH_2 + 2\,H^+ + 2e^- \rightarrow R\text{-}CO\text{-}NH_2 + NH_3$$
  $$R\text{-}O\text{-}O\text{-}R' + 2\,H^+ + 2e^- \rightarrow R\text{-}OH + R'\text{-}OH$$
  $$R\text{-}S\text{-}S\text{-}R' + 2\,H^+ + 2\,e^- \rightarrow R\text{-}SH + R'\text{-}SH$$

- **Anodische Stufen**: Verfahren, die auf einer anodischen Oxidation des Depolarisators an der QTE beruhen, sind verhältnismäßig selten, da die Quecksilbertropfelektrode je nach Grundelektrolyt nur bis etwa +0,4 V gegen die GKE polarisierbar ist.

So werden Hydrochinone im Bereich von +0,2 V bis +0,6 V zu Chinonen oxidiert und die Oxidation von Thiolen (R-SH) wie *Cystein* (HSCH_2-CHNH_2-COOH) führt im Bereich von -0,3 V bis +0,7 V zu Disulfiden (R-S-S-R). Weitere pharmazeutische Beispiele sind die polarographische Bestimmung von *Ascorbinsäure* und *Tocopherol* [vgl. **MC-Fragen Nr. 899, 1748**].

10.6 Amperometrie und Voltametrie

10.6.1 Amperometrische Titrationen mit einer Indikatorelektrode (Monoamperometrie)

Die **Amperometrie** ist ein elektrochemisches Verfahren, das auf der Messung von Stromstärkeänderungen zwischen zwei Elektroden im Verlaufe einer Titration beruht. *Messgröße* bei der Amperometrie ist der bei konstant gehaltener Spannung (U) zwischen zwei Elektroden insgesamt fließende Strom (I) [vgl. **MC-Fragen Nr. 794, 900**].

Im Allgemeinen ist **eine** Elektrode die *polarisierbare Messelektrode* und die andere eine *nicht-polarisierbare Bezugselektrode*. Verwendet man **zwei** polarisierbare Elektroden, so spricht man von **Biamperometrie** (siehe Kap. 10.6.2). Als Indikatorelektroden werden die in der Polarographie genannten Elektrodentypen eingesetzt [siehe Kap. 10.5.2.1 und **MC-Fragen Nr. 627, 628, 750**].

Beide Elektroden tauchen in die Untersuchungslösung ein, die Teil der voltammetrischen Apparatur ist (siehe Kap. 10.6.3). An die Elektroden legt man eine **konstante Spannungsdifferenz** an, die im Grenzstromgebiet der elektroaktiven Substanz liegt, sodass der gemessene Strom (I) dem durch die jeweilige Elektrodenreaktion (anodische Oxidation oder kathodische Reduktion) verursachten **Diffusionsgrenzstrom** entspricht. Dieser Strom ist der Konzentration der elektroaktiven Substanz proportional. Die beschriebene Arbeitsweise hat den Vorteil, dass man nicht wie in der Polarographie die gesamte Strom-Spannungs-Kurve aufzeichnen muss.

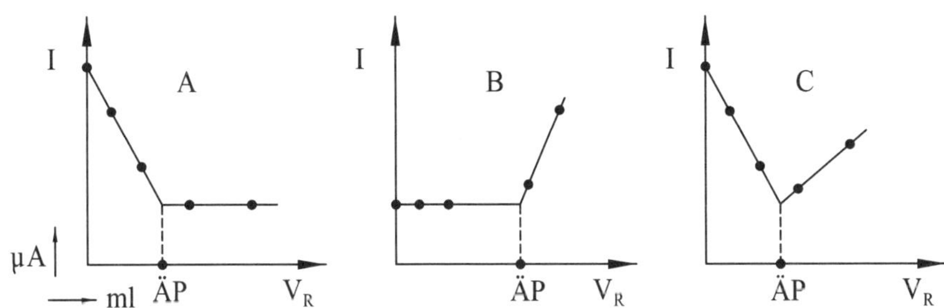

o Abb. 10.19 Idealisierte amperometrische Titrationskurven (I = Stromstärke, VR = Volumen Maßlösung, ÄP = Äquivalenzpunkt)
A: nur der Titrand (Analyt) ist elektrochemisch aktiv
B: nur der Titrator (Maßlösung) ist elektrochemisch aktiv
C: Titrand und Titrator sind beide elektrochemisch aktiv

Amperometrische Analysen setzen voraus, dass die *Diffusion* der elektrochemisch aktiven Substanz an die Messelektrode der allein bestimmende Schritt für den in der Zelle fließenden Strom darstellt. Auch hier übernimmt ein Leitsalz den Stromtransport in der Lösung.

Darüber hinaus müssen bei einer **amperometrischen Titration**, auch *Grenzstromtitration* oder *polarographische Titration* genannt, die Prüflösung, die verwendete Maßlösung oder beide Lösungen Komponenten enthalten, die an einer Elektrodenreaktion teilnehmen und an der Oberfläche der Messelektrode oxidiert oder reduziert werden.

Die jeweils gemessene Stromstärke wird in Abhängigkeit vom Volumen der hinzugefügten Maßlösung aufgezeichnet. Der Titrationsendpunkt ergibt sich in einem idealisierten I/V-Diagramm als Schnittpunkt zweier Geraden. Je nachdem, ob Titrand, Titrator oder beide elektrochemisch aktiv sind, ergeben sich unterschiedliche Titrationsverläufe. o Abb. 10.19 zeigt in vereinfachter Form typische Beispiele amperometrisch indizierter **Titrationskurven**.

Bei *amperometrischen Titrationen* wird der Äquivalenzpunkt durch die *Änderung der Stromstärke* bei einer an die Elektroden angelegten *konstanten Spannung* ermittelt und die jeweils gemessene Stromstärke (jeweiliger Diffusionsgrenzstrom) gegen die zugesetzte Stoffmenge (das Volumen) an Maßlösung bzw. den Titrationsgrad (τ) aufgetragen. Grundlage auch dieser Methode ist, dass *allein* die *Diffusion* einer elektroaktiven Substanz an die Elektrode den insgesamt fließenden Strom bestimmt.

In der Praxis sind die Titrationskurven in der Nähe des Äquivalenzpunktes (ÄP) mehr oder weniger gekrümmt, da die Konzentration des Titranden entsprechend dem Massenwirkungsgesetz nach Zugabe eines Überschusses an Maßlösung weiter absinkt. Nur wenn die Gleichgewichtskonstanten der ablaufenden elektrochemischen Reaktionen sehr groß sind, stimmen die experimentellen und die idealisierten Titrationskurven weitgehend überein. Darüber hinaus führt die *Verdünnung* während der Titration zu einem nichtlinearen Verlauf der Kurven. Der auftretende Verdünnungsfehler muss korrigiert werden. Den Äquivalenzpunkt ermittelt man als Schnittpunkt der Verlängerungen der beiden *geradlinigen* Äste der Titrationskurve. Günstigenfalls genügen daher zwei Messwerte vor und zwei Messwerte nach dem Äquivalenzpunkt zur Festlegung der Titrationskurve [vgl. **MC-Frage Nr. 914**].

Wie bereits ausgeführt hängt der Kurvenverlauf davon ab, ob bei der gewählten konstanten Spannung der Titrand, der Titrator oder das Reaktionsprodukt elektrochemisch aktiv sind. Des Weiteren spielt eine Rolle, ob eine anodische Oxidation oder kathodische Reduktion als Elektrodenreaktion abläuft.

Kurve „A": Titrationskurven dieses Typs erhält man im Allgemeinen dann, wenn die zu bestimmende Substanz unter den festgelegten Bedingungen elektrochemisch aktiv ist, die zugefügte Reagenzlösung und das resultierende Reaktionsprodukt jedoch *keine* Elektrodenreaktion eingehen.

Ein Beispiel hierfür ist die Titration von *Blei(II) mit Oxalsäure* an einer QTE als Messelektrode und einer GKE als Bezugselektrode bei einem angelegten Potential von **-1 V**. Vor dem Äquivalenzpunkt erfolgt die kathodische Reduktion von Pb(II), nach dem ÄP findet keine Elektrodenreaktion statt. Ein analoger Kurvenverlauf ergibt sich auch für die Titration von *Blei(II) mit Sulfat* [vgl. **MC-Fragen Nr. 789, 908, 911, 916**].

$$Pb^{2+} + H_2C_2O_4 \longrightarrow PbC_2O_4\downarrow + 2\,H^+$$

$$Pb^{2+} + SO_4^{2-} \longrightarrow PbSO_4\downarrow$$

Ähnliche Titrationskurven wie bei den oben genannten Fällungsanalysen von Pb(II) erhält man auch bei der **komplexometrischen Titration** von elektroaktiven Kationen (z. B.: Bi^{3+}, Cu^{2+}, Cd^{2+}, Ni^{2+} oder Pb^{2+}) mit dem elektrochemisch inaktiven Natriumedetat, wenn die entsprechenden für die Reduktion des jeweiligen Kations erforderlichen Potentiale gewählt werden [vgl. **MC-Frage Nr. 915**].

Kurve „B": Solche Kurven sind charakteristisch für Titrationen von elektrochemisch inaktiven Titranden, die mit einer elektroaktiven Maßlösung titriert werden. Ein Beispiel hierfür ist die Fällungstitration von *Pb(II) mit* $K_2Cr_2O_7$ bei einem Potential von **0 V**.

$$2\,Pb^{2+} + Cr_2O_7^{2-} + H_2O \longrightarrow 2\,PbCrO_4\downarrow + 2\,H^+$$

Vor dem Äquivalenzpunkt wird das zugefügte, elektroaktive Chromat vollständig in elektrochemisch inaktives Bleichromat übergeführt. Die Spannung von 0 V liegt unter der Zersetzungsspannung von Pb(II), sodass Pb(II)-Ionen kathodisch nicht reduziert werden. Nach dem ÄP erfolgt die Reduktion von überschüssigem Chromat zu Cr(III).

Das gewählte Beispiel zeigt, dass die Formulierung, eine Substanz sei elektrochemisch aktiv bzw. inaktiv, relativ ist und die Aussage von der angelegten Spannung abhängt [vgl. **MC-Frage Nr. 912**].

Kurve „C": Bei diesen Titrationen sind sowohl Titrand als auch Titrator unter den gewählten Bedingungen elektrochemisch aktiv.

Als Beispiel sei die Titration von *Blei(II)* mit $K_2Cr_2O_7$-Maßlösung (oder K_2CrO_4) bei einem Potential von **-1 V** genannt. Vor dem Äquivalenzpunkt wird Pb(II) an der QTE reduziert, nach dem Überschreiten des Endpunktes erfolgt die Reduktion von überschüssigem Dichromat (Chromat) [vgl. **MC-Fragen Nr. 913, 914, 917**].

Neben Fällungsanalysen und komplexometrischen Titrationen lassen sich auch **Redoxreaktionen** amperometrisch indizieren. Allerdings ist das Zustandekommen der Titrationskurven komplizierter. Für Säure-Base-Titrationen ist das Verfahren nur bedingt geeignet.

Die *Empfindlichkeit* der Methode wird wie die Polarographie durch den *Reststrom* bestimmt. Das Verfahren gestattet noch Bestimmungen bis zu Konzentrationen von **10^{-6} mol · l^{-1}** an elektrochemisch aktiver Substanz auszuführen.

10.6.2 Amperometrische Titrationen mit zwei Indikatorelektroden, Dead-stop-Titrationen (Biamperometrie)

Das Dead-stop-Verfahren ist eine Titrationsmethode mit elektrochemischer Endpunktanzeige unter Verwendung von **zwei** gleichartigen *polarisierbaren* Edelmetallelektroden (**biamperometrische Titration**). Eine geringe **Spannungsdifferenz** (ca. 10–100 mV) wird an die Zelle angelegt und die *Stromänderung* während der Titration gemessen. Am Äquivalenzpunkt wird der Stromfluss in Abhängigkeit vom gewählten Titrationsverfahren schlagartig angehoben oder unterbrochen [vgl. **MC-Frage Nr. 900**].

Die Größe des fließenden Stroms hängt vom Widerstand des ganzen Systems ab. Dieser ist im äußeren Stromkreis praktisch konstant und ändert sich in der zu untersuchenden Lösung während der Titration nur minimal. Entscheidende Widerstandsänderungen, die aufgrund der *konstanten* Spannung eine messbare Stromänderung zur Folge haben, werden erst durch elektrochemische Reaktionen an *beiden* Elektroden ausgelöst.

Ein Strom fließt nur dann, wenn bei dem angelegten Potential sowohl eine an der Kathode reduzierbare als auch eine an der Anode oxidierbare Substanz in der Lösung vorhanden sind. Mit anderen Worten, ein biamperometrischer Strom ist nur möglich, wenn jede der beiden Elektroden ein solches Potential annimmt, dass an ihr eine elektrochemische Umsetzung abläuft. Es müssen also im Titrationsgemisch **zwei** elektroaktive Stoffe vorhanden sein.

Bei den festgelegten, relativ geringen Spannungsbeträgen können weder einfache Anionen oxidiert noch einfache Kationen reduziert werden. Hingegen ermöglicht jedes *reversible Redoxpaar* den Eintritt der „Elektrolyse" an beiden Pt-Elektroden. Nur in Ausnahmefällen können Partner unterschiedlicher Redoxsysteme einen biamperometrischen Strom bewirken. Beispiele für reversible Redoxsysteme sind:

System:		Spannung:
$I_2 + 2\,e^- \rightleftharpoons 2\,I^-$		15 mV
$Fe^{3+} + e^- \rightleftharpoons Fe^{2+}$		50 mV
$Ce^{4+} + e^- \rightleftharpoons Ce^{3+}$		100 mV

Das Zustandekommen biamperometrischer Titrationskurven, wie sie in ○Abb. 10.20 schematisch dargestellt sind, kann wie folgt erklärt werden:

Kurve A: Als Beispiel sei die volumetrische Titration einer *Iod-Lösung mit Thiosulfat* in Gegenwart von überschüssigem Iodid angeführt [vgl. **MC-Frage Nr. 909**].

$$I_2 + 2\,S_2O_3^{2-} \rightarrow 2\,I^- + S_4O_6^{2-}$$

Instrumentelle Analytik

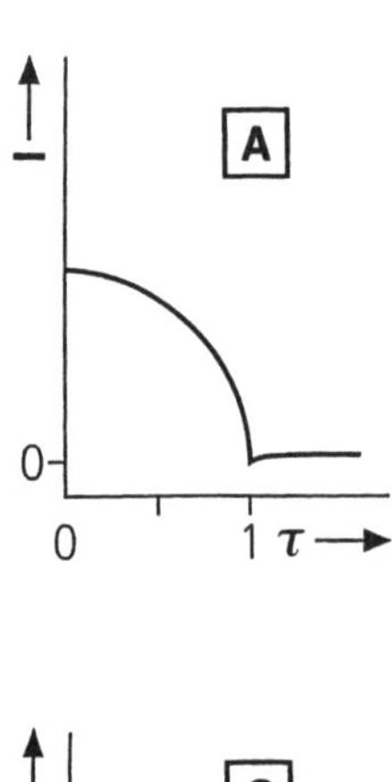

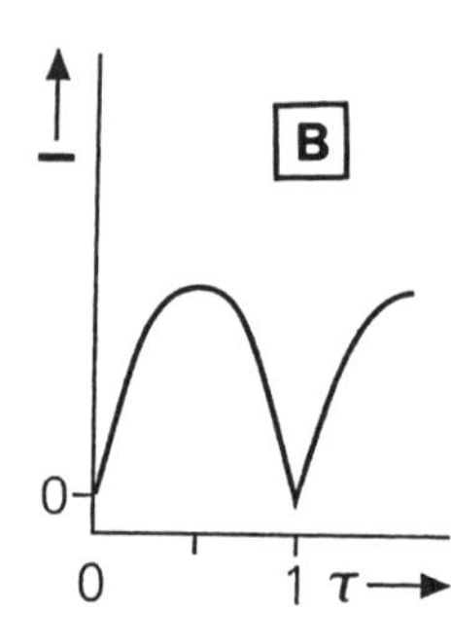

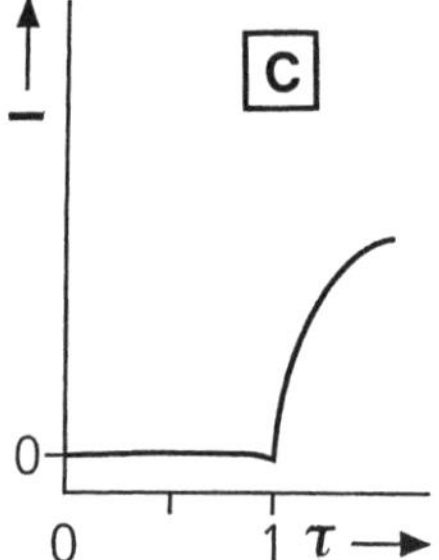

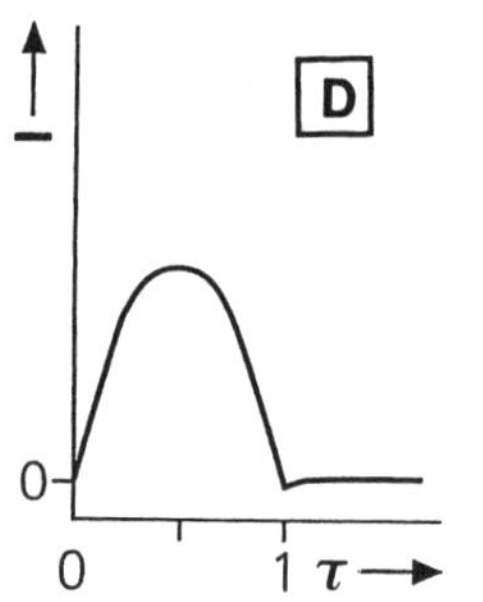

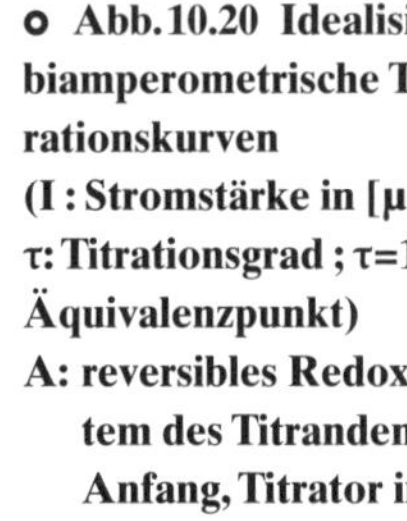

○ Abb. 10.20 Idealisierte biamperometrische Titrationskurven (I : Stromstärke in [µA] ; τ: Titrationsgrad ; τ=1: Äquivalenzpunkt)
A: reversibles Redoxsystem des Titranden am Anfang, Titrator irreversibel *(Dead-stop)*
B: Titrand und Titrator bilden beide ein reversibles Redoxsystem
C: nur der Titrator bildet ein reversibles Redoxsystem *(Diazotitration, Karl Fischer-Titration)*
D: nur der Titrand bildet ein reversibles Redoxsystem, Titrator irreversibel

Zu Beginn der Titration liegen Iod und Iodid nebeneinander vor. Bei einem angelegten konstanten Potential von **15 mV** wird Iod kathodisch zu Iodid reduziert und Iodid anodisch zu Iod oxidiert. Es fließt ein Strom, der aufgrund des Iodid-Überschusses (bzw. abnehmender Iod-Konzentration) bis zum Äquivalenzpunkt geringer wird.

Am Äquivalenzpunkt, wenn alles Iod titriert wurde, kann eine kathodische Reduktion von Iod nicht stattfinden. Es fließt somit *kein* Strom mehr. Nach dem Äquivalenzpunkt verläuft die Titrationskurve flach (ohne merklichen Stromfluss) weiter, weil das System Thiosulfat/Tetrathionat unter den gewählten Bedingungen *kein* reversibles Redoxpaar darstellt.

Liegt am Anfang der Titration *nur* Iod vor und wird Iodid erst im Verlaufe der Titration gebildet, so kennzeichnet die **Kurve D** den Titrationsverlauf. Im Allgemeinen erhält man solche Kurvenverläufe, wenn der Titrand (Analyt) ein reversibles und der Titrator (Maßlösung) ein irreversibles Redoxsystem bilden.

Kurve B: Bei der Titration von *Eisen(II) mit Cer(IV)* und einem angelegten konstanten Potential von **100 mV**

$$Fe^{2+} + Ce^{4+} \rightarrow Fe^{3+} + Ce^{3+}$$

fließt zunächst kein Strom, da nur Fe(II) in der Untersuchungslösung vorliegt, das anodisch oxidiert werden kann. Mit Beginn der Titration entsteht aber Fe(III), das kathodisch reduzierbar ist. Es liegt nun mit Fe^{2+}/Fe^{3+} ein reversibles Redoxsystem vor, das zu einem Stromfluss führt, der zunimmt mit steigender Bildung von Fe(III) und am Halbtitrationspunkt ($[Fe^{3+}] = [Fe^{2+}]$) ein Maximum erreicht. Die weiter abnehmende Fe(II)-Konzentration führt schließlich zu einer Verkleinerung der Stromstärke.

Am Äquivalenzpunkt (τ=1) herrscht dann praktisch „Stromlosigkeit", da nur Fe(III) und Ce(III) und somit kein reversibles Redoxpaar vorliegen. Nach Überschreiten des ÄP nimmt mit steigendem Ce(IV)-Überschuss die Stromstärke wieder zu, weil bei den gewählten Titrationsbedingungen Ce(IV)/Ce(III) ein reversibles Redoxpaar darstellt; Ce(III) wird anodisch oxidiert, Ce(IV) kathodisch reduziert.

Kurve C: Diesen Kurventyp erhält man bei der biamperometrisch indizierten *Wasser-Bestimmung nach Karl-Fischer* und bei der *Diazotitration*. Hierbei bildet nur der Titrator ein reversibeles Redoxsystem. Beide Verfahren werden im nachfolgenden Kapitel 10.6.4 noch detailliert vorgestellt [vgl. **MC-Fragen Nr. 88, 919, 921**].

Neben **Redoxtitrationen** sind auch **Fällungsanalysen** und **komplexometrische Titrationen** biamperometrisch indizierbar. Die Biamperometrie kann auch in *nichtwässrigen* Medien eingesetzt werden.

10.6.3 Instrumentelle Anordnung

Falls nichts anderes vorgeschrieben ist, benutzt das *Arzneibuch* für *amperometrische Titrationen* eine Apparatur mit einem Schaltbild, wie es ○Abb. 10.21 zeigt [vgl. **MC-Fragen Nr. 902, 903, 905–907**].

Als *Messelektroden* werden die Quecksilbertropfelektrode (QTE) oder Edelmetallelektroden (Pt, Au) verwendet; die Edelmetallelektroden können als stationäre oder rotierende Elektroden eingesetzt werden. Als Bezugselektrode dient eine Kalomelelektrode oder eine Ag/AgCl-Elektrode. Die Messung an der Quecksilbertropfelektrode erfolgt in *ungerührter* Lösung, während an stationären Elektroden unter Rühren gemessen wird. Die Elektroden werden über ein Mikroamperemeter, einen regulierbaren Widerstand (Potentiometer) und ein Voltmeter an eine Stromquelle mit konstanter Spannung angeschlossen.

Es wird eine konstante Spannungsdifferenz angelegt und die anfängliche Stromstärke registriert. Danach wird soviel an Maßlösung in mindestens drei aufeinanderfolgenden Anteilen hinzugefügt, dass die insgesamt zudosierte Menge kleiner ist als

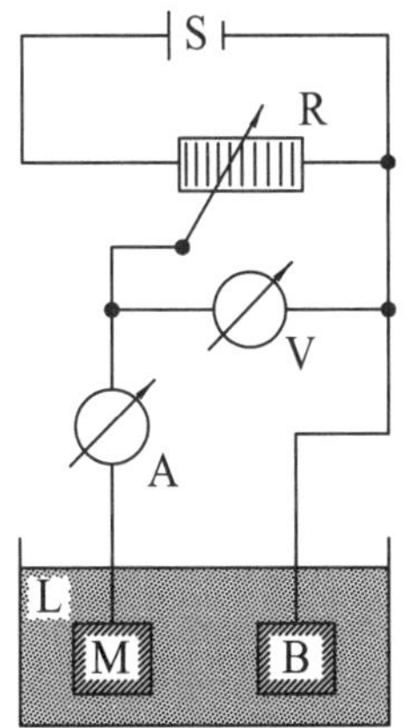

S = Spannungsquelle (ca. –2V=)
R = veränderbarer Widerstand zum Einstellen einer konstanten Spannung (Potentiometer) (10 kΩ)
V = Spannungsmessgerät (Voltmeter)
A = Strommessgerät (Mikroamperemeter) (μA)
M = Messelektrode, die als Anode oder Kathode geschaltet sein kann
B = Bezugselektrode bzw. bei der Biamperometrie eine zweite Messelektrode
L = Untersuchungslösung

○ **Abb. 10.21 Messanordnung zur amperometrischen Indizierung von Titrationen** die, die zum Erreichen des Endpunktes benötigt wird (etwa 80% der vermuteten theoretischen Menge). Nach jeder Reagenzzugabe wird die Stromstärke gemessen. Die in ein Stromstärke-Volumen-Diagramm eingetragenen 3 Messpunkte müssen auf einer Geraden liegen.

Nach Erreichen des Endpunktes werden erneut bekannte Volumina an Maßlösung hinzugegeben und die Werte für die Stromstärke registriert. Die letzten drei genügend voneinander und vom Endpunkt entfernten Messwerte müssen wiederum auf einer Geraden liegen. Die beiden Geraden werden gegeneinander verlängert. Ihr Schnittpunkt entspricht dem Endpunkt der Titration.

10.6.4 Pharmazeutische Anwendungen

10.6.4.1 Halbmikro-Bestimmung von Wasser (Karl-Fischer-Methode)

Die Karl-Fischer-Titration ist die wichtigste chemische Methode zur Bestimmung von Wasser. Ihr liegt der Befund zugrunde, dass **Iod** und **Schwefeldioxid** *nur* in Anwesenheit von Wasser nach folgender Gleichung miteinander reagieren [siehe auch Kap. 7.2.3.8 und **MC-Fragen Nr. 597, 598**].

$$I_2 + SO_2 + 2\ H_2O \longrightarrow H_2SO_4 + 2\ HI$$

Der Äquivalenzpunkt der Titration kann visuell oder elektrochemisch indiziert werden. Meistens wendet das *Arzneibuch* die biamperometrische Indizierung des Endpunktes mithilfe zweier polarisierbarer Pt-Elektroden an [vgl. **MC-Fragen Nr. 750, 919, 1785**].

o Abb. 10.22 zeigt die Messanordnung für die Karl-Fischer-Titration nach *Arzneibuch*. Die beiden Elektroden sind mit einer 1,5-Volt-Batterie als Spannungsquelle verbunden. Durch ein zugeschaltetes Potentiometer (ca. 2 kΩ) wird eine einstellbare, während der Titration praktisch konstant bleibende Spannung zwischen den Elektroden erzeugt. Als Messinstrument eignet sich ein in Reihe geschaltetes Mikroamperemeter [vgl. **MC-Fragen Nr. 918, 919**].

Die zwischen den Elektroden angelegte Spannungsdifferenz ist kleiner als die zu Beginn der Titration für die Lösung erforderliche Zersetzungsspannung (siehe Kap. 10.1.4.1). Kurz vor Erreichen des Endpunktes wird – bei manueller Titration – nach jedem Reagenzzusatz ein vorübergehender Anstieg der Stromstärke beobachtet.

Voraussetzung für diesen merklichen Stromfluss ist, dass an der Anode eine Oxidation und *gleichzeitig* an der Kathode eine Reduktion von in der Lösung vorhandenen Teilchen stattfindet. Für die Karl-Fischer-Titration ist dafür das reversible Redoxsystem Iod/Iodid verantwortlich.

	kathodisch reduzierbar	anodisch oxidierbar
vor dem Äquivalenzpunkt	-	Iodid
nach dem Äquivalenzpunkt	Iod	Iodid

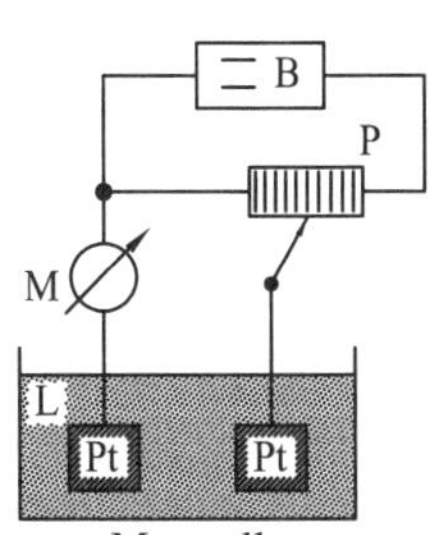

B = Batterie
P = Potentiometer (Spannungsteiler)
M = Mikroamperemeter
Pt = Platinelektroden
L = Untersuchungslösung

○ Abb. 10.22 Messanordnung für die Karl-Fischer-Titration nach Arzneibuch

Da unter den gewählten Bedingungen vor dem ÄP kein kathodisch reduzierbares Teilchen anwesend ist, kann vor dem Titrationsendpunkt praktisch kein Strom fließen, mit Ausnahme eines kurzzeitigen „Stromstoßes" während der Zudosierung der Iod-Lösung. Erst am ÄP, wenn freies Iod und Iodid nebeneinander vorliegen, beobachtet man einen merklichen Anstieg der Stromstärke. Das Ende der Titration ist erreicht, wenn der Ausschlag des Mikroamperemeters einen Stromfluss anzeigt, der mindestens 30 Sekunden anhält. Daraus ergibt sich für die Karl-Fischer-Titration die in ○Abb. 10.20c graphisch dargestellte Stromstärke-Volumen-Kurve [vgl. **MC-Fragen Nr. 88, 919, 1785**].

10.6.4.2 Bestimmung des Stickstoffs in primären aromatischen Aminen (Diazotitration)

Die Bestimmung primärer aromatischer Amine mit Salpetriger Säure unter Bildung von *Aryldiazoniumsalzen* wurde bereits im Kapitel 7.2.7 vorgestellt. Die Indizierung des Endpunktes der Diazotitration kann nach *Arzneibuch* mithilfe der Dead-stop-Methode erfolgen [vgl. **MC-Fragen Nr. 623, 624, 627, 628, 920–922, 1785**].

Die bei der geringen angelegten Spannung ablaufenden Elektrodenreaktionen bestehen in einer kathodischen Reduktion von Salpetriger Säure oder Nitrosylhalogenid. Als Kathodenreaktion wird auch die Reduktion des aus HNO_2 und Bromid gebildeten Broms diskutiert. Die Anodenreaktion besteht in einer Oxidation von Bromid oder Salpetriger Säure. Fasst man den Reaktionsablauf der Diazotierung in folgender Bruttogleichung zusammen,

$$\text{Ar-NH}_2 + \text{HNO}_2 + \text{Br}^- + \text{H}_3\text{O}^+ \longrightarrow \text{Ar-}\overset{+}{\text{N}}\equiv\text{N} + \text{Br}^- + 3\ \text{H}_2\text{O}$$

so erkennt man, dass erst nach Überschreiten des Äquivalenzpunktes sowohl oxidierbare aus auch reduzierbare Teilchen in der Lösung vorhanden sind. Daraus folgt, dass ein Stromfluss vor dem Titrationsendpunkt vernachlässigbar gering ist und erst nach Erreichen des Äquivalenzpunktes ein merklicher Stromfluss auftritt. Die resultierende Titrationskurve entspricht daher der in ○Abb. 10.20c gezeigten Kurve.

	in merklicher Konzentration liegen vor	Kathodenreaktion möglich durch	Anodenreaktion möglich durch
vor Erreichen des Endpunktes	$Ar\text{-}NH_2$ $Ar\text{-}\overset{+}{N}{\equiv}N$ Br^- Cl^- H_3O^+	-	Br^-
nach Erreichen des Endpunktes	$Ar\text{-}\overset{+}{N}{\equiv}N$ Br^- Cl^- H_3O^+ HNO_2 NO_2^-	HNO_2 (Br_2)	Br^- HNO_2

10.6.4.3 **Amperometrische Sensoren**

Amperometrische Sensoren werden zur Gasanalytik (H_2, O_2, CO, u.a.) in der Flüssigphase oder in der Gasphase eingesetzt. Der Sensor stellt eine vollständige amperometrische Messkette dar und die Messkammer besteht aus einer polarisierbaren Arbeitselektrode *und* einer Bezugselektrode, die in einen Innenelektrolyten eintaucht. Die Messkammer ist mit einem Durchflusskanal versehen und an der Grenzfläche Untersuchungslösung/Innenlösung befindet sich eine für das zu analysierende Gas durchlässige Membran. An das 2-Elektrodensystem wird eine äußere negative Potentialspannung angelegt, die zwischen 0 und 1100 mV variiert werden kann. Der sich ergebende Diffusionsstrom wird gemessen.

Das Messprinzip soll am Beispiel des *Sauerstoffsensors nach Clark* näher erläutert werden. Der Sensor besteht einer Acrylglas-Messkammer und enthält eine Edelmetallelektrode (Pt, Au) als Arbeitselektrode (Kathode) und eine Silberanode in chloridhaltiger Lösung als Bezugselektrode sowie eine sauerstoffdurchlässige PTFE-Membran. Zwischen Kathode und Anode wird eine konstante Spannung angelegt [vgl. **MC-Fragen Nr. 1786, 1874**].

Die nachfolgende Skizze zeigt in stark vereinfachter Form nochmals die einzelnen Bauelemente der Arbeitselektrode:

Platin-Kathode
Innenelektrolyt (KCl)
PTFE-Membran
Analyt (Gas oder Lösung)

In Betrieb entsteht dann an der Silberanode nach Oxidation in chloridhaltiger Lösung *Silberchlorid* (AgCl):

Anode: $Ag + Cl \rightarrow AgCl + e^-$

Sauerstoff diffundiert entsprechend seinem Partialdruck (p_{O2}) von der Untersuchungslösung oder Umgebungsluft in die Messkammer und wird in *alkalischer*, gepufferter Lösung an der Kathode zu *Hydroxid-Ionen* reduziert:

Kathode: $O_2 + 2\,H_2O + 4\,e^- \rightarrow 4\,HO^-$

Der aus dem Reduktionsprozess resultierende Diffusionsstrom wird gemessen. Der Diffusionsstrom (I) ist dem Sauerstoffpartialdruck (p_{O2}) und damit der Sauerstoffkonzentration (c_{O2}) direkt proportional:

$$I \approx p_{O2} \approx c_{O2}$$

Der Diffusionsstrom hängt aber auch von der Temperatur und dem eingestellten Potential ab. Der Sensor ist daher zu kalibrieren.

10.6.5 Grundlagen der Voltametrie

Die Voltametrie ist ein elektrochemisches Verfahren zur Indizierung volumetrischer Titrationen, das die Konzentrationsabhängigkeit von Elektrodenpotentialen bei **konstanter Stromstärke** ausnutzt. Es wird eine bestimmte Zellstromstärke vorgegeben und die sich einstellende Zellspannung gemessen. Als Indikatorelektroden werden die Quecksilbertropfelektrode in ungerührter oder stationäre Elektroden in gerührter Lösung verwendet. Auch hier kann man mit **einer** polarisierbaren Messelektrode und einer unpolarisierbaren Bezugselektrode oder **zwei** polarisierbaren Elektroden (**Bivoltametrie**) arbeiten [vgl. **MC-Frage Nr. 901**].

Die Prinzipschaltung der voltametrischen Apparatur entspricht der der Potentiometrie. ○Abb. 10.23 zeigt vereinfacht das Schaltbild einer voltametrischen Apparatur [vgl. **MC-Frage Nr. 904, 1785**].

Durch Anlegen einer Gleichspannung lässt man einen konstanten Strom von 1–10 µA durch die Untersuchungslösung fließen. Während der Titration wird die Potentialdifferenz an den Elektroden gemessen und in Abhängigkeit vom zugesetzten Volumen an Maßlösung (bzw. dem Titrationsgrad) aufgetragen. Der Äquivalenzpunkt wird durch eine *sprunghafte Spannungsänderung* angezeigt. Bei der Bivoltametrie erkennt man den Titrationsendpunkt durch eine Spannungsspitze oder einen Spannungsabfall bzw. dem Beginn eines Spannungsplateaus.

○Abb. 10.24 zeigt schematisiert bivoltametrische Titrationskurven. Man erkennt am Kurvenverlauf sehr gut das im Vergleich zu biamperometrischen Titrationen *inverse Messprinzip* (siehe ○Abb. 10.20, Kap. 10.6.2).

Eine Titrationskurve vom Typ C würde man zum Beispiel erhalten bei der Bestimmung von Sulfit-Ionen (SO_3^{2-}) mit einer Iod-Maßlösung,

$$SO_3^{2-} + I_2 + 3\,H_2O \rightarrow SO_4^{2-} + 2\,I^- + 2\,H_3O^+$$

wobei nur der Titrator ein reversibles Redoxsystem bildet [vgl. **MC-Fragen Nr. 910, 1785, 1873**].

Die Voltametrie ist in der Regel nur bei solchen Reaktionen einsetzbar, an denen wenigstens ein reversibles Ionenpaar beteiligt ist, das an einer Elektrode in einem bestimmten Spannungsbereich oxidiert oder reduziert werden kann. Die Voltametrie wird eingesetzt zur Endpunktbestimmung von Fällungs-, Komplexbildungs- und Redoxtitrationen. Im Vergleich zur Potentiometrie sind voltametrisch indizierte Titrationsendpunkte besser zu erkennen.

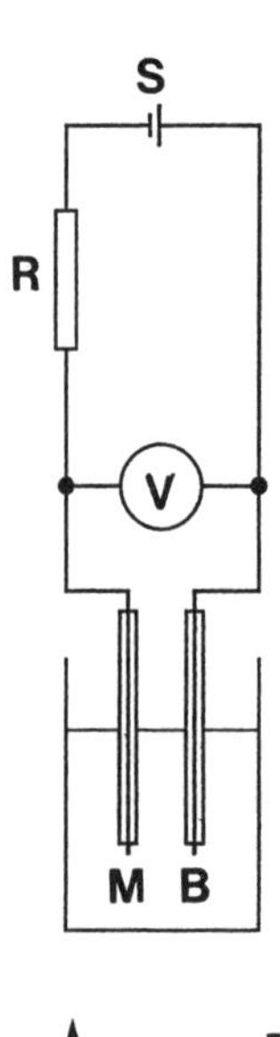

o Abb. 10.23 Messanordnung zur voltametrischen Indizierung von Titrationen
S = Spannungsquelle (ca. 50 V Gleichstrom)
R = sehr großer Widerstand (10 MΩ)
V = Voltmeter (Spannungsmesser)
M = Messelektrode (Pt)
B = Bezugselektrode
(bzw. bei der Bivoltametrie eine zweite Pt-Messelektrode)

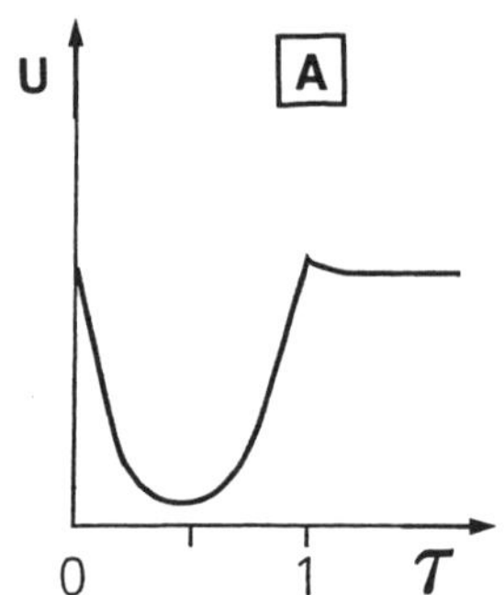

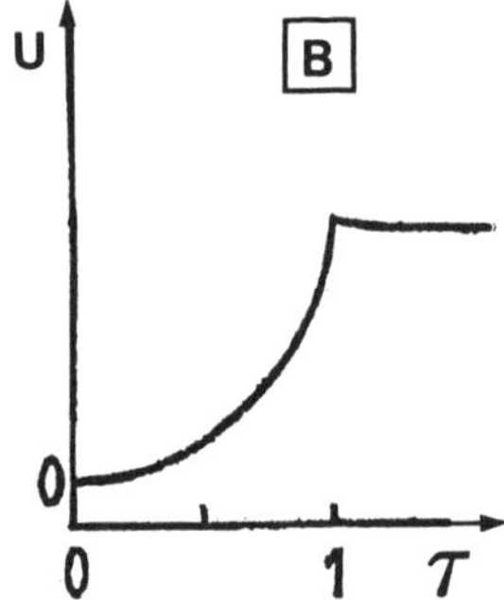

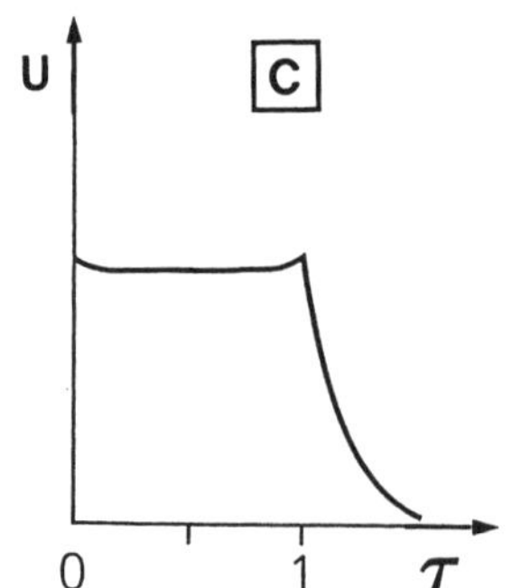

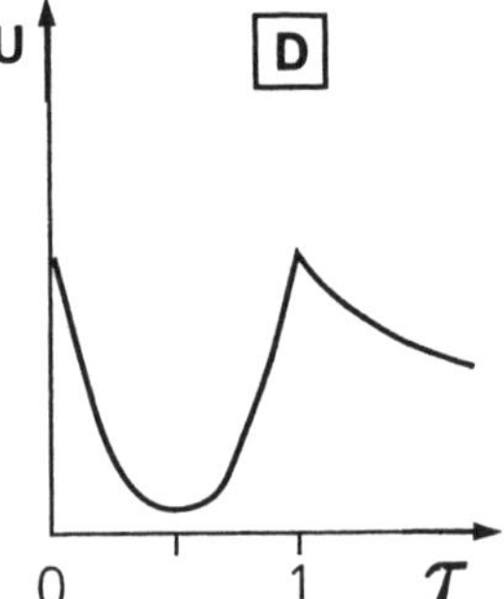

o Abb. 10.24 Bivoltametrische Titrationskurven, schematisiert
(U: Spannung; τ: Titrationsgrad; τ=1: Äquivalenzpunkt)
A: nur Titrand (Analyt) bildet ein reversibles Redoxsystem
B: reversibles Redoxsystem des Titranden am Anfang, Titrator irreversibel
C: nur Titrator (Maßlösung) bildet ein reversibles Redoxsystem
D: Titrand bildet ein reversibles, Titrator ein teilweise reversibles Redoxsystem

10.7 Konduktometrie

10.7.1 Grundlagen der Konduktometrie

Bei der *Konduktometrie* misst man die elektrische Leitfähigkeit von Lösungen. Die theoretischen Aspekte der Ionenwanderung in einem elektrischen Feld wurden bereits im Kapitel 10.1.1.2 vorgestellt. Um bei konduktometrischen Messungen eine Elektrolyse („Faradaysche Vorgänge") zu vermeiden, arbeitet man mit niederfrequentem Wechselstrom (1000 Hz) [vgl. **MC-Fragen Nr. 780, 786, 924, 925**].

Die Abhängigkeit der **Leitfähigkeit** einer Lösung von der *Art* und der *Konzentration* der gelösten *Ionen* ermöglicht es, den Endpunkt von Titrationen, die auf einer *Ionenreaktion* beruhen, konduktometrisch zu erfassen, sofern sich während der Titration die Gesamtleitfähigkeit der Lösung ändert. Diese Arbeitsweise wird auch als **konduktometrische Titration** bezeichnet. Da die Leitfähigkeit eine *unspezifische Größe* darstellt, kann sie jedoch *nicht* zu Identitätsprüfungen oder selektiven Konzentrationsbestimmungen herangezogen werden.

Darüber hinaus findet die Konduktometrie Anwendung zur Ermittlung von Dissoziationskonstanten, zur Löslichkeitsbestimmung schwer löslicher Salze oder zur Verfolgung der Kinetik chemischer Reaktionen, an denen Ionen unterschiedlicher Beweglichkeit beteiligt sind.

Die meisten Anwendungen von Leitfähigkeitsmessungen beziehen sich auf wässrige Lösungen, obwohl sie naturgemäß auch auf andere Solventien, wasserfreie Medien und geschmolzene Salze ausgedehnt werden können. Farbe und Trübung einer Lösung bilden kein Hindernis für die Messung.

10.7.2 Instrumentelle Anordnung

Die Leitfähigkeit eines Leiters ist definiert als reziproker Wert seines spezifischen Widerstandes. Daher läuft die Bestimmung der elektrischen Leitfähigkeit auf eine *Widerstandsmessung* hinaus, die früher mithilfe der sog. *Wheatstoneschen Brückenschaltung* erfolgte (siehe Lehrbücher der Physik). Heute setzt man zu Leitfähigkeitsmessungen ausschließlich elektronische Messgeräte (Konduktometer, Resistometer) ein. Die Geräte sind im Allgemeinen mit einer Temperaturausgleichsanordnung oder einem Thermometer versehen.

Die Konduktometrie gehört zu den elektrochemischen Methoden mit *unpolarisierbaren* Elektroden. Es darf also während der Messung keine elektrolytische Zersetzung des Leiters eintreten. Eine solche Zersetzung kann ausgeschlossen werden, wenn man mit niederfrequentem Wechselstrom arbeitet. Durch den raschen Polaritätswechsel der angelegten Wechselspannung wird eine Konzentrationspolarisation der Elektroden vermieden [vgl. **MC-Fragen Nr. 924, 925**].

Der Strom wird über zwei parallel angeordnete, platinierte Platin-Elektroden (Pt-Bleche) in die Lösung geleitet. Beide Elektroden sind in einem Glasrohr geschützt [2-Elektroden-Tauchzelle]. Gemessen wird bei direkt anzeigenden Geräten der Spannungsabfall, der an einem Arbeitswiderstand in Abhängigkeit vom Zellwiderstand und der vorgegebenen Wechselspannung auftritt. Bei konduktometrischen Titrationen legt man also zur Indizierung des Endpunktes eine Wechselspannung an die Zelle an und verfolgt die Änderung des fließenden Wechselstromes [vgl. **MC-Fragen Nr. 751, 1785**].

Für Absolutmessungen *(Direktkonduktometrie)* muss die Zellkonstante der Leitfähigkeitszelle mithilfe von Elektrolytlösungen bekannter Konzentration bestimmt werden. Im Allgemeinen verwendet man dazu eine *Kaliumchlorid-Referenzlösung*. Bei *konduktometrischen Titrationen* kann auf die Kalibrierung verzichtet werden.

10.7.3 Konduktometrische Titrationen

Die Leitfähigkeitsmethode kann zur Registrierung des Verlaufs einer Titration herangezogen werden, wenn sich die spezifischen Leitfähigkeiten der Analysenlösung, der Reagenzlösung und der austitrierten Lösung deutlich voneinander unterscheiden. Die konduktometrische Indizierung ist vor allem bei solchen Reaktionen äußerst nützlich, bei denen die Konzentration an Ladungsträgern am Äquivalenzpunkt beträchtlich kleiner ist als vorher oder nachher.

Voraussetzung für konduktometrische Titrationen ist eine unterschiedliche Ionenbeweglichkeit von Titrand und Titrator. (Verdrängung von Ionen hoher Beweglichkeit durch solche mit geringerer Beweglichkeit oder umgekehrt bzw. durch eine Änderung der Zahl der Ionen)

Der *Vorteil* der Konduktometrie im Vergleich zur Potentiometrie besteht vor allem in der Möglichkeit, auch *schwache* Protolyte in *verdünnter* oder *nichtwässriger* Lösung quantitativ zu erfassen. Limitiert ist der Einsatz der Konduktometrie bei der Bestimmung von Gemischen mit hohem Fremdionenanteil.

Titrationskurven: Der Titrationsverlauf wird graphisch dargestellt, indem auf der Ordinatenachse die gemessenen Leitwerte (L) und auf der Abszissenachse das Volumen an zudosierter Maßlösung aufgetragen werden. Durch Verbindung der erhaltenen Messwerte entstehen zwei annähernd geradlinig verlaufende Kurvenäste, die sich im Äquivalenzpunkt schneiden. Der Titrationsendpunkt ist umso genauer zu ermitteln, je kleiner der von beiden Geraden eingeschlossene Winkel ist. Anzumerken ist, dass die beiden Äste der Titrationskurve nur bei nicht allzu hohen Konzentrationen hinreichend linear verlaufen.

Die Form der Titrationskurve wird hauptsächlich durch die Beweglichkeit der bei der Reaktion hinzukommenden oder verschwindenden Ionen bestimmt. Deshalb kann der Kurvenverlauf durch Wahl geeigneter Maßlösungen entscheidend beeinflusst werden. Darüber hinaus hängt die Kurvenform auch vom Dissoziationsverhalten der Elektrolyte und deren Konzentrationen ab.

Die durch ein beliebiges Ion hervorgerufene Leitfähigkeit ist zwar bei konstanter *Temperatur* seiner Konzentration proportional, aber die Leitfähigkeit einer bestimmten Lösung wird sich im Allgemeinen mit dem zugefügten Volumen an Reagenzlösung infolge des *Verdünnungseffektes* nicht linear ändern. Zur Eliminierung des Verdünnungsfehlers wird der Leitwert für jeden Messpunkt korrigiert, indem man den betreffenden Messwert mit dem Faktor (**V+v/V**) multipliziert, worin **V** das ursprüngliche Volumen der zu titrierenden Lösung und **v** das bis zu diesem Messpunkt hinzugefügte Volumen an Maßlösung bedeutet.

10.7.3.1 Indizierung von Neutralisationsreaktionen

** Titration einer starken Säure mit einer starken Base*

Ein Beispiel hierfür ist die Gehaltsbestimmung von **Salzsäure** mit NaOH-Lösung. (Die in den nachstehenden Formelgleichungen angegebenen Zahlenwerte entsprechen den Grenzäquivalentleitfähigkeiten der betreffenden Ionen – siehe Kap. 10.1.1.5, ▫Tab. 10.3).

$$\underset{\mathbf{350}}{H^+}\ \underset{\mathbf{76}}{Cl^-} + \underset{\mathbf{51}}{Na^+}\ \underset{\mathbf{192}}{OH^-} \longrightarrow \underset{\mathbf{0}}{H_2O} + \underset{\mathbf{51}}{Na^+}\ \underset{\mathbf{76}}{Cl^-}$$

Wie ○Abb. 10.25 dokumentiert, ist die elektrische Leitfähigkeit der wässrigen Lösung einer starken Säure aufgrund der großen Beweglichkeit des Wasserstoff-Ions sehr hoch. So beträgt der Anteil der H^+-Ionen an der Leitfähigkeit einer HCl-Lösung etwa 82%. Der Beitrag der Chlorid-Ionen – etwa 18% – bleibt während der gesamten Titration konstant. Demgegenüber fällt der Beitrag der H^+-Ionen bis zum Äquivalenzpunkt hin praktisch auf den Wert Null ab. Anstelle der H^+ Ionen tritt in der Lösung die äquivalente Stoffmenge an Natrium-Ionen auf. Da deren Beweglichkeit aber relativ gering ist, nimmt die Gesamtleitfähigkeit der Titrationslösung bis zum ÄP hin stetig ab. Nach Überschreiten des Äquivalenzpunktes wächst das Leitvermögen der Lösung erneut, weil die Konzentrationen der Na^+- und HO^--Ionen zunehmen [vgl. **MC-Fragen Nr. 88, 793, 927, 928, 1829**].

Enthält die Lösung *Carbonat*, so erhält man im Äquivalenzbereich anstelle eines scharfen Schnittpunktes einen *gekrümmten* Kurvenverlauf.

Da sich die Teilleitfähigkeiten der einzelnen Ionen zur Gesamtleitfähigkeit der Lösung addieren, kann man die Fläche unter der Titrationskurve in Felder aufteilen und diese Segmente den einzelnen Ionen zuordnen. Zum Beispiel ändert sich die Cl^--Konzentration während der Titration nicht und wird durch ein Feld konstanter Höhe dargestellt. Die Menge an Na^+-Ionen – zu Anfang Null – wächst im Verlauf der Titration gleichmäßig und wird deshalb durch ein kontinuierlich ansteigendes Feld wiedergegeben. Analoge Betrachtungen für die H^+- und HO^--Ionen ergeben schließlich die in ○Abb. 10.25 eingezeichneten Felder.

Die unterschiedlichen Teilleitfähigkeiten von Hydroxonium-Ionen ($\Lambda_\infty = 350$) und Hydroxid-Ionen ($\Lambda_\infty = 192$) führen dazu, dass man bei Säure-Base-Titrationen auch unterschiedliche Kurvenverläufe erhält, je nach dem, ob man die Titration direkt oder als Rücktitration ausführt. ○Abb. 10.26a zeigt schematisiert den Kurvenverlauf der direkten Titration einer NaOH-Lösung mit einer HCl-Maßlösung. ○Abb. 10.26b illus-

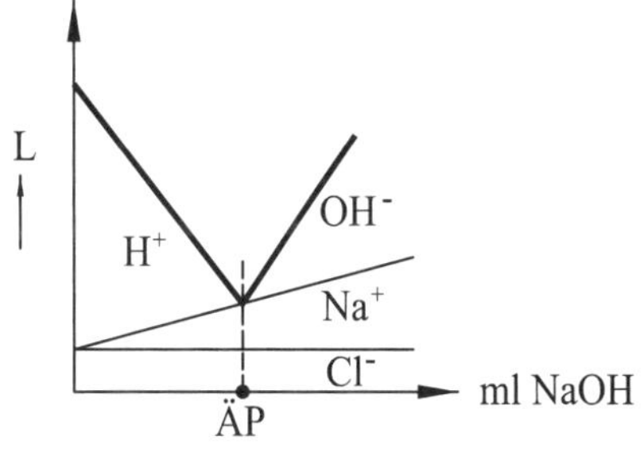

○ Abb. 10.25 Konduktometrische Titrationskurve der Titration von Salzsäure mit Natriumhydroxid-Lösung

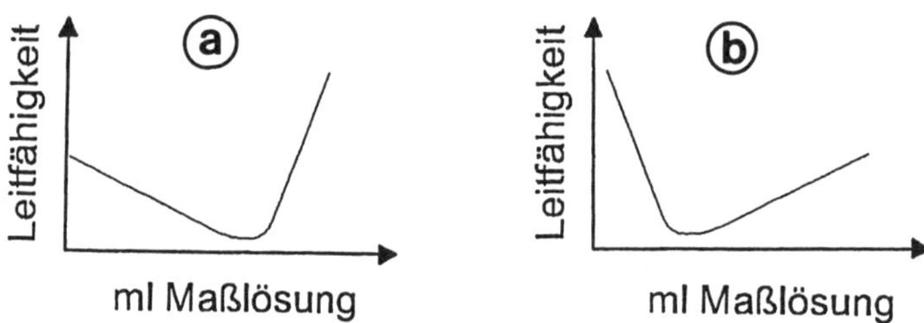

○ Abb. 10.26 Konduktometrische Titrationskurve von NaOH-Lösung mit HCl-Maßlösung a) Direkttitration b) Rücktitration

triert den Kurvenverlauf der konduktometrischen Rücktitration einer NaOH-Lösung, bei der man zu Beginn der Titration überschüssige HCl-Maßlösung hinzu gibt und anschließend den HCl-Überschuss mit einer eingestellten NaOH-Lösung zurücktitriert [vgl. **MC-Fragen Nr. 932, 933**].

** Titration einer schwachen Säure mit einer starken Base*

Als Beispiel soll die Titration von **Essigsäure** mit NaOH-Lösung diskutiert werden.

$$\left.\begin{array}{l} CH_3\text{-}COOH \\ \underset{\mathbf{41}}{CH_3\text{-}COO^-} + \underset{\mathbf{350}}{H^+} \end{array}\right\} \xrightarrow[-\,H_2O]{+\,NaOH} \left.\begin{array}{l} CH_3\text{-}COOH \\ \underset{\mathbf{41}}{CH_3\text{-}COO^-} + \underset{\mathbf{51}}{Na^+} \end{array}\right\} \xrightarrow[-\,H_2O]{+\,NaOH} CH_3\text{-}COO^- + Na^+$$

Wie ○ Abb. 10.27 ausweist, bleibt von keinem Ion die Konzentration im gesamten Titrationsbereich konstant. Zu Beginn sind H^+- und Acetat-Ionen nur in geringer Menge vorhanden. Dabei trägt das Wasserstoff-Ion aufgrund seiner hohen Beweglichkeit zum Leitwert der Essigsäure stärker bei als das Acetat-Ion. Während der Titration wird die Menge an Acetat-Ionen in dem Maße größer, wie die schwach dissoziierte Essigsäure in den starken Elektrolyten Natriumacetat übergeführt wird. Nach dem Äquivalenzpunkt bleibt die Menge an Acetat konstant. Parallel dazu wächst die Zahl der Na^+-Ionen. Die Konzentration der Wasserstoff-Ionen ändert sich in komplizierter Weise. Zunächst nimmt sie rasch, danach langsam ab und besitzt am ÄP praktisch den Wert Null. Dieser Effekt wird dadurch hervorgerufen, dass das während der Titration gebildete Natriumacetat die Dissoziation der Essigsäure zurückdrängt.

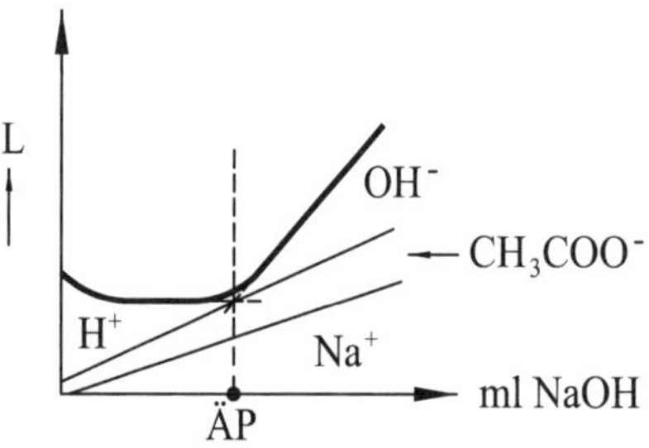

○ Abb. 10.27 Konduktometrische Kurve der Titration von Essigsäure mit NaOH-Lösung

Zusammen mit den wachsenden Beiträgen der Na^+- und AcO^--Ionen zur Leitfähigkeit der Lösung resultiert daraus zu Beginn der Titration ein Abfall im Leitvermögen der Lösung, dem sich ein nahezu linearer Anstieg bis zum ÄP hin anschließt. Nach Überschreiten des ÄP nimmt die Leitfähigkeit infolge der steigenden Zahl an Na^+- und HO^--Ionen wieder deutlich zu [vgl. **MC-Fragen Nr. 929, 1785**].

Den Einfluss der Säurestärke auf den Verlauf der Titrationskurve dokumentiert ○Abb. 10.28. In dieser Grafik ist der Verlauf von fünf Titrationskurven dargestellt, die man erhält, wenn unterschiedlich starke Säuren mit NaOH-Lösung titriert werden. Kurve 1 gilt für eine starke Säure, die vollständig ionisiert vorliegt. Bei Kurve 5 ist die Dissoziation der Säure so gering, dass sie praktisch nichts zur Leitfähigkeit beiträgt, die deshalb allein durch das bei der Titration gebildete Salz verursacht wird. Die Kurven 2–4 gelten für Säuren dazwischenliegender Acidität.

Den *gestrichelten* Kurvenverlauf nach Überschreiten des Äquivalenzpunktes in ○Abb. 10.28 erhält man, wenn man die Säuren 1-5 mit einer schwachen Base wie z.B. einer *Ammoniak-Lösung* (NH_3) neutralisieren würde.

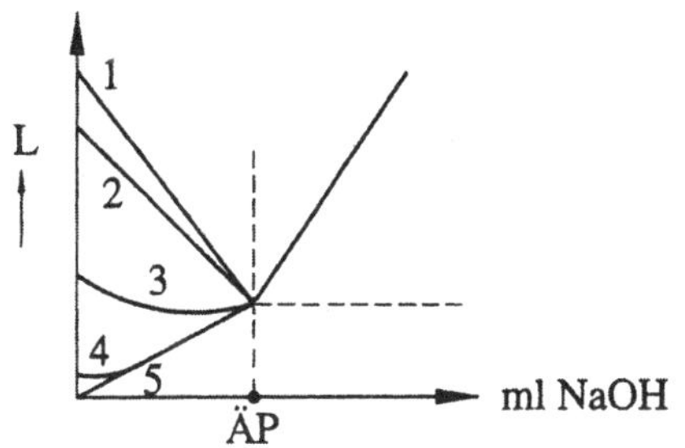

○ Abb. 10.28 Konduktometrische Titration von Säuren unterschiedlicher Acidität mit NaOH-Lösung
1. Salzsäure (pK_s=-3)
2. Dichloressigsäure (pK_s=1,30)
3. Monochloressigsäure (pK_s=2,81)
4. Essigsäure (pK_s=4,75)
5. Borsäure (pK_s=10,0)

* *Simultanbestimmung von Säuregemischen*

Konduktometrische Titrationen erlauben auch die gemeinsame Bestimmung von Gemischen verschieden starker Säuren, sofern sich ihre Dissoziationskonstanten genügend unterscheiden.

○Abb. 10.29 zeigt den Kurvenverlauf der Titration eines Gemischs von **Salzsäure** und **Essigsäure**. Der starke Leitfähigkeitsabfall entspricht der Neutralisation der Salzsäure, der langsame Anstieg zeigt die Neutralisation der Essigsäure an. Der steile Anstieg wird wiederum vom Reagenzüberschuss verursacht [vgl. **MC-Frage Nr. 930**].

Einen ähnlichen Kurvenverlauf erhält man auch bei der Titration einer mehrwertigen Säure, wie z. B. **Oxalsäure**, vorausgesetzt, dass die pK_s-Werte der einzelnen Proto-

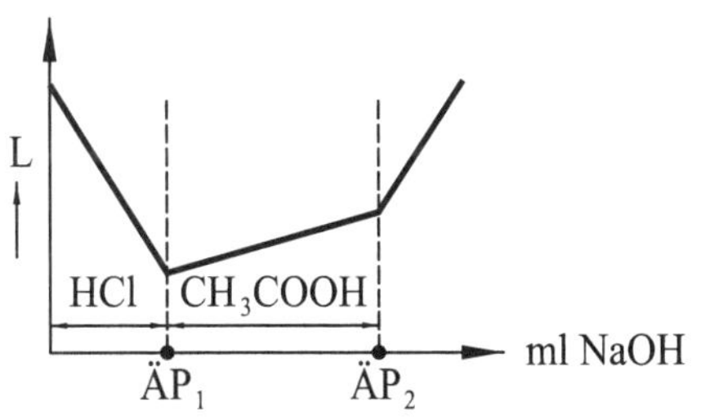

○ Abb. 10.29 Simultantitration von Salzsäure und Essigsäure mit Natriumhydroxid-Lösung

lysestufen genügend differieren. Größere Unterschiede in den Dissoziationskonstanten mehrbasiger Säuren machen sich, wie z. B. bei der **Phosphorsäure**, durch mehrere, schwach ausgeprägte Knickpunkte in der Titrationskurve bemerkbar. Eine exakte Auswertung ist dann oft schwierig.

** Titration einer schwachen Säure mit einer schwachen Base*

Auch die Titration einer schwachen Säure mit einer schwachen Base oder umgekehrt, die nach anderen Methoden nur schwer durchführbar ist, kann konduktometrisch indiziert werden. Als Beispiel sei die Bestimmung von **Essigsäure mit Ammoniak-Lösung** genannt. Den Verlauf der Titrationskurve zeigt ▫Abb. 10.30 [vgl. **MC-Frage Nr. 931**].

Bei dieser Titration ist das vor dem Äquivalenzpunkt liegende Kurvenstück ähnlich dem der Titration der Essigsäure mit NaOH-Lösung. Die Zugabe von überschüssiger Maßlösung vergrößert den Leitwert kaum; der Überschuss an Maßlösung kann infolge des Verdünnungseffektes sogar zu einer Abnahme des Leitwertes führen. Der Einfluss der Hydrolyse ist vernachlässigbar, weil dadurch weder überschüssige H^+- noch HO^--Ionen gebildet werden.

** Verdrängungstitrationen*

Auch Salze schwacher Protolyte lassen sich konduktometrisch titrieren. Ein Beispiel hierfür ist die Bestimmung von **Ammoniumchlorid** (NH_4Cl) mit Natriumhydroxid-Lösung. Den Kurvenverlauf veranschaulicht ▫Abb. 10.31.

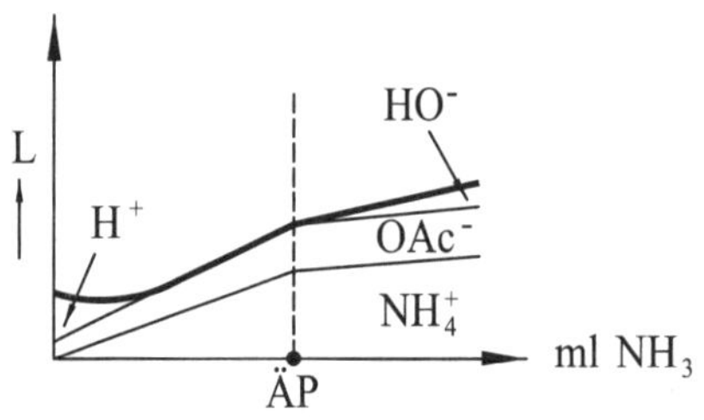

▫ **Abb. 10.30 Konduktometrische Titration von Essigsäure mit Ammoniak**

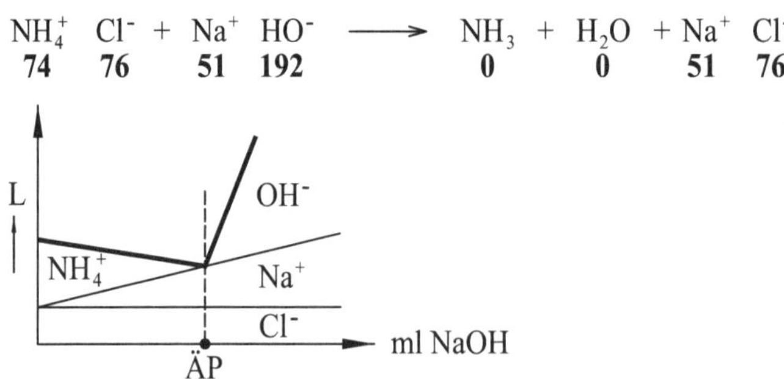

▫ **Abb. 10.31 Konduktometrische Kurve der Titration von NH_4Cl mit NaOH-Lösung**

Bis zum Äquivalenzpunkt sinkt die Leitfähigkeit, weil NH_4^+-Ionen durch Na^+-Ionen ersetzt werden, die eine etwas geringere Ionenleitfähigkeit besitzen. Auch das gebildete NH_3 trägt kaum zur Leitfähigkeit bei. Nach Überschreiten des Äquivalenzpunktes bewirken die überschüssigen Hydroxid-Ionen einen starken Anstieg des Leitwertes.

In ähnlicher Weise können **Natriumacetat**, **Natriumcarbonat** oder **Natriumhydrogencarbonat** mit einer HCl-Maßlösung titriert werden.

10.7.3.2 Indizierung von Redoxtitrationen

In der Regel ist die Konduktometrie zur Indizierung des Endpunktes von Redoxtitrationen wenig geeignet, weil sich die Leitfähigkeiten der auftretenden Ionen nicht hinreichend unterscheiden. Ausnahmen sind Titrationen, bei denen der Redoxprozess mit einer deutlichen pH-Änderung verbunden ist.

10.7.3.3 Indizierung von Fällungstitrationen

Fällungsanalysen sind konduktometrisch indizierbar. Die Bestimmung wird umso genauer, je kleiner das Löslichkeitsprodukt des gebildeten Niederschlags ist, weil die gelösten Anteile der Fällung die Leitfähigkeit wieder erhöhen.

Die Löslichkeit des Niederschlags bedingt häufig eine Krümmung der Titrationskurve im Bereich des Äquivalenzpunktes, der dann als Schnittpunkt der beiden verlängerten linearen Kurvenäste erhalten wird.

Die konduktometrische Indizierung von Fällungstitrationen ist deshalb bedeutsam, weil es zahlreiche Fällungsreaktionen gibt, für die kein geeigneter Indikator zur Verfügung steht.

Die konduktometrische Titrationskurve der Fällung von **Silber-Ionen** durch Zugabe einer Natriumchlorid-Lösung ist in ○Abb. 10.32 dargestellt. Dabei leistet das Nitrat-Ionen einen konstanten Beitrag zur Leitfähigkeit über den gesamten Titrationsbereich. Durch die Ausfällung von AgCl geht der Beitrag der Ag^+-Ionen bis zum Äquivalenzpunkt nahezu gegen Null, während der Beitrag der Na^+-Ionen von Beginn der Titration an kontinuierlich ansteigt. Die Chlorid-Ionen leisten erst nach Überschreiten des Äquivalenzpunktes einen Beitrag zur Gesamtleitfähigkeit der Titrationslösung. Der Anstieg des Leitwertes nach dem Äquivalenzpunkt ist höher bei Titration mit einer KCl- und niedriger bei Zugabe einer LiCl-Lösung aufgrund ihrer im Vergleich zu NaCl unterschiedlichen spezifischen Leitfähigkeit [vgl. **MC-Fragen Nr. 934, 1875**].

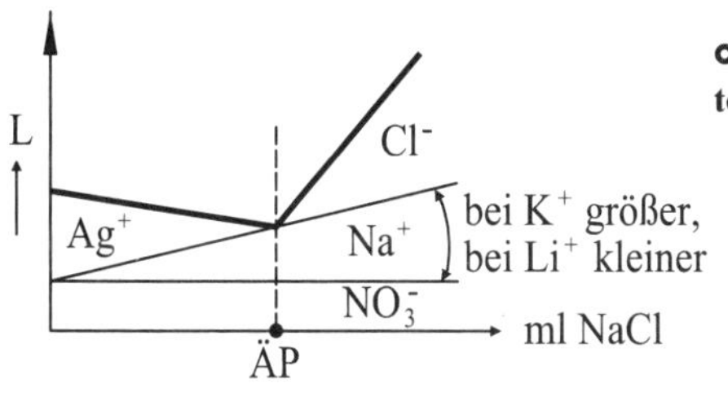

○ **Abb. 10.32 Konduktometrische Kurve einer argentometrischen Fällungstitration**

Ag^+	NO_3^-	+	Na^+	Cl^-	$\longrightarrow$	$AgCl\downarrow$	+	Na^+	NO_3^-
64	**72**		**51**	**76**		**0**		**51**	**72**

Bei der Titration von **Halogenid-Ionen** verwendet man besser anstelle der sonst üblichen Silbernitrat- eine Silberacetat-Lösung. Im Falle des Acetats fällt der erste Ast der Titrationskurve steiler ab als beim Nitrat. Dadurch erhält man einen wesentlich schärferen Schnittpunkt.

$$K^+ + Br^- \xrightarrow{+\,CH_3COO^-Ag^+} AgBr\downarrow + K^+ + CH_3COO^-$$

75 78 → **0 75 41**

$$K^+ + Br^- \xrightarrow{+\,Ag^+NO_3^-} AgBr\downarrow + K^+ + NO_3^-$$

75 78 → **0 75 72**

Abb. 10.33 zeigt ein spezielles Beispiel, nämlich die Titration von **Silbersulfat** mit einer **Bariumchlorid-Lösung**, wobei gleichzeitig zwei Substanzen ausfallen. Die Leitfähigkeit der Titrationslösung sinkt deshalb am Äquivalenzpunkt auf einen sehr kleinen Wert ab.

$$Ag_2SO_4 + BaCl_2 \longrightarrow 2\,AgCl\downarrow + BaSO_4\downarrow$$

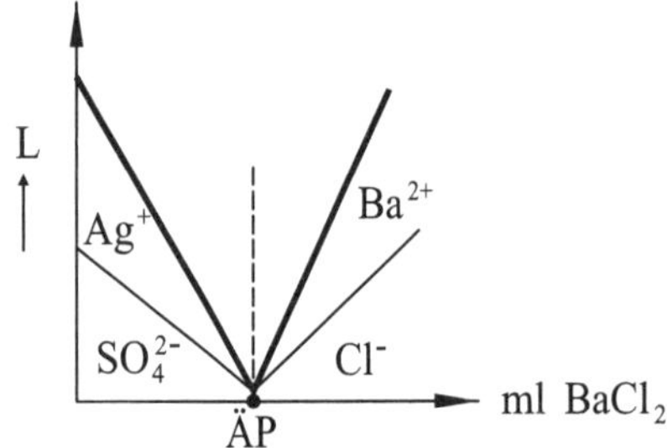

Abb. 10.33 Konduktometrische Titration von Ag_2SO_4 mit $BaCl_2$

10.7.3.4 Reinheitprüfungen mittels Konduktometrie

Das *Europäische Arzneibuch* lässt bei **D-Sorbitol** (D-Glucitol) [$HOCH_2$-$(CHOH)_4$-CH_2OH] eine Leitfähigkeitsmessung als Reinheitsprüfung durchführen. Der Leitwert wird auf maximal $L = 20\,\mu S \cdot cm^{-1}$ begrenzt.

Ein Überschreiten der zulässigen Leitfähigkeit kann ein Hinweis sein auf eine Verunreinigung durch *Salze* bzw. *sauer* oder *alkalisch reagierende Stoffe*.

Darüber hinaus ist nach *Arzneibuch* die Leitfähigkeit ein wichtiger Parameter zur Beurteilung der *Wasserqualität* (siehe Kap. 10.1.14).

10.8 Elektrophorese

10.8.1 Grundlagen der Elektrophorese

Die *Elektrophorese* ist ein physikalisches Analysenverfahren, bei dem elektrisch *geladene Teilchen* in gelöster (molekulardisperser) oder kolloiddisperser Form unter dem Einfluss eines homogenen elektrischen Feldes *wandern.* Die Methode kann für analytische und präparative Aufgabenstellungen genutzt werden, insbesondere zur Trennung von *Aminosäuren, Proteinen* und anderen Makromolekülen. Der elektrophoretische Trennvorgang kann mehrere Stunden in Anspruch nehmen. Es werden nur geringe Probenmengen benötigt.

Elektrophoretische Trennungen beruhen auf der unterschiedlichen **Migration** von Ladungsträgern, wobei deren *Bewegungsrichtung* vom *Vorzeichen* der elektrischen Ladung abhängt. Beim Anlegen einer Gleichspannung wandern positiv geladene Teilchen zur Kathode und negativ geladene zur Anode. Neben der Trennung durch Wanderung zu entgegengesetzt geladenen Elektroden können die Ladungsträger auch aufgrund ihrer unterschiedlichen **Beweglichkeiten** elektrophoretisch aufgetrennt werden [vgl. **MC-Fragen Nr. 784, 935, 939**].

Dieses Trennungsprinzip klassifiziert die Elektrophorese auch als ein *chromatographisches Verfahren*, das zusätzlich von Konvektion und Diffusionsvorgängen beeinflusst wird. Im Allgemeinen verschlechtern Diffusionsvorgänge die Trennleistung. Adsorptionseffekte bewirken eine Zonenverbreiterung.

Das Zustandekommen des elektrophoretischen Trenneffektes durch Migration kann wie folgt erklärt werden:

Auf ein geladenes Teilchen, das sich in einem homogenen elektrischen Feld konstanter Feldstärke befindet, wirkt fortwährend eine Coulomb-Kraft, die zu einer beschleunigenden Bewegung der positiven Teilchen zur Kathode und der negativen Teilchen zur Anode führt. Diese Kraft ist direkt proportional zur Stärke des angelegten Feldes und zur Zahl der Elementarladungen pro Teilchen.

$$F_C = E \cdot z \cdot e$$

F_C = Coulomb-Kraft
E = elektrische Feldstärke
z = Zahl der Elementarladungen pro Teilchen
e = Elementarladung

Die beschleunigende Bewegung der Teilchen wird durch *Reibungskräfte* gebremst, die von der *Viskosität* des Mediums abhängen und sich mit Hilfe des **Stokesschen Gesetzes** beschreiben lassen.

$$F_R = 6 \cdot \pi \cdot r \cdot \eta \cdot v$$

F_R = Reibungskraft
r = Teilchenradius
η = Viskosität des Mediums
v = Wanderungsgeschwindigkeit

Nach einer kurzen Anlaufphase kompensieren sich die Beschleunigung des Feldes und die bremsende Wirkung der Reibung ($F_C = F_R$); es stellt sich für jede Teilchenart eine *konstante mittlere Wanderungsgeschwindigkeit* (v) ein.

$$v = \frac{E \cdot z \cdot e}{6 \cdot \pi \cdot r \cdot \eta}$$

Die Wanderungsgeschwindigkeit ist direkt proportional zur elektrischen Feldstärke (E) und nimmt daher mit der Stärke des auf die Teilchen einwirkenden elektrischen Feldes zu [vgl. **MC-Fragen Nr. 936, 937, 939**].

Wanderungsgeschwindigkeit (v), Feldstärke (E) und die **elektrophoretische Beweglichkeit** (*elektrophoretische Mobilität*) (u) der Teilchen sind über folgende Formel miteinander verknüpft, wobei die einzelnen Symbole die vorgenannte Bedeutung besitzen:

$$u = \frac{v}{E} = \frac{z \cdot e}{6 \cdot \pi \cdot \eta \cdot r} = \frac{s}{t \cdot E}$$

s = zurückgelegte Strecke
t = Trennzeit

Danach ist die elektrophoretische Beweglichkeit eines geladenen Teilchens definiert als das Verhältnis seiner Wanderungsgeschwindigkeit (in Metern oder Zentimetern pro Sekunde) zur Stärke des angelegten elektrischen Feldes (in Volt pro Meter oder Zentimeter). Sie wird ausgedrückt in $m^2 \cdot V^{-1} \cdot s^{-1}$ bzw. in $cm^2 \cdot V^{-1} \cdot s^{-1}$. Unter den jeweils vorgegebenen Versuchsbedingungen ist die *Beweglichkeit* eines Teilchens eine *charakteristische Größe* für die betreffende Substanz. Die elektrophoretische Beweglichkeit kann bei definierter Feldstärke auch aus der zurückgelegten Wegstrecke und der Dauer des Trennprozesses berechnet werden.

Aus obiger Gleichung ist ersichtlich, dass die *Ionenbeweglichkeit* beeinflusst wird von der Art, der Form, der Größe (Radius) und der Ladung der Teilchen sowie den Eigenschaften des Trennmediums (Lösungsmittel, Zusammensetzung und Konzentration der Elektrolytlösung, Ionenstärke, pH-Wert, Viskosität bzw. Dichte der Lösung). Das Verhältnis von Ladung zu hydrodynamischen Radius wird auch als *Ladungsdichte* der Teilchen bezeichnet. Im Allgemeinen ist die Wanderungsgeschwindigkeit eines Teilchens in einem gegebenen elektrischen Feld umso größer, je kleiner und höher geladen die Teilchen sind. Darüber hinaus führt eine Erhöhung der *Ionenstärke* (z.B. durch eine höhere Elektrolytkonzentration) bei gleicher Spannung zu einem höheren Stromfluss. Die Wanderungsgeschwindigkeit von Teilchen sinkt mit steigender *Viskosität* der eingesetzten Pufferlösung [vgl. **MC-Fragen Nr. 937–942, 1876**].

Besonders hervorzuheben ist der Einfluss des *pH-Wertes* der Elektrolytlösung, da er die Ladung der zu trennenden Teilchen (z.B. von amphoteren Substanzen wie *Aminosäuren* oder *Proteinen*) verändern kann. Deshalb werden elektrophoretische Trennungen vorzugsweise in Pufferlösungen konstanten pH-Wertes ausgeführt. Beim *isoelektrischen Punkt* von Ampholyten erfolgt *keine* Wanderung im elektrischen Feld. Beispielsweise wandern **Serumalbumin** (isoelektrischer Punkt 4,6) und **γ-Globulin** (isoelektrischer Punkt 6,5) bei schwach alkalischen pH-Werten (pH 8–9) als Anionen zur Anode, während bei Verwendung eines Puffers von pH = 4,6 nur γ-Globulin zur Kathode wandert [vgl. **MC-Fragen Nr. 939, 940, 948, 949].**

Des Weiteren spielt das *Lösungsmittel* eine wichtige Rolle, weil durch dessen solvatisierende Wirkung die Größe und Form der Teilchen beeinflusst wird. Obwohl die *Temperatur* nicht explicit in obiger Gleichung auftritt, hängen die Ionenbeweglichkeiten über den Temperaturkoeffizienten der *Viskosität* in hohem Maße von der Temperatur ab.

Die Elektrophorese beruht auf der Migration von Ladungsträgern (Anionen, Kationen) in einem homogenen elektrischen Feld. Die Teilchen wandern mit einer mittleren konstanten Geschwindigkeit zur jeweils entgegengesetzt geladenen Elektrode. Die elektrophoretische Beweglichkeit, eine für jede Substanz charakteristische und für den Trenneffekt verantwortliche Grösse, hängt von der Ladung und der Größe (Radius) der Substanz ab und wird stark beeinflusst von den Eigenschaften des Trennmediums. Die Beweglichkeit eines geladenen Makromoleküls ist proportional zu seiner Ladungszahl und umgekehrt proportional zu seiner Molekülgröße. Die Beweglichkeit wird auch von der Dichte des Trennmediums beeinflusst. Je höher diese ist, desto geringer ist die elektrophoretische Beweglichkeit eines Teilchens.

10.8.2 Elektrophoretische Verfahren

Elektrophoretische Verfahren kann man einteilen in:

- **Trägerfreie Elektrophorese** (Grenzflächenelektrophorese): Die Wanderung der Teilchen findet in einer Pufferlösung statt, die sich in einem U-förmigen Rohr befindet. Das Verfahren ist messtechnisch aufwendig und auf Substanzen mit hohen relativen Molmassen beschränkt, die nur langsam wandern. Die Methode wird vor allem zur Bestimmung elektrophoretischer Beweglichkeiten angewandt [vgl. **MC-Frage Nr. 940**].
- **Trägerelektrophorese** (Zonenelektrophorese): Hier dient ein mechanisch stabiler Träger (Gel, Papier), der mit der Untersuchungslösung getränkt ist, als Trennmedium. Aufgabe des Trägers ist es, die thermische Ionenwanderung aufgrund von Temperaturunterschieden (*Konvektion*) zu unterbinden. Neben dem elektrophoretischen Trennmechanismus der Migration spielen auf einem Träger auch adsorptive Wechselwirkungen (und damit auch Reibungskräften) als Trennprinzip eine Rolle. Bei manchen Trägern wie z.B. einem Polyacrylamidgel können auch Molekularsiebeffekte (Trennung nach Molekülgröße) zur Trennung genutzt werden [vgl. **MC-Fragen Nr. 938, 944**].

Den prinzipiellen Aufbau einer elektrophoretischen Apparatur zeigt ○Abb. 10.34. Danach besteht das **Elektrophoresegerät** hauptsächlich aus folgenden Bauteilen:

- einer *Gleichstromquelle* mit kontrollierbarer stabilisierter Spannung,
- einer *Elektrophoresekammer* mit zwei *Elektrodenräumen*, welche die Elektrolytlösung enthalten, und die durch das Gel miteinander verbunden sind. Das Gel stellt gleichzeitig auch die leitende Verbindung zwischen Anoden- und Kathodenraum her. Um das Verdunsten von Flüssigkeit zu vermeiden ist die Kammer mit einem Deckel fest verschlossen. Als Elektroden verwendet man Platindrähte.
- einer *Halterung für das Trägermaterial.* Die Träger werden horizontal oder vertikal als dünne Schichten auf Platten, als Folien, Zylinder oder als Blöcke eingesetzt,
- einem *Messinstrument* bzw. einer anderen geeigneten *Nachweisvorrichtung*.

Als **Träger** verwendet man Gele aus Polysacchariden wie *Agar*, *Stärke* und *Cellulose* (Filterpapier, Celluloseacetat-Folien), denen zur Aufrechterhaltung eines konstanten pH-Wertes ein Puffer zugesetzt ist. Ferner setzt man als Träger *Agarose*, der Hauptbe-

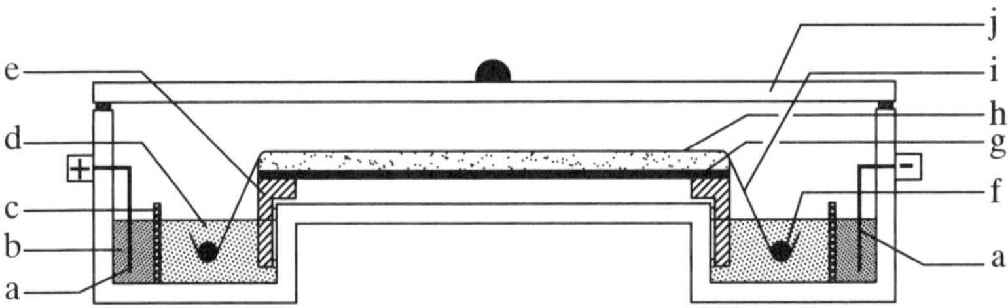

Abb. 10.34 Apparatur zur Trägerelektrophorese

a) Elektroden (Anode und Kathode), z.B. aus Platin oder Graphit, an die eine konstante Gleichspannung von mehreren Hundert Volt angelegt wird
b) Leitelektrolyt im Elektrodenraum
c) Diaphragma, das zur Vermeidung von Wechselwirkungen die Elektrodenräume und die Pufferräume trennt
d) Pufferlösung, die den Stromkontakt zwischen den Elektrodenräumen und dem Trennbett herstellt und einen definierten und konstanten pH-Wert gewährleistet
e) Kunststoffklötze, auf denen das Trennbett aufliegt
f) Halterungen zur Befestigung des Filterpapiers [siehe auch (i)]
g) Glasplatte zum Aufbringen des Trenngels
h) Trenngel, in dem die eigentliche elektrophoretische Trennung abläuft [Die Bauteile (f) bis (h) bestehen bei der **Papierelektrophorese** aus einem puffergetränkten Filterpapier, das als Träger und Trennmedium zugleich fungiert.]
i) Puffergetränktes Filterpapier, das den elektrischen Kontakt zum Gel herstellt
j) Deckel zum Verschließen der Apparatur, um ein Verdunsten zu vermeiden

standteil des Agars, ein. Agarose ist ein Polysaccharid aus D-Galactose-Einheiten und der Anteil der Agarose im Trenngel beeinflusst dessen Porengröße. Ein wichtiger synthetischer Träger ist *Polyacrylamid*, das durch radikalische Polymerisation von Acrylamid ($H_2C{=}CH{-}CO{-}NH_2$) hergestellt wird und dem zur Quervernetzung als crosslinker *N,N′*-Methylenbisacrylamid ($CH_2{=}CH{-}CO{-}NH{-}CH_2{-}NH{-}CO{-}CH{=}CH_2$) zugesetzt wird [vgl. **MC-Fragen Nr. 945, 946, 1830**].

Die Schichtdicken der Träger betragen einige Millimeter, die Pufferkonzentrationen liegen im Bereich von 10^{-2} bis 10^{-1} mol · l^{-1}. Im Allgemeinen bewirken Träger eine Verzögerung der Wanderung. Auch hohe Pufferkonzentrationen führen zu einer Verlangsamung der Teilchenwanderung, verbessern demgegenüber aber die Zonentrennung.

Die meist verbreitete und routinemäßig genutzte Technik zur Charakterisierung und Reinheitsprüfung ist die **Polyacrylamid-Gelelektrophorese** (PAGE) unter Zusatz von *Natriumdodecylsulfat* (SDS) als Detergens [vgl. **MC-Frage Nr. 1781**].

- **Natriumdodecylsulfat** (SDS) [$CH_3(CH_2)_{10}CH_2{-}O{-}SO_3^-Na^+$] [$M_r$ = 288,4] (**S**odium **d**odecyl**s**ulphate)

Der Gehalt des anionischen Tensids SDS lässt sich nach *Ph. Eur.* durch Titration mit einer kationaktiven *Benzethoniumchlorid-Maßlösung* (0,004 mol · l^{-1}) in einem Zweiphasensystem ($CHCl_3/H_2O$) bestimmen. Zunächst ist die $CHCl_3$-Phase Rosa gefärbt durch ein *Ionenpaar* aus dem SDS-Anion und dem kationischen Farbstoff Dimidiumbromid. Während der Titration bilden SDS-Anion und Benzethonium-Kation ein farbloses Ionenpaar, das in die Chloroform-Phase übertritt. Nach dem Äquivalenzpunkt färbt sich die $CHCl_3$-Phase blau durch ein Ionenpaar aus überschüssigen Benzethonium-Kationen und dem anionischen Farbstoff Sulfanblau [vgl. **MC-Frage Nr. 442, 966, 1720, 1831**].

10.8.2.1 Natriumdodecylsulfat-Polyacrylamid-Gelelektrophorese (SDS-PAGE) (Sodium dodecylsulphate-Polyacrylamide Gel Electrophoresis)

Die Gelelektrophorese an Polyacrylamid-Trägern ist ein vielfach verwendetes Verfahren zur Trennung von Proteinen, Peptiden oder von DNA. Proteine und Peptide besitzen bei pH < pI eine positive und bei pH > pI eine negative Ladung. Am *isolelektrischen Punkt* (pI) tragen sie insgesamt keine Nettoladung und wandern *nicht* in einem elektrischen Feld. Bei physiologischen pH-Werten stellen DNA-Moleküle aufgrund ihrer Phosphatreste Polyanionen dar.

Polyacrylamid-Gele zeigen auch *Molekularsiebeffekte*, sodass die Molekülgröße einen wichtigen Beitrag zum Trennmechanismus liefert. Kleinere Moleküle wandern ungehinderter und somit schneller durch das dreidimensionale Netzwerk des Trägers.

Darüber hinaus tragen bei einem Polyacrylamidgel auch Reibungsvorgänge zur elektrophoretischen Trennung bei [vgl. **MC-Fragen Nr. 938, 944**].

Das Polyacrylamid-Gel wird nach Vorgabe der jeweiligen Arzneibuchmonographie als zylindrisches Gel oder als Plattengel durch Polymerisation in situ erzeugt. Ein Zusatz von **Natriumdodecylsulfat** wirkt als Ionenpaarbildner. Durch Assoziationen zwischen SDS und dem Protein kommt es zur *Denaturierung der Proteine*. Dieser Effekt kann durch Erwärmen zusätzlich gefördert werden.

Insgesamt kann ein Protein mit mehreren Dodecylsulfat-Ionen assoziieren, wobei näherungsweise die Anzahl der assoziierten Ionen proportional zur relativen Molekülmasse des Proteins ist. Damit werden diese Assoziate durch Bindung von Dodecylsulfat-Ionen zum Träger negativer Ladung und wandern im Polyacrylamidgel unter dem Einfluss des elektrischen Feldes umgekehrt proportional zu ihrer relativen Molekülmasse zur Anode. Assoziate von kleinen Polypeptiden wandern mit größerer Geschwindigkeit als solche mit größerer Molekülmasse. Aus der Wanderungsstrecke der Probe und der Wanderungsstrecke von Standards bekannter Molekülmasse lässt sich die *Molmasse* der Probe annähernd bestimmen.

Die Primär- und Sekundärstruktur von Proteinen bleibt unter SDS-Zusatz erhalten. In einigen Fällen kann es aber nützlich sein, die Verknüpfung von zwei Proteinketten über Disulfidbrücken zu lösen. In diesem Fall arbeitet man unter *reduzierten Bedingungen* und spaltet die Disulfidbrücken mithilfe von **2-Mercaptoethanol** ($HSCH_2$-CH_2OH) oder **Dithiothreitol** (DTT) ($HSCH_2$-CHOH-CHOH-CH_2SH).

Während der Elektrophorese, die bei konstanter Gleichspannung oder konstantem Strom durchgeführt werden kann, bilden sich an der Kathode Wasserstoff und Hydroxid-Ionen, an der Anode Sauerstoff und Protonen. Diese Elektrodenvorgänge sind jedoch ohne Bedeutung für die Elektrophorese. Hingegen muss die durch den fließenden Strom entstehende *Wärme* durch ein geeignetes Kühlsystem abgeführt werden. Durch diese Minderung der auftretenden Wärme und damit durch das Vermeiden von Lösungsmitteldämpfen können auch *organische Lösungsmittel* wie Methanol den in der Elektrophorese verwendeten Pufferlösungen als Lösungsvermittler zugesetzt werden [vgl. **MC-Fragen Nr. 941, 942**].

Der *Nachweis* der getrennten Substanzen im **Elektropherogramm** kann mithilfe einfacher *Anfärbetechniken* geschehen. Darüber hinaus ist eine photometrische Auswertung mit Scannern möglich. Als Anfärbetechniken haben sich bewährt die *Coomassie-Färbung* (Säureblau 83, Brillantblau) mit einer Nachweisgrenze von etwa 1–10 µg Protein und die empfindlichere *Silberfärbung* mit $AgNO_3$-Lösung, deren Detektionsgrenze bei etwa 10–100 ng Protein liegt.

An Weiterentwicklungen, die einige Nachteile (z. B. breite Banden) der herkömmlichen Technik überwinden, sind zu nennen:

10.8.2.2 Diskontinuierliche Elektrophorese (Disc Elektrophoresis)

Bei dieser Technik wird mithilfe einer diskontinuierlichen Probenaufgabe oder diskontinuierlicher Trennstrecke (Gelschichten unterschiedlicher Zusammensetzung) die Ausbildung schärferer Banden erreicht. Das vom *Arzneibuch* verwendete Trennsystem besteht aus zwei aufeinanderfolgenden Gelen, einem *Anreicherungsgel* und einem *Trenngel*. Die Gele unterscheiden sich in der Geldichte, der Porendichte, der Porengröße sowie im pH-Wert und der Ionenstärke des Puffers [vgl. **MC-Frage Nr. 947**].

Die zu untersuchende Probe wird auf das Sammelgel aufgegeben und es findet eine *Isotachophorese* statt, in der unterschiedliche Elektrolyte bewirken, dass die zu trennenden Substanzen aufkonzentriert werden und in scharfen Banden (Zonen) mit gleicher Geschwindigkeit wandern; dies rührt daher, dass auf der Trennstrecke unterschiedliche Feldstärken entstehen [vgl. **MC-Fragen Nr. 942, 943**].

Nach Passieren der Grenzfläche beider Gele vollzieht sich im Trenngel die eigentliche Auftrennung der Substanzen. Im Trenngel herrscht eine konstante Feldstärke.

10.8.2.3 Isoelektrische Fokussierung (IEF)

Bei dieser Methode baut man entlang der Trennstrecke einen pH-Gradienten (fallender oder steigender pH-Wert) auf. Dies hat zur Folge, dass **Ampholyte** (Aminosäuren, Peptide, Proteine) nur bis zu der Zone im Gelbett wandern können, deren pH-Wert ihrem *isoelektrischen Punkt* (pI) entspricht. An diesem Punkt ist der Stoff nach außen hin ungeladen (bzw. liegt als Zwitterion vor) und kann in einem elektrischen Feld *nicht* mehr wandern.

Ist der pH-Wert des Puffers kleiner als der pI-Wert des Proteins, so ist das Protein positiv geladen und wandert zur Kathode, aber nur so lange bis pH = pI wird. Ist der pH-Wert des Puffers größer als pI, so ist das Protein negativ geladen und wandert zur Anode, aber wiederum nur so weit, bis der pH-Wert dem pI-Wert entspricht. Jede Substanz bewegt sich daher im Trenngel bis zu einem exakt definierten Ort (mit pH = pI) und wird dort zu einer schmalen Bande aufkonzentriert (fokussiert).

10.8.2.4 Zweidimensionale Elektrophorese

Hierbei wird die isoelektrische Fokussierung mit der SDS-PAGE kombiniert. Zunächst wird ein Proteingemisch mithilfe der IEF aufgrund der unterschiedlichen isoelektrischen Punkte getrennt. Anschließend entwickelt man den Gelstreifen horizontal auf einem SDS-Polyacrylamid-Gel und trennt dann aufgrund unterschiedlicher Molekülgröße.

10.8.2.5 Immunelektrophorese

Hier lässt man den Proteinen in einem bereits entwickelten Elektropherogramm aus einer senkrechten Bewegungsrichtung ein *Antiserum* entgegen wandern. Je nach Spezifität der Antikörper kommt es zur Ausbildung von scharfen *Präzipitatzonen*.

10.8.2.6 Kapillarelektrophorese

Die Kapillarelektrophorese (Capillary Electrophoresis, CE) beruht auf der Wanderung einer geladenen, in einer Elektrolytlösung gelösten Substanz innerhalb einer Kapillare unter dem Einfluss eines elektrischen Gleichstromfeldes. Die Kapillare kann auch mit einem Gel gefüllt sein. Die Kapillarelektrophorese vereint somit die Trenntechniken von *Elektrophorese* und *Chromatographie* miteinander [vgl. **MC-Frage Nr. 1788**].

Die Wanderungsgeschwindigkeit der einzelnen Komponenten des zu trennenden Gemischs in einem elektrischen Feld wird bei der Kapillarelektrophorese durch die elektrophoretischen Eigenschaften des Analyten (seine effektive Ladung, sein hydrodynamischer Radius) *und* die elektroosmotische Mobilität des Laufpuffers sowie dessen Viskosität bestimmt [vgl. **MC-Fragen Nr. 950, 1788**].

Unter *Elektroosmose* versteht man bei einem mit einer Flüssigkeit gefüllten Kapillarsystem die *Wanderung der Flüssigkeit* im elektrischen Feld aufgrund einer Aufladung gegenüber der sie umschließenden Kapillarwand. Ursache des elektroosmotischen Flusses (EOF) ist die Dissoziation von Silanolgruppen an der Kapillarwand, die sich negativ auflädt. Es lagern sich zur Ladungskompensation nun positive Gegenionen in einer Doppelschicht aus der wässrigen Lösung an. Diese Ladungsschicht wandert unter dem Einfluss des elektrischen Feldes und unter Mitnahme von Wassermolekülen zur Kathode. Es entsteht eine Strömung der Flüssigkeit in kathodischer Richtung. Die Adsorption kationischer Verbindungen an die Kapillaroberfläche führt demgegenüber zu einem anodischen EOF [vgl. **MC-Fragen Nr. 952, 1501**].

Die *Stärke* des *elektroosmotischen Flusses* ist abhängig von der Temperatur, der Elektrolytkonzentration und der Viskosität des Trennmediums. Der EOF hängt auch vom pH-Wert der Pufferlösung ab. Mit zunehmender Elektrolytkonzentration bzw. zunehmender Viskosität der Elektrolytlösung sinkt der EOF, während der EOF mit steigender Temperatur und steigendem pH-Wert zunimmt [vgl. **MC-Fragen Nr. 941, 952, 953**].

Elektrophoretische und elektroosmotische Mobilität können nun in Abhängigkeit von der Ladung der gelösten Analyte in die gleiche oder in die entgegengesetzte Richtung wirken. Bei der normalen CE wandern **Anionen** in die zum elektroosmotischen Fluss (EOF) entgegengesetzte Richtung und ihre Geschwindigkeiten sind daher kleiner als die elektroosmotische Geschwindigkeit des Laufpuffers. Letztlich wandern aber auch negativ geladene Ionen zur Kathode, nur langsamer. **Kationen** wandern in die gleiche Richtung wie der elektroosmotische Fluss und ihre Geschwindigkeiten sind deshalb größer als die elektroosmotische Geschwindigkeit. Folglich können Anionen und Kationen im selben Elektrophoresevorgang voneinander getrennt wer-

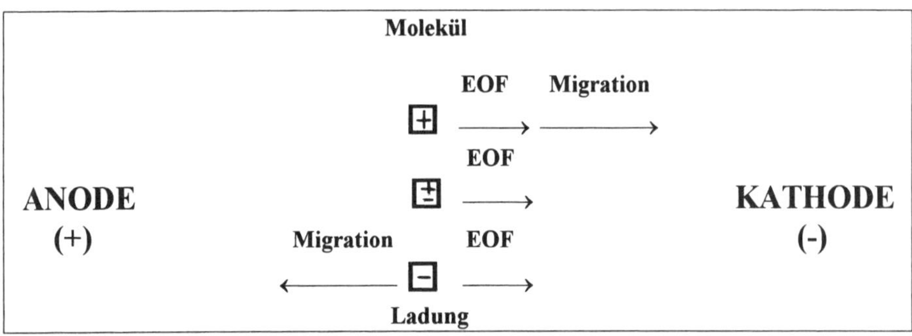

Abb. 10.35 Schematische Darstellung der Wanderung elektrisch geladener Teilchen bei der Kapillarelektrophorese (EOF = elektroosmotischer Fluss)

den. Auch **Neutralstoffe** (oder nach außen ungeladene Zwitterionen) können transportiert werden und gelangen schließlich aufgrund der Elektroosmose auch zur Kathode.

Die Gesamtbeweglichkeit eines Teilchens in der Kapillarelektrophorese setzt sich additiv zusammen aus seiner elektrophoretischen Beweglichkeit (verursacht durch Migration) und der Beweglichkeit aufgrund des elektroosmotischen Flusses (EOF). Das Zusammenspiel beider Effekte ist in Abb. 10.35 schematisch dargestellt. Der elektroosmotische Fluss bewirkt, dass *alle* gelösten Teilchen – trotz ihrer unterschiedlichen Ladung – letztlich zur gleichen Elektrode wandern [vgl. **MC-Fragen Nr. 938, 951, 1788**].

Danach würden bei einem Testgemisch (Probenaufgabe bei pH = 7 an der anodische Seite) zunächst das basische, kationbildende Benzylamin (C_6H_5-NH_2), dann der neutrale Benzylalkohol (C_6H_5-CH_2OH) und schließlich die saure, anionbildende Benzoesäure (C_6H_5-COOH) vom UV-Detektor registriert werden [vgl. **MC-Fragen Nr. 957, 1668**].

Mittels Kapillarelektrophorese lassen sich daher aufgrund ihres unterschiedlichen Dissoziationsverhaltens *Gemische von Säuren* (z.B. Salicylsäure/Acetylsalicylsäure oder 2-Methylbenzoesäure/2-Ethylbenzoesäure) oder *Gemische von Basen* (z.B. Anilin/Benzylamin oder 2-Methylbenzylamin/2-Ethylbenzylamin) trennen. *Gemische von Neutralstoffen* (z.B. 1,2-Dichlorbenzol/1,4-Dichlorbenzol oder 2-Methylbenzylalkohol/2-Ethylbenzylalkohol) sind durch Kapillarelektrophorese *nicht* trennbar [vgl. **MC-Fragen Nr. 954-956, 958, 1749, 1789**].

Racemische Gemische von Arzneistoffen können mithilfe der Kapillarelektrophorese getrennt werden, wenn man dem Trennsystem einen *chiralen Selektor* wie z.B. β-Cyclodextrin oder Kupfer(II)-Histidin hinzufügt [vgl. **MC-Fragen Nr. 959, 960**].

Die Trennkapillaren aus amorphem SiO_2 besitzen eine Länge von 20–150 cm und einen Innendurchmesser von 20–200 µm. Die beiden Elektrodenräume der elektrophoretischen Apparatur werden durch die Kapillare miteinander verbunden. Beide Kapillarenden tauchen in die Reservoirs mit der Pufferlösung ein. Zwischen den

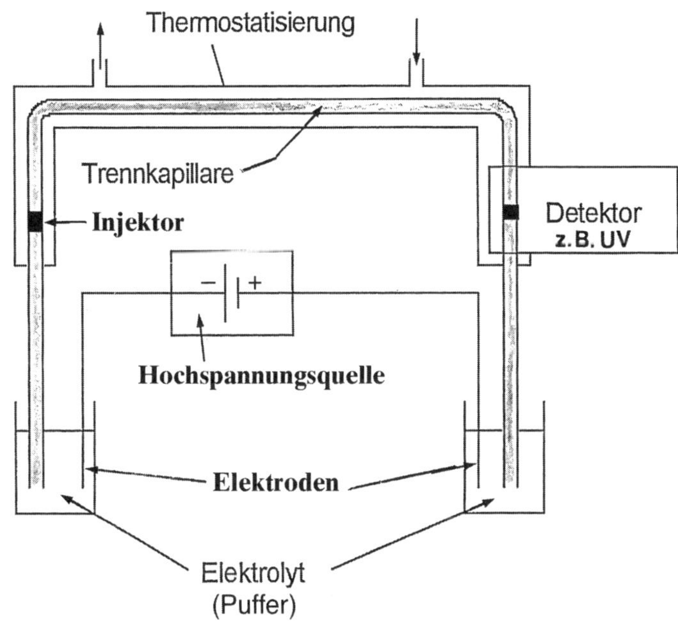

Abb. 10.36 Aufbau eines Kapillarelektrophoresegerätes (bzw. einer MEKC-Apparatur)

Kapillaren wird eine Hochspannung von bis zu 35.000 Volt angelegt. Am Einlass-Ende der Kapillare befindet sich das Probenaufgabesystem. Am Auslass-Ende der Kapillare befindet sich (meistens) ein UV- oder Fluoreszenz-Detektor, der die getrennten Substanzen registriert. Abb. 10.36 zeigt schematisiert den Aufbau einer CE-Apparatur. Die Kapillarelektrophorese benötigt nur kleine Probenvolumina (im Bereich von 10 nl) und zeichnet sich durch eine hohe Reproduzierbarkeit der Trennung aus.

Je nach den Trennbedingungen wird zwischen verschiedenen Arten der Kapillarelektrophorese unterschieden:

- **Kapillarzonenelektrophorese (Kapillarelektropherese in freier Lösung)**: Die Substanzen werden in einer Kapillare getrennt, die nur eine Pufferlösung *ohne* jeden Zusatz, der einer Konvektion entgegenwirkt, enthält. Die Wanderungsgeschwindigkeiten hängen nur von den elektrophoretischen Eigenschaften der gelösten Stoffe und vom elektroosmotischen Fluss in der Kapillare ab.
- **Kapillargelelektrophorese**: Hier findet die Trennung in einer mit einem Gel gefüllten Kapillare statt. Das Gel fungiert als eine Art Molekülsieb. Moleküle mit ähnlichem Ladung/Masse-Verhältnis werden aufgrund ihrer Molekülgröße getrennt.

10.8.2.7 Micellare elektrokinetische Chromatographie

Die micellare elektrokinetische Chromatographie (MEKC) zählt zu den chromatographischen Trennmethoden, kann aber auch als eine Variante der Kapillarelektrophorese (CE) angesehen werden. Bei identischer Apparatur (siehe ◦Abb. 10.36) unterscheidet sich die MEKC von der CE nur durch die unterschiedliche Zusammensetzung des Trennelektrolyten [vgl. **MC-Fragen Nr. 964, 1854**].

Den *Nachteil* der *Kapillarelektrophorese*, dass sie prinzipiell nur zur Trennung geladener Komponenten eines Gemischs herangezogen werden kann, umgeht die MEKC, indem sie dem Grundelektrolyten ein in Ionen dissoziierendes *Tensid* wie z.B. das oberflächenaktive *Natriumdodecylsulfat* (SDS) in einer Konzentration oberhalb der *kritischen micellaren Konzentration* (CMC) hinzufügt. Unter CMC versteht man die Konzentration, oberhalb der das lösliche Tensid höhere Aggregate, sogenannte **Micellen**, bildet [vgl. **MC-Fragen Nr. 966, 1790**].

Die im Trennelektrolyten der MEKC vorhandene micellare Phase kann auch *ungeladene Moleküle* (*Neutralstoffe*) aufnehmen und sie transportieren. Für die Trennung von Stoffen ist neben der Elektrophorese und der Elektroosmose auch die Verteilung von Stoffen zwischen der wässrigen Elektrolytlösung und den Micellen von Bedeutung. Die Migrationsreihenfolge der Analyte ist daher auch von dem **Verteilungskoeffizienten** der Stoffe zwischen wässriger Elektrolytphase und micellarer Phase abhängig [vgl. **MC-Fragen Nr. 961-963, 965, 1790**].

Die Trennung von Substanzgemischen mittels MEKC unter Verwendung von SDS als Tensid-Zusatz kann wie folgt beschrieben werden: Bei neutralem bis alkalischem pH-Wert entsteht ein starker elektroosmotischer Fluss, der die Ionen in der Pufferlösung in Richtung Kathode transportiert. SDS bildet anionische Micellen, die entgegengesetzt zur Anode wandern. Dadurch verringert sich insgesamt die Wanderungsgeschwindigkeit der Micellen im Vergleich zum Gesamtfluss der Elektrolytlösung [vgl. **MC-Frage Nr. 1790**].

Bei gelösten, *neutralen Substanzen*, die keine elektrophoretische Mobilität besitzen, hängt der Wanderungsgeschwindigkeit nur von ihrem Verteilungskoeffizienten zwischen micellarer Phase und wässriger Elektrolytlösung ab. Bei *geladenen Substanzen* spielen für deren Wanderungsgeschwindigkeiten neben den Verteilungskoeffizienten auch deren elektrophoretische Mobilitäten (in Abwesenheit von Micellen) eine Rolle [vgl. **MC-Fragen Nr. 942, 963, 965**].

In der MEKC wird in der Praxis im Allgemeinen so gearbeitet, dass der Betrag der elektrophoretischen Geschwindigkeit der Micellen geringer ist als der Betrag der elektroosmotischen Geschwindigkeit. Mit anderen Worten, die Bewegung der Micellen ist im Vergleich zum wässrigen Grundelektrolyten verzögert (verlangsamt). In Analogie zur Chromatographie können daher der wässrige Grundelektrolyt als mobile Phase und die Micellen als *pseudostationäre Phase* aufgefasst werden. Das Trennprinzip der MEKC ist vergleichbar mit dem der Verteilungschromatographie [siehe Kap. 12.1.1.1 und **MC-Fragen Nr. 964, 1790**].

10.8.3 Pharmazeutische Anwendungen

Die Elektrophorese ist eine wichtige analytische und mikropräparative Methode zur Untersuchung von *Proteinen* und anderen *Biopolymeren*.

Ph.Eur. nutzt PAGE oder SDS-PAGE zu *Identitäts- und Reinheitsprüfungen*. Monographiebeispiele sind: **Alteplase, Chondroitinsulfat-Natrium, Erythropoetin-Lösung, Glucagon, Heparin-Salze, Plasma vom Menschen, Rinderserum, Tetracosactid** u. a. Bei **Albumin-Lösung** oder **Immunglobulin vom Menschen** wird neben der Reinheit auch die *Proteinzusammensetzung* zonenelektrophoretisch bestimmt.

Mithilfe der IEF lässt das Arzneibuch die Identität von **Interferon-Lösungen**, **Molgramostin-Lösung** oder **Somatropin** bestätigen. Bei **Alteplase** wird das Glykosilierungsmuster und bei **Somatropin** das Verteilungsmuster von Isoformen mittels IEF analysiert.

CE-Untersuchungen dienen nach *Arzneibuch* als Identitätsprüfungen für **Erythropoetin-Lösung** oder **Somatropin.**

Die Elektrophorese wird routinemäßig auch dazu genutzt, um die *relativen Molekülmassen von Proteinen* bzw. von ihren Untereinheiten zu ermitteln. Dazu wird unter reduzierenden Bedingungen ein *Referenzelektropherogramm* mit einer Mischung von Proteinen bekannter relativer Molmasse (*Markerproteine*) aufgenommen. Deren Beweglichkeit wird ähnlich wie bei der Dünnschichtchromatographie in Form von R_f-Werten angegeben (siehe auch Kap. 12.1.3.2). *Ph.Eur.* lässt auf diese Weise bei **Interferon-Lösungen** oder **Molgramostim-Lösung** mittels SDS-PAGE auf *Verunreinigungen mit abweichender Molekülmasse* prüfen. Molmassenunterschiede von etwa 1% können noch erkannt werden.

Quantitative elektrophoretische Bestimmungen erfolgen ähnlich wie bei der HPLC durch Vergleich des Elektropherogramms der Untersuchungslösung mit dem einer Referenzlösung (externer Standard) [vgl. **MC-Frage Nr. 1842**].

11 Optische und spektroskopische Verfahren

11.1 Grundlagen

Die Methoden der Spektroskopie und die optischen Analysenverfahren (Refraktometrie, Polarimetrie) beruhen auf der Wechselwirkung von Licht mit Materie. Allen Methoden ist im weitesten Sinne gemeinsam, dass man Energie, meistens in Form von Strahlungsenergie, in Atome oder Moleküle einstrahlt und die daraus resultierenden Wirkungen studiert.

11.1.1 Elektromagnetische Strahlung

11.1.1.1 Allgemeine Eigenschaften des Lichtes

Licht kann als eine transversale elektromagnetische Welle beschrieben werden. Jedoch zeigt Licht in manchen Experimenten auch Korpuskulareigenschaften. Licht kann polarisiert, an kleinen Teilchen gestreut und an kleinen Öffnungen gebeugt werden.

Licht breitet sich *geradlinig* aus. Seine *Ausbreitungsgeschwindigkeit* in Materie ist geringer als im Vakuum und hängt im Allgemeinen von der Frequenz des Lichts ab (siehe Kap. 11.2.1). Die Ausbreitungsgeschwindigkeit von Licht im Vakuum (*Lichtgeschwindigkeit*) beträgt etwa 300000 $km \cdot s^{-1}$ [vgl. **MC-Frage Nr. 967**].

Wellenlänge (λ), **Frequenz** (ν) und **Lichtgeschwindigkeit** (c) sind durch folgende Gleichung miteinander verknüpft [vgl. **MC-Frage Nr. 968**]:

$$c = \lambda \cdot \nu$$

c = Lichtgeschwindigkeit [$2{,}997925 \cdot 10^{10}$ $cm \cdot s^{-1}$]
λ = Wellenlänge [cm]
ν = Frequenz [s^{-1} = Hz]

Eine elektromagnetische Welle kann demnach durch ihre Wellenlänge oder ihre Frequenz charakterisiert werden. Die Frequenz entspricht der Zahl der Schwingungen des elektrischen bzw. magnetischen Feldes pro Sekunde.

So besitzt z.B. Licht der Wellenlänge $\lambda = 500$ nm ($5 \cdot 10^{-7}$ m) eine Frequenz von [vgl. **MC-Frage Nr. 970**]:

$$\nu = c/\lambda = (3 \cdot 10^{8}\, m \cdot s^{-1})/(5 \cdot 10^{-7}\, m) = \mathbf{6 \cdot 10^{14}\, Hz}\, (s^{-1})$$

Eine dritte Größe zur Kennzeichnung ist die sog. **Wellenzahl** ($\bar{\nu}$). Sie stellt die reziproke Wellenlänge dar und gibt die Anzahl der Wellenlängen an, die auf 1 cm entfallen.

$\bar{\nu} = 1/\lambda = \nu/c$ **[cm^{-1}]**

Beispielsweise besitzt Licht der Wellenlänge $\lambda = 4\ \mu m$ ($4 \cdot 10^{-4}$ cm) eine Wellenzahl von [vgl. auch **MC-Fragen Nr. 971, 1350**]:

$\bar{\nu} = 1/\lambda = 1/4 \cdot 10^{-4}$ cm = **2500 cm^{-1}**

Lichtstrahlung, die nur aus einer einzigen Wellenlänge oder in der Praxis aus einem sehr schmalen Bündel an Wellenlängen besteht, bezeichnet man als *monochromatisch*; Licht aus einem Gemisch an Wellenlängen heißt *polychromatisch*.

Jede elektromagnetische Welle besitzt eine definierte *Energie*, die mithilfe der **Planckschen Gleichung** berechnet werden kann. Danach ist die Quantenenergie (E) des Lichts der Frequenz (ν) direkt und der Wellenlänge (λ) umgekehrt proportional [vgl. **MC-Fragen Nr. 972, 1097**].

$$E = h \cdot \nu = \frac{h \cdot c}{\lambda} = h \cdot c \cdot \bar{\nu}$$

E = Energie der elektromagnetischen Strahlung
h = Plancksches Wirkungsquantum
($h = 6{,}6256 \cdot 10^{-34}$ J · s^{-1})
[1 J = 0,239 cal]

Aus diesen Gleichungen lassen sich folgende Aussagen ableiten:

- Die Energie einer elektromagnetischen Welle wird durch ihre Frequenz bzw. ihre Wellenlänge bestimmt. Je höher die Frequenz ist, desto energiereicher ist das Licht bzw. je größer die Wellenlänge ist, umso geringer ist die Lichtenergie.
- Die Energie einer elektromagnetischen Welle besteht *nicht* aus einem unbegrenzt teilbaren kontinuierlichen Energieband, sondern aus kleinen, nicht weiter teilbaren Energieportionen, die man als **Lichtquanten** oder **Photonen** bezeichnet.

11.1.1.2 Energie eines Moleküls

Die *Gesamtenergie* (E_{ges}) eines Moleküls setzt sich additiv aus drei Teilbeträgen zusammen:

$$E_{ges} = E_R + E_S + E_E$$

Hierin bedeuten:

E_R = kinetische Energie der Rotation um die drei Hauptträgheitsachsen eines Moleküls,
E_S = Schwingungsenergie der Atomkerne des Moleküls gegeneinander,
E_E = potentielle Energie der im jeweiligen Molekül vorliegenden Elektronenanordnung.

Jede dieser Energien ist *gequantelt*, d. h., das Molekül kann nur ganz bestimmte Energieniveaus für E_R, E_S oder E_E einnehmen. Daher vermag ein Molekül auch nur ganz

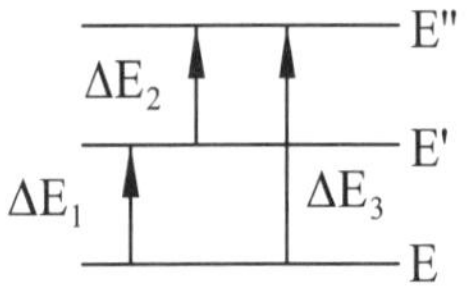

○ Abb. 11.1 Energiezustände eines Moleküls (schematisiert)

bestimmte Energiebeträge (ΔE) aus dem elektromagnetischen Spektrum zu *absorbieren*. Abgesehen von der Ionisation durch energiereiche Strahlung kann die von der Substanz aufgenommene Energie zur **Anregung** von Elektronen, Schwingungen oder Rotationen führen. Dabei gehen die Moleküle von einem **Grundzustand** mit der Energie (E) in **angeregte Zustände** mit den Energien (E', E'') über, wie dies in ○Abb. 11.1 schematisch dargestellt ist.

Aus ○Abb. 11.1 können folgende Zusammenhänge zwischen den einzelnen Energieteilbeträgen hergeleitet werden [vgl. **MC-Frage Nr. 973**]:

* $\Delta E_x = h \cdot \nu_x$ (x = 1,2,3 ...)
* $\Delta E_3 = \Delta E_1 + \Delta E_2$ bzw. $\nu_3 = \nu_1 + \nu_2$
* $\Delta E_1/\Delta E_2 = \nu_1/\nu_2$

Hinsichtlich der **Absorption von Strahlung** ist anzumerken, dass ein Molekül nicht Licht jeder beliebigen Wellenlänge aufnehmen kann, sondern dass die Energiedifferenz (ΔE) zwischen dem jeweiligen Grund- und Anregungszustand *genau* der Energie der absorbierten Strahlung entsprechen muss.

$\Delta E = E' - E = h \cdot \nu = h \cdot c/\lambda$

Darin bedeuten E´ die Energie eines Anregungszustandes (höheres Energieniveau) und E die Energie des jeweiligen Grundzustandes bzw. eines energetisch günstigeren Anregungszustandes (tieferes Energieniveau). Die aufgenommene Energie bestimmt die Art der Molekülanregung. Je nach Lage der absorbierten Strahlung spricht man z. B. von Röntgen-, Ultraviolett-, Infrarot- oder Mikrowellen-Spektroskopie.

Die durch Energieaufnahme erzeugten angeregten Zustände sind instabil; nach kurzer Zeit geht das Molekül unter Abgabe von Wärme (*strahlungslos*) oder unter Abstrahlung der Anregungsenergie in Form von Licht (**Emission**) wieder in den Grundzustand über.

Absorption und Emission elektromagnetischer Wellen sind messbar; ihre graphische Darstellung in Abhängigkeit von der Wellenlänge (Wellenzahl) des Lichts bezeichnet man als **Spektrum** des Moleküls.

11.1.1.3 Elektromagnetisches Spektrum, Spektralbereiche

○Abb. 11.2 zeigt in stark vereinfachter Form, in welchem Wellenlängenbereich durch die absorbierte Strahlung das Elektronensystem, Schwingungen (Vibrationen) oder Rotationen in einem Molekül angeregt werden können. Zur Kennzeichnung der einzelnen Spektralbereiche gibt man die *Wellenlängen* (λ) an. Für den Infrarot-Bereich (IR) ist die Angabe der *Wellenzahl* ($\bar{\nu}$) gebräuchlicher.

Der praktische *ultraviolette Spektralbereich* (UV-Bereich) umfasst die Wellenlängen von λ= **200-400 nm**. Unterhalb von 200 nm beginnt die Absorption von Luftsauerstoff und man ist für Messungen in diesem Bereich auf Vakuum-UV-Geräte angewiesen.

Der Wellenlängenbereich von λ= **400-800 nm** heißt *sichtbarer Spektralbereich* (VIS-Bereich).

Der *infrarote Spektralbereich* erstreckt sich über einen Wellenlängenbereich von λ = **0,8-50 µm** (Wellenzahlenbereich: $\bar{\nu}$ = 12500-200 cm^{-1}). Die üblichen IR-Spektrometer sind für Aufnahmen von Spektren im Bereich λ = **2,5-15,4 µm** (Wellenzahlen: $\bar{\nu}$ = 4000-650 cm^{-1}) geeignet.

Wellenlänge (in nm)		100	200	400	800	50000
Wellenzahl (in cm^{-1})		10^5	$5 \cdot 10^4$	$2,5 \cdot 10^4$	$1,25 \cdot 10^4$	200
Spektral-bereich	Röntgen-strahlen	Vakuum-Ultra-violett	nahes Ultra-violett	sicht-barer Bereich	nahes Infra-rot	Mikro-wellen-bereich
Art der Anregung	kernnahe Elektronen	Valenzelektronen-übergänge			moleku-lare Vibration	moleku-lare Rotation

Abb. 11.2 Beziehungen zwischen Wellenlängenbereich und Art der molekularen Anregung

Kurzwelliger (energiereicher) als die Röntgen(brems)strahlung, mit der Elektronen aus inneren Schalen abgespalten werden können, ist die beim radioaktiven Zerfall auftretende harte γ-Strahlung, die gleichfalls auf Atome und Moleküle ionisierend wirkt. Langwelliger (energieärmer) als IR-Strahlen sind *Radiowellen* mit Wellenlängen von etwa $\lambda = 10^2$-10^5 cm. Radiowellen spielen in der Kernresonanz-Spektroskopie eine wichtige Rolle [vgl. **MC-Fragen Nr. 974–984**].

In Tab. 11.1 sind die gebräuchlichsten Längeneinheiten zur Angabe von Wellenlängen und ihre Umrechnungen aufgelistet [vgl. **MC-Fragen Nr. 969–971, 984, 985, 1437, 1438**].

Tab. 11.1 Längeneinheiten zur Angabe der Wellenlänge elektromagnetischer Strahlen

Längeneinheit	Å	nm	µm	cm	m
Ångström (Å)	1	10^{-1}	10^{-4}	10^{-8}	10^{-10}
Nanometer (nm)	10	1	10^{-3}	10^{-7}	10^{-9}
Mikrometer (µm)	10^4	10^3	1	10^{-4}	10^{-6}

Danach entspricht 1 nm = 10^{-7} cm. Beträgt die Wellenlänge einer elektromagnetischen Strahlung $2,5 \cdot 10^{-5}$ cm, so entspricht dies einer Wellenlänge von λ = **250 nm**. Die elektromagnetische Strahlung gehört damit dem UV-Bereich an [vgl. **MC-Frage Nr. 984**].

Einer monochromatischen Strahlung der Wellenlänge λ= 5 µm ($5 \cdot 10^{-4}$ cm) entspricht eine Wellenzahl von $\overline{\nu} = 1/\lambda$ = **2000 cm^{-1}** [vgl. **MC-Frage Nr. 985**].

11.1.1.4 Lichtabsorption und Farbe, sichtbarer Spektralbereich

Eine chemische Verbindung ist *farbig*, wenn sie aus dem sichtbaren Teil des elektromagnetischen Spektrums (**400–800 nm**) einen gewissen Wellenlängenbereich selektiv absorbiert. Die vom *menschlichen Auge* wahrgenommene Farbe einer Verbindung entspricht der jeweiligen **Komplementärfarbe** des absorbierten Spektralbereichs.

Wie nachfolgende ◻Tab. 11.2 ausweist, erscheint eine Lösung, die z. B. im blauen Bereich (440–480 nm) absorbiert, gelb; eine Verbindung, die im grünen Bereich absorbiert, ist purpurfarben. Substanzen, die keine Strahlung des VIS-Bereichs absorbieren, sind *farblos* bzw. vermitteln den Farbeindruck „*weiß*".

◻ **Tab. 11.2 Lichtabsorption und Farbe**

Absorbiertes Licht		Farbe der Verbindung (Komplementärfarbe)
Wellenlänge	Farbe	
400 - 440 nm	violett	gelbgrün
440 - 480 nm	blau	gelb
480 - 490 nm	blaugrün	orange
490 - 500 nm	grünblau	rot
500 - 560 nm	grün	purpurrot
560 - 580 nm	gelbgrün	violett
580 - 595 nm	gelb	blau
595 - 605 nm	orange	grünblau
605 - 750 nm	rot	blaugrün
750 - 800 nm	purpurrot	grün

[Bezüglich der **MC-Fragen Nr. 986, 987** ist anzumerken, dass *nicht* nach der Farbe einer Verbindung sondern nach der Farbe des emittierten Lichts der Strahlungsquelle gefragt ist.]

11.2 Grundlagen der Refraktometrie

11.2.1 Brechzahl, Messung

Unter dem Brechungsindex (Brechzahl) n_λ^t einer Substanz (bezogen auf Luft) versteht man das Verhältnis des Sinus des Einfallswinkels eines Lichtstrahls zum Sinus des Refraktionswinkels des gebrochenen Strahls in dem zu untersuchenden Medium. n ist eine dimensionslose, stets positive Zahl. n hängt von der Wellenlänge des Lichts (Dispersion) und der Temperatur ab.

Wie ○Abb. 11.3 veranschaulicht, beobachtet man beim Übertritt eines Lichtstrahls (S) aus einem optisch dünneren Medium (z. B. Luft) in ein optisch dichteres Medium

(z. B. Wasser) neben der Reflexion auch eine Ablenkung des Strahls aus seiner ursprünglichen Fortpflanzungsrichtung.

Diese Änderung der Ausbreitungsrichtung wird **Lichtbrechung** oder **Refraktion** genannt. Sie beruht auf den *unterschiedlichen Ausbreitungsgeschwindigkeiten* des Lichts in beiden Medien. Beispielsweise kommt es beim Übergang eines Lichtstrahls aus dem Vakuum in eine durchsichtige (transparente) Substanz (wie Glas) zu einer Verlangsamung der Ausbreitung; die Ausbreitungsgeschwindigkeit nimmt ab und wird kleiner 300 000 km/s [vgl. **MC-Fragen Nr. 988–990**].

Die Ausbreitungsgeschwindigkeit von Licht in Materie ist geringer als im Vakuum. Die Ausbreitungsgeschwindigkeit in Materie hängt im Allgemeinen von der Frequenz des Lichts ab ($c = \nu \cdot \lambda$). Beim Übergang von Licht aus dem Vakuum (oder Luft) in Materie (z.B. Glas) ändern sich die Ausbreitungsgeschwindigkeit (c), die Ausbreitungsrichtung und die Wellenlänge (λ) (bzw. Wellenzahl), die Frequenz (ν) des Lichts aber bleibt gleich.

Die **absolute Brechzahl** ist definiert als das Verhältnis der Lichtgeschwindigkeit im Vakuum zur Lichtgeschwindigkeit in der betreffenden Substanz. Ihr Wert ist nach dem **Snellius-Gesetz** auch durch den Quotienten des Sinus des Einfallswinkels (α) zum Sinus des Brechungswinkels (β) gegeben. Darüber hinaus entspricht die Brechzahl dem Verhältnis der Brechungsindices vom optisch dichteren zum optisch dünneren Medium (siehe Abb. 11.3). Die Brechzahl ist unabhängig vom Einfallswinkel des eingestrahlten Lichts und von der Schichtdicke des Substanzfilms, die durchstrahlt wird. Die *Brechzahl* ist stets *positiv* ($n > 1$) [vgl. **MC-Fragen Nr. 991-996, 998, 1009, 1750**].

$$n = \frac{c_{Vakuum}}{c_{Substanz}} = \frac{\sin \alpha}{\sin \beta} = \frac{n_2}{n_1}$$

Aus dieser Gleichung ist ableitbar, dass n umso größer wird, je kleiner die Lichtgeschwindigkeit in dem betreffenden Medium ist. So beträgt z.B. die Lichtgeschwindigkeit in einem Medium mit dem Brechungsindex n = 1,5 nur 200000 $km \cdot s^{-1}$ ($c_{substanz} = c_{vakuum}/n_{medium} = 300000/1{,}5$) [vgl. **MC-Frage Nr. 999**].

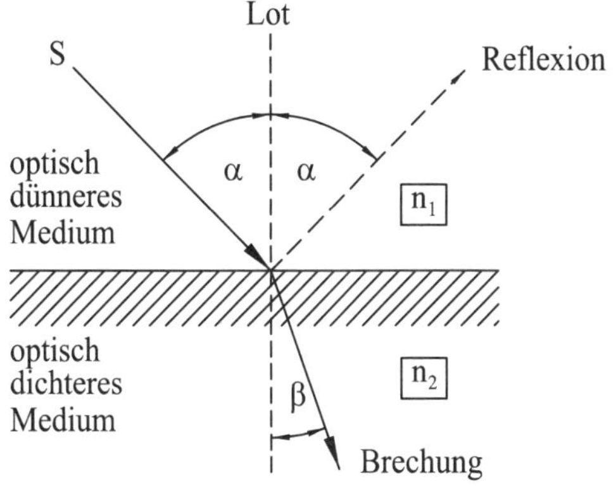

Abb. 11.3 Reflexion und Lichtbrechung

Instrumentelle Analytik

Aus praktischen Gründen misst das *Arzneibuch* nicht die absolute Brechzahl, sondern einen auf die Lichtgeschwindigkeit in Luft bezogenen **relativen Brechungsindex** n^*. Der *absolute Brechungsindex* von *Luft* ist geringfügig größer als der des Vakuums.

$$\mathbf{n^* = \frac{c_{Luft}}{c_{Substanz}} = \frac{n_{Substanz}}{n_{Luft}}}$$

Die Brechzahl einer Substanz ist abhängig von der *Temperatur*, der *Frequenz* bzw. der *Wellenlänge* (**Dispersion**) des zur Untersuchung verwendeten Lichts. Im Allgemeinen nimmt die Brechzahl der meisten organischen Flüssigkeiten mit steigender Wellenlänge ($n_{rot} < n_{blau}$) und steigender Temperatur *ab* [vgl. **MC-Fragen Nr. 994, 996–998, 1000–1004, 1006, 1007**].

Bei Angabe der Brechzahl eines Mediums ist deshalb stets die Angabe der Wellenlänge des Messlichts und der Temperatur notwendig. Falls nichts anderes vorgeschrieben ist, wird nach *Arzneibuch* der Brechungsindex bei **20 ± 0,5 °C** gemessen und auf die Natrium-D-Linie bei **589,3 nm** bezogen. Das Symbol ist dann $\mathbf{n_D^{20}}$ [vgl. **MC-Frage Nr. 1004**].

Bezüglich des Einflusses von Substanzeigenschaften auf die Brechzahl ist auszuführen, dass die Brechzahl ein Maß für die *Polarisierbarkeit* der Moleküle (Deformierbarkeit der Elektronenhüllen) und die relative *Dichte* einer Substanz darstellt.

Messung der Brechzahl: Zur praktischen Bestimmung von Brechzahlen werden **Refraktometer** verwendet. In diesen Geräten ist der wesentliche Teil ein Prisma mit bekanntem Brechungsindex, das mit der zu untersuchenden Flüssigkeit in Berührung steht. Die Brechzahl kann an der Skala des Instrumentes direkt abgelesen werden.

Mithilfe von Refraktometern wird entweder der Ablenkungswinkel beim Durchgang eines Lichtstrahls durch ein mit der zu prüfenden Substanz gefülltes Prisma bestimmt oder es wird der *Grenzwinkel der Totalreflexion* gemessen. Die meisten käuflichen Geräte (Abbe-, Pulfrich-Refraktometer) beruhen auf dem zweiten Messprinzip [vgl. **MC-Fragen Nr. 995, 997, 1007**].

Totalreflexion kann beobachtet werden, wenn ein Lichtstrahl von einem optischen dichteren (mit n_1) auf ein optisch dünneres Medium (mit n_2) trifft; dann gilt $\mathbf{n_1 > n_2}$. Bei einem Refraktometer, das nach diesem Prinzip arbeitet, muss also die Brechzahl des Messprismas größer sein als die Brechzahl der Untersuchungssubstanz [vgl. **MC-Frage Nr. 1008**].

Tritt ein Lichtstrahl von einem optisch dichteren in ein optisch dünneres Medium über, so wird der Strahl vom Lot weg gebrochen. Man kann nun den Einfallswinkel (α) so weit vergrößern, dass der Ausfallswinkel (β) gerade 90° wird. In diesem Fall geht der Lichtstrahl nicht mehr in das optisch dünnere Medium über und es gilt [vgl. **MC-Frage Nr. 1009–1014**]:

$$\frac{\sin \alpha}{\sin \beta} = \frac{\sin \alpha}{\sin 90°} = \frac{n_2}{n_1} = \frac{n(\text{Substanz})}{n(\text{Prisma})}$$

Mit sin 90° = 1 wird:

$$\mathbf{n(Substanz) = \sin \alpha \cdot n(Prisma)}$$

Durchläuft z.B. ein Lichtstahl optisch dichteres Glas ($n_{glas} = 2$) und trifft auf die optisch dünnere Luft ($n_{luft} = 1$), so beträgt der Grenzwinkel der Totalreflexion (α_g):
$\sin \alpha_g = n_{luft}/n_{glas} = 1/2 = 0{,}5 \Rightarrow$ $\boldsymbol{\alpha_g = 30°}$ [vgl. **MC-Fragen Nr. 1012–1014**].

Auf der Skala eines Refraktometers wird aber nicht der Winkel α sondern direkt der Brechungsindex der betreffenden Substanz abgelesen. Anzumerken ist, dass nicht nur der Brechungswinkel sondern auch der Grenzwinkel der Totalreflexion von der Wellenlänge (λ) des Untersuchungslichts abhängt [vgl. **MC-Fragen Nr. 1006, 1009, 1010**].

Viele Geräte setzen zur Messung weißes *Tageslicht* oder gewöhnliches Kunstlicht ein, das Ableseergebnis entspricht jedoch durch Einbau eines sog. **Abbe-Kompensators** dem Brechungsindex für gelbes Na-D-Licht.

Zur *Kontrolle* eines Refraktometers dienen nach *Arzneibuch* folgende Stoffe als Referenzsubstanzen [vgl. **MC-Fragen Nr. 997, 1004, 1005**]:

- 2,24-Trimethylpentan ($n_D^{20} = 1{,}392$)
- Toluol (Toluen) ($n_D^{20} = 1{,}497$)
- 1-Methylnaphthalin ($n_D^{20} = 1{,}616$)
- Wasser ($n_D^{20} = 1{,}333$)

Das Refraktometer muss ein Ablesen von mindestens 3 Dezimalstellen gestatten und mit einer Vorrichtung versehen sein, die das Arbeiten bei definierter Temperatur erlaubt (Ablesegenauigkeit: ± 0,5 °C) [vgl. **MC-Frage Nr. 1004**].

11.2.2 Pharmazeutische Anwendungen

Der Brechungsindex ist eine Stoffeigenschaft und kann zu *Identitäts-* und *Reinheitsprüfungen* herangezogen werden. Die Brechungsindices flüssiger organischer Substanzen liegen in der Größenordnung von n = 1,3–1,8. Bedeutung besitzt die Refraktometrie auch als Detektionsmethode in der HPLC [siehe Kap. 12.5.2.1 und **MC-Fragen Nr. 994, 1006, 1750**].

Das *Arzneibuch* verwendet die Refraktometrie vor allem zur Reinheitsprüfung von flüssigen organischen Substanzen und ätherischen Ölen. Darüber hinaus kann die Refraktometrie auch zu *Gehaltsbestimmungen*, z. B. wässriger **Glucose-Lösungen**, genutzt werden, weil bei definierter Lichtwellenlänge und Messtemperatur die Brechzahl der Zuckerlösung mit der Glucose-*Konzentration* ansteigt. Es ist aber eine *Kalibrierkurve* zu erstellen, weil nicht immer ein linearer Zusammenhang zwischen der Brechzahl und der Substratkonzentration besteht [vgl. **MC-Fragen Nr. 1006, 1007, 1750, 1832**].

Ein weiteres Beispiel zur Charakterisierung von *Stoffgemischen* ist **Glycerol**. Bei diesem dreiwertigen Alkohol nehmen Brechzahl und relative Dichte nahezu linear mit steigendem *Wassergehalt* ab. Beide Parameter sind daher wichtige Reinheitskriterien, die eine sehr genaue Bestimmung des Glycerol-Gehaltes von Glycerol-Wasser-Gemischen erlauben [vgl. **MC-Frage Nr. 1015**].

Auch in der *Fettanalytik* wird die Refraktometrie genutzt. Bei Fetten und fettähnlichen Stoffen mit ungesättigten Gruppen nimmt z. B. der Wert von n_D mit steigender Zahl von C-Atomen und C=C-Doppelbindungen in einem Molekül zu. Fette und

Wachse werden nach *Ph.Eur.* oft bei höheren Temperaturen (z.B. 40 °C oder 75 °C) vermessen [vgl. **MC-Frage Nr. 1007**].

11.3 Grundlagen der Polarimetrie

11.3.1 Optische Drehung, Messung

11.3.1.1 Optische Aktivität

Siehe auch Ehlers, **Chemie II**, Kap. 3.3

Die *Polarimetrie* misst die Drehung der Schwingungsebene (Polarisationsebene) von linear polarisiertem Licht durch *optisch aktive Stoffe*. Voraussetzung für die optische Aktivität einer Substanz ist ihre **Chiralität**. Chiralität wird beobachtet, wenn ein Stoff weder eine Symmetrieebene oder ein Symmetriezentrum noch eine Drehspiegelachse besitzt. [vgl. **MC-Fragen Nr. 1016, 1017, 1022**].

In der anorganischen Chemie kennt man eine Reihe von Substanzen (Quarz, Natriumchlorat), die in *chiralen Gittern* kristallisieren und daher die Schwingungsebene des linear polarisierten Lichts um einen bestimmten Winkel drehen. Die optische Aktivität ist hier an den festen Aggregatzustand gebunden.

Demgegenüber besitzen viele organische Substanzen einen *chiralen Molekülbau* und zeigen eine optische Drehung auch im gasförmigen, flüssigen, festen oder gelösten Zustand [vgl. **MC-Frage Nr. 1017**].

Chirale Verbindungen, deren wichtigste Vertreter ein (oder mehrere) *Chiralitätszentrum* (z. B. ein asymmetrisches C-Atom – C-Atom mit vier unterschiedlichen Substituenten) enthalten, existieren in Spiegelbild-isomeren Formen, die man **Enantiomere** nennt. Allerdings ist das Vorhandensein von asymmetrisch substituierten Kohlenstoffatomen keine ausreichende Bedingung für das Auftreten von Chiralität.

Beispielsweise besitzt **3α-Tropanol** (Tropin) zwei unsymmetrisch substituierte C-Atome, ist aber aufgrund der vorhandenen Symmetrieebene achiral. Hingegen treten Tropinol-Derivate wie **Hyoscyamin** oder **Cocain** in Formen auf, die sich wie Bild zu Spiegelbild verhalten, und die nicht miteinander zur Deckung zu bringen sind (die asymmetrischen C-Atome sind in den chemischen Formeln durch einen * gekennzeichnet) [vgl. **MC-Fragen Nr. 1023, 1026, 1027, 1446–1448**].

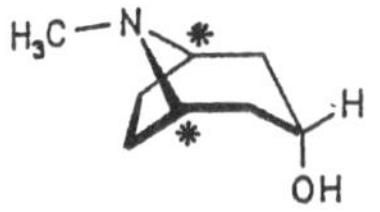

H_3C—N, OH, H — **3α-Tropanol**

H_3C—N, CH_2OH, O—C(=O)—C—H — **Hyoscyamin**

H_3C—N, O=C—OCH_3, H, O—C(=O)— — **Cocain**

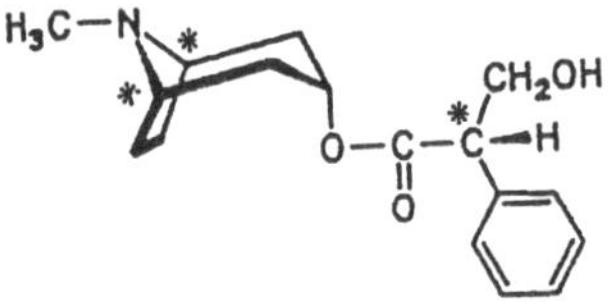

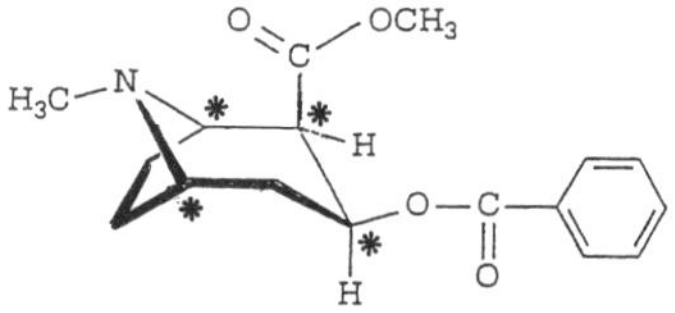

Enantiomere besitzen die gleichen physikalisch-chemischen Eigenschaften, sie drehen aber die Schwingungsebene des linear polarisierten Lichts um den gleichen absoluten Betrag in unterschiedliche Richtungen, wie dies die spezifischen Drehungen für die enantiomeren Formen des **Menthols** belegen. Der *Drehsinn* wird mit **d** oder **(+)** für *rechts-* (im Uhrzeigersinn) und **l** oder **(-)** für *linksdrehend* (entgegen dem Uhrzeigersinn) angegeben und die optische Drehung in [°] gemessen. Aus dem Vorzeichen der optischen Drehung eines Stoffes kann aber *nicht* auf dessen absolute Konfiguration geschlossen werden [vgl. **MC-Fragen Nr. 1018–1021, 1024, 1025, 1035, 1444, 1833**].

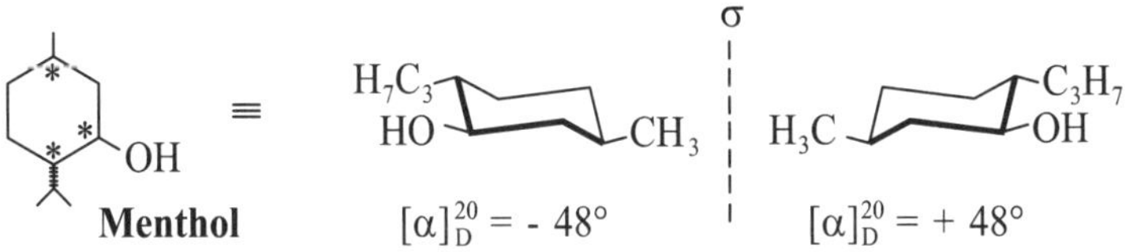

σ

OH ≡ H_7C_3 HO CH_3 | H_3C C_3H_7 OH

Menthol $[\alpha]_D^{20}$ = - 48° | $[\alpha]_D^{20}$ = + 48°

Die Bezeichnung chiraler Substanzen erfolgt nach *Arzneibuch* mithilfe der *Cahn-Ingold-Prelog-Nomenklatur* (**R,S-System**). Bei Zuckern und Aminosäuren wird häufig noch die *Fischer-Nomenklatur* (**D,L-System**) benutzt.

Hinzuweisen ist auch darauf, dass bei einem chiralen Molekül mit *mehreren Chiralitätszentren* wie z. B. **RRR-α-Tocopherol** [1] das betreffende Enantiomer in allen Zentren die entgegengesetzte Konfiguration aufweist, nämlich **SSS-α-Tocopherol** [2] [vgl. **MC-Fragen 1028**].

[1] HO O R H R H R

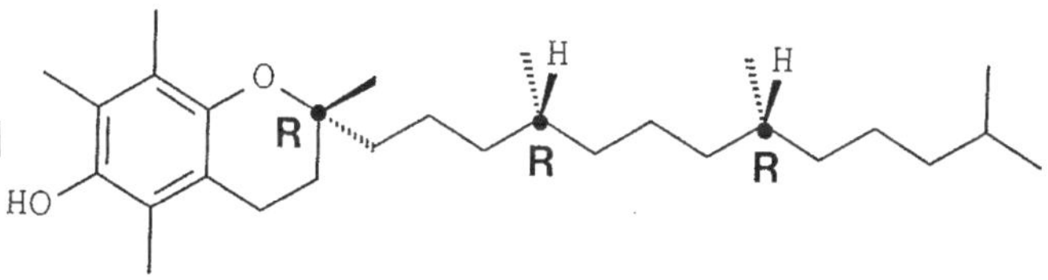

[2] HO O S H S H S

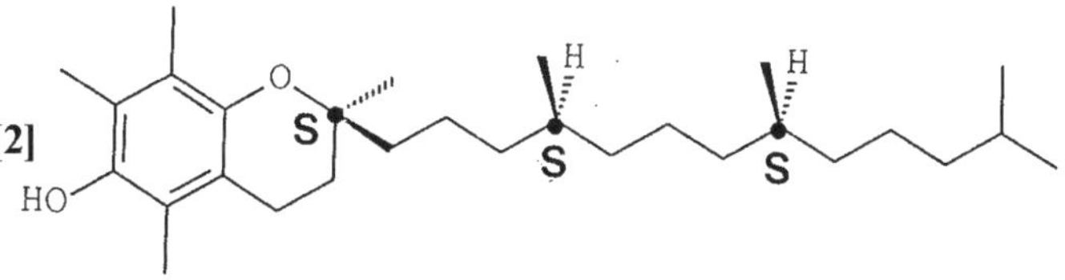

Racemate sind die optisch inaktiven äquimolaren Gemische von enantiomeren Verbindungen. In einigen Fällen besitzen Racemate Trivalnamen. So ist die *Traubensäure* das Racemat aus D- und L-Weinsäure und racemisches Hyoscyamin wird *Atropin* genannt.

11.3.1.2 Spezifische Drehung

Als *optische Drehung* bezeichnet man die Eigenschaft von Stoffen, die Ebene des (linear) polarisierten Lichts um einen bestimmten Winkel α zu drehen [vgl. **MC-Fragen Nr. 1016, 1022**].

Dieses Phänomen kann wie folgt erklärt werden. Eine chirale Substanz ist doppelbrechend, d. h., sie zerlegt einfallendes linear polarisiertes Licht, bei dem der Lichtvektor in einer Ebene schwingt, in je ein links- und ein rechtszirkular polarisiertes Teilbündel. Links- und rechtszirkular polarisierte Wellen pflanzen sich nun in einem optisch aktiven Medium mit unterschiedlichen Geschwindigkeiten fort. Die unterschiedliche Ausbreitungsgeschwindigkeit führt zu einer Phasendifferenz beider Teilbündel. Beim Verlassen der Substanz überlagern sich beide zirkular polarisierte Teilbündel wieder zu linear polarisiertem Licht, dessen Lichtvektor (Polarisationsebene) aber nun um einen Winkel α gedreht ist. Hat beispielsweise die linkszirkular polarisierte Welle eine größere Geschwindigkeit als die rechtszirkular polarisierte, so führt dies zu einer Rechtsdrehung der Polarisationsebene.

Zu erwähnen ist, dass die unterschiedliche Ausbreitungsgeschwindigkeit von links- und rechtszirkular polarisiertem Licht nicht nur zur **Optischen Drehung**, sondern auch zu *unterschiedlichen* **Brechzahlen** (*zirkulare Doppelbrechung*) und zu *unterschiedlicher* **Lichtabsorption** (*Zirkulardichroismus*) für die beiden Teilstrahlen führt [siehe auch nachfolgender Abschnitt und Kap. 11.6.5 sowie **MC-Fragen Nr. 1000, 1205, 1440, 1444**].

Das Ausmaß des optischen Drehvermögens (abgelesener Drehungswinkel) einer chiralen Substanz hängt ab von [vgl. **MC-Fragen Nr. 1017, 1030–1032, 1034, 1035, 1791, 1833**]:

- *der Anzahl der chiralen Teilchen (Moleküle) im Lichtweg.*
  Bei einheitlichen flüssigen und festen Substanzen ist diese Größe abhängig von der **Schichtdicke** (Lichtweglänge) der Probe, bei Lösungen von der Schichtdicke der Messlösung und der **Konzentration** an gelöster Substanz (in Prozent m/V bzw. m/m). Der Drehungswinkel α wird geringer bei abnehmender Konzentration der optisch aktiven Substanz in der Lösung.
- *der Wellenlänge bzw. Frequenz des Messlichts* (**Optische Rotationsdispersion**, Abk.: ORD).
  Die optische Rotationsdispersion beruht auf der unterschiedlichen Ausbreitungsgeschwindigkeit (Brechung) von links- und rechtszirkular polarisiertem Licht in

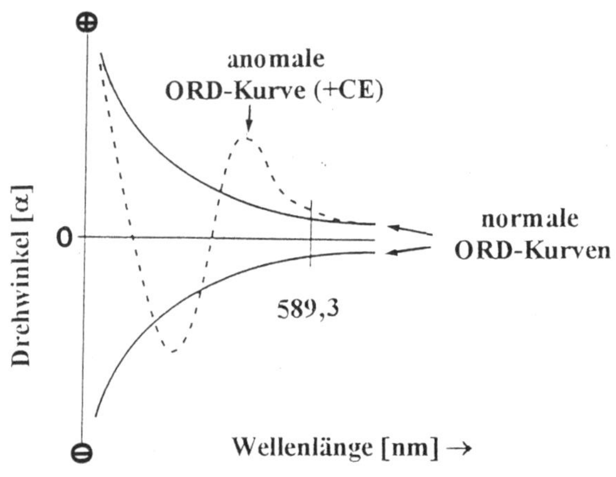

Abb. 11.4 Optische Rotationsdispersionskurven (ORD-Kurven)

einem chiralen Medium. Aufgrund dieser Wellenlängenabhängigkeit der optischen Drehung erfolgt die Bestimmung der optischen Drehung mit monochromatischem Licht definierter Wellenlänge. In der Regel werden die Werte für die **D-Linie** des Natriumlichts bei 589,3 nm angegeben und mit dem Symbol D gekennzeichnet.

Bei vielen chiralen Substanzen nimmt der Betrag von α mit abnehmender Wellenlänge (steigender Frequenz) des Messlichts *stetig* zu (*normale optische Rotationsdispersion*). Beispielsweise wird blaues Licht stärker gedreht als rotes und rotes Licht weniger stark gedreht als gelbes. Bei einer chiralen Substanz, die im UV-Bereich nicht absorbiert, beobachtet man daher eine Erhöhung des Drehwinkels, wenn man anstelle der Na-D-Linie (λ=589,3 nm) die Quecksilber-Linie bei λ=436 nm als Messlicht verwendet. Dies hat auch zur Folge, dass die Messung von Drehungswinkeln bei kürzerer Wellenlänge häufig zu einer besseren Messgenauigkeit führt [vgl. **MC-Fragen Nr. 1031, 1032, 1034, 1041–1047, 1834**].

Trägt man in einem Diagramm die gemessene Drehung (α) gegen die Wellenlänge (λ) auf, so erhält man **ORD-Kurven**, wie dies ∘ Abb. 11.4 zeigt.

Da im Allgemeinen der Betrag der Drehung mit abnehmender Wellenlänge stetig zunimmt, findet man sog. **„schlichte (normale) Kurven"**, wobei sich die Kurven von Enantiomeren symmetrisch zur Nullinie anordnen [vgl. **MC-Frage Nr. 1044**].

Normale Kurven findet man aber nur in dem vermessenen Wellenlängenbereich, in dem die Substanz *nicht* absorbiert. In dem Bereich, in dem Absorption von Licht eintritt, hat die ORD-Kurve einen S-förmigen Verlauf **(anomale ORD-Kurve)**. Das Auftreten dieser Erscheinung wird als **Cotton-Effekt** (CE) bezeichnet. Die Gestalt der Kurve hängt von der Stereochemie in der Umgebung des Chromophors ab. Der Nulldurchgang der Kurve liegt bei der Wellenlänge des Maximums des Zirkulardichroismus einer optisch aktiven Substanz [siehe auch Kap. 11.6.5 und **MC-Fragen Nr. 1044, 1207, 1208**].

- *der Messtemperatur.*
  Zum Beispiel nimmt die Drehung einer **Ergocalciferol-Lösung** mit steigender Temperatur zu. Im Allgemeinen wird der Drehungswinkel bei 20 ± 0,5 °C ermittelt.
- *dem verwendeten Lösungsmittel und dem pH-Wert der Messlösung.*
  Ein Wechsel des Lösungsmittels kann nicht nur die Größe des abgelesenen Drehungswinkels ändern, sondern auch den Drehsinn umkehren [vgl. **MC-Fragen Nr. 1032, 1033, 1035, 1036, 1791**].

Beispielsweise sind Lösungen von **Chloramphenicol** in Ethanol rechtsdrehend, in Ethylacetat linksdrehend. Ein anderes Beispiel ist **Ethisteron**, das in Dioxan nach rechts, in Pyridin gelöst nach links dreht. Bei einer Lösung von **Thiamphenicol** in Ethanol beobachtet man Rechts-, in DMF Linksdrehung. Schließlich sind alkalische Lösungen von **Riboflavin** links-, saure hingegen rechtsdrehend.

Die Größe der optischen Drehung einer chiralen Substanz wird durch den Begriff der **spezifischen Drehung** charakterisiert. Das *Arzneibuch* definiert die spezifische Drehung $[\alpha_m]^t_\lambda$ im *Internationalen Einheitensystem* als die in Radiant (rad) oder Milliradiant (mrad) gemessene Drehung, die 1 kg einer festen Substanz in 1 m^3 gelöst bei einer Schichtdicke von 1 m bei der Temperatur t und der Wellenlänge λ zeigen würde. Die Einheit der spezifischen Drehung $[\alpha_m]^t_\lambda$ ist: mrad · m^2 · kg^{-1}.

Instrumentelle Analytik

Aus praktischen Gründen verwendet das *Arzneibuch* noch folgende konventionelle Definitionen:

Die *optische Drehung einer Flüssigkeit* ist der Drehungswinkel α in Grad [°] der Drehung der Polarisationsebene bei der Wellenlänge der D-Linie des Natriumlichts (λ=589,3 nm), gemessen bei 20 °C und einer Schichtdicke von 1 Dezimeter. Für *Lösungen* ist die Herstellung in der jeweiligen Monographie angegeben. Rechtsdrehung wird durch das Symbol (+) und Linksdrehung durch (-) gekennzeichnet.

Die *spezifische Drehung* $[\alpha]_D^{20}$ *einer reinen, unverdünnten Flüssigkeit* ist definiert durch den Drehungswinkel α in Grad [°] der Drehung der Polarisationsebene bei der Wellenlänge der Na-D-Linie (λ=589,3 nm), gemessen bei 20 °C in der zu untersuchenden Flüssigkeit bezogen auf eine Schichtdicke von 1 Dezimeter und geteilt durch die *Dichte* der Flüssigkeit (ausgedrückt in Gramm pro Kubikzentimeter). Absolute und relative Dichte differieren nur um einen Faktor von 1,0018. Dieser Unterschied liegt außerhalb der Messgenauigkeit der Polarimetrie und ist deshalb ohne Belang.

$$[\alpha]_D^{20} = \frac{\alpha}{1 \cdot d_{20}^{20}} = \frac{\alpha}{1 \cdot \rho_{20}}$$

d_{20}^{20} = relative Dichte der Flüssigkeit bei 20 °C bezogen auf Wasser bei 20 °C
Q = Ladungsmenge (Strommenge)
ρ_{20} = absolute Dichte bei 20 °C

Die *spezifische Drehung* $[\alpha]_D^{20}$ *einer gelösten Substanz* ist definiert als der Drehungswinkel α in Grad [°] der Drehung der Polarisationsebene der D-Linie des Natriumlichts (λ=589,3 nm), gemessen bei 20 °C in einer Lösung der zu untersuchenden Substanz, bezogen auf eine Schichtdicke von 1 Dezimeter (10 cm) und eine Konzentration von 1 Gramm je Milliliter [vgl. **MC-Fragen Nr. 1036–1039**].

Bei gegebener Konzentration gilt die spezifische Drehung einer festen Substanz immer nur für ein bestimmtes Lösungsmittel. Danach ist die Einheit der spezifischen Drehung $[\alpha]_D^{20}$: ° · ml · dm^{-1} · g^{-1}.

$$[\alpha]_D^{20} = \frac{1000 \cdot \alpha}{1 \cdot c} = \frac{100 \cdot \alpha}{1 \cdot c' \cdot \rho_{20}}$$

α = Drehungswinkel, abgelesen in Grad [°] bei 20 ± 0,5 °C
l = Länge des Polarimeterrohres in Dezimeter (dm)
ρ_{20} = Dichte bei °C in g · cm^{-3}
c = Konzentration der Substanz in g · l^{-1}
c′ = Konzentration der Substanz in Prozent (m/m)

Für die gegenseitige Umrechnung beider Definitionen der spezifischen Drehung gilt:

$$[\alpha_m]_D^{20} = [\alpha]_D^{20} \cdot 0{,}1745$$

Anzumerken ist, dass bei einigen Substanzen, wie z. B. **Weinsäure**, die errechnete Drehung von der Konzentration der gemessenen Lösung abhängt. Man findet für eine 50%ige wässrige Weinsäure-Lösung einen Wert von $[\alpha]_D^{20}$ = +7,38 °, während in einer 20%igen Lösung ein Wert von $[\alpha]_D^{20}$ = +11,98 ° gemessen wird. Bei **Äpfelsäure** wird

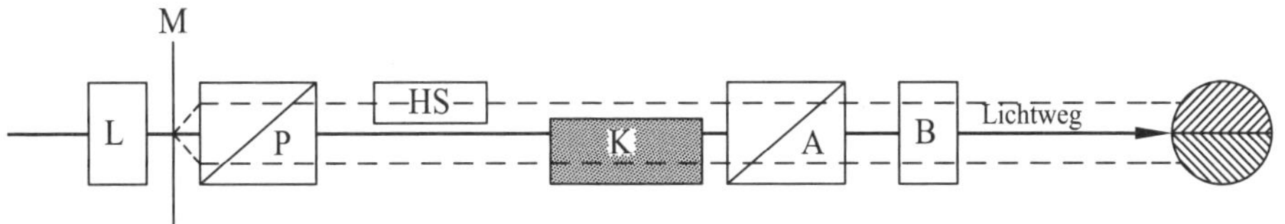

○ Abb. 11.5 Aufbau eines Polarimeters (schematisiert)
L = Lampe (weißes Licht) oder monochromatische Lichtquelle (Natriumdampflampe)
M = Spektralfilter (Monochromator)
P = Polarisator-Nicol oder Polarisationsfolie
HS = Halbschatten-Nicol
K = Messzelle (Küvette) für die optisch aktive Substanz (Polarimeterrohr)
A = Analysator-Nicol oder drehbare Polarisationsfolie
B = Beobachtungseinrichtung (Okular)

sogar in verdünnten und konzentrierten Lösungen ein unterschiedlicher Drehsinn beobachtet. Bei vielen in Lösung gemessenen Substanzen ist dagegen die spezifische Drehung $[\alpha]_D^{20}$ eine *Stoffkonstante*, sodass man obige Gleichungen zur *Gehaltsbestimmung* von Lösungen unbekannter Konzentration nutzen kann [vgl. **MC-Frage Nr. 1034**].

11.3.1.3 Messung der optischen Drehung

Die Messung der optischen Drehung erfolgt im **Polarimeter**. ○Abb. 11.5 zeigt den prinzipiellen Aufbau eines Halbschattenpolarimeters [vgl. **MC-Fragen Nr. 1048–1050**].

Die beiden wesentlichen Bestandteile eines Polarimeters sind zwei *Polarisatoren*. Der erste Polarisator (**Polarisator-Nicol**) ist feststehend und lässt vom eingestrahlten, unpolarisierten Licht nur solches hindurch, das überwiegend in einer Ebene schwingt.

Ein **Nicol-Prisma** besteht aus einem doppelbrechenden Kalkspatkristall bestimmter Geometrie, in dem Richtung und Ausbreitungsgeschwindigkeit von einfallendem Licht für die verschiedenen Schwingungsebenen unterschiedlich sind. Unpolarisiertes Licht, dessen Lichtvektor in allen Ebenen zu seiner Fortpflanzungsrichtung schwingt, wird in einem Kalkspatkristall aufgrund unterschiedlicher Brechung in einen *ordentlichen* und einen *außerordentlichen Strahl* gleicher Intensität zerlegt. Beide Strahlen sind *linear polarisiert*, d.h. der Lichtvektor schwingt nur in einer Ebene. Die Schwingungsebenen von ordentlichem und außerordentlichem Strahl stehen senkrecht zueinander. Der ordentliche Strahl wird im Nicolschen Prisma durch Totalreflexion entfernt und man erhält das linear polarisierte Licht des außerordentlichen Strahls, der durch die Probenlösung geleitet wird.

Der zweite Polarisator (**Analysator-Nicol**) ist drehbar angeordnet und mit einer in Winkelgraden eingeteilten Skala versehen, die eine Ablesegenauigkeit von 0,01 ° erlaubt. Für den Analysator existieren zwei extreme Stellungen. Bei zum Polarisator *paralleler Position* (0° bzw. 180°) ist das Analysator-Nicol für den außerordentlichen Strahl durchlässig; im Okular herrscht Helligkeit. Bei *gekreuzter Stellung* (90° bzw. 270°) ist der Analysator undurchlässig für den außerordentlichen Strahl; im Okular herrscht *Dunkelheit*.

Eine zwischen Polarisator und Analysator befindliche optisch aktive Substanz dreht nun die Schwingungsebene des den Polarisator verlassenden, linear polarisierten Lichts um einen bestimmten Winkel α. Dies hat zur Folge, dass sich bei gekreuzter Stellung beider Polarisatoren das Okular aufhellt. Man muss nun den Analysator um diesen Winkel α drehen, damit sich im Okular wieder die volle Dunkelheit der gekreuzten Stellung einstellt.

Der am Analysator abgelesene Winkel entspricht der optischen Drehung. Ein Verdrehen des Analysators im Uhrzeigersinn wird mit (+), eine entgegengesetzte Drehung mit (-) gekennzeichnet. Zur Klärung, ob z. B. bei einem gemessenen Drehwert von 90° α (+) 90° oder (–) 270° beträgt, dient die Verdünnung der Lösung bzw. eine erneute Messung der gleichen Lösung in einem Polarimeterrohr mit halber Länge [vgl. **MC-Frage Nr. 1040**].

Da das menschliche Auge vollkommene Dunkelheit nur schlecht erkennen kann, arbeiten moderne Polarimeter nach der sog. *Halbschattenmethode*. Hierzu wird der Strahlengang geteilt und in die obere Hälfte ein **Hilfsnicol** eingebracht. Verdreht man das Hilfsnicol bei paralleler Stellung von Polarisator und Analysator um einen kleinen Winkel, so kommt es in der oberen Hälfte des Okulars zu einer leichten Verdunklung und man muss den Analysator um diesen Winkel nachstellen, damit beide Hälften des Okulars gleiche Dunkelheit besitzen. Diese Einstellung wird als *Nullpunkt* des Polarimeters gewählt. Befindet sich eine optisch aktive Substanz in der unteren Hälfte des Strahlengangs, so erscheinen die beiden Halbkreise ungleich dunkel und man muss den Analysator um den Drehwinkel α nachjustieren, um erneut gleiche Dunkelheit zu erreichen [vgl. **MC-Fragen Nr. 1501, 1502**].

Zur *Kalibrierung des Polarimeters* dienen Prüfquarze definierten Drehwertes; zur Kontrolle eignet sich auch eine **Saccharose-Lösung** oder die Lösung einer anderen optisch aktiven Referenzsubstanz wie z.B. ***R,R*-Weinsäure** [vgl. **MC-Fragen Nr. 1054, 1055**].

Für die Bestimmung der optischen Drehung sollten nur frisch hergestellte, klare Lösungen verwendet werden, wobei die Konzentration der Messlösung den jeweiligen Arzneibuchmonographien zu entnehmen ist. Messungen werden im Allgemeinen bei 20 ± 0,5 °C durchgeführt bzw. bei einer anderen Temperatur, sofern in der Monographie eine Temperaturkorrektur für die gemessene optische Drehung angegeben ist.

Bei der praktischen Durchführung der Messung muss zunächst der Nullpunkt des Gerätes als Mittel von ca. 10 Einzelmessungen festgelegt werden. Hierbei wird zur Messung von Flüssigkeiten das geschlossene, *leere* Polarimeterrohr, zur Messung von Festsubstanzen das mit dem jeweils vorgeschriebenen Lösungsmittel gefüllte Polarimeterrohr in den Strahlengang gelegt.

11.3.2 Pharmazeutische Anwendungen

Die spezifische Drehung ist eine nahezu konzentrationsunabhängige Stoffeigenschaft. Ihre Bestimmung kann deshalb zu *Identitäts-* und *Reinheitsprüfungen* herangezogen werden. Darüber hinaus gestattet die Polarimetrie auch eine *Gehaltsbestimmung* chiraler Substanzen. Das *Arzneibuch* setzt in der Regel die Messung der spezifischen Drehung als Reinheitsprüfung bei chiralen Naturstoffen oder chiralen synthetischen Wirkstoffen ein [vgl. **MC-Frage Nr. 1056**].

Bei *racemischem* **Atropinsulfat** wird z.B. durch Begrenzung des gemessenen Drehwinkels der Gehalt an genuinem, linksdrehendem *L-Hyoscyamin* limitiert. Bei *racemischem* **Amfetaminsulfat** dient die Messung der optischen Drehung zur Unterscheidung von rechtsdrehendem *Dexamfetaminsulfat* [vgl. **MC-Frage Nr. 1445**].

In einigen Fällen kann der Drehwert von Stoffen durch den Zusatz weiterer Substanzen verändert werden. Beispielsweise wird die spezifische Drehung von Lösungen der Zuckeralkohole **Mannitol** bzw. **Sorbitol** durch die Zugabe des Komplexbildners *Natriumtetraborat* beträchtlich erhöht.

Mutarotation: Darunter versteht man die Erscheinung, dass frisch zubereitete *Zuckerlösungen* beim Stehenlassen eine kontinuierliche Änderung ihrer optischen Drehung zeigen, bis schließlich ein konstanter Endwert erreicht ist. Dieser Endwert entspricht der spezifischen Drehung des betreffenden Zuckers und ist von der Konzentration des Zuckers unabhängig [vgl. **MC-Fragen Nr. 1057, 1878**].

Mutarotation wird bei *Aldosen* und *Ketosen* beobachtet. Daher muss man bei der Bestimmung der spezifischen Drehung der Monosaccharide **Fructose**, **Glucose** oder **Mannose** bzw. in Lösungen der Disaccharide **Lactose** (Milchzucker) oder **Maltose** (Malzzucker) eine gewisse Zeit bis zur Einstellung des Mutarotationsgleichgewichts warten. *Saccharose* (Rohrzucker) oder Zuckeralkohole wie *Sorbitol* (Glucitol) zeigen *keine* Mutarotation [vgl. **MC-Fragen Nr. 1058, 1878**].

Ursache der Mutarotation ist z.B. bei *D*-Glucose das sich einstellende Gleichgewicht zwischen unterschiedlichen halbacetalischen Ringformen (α-*D*-Glucose und β-*D*-Glucose), die sich in der Stellung der Hydroxylgruppe an C-1 unterscheiden. α-*D*-Glucose und β-*D*-Glucose besitzen als Epimere unterschiedliche spezifische Drehungen. Nach Einstellung des Mutarotationsgleichgewichts einer wässrigen Glucose-Lösung hat die Lösung eine konstante spezifische Drehung $[\alpha]_D^{20}$ = +52,7° und besteht zu 36% aus α-*D*-Glucose ($[\alpha]_D^{20}$ = +112,2°) und 64% β-*D*-Glucose ($[\alpha]_D^{20}$ = +18,7° [siehe auch Ehlers, **Chemie II**, Kap. 3.16.2.6 und **MC-Fragen Nr. 1833, 1878**].

11.4 Grundlagen der Atomemissionsspektroskopie (AES)

11.4.1 Lichtemission von Atomen

11.4.1.1 Elektronenhülle

Der Aufbau der *Elektronenhülle* eines Atoms gehorcht rein mathematisch beschreibbaren Gesetzen. Nach heutigen Modellvorstellungen befinden sich die Elektronen in bestimmten Aufenthaltsräumen (*Orbitalen*) um den Atomkern. Jedes dieser Orbitale besitzt einen definierten Energieinhalt.

Maximal zwei Elektronen mit entgegengesetztem Spin können ein Orbital besetzen (*Pauli-Prinzip*). Energiegleiche (entartete) Orbitale werden zunächst einfach von Elektronen mit parallelem Spin besetzt (*Hundsche Regel*). Normalerweise befinden sich die Elektronen eines Atoms im energieärmsten Zustand, dem sog. **Grundzustand**. Neben diesen besetzten Orbitalen sind in einem Atom noch unbesetzte Orbitale höheren Energieinhalts vorhanden.

Durch Energiezufuhr kann nun ein Elektron unter Aufnahme (**Absorption**) eines bestimmten Energiebetrages (ΔE) in einen Zustand höherer Energie (**angeregter**

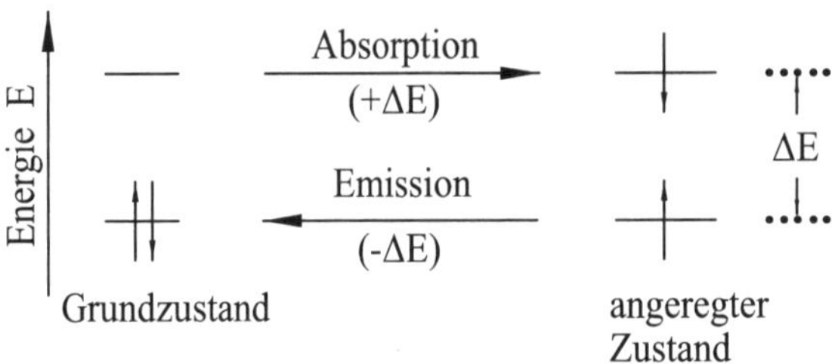

Abb. 11.6 Grundzustand und angeregter Zustand

Zustand) übergeführt werden und ein im Grundzustand nicht besetztes Orbital einnehmen, wie dies Abb. 11.6 veranschaulicht. Die Lebensdauer angeregter Elektronenzustände ist begrenzt. Nach etwa 10^{-9} bis 10^{-7} Sekunden wird die Anregungsenergie (ΔE) strahlungslos als Wärme oder im Allgemeinen in Form eines oder mehrerer Lichtquanten wieder abgegeben; d. h., es wird Licht einer definierten Wellenlänge abgestrahlt (**Emission**) und das Atom kehrt in den Grundzustand zurück.
Diese *Lichtemission* bildet die Grundlage der **Atomemissionsspektroskopie**; sie wird qualitativ über die Wellenlänge (**Spektralanalyse**) [siehe auch Ehlers, **Analytik I**, Kap. 1.2.1] und quantitativ über die Intensität des emittierten Lichts (**Flammenphotometrie**) ausgewertet [vgl. **MC-Fragen Nr. 1061, 1449, 1835, 1837**].

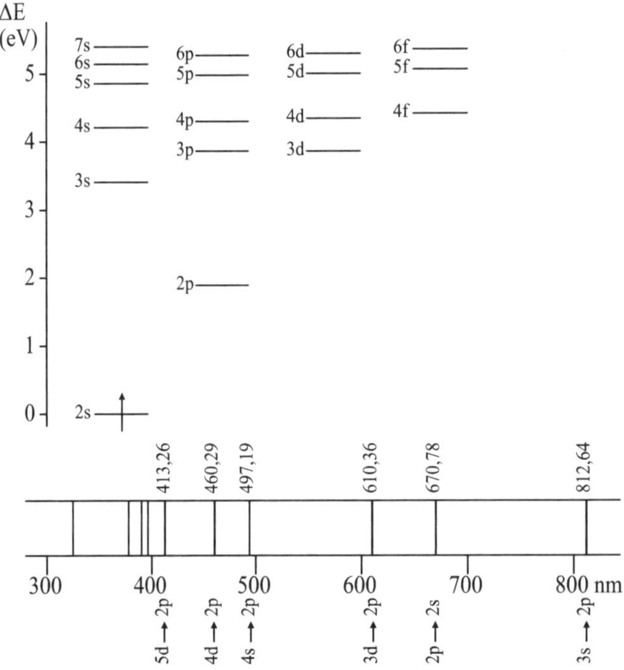

Abb. 11.7 Termschema und Emissionsspektrum des Lithiumatoms (Elektronenkonfiguration: Li $1s^2 2s^1$)

o Abb. 11.7 zeigt das Termschema, die möglichen Elektronenübergänge und das Emissionsspektrum von **Lithiumatomen**. Die *karminrote* Flammenfärbung von Lithiumatomen wird verursacht durch den Elektronenübergang 2p→2s bei λ = 670,78 nm. Bei **Natriumatomen** rührt die *gelbe* Flammenfärbung bei λ = 589,3 nm von der Änderung des elektronischen Zustandes 3p→3s her [vgl. **MC-Fragen Nr. 1451, 1793, 1837**].

Maßgebend für das Erscheinungsbild eines optischen Spektrums ist das gesamte System der *Valenzelektronen*, während unter den üblichen thermischen Anregungsbedingungen die „inneren" Elektronen *nicht* beeinflusst werden. Je nach Energiezufuhr kann ein Valenzelektron verschiedene angeregte Zustände unterschiedlicher Energielage einnehmen. Da die Energiedifferenzen zwischen den einzelnen angeregten Zuständen eines Atoms und seinem Grundzustand charakteristische Werte aufweisen, müssen auch die emittierten elektromagnetischen Wellen gemäß der Planck-Einstein-Beziehung [$E = h \cdot \nu = h \cdot c/\lambda$] definierte Energiewerte (Wellenlängen) besitzen [siehe auch Kap. 11.1.1.1 und **MC-Fragen Nr. 1059, 1061**].

Jede **Spektrallinie** der Wellenlänge λ entspricht daher der Differenz zweier Energiezustände eines Elektrons. Da ein *Atom* in verschiedene angeregte Zustände übergeführt werden kann, folgt daraus unmittelbar, dass jedes Element unter geeigneten Anregungsbedingungen ein charakteristisches **Linienspektrum** zu emittieren vermag. Darüber hinaus kann die Rückkehr eines angeregten Elektrons in den Grundzustand auch *stufenweise* über niedrigere angeregte Zustände erfolgen, was gleichfalls mit der Aussendung mehrerer Spektrallinien verbunden ist. Im Allgemeinen ist das *Emissionsspektrum* eines Atoms unter gleichen Bedingungen linienreicher als sein *Absorptionsspektrum* [siehe Kap. 11.5.1 und **MC-Fragen Nr. 1066, 1454, 1837**].

Spektrallinien, die zu Übergängen mit einem gemeinsamen Energieniveau gehören, können zu einer sog. **„Serie"** zusammengefasst werden. Unter „Serien" in einem Emissionsspektrum versteht man also eine Folge von Spektrallinien, deren Frequenzen (ν) folgender allgemeiner Formel gehorchen [vgl. **MC-Fragen Nr. 1062, 1063**]:

$$\nu = \text{const.} \left[\frac{1}{n^2} - \frac{1}{m^2}\right]$$

n = Hauptquantenzahl der inneren Elektronenbahn
m = Hauptquantenzahl einer weiter außen liegenden Elektronenbahn

Die Zahl aller Elektronenübergänge und damit die Zahl der Spektrallinien eines Elements wird durch die Zahl und Anordnung der Valenzelektronen bestimmt. Atome mit einer geringen Zahl an Außenelektronen, wie z. B. Alkali- und Erdalkalimetalle, besitzen linienarme Spektren, Atome mit einem komplizierteren Aufbau der Elektronenhülle (insbesondere Elemente der Nebengruppen des PSE) ergeben linienreichere Spektren.

Auch die *Anregungsbedingungen* der Valenzelektronen sind recht verschieden. Bei den Alkali-, Erdalkalimetallen und einigen anderen Elementen genügt, falls die Verbindungen leicht flüchtig sind, die Temperatur einer Bunsenflamme, bei manchen anderen muss man zur Gebläseflamme übergehen und bei den meisten Elementen benötigt man einen elektrischen Lichtbogen oder Funken. Am leichtesten lassen sich Alkalimetalle thermisch anregen [vgl. **MC-Fragen Nr. 1061, 1751, 1835**].

Grundlage der **Atomemissionsspektroskopie** (AES) ist der Übergang eines Atoms in einen elektronenenergetisch angeregten Zustand mit nachfolgender Rückkehr in den Grundzustand. Die von thermisch angeregten Atomen verursachte Lichtemission kann *qualitativ* in Form der **Spektralanalyse (Flammenfärbung)** und *quantitativ* in Form der **Flammenphotometrie** ausgewertet werden.

11.4.1.2 Flammenphotometrie

Die Flammenphotometrie ist ein Verfahren der Atomemissionsspektroskopie (AES) und beruht auf der Intensitätsmessung einer charakteristischen Spektrallinie, die von dem betreffenden Element im gasförmigen Zustand nach thermischer Anregung ausgestrahlt wird. Zur quantitativen Auswertung werden die Standardadditionsmethode oder das Kalibrierkurvenverfahren herangezogen.

Tab. 11.3 Nachweisgrenzen und emittierte Wellenlängen der flammenphotometrischen Bestimmung ausgewählter Elemente

Element	Wellenlänge [nm]	Nachweisgrenze [µg ml^{-1}]
Barium	455,4	2,0
Bor	518,0	5,0
Calcium	422,7	0,05
Kalium	766,5 769,9	0,05
Lithium	670,8	0,05
Natrium	589,0 589,5	0,002
Strontium	460,7	0,05

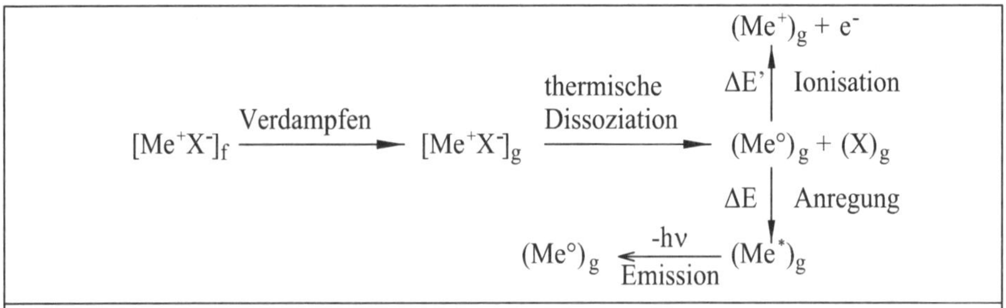

$$[Me^+X^-]_f \xrightarrow{\text{Verdampfen}} [Me^+X^-]_g \xrightarrow{\text{thermische Dissoziation}} (Me^\circ)_g + (X)_g$$

$$(Me^\circ)_g \xrightarrow[\text{Ionisation}]{\Delta E'} (Me^+)_g + e^-$$

$$(Me^\circ)_g \xrightarrow[\text{Anregung}]{\Delta E} (Me^*)_g \xrightarrow[\text{Emission}]{-h\nu} (Me^\circ)_g$$

(Me°=Metallatom; Me^*=angeregtes Metallatom; Me^+=Metallion; f=fest; g=gasförmig)

Abb. 11.8 Vorgänge in der Flamme

Elemente, die so leicht anregbar sind, dass bereits eine Flamme zur Anregung ausreicht, können auf relativ einfache Weise photometrisch bestimmt werden. Die Substanzprobe, die das zu bestimmende Element enthält, wird in einem Lösungsmittel gelöst und in einer Flamme geeigneter Zusammensetzung und Temperatur verdampft und *thermisch* angeregt. Zur quantitativen Auswertung wird die Intensität des emittierten Lichts der entsprechenden Wellenlänge mit einer Photozelle gemessen und registriert.

In ▫Tab. 11.3 sind einige pharmazeutisch wichtige Elemente, die sich flammenphotometrisch bestimmen lassen, zusammen mit den emittierten Wellenlängen und ihren *Nachweisgrenzen* aufgelistet [vgl. **MC-Frage Nr. 1835**].

In der Regel liegen die zu bestimmenden Elemente in Lösung als **Salze** vor. Auch bei den Salzen werden nur die **freien Metallatome** thermisch angeregt, die in der Flamme – nach Verdunsten des Lösungsmittels – durch *„homolytische Spaltung"* des Salzes gebildet werden. Man nennt diesen Vorgang **Atomisierung** (thermische Dissoziation). Die hierbei insgesamt ablaufenden Vorgänge sind in ∘Abb. 11.8 wiedergegeben [vgl. **MC-Fragen Nr. 1064, 1065, 1937**].

Hinsichtlich des Einflusses der *Temperatur* auf die Intensität der Emissionslinie ist anzumerken, dass mit *steigender* Temperatur die *Linienintensität* zunimmt, weil das Verhältnis von *angeregten Atomen* zu Atomen im Grundzustand vergrößert wird. Mit steigender Temperatur wird aber auch das Ionisierungsgleichgewicht zu Ungunsten der Neutralteilchen verschoben, was mit einer Intensitätsminderung verbunden ist. Bei hohen Temperaturen überwiegt schließlich die Abnahme an emittierenden Atomen die temperaturbedingte Intensitätssteigerung. Bei sehr hohen Temperaturen überlagert sogar das Emissionsspektrum der angeregten Ionen das Emissionsspektrum der Atome. *Die Linienintensität durchläuft daher in Abhängigkeit von der Temperatur ein Maximum* [vgl. **MC-Frage Nr. 1751**].

Die Ionisation unter Bildung von Metallionen, die die Intensität des emittierten Lichtes verringert, kann am besten durch den Zusatz von **Caesiumchlorid** (CsCl) verhindert werden. Mit steigender Temperatur kann aber auch die Zahl der Spektrallinien zunehmen, da durch die höhere Energiezufuhr höhere angeregte Zustände erreicht werden können [vgl. **MC-Frage Nr. 1070**].

Wie bereits ausgeführt ist die *Intensität* der emittierten Strahlung der **Konzentration** des betreffenden Elements weitgehend proportional, sofern eine Untergrundkorrektur vorgenommen wird. Diese *Untergrundstrahlung* wird durch die Emission der Flamme sowie durch andere anwesende *Kationen* verursacht, da jedes Kation außer einem Linienspektrum noch ein Kontinuum abstrahlt, das sich beidseitig der charakteristischen Linien über einen beachtlichen Wellenlängenbereich erstrecken kann [vgl. **MC-Frage Nr. 1066**].

Auch bestimmte *Anionen* können die Intensität der Spektrallinie eines Kations beeinflussen. Dies wird anscheinend durch die Bildung von Verbindungen hervorgerufen, die nach dem Verdampfen des Lösungsmittels entstehen und einen sehr geringen Dampfdruck besitzen. Beispielsweise wird die Emission des Calciums durch die Anwesenheit von Oxalat-, Sulfat- oder Phosphat-Ionen stark erniedrigt, während Nitrat- oder Chlorid-Ionen keinen Einfluss haben.

Da die Beziehung zwischen der Linienintensität und der Stoffmenge des zu bestimmenden Elements aufgrund der erwähnten Sekundäreffekte rein *empirisch* ist, wird nach *Arzneibuch* der Vergleich mit Lösungen bekannten Gehalts nach dem Verfahren der **direkten Kalibrierung** (Methode I, siehe auch Kap. 4.6.1) oder dem **Standardadditionsverfahren** (Methode II, siehe auch Kap. 4.8) zur *quantitativen Auswertung* flammenphotometrischer Messungen herangezogen.

11.4.2 Messmethodik und instrumentelle Anordnung

Die Substanzprobe, die das zu bestimmende Element enthält, wird in einem geeigneten Lösungsmittel gelöst. Normalerweise verwendet man *Wasser* als Lösungsmittel; das Verfahren erlaubt aber bei entsprechender Abwandlung der Apparatur auch den Einsatz nichtwässriger Solventien.

Der typische Aufbau eines **Flammenphotometers** ist in o Abb. 11.9 wiedergegeben. Die Prüflösung wird im *Zerstäuber* mit Pressluft oder Sauerstoff verdüst. Die zerstäubte Lösung wird zusammen mit dem Brenngas dem *Brenner* als Aerosol zugeführt und in einer Flamme geeigneter Zusammensetzung und Temperatur – nach Verdampfen des Lösungsmittels – atomisiert und thermisch angeregt. In der Leuchtgasflamme [Propan, Butan] (T~1900 °C) können Alkali- und Erdalkalimetalle angeregt werden; für andere Elemente sind Wasserstoff (T~2700 °C) oder Acetylen (T ~3100 °C) als Brenngase erforderlich. Mit einem Gemisch aus Dicyan/Sauerstoff erreicht man sogar Temperaturen um 4500 °C. Aus dem emittierten Licht wird im *Monochromator* die gewünschte Spektrallinie herausgefiltert. Als *Detektor* dient eine Photozelle, die das emittierte Licht in ein elektrisches Signal umwandelt, verstärkt und an die Datenverarbeitungseinheit weiterleitet [vgl. **MC-Fragen Nr. 1067–1069**].

Bei der *Kalibrierung* des Gerätes sollte man den gesamten Messbereich nutzen. Aus diesem Grund schreibt das *Arzneibuch* eine Festlegung des Nullwertes durch Einsprühen von reinem Lösungsmittel und eine Festlegung der oberen Messgrenze durch Einsprühen der konzentriertesten Kalibrierlösung vor. Als Messergebnis wird der Mittelwert aus jeweils drei Einzelbestimmungen angesehen.

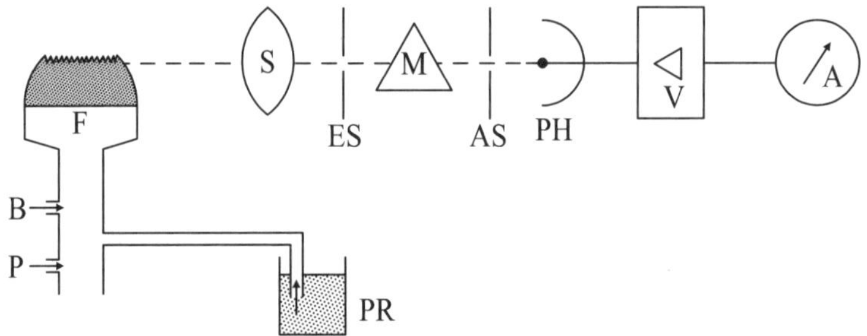

o Abb. 11.9 Prinzipieller Aufbau eines Flammenphotometers
PR = Probenlösung
F = Flamme (Brenner)
M = Monochromator
V = Verstärker
P = Presslufteinlass
S = Sammellinse
AS = Austrittsspalt
A = Anzeigeinstrument
B = Brenngaseinlass
ES = Eintrittsspalt
PH = Photozelle

11.4.3 Pharmazeutische Anwendungen

Mit modernen Geräten sind zahlreiche Elemente erfassbar; die größte Verbreitung hat die Atomemissionsspektroskopie jedoch zur quantitativen Bestimmung der **Alkali**- und **Erdalkalielemente** in Wasser oder in biologischen Flüssigkeiten gefunden. Bei *Stoffgemischen* erzielt man eine gewisse Selektivität durch Interferenzfilter oder Monochromatoren [vgl. **MC-Fragen Nr. 1071–1073**].

In ▫Tab. 11.4 sind einige Beispiele für die Anwendung der AES im *Europäischen Arzneibuch* zu Reinheitsprüfungen und Gehaltsbestimmungen aufgelistet.

Darüber hinaus lässt *Ph.Eur.* in der Monographie „*Methylthioniniumchlorid*" auf 12 verschiedene Metalle (Al, Cd, Cr, Cu, Fe, Hg, Mn, Mo, Ni, Pb, Sn, Zn) mittels AES prüfen und deren Konzentration begrenzen. Indium dient als interner Standard.

▫ Tab. 11.4 Pharmazeutische Anwendungen der AES

Prüfung auf	Stoff oder Stoffgruppe
Barium	in wasserfreiem Calciumacetat, Carboplatin
Bor	in Dalteparin-Natrium
Calcium	in Adsorbat-Impfstoffen, Natriumpolystyrolsulfonat
Kalium	in Albuminlösung vom Menschen (*), wasserfreiem Calciumacetat, Hämodialyselösungen, Lithiumcarbonat, Magnesiumchlorid, Natriumchlorid, Natriumpolystyrolsulfonat, Plasma vom Menschen, Wasser zum Verdünnen konzentrierter Hämodialyselösungen
Natrium	in Albuminlösung vom Menschen (*), Aluminium-Natrium-Silicat, wasserfreiem Calciumacetat, Carbasalat-Calcium, Kaliumsalzen (zur parenteralen Anwendung), Lithiumcarbonat, Natriumpolystyrolsulfonat (*), Wasser zum Verdünnen konzentrierter Hämodialyselösungen
Silber	in Carboplatin
Strontium	in wasserfreiem Calciumacetat

(*) AES wird zur Gehaltsbestimmung genutzt

11.5 Grundlagen der Atomabsorptionsspektroskopie (AAS)

11.5.1 Lichtabsorption von Atomen

Die Atomabsorptionsspektroskopie ist eine hochempfindliche Methode zur qualitativen und quantitativen Bestimmung zahlreicher Metalle und Halbmetalle bzw. deren Verbindungen mit Nachweisgrenzen unter 1 ppm (10^{-6}), in einigen Fällen liegt die Nachweisgrenze sogar im ppb-Bereich (10^{-9}). Die Atomabsorptionsspektroskopie (AAS) ist der Flammenphotometrie insbesondere bei der Analyse von Schwermetallen und deren Verbindungen überlegen. Die AAS beruht auf der Messung der Strahlungsenergie, die von den Atomen eines Elements nach vorherigem Verdampfen absorbiert wird. Die daraus resultierende Abschwächung der Lichtintensität ist der Konzentration der absorbierenden Metallatome direkt proportional. Die Messung der Absorption erfolgt im Allgemeinen bei einer Wellenlänge, die das Element auch zu emittieren vermag (◘Tab. 11.5). Als Strahlungsquelle dient daher im Allgemeinen das gleiche Element, das man bestimmen will.

Die AAS wird in der Gasphase durchgeführt, wobei die Atome des zu bestimmenden Elements in einer geeigneten Absorptionsküvette mit oder ohne Flamme erzeugt werden (siehe dazu Kap. 11.5.2). Die AAS beruht auf der *Lichtabsorption gasförmiger, neutraler Atome*, deren Elektronensystem dabei vom Grundzustand in einen angeregten Zustand übergeht. Auch bei **Salzen** erfolgt eine Anregung von *Atomen*; die Metallatome entstehen durch vorherige, homolytische Spaltung (thermische Dissoziation, *Atomisierung*) des gelösten Salzes. Eine Ionisation freier Atome ist bei der AAS *nicht* erwünscht [siehe hierzu auch Kap. 11.4.1.2 und **MC-Fragen Nr. 1074, 1075, 1077, 1082**].

Für die AAS lassen sich die gleichen Überlegungen wie für die Flammenphotometrie anstellen. Im Gegensatz zur Flammenphotometrie, bei der die Emission thermisch angeregter Atome gemessen wird, werden bei der AAS die Atome durch Einstrahlung elektromagnetischer Wellen *optisch angeregt* und die resultierende Absorption gemessen. Hierfür verwendet man Licht der *gleichen* Wellenlänge, das auch von dem zu bestimmenden Element im angeregten Zustand emittiert wird. Man bezeichnet diese Linie als sog. **Resonanzlinie** und den Vorgang als **Resonanzabsorption**. In ◘Tab. 11.5 sind die Anregungswellenlängen einiger pharmazeutisch wichtiger Metalle aufgelistet. Bei einigen Elementen (Ba, Ca, K, Li, Na) nutzt man dabei die Absorption

◘ Tab. 11.5 Resonanzlinien pharmazeutisch wichtiger Elemente

Element	λ(nm)	Element	λ(nm)	Element	λ(nm)
Aluminium	392,0	Chrom	357,9	Natrium	589,0
Arsen	193,7	Eisen	248,3	Nickel	232,0
Barium	553,3	Kalium	766,5	Quecksilber	253,6
Blei	283,3	Kupfer	324,8	Silber	328,0
Cadmium	228,8	Lithium	670,8	Zink	213,9
Calcium	422,7	Magnesium	285,2	Zinn	224,6

im sichtbaren Spektralbereich aus [vgl. **MC-Fragen Nr. 1074, 1075, 1078, 1080, 1085, 1086, 1092–1094**].

Die energetischen Veränderungen bei der AAS sollen nochmals detailliert für das **Natriumatom** beschrieben werden, dessen Termschema ○Abb. 11.10 zeigt. Man erkennt, dass prinzipiell eine Reihe von Elektronenübergängen möglich sind. Bei den in der Atomabsorptionsspektroskopie normalerweise angewandten Temperaturen befinden sich jedoch praktisch alle Natriumatome im elektronenenergetischen *Grundzustand*. Deshalb können bei der Anregung mit elektromagnetischer Strahlung aufgrund der Elektronenkonfiguration des Natriums [$1s^2 2s^2 2p^6 3s^1$] lediglich Übergänge vom 3s-Orbital aus erfolgen. Dabei ist der Elektronenübergang **3s → 3p (Na-D-Linie)** am wahrscheinlichsten und besitzt demzufolge das größte Absorptionsvermögen. Als Folge des *Elektronenspins*, der zu zwei 3p-Zuständen geringfügig unterschiedlicher Energie führt, spaltet diese Absorptionslinie jedoch in ein *Dublett* (λ = 589,0 bzw. 589,5 nm) auf, das meistens nicht aufgelöst werden kann (Mittelwert: λ = **589,3 nm**). Neben der Absorption bei 589,0 nm nutzt das *Arzneibuch* auch die Absorption von Natriumatomen bei **λ = 330,3 nm** für Bestimmungen aus. Diese Absorption entspricht einer Elektronenanregung **3s → 4p** [vgl. **MC-Frage Nr. 1081**].

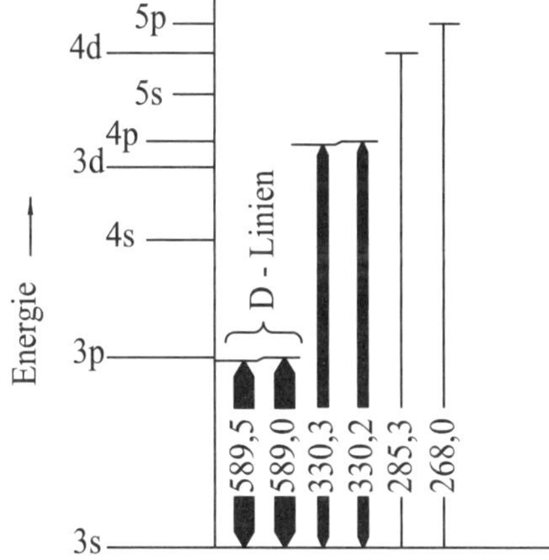

○ Abb. 11.10 Termschema des Natriumatoms [Die Absorptionslinien sind entsprechend ihrer Intensität durch unterschiedlich dicke Pfeile dargestellt]

Bei der *optischen Anregung* der AAS durch Einstrahlung von Licht treten vor allem Elektronenübergänge auf, die vom Grundzustand ausgehen. Bei der thermischen Anregung von Atomen wie in der Flammenphotometrie können hingegen deutlich mehr Anregungszustände erreicht werden. Dies ist neben der stufenweisen Rückkehr angeregter Elektronen in den Grundzustand ein weiterer Grund dafür, dass im Allgemeinen das *Emissionsspektrum* eines Elements *linienreicher* ist als dessen *Absorptionsspektrum*, wie dies ○Abb. 11.11 am Beispiel des Linienspektrums von Natriumatomen zeigt [vgl. **MC-Frage Nr. 1076**].

Abschließend ist anzumerken, dass in der Flamme parallel zur Atomisierung auch eine *Lichtemission* thermisch angeregter Atome stattfinden kann. Dieses Emissions-

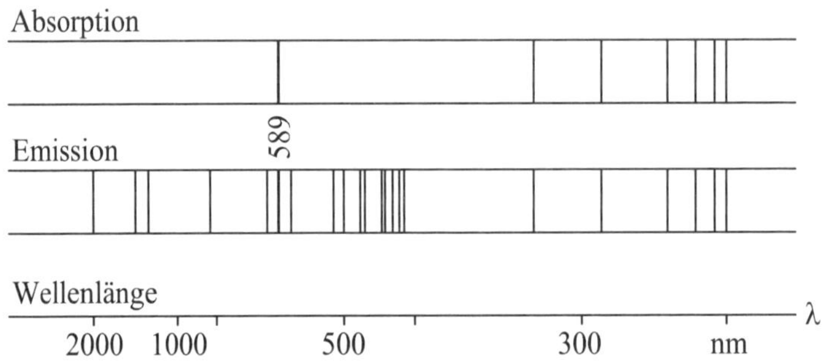

Abb. 11.11 Absorptions- und Emissionsspektrum des Natriums

licht beeinflusst aber die Messung nicht allzu stark, zumal man die Emissionsstrahlung durch geeignete apparative Maßnahmen von der Messstrahlung unterscheiden kann.

11.5.2 Messmethodik und instrumentelle Anordnung

Der prinzipielle Aufbau eines Atomabsorptionsspektralphotometers ist in Abb. 11.12 wiedergegeben. Die Apparatur, die als *Einstrahl-* oder *Zweistrahlgerät* zum Einsatz kommt, besteht aus [vgl. **MC-Fragen Nr. 1075, 1083, 1084**]:

- einer Strahlungsquelle,
- einem System zum Einbringen der Probe,
- einer Atomisierungseinrichtung zur Erzeugung von Atomdämpfen,
- einem Monochromator, der vor oder nach der Atomisierungseinrichtung angeordnet sein kann,
- einem Detektor mit Verstärker und einer Datenverarbeitungseinrichtung.

Als elementspezifische Strahlungsquellen werden häufig *Hohlkathodenlampen* verwendet. Solche Lampen bestehen aus einem Glas- bzw. im UV-Bereich aus einem Quarzglaszylinder, der mit einer Metallkathode und einer Wolfram- oder Nickelanode versehen und mit einem Edelgas (Ne, Ar) gefüllt ist. Eine angelegte Spannung (ca. 400 V) ionisiert das *Füllgas* (Ne, Ar); es fließt ein Strom (ca. 100 mA). Die im elektrischen Feld beschleunigten Kationen des Gases schlagen aus der Kathodenoberfläche Metallatome heraus und regen diese an. Aus dem emittierten Spektrum wird mithilfe eines Monochromators die für die Analyse geeignetste Wellenlänge (Resonanzlinie) ausgeblendet. Diese Spektrallinie muss folgenden Anforderungen genügen [vgl. **MC-Fragen Nr. 1077, 1079, 1085, 1086, 1088, 1089, 1879**].

- Die für die Messung ausgewählte Linie muss genügend isoliert sein.
- Die *Linienbreite* der für die Messung ausgewählten Linie muss bedeutend *kleiner* sein als die Atomabsorptionslinienbreite des zu bestimmenden Elements.
- Die Intensität der Messlinie muss genügend groß und zeitlich konstant sein.

Meistens wird in der AAS eine *wässrige Untersuchungslösung* vermessen. Schwer lösliche Analyte können vor ihrer quantitativen Bestimmung mit Königswasser aufgeschlossen werden. Die Prüflösung wird versprüht und in der Flamme des Brenners atomisiert. Das Brenngas wird für das zu bestimmende Element in der jeweiligen *Arz-*

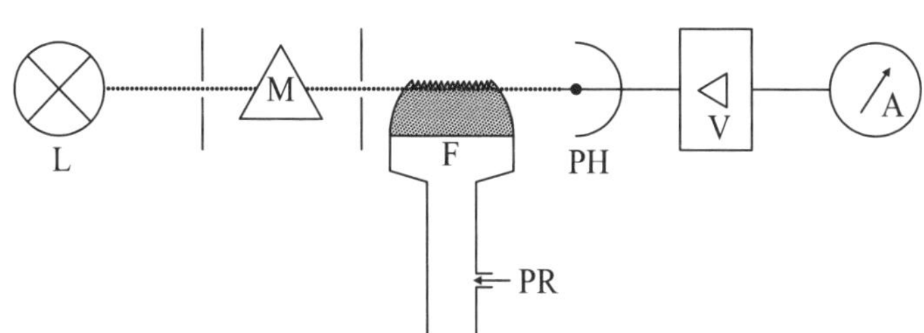

L = Lichtquelle (meistens Hohlkathodenlampe) M = Monochromator
F = Flamme (Brenner, Atomisierungseinrichtung) PH= Photozelle (Photomultiplier)
A = Anzeigeinstrument (Datenverarbeitungssystem) V = Verstärker

Abb. 11.12 Prinzipieller Aufbau eines Atomabsorptionsspektralphotometers

neibuchmonographie vorgegeben. Als *Brenngase* sind Acetylen, Propan oder Wasserstoff im Gemisch mit Luft oder Distickstoffmonoxid (Lachgas, N_2O) als Oxidationsmittel für die AAS (**Flammenmethode**) geeignet. Es werden Temperaturen von 2000-3000 K erreicht [vgl. **MC-Frage Nr. 1076**].

Das zu bestimmende Element absorbiert nun proportional zu seiner Konzentration Licht der ausgeblendeten Resonanzlinie und schwächt deren Intensität. Im nachgeschalteten Detektor (häufig ein Photomultiplier) wird ein der verbleibenden, restlichen Strahlungsintensität proportionales elektrisches Signal erzeugt, das verstärkt und registriert wird.

Bei der **flammenlosen AAS** (*Methode mit elektrothermischer Atomisierung*) wird meistens ein Graphitrohrofen verwendet, in den die Probe eingebracht, verdampft und bei Temperaturen um 2000-3000 K atomisiert wird. Selbst schwer flüchtige Metalle können durch Induktionsheizung in die Gasphase übergeführt werden. Mittels flammenloser AAS lässt sich die Nachweisgrenze des Verfahrens deutlich verbessern [vgl. **MC-Fragen Nr. 1087, 1794**].

Die zu analysierenden Atomdämpfe können auch außerhalb des Spektrometers erzeugt werden. Darüber hinaus kann eine Atomisierung durch die chemische Reduktion von Ionen erreicht werden (*Kaltdampfmethode*). Zum Beispiel können Quecksilberverbindungen mit Zinn(II)-chlorid ($SnCl_2$) oder Natriumborhydrid ($NaBH_4$) zu metallischem *Quecksilber* reduziert werden. Die gebildeten Hg-Atome werden danach mit einem Inertgas in die kalte Absorptionsküvette im Strahlengang des Geräts gebracht [vgl. **MC-Fragen Nr. 1079, 1087**].

Bei der **Hydrid-Technik** wird das zu bestimmende Element zuvor in einen *flüchtiges Hydrid* umgewandelt, das bei höherer Temperatur (T ~ 800-1000 °C) in Atome des betreffenden Elements und Wasserstoff zerfällt. Diese Technik dient vor allem zur Bestimmung von Antimon, Arsen, Selen und Zinn [vgl. **MC-Fragen Nr. 1076, 1090**].

11.5.3 Pharmazeutische Anwendungen

Die *quantitative Auswertung* des Verfahrens beruht auf der Gültigkeit des **Lambert-Beer-Gesetzes**, wonach die Abnahme der Lichtintensität durch Absorption der Konzentration der zu prüfenden Substanz proportional ist (siehe Kap. 11.6.3.2). Aufgrund apparativer Gegebenheiten, besonders als Folge der komplexen Vorgänge in der Flamme, können in der AAS jedoch nur *Relativmessungen* vorgenommen werden. Das *Arzneibuch* berücksichtigt diesen Sachverhalt durch Festlegung zweier Auswerteverfahren und lässt Konzentrationsbestimmungen mithilfe der AAS durch die Methode der *direkten Kalibrierung* (Methode I, siehe auch Kap. 4.6.1) oder durch Anwendung des *Standardadditionsverfahrens* (Methode II, siehe Kap. 4.8) durchführen. Bei der Kalibriermethode werden zur Gehaltsbestimmung 3 Referenzlösungen vermessen, deren Gehalt dem 0,7-1,3fachen des Gehalts der Untersuchungslösung entspricht. Für alle Lösungen wird die gleiche Anzahl von Wiederholungsmessungen durchgeführt. Die *Messgenauigkeit* der AAS beträgt etwa 2%. Die *Bestimmungsgrenze* liegt bei einigen Elementen im ppb-Bereich [vgl. **MC-Fragen Nr. 1074–1076, 1078, 1079, 1087, 1794**].

Die AAS wird hauptsächlich zur qualitativen und quantitativen Analyse von Kationen in wässriger Lösung durchgeführt. Auch organische Lösungsmittel können verwendet werden, wenn sichergestellt ist, dass sie die Stabilität der Flamme nicht beeinträchtigen. ◘Tab. 11.6 fasst einige Anwendungsbeispiele des *Arzneibuches* zusammen. Die Begrenzung des *Nickel-Gehalts* erfolgt in einigen Monographien vor allem dann, wenn im Herstellungsprozess Raney-Nickel als Hydrierkatalysator eingesetzt wurde. Die AAS wird hier als Reinheitsprüfung genutzt. Analoges gilt auch für die Reinheitsprüfung auf *Palladium* [vgl. **MC-Fragen Nr. 1077, 1091–1093, 1794, 1836**].

◘ Tab. 11.6 Pharmazeutische Anwendungen der AAS

Prüfung auf	Stoff oder Stoffgruppe
Aluminium	in Albuminlösung vom Menschen, Aluminium-Magnesium-Silicat (*), Aluminium-Natrium-Silicat (*), Natriumlactat-Lösung, Talkum, Wasser zum Verdünnen konzentrierter Hämodialyselösungen, Zinksalze
Blei	in Aluminium-Magnesium-Silicat, Aluminium-Natrium-Silicat, basisches Bismutgallat, Eisen(II)-fumarat, medizinische Kohle, Kupfer(II)-sulfat, Oxprenololhydrochlorid, Stearinsäuresalze (Ca, Mg, Zn), Talkum, mittelkettige Triglyceride, Zinksalze, Blei in Zuckern
Cadmium	in Eisen(II)-fumarat, Stearinsäuresalze (Ca, Mg, Zn), Zinksalze
Calcium	in Hämodialyse- und Hämofiltrationslösungen (*), Natriumalginat, Peritonealdialyselösungen (*), Talkum, Wasser zum Verdünnen konzentrierter Hämodialyselösungen
Chrom	in Eisen(II)-fumarat, mittelkettige Triglyceride
Eisen	in Ascorbinsäure und ihren Salzen (Ca, Na), Calciumgluconat (zur Herstellung von Parenteralia), Kaliummetabisulfit, Kupfer(II)-sulfat, Natriumhyaluronat, Prazosinhydrochlorid, Talkum, Zinksalze

Tab. 11.6 Pharmazeutische Anwendungen der AAS (Fortsetzung)

Prüfung auf	Stoff oder Stoffgruppe
Kalium	in Hämodialyse- und Hämofiltrationslösungen (*), Peritonealdialyselösungen (*)
Kupfer	in Ascorbinsäure und ihren Salzen (Ca, Na), basisches Bismutgallat, Bleomycinsulfat, medizinische Kohle, Mefenaminsäure, Parnaparin-Natrium, Tolfenaminsäure, mittelkettige Triglyceride
Magnesium	in Aluminium-Magnesium-Silicat (*), wasserfreies Calciumlactat, Hämodialyse- und Hämofiltrationslösungen (*), Peritonealdialyselösungen (*), Talkum, Wasser zum Verdünnen konzentrierter Hämodialyselösungen
Natrium	in Danaparoid-Natrium(*), Hämodialyse- und Hämofiltrationslösungen, Heparin-Natrium, niedermolekulare Heparine wie Enoxaparin-Natrium, Magaldrat, Peritonealdialyselösungen (*)
Nickel	in Eisen(II)-fumarat, Natriumascorbat, Prazosinhydrochlorid, Stearinsäuresalze (Ca, Mg), mittelkettige Triglyceride, Nickel in hydrierten pflanzlichen Ölen, Nickel in Polyolen wie Sorbitol oder Mannitol
Palladium	in Acitretin, Ramipril, Sotalolhydrochlorid
Quecksilber	in Eisen(II)-fumarat, Penicillamin, Wasser zum Verdünnen konzentrierter Hämodialyselösungen
Silber	in basisches Bismutgallat, Cisplatin, Vinorelbintartrat
Zink	in Acetylcystein, Eisen(II)-fumarat, Insulinen, Kaliummetabisulfit, medizinische Kohle, Polyolefinen wie Polyethylen oder Polypropylen, Propylgallat, Wasser zum Verdünnen konzentrierter Hämodialyselösungen
Zinn	in mittelkettigen Triglyceriden

(*) AAS wird auch zur Gehaltsbestimmung des betreffenden Elements genutzt

11.6 Grundlagen der Molekülspektroskopie im ultravioletten (UV) und sichtbaren (VIS) Bereich

11.6.1 Grundlagen der Lichtabsorption durch Moleküle im UV- und VIS-Bereich

Bei der Wechselwirkung elektromagnetischer Strahlung mit Molekülen können je nach der Energie des verwendeten Lichts verschiedene Effekte auftreten:

- *Ionisation der Moleküle,*
- *Anregung des Elektronensystems der Moleküle,*
- *Anregung von Molekülschwingungen,*
- *Anregung von Molekülrotationen.*

Im folgenden Abschnitt sollen die Grundlagen der Elektronenanregung detaillierter beschrieben werden, während die Anregung von Schwingungen und Rotationen im nachfolgenden Kapitel 11.8 beschrieben wird [vgl. **MC-Fragen Nr. 1095, 1096, 1150**].

11.6.1.1 Elektronenanregung und Elektronenübergänge

Bei mit *Elektronen besetzten Molekülorbitale*n (MO) unterscheidet man aufgrund ihrer Symmetrieeigenschaften:

- Molekülorbitale mit einer maximalen Aufenthaltswahrscheinlichkeit der bindenden Elektronen zwischen den an der Bindung beteiligten Atomen (**σ-MO**),
- Molekülorbitale mit einer maximalen Aufenthaltswahrscheinlichkeit der bindenden Elektronen ober- und unterhalb der Kern-Kern-Bindungsachse (**π-MO**),
- Molekülorbitale, die nicht an einer Bindung beteiligt sind (**n-MO**).

Neben diesen im Grundzustand besetzten MO sind in einem Molekül noch weitere, nicht mit Elektronen besetzte antibindende Orbitale höheren Energieinhalts vorhanden (σ^*- und π^*-MO). Die relative Lage der Molekülorbitale auf einer Energieskala lässt sich in einem sog. **Termschema**, wie es ○Abb. 11.13 zeigt, anschaulich darstellen. Für die meisten spektroskopischen Betrachtungen genügt es, lediglich die obersten mit Elektronen besetzten und die ersten antibindenden Molekülorbitale zu berücksichtigen. Von besonderer Bedeutung ist hierbei das oberste besetzte (**HOMO**) und das unterste unbesetzte Molekülorbital (**LUMO**).

Entspricht bei der Wechselwirkung eines Moleküls mit elektromagnetischer Strahlung die Energie des eingestrahlten Lichts *exakt* der Energiedifferenz (ΔE_1, ΔE_2) zwischen einem besetzten und einem energetisch höher liegenden, antibindenden Orbital, so kann das Molekül, sofern die Symmetrieeigenschaften der am Elektronenübergang beteiligten Orbitale dies erlauben, Licht absorbieren und aus dem **Grundzustand** in einen **angeregten Zustand** übergehen. Bei Licht, dessen Energie zu groß bzw. zu klein ist, um einen Elektronenübergang von einem bindenden in ein antibindendes Orbital herbeizuführen, absorbiert die Substanz nicht.

Elektronenenergetisch angeregte Molekülzustände sind nur etwa 10^{-9} bis 10^{-7} Sekunden stabil. Danach gibt das Molekül die aufgenommene Energie durch Abstrahlung eines Lichtquants oder durch strahlungslose Desaktivierung wieder ab und kehrt

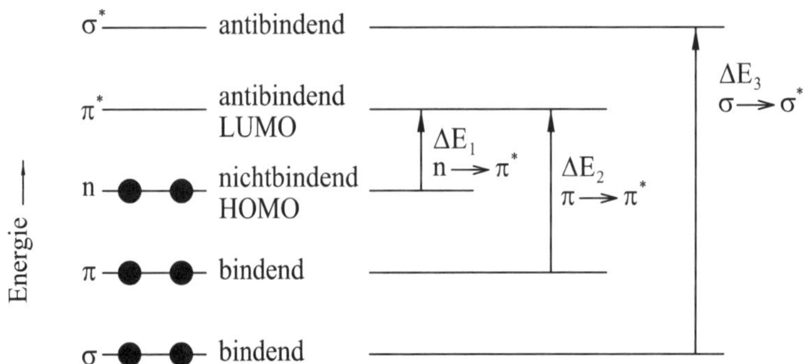

○ **Abb. 11.13 Termschema eines Moleküls (jeder Punkt symbolisiert ein Elektron)**

in den Grundzustand (energetisch niedrigster Zustand des Elektronensystems) zurück (siehe auch Kap. 11.7.1.2).

Die für die Anregung des Elektronensystems wichtigen Bereiche des elektromagnetischen Spektrums sind der *ultraviolette Spektralbereich* (UV-Bereich) von 200–400 nm, dem sich der *sichtbare Spektralbereich* (VIS-Bereich) von 400–800 nm unmittelbar anschließt. Die Strahlungsenergie von Licht dieser Wellenlängen beträgt etwa 160–8000 kJ · mol^{-1} [vgl. **MC-Fragen Nr. 1097, 1450**].

Energiereiche Lichtquanten aus dem Vakuum-UV-Bereich sind erforderlich, um Elektronen in **σ-Orbitalen** anzuregen. Beispielsweise absorbieren Alkane erst unterhalb von 160 nm. Daher besitzt die Anregung der σ-Elektronen des Molekülgerüsts ($\sigma \rightarrow \sigma^*$-Übergänge) für die praktische Molekülspektroskopie keine allzu große Bedeutung [vgl. **MC-Fragen Nr. 1100, 1111**].

Demgegenüber ist die Anregung von Elektronen aus **π-Orbitalen**

- in ungesättigten Kohlenwasserstoffen (Alkene, Alkine),
- von Mehrfachbindungen mit Heteroatomen (Carbonyl- und Azoverbindungen, Azomethine u. a.) sowie
- in carbocyclischen und heterocyclischen Aromaten

relativ leicht möglich. Die bei der Anregung absorbierten Wellenlängen liegen je nach Struktur des Moleküls im UV-VIS-Bereich zwischen 180–800 nm. Hierbei gilt die Regel, dass eine *Vergrößerung des π-Elektronensystems*, z. B. durch Konjugation, die Anregung erleichtert und zu längeren Wellenlängen hin verschiebt (siehe auch Kap. 11.6.2.2).

Funktionelle Gruppen mit π-Elektronen, wie sie beispielsweise vorliegen in

$R_2C{=}CR_2$; $R_2C{=}O$; $R_2C{=}N\text{-}R$; $R\text{-}N{=}N\text{-}R$; $R\text{-}C{\equiv}C\text{-}R$

werden als **Chromophore** bezeichnet; sie verursachen stets eine Lichtabsorption im UV, entsprechend einer Strahlungsenergie von etwa 160–600 kJ · mol^{-1}.

Wie ○ Abb. 11.13 zeigt, gehen Elektronen aus π-Orbitalen bei ihrer Anregung in ein antibindendes π^*-Orbital über und man beobachtet daher bei Alkenen, Polyenen, Alkinen oder carbocyclischen Aromaten nur sog. **$\pi \rightarrow \pi^*$**-Übergänge [vgl. **MC-Fragen Nr. 1098, 1099, 1103, 1108, 1109, 1111, 1121**].

Nichtbindende Elektronen in **n-Orbitalen**, die als freie Elektronenpaare an Sauerstoff-, Schwefel- und Stickstoffatomen auftreten, lassen sich im Allgemeinen noch leichter anregen als bindende Elektronen.

n-Elektronen gehen bei ihrer Anregung gleichfalls in ein π^*-Orbital über, sodass in den Elektronenspektren von Heteroaromaten, Chinonen, Carbonylverbindungen, heteroanalogen Carbonylverbindungen u. a. als längstwellige Absorptionsbande ein **$n \rightarrow \pi^*$-Übergang** beobachtet wird. Zusätzlich erfolgen in diesen Molekülen auch $\pi \rightarrow \pi^*$-Anregungen. wobei der $n \rightarrow \pi^*$-Übergang eine niedrigere Anregungsenergie erfordert als der $\pi \rightarrow \pi^*$-Elektronenübergang [vgl. **MC-Fragen Nr. 1097, 1101, 1102, 1104–1107, 1111, 1120, 1121**].

Derartige Chromophore, wie sie z. B. in

$R_2C{=}\overline{\underline{O}}$; $R_2C{=}\overline{N}\text{-}R$; $R\text{-}\overline{\underline{S}}\text{-}R$; $R\text{-}\overline{N}H_2$; $R\text{-}\overline{\underline{Cl}}|$

vorhanden sind, werden auch als **Auxochrome** bezeichnet.

Im Wellenlängenbereich von 200–800 nm (UV-VIS) beobachtet man normalerweise nur $\pi \rightarrow \pi^*$- und $n \rightarrow \pi^*$- Elektronenübergänge. Lichtabsorptionen im nahen UV und im VIS-Bereich sind somit ein direkter Nachweis für π - oder n-Elektronenzustände.

Substanzen, die nur im UV-Bereich absorbieren, erscheinen dem menschlichen Auge *farblos*. Stoffe sind dann *farbig*, wenn sie Licht aus dem *sichtbaren Spektralbereich* aufnehmen (siehe Kap. 11.1.1.4 und 11.6.2.11). Dies ist bei Verbindungen mit einem ausgedehnten konjugierten π-Elektronensystem zu erwarten, z. B. in Polyenen wie **Carotin** bzw. in Farbstoffen wie **Methylenblau**, oder bei anorganischen Komplexen, wie z. B. dem **Tetramminkupfer(II)-sulfat**. Bei den Komplexen beruht die Elektronenanregung in der Regel auf **d-d-Übergängen** [siehe Ehlers, **Chemie I**, Kap. 1.5.5.2 und **MC-Frage Nr. 1224**].

11.6.1.2 Absorptionsbanden (Bandenspektren)

Im Gegensatz zu Atomen, bei denen durch Valenzelektronenübergänge bedingte Energieänderungen auftreten, die zu den typischen Linienspektren führen, ist bei Molekülen zusätzlich noch eine Anregung von Schwingungen und Rotationen möglich [vgl. **MC-Fragen Nr. 1096, 1097**].

Die Energieniveaus eines Moleküls lassen sich anschaulich durch ein Termschema darstellen, wie es ∘ Abb. 11.14 zeigt. Danach ist die zur Elektronenanregung erforderliche Energie, z. B. vom Grundzustand (E_1) in den angeregten Zustand (E_2), groß im Vergleich zur Anregungsenergie von Schwingungen und Molekülrotationen. Als *Faustregel* gilt, dass sich die Energien der Elektronen-, Schwingungs- und Rotationsanregung wie 1000:100:1 verhalten. Deshalb wird bei Molekülen jeder Elektronenübergang von Schwingungsübergängen begleitet. In der Gasphase machen sich zusätzlich noch Rotationsübergänge bemerkbar.

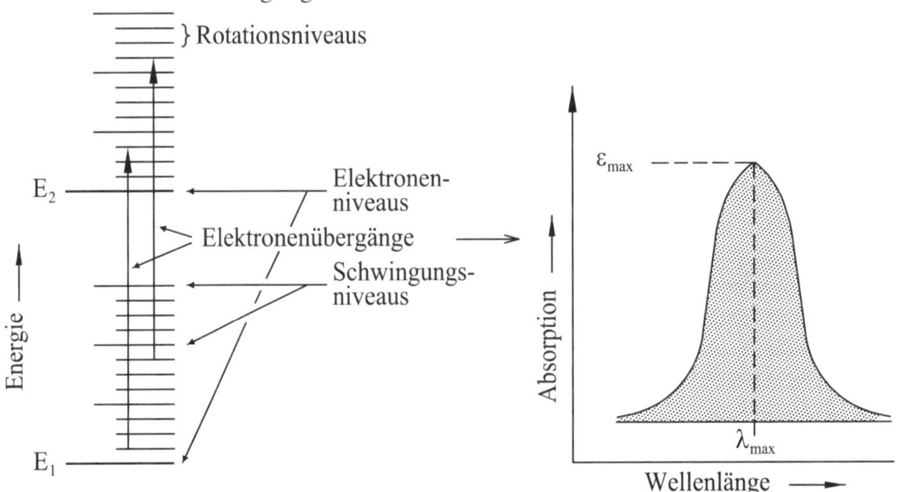

∘ Abb. 11.14 Schematische Darstellung der Energieniveaus für Rotationen, Vibrationen und Elektronenübergänge

Während der Elektronenanregung führen die Atome eines Moleküls noch Schwingungen aus. Jeder zulässige mechanische Schwingungszustand, charakterisiert durch ein diskretes Schwingungsniveau, erfordert eine etwas andere Elektronenanregungsenergie. Es tritt für jeden Schwingungszustand im Elektronenspektrum eine Absorptionslinie bei einer geringfügig anderen Wellenlänge auf. Die einzelnen Linien liegen jedoch so dicht nebeneinander, dass sie vom Messgerät nicht mehr aufgelöst und als breite **Absorptionsbande** registriert werden. Die Bande ist umso *breiter*, je kürzer die Lebensdauer des angeregten Zustandes ist; d. h., je weniger beständig der Anregungszustand ist [vgl. **MC-Frage Nr. 1112**].
Eine manchmal zu beobachtende Strukturierung der Bande kann durch Schwingungen im angeregten Zustand bedingt sein; in der Regel sind aber diese durch gleichzeitige Schwingungs- und Rotationsübergänge verursachten *Feinstrukturen* nicht sichtbar.

Bei der Lichtabsorption im UV-VIS-Bereich wird im Allgemeinen nicht nur der Elektronenzustand verändert. Elektronenübergänge sind stets gekoppelt mit Änderungen des Schwingungs- und Rotationszustandes. Elektronenspektren von Molekülen sind daher **Bandenspektren** mit breiten Maxima.

11.6.1.3 Absorptionsspektrum

o Abb. 11.15 zeigt in schematisierter Form die Methodik zur Aufnahme von Molekülspektren.

Für eine bestimmte Substanz ist zunächst nicht bekannt, welche Elektronenübergänge und Molekülschwingungen angeregt werden können und welche Energiebeträge dazu notwendig sind, d. h., Licht welcher Wellenlänge zur Anregung eingestrahlt werden muss.

Diese Absorptionswellenlängen können wie folgt bestimmt werden. Man durchstrahlt die Lösung der betreffenden Substanz mit Licht allmählich ansteigender Wellenlänge (abnehmender Energie) und registriert fortwährend den Anteil an absorbierter Lichtintensität. Die Substanzprobe absorbiert kaum bei kurzwelligem Licht, dessen

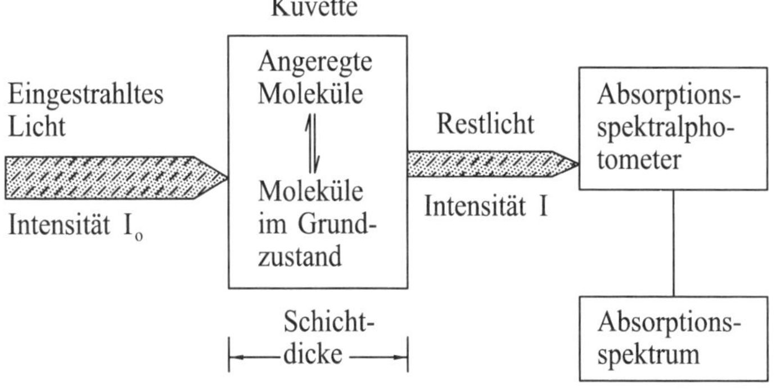

o **Abb. 11.15 Messung von Molekülspektren (Absorptionsspektren)**

Instrumentelle Analytik

Energie zu groß ist, um einen Elektronenübergang anzuregen. Man beobachtet dagegen eine starke Absorption, wenn das eingestrahlte Licht einer bestimmten Wellenlänge *genau* die Energie besitzt, die der Energiedifferenz zweier Elektronenzustände im Molekül entspricht. Vergrößert man danach erneut die Wellenlänge der elektromagnetischen Strahlung, so ist die Energie des Lichtes zu gering, um eine Elektronenanregung herbeizuführen; das Molekül kann wiederum keine Strahlung absorbieren.

Trägt man in einem Diagramm, wie dies in ○Abb. 11.16 wiedergegeben ist, auf der Abszisse die Wellenlänge λ des eingestrahlten Lichts und auf der Ordinate den durch die Probe absorbierten Anteil der Lichtintensität (Lichtabsorption) auf, so erhält man das **Absorptionsspektrum** der betreffenden Substanz.

Das Absorptionsspektrum ist eine zweidimensionale Darstellung des Ausmaßes der Lichtabsorption in Abhängigkeit von der Wellenlänge und beschreibt in anschaulicher Weise die Wechselwirkung von Materie mit elektromagnetischer Strahlung, sofern diese zu einer Elektronenanregung führt.

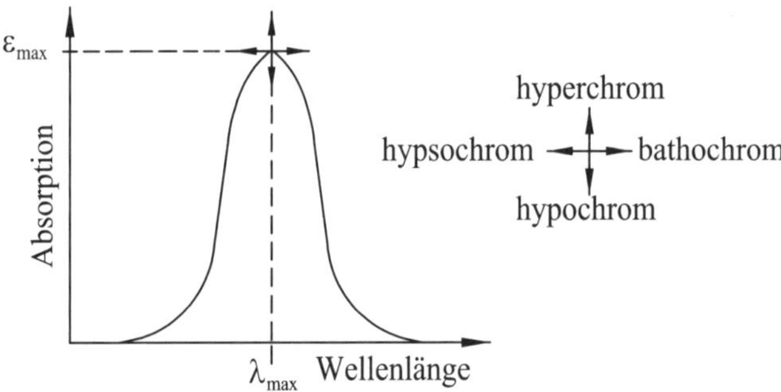

○ **Abb. 11.16 Absorptionsspektrum**

Zur graphischen Darstellung eines Spektrums kann eine der folgenden Größen als Funktion der Wellenlänge (bzw. der Frequenz oder der Wellenzahl) des eingestrahlten Lichtes aufgetragen werden [vgl. **MC-Fragen Nr. 1113, 1114**]:

- *Transmission* (T) (primäre Messgröße) oder prozentuale Durchlässigkeit,
- *Absorption* (A) (aus der Transmission berechnet),
- *molarer Absorptionskoeffizient* (ε),
- Logarithmus des molaren Absorptionskoeffizienten (in der Regel nur für Dokumentationszwecke).

Bei der **Differenzialspektroskopie** *(Ableitungsspektroskopie, Derivativspektroskopie)* wird dagegen die Änderung der Absorption innerhalb eines Spektrums gegen die Wellenlänge aufgezeichnet.

Bei einem *Spektrum der ersten Ableitung* wird die Absorptionsänderung mit der Wellenlänge (dA/d λ) als Funktion der Wellenlänge (λ) aufgetragen. Bei einem *Spektrum der zweiten Ableitung* wird ($d^2A/d\lambda^2$) gegen (λ) registriert. Auch für abgeleitete Spektren gilt das Lambert-Beer-Gesetz (siehe Kap. 11.6.3.2).

Der Vorteil der Differenzialspektroskopie ist, dass mit steigender Ableitungsordnung die Breite der auftretenden Banden abnimmt und somit die Maxima schärfer werden. Die Feinstruktur der Banden kann dadurch besser erkannt werden. Die Spektren sind im Allgemeinen besser auswertbar [siehe auch Kap. 11.6.2.7 und **MC-Frage Nr. 1218**].

Ein **Derivativspektrum** hat an solchen Stellen Maxima oder Minima, an denen im „normalen" Spektrum Wendepunkte auftreten. Ein Derivativspektrum hat den Wert *Null* an der Stelle, an der im normalen Spektrum das Absorptionsmaximum (λ_{max}) liegt.

Die *Interpretation* eines Absorptionsspektrums gestattet zunächst zwei generelle Aussagen:

1. $\boldsymbol{\lambda_{max}}$ (Wellenlängen größter Lichtabsorption): Sie entsprechen den zur Anregung von Elektronenübergängen aus dem Grundzustand in energetisch angeregte Zustände gerade notwendigen Energiebeträgen.
2. $\boldsymbol{\varepsilon_{max}}$ (Intensität der Absorptionbanden): Sie sind ein Maß für die Wahrscheinlichkeit des betreffenden Elektronenübergangs; vereinfacht ausgedrückt, ein Maß dafür, wie häufig die Elektronenanregung in der Zeiteinheit stattfindet. Eine UV-VIS-Bande ist umso *intensiver*, je leichter das Molekül mit elektromagnetischer Strahlung in Wechselwirkung treten kann [vgl. **MC-Frage Nr. 1112**].

Nicht jeder denkbare Elektronenübergang vom Grundzustand in einen angeregten Zustand ist erlaubt. Der Spektroskopiker kennt hierfür bestimmte *Auswahlregeln*, die sich aus der quantenmechanischen Behandlung des Absorptionsvorganges ergeben. Man kennt mehrere **Übergangsverbote**. Zu den wichtigsten zählt das sog. Symmetrieverbot, wonach Elektronenübergänge zwischen Zuständen gleicher Symmetrie nicht stattfinden dürfen. Beispielsweise sind $\pi \rightarrow \pi^*$*-Übergänge symmetrieerlaubt* und besitzen ε_{max}-Werte um 10000, während $n \rightarrow \pi^*$*-Übergänge symmetrieverboten* sind.

In der Praxis sind solche Übergangsverbote nicht streng erfüllt und werden oft durchbrochen; man beobachtet jedoch für *verbotene Elektronenübergänge* meistens nur schwache Absorptionen geringer Intensität ($\varepsilon<10^3$) [vgl. **MC-Fragen Nr. 1097, 1112**].

Übergänge zwischen zwei Elektronenzuständen sind im Allgemeinen dann erlaubt, wenn sich dabei die Ladungsverteilung im Molekül ändert. Je unterschiedlicher die Ladungsverteilung der am Elektronenübergang beteiligten Molekülzustände ist, desto effektiver ist die Energieübertragung zwischen elektromagnetischer Strahlung und der Substanz, und umso intensiver sind die Absorptionsbanden.

Durch äußere Einflüsse wie Lösungsmittel, Temperatur, Salzbildung oder durch Änderungen in der Struktur des Moleküls können nun Veränderungen in der Lage (λ_{max}) und der Intensität (ε_{max}) einer Absorptionsbande eintreten. Hierbei bezeichnet man mit [siehe auch ○Abb. 11.16 und **MC-Fragen Nr. 1115–1117**]:

- **Bathochromie** (bathochromer Effekt, *Rotverschiebung*) eine Verschiebung des Absorptionsmaximums λ_{max} zu größeren Wellenlängen (kleineren Wellenzahlen).
- **Hypsochromie** (hypsochromer Effekt, *Blauverschiebung*) eine Verschiebung des Absorptionsmaximums λ_{max} zu kleineren Wellenlängen (größeren Wellenzahlen).
- **Hyperchromie** eine Erhöhung der Absorptionsintensität ε_{max}.
- **Hypochromie** eine Erniedrigung der Absorptionsintensität ε_{max}.

11.6.2 Beziehungen zwischen Molekülstruktur und Lichtabsorption

11.6.2.1 Das chromophore System

Den für die Absorption von sichtbarem oder UV-Licht verantwortlichen Molekülteil bezeichnet man als **„Chromophor"** oder **„chromophores System"**. Dort sind die im UV-VIS-Bereich anregbaren π- und n-Elektronen lokalisiert. Zur Anregung von σ-Elektronen reicht die Energie des UV-VIS-Bereiches nicht aus, sodass der gesättigte Teil eines Moleküls nur in untergeordnetem Maße zur Lichtabsorption beiträgt.

Wie bereits ausgeführt wurde, unterteilt man Chromophore in zwei Gruppen:

1) Chromophore, die neben σ-Bindungen noch π-Bindungen enthalten. Hier sind nur die π-Elektronen durch Lichtenergie des UV-VIS-Bereichs anregbar, sodass **$\pi \rightarrow \pi^*$-Übergänge** auftreten.

2) In einer zweiten Gruppe von Chromophoren liegen neben σ- und π-Bindungen noch freie n-Elektronenpaare vor. Sowohl die π- als auch die n-Elektronen können in einen angeregten π^*-Zustand übergehen. In diesen Molekülen sind **$\pi \rightarrow \pi^*$**- und **$n \rightarrow \pi^*$-Übergänge** möglich.

-C=C- ; -C≡C- ; -C=O ; -C=N- ; -N=N-

Chromophore mit Mehrfachbindungen (π-Elektronen)

-C-Br| ; -C-I| ; -C-O-H ; -C-S-H ; -C-NH_2

Chromophore mit freien Elektronenpaaren (Auxochrome)

Enthält ein Molekül nur einen *isolierten Chromophor*, so ist die Intensität der Absorption in der Regel gering [**Aceton**: $\lambda_{max} = 280$ nm, $\varepsilon_{max} = 15$] oder sie fällt in den Vakuum-UV-Bereich [**Ethen** : $\lambda_{max} = 162$ nm, $\varepsilon_{max} = 10000$].

11.6.2.2 Chromophore, die aus π-Elektronen aufgebaut sind

Substanzklassen, deren chromophores System nur aus π-Elektronen besteht, sind beispielsweise *Alkene, Polyene, Alkine* und *aromatische Verbindungen*.

Die π-Elektronen dieser Stoffe werden durch elektromagnetische Strahlen dann besonders leicht in ein antibindendes π^*-Niveau angeregt, wenn die π -Bindungen in *Konjugation* zueinander angeordnet sind. Die λ_{max}-Werte in ▫Tab. 11.7 belegen, wie sich das Absorptionsmaximum von **Polyenen** mit zunehmender Zahl konjugierter Doppelbindungen nach längeren Wellenlängen hin verschiebt („*Rotverschiebung*" oder bathochrome Verschiebung). Dies bedeutet, dass mit zunehmender Ausdehnung des konjugierten Systems die zur Elektronenanregung erforderliche Energie immer geringer wird [vgl. **MC-Fragen Nr. 1097, 1121, 1212**].

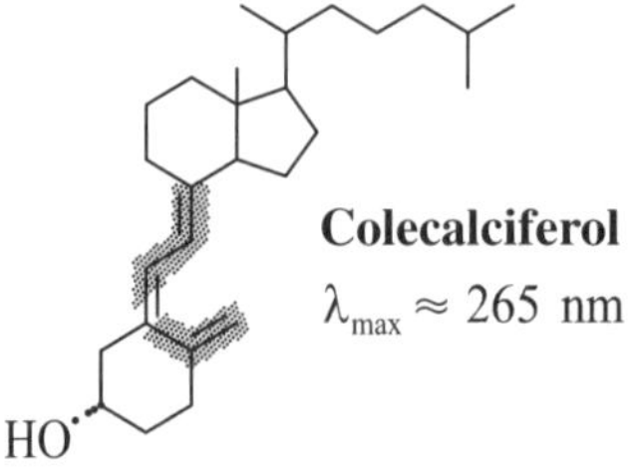

Colecalciferol
$\lambda_{max} \approx 265$ nm

Beispielsweise besitzt **Colecalciferol** ein konjugiertes Trien-System und zeigt in ethanolischer Lösung das erwartete Absorptionsmaximum bei 265 nm. **Retinol**, der Vitamin A-Alkohol, mit 5 konjugierten Doppelbindungen absorbiert noch längerwellig bei 325 nm [vgl. **MC-Fragen Nr. 1213, 1215, 1228**].

Ist das System konjugierter Doppelbindungen genügend lang, so wird schließlich das Absorptionsmaximum bis in den sichtbaren Bereich hin verschoben. Die Substanz ist dann *farbig*, wie z. B. **β-Carotin (Betacarotin)** mit einem Absorptionsmaximum bei 451 nm.

Wie ◘Tab. 11.7 dokumentiert, führt das Auftreten *konjugierter Mehrfachbindungen* zu grundlegenden Veränderungen im Absorptionsspektrum der jeweiligen Verbindung; man beobachtet Lage- *und* Intensitätsverschiebungen. Hierbei ist es nicht möglich, einzelne Absorptionsbanden bestimmten Bindungen zuzuordnen; vielmehr bildet der konjugierte Chromophor in seiner Gesamtheit ein zusammenhängendes π-Elektronensystem mit einer völlig neuen Anordnung der Energieniveaus. Bei der **Sorbinsäure** (H_3C-CH=CH-CH=CH-COOH) bilden also die beiden C=C- sowie die C=O-Doppelbindung zusammen das chromophore System einer α,β,γ,δ-ungesättigten Carbonsäure [vgl. **MC-Frage Nr. 1108**].

◘ **Tab. 11.7 Absorptionsmaxima konjugierter Polyene**

Substanz	Zahl der Doppelbindungen	λ_{max}(nm)	ε_{max}	Farbe
Ethen	1	162	10 000	-
Buta-1,3-dien	2	217	20 900	-
Cyclohexa-1,3-dien	2	256	8 000	-
Hexatrien	3	258	30 000	-
Octatetraen	4	302	76 500	-
Vitamin A (Retinol)	5	325	51 000	-
β-Carotin	11	451	139 500	orange

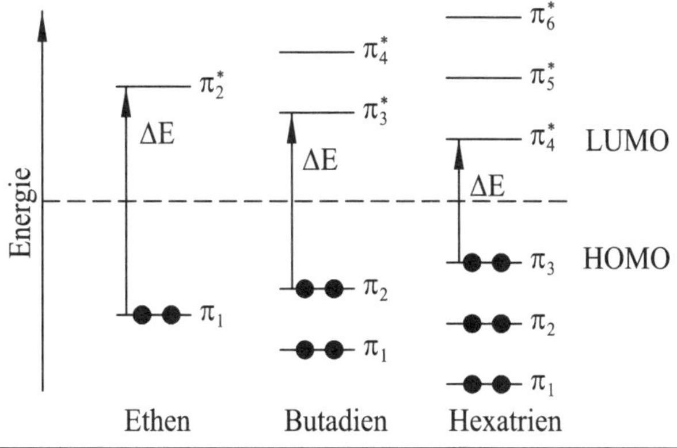

○ **Abb. 11.17 Termschema der π-Molekülorbitale für Ethen, Buta-1,3-dien und Hexa-1,3,5-trien (jeder Punkt symbolisiert ein Elektron)**

Mithilfe der Quantentheorie lässt sich zeigen, dass der erste (niedrigste) angeregte Zustand (LUMO = Lowest Unoccupied MO) energetisch tiefer und der höchste mit Elektronen besetzte Zustand (HOMO = Highest Occupied MO) energetisch höher liegt als in einem isolierten Chromophor. Mit anderen Worten, in konjugierten Polyenen sinkt die Energiedifferenz zwischen HOMO und LUMO mit zunehmender Zahl an C=C-Doppelbindungen. Die Elektronenanregung kann durch energieärmere (längerwellige) Lichtquanten aus dem ultravioletten oder sichtbaren Spektralbereich ausgelöst werden. Je größer dabei die Zahl an konjugierten Doppelbindungen ist, desto langwelliger liegt in der Regel das beobachtete Absorptionsmaximum. Dieser Sachverhalt ist nochmals in **o**Abb. 11.17 graphisch dargestellt.

Wie das Termschema in **o**Abb. 11.17 ausweist, nimmt im Vergleich zur isolierten Doppelbindung des Ethens beim Butadien die Energie des höchsten besetzten Molekülorbitals (HOMO) zu, während die Energie des tiefsten unbesetzten Orbitals (LUMO) sinkt. Infolge der abnehmenden Energiedifferenz zwischen HOMO und LUMO wird die Absorptionsbande des $\pi \rightarrow \pi^*$-Übergangs von 162 nm (Ethen) über 217 nm (Buta-1,3-dien) oder 222 nm (2-Methyl-buta-1,3-dien) nach 258 nm (Hexa-1,3,5-trien) zu längeren Wellenlängen hin verschoben [vgl. **MC-Fragen Nr. 1111, 1212**].

Zur Interpretation der Elektronenspektren **konjugierter Polyene** kann u.a. das von *Kuhn* und *Hauser* entwickelte **Quadratwurzelgesetz** herangezogen werden. Danach ist die Lage des längstwelligen Absorptionsmaximums (λ_{max}) annähernd proportional der Quadratwurzel aus der Zahl (n) der konjugierten Doppelbindungen. Es gilt [vgl. **MC-Frage Nr. 1118**]:

$$\lambda_{max} = 134 \sqrt{n} + 31 \text{ [nm]}$$

Ähnliche Regeln und Gesetzmäßigkeiten lassen sich auch für andere konjugierte Elektronensysteme, wie z.B. **Cyaninfarbstoffe** ableiten. In einer mesomeriestabilisierten Verbindung der allgemeinen Form

$$R_2N\text{-}(CH{=}CH)_n\text{-}CH{=}NR_2^+$$

erhöht sich die Wellenlänge des Absorptionsmaximums für jede zusätzliche Doppelbindung (Ethen-Gruppe) um etwa **100 nm**, ausgehend von 309 nm für $n = 1$. Für $n > 5$ liegt somit das Absorptionsmaximum schon im nahen IR-Bereich [vgl. **MC-Frage Nr. 1119**].

Auch **auxochrome Gruppen** (X) an Dien-Systemen (C=C-C=C-X) verschieben definitionsgemäß das Absorptionsmaximum der betreffenden Verbindung zu längeren Wellenlängen hin (**Dien-Regel**). Hierbei üben $N(Alkyl)_2$- (um +60 nm) und S-Alkyl-Gruppen (um +30 nm) einen stärkeren Effekt aus als O-Alkyl-Gruppen (um +6 nm) oder Halogenatome (Br, Cl um +5 nm). Der Einfluss von O-Acylgruppen an Dienen auf die Lage des Absorptionsmaximums ist vernachlässigbar gering.

Die in linear konjugierten Polyenen beobachtete bathochrome Bandenverschiebung steht mit der Länge des konjugierten Elektronensystems in einem gesetzmäßigen Zusammenhang. Je ausgedehnter das konjugierte System ist, desto langwelliger absorbiert die Verbindung. Darüber hinaus zeichnen sich konjugierte Systeme auch durch eine erhöhte Absorptionsintensität aus. Die leichte Beweglichkeit der π-Elektronen ermöglicht das Entstehen polarer angeregter Strukturen aus weniger polaren Grundstrukturen. Hieraus ergeben sich hohe Übergangsmomente und große Werte für ε.

11.6.2.3 Aromatische Verbindungen

In aromatischen Verbindungen ist der Benzolring der einfachste Chromophor.

Benzol *(Benzen)* selbst besitzt im Dampfzustand drei in sich feinstrukturierte Absorptionsbanden bei λ=184 nm (ε=60000), λ=203,5 nm (ε=7400) und λ=254 nm (ε=204) [○Abb. 11.19 und 11.20, Kap. 11.6.2.7 zeigen die Absorptionsspektren des Benzols in der Gasphase und in ethanolischer Lösung]. Obwohl es sich bei der 254 nm-Absorption (auch als B-Bande bezeichnet) um eine sog. „**verbotene Bande**" geringer Intensität handelt, verdankt sie ihr Auftreten dem Verlust an Symmetrie durch Molekülschwingungen. Von den drei Absorptionsbanden des Benzols liegt nur die längstwellige B-Bande im messtechnisch zugänglichen Bereich [vgl. **MC-Fragen Nr. 1097, 1111, 1112, 1122–1125**].

Die *lineare Anellierung* mehrerer Benzolringe zu *polycyclischen Aromaten* führt zu einer bathochromen Verschiebung der Absorptionsmaxima bei gleichzeitiger Intensitätszunahme. So besitzt **Naphthalin** Maxima bei λ=220 nm (ε=110000), λ=275 nm (ε=5600) und λ=314 nm (ε=320). Das längstwellige Absorptionsmaximum des **Anthracens** liegt bei λ=374 nm [siehe auch Kap. 11.7.1.2, ○Abb. 11.31 und **MC-Frage Nr. 1212**].

Über den Einfluss einiger Substituenten auf die Lage und die Intensität der längstwelligen Absorptionsbande *monosubstituierter Benzol-Derivate* informiert □Tab. 11.8. Nahezu alle Substituenten am Benzol - unabhängig ihres induktiven und mesomeren Effektes - verschieben die Absorption im Vergleich zu Benzol in den längerwelligen Bereich, weil sie das chromophore System des Benzols erweitern. In den meisten Fällen geht dabei aber die Feinstrukturierung der Banden verloren und die Absorptionsbanden werden breiter. Durch einen Substituenten wie NH_3^+ - wie im Anilinium-Kation - wird das chromophore System nicht erweitert, sodass Benzol und das Anilinium-Ion jeweils bei 254 nm ein Absorptionsmaximum besitzen [vgl. **MC-Fragen 1109, 1110, 1122–1128, 1214, 1466, 1692, 1719, 1736**].

□ Tab. 11.8 Absorptionsmaxima monosubstituierter Benzol-Derivate

Substanz	Auxochrom	λ_{max}	ε_{max}	Lösungsmittel
Benzol	-	254	204	Ethanol
Toluol	$-CH_3$	261	224	Ethanol
Anilin	$-NH_2$	280	1430	Wasser
Anilinium-Ion	$-NH_3^+$	254	160	Wasser
Dimethylanilin	$-N(CH_3)_2$	293	1590	Ethanol
Phenol	-OH	270	1450	Wasser
Phenolat	$-O^-$	287	2600	Wasser
Anisol	$-OCH_3$	269	1480	Wasser
Chlorbenzol	-Cl	264	190	Wasser
Iodbenzol	-I	257	700	Ethanol
Benzonitril	-C≡N	271	1000	Ethanol
Benzoesäure	-COOH	273	970	Wasser
Benzoat	$-COO^-$	268	560	Wasser
Benzaldehyd	-CHO	280	1400	Hexan
Acetophenon	$-COCH_3$	278	1100	Ethanol
Nitrobenzol	$-NO_2$	269	7800	Wasser
Benzolsulfonamid	$-SO_2NH_2$	265	740	Wasser

▫ Tab. 11.9 Absorptionsmaxima ausgewählter disubstituierter Benzol-Derivate

Substanz	R^1	R^2	λ_{max}	ε_{max}
Brenzcatechin	HO	HO	278	2 630
Hydrochinon	HO	HO	293	2 700
o-Nitroanilin	NH_2	NO_2	275	5 000
m-Nitroanilin	NH_2	NO_2	375	1 500
p-Nitroanilin	NH_2	NO_2	375	16 000
p-Dinitrobenzol	NO_2	NO_2	260	13 000

Voraussagen zur Lage des Absorptionsmaximums di- und polysubstituierter Benzol-Derivate sind möglich, aber oft schwierig, da zur Mesomerie befähigte Substituenten in ihren Effekten sich gegenseitig beeinflussen können. Besonders stark ausgeprägt ist die Wechselwirkung der Reste in para-disubstituierten Benzen-Derivaten, wenn der eine Rest einen +M- und der andere einen –M-Effekt ausübt wie im ***p*-Dimethylaminobenzaldehyd** [*p*-$(H_3C)_2N$-C_6H_4-CH=O] (*push-pull-Effekt*). ▫Tab. 11.9 gibt Auskunft über die Absorptionsmaxima einiger disubstituierter Benzol-Derivate [vgl. **MC-Fragen Nr. 1126-1128, 1214, 1466, 1700, 1702, 1706, 1709**].

11.6.2.4 Chromophore, die aus π- und n-Elektronen aufgebaut sind

Chromophore aus π- und n-Elektronen liegen in *Carbonylverbindungen* (Aldehyde, Ketone, Chinone, Carbonsäuren und ihre Derivate), in *Substanzen mit doppeltgebundenem Stickstoff* (Azomethine, Oxime, Hydrazone, Semicarbazone, Azine, Azoverbindungen, Polymethine) sowie in *ungesättigten heterocyclischen Verbindungen* vor.

$$-\overset{|}{C}=\underline{\overline{O}} \; ; \; -\overset{|}{C}=\overset{|}{C}-\overset{|}{C}=\underline{\overline{O}} \; ; \; -\overset{|}{C}=\overline{N}- \; ; \; -\overline{N}=\overline{N}-$$

Sowohl die π-Elektronen als auch die nichtbindenden n-Elektronen können durch Lichtenergie in einen energiereicheren Zustand übergeführt werden, wobei zur Anregung der $n \rightarrow \pi^*$-Übergänge meistens weniger Energie benötigt wird als zur Anregung der $\pi \rightarrow \pi^*$-Übergänge. Daher zeigen diese Verbindungen oft *zwei Maxima*: Eines geringerer Intensität für den $n \rightarrow \pi^*$-Übergang bei längeren Wellenlängen und ein zweites, stärkeres bei kürzeren Wellenlängen für den $\pi \rightarrow \pi^*$-Übergang. Anzumerken ist, dass die Elektronenspektren von Carbonylverbindungen durch Verwendung von Lösungsmitteln unterschiedlicher Polarität signifikant beeinflusst werden (siehe Kap. 11.6.2.8).

Bei *gesättigten Carbonylverbindungen*, wie z. B. **Aceton** oder **Campher**, erfordert die Anregung des $\pi \rightarrow \pi^*$-Übergangs so hohe Energiebeträge, dass das Absorptionsmaximum unterhalb von λ=200 nm liegt. Solche Verbindungen zeigen deshalb nur ein dem $n \rightarrow \pi^*$-Übergang entsprechendes Maximum bei etwa 275–295 nm (ε~20) [vgl. **MC-Fragen Nr. 1106, 1107, 1120, 1121**].

Dagegen ist in *α,β-ungesättigten Carbonylverbindungen*, wie z. B. **Acrolein** [H_2C=CH-CH=O] die Elektronenanregung erleichtert; die Absorptionsmaxima sind bathochrom verschoben. Das des $\pi \rightarrow \pi^*$-Übergangs liegt bei etwa 240 nm, das des n → π^*-Übergangs bei ca. 320 nm. Die ε-Werte für den n → π^*-Übergang betragen etwa ε = 10–300, für den π → π^* -Übergang liegen sie meistens über 4000 (○Abb. 11.18). Zu den α,β-ungesättigten Ketonen zählt auch **Testosteronpropionat**, das als einzigen Chromophor im Ring A eine En-on-Struktur besitzt. Sein Absorptionsmaximum in ethanolischer Lösung liegt wie erwartet bei λ_{max}=241 nm. Auch **Cortison** (λ_{max} = 238 nm) und **Ascorbinsäure** (λ_{max} = 245 nm) enthalten eine α,β-ungesättigte Carbonyl-Partialstruktur als Chromophor und absorbieren im gleichen Wellenlängenbereich [vgl. **MC-Fragen Nr. 1105, 1216, 1686, 1838**].

O
‖
H_3C O-C-C_2H_5
H_3C C D
A B
O

Testosteronpropionat
λ_{max} = 241 nm

Die Absorption elektromagnetischer Strahlung durch α,β-ungesättigte (vinyloge) Carbonylverbindungen und die daraus resultierenden Elektronenübergänge lassen sich anschaulich mit mithilfe eines Termschemas beschreiben, wie es ○Abb. 11.18 schematisiert für *Acrolein* (Prop-2-enal) zeigt.

Für das Verständnis der längstwelligen Absorptionen sind die höchsten besetzten und die niedrigsten antibindenden Molekülorbitale von Bedeutung. Im Grundzustand des Acroleins sind sowohl die π-Orbitale als auch die n-Orbitale doppelt mit Elektronen antiparallelen Spins besetzt; im ersten angeregten Zustand sind – unter Erhalt des Elektronenspins - ein n-Orbital und ein π*-Orbital jeweils nur einfach besetzt (nπ^*-Anregungszustand). Der zweite angeregte Zustand ist ein $\pi\pi^*$-Zustand. Die n → π^*-Anregung bedingt die Vorbande des Acroleins, die π → π^*-Anregung die intensivste Bande dieses α,β-ungesättigten Aldehyds.

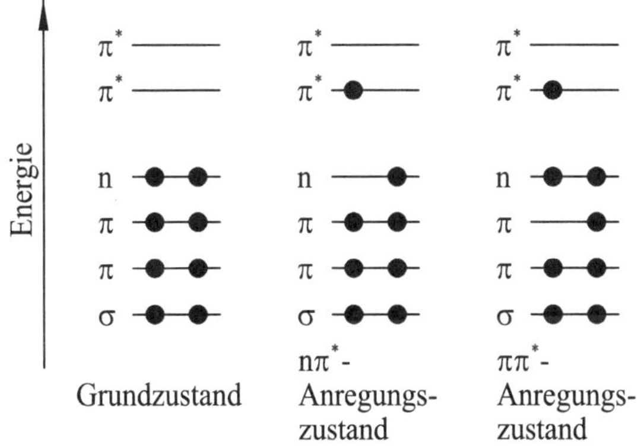

○ Abb. 11.18 Elektronenanordnung des Acroleins im Grundzustand und in angeregten Zuständen (jeder Punkt symbolisiert ein Elektron)

11.6.2.5 Heterocyclische Verbindungen

Wird in einem Aromaten eine CH-Gruppierung z. B. durch ein N-Atom ersetzt, so ändert sich die Zahl und die Anordnung der π-Elektronen nicht prinzipiell und der aromatische Charakter des Moleküls bleibt erhalten; allerdings ist die Symmetrie des π-Elektronensystems gestört. Infolge der geringeren Symmetrie sind die Übergangsverbote teilweise gelockert, sodass die Intensität mancher Absorptionsbanden im Vergleich zum entsprechenden carbocyclischen Ringsystem deutlich erhöht ist. Darüber hinaus sind die freien Elektronenpaare am Heteroatom zu beachten, die zu einer $n \rightarrow \pi^*$-Anregung im nahen UV-Bereich führen können. Im Allgemeinen findet man jedoch eine hohe Übereinstimmung mit den Elektronenspektren der Stammkohlenwasserstoffe.

So zeigt **Pyridin** wie Benzol eine starke Absorption bei λ=175 nm, eine weniger intensive bei λ=200 nm und schließlich eine schwache, aber strukturierte Absorptionsbande bei λ=256 nm. Analoges gilt für die Spektren des **Chinolins** und **Isochinolins**, die mit dem Spektrum des Naphthalins vergleichbar sind; das Spektrum des **Acridins** ähnelt dem des Anthracens [vgl. **MC-Frage Nr. 1714**].

Auch der Einfluss von Substituenten an Heteroaromaten ist vergleichbar mit den Substituenteneinflüssen an aromatischen Ringsystemen. Auxochrome verschieben hier wie dort die Absorptionsmaxima bathochrom. So besitzt **Chinin**, ein substituiertes Chinolin-Derivat, in 0,05 M-H_2SO_4 Maxima bei λ=250, 316 und 346 nm.

Schließlich ist **Ethacridinlactat** eine *gelbgefärbte* Verbindung und absorbiert Licht aus dem sichtbaren Spektralbereich (λ=410 nm in 0,05 M-H_2SO_4) [vgl. **MC-Frage Nr. 1226**].

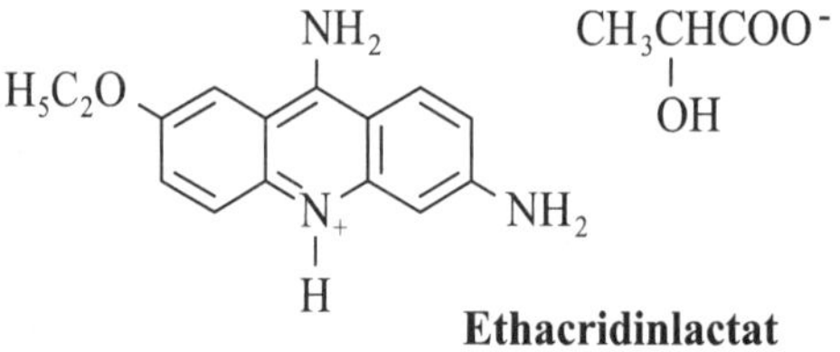

NH_2 CH_3CHCOO^- | OH
H_5C_2O N^+–H NH_2

Ethacridinlactat
λ_{max} = 410 nm

11.6.2.6 Substanzen mit mehreren Chromophoren

Viele Moleküle enthalten oft zwei oder mehrere voneinander unabhängige Chromophore. Das Elektronenspektrum solcher Substanzen ergibt sich dann aus der *Addition* der Einzelchromophore, wobei zwischen folgenden Grenzfällen zu unterscheiden ist:

- Beide Chromophore absorbieren bei der gleichen Wellenlänge. Es resultiert daraus ein Absorptionsspektrum mit nur *einem* Maximum, aber erhöhtem ε-Wert. Beispielsweise absorbiert **Penta-1,4-dien** [H_2C=CH-CH_2-CH=CH_2] bei der gleichen Wellenlänge wie **Ethen** [H_2C=CH_2], jedoch ist die Absorption gleichkonzentrierter Lösungen etwa doppelt so hoch.
- Absorbieren beide Chromophore bei verschiedenen Wellenlängen, so treten im Elektronenspektrum der Substanz jeweils gesonderte Maxima bei diesen Wellenlängen auf. Die längstwellige Absorptionsbande wird durch das ausgedehntere chromophore System verursacht.

11.6.2.7 Äußere Einflüsse auf das Elektronenspektrum

Ein UV-VIS-Spektrum ist charakteristisch für das *gesamte Elektronensystem* des Moleküls. Deshalb werden die Elektronenspektren von allen äußeren Faktoren beeinflusst, die in irgendeiner Weise das Elektronensystem tangieren.

Von besonderer Bedeutung sind die Einflüsse des verwendeten **Lösungsmittels**, wobei zunächst einige prinzipielle Anmerkungen zur Aufnahme von *Absorptionsspektren in Lösung* zu machen sind.

Wie aus ○ Abb. 11.19 ersichtlich ist, zeigt das **Spektrum des Benzols** in der Gasphase eine ausgeprägte Schwingungs- und Rotationsfeinstruktur. In *Lösung* ist dagegen ein Molekül von Lösungsmittelteilchen umhüllt (solvatisiert). Damit kann das Molekül nicht mehr frei rotieren, die Rotationsübergänge entfallen. Bei geringer Wechselwirkung des Moleküls mit den Lösungsmittelmolekülen können jedoch Schwingungsübergänge noch beobachtet werden. Sie sind allerdings behindert und anstelle scharfer Linien treten im Spektrum Banden auf (○ Abb. 11.20). Überwiegen die Wechselwirkungen mit dem Solvens, so werden die Einzelbanden stark verbreitert und es ist nur noch *eine* breite Absorptionsbande zu erkennen. Die *Bandenverbreiterung* nimmt mit der *Polarität des Lösungsmittels* zu, und die Elektronen in n-Orbitalen sind hiervon stärker betroffen als solche in π-Orbitalen [vgl. **MC-Frage Nr. 1112**].

11.6.2.8 Lösungsmitteleffekte (Solvatochromie)

Intensität, Lage und Form der Absorptionsbanden werden durch die Interaktionen des gelösten Stoffes mit dem Lösungsmittel beeinflusst. Im engeren Sinne bezeichnet man dabei als *Solvatochromie* die Verschiebung der Absorptionsmaxima durch Solvenseinflüsse.

Allerdings gibt es keine allgemein gültigen Gesetzmäßigkeiten, mit deren Hilfe man alle Einflüsse eines Lösungsmittels auf die Absorption des gelösten Stoffes voraussagen kann. Von besonderer Bedeutung ist jedoch die **Polarität** des verwendeten Solvens, deren Einfluss auf die $\pi \rightarrow \pi^*$- und $n \rightarrow \pi^*$-Elektronenübergänge detaillierter beschrieben werden soll.

a) $\pi \rightarrow \pi^*$-Übergänge: Nach dem Franck-Condon-Prinzip bewegen sich die Atome eines Moleküls während des Elektronenübergangs praktisch nicht. Dagegen können

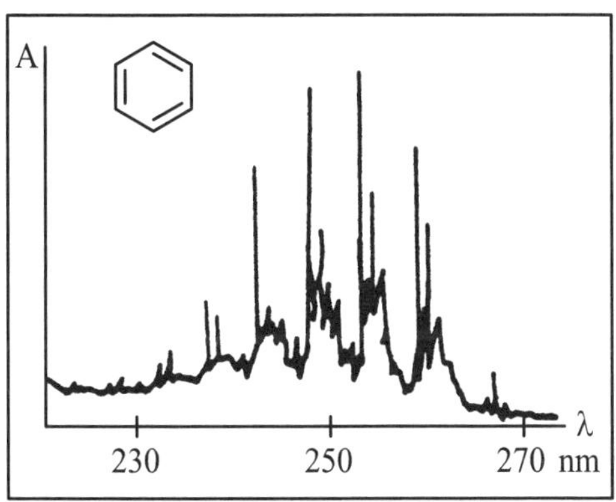

○ **Abb. 11.19 Elektronenspektrum des Benzols in der Gasphase**

Instrumentelle Analytik

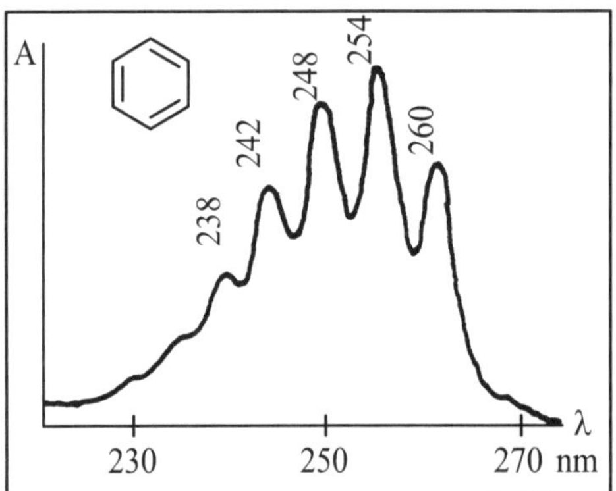

Abb. 11.20 Elektronenspektrum des Benzols in ethanolischer Lösung

sich die Elektronen, die gleichfalls von Lösungsmittelmolekülen umhüllt sind, neu verteilen.

Bei den meisten Elektronenübergängen ist nun der angeregte Zustand polarer als der Grundzustand; die Dipol-Dipol-Wechselwirkungen mit den Solvensmolekülen erniedrigen deshalb die Energie des angeregten Zustandes mehr als die des Grundzustandes. Deshalb beobachtet man gewöhnlich die Absorptionsmaxima im polaren Ethanol oder in Wasser bei etwas *längerer* Wellenlänge als im unpolaren Hexan.

b) n → π^*-Übergänge: Der schwache n → π^*-Übergang freier Elektronenpaare zeigt einen Lösungsmitteleffekt in die entgegengesetzte Richtung zu *kürzeren* Wellenlängen. Dieser Effekt entsteht jetzt dadurch, dass das Lösungsmittel z. B. zu einer angeregten Carbonylgruppe weniger starke Wasserstoffbrücken ausbilden kann als zu einer C=O-Gruppe im Grundzustand.

Die Einflüsse der Polarität des verwendeten Lösungsmittels auf die Absorption eines Carbonyl-Chromophors sind in Abb. 11.21 nochmals zusammengefasst. Die durchgezogene Kurve entspricht dem Absorptionsspektrum in einem unpolaren, die gestrichelte Linie dem Elektronenspektrum in einem polaren Lösungsmittel.

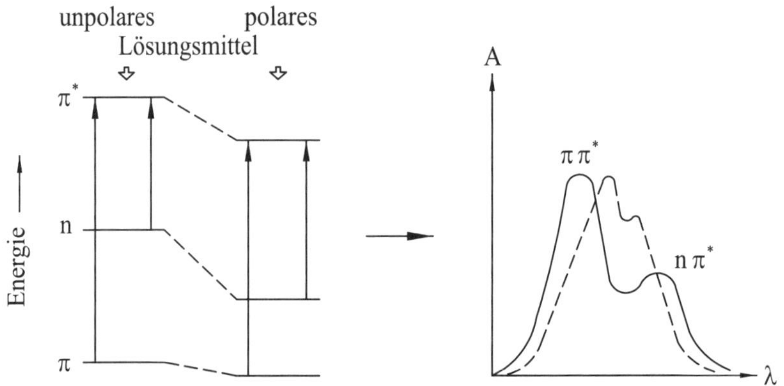

Abb. 11.21 Solvatochrome Effekte auf die Absorption eines Carbonyl-Chromophors
Durchgezogene Linie: Absorptionsspektrum im unpolaren Lösungsmittel
Gestrichelte Linie: Absorptionsspektrum im polaren Lösungsmittel

Beim Wechsel von einem unpolaren (Hexan) zu einem polaren Lösungsmittel (Ethanol) wird der $\pi \rightarrow \pi^*$-Übergang bathochrom (positive Solvatochromie) und der $n \rightarrow \pi^*$-Übergang hypsochrom (negative Solvatochromie) verschoben.

11.6.2.9 **Halochromie**

Hierunter versteht man die Verschiebung des Absorptionsmaximums durch **Salzbildung**. Die Salzbildung hat aber nur dann einen signifikanten Einfluss auf die Lichtabsorption, wenn dadurch das chromophore System in größerem Ausmaß verändert wird.

So bleibt z. B. bei der Salzbildung einer *Sulfonsäuregruppierung* eines organischen Farbstoffes das Spektrum nahezu unverändert, weil diese funktionelle Gruppe am chromophoren System nur wenig beteiligt ist. Ebenso absorbieren **Pyridin** und das durch Anlagerung eines Protons an das freie Elektronenpaar des Stickstoffs entstehende *Pyridinium-Kation* nahezu an der gleichen Stelle, weil auch hier das für die langwellige Absorption verantwortliche π-Elektronensystem durch die Salzbildung kaum beeinflusst wird.

Selbst wenn eine solche Beeinflussung vorliegt, muss sie keinen bathochromen Effekt zur Folge haben. Beispielsweise bewirkt der Übergang vom **Anilin** zum *Anilinium-Ion* eine hypsochrome Verschiebung des Absorptionsmaximums von λ=280 nm nach λ=254 nm bei gleichzeitiger Intensitätsabnahme auf etwa ein Zehntel [vgl. **MC-Fragen Nr. 1129, 1131, 1133**].

$$C_6H_5\text{-}\overline{N}H_2 \xrightarrow{+H^+} C_6H_5\text{-}\overset{+}{N}H_3$$

280 nm
Anilin

254 nm

Demgegenüber ist die Protonierung eines *Benzoats* (C_6H_5-COO^-) zu **Benzoesäure** (C_6H_5–COOH) mit einer bathochromen Verschiebung der UV-Absorption verbunden [vgl. **MC-Fragen Nr. 1129, 1130, 1133**].

Ein bathochromer Effekt wird auch beobachtet, wenn man **Phenol** (Ar-OH) durch Zugabe von Alkalihydroxid-Lösung in *Phenolat* ($Ar\text{-}O^-$) umwandelt [vgl. **MC-Fragen Nr. 1129–1131, 1133**].

$$C_6H_5\text{-}\underline{\overline{O}}H \xrightarrow{-H^+} C_6H_5\text{-}\underline{\overline{O}}|^-$$

270 nm
Phenol

287 nm

Ausschlaggebend für die Verschiebung des Absorptionsmaximums ist also weniger die Art der Salzbilung, sondern vielmehr die damit verbundenen Veränderungen am chromophoren System.

Als weiteres Beispiel sei **Nitrazepam** genannt. Die Substanz zeigt in 0,05 M-methanolischer H_2SO_4 ein Absorptionsmaximum bei 280 nm, das in alkalischer Lösung deutlich bathochrom (λ=370 nm) verschoben wird. Verantwortlich dafür ist die Ausbildung eines mesomeriestabilisierten, energetisch begünstigten Anions [vgl. **MC-Fragen Nr. 1132, 1795**].

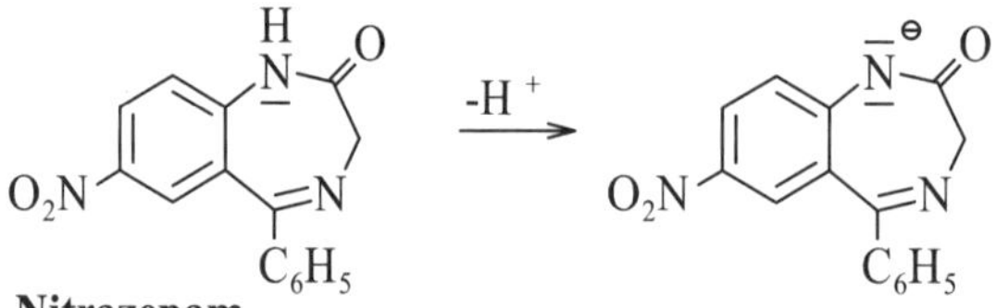

11.6.2.10 **Wahl des Lösungsmittels**

Bei der Auswahl eines geeigneten Lösungsmittels für die Absorptionsmessung ist man zunächst an solche Solventien gebunden, die den zu untersuchenden Stoff lösen und keine Reaktion mit ihm eingehen. Darüber hinaus ist die *Durchlässigkeit* des Lösungsmittels im betreffenden Wellenlängenbereich zu beachten. Die nachfolgende ◻Tab. 11.10 informiert für einige gebräuchliche Lösungsmittel über die Grenzwellenlängen, bis zu denen in 1 cm-Küvetten gemessen werden kann [vgl. **MC-Fragen Nr. 1138–1148, 1631, 1632, 1796**].

Im UV-Bereich sind vor allem Wasser, niedere Alkohole oder gesättigte Kohlenwasserstoffe als Lösungsmittel für Absorptionsmessungen geeignet, während Benzol und seine Derivate, chlorierte Methane, Schwefelkohlenstoff oder Aceton nicht bzw. nur in dem an den sichtbaren Spektralbereich sich unmittelbar anschließenden UV-Bereich als Solventien zu verwenden sind.

Sofern das in der jeweiligen Monographie des *Arzneibuches* vorgeschriebene Lösungsmittel p.a. Qualität besitzt, bedarf es im Allgemeinen keiner besonderen Rei-

◻ Tab. 11.10 Durchlässigkeitsgrenzen (untere Wellenlängengrenze) gebräuchlicher Lösungsmittel (Schichtdicke: 1 cm)

Lösungsmittel	Grenzwellenlänge	Lösungsmittel	Grenzwellenlänge
Wasser	200	Acetonitril	220
Salzsäure	210	Dichlormethan	240
Schwefelsäure	210	Chloroform	250
Cyclohexan	210	Ethylacetat	260
Ethanol	210	Essigsäure	270
Isopropanol	210	Tetrachlorkohlenstoff	270
Methanol	210	Benzol	280
n-Hexan	215	Toluol	290
Petroläther	215	Pyridin	305
Diethylether	215	Aceton	330
NaOH-Lösung	220	Schwefelkohlenstoff	380

nigung. Die Messgenauigkeit wird jedoch durch eine stärkere *Eigenabsorption* beeinträchtigt, sodass das *Arzneibuch* die *Eigenabsorption* auf A < 0,2 begrenzt und nur in Ausnahmefällen eine Eigenabsorption bis A = 0,4 zulässt.

Bei der Aufnahme der Elektronenspektren von schwachen Säuren und Basen ist auch auf die *neutrale Reaktion* des Lösungsmittels zu achten bzw. ein *definierter pH-Wert* (Verwendung von Pufferlösungen) in der zu vermessenden Lösung einzustellen.

11.6.2.11 Lichtabsorption und Farbe

Ein Gemisch aller Wellenlängen des sichtbaren Spektralbereiches („*Tageslicht*") von 400–800 nm vermittelt dem menschlichen Auge den Farbeindruck „*weiß*" (farblos).

Wird nun eine farbige Substanz mit weißem Licht bestrahlt, so vermag sie daraus *nur* die zur Anregung ihres Elektronensystems gerade erforderliche Wellenlänge bzw. einen sehr schmalen Wellenlängenbereich zu absorbieren. Das Restlicht wird reflektiert oder wieder ausgestrahlt. Dieser „Rest" an sichtbarem Licht erscheint uns aber nicht mehr „farblos", sondern ruft im menschlichen Auge den Farbeindruck der **Komplementärfarbe** der absorbierten Wellenlänge hervor (siehe ◘Tab. 11.2, Kap. 11.1.1.4). Beispielsweise ist eine Verbindung, die gelbgrünes Licht im Bereich von 560–580 nm absorbiert, violett gefärbt.

Die Farbigkeit einer Substanz setzt die Absorption elektromagnetischer Wellen im VIS-Bereich zwischen 400–800 nm voraus. Dabei entspricht die Farbe einer Verbindung der Komplementärfarbe des absorbierten Wellenlängenbereiches.

Sind im VIS-Bereich mehrere Absorptionsbanden vorhanden, so hängt die Farbe einer Verbindung auch von den relativen Intensitäten der einzelnen Absorptionsbanden ab und ist nur schwer aus dem Absorptionsspektrum abzuleiten.

Substanzen, die keine Strahlung des sichtbaren Spektralbereichs absorbieren, sind *farblos*, selbst wenn sie ein Absorptionsmaximum im UV-Bereich besitzen.

11.6.3 Gesetz der Lichtabsorption

11.6.3.1 Absorptionsvermögen und Transmission

Durchstrahlt man die Lösung einer Substanz mit monochromatischem Licht einer bestimmten Intensität (I_0), so wird eine Minderung der Lichtintensität auf den Wert (I) beobachtet, sofern die Lösung das Licht zu absorbieren vermag (siehe ●Abb. 11.15, Kap. 11.6.1.3). Das Ausmaß der Intensitätsminderung hängt von der Anzahl der absorptionsfähigen Teilchen [Konzentration (c) der Lösung] im Lichtstrahl ab und kann durch folgende Formel beschrieben werden,

$$I = I_0 \cdot e^{-\alpha c}$$

worin α eine Konstante darstellt.

Das dimensionslose Verhältnis der Intensität (I) des durchgelassenen Lichts zur Intensität (I_0) des eingestrahlten Lichtes wird als **Transmission** (T) bezeichnet [*identisch* mit der *Durchlässigkeit* (D)]. Multipliziert man den T-Wert mit 100, so erhält man die **prozentuale Durchlässigkeit** (prozentuale Transmission).

$$\mathbf{T} = \frac{\mathbf{I}}{\mathbf{I_o}} \quad \Big| \quad \mathbf{T[\%] = 100 \cdot T = 100 \cdot \frac{I}{I_o}}$$

T = Transmission
T[%] = prozentuale Durchlässigkeit
I_o = Intensität des eingestrahlten monochromatischen Lichts
I = Intensität des austretenden monochromatischen Lichts

Wenn die Probe kein Licht absorbiert ($I=I_o$), ist T=100%; wird hingegen das gesamte eingestrahlte Licht absorbiert (I=0), so beträgt die Durchlässigkeit 0%.

Unter **Absorption** (A) [früher *Extinktion* (E)] wird nach Arzneibuch der dekadische Logarithmus des *Kehrwertes der Transmission* verstanden

$$\mathbf{A = \log\frac{1}{T} = -\log T = \log\frac{100}{T[\%]} = \log\frac{I_o}{I} = \log I_o - \log I}$$

Das Arzneibuch definiert als Absorption den dekadischen Logarithmus des Verhältnisses der Intensität von eingestrahltem zu austretendem Licht.

Die Absorption beträgt Null, wenn die Probe kein Licht absorbiert ($I=I_o$) und nimmt den Wert Unendlich an, wenn das eingestrahlte Licht vollständig absorbiert wird (I=0).

Wird beim Durchgang von Licht durch eine mit einer Prüflösung gefüllten Küvette die Lichtintensität (I) auf die Intensität $I=I_o/10$ geschwächt (entsprechend T=10%), so beträgt die Absorption (A) der Lösung [vgl. **MC-Fragen Nr. 1165, 1168**]:

A = $\log I_o/(I_o/10) = \log 10 =$ **1,00**

Das Absorptionsvermögen einer Lösung ist unabhängig von der Stärke der verwendeten Lichtquelle, hängt naturgemäß aber von der *Wellenlänge* des eingestrahlten Lichts ab. Deshalb werden Absorption und Emission stets mit *monochromatischem* Licht gemessen. Wie andere physikalische Eigenschaften auch ist die Lichtabsorption in gewissem Umfange *temperaturabhängig*. Falls nichts anderes vorgeschrieben ist, wird die Absorption bei 20 ± 1 °C gemessen.

11.6.3.2 Lambert-Beer-Gesetz

Das *Lambert-Beer-Gesetz* ist für die quantitative Absorptionsspektroskopie von grundlegender Bedeutung. Es besagt [vgl. **MC-Fragen Nr. 1149, 1150, 1752**]:

In Abwesenheit anderer physikalisch-chemischer Faktoren ist die Absorption (A) einer Lösung der durchlaufenen Schichtdicke (b) und der molaren Konzentration (c) des gelösten Stoffes direkt proportional.

$$\mathbf{A = \varepsilon \cdot c \cdot b}$$

A = Absorption [früher: Extinktion]
ε = molarer Absorptionskoeffizient [$l \cdot mol^{-1} \cdot cm^{-1}$]
c = molare Konzentration [$mol \cdot l^{-1}$]
b = Schichtdicke [cm]

Das Lambert-Beersche Gesetz ist ein *Grenzgesetz für verdünnte Lösungen* und nur gültig bei strenger Monochromasie des zur Messung verwendeten Lichtes.

Der Proportionalitätsfaktor ε ist eine Stoffkonstante und hat die Dimension [Volumen/(Länge · Stoffmenge) = $l \cdot mol^{-1} \cdot cm^{-1}$]. ε wird als **molarer Absorptionskoeffizient** (früher: molarer Extinktionskoeffizient) bezeichnet, wenn die Konzentration c in ($mol \cdot l^{-1}$) und die Schichtdicke b in (cm) ausgedrückt werden [vgl. **MC-Fragen Nr. 1150, 1151, 1155, 1157–1159, 1162, 1186**].

Der molare Absorptionskoeffizient entspricht der Absorption, die man in einer Lösung mit der Konzentration ($c = 1\ mol \cdot l^{-1}$) und der Schichtdicke von 1 cm messen würde.

Der molare Absorptionskoeffizient ist abhängig von:
- der *Struktur* der absorbierenden Substanz (siehe Kap. 11.6.2),
- der *Wellenlänge* des eingestrahlten Lichts.

Die für die Absorptionsmaxima (λ_{max}) ermittelten ε_{max}-Werte sind charakteristische Stoffkonstanten; je nach Konstitution der Substanz liegen die ε-Werte zwischen $2 \cdot 10^1$ und etwa $2 \cdot 10^6$.

Der Faktor ε wird als **spezifischer Absorptionskoeffizient** bezeichnet, wenn die Konzentration in [$g \cdot l^{-1}$] und die Schichtdicke in [cm] ausgedrückt werden.

Die *graphische Darstellung* des Lambert-Beerschen Gesetzes, wobei auf der Ordinate die Absorption (A) und auf der Abszisse die Konzentration (c) bei b=const. oder die Schichtdicke (b) bei c=const. aufgetragen werden, ergibt jeweils eine *Gerade* [siehe ○Abb. 11.22].

Berechnungen mithilfe des *Lambert-Beer-Gesetzes* können nach verschiedenen Gesichtspunkten erfolgen:

- *zur Bestimmung der Absorption*: Eine Eisen(III)-thiocyanat-Lösung [$Fe(SCN)_3$] ($c=2{,}0 \cdot 10^{-4}\ mol \cdot l^{-1}$) hat bei 452 nm einen Absorptionskoeffizienten ($\varepsilon=7 \cdot 10^3\ dm^3 \cdot cm^{-1} \cdot mol^{-1}$). Bei einer Schichtdicke (b=1 cm) beträgt die Absorption (A) der Lösung [vgl. **MC-Fragen Nr. 1166, 1840**]:

  $\mathbf{A} = \varepsilon \cdot c \cdot b = (7 \cdot 10^3) \cdot (2{,}0 \cdot 10^{-1}) \cdot 1 = 14 \cdot 10^{-1} = \mathbf{1{,}4}$

- *zur Bestimmung des molaren Absorptionskoeffizienten*: Für eine Arzneistofflösung ($c=10^{-3}\ mol \cdot l^{-1}$) wurde bei einer Schichtdicke (b=1 cm) eine Absorption (A=0,5) gemessen. Der Arzneistoff besitzt einen molaren Absorptionskoeffizienten (ε) von [vgl. **MC-Frage Nr. 1167**]:

  $\varepsilon = A/(c \cdot b) = 0{,}5/(10^{-3} \cdot 1) = \mathbf{500\ l \cdot mol^{-1} \cdot cm^{-1}}$

- *zur Bestimmung der molaren Konzentration*: Für eine Arzneistofflösung mit dem molaren Absorptionskoeffizienten ($\varepsilon=1000\ l \cdot mol^{-1} \cdot cm^{-1}$) wird bei einer Schichtdicke (b=0,5 cm) eine Absorption (A=0,5) gemessen. Die Konzentration (c) der Lösung beträgt [vgl. **MC-Frage Nr. 1175**]:

  $\mathbf{c} = A/(\varepsilon \cdot b) = 0{,}5/(1000 \cdot 0{,}5) = \mathbf{10^{-3}\ mol \cdot l^{-1}}$

- *zur Bestimmung der relativen Molmasse*: Für einen Arzneistoff (c=1 g/l) mit einem molaren dekadischen Absorptionskoeffizienten ($\varepsilon=1000\ l \cdot mol^{-1} \cdot cm^{-1}$) wird bei einer Schichtdicke (b=1 cm) eine Absorption (A=1,0) gemessen. Daraus berechnet sich die Stoffmengenkonzentration der Lösung zu:

c = A/(ε·b) = 1/1000·1,0 = $\mathbf{10^{-3}\ mol \cdot l^{-1}}$

Somit entspricht der Massenkonzentration c*=1g/l eine Stoffmengenkonzentration von c=10^{-3} mol·l^{-1} und daraus ergibt sich die relative Molmasse (M_r) zu [vgl. **MC-Frage Nr. 1178**]:

$\mathbf{M_r}$ = Masse/Stoffmenge = 1/10^{-3} = **1000**

- *zur Bestimmung der Schichtdicke*: Für einen Arzneistoff (M_r=200) mit dem molaren Absorptionskoeffizienten (ε=4000 l·mol^{-1}·cm^{-1}) wird in einer Lösung der Massenkonzentration (c*=0,001g/100 ml = 0,01 g/l) eine Absorption (A=0,8) gemessen. Die Stoffmengenkonzentration der Lösung beträgt c=c*/M_r = 0,01/200 = 0,00005 mol·l^{-1}. Daraus berechnet sich nach dem Lambert-Beer-Gesetz die Schichtdicke (b) der Prüflösung zu [vgl. **MC-Fragen Nr. 1179, 1797**]:

  b = A/(ε·c) = 0,8/(4000·0,00005) = **4 cm**

  Zu weiteren Berechnungen mithilfe des Lambert-Beerschen Gesetzes siehe Kommentierung der **MC-Fragen Nr. 1169–1174** im Fragenband.

11.6.3.3 Spezifische Absorption

Die **spezifische Absorption** ($A^{1\%}_{1cm}$) einer gelösten Substanz ist die Absorption einer 1%igen Lösung (m/V) (10 g · l^{-1}), die bei einer Schichtdicke von 1 cm und gegebener Wellenlänge gemessen wird [vgl. **MC-Fragen Nr. 1160–1162**]:

$$\mathbf{A^{1\%}_{1cm} = \frac{10 \cdot \varepsilon}{M_r}}$$

$A^{1\%}_{1cm}$ = spezifische Absorption [l · g^{-1} · cm^{-1}]
ε = molarer Absorptionskoeffizient
M_r = relative Molekülmasse

Ist die spezifische Absorption bekannt, so lässt sich daraus direkt die prozentuale Konzentration einer Lösung bestimmen.

$A = A^{1\%}_{1cm} \cdot c \cdot b$ (c ausgedrückt in %)

In der pharmazeutischen Analytik dient die Messung der (spezifischen) Absorption sowohl zu *Identitäts-* und *Reinheitsprüfungen* als auch zu *Gehaltsbestimmungen* [siehe Kap. 11.6.5 und **MC-Frage Nr. 1149**].

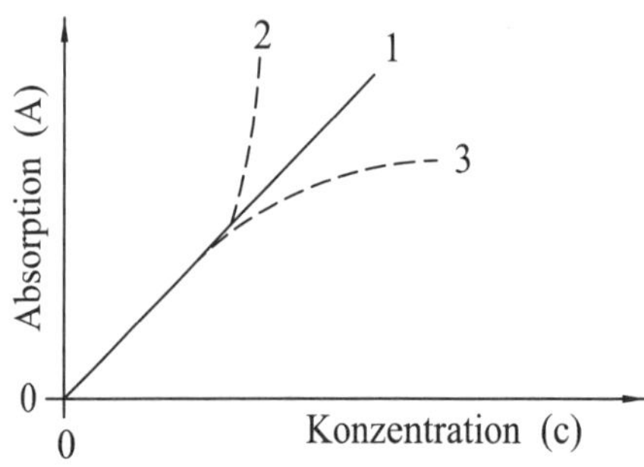

Abb. 11.22 Graphische Darstellung des Lambert-Beer-Gesetzes
1. bei strenger Gültigkeit
2. bei positiven Abweichungen
3. bei negativen Abweichungen

Die in diesem Abschnitt vorgestellten Gleichungen können für *Berechnungen* herangezogen werden:

- *zur Bestimmung der Massenkonzentration*: Für eine Chloramphenicol-Lösung ($A^{1\%}_{1cm}$ = 300) wird bei einer Schichtdicke (b=0,5 cm) eine Absorption (A=0,3) gemessen. Daraus ergibt sich die prozentuale Konzentration (c in % oder g/l) der Lösung zu:

  $c = A/(A^{1\%}_{1cm} \cdot b) = 0{,}30/(300 \cdot 0{,}5) = 0{,}002\,\%$

  Dies entspricht einer Konzentration von [vgl. **MC-Fragen Nr. 1176, 1177**]:

  c = 2 mg/100 ml = **20 mg/l**

- *zur Bestimmung der spezifischen Absorption*: Ein Arzneistoff mit der relativen Molmasse (M_r=500) und dem molaren Absorptionskoeffizienten (ε=200000 $l \cdot mol^{-1} \cdot cm^{-1}$) hat eine spezifische Absorption ($A^{1\%}_{1cm}$) von [vgl. **MC-Frage Nr. 1180**]:

  $\mathbf{A^{1\%}_{1cm}} = (10 \cdot \varepsilon)/M_r = 10 \cdot 200000/500 = \mathbf{4000}$

Zu weiteren *Berechnungen* mithilfe der spezifischen Absorption siehe Kommentierung der **MC-Fragen Nr. 1181-1185** im Fragenband.

11.6.3.4 Gültigkeit des Lambert-Beer-Gesetzes

Quantitative Bestimmungen durch Messung der Lichtabsorption sind nur bei Substanzen möglich, deren Lösungen dem Lambert-Beer-Gesetz gehorchen.

Es lässt sich zeigen, dass der durch die begrenzte Empfindlichkeit einer Photozelle bedingte Messfehler bei einer Absorption von 0,43 ein Minimum durchläuft. Konzentration und Schichtdicke einer Probenlösung sollten daher so gewählt werden, dass die bei 20 ± 1 °C mit monochromatischem Licht gemessene Absorption möglichst im Bereich von **A = 0,3–0,6** liegt. Bei modernen Zweistrahlphotometern kann in der Regel bis zu einer Absorption von **A = 1,5** gemessen werden. Bei hohen Absorptionen gelangt aber nur wenig Licht zum Detektor und das *Signal-Rausch-Verhältnis* (S/N; signal/noise) verschlechtert sich. Ein kleines S/N-Verhältnis (Verhältnis der Signalgröße zur Größe des Basislinienrauschens) verringert die *Präzision der Messung*. Darüber hinaus ist anzumerken, dass bei photometrischen Messungen die Empfindlichkeit am größten ist bei Messungen im Absorptionsmaximum der jeweiligen Verbindung [vgl. **MC-Fragen Nr. 1186, 1187**].

Trägt man in einem Diagramm die jeweils gemessene Absorption (A) gegen die Konzentration (c) auf, so ergibt sich bei Gültigkeit des Lambert-Beerschen Gesetzes eine **Gerade** (1), die durch den Nullpunkt geht. In ○Abb. 11.22 ist dieser Sachverhalt graphisch wiedergegeben.

Abweichungen vom Lambert-Beer-Gesetz, dessen Erfüllung Grundlage der quantitativen Auswertung ist, werden als *positiv* (2) oder *negativ* (3) bezeichnet, je nachdem, ob die beobachtete Kurve ober- oder unterhalb der Geraden (1) verläuft.

Solche Abweichungen können chemisch bedingt sein, wenn z. B. bei erhöhten Konzentrationen die Wechselwirkungen der Moleküle untereinander oder die Interaktionen mit Lösungsmittelmolekülen nicht mehr zu vernachlässigen sind. Die Abweichungen vom Lambert-Beerschen Gesetz infolge *Assoziation* der absorbierenden Moleküle sind meistens negativ [vgl. **MC-Frage Nr. 1156**].

Darüber hinaus existieren Abweichungen, die auf apparative Einflüsse zurückzuführen sind. Eine negative Abweichung wird z. B. beobachtet, wenn die Messung mit polychromatischem Licht erfolgt.

11.6.3.5 Absorption von Gemischen (Mehrkomponentenanalyse)

Die photometrische Bestimmung mehrerer gelöster Stoffe ist dann besonders leicht durchzuführen, wenn die Absorptionsmaxima der einzelnen Komponenten genügend weit auseinanderliegen, sodass keine gegenseitige Beeinflussung auftritt. Die Bestimmung beruht in diesem Falle quasi auf zwei Einzelmessungen bei unterschiedlichen, den jeweiligen Absorptionsmaxima entsprechenden Wellenlängen.

In den meisten Fällen überlagern sich jedoch die Absorptionskurven, wie dies in ○Abb. 11.23 graphisch dargestellt ist. Aufgrund der *Additivität der Absorption* misst man die Summe der Kurven der Einzelkomponenten.

Beispielsweise beträgt die Gesamtabsorption (A_{12}) einer Lösung zweier Arzneistoffe, die bei der gleichen Wellenlänge absorbieren,

$$A_{12} = A_1 + A_2$$

worin A_1 und A_2 die jeweiligen Einzelabsorptionen der beiden Komponenten bei dieser Wellenlänge bedeuten [vgl. **MC-Frage Nr. 1163**].

Die *simultane Bestimmung* zweier Stoffe, deren Absorptionen (A) sich partiell überlagern, verlangt folgendes Vorgehen: Für eine Lösung der beiden Stoffe (1) und (2) mit den Konzentrationen (c_1) und (c_2) und den Absorptionskoeffizienten (ε_{1a}) und (ε_{2a}) bei der Wellenlänge (a) bzw. (ε_{1b}) und (ε_{2b}) bei der Wellenlänge (b) gelten nach dem Lambert-Beer-Gesetz unter Einbeziehung der Schichtdicke (b) folgende Ausdrücke:

$$A_{1a} = \varepsilon_{1a} \cdot c_1 \cdot b \text{ und } A_{2a} = \varepsilon_{2a} \cdot c_2 \cdot b$$
$$A_{1b} = \varepsilon_{1b} \cdot c_1 \cdot b \text{ und } A_{2b} = \varepsilon_{2b} \cdot c_2 \cdot b$$

Aufgrund der Additivität der Absorption ergeben sich aus obigen Gleichungen folgende Beziehungen:

$$A_a = A_{1a} + A_{2a} = (\varepsilon_{1a} \cdot c_1 + \varepsilon_{2a} \cdot c_2) \cdot b$$
$$A_b = A_{1b} + A_{2b} = (\varepsilon_{1b} \cdot c_1 + \varepsilon_{2b} \cdot c_2) \cdot b$$

Daraus können bei Kenntnis der Absorptionskoeffizienten ε die Konzentrationen c_1 und c_2 durch rechnerische Analyse aus den gemessenen Absorptionen A_a und A_b ermittelt werden.

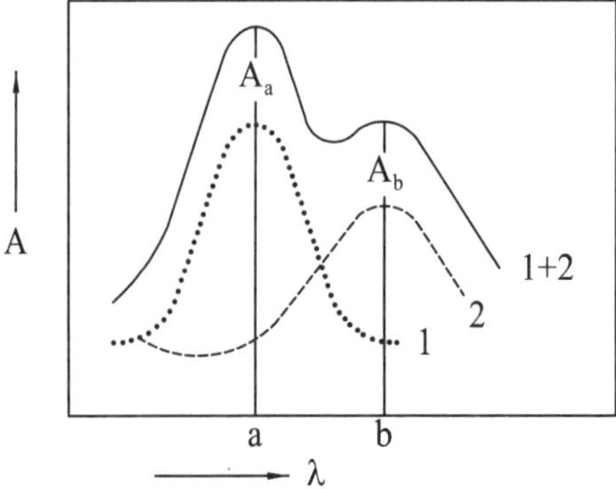

○ **Abb. 11.23 Photometrische Bestimmung eines Zweikomponentengemischs**

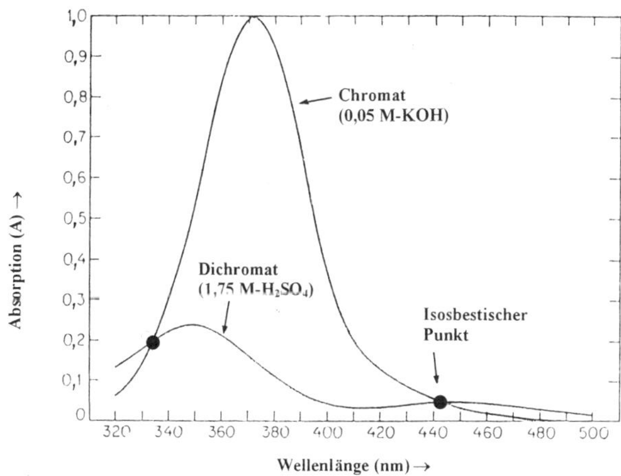

Abb. 11.24 Absorptionsspektren wässriger Chromat/Dichromat-Lösungen

Ein Gemisch von *drei* Arzneistoffen kann, sofern alle dazugehörigen Absorptionskoeffizienten bekannt sind, analysiert werden, indem man Einzelmessungen bei *drei* unterschiedlichen Wellenlängen durchführt [vgl. **MC-Frage Nr. 1164**].

11.6.3.6 Isosbestische Punkte

Tritt eine Substanz in verschiedenen Formen auf, die miteinander im Gleichgewicht stehen, wie z.B. bei der *Keto-Enol-Tautomerie*, so erhält man für die unterschiedlichen Gleichgewichtslagen unterschiedliche Absorptionskurven für das Gesamtgemisch. Die Absorptionskurven setzen sich *additiv* aus den Adsorptionsspektren der jeweiligen Komponenten des Gleichgewichtsgemischs zusammen.

Bei denjenigen Wellenlängen, bei denen die miteinander im Gleichgewicht befindlichen Substanzformen *denselben molaren Absorptionskoeffizienten* (ε) besitzen, ist die Gesamtabsorption des betreffenden Gemischs immer gleich. Dies hat zur Folge, dass die Absorptionskurven der unterschiedlichen Gleichgewichtsmischungen sich in einem Punkt, dem sogenannten **isosbestischen Punkt**, schneiden [vgl. **MC-Frage Nr. 1134**].

Es können in einem Gleichgewichtsgemisch auch *mehrere* isosbestische Punkte auftreten, wie dies Abb. 11.24 für das *Chromat-Dichromat-Gleichgewicht* zeigt.

Die Interpretation von Spektren mit isosbestischem Punkt erlaubt auch die Bestimmung von Gleichgewichtskonstanten und somit die Bestimmung von pK_s-Werten für Säure-Base-Gleichgewichte. Die Gleichgewichte zwischen **4-Nitrophenol** und seiner korrespondierenden Phenolat-Base oder von **Salicylamid** mit dem Salicylamid-Anion seien hier stellvertretend als Beispiele genannten [vgl. **MC-Fragen Nr. 1135–1137**].

Miteinander im Gleichgewicht stehende und ineinander überführbare Chromophore besitzen bei bestimmten Wellenlängen den gleichen Absorptionskoeffizienten, sodass sich ihre Absorptionsspektren in diesem Punkt, dem isosbestischen Punkt, schneiden.

11.6.4 Messmethodik und instrumentelle Anordnung

UV-VIS-spektroskopische oder kolorimetrische Analysenmethoden zählen zu den absorptionsspektroskopischen Verfahren [vgl. **MC-Frage Nr. 1450**].

11.6.4.1 Messverfahren

Spektroskopie: Unter diesem Begriff fasst man Analysenverfahren zusammen, die auf der Messung der *Intensität elektromagnetischer Strahlung* oder einer davon abgeleiteten Größe in Abhängigkeit von der Wellenlänge beruhen. Solche Verfahren können sowohl für *qualitative* als auch für *quantitative Analysen* eingesetzt werden.

Spektrometrie: Der Begriff Spektroskopie wird durch die Bezeichnung Spektrometrie oder **Spektralphotometrie** ersetzt, wenn quantitative Intensitätsmessungen an einem oder mehreren Messpunkten mithilfe eines *Spektrometers* (Spektralphotometers) durchgeführt werden.

Die *Spektralphotometrie* verwendet *monochromatisches* Licht und erstreckt sich über den UV- und (oder) den sichtbaren Bereich. In der Regel wird das gesamte Spektrum automatisch registriert. Von *Photometrie* spricht man, wenn keine automatische Aufzeichnung des gesamten Spektrums vorgenommen sondern lediglich die Intensitätsmessung bei einer definierten Wellenlänge durchgeführt wird. Diese Untergliederung ist allerdings sehr grob und die Übergänge sind fließend.

Kolorimetrie: Im Gegensatz zur Photometrie verwendet die Kolorimetrie *polychromatisches* Licht und die Messung beruht nicht auf einem Intensitäts- sondern auf einem Farbvergleich zweier Lösungen. Da die Methode an die Farbigkeit einer Substanz gebunden ist, erstreckt sie sich nur über den sichtbaren Teil des elektromagnetischen Spektrums.

Photometrische Titrationen: Neben der üblichen, visuellen Erkennung eines Titrationsendpunktes mithilfe von Farbindikatoren können auch *Farbänderungen am Äquivalenzpunkt* zur Endpunktbestimmung genutzt werden, die durch den Analyten, die Maßlösung oder das Titrationsprodukt verursacht wurden. Es werden hierfür z. B. Sensorelektroden mit Wellenlängen von 523 und 610 nm kommerziell angeboten.

Die Form der Titrationskurven hängt davon ab, ob Analyt (Titrand), Titrator (Titrant, Maßlösung) und/oder das Titrationsprodukt (Reaktionsprodukt) „**photometrisch aktiv**“ oder „**photometrisch inaktiv**“ sind; d.h., ob diese Stoffe bei einer gegebenen Wellenlänge Licht absorbieren oder keine Lichtabsorption zeigen.

In ○Abb. 11.25 sind einige mögliche *photometrische Titrationskurven* schematisiert wiedergegeben. Es wird in diesen Diagrammen die gemessene Absorption gegen das Volumen an Maßlösung (bzw. den Titrationsgrad) aufgetragen.

Bei Kurve [a] ist der molare Absorptionskoeffizient (ε) des Analyten (der zu titrierenden Substanz) und des Titrationsproduktes gleich Null, der Absorptionskoeffizient des Titrators (der Maßlösung) aber größer Null. Der Endpunkt der Titration entspricht dem Anstieg der Absorption (A) und korreliert mit der Menge an überschüssiger Maßlösung. Einen Kurvenverlauf [b] erhält man, wenn Analyt und Titrator keine Absorption bei der betreffenden Wellenlänge zeigen, das Titrationsprodukt aber einen Absorptionskoeffizienten größer Null besitzt. Der Äquivalenzpunkt liegt im Maximum der Titrationskurve, die nach dem Überschreiten des Endpunktes durch den Verdünnungseffekt leicht abfällt. Bei Kurve [c] ist der Analyt „photometrisch

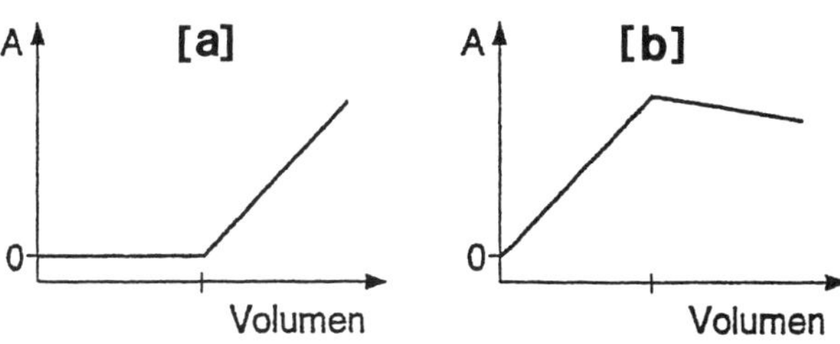

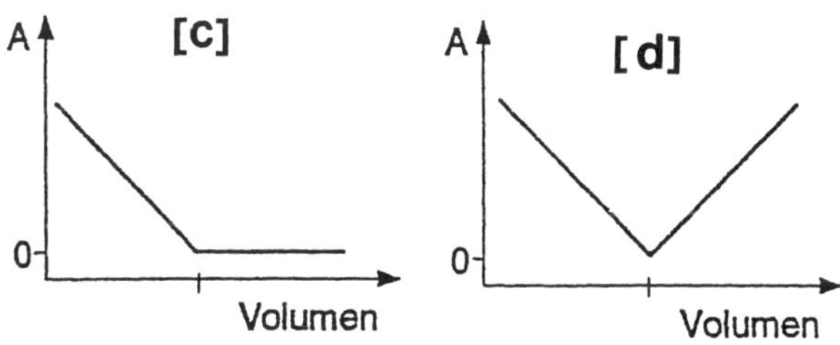

o Abb. 11.25 Photometrische Titrationskurven (schematisiert)
(a) nur Titrator ist photometrisch aktiv
(b) nur Titrationsprodukt ist photometrisch aktiv
(c) nur Titrand ist photometrisch aktiv
(d) nur Titrand und Titrator sind photometrisch aktiv

aktiv", während Titrator und Titrationsprodukt bei der gewählten Wellenlänge „photometrisch inaktiv" sind. Titrationskurve [d] zeigt schließlich ein Beispiel, bei dem Titrand und Titrator „photometrisch aktiv" sind, das Titrationsprodukt jedoch „photometrisch inaktiv" ist. Der Endpunkt bei den letztgenannten Titrationen liegt im Minimum der jeweiligen Titrationskurve [vgl. **MC-Fragen Nr. 1230, 1231**].

11.6.4.2 Aufbau und Arbeitsweise eines Spektralphotometers

Die zur Messung der Absorption von Strahlung als Funktion der Wellenlänge (Frequenz) verwendeten Geräte nennt man **Spektralphotometer**. Prinzipiell ist der Aufbau eines Spektralphotometers für alle Wellenlängen gleich und lässt sich durch folgendes Blockschema wiedergeben.

Sender – Monochromator – Probe – Empfänger – Anzeigeinstrument

Die Art und Weise, in der die einzelnen Bauelemente verwirklicht sind, hängt naturgemäß vom Wellenlängenbereich ab, in dem die Untersuchung durchgeführt werden soll. Generell ist hierzu folgendes auszuführen:

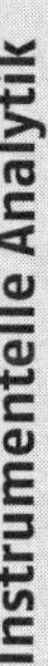

Als *Lichtquelle* dient eine Glühlampe oder Metalldampflampe [im UV-Bereich: Deuteriumlampe (160-400 nm), Wasserstofflampe (170-400 nm); im VIS-Bereich: Halogenlampe (400-1100 nm), Wolframfadenlampe (350-1000 nm)]. Die Lichtquelle sendet im Allgemeinen eine - von Elektronenübergängen in Atomen herrührende – *polychromatische*, elektromagnetische Strahlung aus, die sich über einen gewissen Wellenlängenbereich erstreckt. Das *Arzneibuch* fordert eine Lichtquelle, die Strahlung im Bereich von 200-800 nm liefern kann [vgl. **MC-Fragen Nr. 1190, 1199**].

Aus der Strahlung der Lichtquelle wird mithilfe eines Spaltes ein Strahlenbündel ausgeblendet und im *Monochromator* (60°-Prisma, geritztes Gitter) das Licht der gewünschten Wellenlänge aussortiert. Wenn das Ziel der Messung darin besteht, die Absorption der Substanz als Funktion der eingestrahlten Wellenlänge aufzuzeichnen, muss der Monochromator kontinuierlich verstellbar sein [vgl. **MC-Fragen Nr. 1189, 1191–1193**].

Das monochromatische Licht wird auf die Probe gelenkt, die sich in einer geeigneten Küvette befindet. Der hinter der Probe angeordnete Detektor [Photomultiplier, Photodiode, Photowiderstand] empfängt die von der Probe durchgelassene Strahlung und wandelt sie in ein der Strahlungsintensität proportionales elektrisches Signal um, das nach Verstärkung zur Registrierung gelangt.

Hinsichtlich der Kompensation der *Eigenabsorption des Lösungsmittels* unterscheidet man zwischen zwei Arten von Spektralphotometern, deren prinzipieller Aufbau in den ○ Abb. 11.26 und 11.27 vorgestellt wird:

- **Einstrahlphotometer,**
- **Zweistrahlphotometer.**

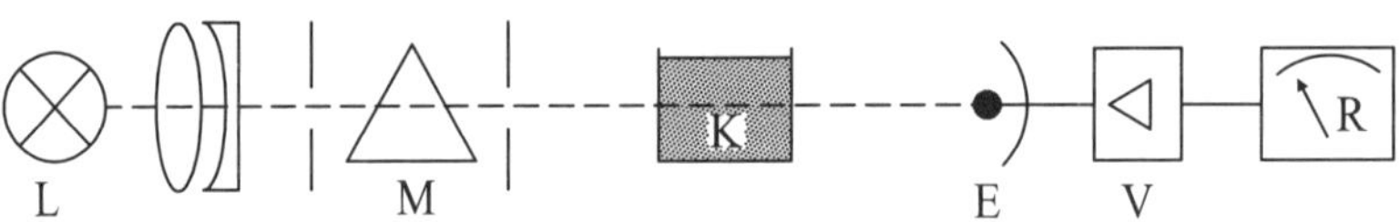

L = Lichtquelle
M = Monochromator (Prisma, Gitter)
K = Küvette mit Küvettenhalter
E = Empfänger (Detektor)
V = Verstärker
R = Registriereinrichtung (Anzeigegerät/Schreiber)

○ **Abb. 11.26 Prinzipieller Aufbau eines Einstrahlphotometers**

Zur Absorptionsmessung einer Lösung mithilfe eines **Einstrahlphotometers** muss sich bei der Einstellung der Transmission T=1 (A=0) nach *Arzneibuch* im Strahlengang eine mit dem betreffenden Lösungsmittel gefüllte Küvette befinden. Erst nach der Nullwerteinstellung wird die Prüflösung vermessen.

Zur Kompensation der Absorption des verwendeten Lösungsmittels wird beim **Zweistrahlphotometer** der Lichtstrahl durch einen rotierenden Spiegel (Strahlenteiler) in einen Mess- und einen Vergleichsstrahl zerlegt. Der Messstrahl passiert die Küvette mit der zu untersuchenden Substanzlösung, während der Vergleichsstrahl durch eine mit dem betreffenden Lösungsmittel gefüllte Küvette läuft. Mithilfe einer geeigneten Kompensation erhält man ein elektrisches Signal, das lediglich der Absorption der zu prüfenden Substanz entspricht [vgl. **MC-Fragen Nr. 1188, 1194**].

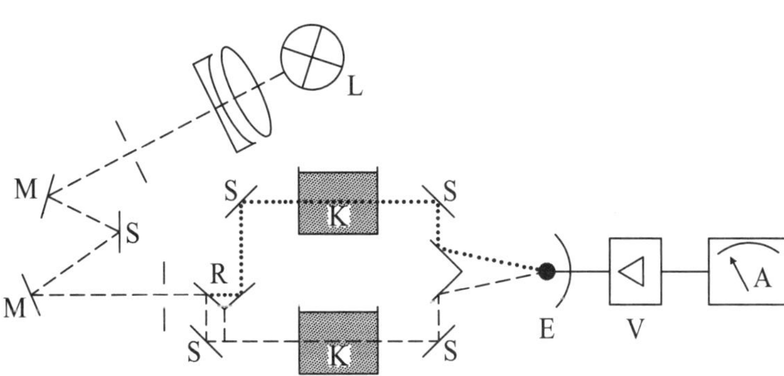

L = Lichtquelle	K = Küvette mit Küvettenhalter
M = Monochromator (Gitter, Prisma)	E = Empfänger (Detektor)
	V = Verstärker
S = Spiegel	A = Anzeigegerät oder Schreiber
R = rotierender Spiegel	

Abb. 11.27 Prinzipieller Aufbau eines Zweistrahlphotometers

Kontrolle der Wellenlänge: Aufgrund der Abhängigkeit des Absorptionskoeffizienten von der Wellenlänge führt eine ungenaue Wellenlängenanzeige zu einem Fehler in der Absorptionsmessung. Messungen sollten daher vor allem im Absorptionsmaximum erfolgen, weil Ungenauigkeiten in der Wellenlängeneinstellung im Maximum einen kleineren Fehler bewirken als auf der Flanke einer Absorptionsbande [vgl. **MC-Frage Nr. 1187**].

Die Wellenlängen eines Spektrometers lassen sich mittels definierter Emissionslinien einer Wasserstoff- (486,1 nm) oder Deuteriumentladungslampe (486,0 nm) bzw. ausgewählten Linien einer Quecksilberdampflampe (253,7 - 302,25 - 313,16 - 334,15 - 365,48 - 404,66 - 435,83 - 546,07 - 576,96 - 579,07 nm) überprüfen. Darüber hinaus dient eine **Holmiumperchlorat-Lösung** zur Kontrolle der Wellenlängenskala. Aus deren relativ bandenreichen Spektrum wählt das *Arzneibuch* die Banden bei λ = 241,15 – 287,15 – 361,5 und 536,3 nm aus. Die erlaubte Abweichung darf im UV ±1 nm und im sichtbaren Bereich ±3 nm betragen. Auch andere zertifizierte Referenzmaterialien können verwendet werden [vgl. **MC-Fragen Nr. 1197, 1201**].

Kontrolle der Absorption: Die Genauigkeit der photometrischen Anzeige lässt sich durch Vermessen gelöster Standardsubstanzen [$K_2Cr_2O_7$, $CoSO_4$, $CuSO_4$, $NiSO_4$, $KMnO_4$] kontrollieren. Das *Arzneibuch* verwendet hierfür eine schwefelsaure **Kaliumdichromat-Lösung** und ermittelt deren spezifische Absorption ($\mathbf{A}^{1\%}_{1cm}$) bei den Wellenlängen λ = 235, 257, 313 und 350 nm. Zusätzlich wird mit einer höher konzentrierten $K_2Cr_2O_7$-Lösung noch die spezifische Absorption bei λ = 430 nm bestimmt. Für jede Wellenlänge ist ein exakter Wert für die spezifische Absorption und deren zulässige Abweichung angegeben. Obwohl das *Arzneibuch* höhere Abweichungen zulässt, sollten die beobachteten Abweichungen ± 1% nicht überschreiten [vgl. **MC-Fragen Nr. 1198, 1200**].

Auflösungsvermögen (für qualitative Betrachtungen): Das Auflösungsvermögen ist ein Maß für die Fähigkeit eines Spektralphotometers, die Absorption bei zwei unterschiedlichen Wellenlängen noch hinreichend genau getrennt zu vermessen. Falls es in einer *Arzneibuchmonographie* vorgeschrieben ist, wird das Auflösungsvermögen wie folgt ermittelt:

Das Spektrum einer 0,02%igen (V/V) Lösung von *Toluol in n-Hexan* wird aufgenommen. Das Mindestverhältnis zwischen der Absorption im Maximum bei $\lambda = 269$ nm und der Absorption im Minimum bei $\lambda = 266$ nm ist in der jeweiligen Monographie angegeben (meistens beträgt der Quotient 2,0) [vgl. **MC-Frage Nr. 1196**].

Das Auflösungsvermögen wird entscheidend vom eingebauten Monochromator bestimmt.

Begrenzung des Streulichts: Aus dem Monochromatorspalt tritt nicht nur Licht der gewünschten Wellenlänge, sondern auch Licht anderer Wellenlängen aus. Diese Fehlstrahlung, die sich vor allem im kurzwelligen Spektralbereich bemerkbar macht, entsteht durch Lichtstreuung an optischen Grenzflächen oder Staubteilchen sowie durch die Eigenabsorption des Lösungsmittels. Das Streulicht verfälscht das Analysenergebnis und führt zu Abweichungen der Messwerte vom Lambert-Beerschen Gesetz [vgl. **MC-Frage Nr. 1110**].

Zur Begrenzung des Streulichtanteils lässt das *Arzneibuch* eine *wässrige* 1,2%ige (m/V) **Kaliumchlorid-Lösung** vermessen. Die Absorption der KCl-Lösung soll bei einer Schichtdicke von 1 cm zwischen 220–200 nm steil ansteigen und bei 198 nm größer 2,0 sein. Gemessen wird gegen Wasser als Kompensationsflüssigkeit [vgl. **MC-Fragen Nr. 1203, 1204**].

Spektrale Bandbreite (bei quantitativen Bestimmungen): Die aus dem Monochromatorspalt austretende Strahlung umfasst einen gewissen Wellenlängenbereich, dessen Intensitätsverteilung die Form eines gleichschenkligen Dreiecks besitzt. Der in halber Höhe dieses Dreiecks gemessene Wellenlängenbereich wird als *spektrale Bandbreite* ($\Delta\lambda$) bezeichnet. Sie hängt u. a. von der Breite des Monochromatorspaltes (Δs) und den Eigenschaften des Monochromators ab.

Die *instrumentelle Spaltbreite* (Δs) muss möglichst klein sein, um weitgehend monochromatisches Licht zu erhalten; andererseits sollte sie aber so groß wie möglich sein, um eine genügend hohe Lichtintensität zu erzielen. Ist die spektrale Bandbreite ($\Delta\lambda$) zu groß, entsprechen die gemessenen Absorptionswerte nicht mehr dem Lambert-Beerschen Gesetz.

Bei zu großer spektraler Bandbreite erhält man im Absorptionsmaximum einen zu kleinen und im Absorptionsminimum einen zu großen Absorptionswert (A). Im Allgemeinen erzeugt eine kleiner werdende Bandbreite ein kleineres Signal-Rausch-Verhältnis und damit eine verringerte Präzision der Absorptionsmessung [vgl. **MC-Frage Nr. 1102**].

Bei modernen Spektralphotometern beträgt die instrumentelle Spaltbreite (Δs) ca. 0,1 mm.

Küvetten: Die zulässige Abweichung der Schichtdicke der verwendeten Küvetten beträgt ± 0,005 cm. Mit demselben Lösungsmittel gefüllt müssen die zur Aufnahme der Prüflösung und der Kompensationslösung bestimmten Küvetten die gleiche Transmission zeigen.

Im UV-Bereich müssen Quarzküvetten benutzt werden, im VIS-Bereich können auch Glasküvetten oder Einwegküvetten aus Kunststoff (z.B. aus Polystyrol) verwen-

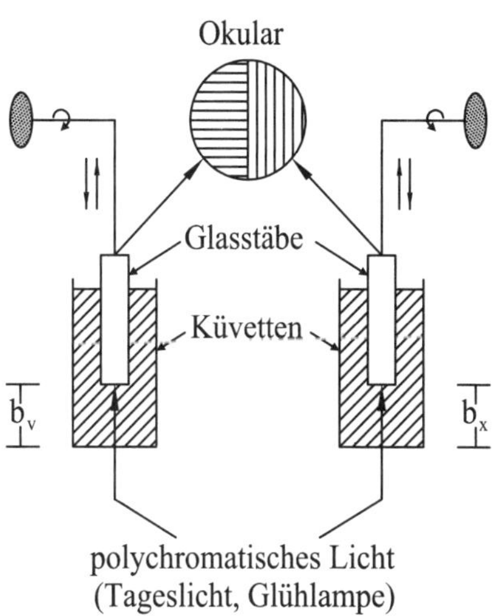

Abb. 11.28 Eintauchkolorimeter nach Dubosq

det werden. Die Schichtdicke der Küvetten beträgt üblicherweise 1 cm (10 mm) [vgl. **MC-Fragen Nr. 1186, 1195**].

11.6.4.3 Aufbau und Arbeitsweise eines Kolorimeters

Das Prinzip kolorimetrischer Messungen soll am Beispiel des *Eintauchkolorimeters nach Dubosq* näher beschrieben werden. Abb. 11.28 zeigt den Aufbau eines solchen Kolorimeters.

Zwei identische Glasstäbe tauchen in die Analysenlösung und in eine Vergleichslösung desselben Stoffes bekannter Konzentration (c_v) ein. Die Schichtdicken von Vergleichs- und Untersuchungslösung werden durch Eintauchen der Glasstäbe solange variiert, bis im Okular für beide Lösungen die gleiche Farbtiefe herrscht. Dann besitzen beide Lösungen die gleiche Absorption ($A_v = A_x$) und es gilt:

$$\varepsilon \cdot c_v \cdot b_v = \varepsilon \cdot c_x \cdot b_x$$

Daraus errechnet sich die Konzentration der Analysenlösung (c_x) zu:

$$c_x = c_v \cdot \frac{b_v}{b_x}$$

11.6.5 Zirkulardichroismus

11.6.5.1 Grundlagen

Wie im Kapitel 11.3.1.2 bereits beschrieben wurde, kann man sich linear polarisiertes Licht aus einem *rechtszirkular polarisierten Lichtstrahl* (im Uhrzeigersinn, *rechtsdrehendes polarisiertes Licht*) und einem *linkszirkular polarisierten Lichtstrahl* (im Gegenuhrzeigersinn, *linksdrehendes polarisiertes Licht*) zusammengesetzt denken.

Durchstrahlt man nun die Lösung einer optisch aktiven (chiralen) Substanz (Medium) mit rechts- bzw. linkszirkular polarisiertem Licht, so sind für beide Teilstrahlen die **Brechzahlen** (*zirkulare Doppelbrechung*, aufgrund unterschiedlicher Ausbreitungsgeschwindigkeiten) und die **Absorption** verschieden. Diese Absorptionsdifferenz (ΔA) chiraler Substanzen für rechts- und linkszirkular polarisiertes Licht wird als **Zirkulardichroismus** (*Circulardichroismus*; Abk.: CD) bezeichnet. Es gilt [vgl. **MC-Fragen Nr. 1205, 1207, 1210, 1441, 1444**]:

$$\Delta \mathbf{A} = \mathbf{A}_L - \mathbf{A}_R$$

ΔA = zirkulardichroistische Absorption
A_L = Absorption des linksdrehenden polarisierten Lichts
A_R = Absorption des rechtsdrehenden polarisierten Lichts

Der *molare Zirkulardichroismus* ($\Delta\varepsilon$) wird daraus nach folgender Gleichung berechnet:

$$\Delta\varepsilon = \varepsilon_L - \varepsilon_R = \Delta \mathbf{A}/\mathbf{c} \cdot \mathbf{l}$$

$\Delta\varepsilon$= molarer Zirkulardichroismus (molarer differenzchronistischer Absorptionskoeffizient) ($l \cdot mol^{-1} \cdot cm^{-1}$)
ε_L = molarer Absorptionskoeffizient des linksdrehenden polarisierten Lichts
ε_R = molarer Absorptionskoeffizient des rechtsdrehenden polarisierten Lichts
c = Konzentration der Untersuchungslösung ($mol \cdot l^{-1}$)
l = Schichtdicke (cm)

Wie der molare Absorptionskoeffizient ε so ist auch $\Delta\varepsilon$ von der Wellenlänge λ abhängig, sodass bei CD-Messungen $\Delta\varepsilon$ gegen λ aufgetragen wird. Das resultierende Diagramm wird als **CD-Spektrum** bezeichnet. Darüber hinaus hängt der Zirkulardichroismus von der Temperatur und dem verwendeten Lösungsmittel ab.

Durch *Enantiomere* wird nun entweder der links- oder der rechtszirkular polarisierte Teilstrahl stärker absorbiert, so dass Enantiomere einen entgegengesetzten Zirkulardichroismus (spiegelbildliche CD-Kurven) zeigen. Das Maximum für ein Enantiomer entspricht einem Minimum für das andere Enantiomer. Maximum und Minimum für beide Enantiomere befinden sich im Maximum der UV-VIS-Absorptionskurve des betreffenden Chromophors; im Absorptionsmaximum ist also der Unterschied zwischen der Absorption von rechts- und linkszirkular polarisiertem Licht am größten. Darüber hinaus liegt das Maximum oder Minimum des Zirkulardichroismus beim Wendepunkt des *Cotton-Effektes*, d.h. beim Wendepunkt der anomalen ORD-Kurve (siehe auch Kap. 11.3.1.2, ○Abb. 11.4). Der Cotton-Effekt kann zur Ermittlung der Konfiguration einer Substanz herangezogen werden [vgl. **MC-Fragen Nr. 1207, 1208**].

Racemate und *achirale Verbindungen* zeigen keinen Zirkulardichroismus. Bei diesen Substanzen ist $A_L = A_R$ bzw. $\varepsilon_L = \varepsilon_R$ und ΔA oder $\Delta\varepsilon$ sind gleich *Null* [vgl. **MC-Frage Nr. 1206**].

Der Zirkulardichroismus wird hauptsächlich zur Lösung stereochemischer Fragestellungen und zur *Charakterisierung von chiralen Verbindungen* genutzt. Darüber hinaus lassen sich aus den CD-Spektren auch Informationen zur *Sekundärstruktur von Proteinen* gewinnen. Beispielsweise sind bei Proteinen die Anteile an α-Helix oder β-Faltblattstruktur mittels CD bestimmbar.

Der Zirkulardichroismus (CD) gehört zu den chiroptischen Methoden. Bei der Messung des CD wird die unterschiedliche Lichtabsorption von links- und rechtszirkular polarisiertem Licht durch den Chromophor einer optisch aktiven (chiralen) Substanz in Abhängigkeit von der Wellenlänge aufgezeichnet und zur Klärung stereochemischer Problemstellungen genutzt.

11.6.5.2 Messung des Zirkulardichroismus

Als **Dichrograph** bezeichnet man Geräte zur Messung und Registrierung des Zirkulardichroismus.

Ein Dichrograph enthält als Bauteile eine *Xenonlampe* als Lichtquelle, einen *Monochromator* und nachgeschaltet einen *Polarisator* zur Erzeugung von monochromatischem, linear polarisiertem Licht.

Das linear polarisierte Licht passiert danach den *CD-Modulator*, der abwechselnd links- und rechtszirkular polarisiertes Licht generiert und durch eine *Küvette* mit der Lösung einer chiralen Substanz leitet.

Die wellenlängenabhängige Absorption für links- (A_L) und rechtszirkular polarisiertes Licht (A_R) durch die in der Küvette befindliche chirale Substanz wird gemessen und die Differenz (ΔA) als Funktion der Wellenlänge aufgezeichnet [vgl. **MC-Fragen Nr. 1209–1211**].

11.6.6 Pharmazeutische Anwendungen

Das *Arzneibuch* sieht Absorptionsmessungen im sichtbaren und ultravioletten Spektralbereich sowohl zu Identitäts- und Reinheitsprüfungen als auch zu Gehaltsbestimmungen vor. Diese pharmazeutischen Anwendungen der UV-VIS-Spektralphotometrie werden in den nachfolgenden Abschnitten an einigen ausgewählten Beispielen noch detailliert beschrieben [vgl. **MC-Frage Nr. 1149**].

11.6.6.1 Identitätsprüfung von Arzneistoffen

Zur spektroskopischen Identitätsprüfung von Arzneistoffen vergleicht man eine oder mehrere der nachfolgend genannten Größen mit denen einer *Referenzsubstanz*:

- *das Absorptionsmaximum (λ_{max}),*
- *die Absorptionswerte (A) festgelegter Prüflösungen,*
- *die spezifische Absorption ($A_{1cm}^{1\%}$),*
- *das Verhältnis von Absorptionsmaxima (A_1:A_2) in einer definierten Prüflösung.*

Zur Erhöhung der Spezifität einer Identitätsprüfung werden auch Verschiebungen der Absorptionsmaxima durch Änderungen des pH-Wertes vorgenommen bzw. es werden bestimmte Farbreaktionen durchgeführt.

Erinnert sei in diesem Zusammenhang an die *Porter-Silver-Reaktion* zur Identitätsprüfung einer Reihe von **Steroidhormonen** mit einer *Ketol-Seitenkette* ($R_2C^{17}OH$-CO-CH_2OH) in Position 17 des Steroidgerüstes. Durch Umsetzung mit Phenylhydrazin (Ph-NH-NH_2) entsteht als Reaktionsprodukt ein *Phenylhydrazon* ($R_2C^{17}H$-CO-CH=N-NH-Ph), das bei λ = 410-420 nm ein charakteristisches Absorptionsmaximum besitzt (siehe auch Ehlers, **Analytik I**, Kap. 3.5.3.12).

11.6.6.2 Reinheitsprüfung von Arzneistoffen

Das Elektronenspektrum eines kontaminierten Arzneistoffes ist die „Summe" der Spektren des reinen Wirkstoffes und der Verunreinigungen. Folgende Varianten der Absorptionsmessung werden als Reinheitsprüfungen vom *Arzneibuch* vorgeschrieben:

- *Bei festgelegten Wellenlängen darf die gemessene Absorption (A) einer Prüflösung bzw. ihre spezifische Absorption ($A_{1\,cm}^{1\%}$) die Werte der Reinsubstanz nicht über- oder unterschreiten.*

Beispielsweise lässt *Ph.Eur.* in den Monographien „**Wasserfreies Ethanol**" und „**Ethanol 96%**" die Absorption zwischen 235-360 nm bestimmen, Wasser dient als Kompensationsflüssigkeit. Dadurch können konjugierte Carbonylverbindungen oder aromatische bzw. heteroaromatische Kohlenwasserstoffe als Verunreinigungen erkannt werden, die in diesem Wellenlängenbereich eine Absorption zeigen, während der Alkohol hier nicht absorbiert [vgl. **MC-Frage Nr. 1221**].

Auch eine Verunreinigung mit *Benzol* (Benzen) in Lösungsmitteln wie ***n*-Hexan** oder **Cyclohexan** kann durch Bestimmung der Lichtabsorption bei 255 nm erkannt werden. Alternativ dazu kann die Benzol-Verunreinigung auch durch eine NMR-spektroskopische oder gaschromatographische Analyse identifiziert werden [vgl. **MC-Frage Nr. 1459**].

In den Monographien „**Gelbes Vaselin**" und „**Weißes Vaselin**" lässt das *Arzneibuch* auf karzinogene, aromatische polycyclische Kohlenwasserstoffe prüfen. Dazu werden die Substanzen mit Hexan/DMSO extrahiert und die Absorption der Extrakte wird gemessen. Dimethylsulfoxid (DMSO) dient als Kompensationsflüssigkeit. Als Referenzlösung wird eine Lösung von *Naphthalin* verwendet. Bei einer Wellenlänge zwischen 260-420 nm darf die Absorption der Untersuchungslösung nicht größer sein als die der Referenzlösung bei 278 nm.

In analoger Weise prüft *Ph.Eur.* in den Monographien „**Dickflüssiges Paraffin**" und „**Dünnflüssiges Paraffin**" auf aromatische, polycyclische Kohlenwasserstoffe durch Bestimmung der Absorption bei 275 nm. Naphthalin dient wiederum als Referenzsubstanz und Trimethylpentan als Kompensationsflüssigkeit. Die Nachweisgrenze liegt bei 0,2 ppm [vgl. **MC-Frage Nr. 1222**].

Als weitere *Arzneibuchmethoden* zur Reinheitsprüfung sind zu nennen:

- *Die Differenz der Absorptionen (A_1-A_2) einer Prüflösung bei zwei unterschiedlichen Wellenlängen darf einen bestimmten Wert nicht über- oder unterschreiten.*
- *Das Verhältnis der Absorptionen (A_1:A_2) einer Prüflösung bei zwei verschiedenen Wellenlängen muss innerhalb eines bestimmten Intervalls liegen.*

Darüber hinaus kann auch das *gesamte Elektronenspektrum* eines Arzneistoffes mit dem einer Referenzsubstanz verglichen werden, bzw. es wird eine *Farbreaktion* zum Nachweis einer Verunreinigung durchgeführt und das entstehende Reaktionsprodukt spektralphotometrisch analysiert. Des Weiteren können auch Dehydratisierungs- und Oxidationsreaktionen zum Nachweis von Verunreinigungen herangezogen werden.

11.6.6.3 Gehaltsbestimmung von Arzneistoffen

Zur photometrischen Gehaltsbestimmung von Substanzen wird zunächst die Absorption (A_x) der entsprechend der Monographievorschrift hergestellten Analysenlösung gemessen. Daraus kann die Konzentration (c_x) der zu prüfenden Substanz nach einer der folgenden Methoden ermittelt werden:

- aus dem Lambert-Beerschen Gesetz durch Berechnung,
- mithilfe einer Vergleichslösung bekannten Gehalts,
- nach dem Kalibrierkurvenverfahren [siehe Kap. 4.6.1].

Wenn die Bestimmung nicht nur auf einer einfachen Absorptionsmessung der Reinsubstanz beruht, sondern zunächst durch eine vorgelagerte chemische Reaktion ein neuer Chromophor gebildet wird, so schreibt das *Arzneibuch* auch die Durchführung der Reaktion mit einer Referenzsubstanz vor; auf diese Weise sind eine Reihe von Fehlerquellen auszuschließen.

In ▫Tab. 11.11 sind die Wirkstoffe aufgelistet, deren Gehalt das *Arzneibuch* spektralphotometrisch bestimmen lässt. ◦Abb. 11.29 zeigt die Strukturen einiger ausgewählter Arzneistoffe dieser Liste [vgl. **MC-Fragen Nr. 1215–1217, 1675, 1686, 1692, 1702, 1706**].

In den Estern der Gallussäure (3,4,5-Trihydroxybenzoesäure) wie **Dodecylgallat**, **Octylgallat** oder **Propylgallat** ist ein substituierter *Phenylchromophor* mit einem Absorptionsmaximum bei 275 nm für die photometrische Gehaltsbestimmung dieser Substanzen verantwortlich.

Ein Phenylchromophor liegt auch vor in den Substanzen **Chloramphenicol** und dessen Estern, **Flutamid**, **Griseofulvin** und **Primidon**. **Rifamycin** und **Tolnaftat** enthalten ein Naphthalin-Ringsystem als Chromophor. **Methylrosanilin** ist ein Triphenylmethan-Farbstoff und **Sulfasalazin** ein Azobenzol-Derivat.

Der hydroxylierte Phenylring A im Steroidgerüst von **Estradiol** und seinen Estern sowie im **Estriol** führt zu einem Absorptionsmaximum bei etwa 240 nm bzw. 280 nm, das zur Gehaltsbestimmung herangezogen werden kann. Anzumerken ist, dass die photometrische Gehaltsbestimmung von **Diethylstilbestrol** erst nach vorheriger UV-Bestrahlung erfolgt. Hierbei tritt eine Photoisomerisierung der E-Form in die Z-Form ein, die anschließend eine elektrocyclische, konrotatorisch verlaufende Ringschlussreaktion zu einem Diketon eingeht, das letztlich spektralphotometrisch bestimmt wird (siehe auch Ehlers, **Chemie II**, Kap. 3.2.14.1].

Diethylstilbestrol **Diketon**

Nitrofural und **Nitrofurantoin** sind 2-Nitrofuran-Derivate und **Riboflavin** besitzt ein Pteridin-Ringgerüst als Chromophor. Heterocyclische Chromophore liegen auch vor im **Warfarin**, ein Cumarin-Abkömmling, und im **Troxerutin**, ein *4H*-Benzopyran-4-on-Derivat. **Clobazam** ist ein 1,5-Benzodiazepin-Derivat.

Die *En-on-Struktur* im Ring A des Steroidgerüstes (O=C-C=C) ist verantwortlich für eine Absorption bei etwa 240 nm von zahlreichen Arzneistoffen wie z.B. **Cyproteronacetat**, **Cortison**, **Fludrocortisonacetat**, **Hydrocortison** und seinen Estern, **Medroxyprogesteronacetat**, **Megestrolacetat**, **Methyltesteron**, **Nandrolondecanoat**, **Nomegestrolacetat**, **Progesteron** sowie **Testosteron** und seinen Estern.

Ein *gekreuzt-konjugierter En-on-Chromophor* (O=C-C=C) im Ring A liegt vor in Steroiden wie **Betamethason** und seinen Estern, **Clobetasonbutyrat**, **Flucortolonpivalat**, **Flumetasonpivalat**, **Fluocinolonpivalat**, **Methylprednisolon** und seinen Estern, **Mometasonfuroat**, **Prednison** und **Prednisolon** und ihren Estern sowie **Triamcinolon** und seinen Estern.

Ubidecarenon ist ein *p*-Benzochinon-Derivat und **Betacarotin** enthalt ein konjugiertes Undecen-System. **Cyanocobalamin** und **Hydroxycabolamin** sind Corrin-Derivate.

11.6.6.4 Farbreaktionen zur kolorimetrischen Bestimmung von Arzneistoffen

Kolorimetrische Gehaltsbestimmungen sind nur möglich, wenn die zu bestimmende Substanz *farbig* ist und somit im sichtbaren Spektralbereich zwischen 400–800 nm eine charakteristische Absorption zeigt.

Deshalb lässt das *Arzneibuch* bei einer Reihe von farblosen Wirkstoffen, die im sichtbaren Wellenlängenbereich *nicht* absorbieren, eine Farbreaktion mit nachfolgender kolorimetrischer Bestimmung der gebildeten Reaktionsprodukte durchführen. Diese Reaktionen wurden zum Großteil bereits in Ehlers, **Analytik I**, vorgestellt, sodass sie an dieser Stelle nur noch summarisch behandelt werden.

- **TTC-Reaktion** (siehe Ehlers **Analytik I**, Kap. 3.5.3.13)
  Corticoide, die in Position 17 des Steroidgerüstes eine Ketolgruppierung (R- CO-CH_2OH) besitzen, reduzieren in ethanolischer Lösung farbloses Triphenyltetrazoliumchlorid (TTC) zu rotem Triphenylformazan (TF) [λ_{max} = 485 nm], das kolorimetrisch vermessen wird.
  Die TTC-Reaktion wurde früher zur quantitativen Bestimmung von 17-Ketosteroiden wie **Betamethason** oder **Prednison** (siehe ○Abb. 11.29). *Ph.Eur.* lässt aber den Gehalt nahezu aller Steroide über eine Absorptionsmessung photometrisch oder mittels Flüssigchromatographie bestimmen.

Tab. 11.11 Photometrische Gehaltsbestimmung von Arzneistoffen

Wirkstoff	λ_{max} (nm)	$A_{1cm}^{1\%}$	Lösungsmittel
Betacarotin	455	2500	Cyclohexan
Betamethason	238,5	395	Ethanol
Betamethasonacetat	240	350	Ethanol
Betamethasondihydrogenphos-phat- Dinatrium	241	297	Wasser
Betamethasonvalerat	240	325	Ethanol
Carmustin	230	270	Wasser
Chloramphenicol	278	297	Wasser
Chloramphenicolhydrogen-succinat-Natrium	276	220	Wasser
Chloramphenicolpalmitat	271	178	Ethanol
Clobazam	232	1380	Ethanol
Clobetasonbutyrat	235	327	Ethanol
Cortisonacetat	237	395	Ethanol
Cyanocobalamin	361	207	Wasser
Cyproteronacetat	282	414	Methanol
Desoxycortonacetat	240	450	Ethanol
Dexamethason	238,5	394	Ethanol
Dexamethasonacetat	238,5	357	Ethanol
Diethylstilbestrol[1)]	418	704	Ethanol
Dodecylgallat	275	321	Methanol
Estradiol-Hemihydrat	238	335	Ethanol/NaOH
Estradiolbenzoat	231	500	Ethanol
Estradiolvalerat	280	58,0	Ethanol
Estriol	281	72,5	Ethanol
Fludrocortisonacetat	238	395	Ethanol
Flumetasonpivalat	239	336	Ethanol
Fluocinolonacetonid	238	355	Ethanol
Fluocortolonpivalat	242	350	Ethanol
Griseofulvin	291	686	Ethanol
Hydrocortison	241,5	440	Ethanol
Hydrocortisonhydrogensuccinat	241,5	353	Ethanol
Hydroxocobalaminacetat	351	187	Acetatpuffer
Hydroxocobalaminhydrochlorid	351	190	Acetatpuffer

Tab. 11.11 Photometrische Gehaltsbestimmung von Arzneistoffen (Fortsetzung)

Wirkstoff	λ_{max} (nm)	$A^{1\%}_{1cm}$	Lösungsmittel
Hydroxocobalaminsulfat	351	188	Acetatpuffer
Medroxyprogesteronacetat	241	426	Ethanol
Megestrolacetat	287	640	Ethanol
Methylprednisolonacetat	243	355	Ethanol
Methylprednisolonhydrogen-succinat	243	316	Ethanol
Methylrosaniliniumchlorid	589	2605	Ethanol
Methyltestosteron	241	540	Ethanol
Mometasonfuroat	249	481	Ethanol
Nandrolondecanoat	240	407	Ethanol
Nitrofural	375	[2)]	DMF/Wasser
Nitrofurantoin	367	756	DMF/Acetatpuffer
Nomegestrolacetat	287	685	Ethanol
Octylgallat	275	387	Methanol
Phenoxybenzaminhydrochlorid *R*	272	56,3	Chloroform
Prednisolonacetat	243	370	Ethanol
Prednisolondihydrogenphosphat-Dinatrium	247	312	Wasser
Prednisolonpivalat	243	337	Ethanol
Prednison	238	425	Ethanol
Primidon	257	[2)]	Ethanol
Progesteron	241	535	Ethanol
Propylgallat	275	503	Methanol
Reserpin[3)]	388	–	Ethanol
Riboflavin	444	328	Acetatpuffer
Riboflavinphosphat-Natrium	444	328	Acetatpuffer
Rifampicin	475	187	Methanol/Phosphat-puffer
Sulfasalazin	359	[2)]	NaOH
Testosteron	241	569	Ethanol
Testosteronenantat	241	422	Ethanol
Tolnaftat	257	720	Methanol
Triamcinolon	238	389	Ethanol
Triamcinolonhexaacetonid	238	291	Ethanol

Tab. 11.11 Photometrische Gehaltsbestimmung von Arzneistoffen (Fortsetzung)

Wirkstoff	λ_{max} (nm)	$A^{1\%}_{1cm}$	Lösungsmittel
Troxerutin	350	250	Wasser
Ubidecarenon	275	169	Ethanol
Warfarin-Natrium	308	431	NaOH
Warfarin-Natrium-Clathrat	308	431	NaOII

[1] nach Photoisomerisierung
[2] wird gegen die Absorption und Konzentration einer Referenzlösung verglichen
[3] nach vorheriger Umwandlung mit $NaNO_2$ zu 3,4-Dehydroreserpin

- **Baljet-Reaktion** (siehe Ehlers, **Analytik I**, Kap. 3.5.3.13)

Die Umsetzung der herzwirksamen Glykoside

- **Deslanosid** [λ_{max} = 484 nm]
- **Digitoxin** [λ_{max} = 495 nm]
- **Ouabain** [λ_{max} = 495 nm]

im alkalischen Milieu mit *Pikrinsäure* oder *Natriumpikrat* führt zu einem farbigen Reaktionsprodukt, das zu ihrer photometrischen Bestimmung bei 484 nm bzw. 495 nm genutzt werden kann. Die oben genannten Cardenolide enthalten einen α,β-ungesättigten Cardenolid-Ring (Butenolid-Ring), der als CH-acide Komponente im Alkalischen mit Polynitroaromaten ein Meisenheimer-Salz bildet, das durch einen Überschuss des Nitroaromaten zum Zimmermann-Produkt dehydriert wird.

Demgegenüber lässt das *Arzneibuch* die wirksamen Inhaltsstoffe von *Digitalis purpurea-Blättern* durch Zugabe von *3,5-Dinitrobenzoesäure* bei 540 nm bestimmen (**Kedde-Reaktion**).

Für „*Digoxin*" schreibt *Ph. Eur.* eine Gehaltsbestimmung mittels Flüssigchromatographie vor, die auch zur Bestimmung der anderen genannten Glykoside dienen kann.

- **Emerson-Reaktion** (siehe Ehlers, **Analytik I**, Kap. 3.5.3.8 und 3.5.4.7)
  Die oxidative Kupplung von **Phenol-Derivaten** mit *4-Aminoantipyrin* in Gegenwart von Kaliumhexacyanoferrat(III) führt zu gefärbten Chinoniminen, die sich kolorimetrisch erfassen lassen.

- **Azokupplung** (siehe Ehlers, **Analytik I**, Kap. 3.5.3.14)
  Diese weitverbreitete Farbreaktion wird u. a. zur **Folsäure-Bestimmung** genutzt. Die reduktive Spaltung von Folsäure mit Zink führt zu **4-Aminobenzoylglutaminsäure**, die nach Überführung in das Diazoniumsalz mit N-(1-Naphthyl)ethylendiamin (**Bratton-Marshall-Reagenz**) zu einem roten Azofarbstoff [λ_{max} = 550 nm] gekuppelt werden kann, dessen Absorption gemessen wird.

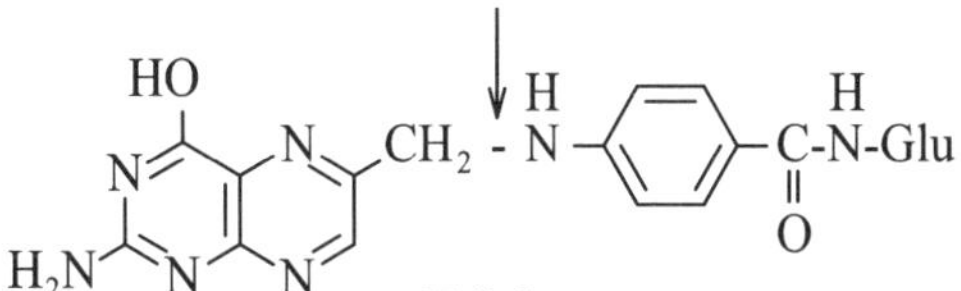

Folsäure

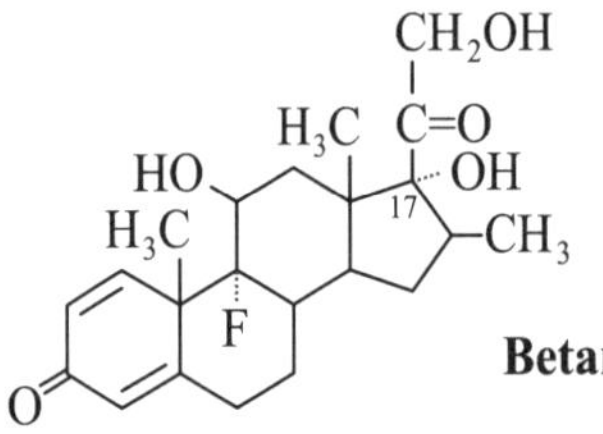

Betamethason 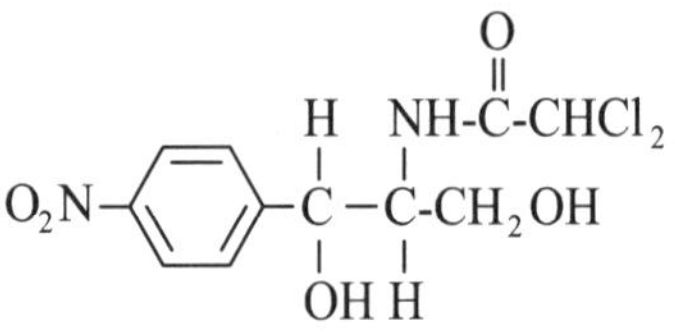 **Chloramphenicol**

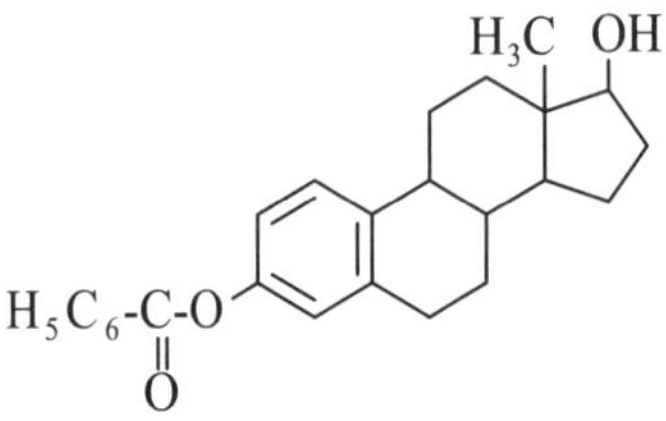

Estradiolbenzoat 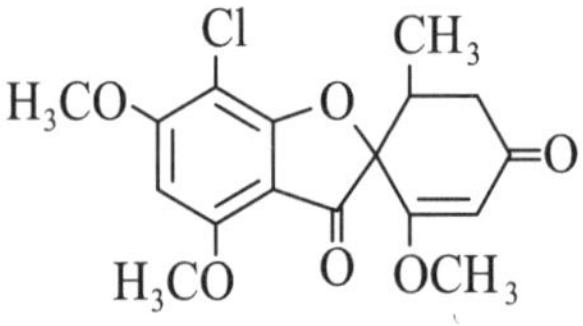 **Griseofulvin**

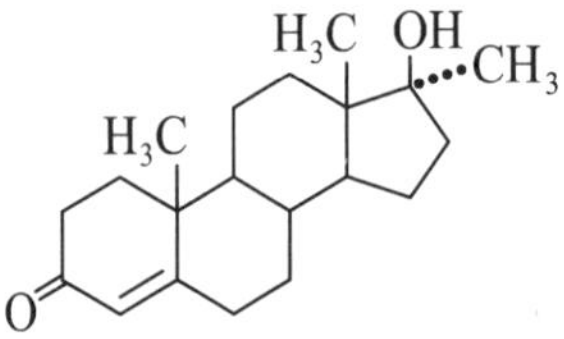

Methyltestosteron 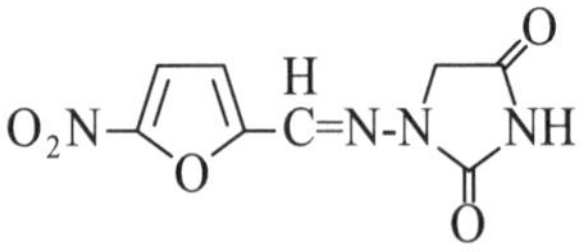 **Nitrofurantoin**

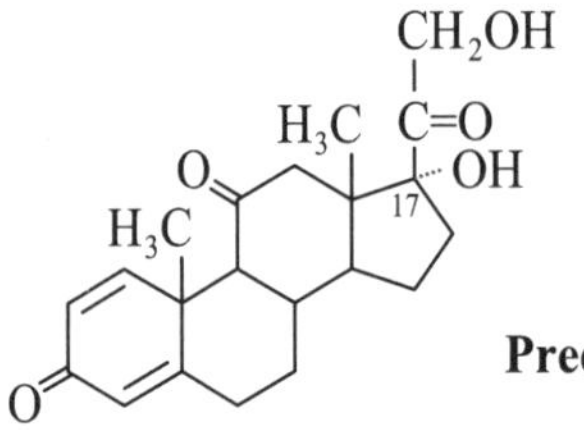

Prednison 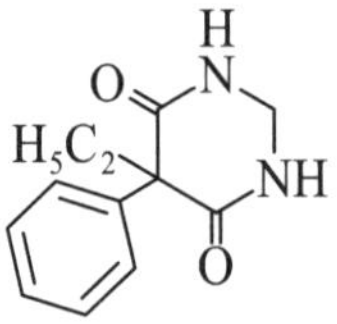 **Primidon**

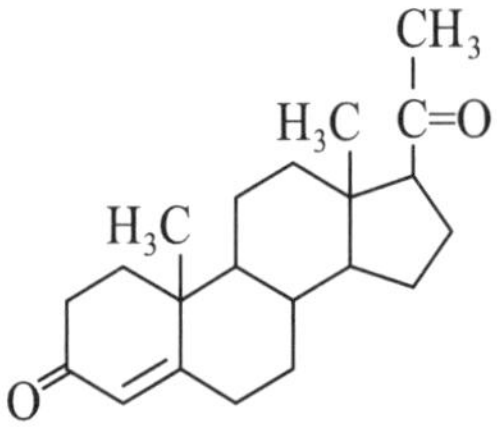

Progesteron 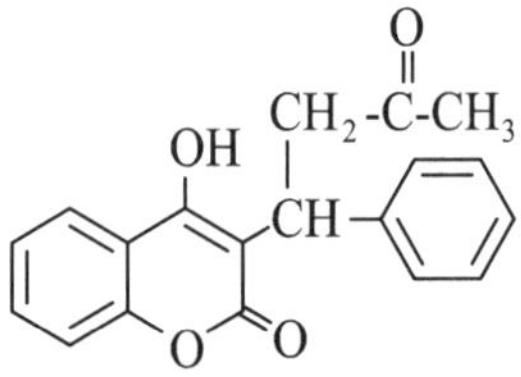 **Warfarin**

Abb. 11.29 Photometrisch bestimmbare Arzneistoffe

Ein weiteres Beispiel des *Europäischen Arzneibuches* ist die Gehaltsbestimmung von:

- **Glyceroltrinitrat** (O_2NOCH_2-$CHONO_2$-CH_2ONO_2) [$M_r = 227,1$]
  Der Salpetersäureester wird alkalisch verseift. Es entstehen 2 Äquivalente *Nitrit* sowie jeweils 1 Äquivalent Nitrat, Formiat und Acetat. Mit dem gebildeten Nitrit wird in salzsaurem Milieu Sulfanilsäure diazotiert und danach das entstehende Aryldiazoniumion mit Naphthylethylendiamindihydrochlorid zu einem Azofarbstoff gekuppelt. Die Messung der Absorption bei $\lambda = 540$ nm wird zur Bestimmung des Gehalts herangezogen [vgl. **MC-Frage Nr. 1219**].
- **van Urk-Reaktion** (siehe Ehlers, **Analytik I**, Kap. 3.5.3.14)
  Mutterkornalkaloide kondensieren als **Indol-Derivate** mit *p-Dimethylaminobenzaldehyd* in Fe(III)-haltiger H_2SO_4 zu blaugefärbten Verbindungen uneinheitlicher Konstitution, die in methanolischer Lösung ein Absorptionsmaximum bei λ = 585 nm besitzen.
- **Bornträger-Reaktion**
  Die Reaktion dient zur kolorimetrischen Bestimmung von **Anthraglykosiden** wie sie beispielsweise als wirksame Bestandteile vorliegen in *Aloe*, *Cascara-* und *Faulbaumrinde*, *Rhabarberwurzel*, *Sennesblätter* und *Sennesfrüchte*.

Anthraglykoside enthalten ein **1,8-Dihydroxyanthrachinon-Gerüst** als Aglykon, das mit Lauge eine Rotfärbung ergibt. Das *Arzneibuch* verwendet anstelle einer 1 M-NaOH-Lösung eine methanolische Magnesiumacetat-Lösung als basisches Reagenz; dies soll eine farbstabilere Messlösung liefern.

Zur Ausbildung der maximalen Farbintensität bei λ = 510–520 nm ist ein großer Überschuss an Alkali erforderlich. Die Absorption ist wahrscheinlich auf die Bildung des Monoanions zurückzuführen. Anthrone, Anthranole und Dianthrone ergeben zunächst eine Gelbfärbung, die allerdings durch oxidative Anthrachinon-Bildung rasch in einen roten Farbton übergeht.

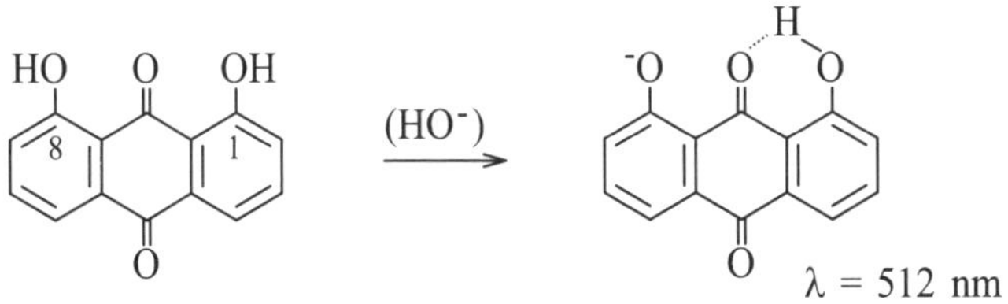

HO O OH — (HO^-) → $^-$O O H O

$\lambda = 512$ nm

1,8-Dihydroxyanthrachinon **Monoanion**

11.6.6.5 Identitätsreaktionen und Bestimmung von Vitamin A

Unter der Bezeichnung **Vitamin A** fasst man eine Reihe von Substanzen sehr ähnlicher Konstitution zusammen. Der wichtigste und biologisch wirksamste Stoff ist das **all-trans Retinol** (Vitamin A-Alkohol; all-(E)-Retinol), das durch Synthese rein hergestellt werden kann.

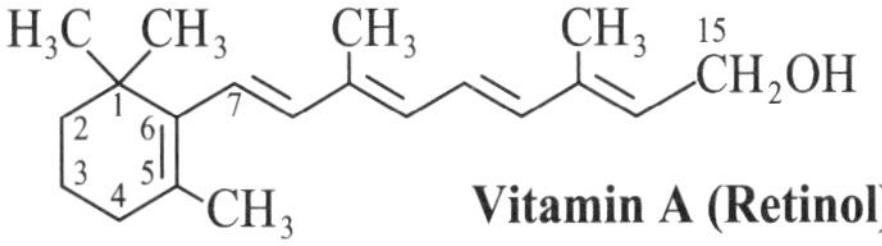

H_3C CH_3 CH_3 CH_3 15 CH_2OH CH_3

Vitamin A (Retinol)

Ölige Vitamin A-Lösungen enthalten den Essigsäureester oder einen anderen geeigneten Fettsäureester (Propionat, Palmitat) eines synthetischen Vitamin A.

Identitätsprüfungen
Ph. Eur. lässt die Identität von Vitamin A und Vitamin A-Zubereitungen dünnschichtchromatographisch und durch Absorptionsmessung überprüfen. Bei der photometrischen Prüfung, die auch als Reinheitsprüfung durchgeführt wird, ermittelt man das Verhältnis der Absorptionen bei 300, 350 und 370 nm zur Absorption im Maximum bei 326 nm. Das Verhältnis A_λ/A_{326} darf bestimmte Grenzwerte nicht überschreiten (siehe auch Gehaltsbestimmung). Mit der photometrischen Prüfung lassen sich Isomere und Oxidationsprodukte als Nebenprodukte erfassen.

Darüber hinaus ergibt Vitamin A in wasserfreiem Ethanol/Chloroform auf Zusatz von Antimon(III)-chlorid ($SbCl_3$) eine blaue, allmählich verblassende Färbung (**Carr-Price-Reaktion**). Diese Reaktion ist lange auch zur quantitativen Bestimmung von Vitamin A genutzt worden.

Der Reaktionsablauf ist komplex. Nach neueren Befunden entsteht zunächst mit der Lewis-Säure $SbCl_3$ das **Retinyl-Kation** „1“ [λ_{max} =587 nm], das sich unter Deprotonierung in **Anhydroretinol** „2“ [λ_{max} = 368 nm] umwandelt. Dieses kann als *Polyen* nochmals $SbCl_3$ anlagern, und zwar an C-4 unter Bildung eines neuen Retinyl-Kations „4“ [λ_{max}= 619 nm] bzw. an C-15 unter Bildung des gleichfalls mesomeriestabilisierten Anhydroretinol-Kations „3“ [λ_{max}= 586 nm] [vgl. **MC-Frage Nr. 1227**].

$CH_2^{\oplus}$ ⟷ CH_2 $[SbCl_3OOCR]^{\ominus}$

"1"

$-H^{\oplus}$

CH_2

"2"

C-15-Addition | C-4-Addition

CH_2-$SbCl_3^{\ominus}$ ⟷ CH_2-$SbCl_3^{\ominus}$

"3"

CH_2, $^{\ominus}SbCl_3$ ⟷ $CH_2^{\oplus}$, $^{\ominus}SbCl_3$

"4"

Gehaltsbestimmung von Vitamin A

Bei *Vitamin A* lässt das *Arzneibuch* eine Aktivitätsbestimmung durch photometrische Messung bei 326 nm in 2-Propanol (Isopropanol) durchführen [vgl. **MC-Fragen Nr. 1213, 1228**].

Reines all-trans Retinol (Vitamin A_1) besitzt ein Absorptionsmaximum bei 325 nm (in Isopropanol) bzw. bei 326,5 nm (in Cyclohexan). Das Absorptionsmaximum reiner Retinolester (Acetat, Propionat, Palmitat) liegt zwischen 326 und 328 nm (in Isopropanol). In beiden Fällen ist die zugehörige Absorption der Konzentration direkt proportional. Man kann deshalb aus den gemessenen Absorptionswerten unmittelbar den Gehalt an Vitamin A oder seinen Estern berechnen (ausgedrückt in I.E./g). 1 Internationale Einheit Vitamin A entspricht dabei 0,3 µg all-(*E*)-Retinol, 0,344 µg all-(*E*)-Retinolacetat, 0,359 µg all-(*E*)-Retinolpropionat und 0,550 µg all-(*E*)-Retinolpalmitat.

Das Verfahren ist jedoch nur auf Reinsubstanzen oder auf solche Vitamin A-Präparate anwendbar, die *keine störenden Begleitstoffe* mit einer nennenswerten Absorption im UV-Bereich zwischen λ=300–370 nm enthalten.

Deshalb lässt *Ph. Eur.* den Gehalt von „*Vitamin-A-Pulver*", „*Ölige Lösung von Vitamin A*" und „*Wasserdispergierbares Vitamin A*" durch Flüssigchromatographie ermitteln (siehe Kap. 12.5). Alternativ dazu bestimmt *Ph. Eur.* den Gehalt von Vitamin A in *Ölen* auch spektralphotometrisch nach der *Mehrwellenlängenmethode* [vgl. **MC-Frage Nr. 1229**].

Dazu wird nach Bestätigung des Absorptionsmaximum der Vitamin A-Probe bei 326 nm (gemessen in 2-Propanol/Pentan) durch wiederholte Messung die Absorption der Prüflösung bei 300, 326, 350 und 370 nm bestimmt und das Verhältnis A_λ/A_{326} berechnet. Dieses Verhältnis darf nicht größer sein als: $A_{300}/A_{326} \leq 0{,}60$ – $A_{350}/A_{326} \leq 0{,}54$ – $A_{370}/A_{326} \leq 0{,}14$. Wenn eines oder mehrere dieser Absorptionsverhältnisse den angegebenen Grenzwert überschreitet oder wenn die Wellenlänge des Absorptionsmaximums der Probe nicht zwischen 325–327 nm liegt, so muss die flüssigchromatographische Methode zur Gehaltsbestimmung angewendet werden.

11.6.6.6 Kolorimetrie von Metallionen

Viele qualitative Nachweisreaktionen des Kationentrennungsganges (siehe Ehlers, **Analytik I**, Kap. 2.3.2), die zu *gefärbten* Salzen oder Komplexen führen, werden auch zur kolorimetrischen Bestimmung der betreffenden Ionen herangezogen.

Erinnert sei ferner an die Oxidation von Mn(II) zu violettem Permanganat (MnO_4^-) oder von Chrom(III)-Salzen zu gelbem Chromat (CrO_4^{2-}). Darüber hinaus wird der Nachweis von Cu(II) als blauer $[Cu(NH_3)_4]^{2+}$-Komplex oder die Reaktion von Fe(III) mit Thiocyanat zu rotem $Fe(SCN)_3$ bzw. $[Fe(SCN)_6]^{3-}$ zur kolorimetrischen Bestimmung dieser Ionen genutzt. Darüber hinaus lassen sich *Ammonium-Ionen* mit Neßler-Reagenz kolorimetrisch erfassen [vgl. **MC-Fragen Nr. 1223, 1225**].

Von einer Vielzahl organischer Reagenzien, die mit Metallionen gefärbte Produkte ergeben, sei nur *Dithizon* (1,5-Diphenylthiocarbazon) genannt, das zur quantitativen Bestimmung zahlreicher Kationen wie Ag(I), Bi(III), Cd(II), Cu(II), Hg(II), Pb(II) oder Zn(II) eingesetzt werden kann [siehe auch Ehlers, **Analytik I**, Kap. 2.3.2.2 und 2.3.2.3].

11.7 Grundlagen der Fluorimetrie

11.7.1 Prinzip der Methode

11.7.1.1 Lumineszenz

Als **Lumineszenz** bezeichnet man ganz allgemein die *Emission* elektromagnetischer Strahlung, die bei Atomen oder Molekülen nach vorheriger Anregung auftreten kann. Nach der Art der Anregung unterscheidet man zwischen [vgl. **MC-Fragen Nr. 1236, 1237, 1252, 1257, 1280, 1449, 1753, 1798, 1841**]:

- **Photolumineszenz**, bei der eine Anregung durch Absorption von elektromagnetischer Strahlung erfolgt; je nach Dauer der Lichtemission differenziert man zwischen *Fluoreszenz-* und *Phosphoreszenzerscheinungen.*
- **Chemolumineszenz**, bei der die während einer chemischen Reaktion auftretende Energie zur Molekülanregung benutzt wird. Ein Sonderfall ist die **Biolumineszenz** als Folge biologischer Prozesse.
- **Radiolumineszenz**, bei der mit radioaktiven Strahlen angeregt wird; erinnert sei an die *Szintillation* von Zinksulfid (ZnS) bei radioaktiver Bestrahlung.
- **Elektrolumineszenz**, bei der eine Anregung durch elektrische Vorgänge erfolgt.
- **Tribolumineszenz**, bei der eine Anregung durch mechanische Vorgänge ausgelöst wird.

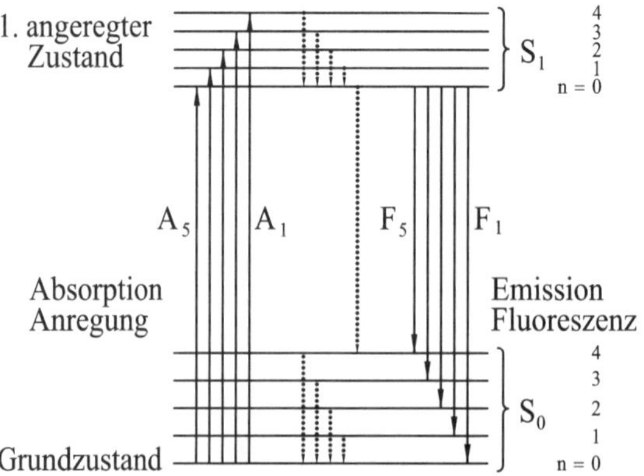

Abb. 11.30 Schematische Darstellung der elektronischen Zustände des Anthracens
[ausgezogene Pfeile: Lichtabsorption (A_1–A_5), Lichtemission (F_1–F_5)
punktierte Pfeile: Übergänge durch thermische Energieabgabe (strahlungslos); S = Singulettzustand; n = Schwingungsquantenzahl]

11.7.1.2 Elektronenanregung, Fluoreszenz und Phosphoreszenz

In der Regel sind die Orbitale organischer Moleküle paarweise mit Elektronen entgegengesetzten (antiparallelen) Spins (↓↑) besetzt. Solche Moleküle befinden sich im sogenannten *Singulettgrundzustand* (S_o). Unter Aufnahme von Energie, z.B. in Form elektromagnetischer Strahlung, kann ein Elektron unter Beibehaltung der Spinrichtung in ein energiereicheres, im Grundzustand nicht besetztes Orbital überwechseln. Danach befindet sich das Molekül in einem *angeregten Singulettzustand* (S_1, S_2), wie dies in **o** Abb. 11.30 für den Elektronenübergang ($S_o \rightarrow S_1$) vereinfacht dargestellt ist.

Wie bei allen Systemen, die sich mit ihrer Umgebung nicht im energetischen Gleichgewicht befinden, sind angeregte Zustände instabil, und die Moleküle kehren nach etwa 10^{-9} bis 10^{-7} s wieder in den Grundzustand zurück. Dies geschieht, indem die zuvor aufgenommene Anregungsenergie durch strahlungslose Inaktivierung (*internal conversion*) in Form von Wärmeenergie oder im Allgemeinen durch Aussendung von elektromagnetischer Strahlung entsprechender Wellenlänge (*Lichtemission*) wieder abgegeben wird. Die *Fluoreszenz* eines organischen Moleküls beruht daher auf *Elektronenübergängen zwischen zwei Singulettzuständen*, z.B. einem Elektronübergang ($S_1 \rightarrow S_o$) (**o** Abb. 11.30) [vgl. **MC-Fragen Nr. 1232-1234, 1236, 1237, 1239-1241, 1252, 1753**].

> Fluoreszierende Stoffe sind Substanzen, die auftreffendes Licht absorbieren und selbst wieder Licht abstrahlen. Die Intensität des emittierten Lichtes kann vermessen und zur qualitativen und quantitativen Auswertung herangezogen werden.

Ein **Fluoreszenzspektrum**, wie es **o** Abb. 11.31 für *Anthracen* zeigt, ist ein zweidimensionales Diagramm, in dem die Intensität des emittierten Lichts in Abhängigkeit von der Wellenlänge (oder Frequenz) aufgetragen wird. Zur Aufnahme eines Fluoreszenzspektrums wird mit monochromatischem Licht aus dem UV- oder VIS-Bereich angeregt und man registriert die Intensität der Fluoreszenzstrahlung in deren gesamten Spektralbereich mit einem Fluoreszenzspektrometer. Die Fluoreszenzspektren organischer Moleküle sind wie die Absorptionsspektren *Bandenspektren*, weil sich bei der

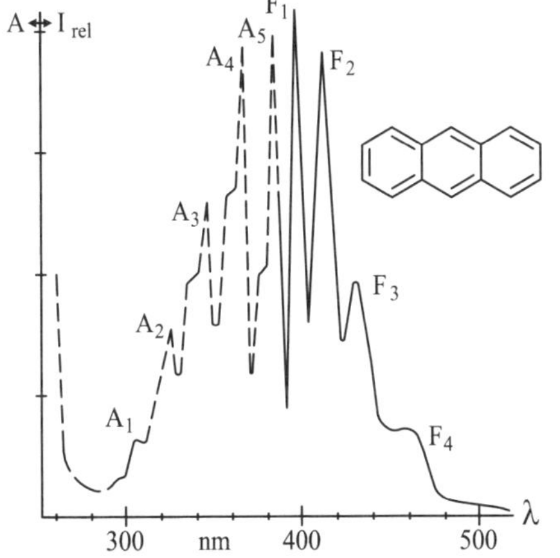

o Abb. 11.31 Absorptionsspektrum (gestrichelte Kurve) und Fluoreszenzspektrum (durchgezogene Kurve) des Anthracens

Instrumentelle Analytik

Lichtemission angeregter Moleküle außer den elektronischen Zuständen noch Schwingungs- und Rotationszustände ändern können, wie dies die *Jablonski-Termschemata* in den ○Abb. 11.30 und 11.32 anschaulich zeigen [vgl. **MC-Fragen Nr. 1232, 1251, 1455, 1880**].

Bei ausschließlicher Berücksichtigung der Elektronenanregung würde man erwarten, dass die Wellenlänge des Fluoreszenzlichtes mit der Absorptionswellenlänge übereinstimmt. Fluoreszenzspektrum und Anregungsspektrum ähneln sich spiegelbildlich, man beobachtet aber meistens für die Fluoreszenz eine langwellige Verschiebung gegenüber der Absorption (*Stokesche Regel*). Die emittierte Fluoreszenzstrahlung besitzt somit eine geringere Energie als die absorbierte elektromagnetische Strahlung [vgl. **MC-Fragen Nr. 1232, 1236, 1248, 1251, 1257, 1258, 1280, 1753, 1841, 1880**].

Die Erregerstrahlung für die Fluoreszenzanregung ist in der Regel energiereicher (kurzwelliger) als die Emissionsstrahlung; d. h., das Fluoreszenzmaximum eines Fluorophors (Fluoreszenzchromophor) ist gegenüber dem Absorptionsmaximum *bathochrom* verschoben.

Wie das **Jablonski-Termschema** (○Abb. 11.30 und 11.32) ausweist, gehen bei normaler Temperatur Absorptionsvorgänge vom untersten Schwingungsniveau (n = 0) des elektronenenergetischen Grundzustandes (S_0) aus und enden auf verschiedenen Schwingungsniveaus (n = 0, 1, 2, 3, 4, usw.) eines Anregungszustandes (S_1, S_2). Mit der Elektronenanregung werden daher gleichzeitig auch Schwingungen angeregt [vgl. **MC-Frage Nr. 1239**].

Die entgegengesetzten Emissionsübergänge erfolgen *nicht* unmittelbar aus dem bei der Anregung erreichten Schwingungsniveau, sondern sie finden stets vom *niedrigsten* (energieärmsten) Schwingungsniveau des Anregungszustandes aus statt. Die Zeit vom Absorptionsvorgang, der selbst nur etwa 10^{-15} s benötigt, bis zur Emission genügt im Allgemeinen, um die Einstellung des thermischen Schwingungsgleichgewichtes auch im angeregten Zustand zu ermöglichen. Die überschüssige Schwingungsenergie kann beim Zusammenstoß mit anderen Molekülen, z. B. Lösungsmittelmolekülen, *strahlungslos* abgeführt werden (*internal conversion*); d. h., die Energie wird in Wärme umgewandelt. Anschließend erfolgt unter Lichtemission (*Fluoreszenz*) der Elektronenübergang *ohne* Spinumkehr in eines der möglichen Schwingungsniveaus des Grundzustandes. Der beschriebene Vorgang lässt erkennen, warum das emittierte Licht energieärmer (langwelliger) sein muss als das bei der Anregung absorbierte Licht.

Absorptionsspektrum und Fluoreszenzspektrum haben daher nur die **0–0-Bande** (○Abb. 11.30 → A_5/F_1) gemeinsam bzw. zwischen ihnen befindet sich eine kleine „Lücke“, während sich die Emissionsbanden entsprechend ihrer geringeren Energiedifferenz nach längeren Wellen hin nahezu spiegelsymmetrisch zur Absorption anschließen [vgl. **MC-Frage Nr. 1233**].

Als Fluoreszenz bezeichnet man die Art der Photolumineszenz, bei der eine Strahlungsemission spontan (innerhalb von 0,1–100 Nanosekunden nach Beginn der elektromagnetischen Anregung) erfolgt und sofort abklingt, sobald die Bestrahlung unterbrochen wird. Fluoreszenzerscheinungen beruhen auf Elektronenübergängen von angeregten Singulettzuständen in den Singulettgrundzustand [vgl. **MC-Fragen Nr. 1232, 1237**].

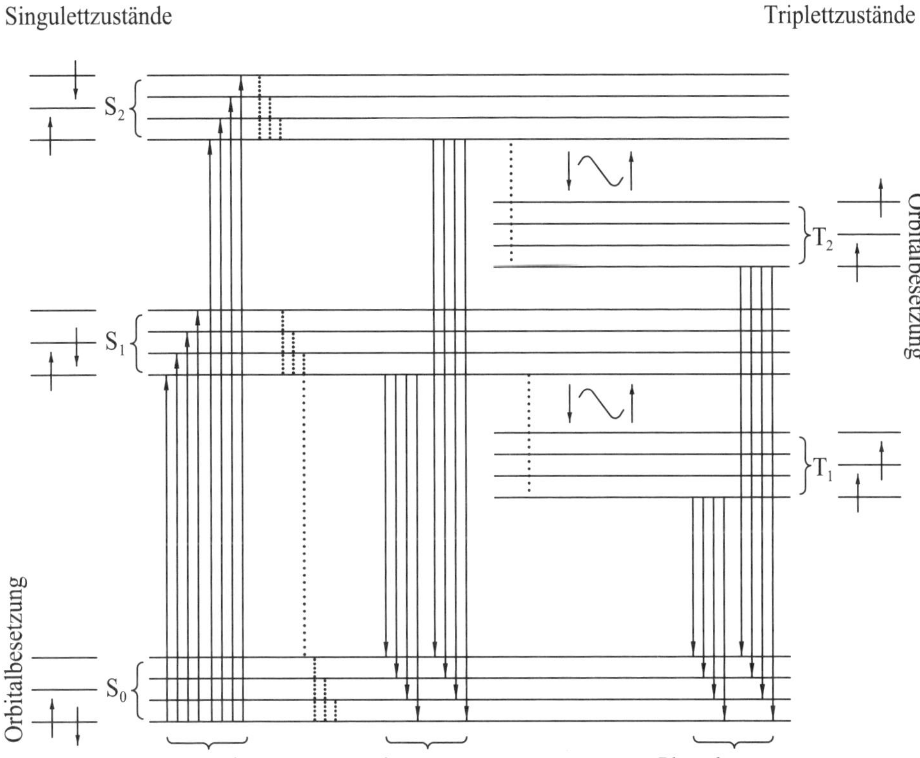

o Abb. 11.32 Termschema nach Jablonski mit Angabe der Spinzustände zur Deutung von Absorption, Fluoreszenz und Phosphoreszenz
[....] strahlungslose Übergänge
[—] Übergänge durch Absorption oder Emission elektromagnetischer Wellen

Die kurzlebige Fluoreszenz mit einer Abklingdauer von etwa 10^{-8} s ist nicht die einzige Emissionsart, die nach der Photoanregung organischer Moleküle beobachtet wird. Unter besonderen Bedingungen findet man auch eine Strahlungsemission, deren Abklingdauer die Größenordnung von Sekunden erreicht (*Phosphoreszenz*). Ihre Erklärung ist wiederum mithilfe des Jablonski-Termschema (o Abb. 11.32) möglich.

In einigen Fällen kann das Elektron aus einem angeregten Singulettzustand (z. B. S_1) strahlungslos und unter *Spinumkehr* in einen energieärmeren angeregten *Triplettzustand* (z. B. T_1) übergehen. Diesen Vorgang bezeichnet man als *intersystem crossing*. Die unter erneuter Spinumkehr bei der nachfolgenden Rückkehr des Elektrons von T_1 in den Grundzustand (S_o) auftretende Lichtemission wird **Phosphoreszenz** genannt. Die zweifache Spinumkehr Singulett → Triplett → Singulett benötigt Zeit, sodass die Phosphoreszenz nach Beendigung der Anregung noch messbar anhält. Da das intersystem crossing [$S_1 \rightarrow T_1$] mit einem Energieverlust verbunden ist, ist die Wellenlänge der Phosphoreszenzstrahlung größer als die Wellenlänge der Absorption und auch größer als die der Fluoreszenz [vgl. **MC-Fragen Nr. 1235, 1236, 1238–1240, 1242, 1243**].

Als Phosphoreszenz bezeichnet man die – frühestens nach einer Millisekunde und nach vorheriger Singulett $\rightarrow$ Triplett-Umwandlung – erfolgende Lichtemission, die bei der Rückkehr angeregter Elektronen in den Grundzustand auftritt. Phosphoreszenz-Banden organischer Moleküle sind langwelliger als die entsprechenden Fluoreszenz-Banden, weil Triplettzustände stets energieärmer sind als die entsprechenden Singulettzustände. **Fluoreszenz** und **Phosphoreszenz** *unterscheiden* sich somit in der Lage des Emissionsmaximums und im Zeitverhalten des Abklingens der Emission.

11.7.1.3 Beziehungen zwischen Fluoreszenz und Molekülstruktur

Bei einer großen Zahl von Substanzen findet man keine Fluoreszenz, obwohl sie Licht absorbieren. Mit der Fluoreszenz konkurrieren hier offenbar Prozesse einer inter- und intramolekularen *strahlungslosen Desaktivierung*, von deren Geschwindigkeit es abhängt, ob bei der betreffenden Verbindung Fluoreszenz auftritt oder nicht. Bei den weitaus meisten fluoreszierenden organischen Stoffen handelt es sich um aromatische und heteroaromatische, relativ *starre* Bindungssysteme [vgl. **MC-Fragen Nr. 1232, 1236, 1237, 1265–1270**].

Voraussetzung für Fluoreszenz ist häufig ein planares, konjugiertes π-Elektronensystem und eine gewisse Starrheit des Moleküls. Den für die Fluoreszenz verantwortlichen Molekülteil bezeichnet man als **Fluorophor**. Bei der Fluoreszenzanregung sind $\pi \rightarrow \pi^*$-Übergänge gegenüber $n \rightarrow \pi^*$-Übergängen bevorzugt.

Beispielsweise zeigen **Fluoren** und **Fluorescein** eine ausgeprägte Fluoreszenz, während die konformativ beweglicheren Moleküle **Biphenyl** und **Phenolphthalein** nicht fluoreszieren.

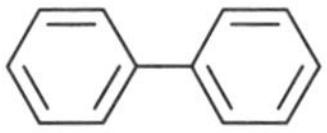

Biphenyl 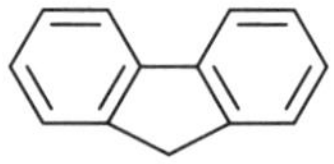 **Fluoren**

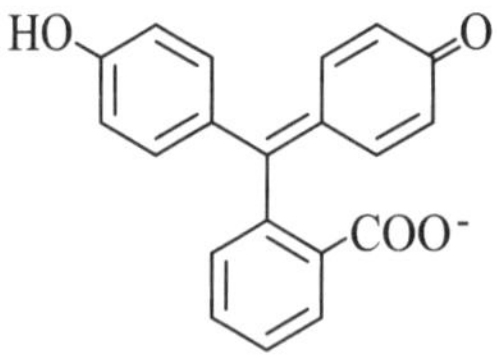

HO O COO⁻ **Phenolphthalein**

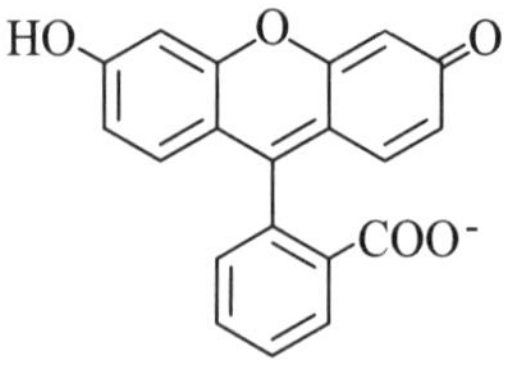

HO O O COO⁻ **Fluorescein**

Darüber hinaus führt eine Erhöhung der *Konzentration* des fluoreszierenden Stoffes in den meisten Fällen zu einer deutlichen Abnahme der Fluoreszenzausbeute (*Konzentrations-* oder *Eigenlöschung*). Mit der Konzentrationslöschung eng verwandt ist die sog. *Fremdlöschung*, bei der Fremdstoffe in oft sehr niedrigen Konzentrationen außerordentlich intensive Löschwirkungen entfalten, ohne dass sie mit dem fluoreszierenden Stoff in irgendeiner Weise reagieren. Zu den wirksamsten Löschstoffen gehören Schwermetall- und Halogenid-Ionen (zunehmend von F^- zu I^- hin) sowie Sauerstoff, Stickstoffoxid oder elementares Chlor. Für Fremd- und Eigenlöschung werden verschiedene Mechanismen diskutiert.

Beispielsweise wird die Fluoreszenz einer wässrigen **Chininsulfat-Lösung** durch Anwesenheit größerer Mengen an Chlorid-Ionen gelöscht. Mit anderen Worten, Chininsulfat fluoresziert, Chininhydrochlorid hingegen nicht [vgl. **MC-Fragen Nr. 1259–1261**].

Demgegenüber kann die Fähigkeit einer Substanz zur Fluoreszenz durch *Chelatbildung* stark begünstigt werden. Erinnert sei in diesem Zusammenhang an den qualitativen Nachweis von **Aluminium** mit dem Hydroxyanthrachinon-Derivat **Alizarin** oder dem Flavon-Derivat **Morin** [siehe Ehlers, **Analytik I**, Kap. 2.3.2.14 und **MC-Fragen Nr. 1249, 1265**].

Darüber hinaus können auch Substanzen, die nicht fluoreszieren, nach Umsetzung mit geeigneten Reagenzien (*Fluoreszenzmarker*) in fluoreszierende Stoffe umgewandelt werden. Ein Beispiel hierfür ist die fluorimetrische Bestimmung *primärer Amine* mit **Dansylchlorid** (5-Dimethylaminonaphthalinsulfonylchlorid) zu 1-Naphthylsulfonamiden. Die Methode ist auch zur Sequenzbestimmung von Peptiden und Proteinen geeignet [vgl. **MC-Frage Nr. 1271**].

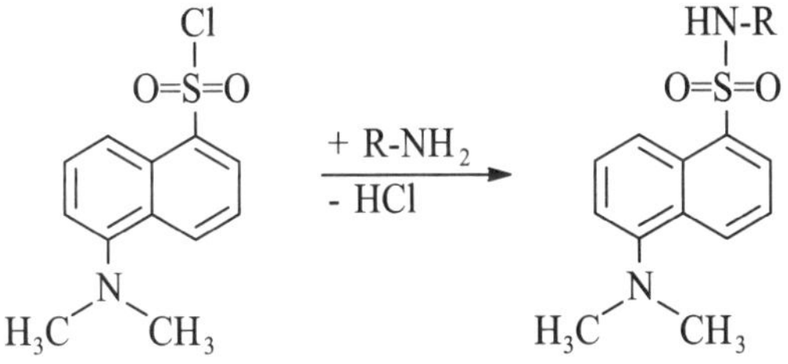

$$\xrightarrow[-\ HCl]{+\ R\text{-}NH_2}$$

Dansylchlorid

Dansylhydrazin (1) ist ein Fluoreszenzmarker zur fluorimetrischen *Bestimmung von Carbonsäurechloriden* (R-CO-Cl), wobei folgende Reaktion abläuft:

Fluorophor-SO_2-NH-NH_2 + R-CO-Cl → Fluorophor-SO_2-NH-NH-CO-R + HCl

Für die *Bestimmung von Aminen* (RNH_2, R_2NH) können neben Dansylchlorid auch das **Brommethyl-cumarin-Derivat** (2) oder **Fluoresceinisothiocyanat** (3) verwendet werden, wobei diese Stoffe mit Aminen gemäß folgenden Reaktionsgleichungen miteinander reagieren [vgl. **MC-Fragen Nr. 1271, 1272**]:

Fluorophor-CH_2Br + R-NH_2 → Fluorophor-CH_2-NH-R + HBr
Fluorophor-N=C=S + R-NH_2 → Fluorophor-NH-CS-NH-R

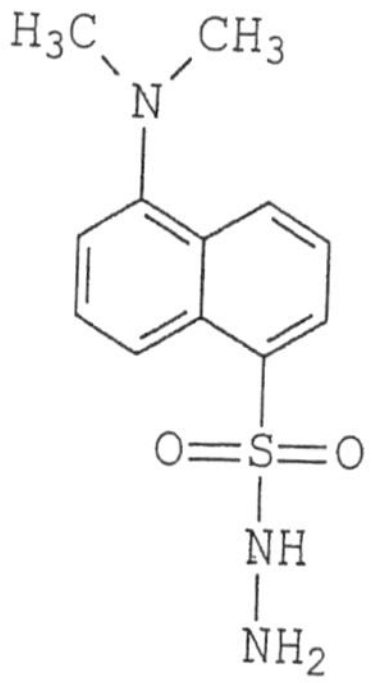

(1) 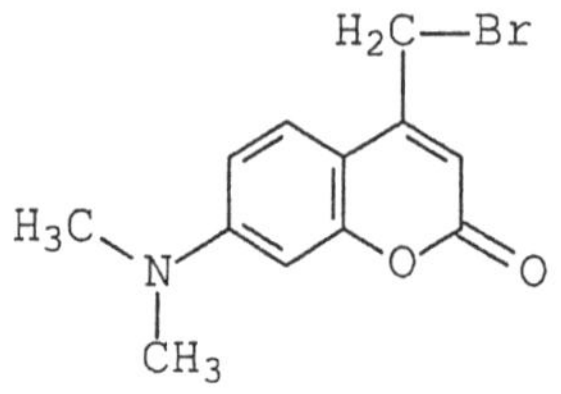 (2) 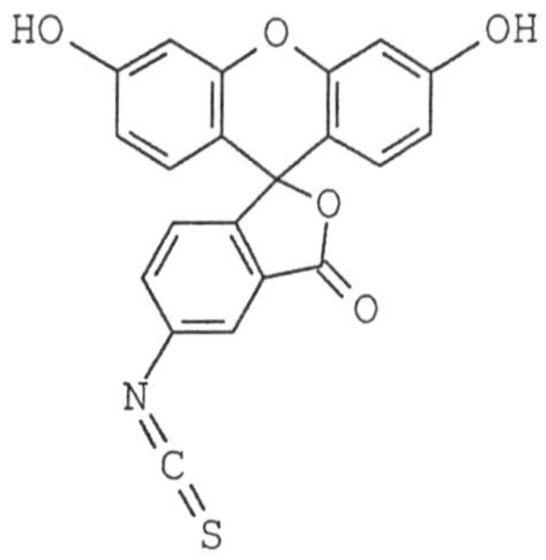 (3)

11.7.1.4 Fluorimetrie

Bei der **Fluorimetrie** handelt es sich um eine emissionspektrometrische Methode, die selektiver und bei hoher Quantenausbeute empfindlicher ist als die UV-VIS-Spektrometrie. Die Fluorimetrie beruht auf der Messung der Intensität des Fluoreszenzlichtes, das von der zu untersuchenden Substanzprobe nach entsprechender Anregung im UV-VIS-Bereich ausgestrahlt wird [vgl. **MC-Fragen Nr. 1232, 1237, 1250, 1252, 1753, 1841**].

Bei hinreichender Verdünnung ist die Intensität des Fluoreszenzlichts (I_x) der **Konzentration** (c) der zu bestimmenden Substanz direkt proportional, wobei A einer apparativen Gerätekonstante entspricht [vgl. **MC-Fragen Nr. 1248, 1250, 1253, 1261, 1841**]:

$$\mathbf{I_x \approx c \cdot \varepsilon \cdot I_o \cdot Q \cdot A}$$

Neben apparativen Einflüssen hängt die *Fluoreszenzintensität* (I_x) und damit auch die *Bestimmungsgrenze* fluorimetrischer Analysen ab von:

- dem *molaren Absorptionskoeffizienten* (ε) der fluoreszierenden Substanz bei der Wellenlänge des Anregungslichts. Je größer ε ist, desto mehr Licht kann absorbiert und letztlich auch wieder emittiert werden [vgl. **MC-Fragen Nr. 1248, 1254, 1798, 1799**].
- der *Intensität des Anregungslichts* (I_o). Aufgrund der direkten Proportionalität wird die Fluoreszenz stärker mit zunehmender Intensität des Anregungslichts. Die *Lage* einer bestimmten Fluoreszenzbande wird aber durch die Energie (Wellenlänge) und die Intensität des Anregungslichts *nicht* beeinflusst [vgl. **MC-Fragen Nr. 1247–1249, 1251, 1253, 1254, 1258, 1261, 1753, 1799, 1841, 1880**].
- der *Fluoreszenzquantenausbeute* (Q). Als **Quantenausbeute** bezeichnet man den Bruchteil der Energie des Anregungslichts, der in Fluoreszenzlicht umgewandelt wird. Mit anderen Worten: Unter Quantenausbeute versteht den Quotienten aus der Zahl der emittierten Photonen (Lichtquanten) zur Zahl der absorbierten Photonen. Q ist gleich 1, wenn alle absorbierten Lichtquanten auch wieder emittiert werden.

Eine Verringerung der Quantenausbeute durch äußere Einflüsse, zum Beispiel durch das verwendete Lösungsmittel, anwesende Fremdstoffe oder durch eine zu hohe Substratkonzentration, bezeichnet man als **Quenching** [vgl. **MC-Fragen Nr. 1233, 1245, 1246, 1248, 1250, 1253, 1254, 1257, 1261, 1798, 1799, 1880**].

Bei fluorimetrischen Bestimmungen von Stoffen hängt die Fluoreszenzintensität ab von der Konzentration und dem molaren Absorptionskoeffizienten der fluoreszierenden Substanz, von der Intensität und der Energie (Wellenlänge) des Anregungslichts, der Fluoreszenzquantenausbeute, der Art des verwendeten Lösungsmittels und von in der Lösung vorhandenen Fremdstoffen wie beispielsweise Chlorid-Ionen.

Infolge all dieser Faktoren sind *fluorimetrische Absolutmessungen nicht möglich.* Quantitative Bestimmungen werden daher durch Vergleich mit Lösungen bekannten Gehalts einer Referenzsubstanz durchgeführt und die Konzentration (c_x) der zu prüfenden Lösung nach folgender Formel berechnet [vgl. **MC-Fragen Nr. 1256, 1258**]:

$$c_x = \frac{I_x \cdot c_s}{I_s}$$

c_x = Konzentration der Prüflösung
c_s = Konzentration der Vergleichslösung
I_x = Intensität des Fluoreszenzlichts der Prüflösung
I_s = Intensität des Fluoreszenzlichts der Vergleichslösung

Darüber hinaus sind bei *quantitativen Analysen* mithilfe von Fluoreszenzmessungen folgende Faktoren zu beachten:

- Die Fluorimetrie ist eine hochempfindliche Methode, sodass an die Reinheit der verwendeten *Lösungsmittel* hohe Anforderungen gestellt werden. Die Lösungsmittel müssen photostabil sein und dürfen weder Eigenabsorption noch Eigenfluoreszenz zeigen.
- Apparative Parameter (spektrale Eigenschaften der verwendeten Strahlungsquelle, des Monochromators und des Detektors) beeinflussen das Fluoreszenzspektrum, sodass Absolutmessungen nicht ohne weiteres durchführbar sind.
- Ein linearer Zusammenhang zwischen der gemessenen Fluoreszenzintensität und der Konzentration der Probenlösung existiert nur dann, wenn die Wellenlänge des Anregungslichts und die des Fluoreszenzlichts weit genug auseinanderliegen, sodass keine *Reabsorption* eintritt.

Falls die Fluoreszenzintensität der Konzentration nicht exakt proportional ist, kann die Bestimmung mithilfe von Referenzlösungen nach dem *Kalibrierkurvenverfahren* erfolgen [siehe hierzu Kap. 4.6.1 und **MC-Fragen Nr. 1257, 1258, 1841**].

11.7.2 Messmethodik und instrumentelle Anordnung

Messgeräte zur Fluoreszenzmessung nennt man **Fluorimeter** (Fluorometer); ihren prinzipiellen Aufbau zeigt ○ Abb. 11.33 [vgl. **MC-Fragen Nr. 1262, 1758**].

Nach der gezielten Anregung der Substanz mit monochromatischem Licht erfolgt die Messung des emittierten Lichts in der Regel rechtwinklig (90°) zur Richtung des eingestrahlten Anregungslichts, dessen Wellenlänge im Bereich des Absorptionsmaxi-

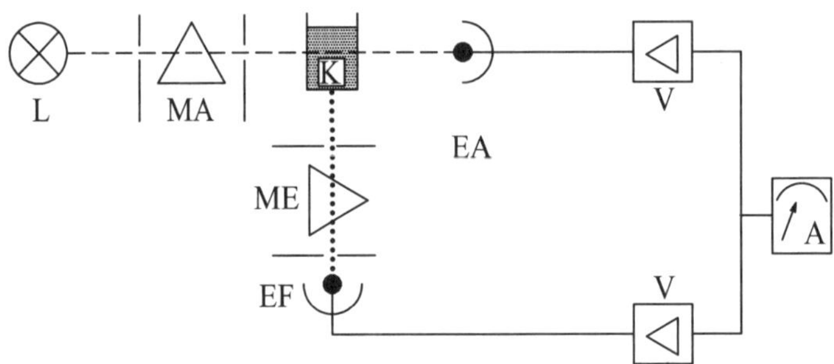

L = Lichtquelle (Hochdruck-Gasentladungslampen)
MA = Monochromator mit Eintritts- und Austrittsspalt für die Anregung
K = Küvette mit Prüflösung
EA = Empfänger für die Messung der Absorption (bzw. Anregung)
ME = Monochromator mit Eintritts- und Austrittsspalt für die Emission
EF = Empfänger für die Messung der Fluoreszenz
V = Verstärker
A = Anzeigegerät/Schreiber/Datenerfassung

○ Abb. 11.33 Prinzipieller Aufbau eines Spektralfluorimeters

mums der zu bestimmenden Substanz liegen sollte. Als Lichtquellen werden meistens Hochdruck-Gasentladungslampen und in zunehmenden Maße auch Laserstrahlen verwendet [vgl. **MC-Fragen Nr. 1233, 1255, 1258, 1264**].

Die Strahlungsintensität der Lichtquelle muss möglichst konstant gehalten werden, da die Fluoreszenzintensität von der Intensität des Anregungslichts (I_0) abhängt. Vor der eigentlichen Messung muss das Fluoreszenzlicht von dem zur Anregung verwendeten Licht befreit werden. Dies geschieht mithilfe eines zweiten, vor den Empfänger eingebauten Monochromators bzw. durch ein entsprechendes Filter. Als Detektor in Fluorimetern eignet sich besonders ein Sekundärelektronenvervielfacher (Photomultiplier) oder Photodiodenarrays. Mit Spektralfluorimetern lassen sich sowohl Absorptions- als auch Fluoreszenzspektren aufnehmen [vgl. **MC-Frage Nr. 1263**].

11.7.3 Pharmazeutische Anwendungen

Fluorimetrisch bestimmbar sind in der Regel Verbindungen, die chromophore Strukturelemente in einem relativ starren Molekülgerüst besitzen. ○Abb. 11.34 zeigt die Strukturen einiger fluoreszierender Moleküle [vgl. **MC-Fragen Nr. 1265–1270**].

In der pharmazeutischen Analytik wird die Fluorimetrie sowohl zu *Identitäts-* und *Reinheitsprüfungen* als zu *Gehaltsbestimmungen* herangezogen. Ein wesentlicher Vorteil der Fluorimetrie ist ihre hohe Selektivität und Empfindlichkeit. Die **Nachweisgrenze** reicht bis in den ppb-Bereich ($10^{-9} g \cdot g^{-1}$).

Zu *Identitätsprüfungen von Arzneistoffen* wird häufig unspezifisch die Eigenfluoreszenz von Substanzen bei 365 nm oder die Fluoreszenzminderung bei 254 nm auf *Dünnschichtplatten* herangezogen [siehe auch Kap. 12.1.2.3 und 12.2.3 sowie **MC-Frage Nr. 1249**].

Neben der Eigenfluoreszenz von Wirkstoffen nutzt das *Arzneibuch* auch chemische Reaktionen, die zu fluoreszierenden Stoffen führen. Ein Beispiel hierfür ist der

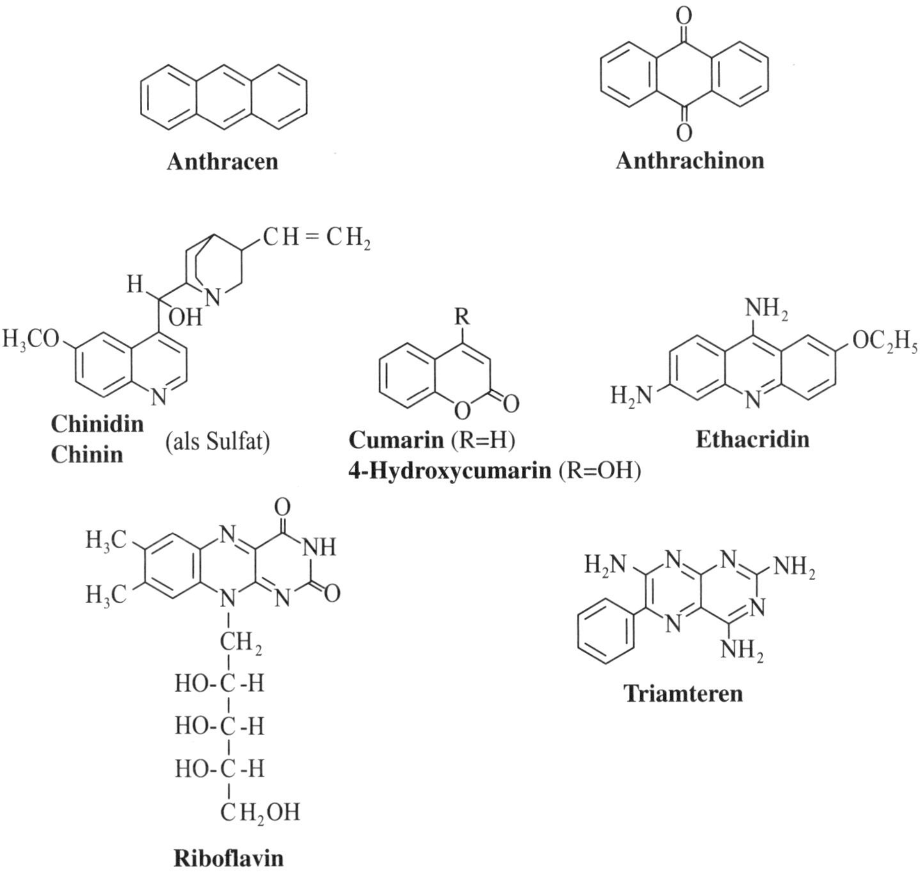

Anthracen

Anthrachinon

Chinidin
Chinin (als Sulfat)

Cumarin (R=H)
4-Hydroxycumarin (R=OH)

Ethacridin

Riboflavin

Triamteren

Abb. 11.34 Fluoreszierende Stoffe

Nachweis von **Thiamin-Salzen** durch Oxidation zu hellblau fluoreszierendem **Thiochrom**.

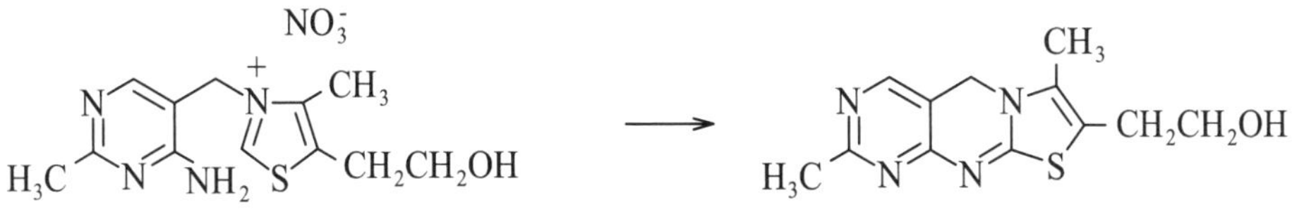

Thiaminnitrat → **Thiochrom**

Als weiteres *Arzneibuchbeispiel* ist die fluorimetrische **Bestimmung von Aluminium** in Salzen und konzentrierten Hämodialyselösungen zu nennen. Sie erlaubt die Al-Bestimmung bis zu Konzentrationen von < 0,01 ppm. Bei dieser Methode nutzt man aus, dass Aluminium-Ionen mit *8-Hydroxychinolin* einen stabilen, mit Chloroform extrahierbaren und stark fluoreszierenden Chelatkomplex bilden. Nach der Photoanregung bei 392 nm wird die Fluoreszenz des Komplexes bei 518 nm gemessen. Unter den gewählten Analysenbedingungen stören Alkali-, Erdalkali- (Mg, Ca) oder Schwermetallionen (Cu, Fe, Pb, Zn) nicht. Diese Ionen bilden bei pH=6 instabile bzw. nicht fluoreszierende oder nicht mit Chloroform extrahierbare Komplexe mit 8-Hydroxychinolin (Oxin). Das *Arzneibuch* lässt diese *Grenzprüfung auf Aluminium* in Salzen wie Calciumchlorid ($CaCl_2$), Kaliumchlorid (KCl), Magnesiumchlorid ($MgCl_2$) oder Natriumchlorid (NaCl) und in der Monographie „*Gereinigtes Wasser*“ durchführen.

11.8 Grundlagen der Absorptionsspektroskopie im infraroten Spektralbereich (IR-Spektroskopie)

11.8.1 Grundlagen der Lichtabsorption im IR-Bereich

Der infrarote Bereich des elektromagnetischen Spektrums, der Wellenlängen von λ = 0,8 – 500 µm umfasst, kann in drei Teilbereiche untergliedert werden:

- *nahes IR* mit Wellenzahlen zwischen $\overline{\nu}$ = 12500–4000 cm^{-1} (λ = 0,8–2,5µm),
- *mittleres IR* mit Wellenzahlen zwischen $\overline{\nu}$ = 4000–200 cm^{-1} (λ = 2,5–50 µm),
- *fernes IR* mit Wellenzahlen zwischen $\overline{\nu}$ = 200–20 cm^{-1} (λ = 50–500 µm).

Praktische Bedeutung besitzt vor allem der mittlere (normale) infrarote Spektralbereich (MIR) mit Wellenzahlen zwischen **4000–650 cm^{-1}** (λ = 2,5 – 15,4 µm).

In Anlehnung an die in den voranstehenden Kapiteln gemachten theoretischen Ausführungen können elektromagnetische Wellen auch mechanische Schwingungen der Atome eines Moleküls bzw. ganzer Molekülteile auslösen. Die Energiedifferenzen zwischen den einzelnen, diskreten Schwingungszuständen (Schwingungsniveaus) sind jedoch geringer als bei der Elektronenanregung, sodass bereits Lichtquanten des nahen IR imstande sind, *Molekülschwingungen* herbeizuführen.

Da jeder Schwingungsübergang mit einer Änderung des Rotationszustandes verbunden ist, stellt das **Infrarotspektrum** ein **Rotationsschwingungsspektrum** dar, das durch die Vielzahl der Einzelabsorptionen und durch die gegenseitige Wechselwirkung der Moleküle im festen und flüssigen Aggregatzustand als *Bandenspektrum* erhalten wird. Die Absorptionsbanden zeigen nur bei *Gasen* eine *Feinstruktur*, die durch gleichzeitig erfolgende Rotationsübergänge verursacht wird. Bei Feststoffen und Flüssigkeiten ist die Rotation der Moleküle um ihren Schwerpunkt durch das Kristallgitter bzw. den Flüssigkeitsverband stark behindert [vgl. **MC-Fragen Nr. 977, 980, 983, 1273, 1274, 1450, 1457**].

> Die IR-Spektroskopie ist eine absorptionsspektroskopische Methode, bei der Moleküle durch Aufnahme von Energie zu Molekülschwingungen und Molekülrotationen angeregt werden. Im Allgemeinen verwendet man zur IR-Anregung Licht im Wellenzahlbereich von $\overline{\nu}$ = 4000–650 cm^{-1} (λ = 2,5 – 15,4 µm).

11.8.1.1 Molekülschwingungen

Lässt man elektromagnetische Strahlung aus dem IR-Bereich auf Moleküle mit kovalenten Bindungen einwirken, so wird das Molekül chemisch nicht verändert, jedoch werden mechanische Schwingungen zwischen den Atomen ausgelöst [vgl. **MC-Frage Nr. 1457**].

Dabei unterscheidet man zwischen zwei Arten von Schwingungsbewegungen:

- **Valenzschwingungen** (*Streckschwingungen*), bei denen sich die Massenschwerpunkte der an der Schwingung beteiligten Atome entlang der (gedachten) Bindungsachse bewegen und eine Dehnung oder Stauchung der Bindung (Veränderung der Bindungslänge) verursachen [vgl. **MC-Frage Nr. 1287**].
- **Deformationsschwingungen** (Biegeschwingungen), bei denen die Atombewegung zu einer Änderung des Bindungswinkels führt [vgl. **MC-Frage Nr. 1291**].

Darüber hinaus kann man zwischen *symmetrischen* (ν_s, δ_s) und *asymmetrischen* (ν_{as}, δ_{as}) Valenz- und Deformationsschwingungen unterscheiden, je nachdem ob sie unter Erhalt der Molekülsymmetrie ablaufen oder nicht.

Mit dem Auftreten symmetrischer und asymmetrischer Valenzschwingungen ist immer zu rechnen, wenn zwei identische Atome oder Atomgruppen (X) an dasselbe Element (E) kovalent gebunden sind [EX_2: $RN\mathbf{H_2}$, $RN\mathbf{O_2}$, $R_2S\mathbf{O_2}$, $O\mathbf{(CH_2}R)_\mathbf{2}$] [vgl. **MC-Fragen Nr. 1290, 1320**].

Die Deformationsschwingungen lassen sich, wie die nachfolgende Übersicht in ○ Abb. 11.35 am Beispiel einer Methylengruppe ($-CH_2-$) zeigt, in insgesamt vier Gruppen unterteilen:

Da bei vergleichbaren Massen der schwingenden Atome die *Anregungsenergien* für Winkeldeformationen wesentlicher kleiner sind als für Abstandsänderungen der

Schwingung	Bezeichnung u. Symbol in der deutschen Literatur		Bezeichnung u. Symbol in der angelsächs. Literatur	
	Valenz- oder Streckschwingung	ν	stretching vibration	st
→ ←	Deformations- oder Biegeschwingung	δ	bending vibration	b
→ →	Schaukel- oder Pendelschwingung	ρ	rocking vibration	r
+ +	Kipp- oder Nickschwingung	κ	wagging vibration	w
+ -	Torsions- oder Drillschwingung	τ	twisting vibration	t
● = C	→ und ← = Bewegung in der Zeichenebene			
○ = H	+ und - = Bewegung senkrecht zur Zeichenebene			

○ **Abb. 11.35 Schwingungsarten der IR-Spektroskopie**

Atome in Bindungsrichtung, liegen die Valenzschwingungen im Allgemeinen bei *höheren Wellenzahlen* (Frequenzen) als die Deformationsschwingungen. Deformationsschwingungen treten im IR-Spektrum im Bereich von $\bar{\nu}$ = 500-1600 cm^{-1} auf [vgl. **MC-Fragen Nr. 1292, 1293**].

Zur Beschreibung von Molekülschwingungen können einfache Modelle herangezogen werden, wie z. B. eine Spiralfeder, die zwei Kugeln der Massen m_1 und m_2 miteinander verbindet. Diese Kugeln entsprechen den Atomen eines zweiatomigen Moleküls und die Spiralfeder entspricht der kovalenten Bindung zwischen beiden Atomen. Ein solches schwingungsfähiges System stellt in erster Näherung einen *harmonischen Oszillator* dar.

Werden die „Kugeln“ durch Anregung von außen um den Betrag x aus ihrer Ruhelage entfernt, so tritt eine rücktreibende Kraft K auf, die umso größer ist, je weiter man die Feder dehnt (*Hooksches Gesetz*):

$$K = -k \cdot x$$

Unter Berücksichtigung des Newtonschen Gesetzes ergibt sich hieraus für die Schwingungsfrequenz des harmonischen Oszillators:

$$\nu = \frac{1}{2\pi} \sqrt{\frac{k}{\mu}} \qquad \mu = \frac{m_1 \cdot m_2}{m_1 + m_2} = \textbf{reduzierte Masse} \qquad k = \textbf{Kraftkonstante}$$

Im Gegensatz zum klassischen harmonischen Oszillator kann aber ein schwingungsfähiges molekulares System (*molekularer Oszillator*) nicht jeden beliebigen, sondern nur ganz bestimmte Energiebeträge aufnehmen. Die Schwingungsbewegung ist *gequantelt* und nur definierte Energiezustände (E_s) mit diskreten Schwingungsfrequenzen (ν) sind möglich:

$$\mathbf{E_s = h \cdot \nu \left(n + \frac{1}{2}\right) = \frac{h}{2\pi} \sqrt{\frac{k}{\mu}} \left(n + \frac{1}{2}\right)}$$

Der Proportionalitätsfaktor k wird *Kraftkonstante* genannt und die Zahl n wird als *Schwingungsquantenzahl* bezeichnet. n ist ganzzahlig und kann Werte von n = 0, 1, 2, 3 usw. annehmen.

Bei Raumtemperatur liegen die Moleküle normalerweise im *Schwingungsgrundzustand* (n = 0) vor. Durch Einstrahlen von infrarotem Licht geeigneter Energie können Schwingungen angeregt werden und die Moleküle gehen in höhere Schwingungszustände (n = 1, 2, 3 usw.) über.

Im Allgemeinen beobachtet man in einem IR-Spektrum allerdings nur die sogenannte **Grundschwingung**, d.h. Übergänge von n=0→n=1. Höhere Schwingungszustände, wie z.B. die **1. Oberschwingung** (n=0→n=2) spielen in der praktischen IR-Spektroskopie (MIR-Spektroskopie) nur eine untergeordnete Rolle [siehe hierzu auch Kap. 11.8.5 und **MC-Frage Nr. 1801**].

Die Kraftkonstante k kann als ein Maß für die Stärke der Bindung zwischen den schwingenden Atomen angesehen werden. Die Schwingungsfrequenz (Wellenzahl der IR-Bande) ist daher umso größer, je fester die betreffende Bindung ist. Sie nimmt mit zunehmender Bindungsordnung in folgender Reihe zu: Einfachfachbindung < Doppelbindung < Dreifachbindung. Umgekehrt ist die Schwingungsfrequenz umso kleiner, je größer die Massen der schwingenden Atome sind. Mit anderen Worten: Atome großer Masse führen zu Absorptionsbanden bei kleinen Wellenzahlen. Näherungsweise gilt [vgl. **MC-Fragen Nr. 1281, 1282, 1320, 1801, 1843**]:

$$\text{Wellenzahl } \bar{\nu} \text{ der IR-Bande} \sim \sqrt{\frac{\text{Bindungsstärke der Bindung}}{\text{Masse der schwingenden Atome}}}$$

In Übereinstimmung mit den Ausführungen des voranstehenden Abschnitts steigt die Absorptionsfrequenz (Wellenzahl) für die Valenzschwingung in folgender Reihe an: C-C-Einfachbindung wie in Alkanen ($\bar{\nu}$ < 1200 cm^{-1}) < C=C-Doppelbindung wie in Alkenen oder Aromaten ($\bar{\nu} \approx$ 1600-1700 cm^{-1}) < C≡C-Dreifachbindung wie in Alkinen ($\bar{\nu} \approx$ 2200 cm^{-1}). Desgleichen liegt die IR-Bande einer Nitrilgruppe (R-C≡N) mit einer C≡N-Dreifachbindung bei höheren Wellenzahlen als die einer C=N-Doppelbindung, wie z.B. in Azomethinen (R-CH=N-R´, R_2C=N-R´) oder Oximen (R-CH=N-OH, R_2C=N-OH) [vgl. **MC-Fragen Nr. 1282, 1843**].

Aufgrund der geringeren Masse des Chloratoms im Vergleich zum Iodatom erfordert die Anregung der Valenzschwingung einer C-Cl-Bindung eine höhere Anregungsenergie (höhere Wellenzahl) als die Anregung der Valenzschwingung einer C-I-Bindung [vgl. **MC-Frage Nr. 1801**].

Aus dem gleichen Grund sind auch die Wellenzahlen für C-H-, N-H- und O-H-Valenzschwingungen besonders hoch, weil das Wasserstoffatom eine vergleichsweise geringe Atommasse besitzt. Die entsprechenden IR-Banden treten bei Wellenzahlen $\bar{\nu}$ > 2800 cm^{-1} auf. Darüber hinaus hängt die Wellenzahl einer X-**H**-Bindung noch von der Art der Bindungsverhältnisse des Atoms X und von der Beteiligung des H-Atoms an Wasserstoffbrückenbindungen ab [siehe auch Kap. 11.8.2 und **MC-Fragen Nr. 1283, 1284, 1320**].

Aus der Gleichung für die reduzierte Masse μ kann man auch ableiten, dass sich die Schwingungsfrequenz der HO-Gruppe (ν_{HO}) um ($\nu_{HO}/\sqrt{2}$) verschieben muss, wenn Wasserstoff durch Deuterium (m=2), oder um ($\nu_{HO}/\sqrt{3}$) verändert, wenn Wasserstoff durch Tritium (m=3) ersetzt wird. Es gilt für die Schwingungsfrequenz die Reihenfolge $\nu_{HO} > \nu_{DO} > \nu_{TO}$ oder aufgrund der direkten Proportionalität für die Wellenzahlen trifft auch zu: $\bar{\nu}_{HO} > \bar{\nu}_{DO} > \bar{\nu}_{TO}$ [vgl. **MC-Fragen Nr. 1285, 1286**].

Zusammenfassend ist auszuführen, dass die Lage einer IR-Bande charakteristisch für ein schwingendes, molekulares System ist und deshalb zur Strukturaufklärung und zur Identifizierung organischer Stoffe aufgrund ihrer Bindungsverhältnisse und ihrer funktionellen Gruppen herangezogen werden kann.

11.8..1.2 Gekoppelte Schwingungen

Eine schwingungsfähige Atomgruppe weicht aber in drei wesentlichen Punkten von den Vorstellungen über den klassischen harmonischen Oszillator ab:

- Chemische Bindungen sind nur begrenzt dehnbar. Es kommt zur Bindungsspaltung, wenn ein bestimmter Atomabstand durch Dehnung überschritten wird.
- Ebenso sind der Stauchung einer Bindung über den Gleichgewichtsabstand der Atome hinaus Grenzen gesetzt. Bei sehr geringen Atomabständen machen sich starke, rücktreibende Kräfte bemerkbar.
- Schließlich liegen in Molekülen fast immer mehrere schwingungsfähige Gruppierungen vor, deren Schwingungen nicht isoliert voneinander betrachtet werden können, da die einzelnen Atomgruppen über chemische Bindungen miteinander verknüpft sind. Deshalb beeinflusst die Schwingung der einen funktionellen Gruppe des Moleküls immer auch die Schwingungen anderer Gruppen und umgekehrt.

Solche Kopplungen von Molekülschwingungen führen zu mehr oder weniger großen *Lageverschiebungen* der Absorptionsmaxima der betreffenden Atomgruppierung.

Für die praktische IR-Spektroskopie sind nun zwei Befunde von Bedeutung.

- Die Lage (Wellenzahl) eines IR-Absorptionsmaximums (Transmissionsminimum) ist umso charakteristischer für eine bestimmte Atomgruppe, je weniger die Schwingung mit den Schwingungen anderer funktioneller Gruppen gekoppelt ist.
- Aus den Verschiebungen der Absorptionsbanden zu größeren oder kleineren Wellenzahlen können Rückschlüsse auf die Kopplung von Molekülschwingungen und damit auf die strukturelle Umgebung der schwingenden Gruppe gezogen werden.

11.8.1.3 Gruppenfrequenzen – Gerüstschwingungen – Auswahlregeln

Bei einem mehratomigen Molekül sind die verschiedenen Atome gleichzeitig an mehreren unterschiedlichen Schwingungen beteiligt. Theoretische Überlegungen zeigen, dass ein *nichtlineares* Molekül, das aus N Atomen aufgebaut ist, insgesamt **Z = 3 · N – 6** sogenannte **Normalschwingungen** (*Grundschwingungen*) ausführen kann. Für ein dreidimensionales, gewinkeltes Molekül wie **Wasser** (H_2O) oder **Schwefeldioxid** (SO_2) sind dies *drei* (Z = 3 · 3 – 6 = **3**) und für den pyramidalen **Ammoniak** (NH_3) *sechs* Normalschwingungen (Z = 3 · 4 – 6 = **6**). Für das tetraedrische **Chloroform** ($CHCl_3$) ergeben sich *neun* Grundschwingungen (Z = 3 · 5 – 6 = **9**) und für ein so einfaches Molekül wie **Ethan** (H_3C-CH_3) resultieren *achtzehn* Normalschwingungen (Z = 3 · 8 – 6 = **18**) [vgl. **MC-Fragen Nr. 1275, 1277, 1279, 1280**].

Die Zahl der Normalschwingungen erhöht sich auf (**Z = 3 · N – 5**) für ein *lineares* Molekül, sodass lineare Moleküle wie **Kohlendioxid** (CO_2) oder **Distickstoffmonoxid** (N_2O) bereits *vier* Grundschwingungen (Z = 3 · 3 – 5 = **4**) ausführen können [vgl. **MC-Fragen Nr. 1276, 1278, 1299, 1801**].

Die Zahl (Z) der Normalschwingungen (Grundschwingungen) beträgt in:
linearen Molekülen → Z = 3 · N – 5
nichtlinearen Molekülen → Z = 3 · N – 6

Nicht alle möglichen Schwingungen treten jedoch im IR-Spektrum einer Verbindung auf. Ein Molekül kann nämlich nur dann infrarote Strahlung absorbieren, wenn der Übergang in ein höheres Schwingungsniveau mit einer *Änderung seines elektrischen Dipolmomentes* verbunden ist. Nur solche Übergänge sind erlaubt. IR-verbotene Übergänge werden dagegen in der *Raman-Spektroskopie* erfasst, bei der Molekülschwingungen in Form von Emissionsspektren gemessen werden, und die deshalb eine wertvolle Ergänzung zur IR-Spektroskopie darstellt [siehe auch Kap. 11.9 und **MC-Frage Nr. 1442**].

Der Sachverhalt, dass eine Absorptionsbande im IR-Spektrum nur auftritt, wenn mit der Schwingung eine *Änderung des Dipolmomentes* einhergeht, soll nochmals detaillierter für das **Wassermolekül** und das **Kohlendioxidmolekül** beschrieben werden [vgl. **MC-Fragen Nr. 1288, 1289, 1319, 1324, 1341, 1348, 1467**].

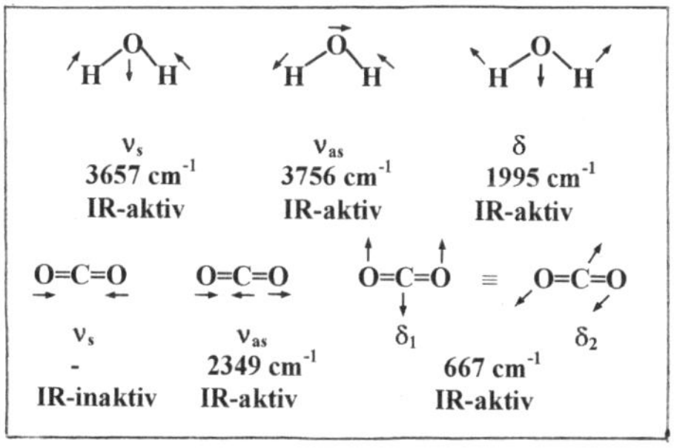

ν_s 3657 cm^{-1} IR-aktiv | ν_{as} 3756 cm^{-1} IR-aktiv | δ 1995 cm^{-1} IR-aktiv

O=C=O ν_s - IR-inaktiv | O=C=O ν_{as} 2349 cm^{-1} IR-aktiv | O=C=O δ_1 ≡ O=C=O δ_2 667 cm^{-1} IR-aktiv

Beim gewinkelten Wassermolekül sind im gasförmigen Zustand im IR-Spektrum die symmetrische (ν_s) und asymmetrische (ν_{as}) Valenzschwingung sowie eine Deformationsschwingung (δ) zu beobachten. Beim linearen CO_2-Molekül ist hingegen die symmetrische (ν_s) Valenzschwingung IR-inaktiv, weil keine Änderung des Dipolmomentes auftritt. Die beiden Deformationsschwingungen (δ_1, δ_2) sind identisch; sie unterscheiden sich nur in der Raumrichtung der Atombewegungen. Sie absorbieren bei der gleichen Wellenzahl; solche Schwingungen bezeichnet man als *entartet*.

Bedingung für die Anregung von Schwingungen mit infraroter Strahlung ist, dass mit der Molekülschwingung eine periodische Änderung des Dipolmomentes stattfindet. Die Änderung des Dipolmomentes ist daher eine notwendige Voraussetzung für die Absorption von IR-Strahlung und das Auftreten einer Bande im IR-Spektrum.

Da zu den Normalschwingungen noch eine Reihe von Oberschwingungen hinzukommen und die Absorptionsbanden ähnlicher Strukturelemente sich gegenseitig überlagern können, ist eine komplette Analyse der IR-Spektren selbst einfacher Moleküle oft schwierig und häufig sogar unmöglich.

Empirische Beobachtungen führten aber zu dem Ergebnis, dass sich die Normalschwingungen eines Moleküls unterteilen lassen in [vgl. **MC-Fragen Nr. 1294, 1295**]:

- **Gruppenfrequenzen**, die typisch sind für bestimmte Bindungsstrukturen,
- **Gerüst-** oder **Molekülschwingungen**, an denen *alle* Atome eines Moleküls nahezu gleich stark beteiligt sind.

Die für funktionelle Gruppen charakteristischen Gruppenfrequenzen finden sich im IR-Spektrum bei Wellenzahlen $\bar{\nu} > 1300\ cm^{-1}$. Das Gebiet der Gerüstschwingungen umfasst den Wellenzahlenbereich von $\bar{\nu} = 1300–650\ cm^{-1}$.

Die hier auftretenden Banden sind so zahlreich, dass eine exakte Zuordnung zu einer bestimmten Schwingungsbewegung in der Regel nicht möglich ist. Andererseits ist gerade die Vielzahl der Banden unterschiedlicher Intensität für das jeweilige Molekül besonders typisch und zu dessen *Identifizierung* äußerst nützlich. Man bezeichnet diesen Bereich als sog. „**fingerprint**"-**Gebiet** eines IR-Spektrums [vgl. **MC-Fragen Nr. 1294, 1295, 1667**].

Der fingerprint-Bereich der IR-Spektrometrie ist für die Identifizierung einer chemischen Verbindung mithilfe einer Vergleichssubstanz besonders geeignet, weil in der fingerprint-Region die für die Struktur eines organischen Moleküls charakteristischen Gerüstschwingungen auftreten.

Zur Anregung von Valenzschwingungen sind größere Energiebeträge erforderlich als zur Anregung von Deformationsschwingungen. Daher findet man *Valenzschwingungen* bei Wellenzahlen von $\bar{\nu} > 1500\ cm^{-1}$, während die Absorptionsbanden der *Deformationsschwingungen* überwiegend bei kleineren Wellenzahlen auftreten. Eine Ausnahme bildet die N-H-Deformationsschwingung, deren Wellenzahl bei $\bar{\nu} > 1500\ cm^{-1}$ zu finden ist.

Darüber hinaus ist es sinnvoll, bei **Valenzschwingungen** nochmals zu unterteilen in:

- Valenzschwingungen, an denen *Wasserstoffatome* beteiligt sind (O-H-, N-H-, C-H-Valenzschwingung); sie finden sich im IR-Spektrum im Bereich von $\bar{\nu}$ **= 4000–2800 cm⁻¹**.
- Valenzschwingungen *dreifach gebundener Atomgruppen* (Alkine, Nitrile) sowie von *kumulierten Doppelbindungssystemen* [X=Y=Z] (Allene, Kumulene, Isocyanate, Ketene), die bei Wellenzahlen von etwa $\bar{\nu}$ **= 2800–2100 cm⁻¹** auftreten.
- Valenzschwingungen *doppeltgebundener Atome* [C=C, C=O, C=N, N=O, N=N], die zwischen $\bar{\nu}$ **= 2100–1500 cm⁻¹** liegen.

Eine zusammenfassende Übersicht über die Lage von IR-Absorptionsbanden im Bereich 500-4000 cm^{-1} zeigt ○Abb. 11.36.

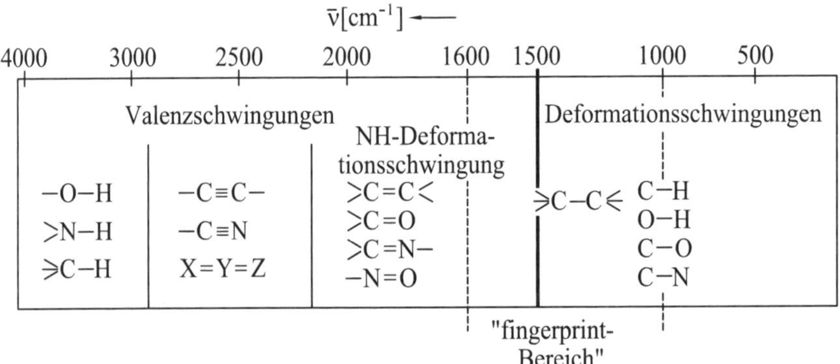

○ **Abb. 11.36 Bereiche der verschiedenen Schwingungen im IR-Spektrum**

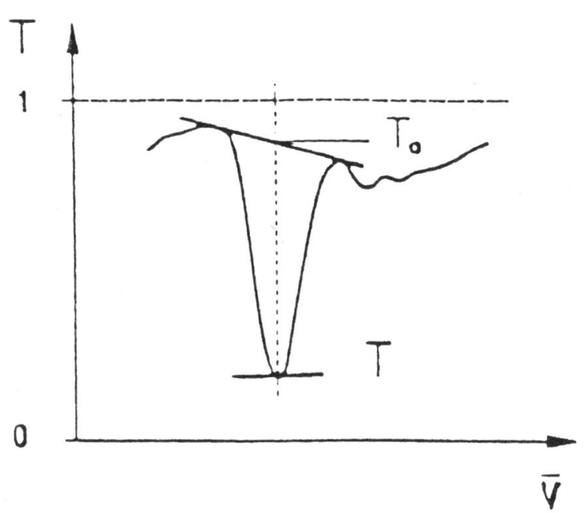

Abb. 11.37 Quantitative Auswertung eines IR-Spektrums
– Festlegung einer Basislinie und Ermittlung von T_o
– Ermittlung von T
– Berechnung der Absorption $A = \log (T_o/T) = \log T_o - \log T$

11.8.1.4 Gesetz der Lichtabsorption

Das *Lambert-Beer-Gesetz* gilt grundsätzlich auch für die Absorption von elektromagnetischer Strahlung durch Moleküle im IR-Bereich, sodass bei Gehaltsbestimmungen die

- Transmission T ($T = I/I_o$) (prozentuale Transmission T[%]),
- Absorption A ($A = \log 1/T$) (berechenbar aus der Transmission),
- integrale Absorption, d. h. die Fläche unter einer charakteristischen IR-Bande

als Maß für die Konzentration einer Lösung herangezogen werden kann [vgl. **MC-Fragen Nr. 1154, 1155, 1296–1298, 1350, 1352, 1832**].

Zur **quantitativen Auswertung eines IR-Spektrums** muss die registrierte Transmission in die Absorption umgerechnet und mit der Absorption einer Probe bekannten Gehalts verglichen werden. Als *Nullinie* ist die Linie bei 100%-Transmission *nicht* geeignet, weil die meisten Proben eine Grundabsorption zeigen. Deshalb wird eine Linie als Tangente an die Basis der für die Bestimmung ausgewählten Bande gezeichnet und danach T_o und T ermittelt, wie dies Abb. 11.37 zeigt [vgl. **MC-Fragen Nr. 1154, 1155, 1296-1298**].

Folgende Schritte sind für die Auswertung insgesamt notwendig:

- Festlegung der Basislinie und Ermittlung von T_o
- Ermittlung von T
- Berechnung der Absorption $A = \log (T_o/T) = \log T_o - \log T$

Während jedoch intensivere UV-Banden molare Absorptionskoeffizienten von $\varepsilon = 10000$ und mehr besitzen, liegen die zugehörigen Werte einer mittelstarken IR-Bande bei etwa $\varepsilon = 10$. Deshalb ist die IR-Spektroskopie für quantitative Bestimmungen weniger gut geeignet als die Elektronenspektroskopie.

11.8.2 Beziehungen zwischen Molekülstruktur und absorbiertem Licht

Das **IR-Spektrum**, in dem in der Regel die *Transmission* (T) in aufsteigender Richtung gegen die *Wellenzahl* ($\overline{\nu}$) [cm^{-1}] aufgetragen wird, liefert Hinweise auf das Vorhandensein bestimmter Atomgruppen, wobei aufgrund der Lage ihrer Absorptionsbanden vor allem

- HO-, NH- und CH-Gruppen,
- C=C- und C=O-Doppelbindungen,
- Dreifachbindungen und kumulierte Doppelbindungen,
- aromatische Ringe

als funktionelle Strukturelemente leicht zu erkennen sind.

Die *Intensität der IR-Bande* wird durch die Surfixe sehr stark (**ss** = very strong), stark (**s** = strong), mittelstark (**m** = middle) und schwach (**w** = weak) gekennzeichnet. Die *Form der IR-Bande* wird mit breit (**b** = broad) oder scharf (**sp** = sharp) charakterisiert.

Im folgenden sollen die IR-Absorptionen ausgewählter funktioneller Gruppen detaillierter besprochen werden.

● Hydroxylgruppen

Für das IR-Spektrum HO-Gruppen enthaltender Substanzen (*Alkohole, Phenole, Carbonsäuren*) sind besonders charakteristisch die:

- Banden der H-O-Valenzschwingung zwischen $\overline{\nu}$ = 3700–2500 cm^{-1},
- Bande der H-O-Deformationsschwingung im Bereich von $\overline{\nu}$ = 1400–1200 cm^{-1},
- Bande der C-O-Valenzschwingung zwischen $\overline{\nu}$ = 1200–1000 cm^{-1}.

Den höchsten Informationswert besitzt die Bande der H-O-Valenzschwingung. Sie gibt Hinweise auf Assoziationen durch *Wasserstoffbrückenbindungen* und erlaubt eine Differenzierung zwischen primären, sekundären und tertiären Alkoholen sowie Phenolen.

Die Bande für die freie HO-Gruppe tritt bei größeren Wellenzahlen auf als die Bande für assoziierte Hydroxylgruppen, weil z.B. eine Wasserstoffbrückenbindung die Bindungsstärke der OH-Bindung mindert und dies zu einer Verschiebung der Absorptionsbande zu kleineren Wellenzahlen führt. Darüber hinaus ist die Halbwertsbreite der Bande der freien HO-Gruppe kleiner als die Halbwertsbreite der assoziierten HO-Gruppe.

Hinsichtlich der Bandenintensität ist auszuführen, dass beim Verdünnen der Lösung die Intensität der Bande der freien HO-Gruppe relativ zur Bandenintensität einer intermolekular assoziierten Hydroxylgruppe zunimmt; demgegenüber werden intramolekulare Wasserstoffbrücken durch das Verdünnen nicht beeinflusst [vgl. **MC-Fragen Nr. 1306, 1317, 1318, 1320, 1326, 1335, 1466, 1882**].

Eine breite Absorptionsbande bei etwa 3450 cm^{-1} kann im IR-Spektrum auch beobachtet werden, wenn die zu prüfende Substanz *Kristallwasser* enthält. Auch *Wasserspuren* im KBr-Pressling führen zu Absorptionen in diesem Bereich [vgl. **MC-Fragen Nr. 1319, 1324, 1467**].

- **Aminogruppen**

Typisch für das IR-Spektrum aminogruppenhaltiger Verbindungen sind die:

- Banden der N-H-Valenzschwingung zwischen $\overline{\nu}$ = 3500–2200 cm^{-1},
- Banden der N-H-Deformationsschwingung zwischen $\overline{\nu}$ = 1650–1500 cm^{-1},
- Banden der C-N-Valenzschwingung zwischen $\overline{\nu}$ = 1300–1200 cm^{-1}.

Für die Interpretation des Spektrums besitzt die Bande der N-H-Valenzschwingung den größten Aussagewert; sie tritt im Allgemeinen bei kleineren Wellenzahlen auf als die Bande der H-O-Valenzschwingung. Die Lage der Bande für die N-H-Valenzschwingung gestattet eine Unterscheidung zwischen *primären* und *sekundären Aminen* und gibt darüber hinaus auch einen Hinweis darauf, ob die NH-Gruppe an einer *Wasserstoffbrückenbindung* beteiligt ist oder nicht. Des Weiteren ist anzumerken, dass die NH-Valenzschwingung in **Aminhydrochloriden** im Vergleich zu den freien Aminen bei kleinerer Wellenzahl ($\overline{\nu}$: 2700–2250 cm^{-1}) auftritt, weil der positiv geladene Stickstoff in Aminhydrochloriden die Bindungsstärke der NH-Bindung mindert. In den IR-Spektren von *primären Aminen* (R-NH_2) treten eine *symmetrische* und *asymmetrische* N-H-*Valenzschwingung* auf [vgl. **MC-Fragen Nr. 1320–1321**].

- **Alkylgruppen**

Die in einem IR-Spektrum von der

- C-H-Valenzschwingung zwischen $\overline{\nu}$ = 3000–2850 cm^{-1},
- C-H-Deformationsschwingung zwischen $\overline{\nu}$ = 1470–1430 cm^{-1} bzw. zwischen $\overline{\nu}$ = 1390–1370 cm^{-1}

herrührenden Absorptionsbanden besitzen nur einen begrenzten Aussagewert, da die Mehrzahl organischer Substanzen Alkylsubstituenten enthält [vgl. **MC-Fragen Nr. 1300, 1303, 1320, 1326, 1329, 1330**].

- **Doppelbindungen**

Für C=C-Doppelbindungen sind vor allem folgende Absorptionsbanden von Bedeutung:

- Banden der C-H-Valenzschwingung zwischen $\overline{\nu}$ = 3100–3000 cm^{-1},
- Banden der C-H-Deformationsschwingung im Bereich von $\overline{\nu}$ = 1000–600 cm^{-1},
- Banden der C=C-Valenzschwingung zwischen $\overline{\nu}$ = 1700–1600 cm^{-1}.

Eine Differenzierung zwischen *cis-* und *trans-isomeren Alkenen* ist mithilfe der IR-Spektroskopie nur bedingt möglich. Hierfür ist die Aufnahme des NMR-Spektrums geeigneter. Darüber hinaus ist daraufhin zu weisen, dass in *symmetrischen Alkenen* die C=C-Valenzschwingung IR-inaktiv ist [vgl. **MC-Fragen Nr. 1300, 1316**].

- **Carbonylgruppen**

Im IR-Spektrum aller Carbonylverbindungen ist eine starke Absorptionsbande für die

- C=O-Valenzschwingung zwischen $\overline{\nu}$ = 2000–1600 cm^{-1}

zu erwarten [vgl. **MC-Fragen Nr. 1301, 1302, 1305, 1334**].

Teilweise kann man aufgrund der genauen Lage der C=O-Bande zwischen den verschiedenen Carbonylverbindungen unterscheiden. Beispielsweise liegen die C=O-Absorptionen für *Carbonsäureester* und *Lactone* im Allgemeinen bei über 1700 cm^{-1}, während die C=O-Bande für *aromatische Aldehyde* und *vinyloge Ketone* oft erheblich unter 1700 cm^{-1} liegt [vgl. **MC-Fragen Nr. 1308, 1311, 1312, 1328, 1333, 1351, 1883**].

Daher steigt die Wellenzahl der C=O-Valenzschwingung in folgender Reihe an: *Divinylketon* (H_2C=CH-CO-CH=CH_2) < *Benzaldehyd* (C_6H_5-CH=O) < *Ethylacetat* (CH_3-CO-OCH_2CH_3).

Prinzipiell ist es aber schwierig, zwischen *Aldehyden* und *Ketonen* IR-spektroskopisch eindeutig zu unterscheiden. Hier besitzt die NMR-Spektroskopie zweifelsfrei Vorteile [siehe Kap. 11.10 und **MC-Frage Nr. 1323**].

In den Spektren von *Carbonsäuren*, *Estern* und *Lactonen* tritt zusätzlich zur C=O-Absorption eine

- Bande der C-O-Valenzschwingung bei $\overline{\nu}$ = 1300–1050 cm^{-1}

auf. Eine entsprechende Bande wird bei *Amiden* und *Lactamen* für die C-N-Valenzschwingung beobachtet [vgl. **MC-Fragen Nr. 1311, 1335, 1882, 1883**].

Die Analyse der exakten Lage der C=O-Valenzschwingung erlaubt auch Aussagen über [vgl. **MC-Fragen Nr. 1307, 1309, 1310, 1754**]:

- die Beteiligung des Sauerstoffatoms der C=O-Gruppe an *Wasserstoffbrückenbindungen*,
- die Anwesenheit einer *Doppelbindung in Konjugation* zur Carbonylgruppe. In solchen α, β-ungesättigten Carbonylverbindungen tritt die Absorption der C=O-Valenzschwingung um ca. 20–30 cm^{-1} zu kleineren Wellenzahlen hin verschoben auf,
- über die *Ringgröße cyclischer Ketone*, in denen die Bande der C=O-Valenzschwingung vom *Cyclobutanon* (1780 cm^{-1}), über *Cyclopentanon* (1745 cm^{-1}) und *Cyclohexanon* (1715 cm^{-1}) zu *Cycloheptanon* (1705 cm^{-1}) hin bei jeweils kleineren Wellenzahlen auftritt.
  Einen analogen Trend findet man auch bei *Lactonen*. Das 5-gliedrige γ-*Butyrolacton* (Butan-4-olid) absorbiert bei 1770 cm^{-1}, während die starken Banden der C=O-Valenzschwingung eines 6-gliedrigen δ-Lactons bei 1750 cm^{-1} und die eines 7-gliedrigen ε-Lactons bei 1730 cm^{-1} registriert werden.
  Auch in *Lactamen* hängt die Lage der C=O-Valenzschwingung von der Ringgröße ab. Während ε-*Caprolactam* bei 1669 cm^{-1} absorbiert, sind die Banden für *2-Piperidon* (*5-Pentanlactam*, ein δ-Lactam) bei 1670 cm^{-1} und *2-Pyrrolidon* (*4-Butanlactam*, ein γ-Lactam) bei 1640 cm^{-1} zu kleineren Wellenzahlen hin verschoben.
- die *Elektronegativität des Substituenten* X in Verbindungen der Struktur R-CO-X, wie die Absorptionsmaxima der Schwingungsfrequenzen der voran stehend genannten Lactone und Lactame belegen. Die C=O-Valenzschwingungen in aliphatischen *Carbonsäurechloriden* liegen bei 1815–1790 cm^{-1}, während in den Säurechloriden aromatischer Carbonsäuren die starke Bande der C=O-Gruppe bei 1790–1750 cm^{-1} beobachtet wird.

Die IR-Spektroskopie ist – durch das Auftreten oder Verschwinden der C=O-Absorption – eine geeignete analytische Methode, um den *Verlauf von Reaktionen* wie die *Oxidation von Alkoholen* (R_2CHOH) zu Carbonylverbindungen (R_2C=O) oder die *Reduktion von Aldehyden oder Ketonen* zu primären bzw. sekundären Alkoholen zu beurteilen [vgl. **MC-Fragen Nr. 1351, 1461, 1462, 1792**].

- **Dreifachbindungen, kumulierte Doppelbindungen**

Alkine und *Nitrile* können aufgrund ihrer intensiven Absorptionsbande für die C≡C- bzw. C≡N-Valenzschwingung zwischen $\overline{\nu} = 2500–2000\ cm^{-1}$ leicht erkannt werden [vgl. **MC-Fragen Nr. 1301, 1304, 1315, 1322, 1332**].

In diesem Bereich liegen auch die Valenzschwingungen für kumulierte Bindungssysteme (z. B. O=C=O, S=C=S, *Allene* und *Kumulene* [$R_2C=C=CR_2$], *Isocyanate* [R-N=C=O], *Isothiocyanate* [R-N=C=S] oder *Ketene* [$R_2C=C=O$]).

⩾C—H: C—H 3000-2850; 1470–1430	⩾C—N—H: N—H 3500-2200; C—N 1300-1200; 1650–1500
⩾C—O—H: O—H 3700-2520; C—O 1200-1000; 1400–1200	–C=C—H: C—H 3100-3000; C=C 1700-1600; 1000–600
Aromat—H: C—H 3100-3000; 1630-1460; 1000–600	–C≡C—H: C—H 3300-3000; C≡C 2300-2100
–C≡N: 2300-2200	–N=C=S: 2140-1990
–C=O: 2000-1600	–N=C=O: 2275-2250
–C(=O)—H: 2900-2700	–C(=O)—O–: 1300-1050

○ **Abb. 11.38 Lage der Schwingungsfrequenzen ausgewählter Atomgruppen (Werte der Wellenzahlen in cm^{-1})**

- **Aromaten**

Im IR-Spektrum aromatischer (und heteroaromatischer) Verbindungen treten vor allem

- Banden der C-H-Valenzschwingung zwischen $\overline{\nu} = 3100–3000\ cm^{-1}$,
- Banden der C-H-Deformationsschwingungen senkrecht zur Ringebene im Bereich von $\overline{\nu} = 1000–600\ cm^{-1}$,
- Banden für C=C-Valenzschwingungen zwischen $\overline{\nu} = 1630–1460\ cm^{-1}$

auf. Besonders charakteristisch für das Vorliegen eines aromatischen Ringgerüstes sind zwei starke bis mittelstarke Absorptionsbanden für die C=C-Valenzschwingung bei $\bar{\nu}$ = 1600 (± 30) und 1500 (± 30) cm^{-1}. Die Art der *Substitution des* Phenylrestes kann aus der Lage der Banden für die C-H-Deformationsschwingung abgeleitet werden [vgl. **MC-Fragen Nr. 1313, 1314, 1325, 1326, 1332, 1844**].

In ∘Abb. 11.38 sind nochmals die wichtigsten Schwingungsfrequenzen ausgewählter funktioneller Gruppen organischer Moleküle in tabellarischer Form aufgelistet.

Zur Interpretation von IR-Spektren siehe **MC-Fragen Nr. 1326-1335, 1882** und **1883** im Kommentarteil des Fragenbandes.

11.8.3 Messmethodik und instrumentelle Anordnung

Ein **dispersives IR-Spektrometer** zur Aufnahme und Registrierung von IR-Spektren besteht im Wesentlichen aus einer Lichtquelle, einer Probenhalterung (Küvette), einem Monochromator mit kontinuierlich verstellbarer Wellenzahlanzeige, einem Strahlungsempfänger (Detektor) mit Verstärker sowie einem Aufzeichnungsgerät [vgl. **MC-Frage Nr. 1336**].

Dabei müssen bestimmte Bauteile der Apparatur den speziellen Anforderungen des IR-Bereichs angepasst werden. Da Glas und Quarz für IR-Strahlen undurchlässig sind, werden alle lichtdurchlässigen Geräteteile aus *kristallinen Alkalihalogeniden* (LiF, NaCl, KBr, CsI) oder ähnlichen salzartigen Materialien wie z.B. *Thalliumbromid-iodid* (TlBr · TlI) angefertigt. Aufgrund der hohen Empfindlichkeit dieser Stoffe gegenüber Feuchtigkeit ist - auch in der Substanzprobe - Wasser auszuschließen [vgl. **MC-Fragen Nr. 1324, 1338**].

Meistens können die Geräte auch mit Stickstoff gespült werden, weil der CO_2-Gehalt der *Luft* zu Absorptionen und damit zur Beeinträchtigung des IR-Spektrums führen kann (*Kohlendioxid-Bande* bei etwa 2350 cm^{-1}) [vgl. **MC-Fragen Nr. 1348, 1349**].

Als **Lichtquelle** dient häufig ein „*Nernst-Stift*", ein Stab aus keramischem Material (Zirkonoxid vermischt mit weiteren Oxiden der Seltenen Erden), der auf 1600 °C aufgeheizt, einen hohen Anteil an IR-Strahlung liefert. Das *Arzneibuch* fordert ein Gerät, das Licht im Bereich von **$\bar{\nu}$ = 4000–650 cm^{-1}** (λ=2,5–15,4 µm) ausstrahlt.

Der **Monochromator** (ein Gitter oder Prisma) befindet sich hinter den Küvetten. Die Zerlegung des polychromatischen Lichts erfolgt also erst nach Durchgang durch die Probe. Ein Drehspiegel bringt abwechselnd den Messstrahl und den Vergleichsstrahl zur spektralen Zerlegung auf den Monochromator.

Da IR-Strahlung eine Wärmestrahlung darstellt, wird als **Detektor** ein *Thermoelement* verwendet, mit dem abwechselnd die Intensität des monochromatischen Messstrahls (I) und des Vergleichsstrahls (I_o) gemessen wird. Der Vergleichsstrahl wird durch eine „Kammblende" soweit abgeschwächt, bis er die gleiche Intensität (I) wie der Messstrahl besitzt. Die Bewegung der Kammblende wird auf einen Schreiber übertragen und als *IR-Spektrum* registriert, wobei im Allgemeinen die Transmission T gegen die Wellenzahl $\bar{\nu}$ graphisch aufgetragen wird. Dispersive IR-Spektrometer, bei denen das polychromatische Anregungslicht erst nach Durchgang durch die Substanzprobe mit einem Monochromator in einzelne Wellenlängen zerlegt (*Dispersion*) und registriert wird, werden zunehmend durch moderne **Fourier-Transformations-IR-Spektrometer** (**FT-IR-Spektrometer**) ersetzt.

Diese Geräte benötigen keinen Monochromator, sondern das zur Schwingungsanregung verwendete polychromatische Licht wird nach Durchgang durch die Substanzprobe als Summe gemessen und die aus der Probe austretende Lichtintensität wird als Funktion der Zeit registriert (*Interferogramm*). Die Umwandlung eines Frequenzsignals (Wellenzahlsignal) in ein Zeitsignal wird in einem *Interferometer* vorgenommen. Anschließend wird das Interferogramm mittels eines aufwendigen, komplizierten Rechenprogramms (Fourier-Analyse) wieder in ein IR-Spektrum umgewandelt. *Lichtquelle* bei FT-IR-Geräten ist meistens ein „*Globar*" aus Siliciumcarbid (SiC), der auf 1500-1600 °C aufgeheizt wird. Als *Detektoren* werden pyroelektrische Detektoren oder Halbleiter-Photoelemente eingesetzt [vgl. **MC-Frage Nr. 1800**].

Im Vergleich mit dispersiven IR-Geräten liefert ein FT-Spektrometer bei gleicher Auflösung ein *besseres Signal-Rausch-Verhältnis* (S/N). Dies beruht auf der Verarbeitung des gesamten Spektrums anstelle der Verarbeitung von Sequenzen schmaler Wellenzahlbereiche im Monochromator und dem Ausmitteln vieler Spektren (Interferogramme).

Die genaue Reproduktion von Wellenzahlpositionen von Spektrum zu Spektrum erlaubt es nämlich, Signale vielfach durchgeführter Messzyklen (Scans) zu mitteln. Durch die Mittelung von n-Spektren wird das Signal-Rausch-Verhältnis um den Faktor $\sqrt{n}$ (Quadratwurzel der Scan-Zahl) verbessert. Beispielsweise bedeutet eine Verzehnfachung der Messzeit (von 2 auf 20 Minuten) eine Verzehnfachung der Scans (von n=100 auf n=1000). Diese Verzehnfachung von n verbessert das Signal-Rausch-Verhältnis um das Dreifache ($\sqrt{10}$) [vgl. **MC-Frage Nr. 1342**].
Um apparative Einflüsse bei der Aufnahme eines IR-Spektrums auszuschließen, ist gemäß *Arzneibuch*

- das *Auflösungsvermögen*,
- die *Wellenzahlskala*

des Gerätes zu kontrollieren. Beides geschieht anhand des IR-Spektrums eines *Polystyrol*-Films [vgl. **MC-Fragen Nr. 1339, 1340**].

Bezüglich der **Aufnahmetechniken** von IR-Spektren sieht das *Arzneibuch* an Methoden vor:

- *Messung der Transmission oder Absorption*,
- *Messung durch diffuse Reflexion* (siehe Kap. 11.8.5),
- *Messung durch abgeschwächte Totalreflexion* (Mehrfachreflexion).

- Bei der **Messung der Transmission oder Absorption** kann die zu prüfende Substanz nach einer der folgenden Methoden vorbereitet werden [vgl. **MC-Fragen Nr. 1343-1347**]:

* **Flüssigkeiten**: Eine Flüssigkeit wird im einfachsten Fall als dünne Schicht zwischen zwei für IR-Strahlen durchlässige Steinsalzplatten (NaCl-Platten) oder in einer Küvette geeigneter Schichtdicke untersucht.

* **Flüssige oder feste Substanzen als Lösung**: In einem geeigneten Lösungsmittel wird eine Lösung der Substanzprobe hergestellt. Infolge des geringen Absorptionskoeffizienten vieler IR-Banden sind relativ konzentrierte Lösungen erforderlich. Gute Resultate erhält man oft mit Konzentrationen von 1–10% (m/V) und Schichtdicken von 0,5–1,0 mm.

Darüber hinaus ist die Auswahl geeigneter *Lösungsmittel* limitiert, da die Mehrzahl der Solventien aufgrund ihrer Eigenabsorption über den gesamten IR-Bereich ausscheidet. Gebräuchlich sind vor allem *Schwefelkohlenstoff*, *Tetrachlorkohlenstoff* und *Chloroform*. Die Eigenabsorption des Lösungsmittels muss im Referenzstrahl mit einer Vergleichsküvette kompensiert werden, die mit dem betreffenden reinen Lösungsmittel gefüllt ist.

* **Feste Substanzen**: Feststoffe werden entweder als Dispersion in einer Flüssigkeit (Paste) oder als Pressling geprüft. Wenn in einer *Arzneibuchmonographie* Film oder Pressling vorgeschrieben sind, werden sie wie folgt hergestellt:

a) *Paste* → 5–10 mg Substanz werden mit der kleinsten Menge **Paraffin** („*Nujol*") fein verrieben. Ein Teil dieser Paste wird zwischen zwei IR-durchlässige Platten gepresst (Film).

Nachteil der Methode ist die starke Eigenabsorption des Paraffins im Bereich von 2900–2800, 1450 und 1375 cm^{-1}. Will man diese Bereiche untersuchen muss man auf **Hexachlorbutadien** oder **Perfluorkohlenwasserstoffe** ausweichen.

b) *Pressling* → 1–2 mg der zu prüfenden Verbindung werden mit etwa 300–400 mg **Kaliumbromid** oder einer anderen geeigneten Substanz verrieben (Achatmörser), in eine Spezialform gebracht und im Vakuum bei einem Druck von etwa 800 MPa (6–8 t/cm^2) gepresst. Falls es sich bei der zu untersuchenden Substanz um ein *Aminhydrochlorid* handelt, wird anstelle von KBr **Kaliumchlorid** empfohlen.
Ein Pressling ist zu verwerfen, wenn er nicht einheitlich aussieht, oder wenn die Transmission bei etwa 2000 cm^{-1} (5 μm) bei Abwesenheit einer spezifischen Absorptionsbande ohne Kompensation kleiner als 60% ist.

Alkalihalogenide haben ganz allgemein die Eigenschaft, unter hohen Drucken plastisch zu werden. Feine Kristallpulver fließen dann zu einem Pressling zusammen, der nach Aufheben des Druckes als durchsichtige Scheibe zurückbleibt.

* **Gase**: Für die Aufnahme von IR-Spektren gasförmiger Substanzen sind Spezialküvetten mit einer Schichtdicke von etwa 100 mm erforderlich.

Da manche Gase (CO_2, H_2O) durch ihre Eigenabsorption stören, müssen zum Füllen die Küvetten zunächst evakuiert werden. Danach werden sie mit dem zu prüfenden Gas bis zu einem bestimmten Partialdruck beschickt. Falls erforderlich wird der Druck in der Küvette mit einem für IR-Strahlung durchlässigen Gas (Stickstoff, Argon) auf Atmosphärendruck eingestellt. Die IR-Spektren von Gasen zeichnen sich durch eine *Rotationsfeinstruktur* der registrierten Banden aus [vgl. **MC-Frage Nr. 1273**].

Ph.Eur. schreibt die Aufnahme eines Gas-IR-Spektrums als Identitätsprüfung vor bei **Distickstoffmonoxid** [N_2O] (Lachgas) [vgl. **MC-Fragen Nr. 1276, 1299**].

Neuerdings hat sich in der **Gasanalyse** die *nicht-dispersive IR-Spektroskopie* **(NDIR-Spektroskopie**) bewährt. Sie wird z.B. vom *Arzneibuch* zur Bestimmung von

Kohlendioxid (CO_2) und **Kohlenmonoxid** (CO) in *medizinischen Gasen* genutzt [vgl. **MC-Frage Nr. 1755**].

Bei dieser Methode wird nicht wie in der normalen IR-Spektroskopie die von einer Strahlungsquelle erzeugte polychromatische IR-Strahlung mit dispergierenden Einrichtungen (Gitter, Prisma) vor Durchtritt durch die Probe monochromatisiert, sondern es wird die gesamte IR-Strahlung oder ein breiter Wellenlängenbereich davon in der Probe eingestrahlt und danach die durch die spezifische Strahlungsabsorption bewirkte Änderung in der *Erwärmung der Probe* registriert.

- **Messung durch abgeschwächte Totalreflexion** (ATR = **a**ttenuated **t**otal **r**eflection): Substanzen wie z. B. Silicon-Elastomere für Verschlüsse und Schläuche bzw. andere viskose Substanzen oder Kunststoffe, von denen sich keine IR-durchlässigen homogenen Proben herstellen lassen, können in einer speziellen Probenhalterung unter Mehrfachreflexion untersucht werden. ○Abb. 11.39 zeigt schematisch diese Aufnahmetechnik.
  Dazu wird die zu prüfende Substanz auf eine dünne, trapezförmige Scheibe aus IR-durchlässigem, optisch dichterem Material mit hohem Brechungsindex wie z. B. *Thalliumbromidiodid* (42% TlBr · 58% TlI) oben und unten als dünner Film aufgetragen. In die Scheibe wird IR-Licht unter einem solchen Winkel eingestrahlt, dass es an der unteren optisch dünneren Probenschicht total reflektiert wird (siehe auch Kap. 11.2.1). Der IR-Strahl durchläuft erneut die optisch dichtere Scheibe und wird dann wieder an der Oberseite der Probe total reflektiert usw. [vgl. **MC-Fragen Nr. 1337, 1353**].
  Bei jeder Totalreflexion dringt der Messstrahl noch ein kleines Stück in die Probe ein, so dass eine Absorption gemessen werden kann. Durch die zahlreichen Reflexionen wird die effektive Schichtdicke so stark vergrößert, dass ein auswertbares

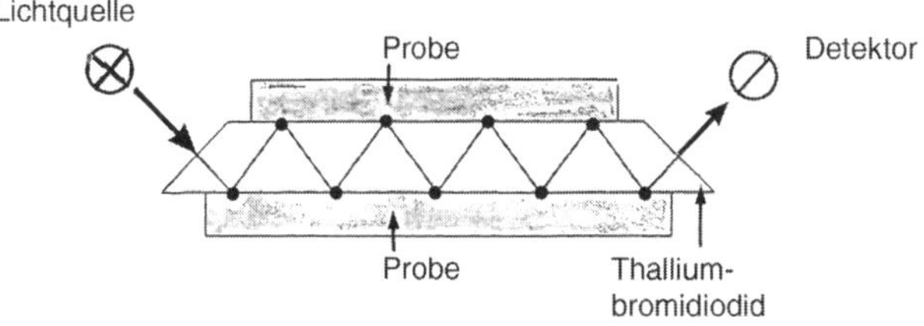

○ **Abb. 11.39 Messung mit Mehrflachreflexion**

  IR-Spektrum erhalten wird.

11.8.4 Pharmazeutische Anwendungen

Die IR-Spektroskopie hat sich in den modernen Pharmakopöen zu einer Routinemethode zum *Identitätsnachweis* bei nahezu allen organischen Arzneistoffen entwickelt. Darüber hinaus kann die IR-Spektroskopie auch für *Reinheitsprüfungen* und *Gehalts-*

bestimmungen herangezogen werden [siehe auch Kap. 11.8.1.4 und **MC-Fragen Nr. 1468, 1667**].

Zum Identitätsnachweis wird das IR-Spektrum der zu prüfenden Substanz im gesamten IR-Spektralbereich aufgezeichnet und mit dem unter identischen Bedingungen aufgenommenen Spektrum einer chemischen *Referenzsubstanz* (CRS) verglichen. Unter der Voraussetzung, dass Probe und Standard den gleichen Reinheitsgrad besitzen und isomorph sind, ist die Identität zweier Substanzen dann gegeben, wenn die Absorptionsmaxima (Transmissionsminima) und relativen Bandenintensitäten, d. h. der Kurvenverlauf, beider IR-Spektren übereinstimmen [vgl. **MC-Frage Nr. 1351**].

Bei Substanzen, die in unterschiedlichen **Kristallformen** (Modifikationen) auftreten, werden Abweichungen im fingerprint-Bereich der IR-Spektren beobachtet. Die Infrarotspektren solcher *polymorpher Formen* können sich in der Zahl und in der Intensität der Absorptionsbanden sowie in unterschiedlichen Bandenformen und Bandenaufspaltungen unterscheiden [vgl. **MC-Fragen Nr. 1465, 1756, 1845**].

Zahlreiche Arzneistoffe, insbesondere Steroide wie z.B. **Dexamethasondihydrogenphosphat-Dinatrium**, **Ethinylestradiol** oder **Progesteron** neigen zur *Polymorphie*.

Wenn die IR-Spektren von Prüf- und Referenzsubstanz in fester Form unterschiedlich sind, werden beide Proben in einem geeigneten Lösungsmittel getrennt gelöst (bei *Ethinylestradiol* in Methanol, bei *Progesteron* in Ethanol). Nach dem Eindampfen der Lösungen zur Trockne werden mit den Rückständen erneut die IR-Spektren aufgenommen und verglichen. Alternativ dazu kann man auch wie beim **Cortisonacetat** (in CH_2Cl_2 gelöst) direkt die IR-Spektren in Lösung aufnehmen.

Abweichungen im IR-Spektrum zweier Substanzen sind auch dann zu erwarten, wenn Veränderungen bei *Keto-Enol-Gleichgewichten* oder *Assoziationsgleichgewichten* bzw. im *Hydratisierungsgrad* einer Verbindung eintreten. Auch unterschiedliche Korngrößen führen zu Abweichungen.

11.8.5 Spektroskopie im nahen IR-Bereich (NIR-Spektroskopie)

Der nahe IR-Bereich (NIR-Bereich) umfasst Wellenlängen von $\lambda = 0{,}78\text{-}2{,}5\ \mu m$ (780-2500 nm). Dies entspricht Wellenzahlen von $\bar{\nu} = 12800\text{-}4000\ cm^{-1}$ [vgl. **MC-Frage Nr. 1353**].

Die im Vergleich zur längerwelligen, normalen IR-Strahlung (MIR-Strahlung) kurzwelligere NIR-Strahlung führt aufgrund der *höheren Energiebeträge* zu sonst nur sehr schwer anregbaren **Oberschwingungen** und Kombinationen von Grundschwingungen [vgl. **MC-Fragen Nr. 1354–1356, 1884**].

Beispielsweise werden durch NIR-Strahlen die *ersten Oberschwingungen* von X-H-Valenzgrundschwingungen (C-H-, N-H-, O-H- oder S-H-Gruppen) oder der C=O-Valenzgrundschwingungen in Carbonsäuren, Estern, Ketonen und Aldehyden erzeugt.

Die *Intensitäten* (Absorptionskoeffizienten) solcher Oberschwingungen sind gering, sodass die zu prüfenden Substanzen (Wirkstoffe, Hilfsstoffe) *unverdünnt* vermessen werden können und man im Allgemeinen auf eine aufwändige Probenvorbereitung verzichten kann.

Das *Aussehen der NIR-Spektren* wird außer von der Molekülstruktur in hohem Maße auch von der Teilchengröße, der Kristallstruktur **(Polymorphie)** oder dem Feuchtigkeitsgehalt (Kristallwasser, Hydratations- und Solvatationsgrad) der Probe beeinflusst, sodass der Vergleich mit einem Referenzspektrum oft nicht möglich ist.

Großen Einfluss auf das NIR-Spektrum besitzt zudem die Probentemperatur. Selbst geringe Temperaturunterschiede führen zu signifikanten Änderungen im NIR-Spektrum. Ein weiterer Parameter ist das Alter der Probe. Daher müssen die erhaltenen Spektraldaten in geeigneter Weise mathematisch weiter bearbeitet werden [vgl. **MC-Frage Nr. 1357**].

Der *Aufbau eines NIR-Spektrometers* entspricht im Prinzip dem normaler IR-Spektrometer. Als Lichtquelle dient eine Quarz- oder Wolframlampe und als Monochromatoren werden Gitter und Interferenzfilter eingesetzt. Anstelle des Monochromators kann auch ein Interferometer verwendet werden. Die Überprüfung der Wellenlängenskala erfolgt mit Referenzsubstanzen wie z.B. Dichlormethan oder den Oxiden der Seltenen Erden.

Alle NIR-Messungen beruhen darauf, dass Licht durch oder in eine Probe geleitet und die Abschwächung der austretenden Strahlung gemessen wird. Das *Arzneibuch* sieht folgende *NIR-Messverfahren* vor, deren Messprinzip ○Abb. 11.40 illustriert [vgl. **MC-Fragen Nr. 1354-1356, 1884**]:

- *Messung der Transmission*
- *Messung durch diffuse Reflexion* **(NIR-Reflexionsspektroskopie)**
- *Messung durch Transflexion*

Für die *Messung der Transmission*, die üblicherweise wie in der normalen IR-Spektroskopie erfolgt, können verdünnte und unverdünnte *Flüssigkeiten* sowie Lösungen fester Substanzen verwendet werden. Das *Arzneibuch* schreibt Küvetten mit Schichtdicken von 0,5–4 mm vor.

Bei der *Messung durch diffuse Reflexion* (Remission) werden Proben *fester Substanzen* eingesetzt. Durchstrahlt das NIR-Licht die Probe, so wird es unter Anregung von Molekülschwingungen absorbiert bzw. der nicht absorbierte Teil wird in alle Richtungen gestreut. Gemessen wird die diffuse Reflexionsstrahlung häufig mit Glasfibersonden (Lichtleitern) [vgl. **MC-Fragen Nr. 1354, 1355**].

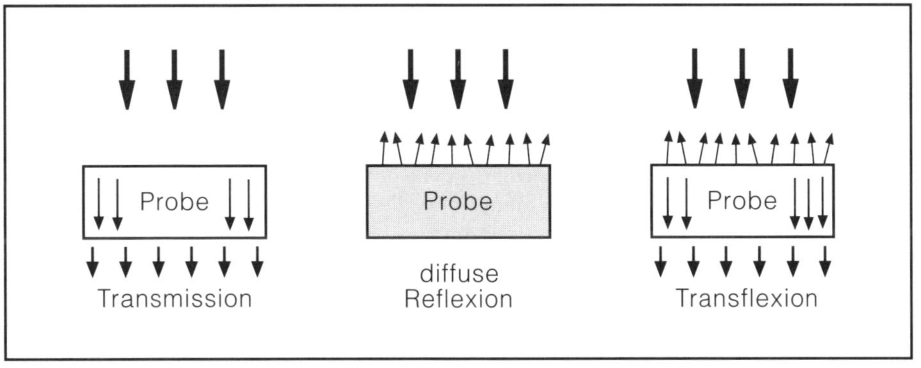

○ **Abb. 11.40 Prinzip der NIR-Messverfahren**

Die *Messung der Transflexion* ist wiederum anwendbar für verdünnte und unverdünnte *Flüssigkeiten*, für *Lösungen* von Feststoffen sowie für *Suspensionen* [vgl. **MC-Fragen Nr. 1354, 1355**].

NIR-Spektren liefern qualitative und quantitative Informationen zu physikalischen und chemischen Eigenschaften. Die Einsatzmöglichkeit der NIR-Spektroskopie zur Strukturaufklärung ist limitiert. Auch für die Spurenanalytik ist die Methode ungeeignet. Die NIR-Spektroskopie ist jedoch ein äußerst nützliches Werkzeug zur [vgl. **MC-Fragen Nr. 1354, 1355, 1358**]:

- Identifizierung von festen und halbfesten Substanzen,
- quantitativen Bestimmung von Substanzen in komplexen Stoffgemischen, wie beispielsweise der Bestimmung von Wirkstoffen in Gegenwart pharmazeutischer Hilfsstoffe.

11.9 Raman-Spektroskopie

Die Raman-Spektroskopie ist eine auf *Lichtstreuung* basierende Analysenmethode, mit der *Molekülschwingungen* in Form von *Emissionsspektren* erfasst werden. Es wird die Intensität des Lichts registriert, das von einer Probe nach entsprechender Anregung ausgestrahlt wird. Zum Teil sind in einem Raman-Spektrum andere Molekülgruppen zu sehen als in einem IR-Spektrum, sodass sich beide Methoden ergänzen und zueinander komplementär sind [vgl. **MC-Frage Nr. 1359**].

11.9.1 Raman-Effekt

Strahlt man monochromatisches Licht in eine Untersuchungslösung ein, so wird die Probe durchstrahlt oder es tritt **Lichtstreuung** auf. Bei der Lichtstreuung sind zwei unterschiedliche Phänomene zu beobachten [vgl. **MC-Frage Nr. 1842**]:

- Streuung des Lichtes in alle Raumrichtungen ohne Änderung seiner Frequenz (Wellenzahl, Wellenlänge) (*Rayleigh-Streuung*, *Tyndall-Effekt*). Diese Streuung beruht auf elastischen Stößen eingestrahlter Photonen mit Molekülen der Lösung.
- Streuung des Lichtes unter Änderung der Frequenz (*Raman-Streustrahlung*).

Die Raman-Streustrahlung lässt sich in Linien definierter Wellenlängen zerlegen, wobei im Allgemeinen die Raman-Linien kleinere Wellenzahlen (größere Wellenlängen) besitzen als das eingestrahlte Anregungslicht. Diese Linien werden als Stokes-Linien bezeichnet.

Dies rührt daher, dass das angeregte Molekül nicht direkt wieder in den Ausgangszustand zurückkehrt, sondern auf einem höheren Schwingungsniveau des Grundzustandes verharrt. Mit anderen Worten, nach Emission des Anregungslichts schwingt das Molekül noch und die resultierende Schwingungsenergie fehlt dem Streulicht, so dass dessen Wellenlänge größer wird.

In einem Raman-Spektrum sind aber auch Anti-Stokes-Linien sehr geringer Intensität zu erkennen (siehe Lehrbücher der Physik), sodass die Raman-Streustrahlung aus einem energieärmeren (längerwelligen), für die Praxis bedeutsameren *Stokes-Bereich* und einem energiereicheren (kürzerwelligen) *Anti-Stokes-Bereich* besteht.

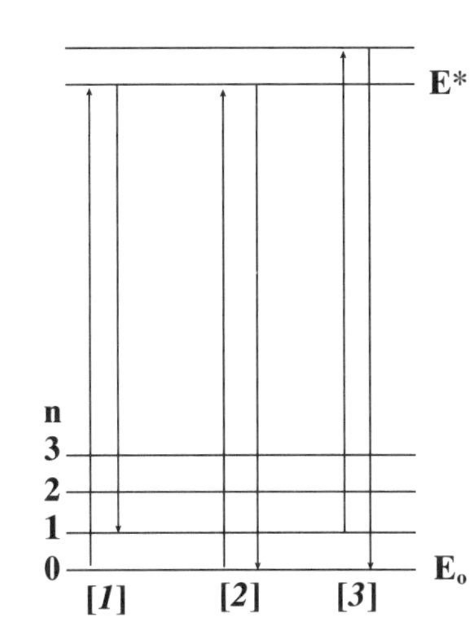

Abb. 11.41 Zustandekommen des Raman-Effektes

Abb. 11.41 zeigt stark vereinfacht das Zustandekommen der Rayleigh-Streuung [*2*] aufgrund elastischer Zusammenstöße von Lichtquanten mit Molekülen, der Raman-Streuung mit Stokes-Verschiebung [*1*] sowie der Raman-Streuung mit einer Anti-Stokes-Verschiebung [*3*]. In diesem Energieniveauschema bedeutet E_0 die Energie des schwingungslosen Grundzustandes und E* die Energie eines virtuellen Anregungszustandes; n kennzeichnet die Schwingungsquantenzahl.

Analysiert man die Wellenzahldifferenzen zwischen der monochromatischen Anregungsstrahlung und den Wellenzahlen der Raman-Linien, so stimmen diese in der Regel mit den Wellenzahlen IR-aktiver Absorptionsbanden überein. Durch das eingestrahlte Licht werden daher *Molekülschwingungen* angeregt, allerdings nach einem anderen Mechanismus als bei der IR-Anregung.

Die Wellenzahldifferenz zwischen emittierter Raman-Linie und Anregungsstrahlung entspricht deshalb exakt dem zur Anregung einer bestimmten Schwingung notwendigen Energiebetrag. Im *Raman-Spektrum* wird diese Wellenzahldifferenz (gegen die Intensität des Streulichts) aufgezeichnet und bestimmten Molekülschwingungen zugeordnet.

11.9.2 Raman-Spektrum

Ebenso wie im IR-Spektrum treten auch im Raman-Spektrum *nicht* alle möglichen Molekülschwingungen auf. Ein schwingendes Molekül kann nur dann Raman-Streustrahlung emittieren, wenn sich mit der Schwingung die **Polarisierbarkeit** des Moleküls ändert. Mit anderen Worten nur solche Schwingungen sind Raman-aktiv, bei denen sich mit der Schwingung die Polarisierbarkeit eines Moleküls durch Deformation seiner Elektronenhülle ändert [vgl. **MC-Fragen Nr. 1443, 1881**].

In vielen Fällen sind Raman-Spektrum und IR-Spektrum, in der eine Schwingung mit der Änderung des Dipolmomentes einhergeht, zueinander komplementär; d. h., eine Schwingung ist entweder Raman-aktiv und IR-inaktiv oder umgekehrt. Eine bestimmte Schwingung kann aber auch im Raman- und im IR-Spektrum auftreten bzw. in keinem der beiden Spektren zu sehen sein.

So ist zum Beispiel das polare *Wasser*, das ein intensives IR-Spektrum aufweist, im Raman-Spektrum aber nur eine schwache Lichtstreuung zeigt, ein geeignetes Lösungsmittel für die Raman-Spektroskopie.

Nachteilig bei der Raman-Spektroskopie ist, dass zur Aufnahme der Spektren in *Raman-Spektrometern* aufgrund der *geringen Intensität* der Streustrahlung intensive Lichtquellen wie Laser zum Einsatz kommen müssen. Sehr häufig wird ein Argon-Laser als Lichtquelle verwendet, der Licht der Wellenlänge $\lambda = 488$ nm aussendet. Generell ist aber der Aufwand zur Aufnahme eines Raman-Spektrums sehr groß, wenn man auch die optischen Bauteile der Apparatur aus *Glas* anfertigen kann.

Von Vorteil ist, dass die gesamte Streustrahlung im sichtbaren Spektralbereich liegt, wenn zur Molekülanregung sichtbares Licht (z.B. Argon-Laser) verwendet wird. Ein weiterer Vorteil ist, dass Raman-Spektren von Feststoffen, Flüssigkeiten und Gasen im Allgemeinen unverdünnt und ohne Probenvorbereitung aufgenommen werden können. Raman-Messungen werden aber durch *Fluoreszenzerscheinungen* gestört.

Die *Überprüfung der Wellenzahlskala* lässt das *Arzneibuch* mit *Cyclohexan* (flüssig), *Inden* (flüssig) oder *Naphthalin* (fest) als Referenzsubstanzen vornehmen. Die Wellenzahlverschiebungen mit zulässigen Toleranzen sind angegeben.

Die Raman-Spektroskopie findet vor allem Anwendung zur Strukturaufklärung unbekannter Stoffe vornehmlich von apolaren Substanzen, während ihre Bedeutung für die pharmazeutische Analytik noch gering ist.

Obwohl das *Lambert-Beersche Gesetz* für die Raman-Spektroskopie *nicht* gilt, ist die Intensität der Raman-Strahlung der Konzentration der lichtstreuenden Substanz direkt proportional und kann mit Referenzsubstanzen bekannten Gehaltes ausgewertet werden.

Während in einem IR-Spektrum (Änderung des Dipolmoments mit der Schwingung) vorrangig Schwingungen von polaren funktionellen Gruppen und unsymmetrischen Molekülteilen abgebildet werden, sind vor allem Schwingungen (Änderung der Polarisierbarkeit mit der Schwingung) von unpolaren Atomgruppen (C-C-Einfach- und C-C-Mehrfachbindungen) und symmetrische Molekülstrukturen Raman-aktiv.

11.10 Kernresonanzspektroskopie (NMR)

11.10.1 Grundlagen der NMR-Spektroskopie

In der Kernresonanzspektroskopie untersucht man das Verhalten von Atomkernen mit einem permanenten, magnetischen Kernmoment (Kernspinquantenzahl $I \neq 0$). Unter dem Einfluss eines äußeren Magnetfeldes kommt es zu unterschiedlichen Orientierungen des Kernspins, denen unterschiedliche Energiezustände entsprechen. Bei einer gegebenen magnetischen Feldstärke und unter Einstrahlung elektromagnetischer Strahlung charakteristischer Wellenlängen (Radiowellen) kommt es durch Strahlungsabsorption zu *Änderungen des Kernspins* (*Umorientierung des Kernspins*), die Übergängen zwischen den unterschiedlichen Energieniveaus entsprechen und gemessen werden können.

11.10.1.1 NMR-aktive Atomkerne

Die *Kernresonanzspektroskopie* (**n**uclear **m**agnetic **r**esonance spectroscopy; Abk.: NMR-Spektroskopie) beruht auf der Tatsache, dass bestimmte Atome, die eine *ungerade* Anzahl von Protonen *und/oder* Neutronen enthalten, einen **Kernspin** besitzen. Diese Atomkerne verhalten sich so, als würden sie um ihre eigene Achse rotieren. Der Gesamtspin (I) eines Kerns (*Kernspinquantenzahl* I) ergibt sich aus der Summe der Spins der einzelnen Kernbausteine [vgl. **MC-Fragen Nr. 1362, 1372**].

Ein Atom ist NMR-aktiv und ein Kernspin tritt auf, wenn

- seine Ordnungs- und Massenzahl ungerade sind (u/u-Kerne),
- seine Ordnungszahl gerade und seine Massenzahl ungerade sind (g/u-Kerne),
- seine Ordnungszahl ungerade und seine Massenzahl gerade sind (u/g-Kerne).

▫Tab. 11.12 gibt einen Überblick über einige Eigenschaften ausgewählter Atomkerne. Kernsorten mit der Spinquantenzahl I=1/2 sind z. B. ^{1}**H,** ^{13}**C,** ^{19}**F,** ^{23}**Na,** ^{29}**Si** und ^{31}**P**. Zu den aufgrund ihrer ungeraden Anzahl von Nucleonen NMR-aktiven Kernen zählen mit I=1 auch ^{2}**H(D)** und ^{14}**N**.

Demgegenüber besitzen die Isotope ^{12}**C,** ^{16}**O** und ^{32}**S** eine gerade Anzahl von Protonen und Neutronen und sind NMR-inaktiv. Hier haben die einzelnen Paare von Protonen und Neutronen entgegengesetzten Spin, sodass der Gesamtspin des Kerns I=0 ist. Sie besitzen kein magnetisches Moment und sind daher Kernresonanz-Experimenten nicht zugänglich [vgl. **MC-Fragen Nr. 1363–1372, 1388**].

Die für die Strukturaufklärung organischer Verbindungen wichtigsten Methoden der Kernresonanzspektroskopie beziehen sich auf den Kern des Wasserstoffatoms (^{1}**H-NMR-Spektroskopie**) und den Kern des Kohlenstoffisotops ^{13}C (^{13}**C-NMR-Spektroskopie**).

▫ **Tab. 11.12 NMR-Aktivität und natürliches Vorkommen ausgewählter Kerne**

Kern	Kernspin	NMR aktiv	natürliches Vorkommen	Kern	Kernspin	NMR aktiv	natürliches Vorkommen
^{1}H	1/2	ja	99,985 %	^{14}N	1	ja	99,63 %
^{2}H	1	ja	0,015 %	^{16}O	0	nein	99,759 %
^{12}C	0	nein	99,63 %	^{19}F	1/2	ja	100 %
^{13}C	1/2	ja	0,37 %	^{31}P	1/2	ja	100 %

11.10.1.2 Prinzip der NMR-Spektroskopie

Atomkerne sind positiv geladene Teilchen; sie befolgen daher die physikalischen Gesetze, nach denen sich bewegende elektrische Ladungen in ihrer Umgebung ein magnetisches Feld erzeugen. Dies bedeutet, dass Kerne mit einem Kernspin ein permanentes *magnetisches Moment* (μ) besitzen und sich so verhalten, als wären sie kleine Stabmagnete [vgl. **MC-Frage Nr. 1361**].

In einem feldfreien Raum sind die magnetischen Momente von Atomkernen zufällig orientiert. Die Einwirkung eines äußeren magnetischen Feldes verursacht jedoch eine Ausrichtung der Atomkernmagnete und führt zu kreiselartigen Bewegungen (Präzessionsbewegungen) definierter Frequenz (ν). Hierbei gibt es für die Orientierung der magnetischen Momente gegenüber dem äußeren Feld insgesamt 2I+1-Einstellmöglichkeiten.

Daraus folgt, dass die magnetischen Momente von Atomkernen mit einer ungeraden Anzahl von Nucleonen (**I=1/2**) nur *zwei* alternative Orientierungen einnehmen können: Eine *energieärmere, parallele* Orientierung (**α-Spin**), die wie das äußere Magnetfeld ausgerichtet ist, und eine *energiereichere, antiparallele* Orientierung (**β-Spin**), die entgegengesetzt gerichtet ist. In ○Abb. 11.42 ist dieser Sachverhalt nochmals in schematisierter Form wiedergegeben [vgl. **MC-Frage Nr. 1361**].

Die Energiedifferenz (ΔE) zwischen beiden Spinzuständen hängt sowohl von der Stärke des angelegten Magnetfeldes als auch von der Natur des betrachteten Kerns ab; sie ergibt sich zu:

$$\Delta E = h \cdot \gamma \cdot B_o/2\,\pi = h \cdot \nu$$

Hierin bedeuten h das Plancksche Wirkungsquantum, γ das gyromagnetische Verhältnis (magnetogyrisches Verhältnis), ν die Resonanzfrequenz und B_o die sog. *magnetische Flussdichte*, die ein Maß für die Stärke des Magnetfeldes am Ort des Kerns ist. B_o wird in Tesla gemessen. Je stärker das Magnetfeld B_o ist, desto größer wird ΔE [vgl. **MC-Frage Nr. 1377**].

Das *gyromagnetische Verhältnis* γ ist für jede Kernart eine charakteristische Konstante, die ein Maß für die relative Stärke des magnetischen Moments für den betreffenden Kern darstellt.

Günstig für Kernresonanz-Experimente sind daher Atomkerne mit einem großen magnetischen Moment, einem hohen gyromagnetischen Verhältnis und einer hohen natürlichen Häufigkeit [vgl. **MC-Frage Nr. 1361**].

In einem System mit mehreren Kernen wird die Anzahl der Kerne im energetisch tieferen (N_α) und energetisch höheren Zustand (N_β) durch die Boltzmann-Verteilung festgelegt, worin k die Boltzmann-Konstante und T die Temperatur in Kelvin bedeuten:

$$N_\beta/N_\alpha = e^{-\Delta E/kT}$$

Danach hängt der Besetzungsunterschied zwischen beiden Zuständen von ihrer Energiedifferenz (ΔE) und von der Temperatur (T) ab. Darüber hinaus beeinflusst das Magnetfeld B_o auch den Besetzungsunterschied zwischen beiden Kernspinzuständen, da ΔE der magnetischen Flussdichte B_o direkt proportional ist. Je stärker das Magnetfeld ist, umso größer wird der Besetzungsunterschied zwischen N_β und N_α [vgl. **MC-Frage Nr. 1377**].

Im Allgemeinen liegt nur ein geringer Besetzungsüberschuss des unteren α-Niveaus vor. Beispielsweise befinden sich bei Raumtemperatur und einer magnetischen Fluss-

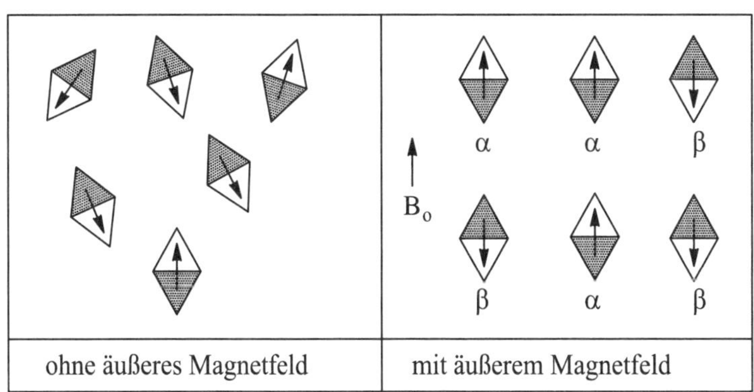

Abb. 11.42 Orientierung kernmagnetischer Momente

dichte von B_o=1,4 Tesla (14000 Gauß) von $2 \cdot 10^6$ Wasserstoffkernen lediglich 10 Kerne mehr als die Hälfte im energieärmeren Niveau. Nur diese 10 Kerne sind der Kernresonanz zugänglich.

Bestrahlt man ein solches System mit Licht geeigneter Frequenz (Wellenlänge), so kommt es zur **Resonanz**. D. h., ein Kern mit α-Spin kann ein Lichtquant absorbieren und unter *Spinumkehr* in den energetisch höheren β-Spinzustand übergehen, wie dies in Abb. 11.43 vereinfacht dargestellt ist. Die Spitzen der Pfeile symbolisieren die Richtung des Kernspins [vgl. **MC-Frage Nr. 1360**].

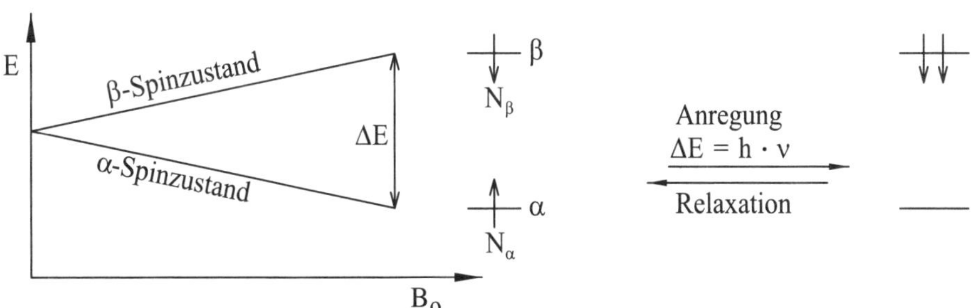

Abb. 11.43 Energiedifferenz zwischen α- und β-Spinzuständen in Abhängigkeit von der magnetischen Feldstärke

Resonanz ist ein generelles Phänomen, das immer dann auftritt, wenn zum Übergang von einem energieärmeren in einen energiereicheren Zustand genau die elektromagnetische Strahlung absorbiert wird, deren Frequenz der zu überbrückenden Energiedifferenz entspricht. Die Energieunterschiede zwischen beiden Spinzuständen sind klein, sodass die zur Resonanz eingestrahlten Frequenzen aus dem Bereich der *Radiowellen* stammen. Für die Resonanzfrequenz (ν) gilt [vgl. **MC-Frage Nr. 1439**]:

$$\nu = \gamma \cdot B_o / 2\,\pi$$

Zum Beispiel beträgt für ein Wasserstoffatom in einem Magnetfeld von etwa 1,4 Tesla (14000 Gauß) die der Energiedifferenz zwischen den α- und β-Zuständen entsprechende Frequenz n=60 MHz (Mega-Hertz). Dies entspricht einer Wellenlänge von λ=500 cm. Eine Feldstärke von 2,115 Tesla erfordert zur Kernresonanz Radiowellen von ν =90 MHz.

Darüber hinaus ist anzumerken, dass die Energiedifferenz (ΔE) zwischen beiden Spinzuständen auch vom gyromagnetischen Verhältnis (γ) und somit von der Natur des Atomkerns abhängt (siehe oben). Dies führt dazu, dass bei gleicher Feldstärke unterschiedliche Atomkerne bei verschiedenen Frequenzen absorbieren. Dies gilt auch für unterschiedliche Isotope des gleichen Elements.

In ◻Tab. 11.13 sind die Resonanzfrequenzen einiger ausgewählter Atomkerne bei einer magnetischen Flussdichte von B_0 = 2,35 Tesla aufgelistet.

◻ Tab. 11.13 Resonanzfrequenz ausgewählter Atomkerne (bei B_0= 2,35 Tesla)

Kern	NMR-Frequenz	Kern	NMR-Frequenz
^{1}H	100,00 MHz	^{14}N	7,229 MHz
^{2}H(D)	15,35 MHz	^{19}F	94,08 MHz
^{13}C	25,14 MHz	^{31}P	40,06 MHz

Nach der Anregung können die β-Spins wieder in den energieärmeren α-Zustand zurückkehren und es entsteht erneut ein Besetzungsunterschied zwischen beiden Spinzuständen. Die absorbierte Energie wird im Allgemeinen in Form von Wärme an die Umgebung abgegeben. Diesen Übergang vom angeregten Zustand in den Ausgangszustand (Desaktivierung angeregter Kerne) bezeichnet man als **Relaxation**. Unter Resonanzbedingungen finden somit kontinuierlich Anregung und Relaxation statt. Wird die Intensität der Radiowelle so gewählt, dass sie gerade nur soviel Energie nachliefern kann, wie durch Relaxation abgegeben wird, so kann ein stationäres Kernresonanzsignal über einen längeren Zeitraum aufrechterhalten und beobachtet werden [vgl. **MC-Frage Nr. 1373**].

Der während der Anregung der Atomkerne eintretende Energieverlust des Senders wird mithilfe einer Hochfrequenz-Messbrücke gemessen und mit einem Schreiber registriert. Das erhaltene Diagramm wird **Kernresonanzspektrum (NMR-Spektrum)** genannt. Die Lage der Kernresonanzsignale innerhalb eines Spektrums gibt Auskunft über das elektronische Umfeld in einem Molekül (siehe Kap. 11.10.3).

Bestimmte Atomkerne (^{1}H, ^{13}C, ^{19}F, ^{31}P) besitzen einen Kernspin mit der Spinquantenzahl I=1/2. Sie können als kleine Stabmagneten angesehen werden, die sich in einem Magnetfeld nur in Richtung des äußeren Feldes (α-Zustand) oder dazu entgegengesetzt (β-Zustand) orientieren können. Beide Spinzustände, die erst durch das angelegte Magnetfeld erzeugt werden, haben eine unterschiedliche Energie. Unter Resonanzbedingungen, d. h. wenn die eingestrahlte Radiofrequenz der Frequenz der natürlichen Präzessionsbewegung im Magnetfeld entspricht, absorbieren die Atomkerne die eingestrahlte Energie und werden unter Umkehr des Kernspins vom energieärmeren α- in den energiereicheren β-Zustand angeregt. Der β-Zustand relaxiert nach kurzer Zeit wieder zum α-Zustand, indem die aufgenommene Energie in Form von Wärme an die Umgebung abgegeben wird. Die Resonanzfrequenz, die der Stärke des äußeren Magnetfeldes proportional ist, ist charakteristisch für das betreffende Atom und seine chemische Umgebung.

11.10.2 Instrumentelle Anordnung

Die Aufnahme von NMR-Spektren erfolgt mithilfe eines **Kernresonanzspektrometers**. Den typischen Aufbau eines solchen Gerätes zeigt in stark vereinfachter Form ○Abb. 11.44.

Im Prinzip besteht ein Kernresonanzspektrometer aus einem [vgl. **MC-Fragen Nr. 1374, 1375, 1802**]:

- Magneten zur Erzeugung eines konstanten, homogenen Magnetfeldes der Stärke B_0, in das die zu untersuchende Probe eingebracht wird,
- Probenhalter mit einer Temperaturkontrolle,
- Radiofrequenzsender zur Bestrahlung der Probe mit elektromagnetischen Wellen geeigneter Frequenz (*Radiowellen*),
- Radiofrequenzempfänger mit Schreiber und Integrator, der die von den Kernen aufgenommene Energie misst und als NMR-Spektrum aufzeichnet.

Die Einteilung der Spektrometer erfolgt nach ihrer Betriebsfrequenz. Handelsübliche Magnete weisen „Feldstärken" (magnetische Flussdichten) zwischen 1,4 und 15 Tesla auf. Die entsprechenden Frequenzen (ν_0) reichen von 60 bis etwa 600 MHz. So arbeiten 60 MHz-Geräte mit einer Frequenz von ν_0=60 MHz [B_0=1,4 Tesla]. Andere Spektrometer benutzen Frequenzen von ν_0=90 MHz oder 100 MHz [B_0=2,11 bzw. 2,35 Tesla]. Solche Felder sind mit einem Elektromagneten erreichbar. Höhere Felder (200–600 MHz) erfordern einen supraleitenden Magneten, der mit flüssigem Helium gekühlt ist (*Kryomagnet*) [vgl. **MC-Frage Nr. 1886**].

Da der Besetzungsunterschied zwischen den α- und β-Kernspinzuständen umso größer wird, je stärker das Magnetfeld ist, sind mit Hochfeldinstrumenten empfindlichere Messungen möglich als mit den älteren 60–100 MHz-Geräten. Zur Aufnahme eines ^{1}H-NMR-Spektrums ist ein Kernresonanzspektrometer mit einer minimalen Frequenz von 60 MHz erforderlich.

Hierzu befindet sich die klare Probenlösung in einem zylindrischen Glasröhrchen [Länge: 18 cm; Durchmesser: 5 mm; Füllhöhe: 2–3 cm], das in den Magneten gebracht wird. Um die unterschiedlichen Orientierungen der einzelnen Moleküle auszumitteln, rotiert das Röhrchen um seine Längsachse mit etwa 30 UPs. Von der Senderspule wirkt senkrecht zur Magnetfeldrichtung die elektromagnetische Strahlung des Hochfrequenzsenders auf die Probe ein. Das Probenröhrchen ist von der Empfängerspule umgeben. Die Empfängerspule steht senkrecht zur Senderspule und zum Magnetfeld.

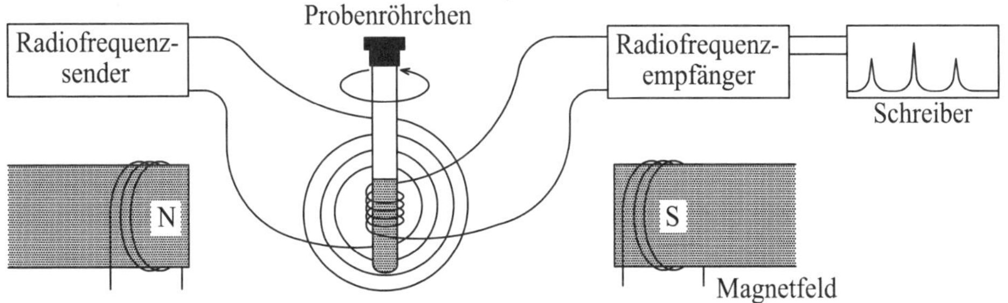

○ **Abb. 11.44 Schematischer Aufbau eines Kernresonanzspektrometers**

Der Empfänger ist mit einer Registriereinrichtung zur Aufzeichnung der Kernresonanzsignale verbunden.

Für die Durchführung von NMR-Messungen existieren im Prinzip zwei Methoden:

- Bei dem früher für ^1H-NMR-Routinemessungen üblichen – mittlerweile veralteten – **Continous-wave-Verfahren** (CW-NMR-Geräte) hält man die Radiofrequenz konstant (z.B. bei 60 MHz) und ändert zur Aufnahme des Kernresonanzspektrums kontinuierlich die Flussdichte B_0 des Elektromagneten (*Feld-sweep-Methode*). Die Aufnahme des NMR-Spektrums beginnt links bei tiefem Feld und endet rechts bei hohem Feld.
- Die Aufnahme von ^{13}C-NMR- oder ^{15}N-NMR-Spektren und in zunehmendem Maße auch von ^1H-NMR-Spektren erfolgt heute mit **Puls-Fourier-Transformations-Spektrometern** (PFT-NMR-Geräte), die wesentlich empfindlicher und schneller arbeiten. Geräte im Bereich von 300-950 MHz sind verfügbar. Die Geräte besitzen Kryomagnete. Bei diesen Spektrometern verwendet man einen kurzen elektromagnetischen Impuls, der alle Frequenzen des Messbereichs umfasst und somit *alle* Kerne einer Kernsorte *gleichzeitig* anregt.

Als *Lösungsmittel* zur Herstellung der (meistens 1%igen) Probelösungen dienen *deuterierte Lösungsmittel* [Deuterochloroform ($CDCl_3$), Deuteroaceton (D_3C-CO-CD_3), Deuterodimethylsulfoxid (D_3C-SO-CD_3), Deuterobenzol (C_6D_6), Deuteriumoxid (D_2O) oder deuteriertes Methanol (CD_3OD)]. Deuteriumoxid und deuteriertes Dimethylsulfoxid werden vor allem zum Lösen von polaren, hydrophilen Stoffen eingesetzt [vgl. **MC-Fragen Nr. 1286, 1378, 1380, 1846**].

Obwohl *Deuteriumatome* einen NMR-aktiven Kern ($I = 1$) besitzen, wird für sie *kein Resonanzsignal* registriert, da bei einer gegebenen Feldstärke des Magneten eine für den ^1H-Kern geeignete Betriebsfrequenz eingestellt wird, bei der ^2D-Kerne *kein Signal* ergeben. Mit anderen Worten, die Resonanzfrequenz für Deuteriumkerne liegt außerhalb des Messbereichs des ^1H-NMR-Spektrums [vgl. **MC-Frage Nr. 1379**].

Die Funktionsfähigkeit des NMR-Spektrometers ist sicherzustellen, wozu von Zeit zu Zeit Testmessungen mit Referenzsubstanzen durchzuführen sind, wie zum Beispiel:

- die *Überprüfung der Auflösung* mit einer 1%igen Lösung von *Chloroform* (**CH**Cl_3) in deuteriertem Aceton. Die Auflösung wird ermittelt aufgrund der Peakbreite in halber Signalhöhe. Die Peakbreite sollte $\leq$ 0,5 Hz sein.
- die *Überprüfung des Signal-Rausch-Verhältnisses* (Signal-to-Noise). Das S/N-Verhältnis ist ein Maß für die Empfindlichkeit der Protonenresonanz und kann mit einer 1%iger Lösung von *Ethylbenzol* (C_6H_5-$\mathbf{CH_2}$-CH_3) in deuteriertem Chloroform gemessen werden. Das Signal-Rausch-Verhältnis wird aus dem höchsten Signal des Quartetts der Methylengruppe (-CH_2-) bei δ = 2,65 ppm und der Höhe des Basislinienrauschens bestimmt.

11.10.3 NMR-Spektrum

Ein NMR-Spektrum liefert wichtige Informationen zur *Strukturaufklärung* unbekannter organischer Moleküle und zur *Identifizierung* organischer Substanzen. Auch *Reinheitsprüfungen* können NMR-spektroskopisch durchgeführt werden. So kann man beispielsweise eine Verunreinigung von Cyclohexan durch Benzen in einem NMR-Spektrum leicht erkennen. Darüber hinaus kann man *chemische Reaktionen* wie die Oxidation eines Alkohols zu einer Carbonylverbindung oder die Reduktion von Carbonylverbindungen zu Alkoholen mittels NMR-Spektroskopie bequem verfolgen. NMR-Spektren werden für *qualitative* und *quantitative Analysen* genutzt [vgl. **MC-Fragen Nr. 1456, 1459, 1461, 1462, 1667, 1792**].

In einem NMR-Spektrum wird auf der Abszisse die Stärke des äußeren Magnetfeldes (B_0) von links nach rechts ansteigend aufgetragen. Die Ordinate ist ein Maß für die „Intensität" des Resonanzsignals.

Für die *Auswertung eines NMR-Spektrums* sind folgende Parameter von Bedeutung, die nachfolgend noch ausführlich beschrieben werden:

- *Zahl der Resonanzsignale* (Singulett, Multiplett): Hierdurch erhält man einen Hinweis auf die Anzahl unterschiedlicher Gruppen von Atomkernen.
- *Chemische Verschiebung*: Die Lage der Resonanzsignale gibt Auskunft über funktionelle Gruppen und die unterschiedliche elektronische Umgebung von Atomkernen.
- *Intensität der Resonanzsignale* (*Integrationskurve*): Die Fläche unter den Signalen ist direkt proportional zur Zahl der Kernspins von der Atomgruppe, die das Resonanzsignal verursacht.
- *Spin-Spin-Kopplung*: Die Aufspaltung (*Multiplizität*) des Resonanzsignals gibt Auskunft über die Anzahl der Kerne, die mit dem in Resonanz tretenden Atomkern koppeln.
- *Kopplungskonstante*: Der Abstand zweier durch Aufspaltung entstandener Einzelsignale eines *einfachen* Multipletts kann einen Hinweis geben auf die Zahl und Geometrie der Bindungen, die an der Kopplung beteiligt sind. Komplizierteren Multipletts ist die Kopplungskonstante allerdings *nicht direkt* zu entnehmen.

11.10.3.1 Chemische Verschiebung

Bei dem ^{1}H-NMR-Spektrum einer organischen Verbindung würde man erwarten, dass alle Wasserstoffatome eines Moleküls bei der gleichen Feldstärke ein Kernresonanzsignal erzeugen. Im Gegensatz dazu zeigen aber die NMR-Spektren von **Chlor(methoxy)methan** [CH_3O-CH_2Cl] und **1,2,2-Trichlorpropan** [CH_3-CCl_2-CH_2Cl] (○Abb. 11.45) jeweils zwei scharfe Signale bei verschiedenen Feldstärken; ein Signal für die Wasserstoffatome der Methylgruppe (CH_3) und ein zweites für die Wasserstoffatome der Methylengruppe (CH_2).

Offenbar erfüllen chemisch unterschiedlich gebundene Wasserstoffatome bei verschiedenen Feldstärken die Resonanzbedingung. Die Ursache hierfür liegt in der unterschiedlichen *elektronischen Umgebung* der einzelnen Wasserstoffatome.
Kerne gebundener Wasserstoffatome sind von Elektronenwolken umgeben, deren negative Ladungsdichten von den Bindungsverhältnissen in der Nachbarschaft abhängen. Wenn die sich bewegenden Elektronen einem äußeren Magnetfeld (B_0) ausge-

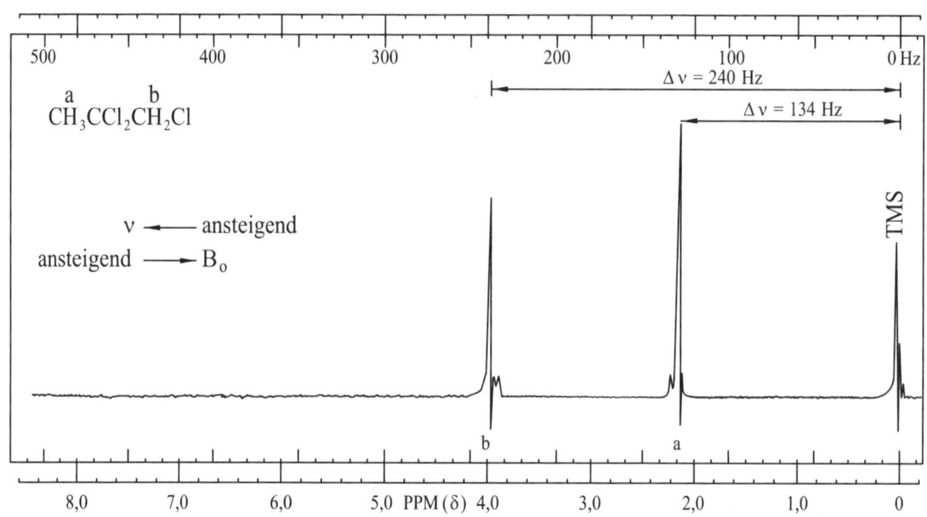

Abb. 11.45 60-MHz-NMR-Spektrum von 1,2,2-Trichlorpropan

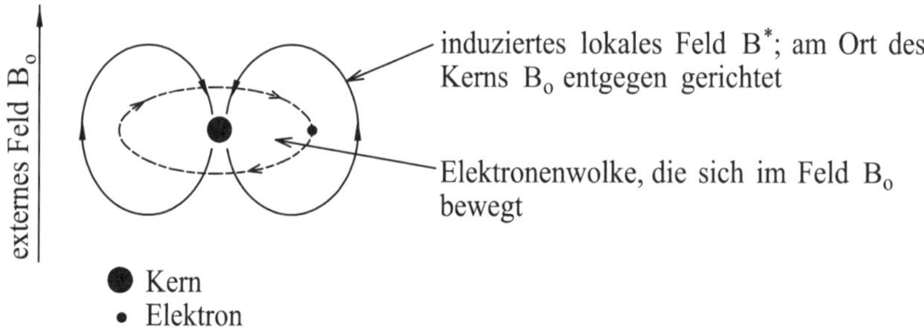

Abb. 11.46 Entstehung der diamagnetischen Abschirmung

setzt sind, induzieren sie selbst ein lokales Feld (B*); das induzierte Feld ist gemäß der Lenzschen Regel dem äußeren Feld entgegen gerichtet, wie dies Abb. 11.46 veranschaulicht. Dadurch hat das effektive Magnetfeld am Ort des betreffenden Kerns nur noch den Wert (B).

$$B = B_0 - B^*$$

Man sagt, der Kern wird von den Elektronen abgeschirmt. Der Grad der **Abschirmung** hängt von der Elektronendichte in der Umgebung des jeweiligen Wasserstoffatoms ab.

In der ^{1}H-NMR-Spektroskopie entspricht das auf ein Proton wirkende örtliche Feld nicht dem angelegten Magnetfeld, weil die Protonen eines Kerns durch die sie umgebenden Elektronen abgeschirmt sind.

Die Abschirmung hat zur Folge, dass zur Herbeiführung von Kernresonanz das äußere Feld verstärkt werden muss, damit das Magnetfeld am Ort des Kerns den Resonanzwert erreicht. Unter Resonanzwert versteht man die Feldstärke, die der für eine Spinumkehr vom α- in den β-Zustand erforderlichen Radiofrequenz entspricht. Wasserstoffatome in unterschiedlicher elektronischer Umgebung werden unterschiedlich stark abgeschirmt. Die Resonanzabsorption wird deshalb bei verschiedenen Werten für das angelegte Magnetfeld oder für die eingestrahlte Lichtfrequenz erfolgen.

Mit anderen Worten, jedes Wasserstoffatom eines Moleküls hat entsprechend seiner elektronischen Umgebung eine bestimmte Resonanzfrequenz. Chemisch äquivalente H-Atome erzeugen in der Regel gleiche Signale; chemisch äquivalente Wasserstoffe müssen magnetisch aber *nicht äquivalent* sein [vgl. **MC-Fragen Nr. 1390, 1889**].

Analoge Überlegungen führen bei der Aufnahme von ^{13}C-NMR-Spektren zu dem Ergebnis, dass auch jedes C-Atom – vorausgesetzt es liegt als ^{13}C-Isotop vor – in Abhängigkeit von seinen Bindungsverhältnissen bei einer geringfügig unterschiedlichen Frequenz im Vergleich zu anderen C-Atomen in Resonanz tritt.

Die Unterschiede in der Lage von Kernresonanzsignalen (bezogen auf eine Standardsubstanz) werden **chemische Verschiebung** genannt, wobei die Verminderung des angelegten Magnetfeldes durch die elektronische Abschirmung als *diamagnetische Verschiebung* oder *Hochfeldverschiebung* bezeichnet wird. Demgegenüber können bestimmte Strukturelemente in der Nähe von Wasserstoffatomen die ursprüngliche Abschirmung des äußeren Feldes auch wieder verringern; das äußere Feld muss dann zur Kernresonanz verkleinert werden. In diesem Falle spricht man von *Entschirmung* bzw. von *paramagnetischer Verschiebung* oder *Tieffeldverschiebung*.

Die exakte Vermessung von Resonanzfrequenzen ist technisch aufwendig. Darüber hinaus hängt die Lage eines Resonanzsignals auch von der angelegten Feldstärke ab. Da Feldstärke und Resonanzfrequenz zueinander proportional sind, führt eine Verdopplung der Feldstärke auch zu einer Verdopplung der Resonanzfrequenz. Zeigt beispielsweise Tetramethylsilan im ^{1}H-NMR-Spektrum bei einer Flussdichte von 2,35 Tesla ein Resonanzsignal bei 100 MHz, so ist bei Erhöhung der Flussdichte auf 4,70 Tesla das Signal bei 200 MHz zu erwarten, und bei 9,39 Tesla würde das Signal bei 400 MHz auftreten [vgl. **MC-Fragen Nr. 1384, 1385**].

Um diese Komplikationen zu umgehen und Spektren unterschiedlicher Feldstärken miteinander vergleichbar zu machen, wird die Lage von NMR-Signalen der zu untersuchenden Probe *relativ* zu den Signalen eines *internen Standards* angegeben. Die Standardverbindung wird der Untersuchungslösung in geringer Menge (1%) zugesetzt.

Als inneren Standard für die meisten ^{1}H-NMR-Spektren verwendet man **Tetramethylsilan** (TMS) [$(CH_3)_4Si$]. Im TMS sind alle neun Wasserstoffatome chemisch und magnetisch äquivalent und führen zu einem scharfen, intensiven Signal, dem die chemische Verschiebung **δ=0** zugeordnet wurde. Aufgrund der starken Abschirmung durch das im Vergleich zu Kohlenstoff elektropositivere Silicium erreichen die Methylprotonen des TMS die Resonanz bei einem höheren Feld als die Wasserstoffatome in den meisten organischen Verbindungen. Bei wässrigen Untersuchungslösungen setzt man das Natriumsalz der **Trimethylsilyltetradeuteropropionsäure** (TSP)

$[(CH_3)_3Si\text{-}CD_2CD_2\text{-}COO^-Na^+]$ als internen Standard ein [vgl. **MC-Fragen Nr. 1381–1383**].

Die Position eines NMR-Signals wird nun definiert als der Quotient aus der Differenz der Frequenz (ν_i) eines Peaks und der Frequenz (ν_{TMS}) des internen Standards (beide in Hz) zur Messfrequenz (ν_o) des jeweiligen Spektrometers. Dies führt zu einem dimensionslosen und von der Feldstärke unabhängigen Zahlenwert, der sog. **chemischen Verschiebung δ**.

$$\delta_i = \frac{\nu_i(\text{Hz}) - \nu_{TMS}(\text{Hz})}{\nu_o(\text{MHz})} \text{ [ppm]}$$

Der Faktor (10^6), der sich rechnerisch aus der Division von Hz durch MHz ergibt, wird durch die Angabe der chemischen Verschiebung in **ppm** berücksichtigt. δ-Werte werden allgemein mit zwei Dezimalen angegeben; sie sind für alle NMR-Geräte gleich.

Beispielsweise beträgt im 60-MHz-Spektrum des **1,2,2-Trichlorpropans** (Abb. 11.45) der Term (ν_i-ν_{TMS}) für die H-Atome der Methylgruppe gleich 134 Hz. Daraus resultiert ein δ-Wert von δ=134/60=2,23 ppm. Für die H-Atome der Methylengruppe gilt: δ=240/60=4,00 ppm. In einem 60-MHz-Spektrum entsprechen somit 0,5 ppm=30 Hz. Ist ein Signal im ^{1}H-NMR-Spektrum bei einer Resonanzfrequenz von 400 MHz um 120 Hz gegenüber TMS verschoben, so beträgt die chemische Verschiebung δ = 120/400 = 0,30 ppm [vgl. **MC-Fragen Nr. 1386, 1387**].

Tritt die Resonanz im Vergleich zu TMS bei höherem Feld auf, so hat δ einen negativen Zahlenwert. In der Regel haben aber Wasserstoffatome organischer Moleküle **δ-Werte** von **1–10 ppm** und absorbieren bei niedrigerem Feld. Das Spektrenende bei *hoher* Frequenz und *hohem* δ-Wert auf der linken Seite wird als *Tieffeld* und das rechte Spektrenende mit *niedrigem* δ-Wert als *Hochfeld* bezeichnet [vgl. **MC-Frage Nr. 1391**].

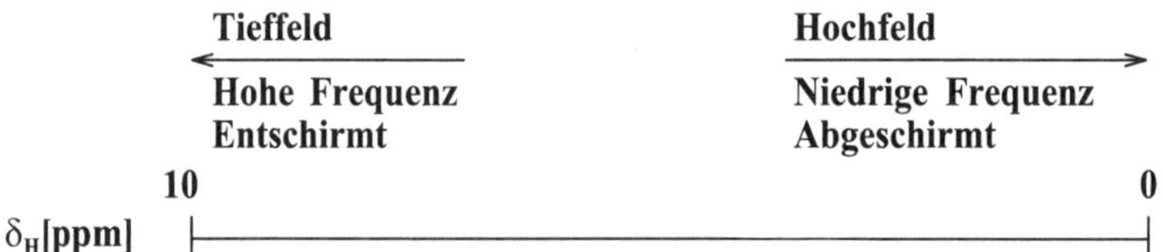

Entschirmt = größere ppm-Werte (größere δ-Werte) = tiefes Feld
Abgeschirmt = kleinere ppm-Werte (kleinere δ-Werte) = hohes Feld

In Tab. 11.14 sind die chemischen Verschiebungen (δ-Bereiche) einiger ausgewählter funktioneller Gruppen bezogen auf TMS als inneren Standard aufgelistet. Danach werden die Wasserstoffatome einer Methylgruppe (R-C**H**$_3$) bei „hohem" Feld nahe dem TMS-Signal registriert. Der Wasserstoff einer Aldehyd-Gruppe (R-C**H**=O) ist

Tab. 11.14 Chemische Verschiebung ausgewählter funktioneller Gruppen (Standard: Tetramethylsilan)

Wasserstoffatome		δ in ppm
prim. Alkyl	R-C**H**$_3$	0,8 - 1,0
sek. Alkyl	R-C**H**$_2$-R'	1,2 - 1,4
tert. Alkyl	R$_3$C**H**	1,4 - 1,7
Allyl-H	C=C-C**H**-	1,6 - 1,9
Alkin-H	RC≡C-**H**	1,8 - 3,1
Alkinyl-H	C≡C-C**H**-	2,0 - 2,2
Keton	R-CO-C**H**$_2$-R'	2,1 - 2,6
Benzyl-H	Ar-C**H**$_2$-R	2,2 - 2,5
Halogenalkan	R-C**H**$_2$-X	3,1 - 3,8
Ether	R-O-C**H**$_2$-R'	3,3 - 3,9
Alkohol	R-C**H**$_2$OH	3,3 - 4,0
Kumulen-H	C=C=C-**H**	4,0 - 5,0
terminales Alken	C=C**H**$_2$	4,6 - 5,0
Alken-H	R$_2$C=C**H**-R'	5,2 - 5,7
vinyloges Carbonyl	C=C**H**-CO-	5,8 - 6,7
Aryl-H	Ar-**H**	6,0 - 9,0
aliph. Aldehyd	R-C**H**=O	9,4 - 10,0
arom. Aldehyd	Ar-C**H**=O	9,7 - 10,5
Hydroxyl-H	R-O-**H**	0,5 - 5,0
Amin-H	R$_2$N-**H**	0,5 - 5,0
Carboxyl-H	R-COO**H**	9,0 - 15,0

durch die elektronenanziehende Wirkung des Carbonylsauerstoffs „elektronenarm" und liefert ein Resonanzsignal bei „tiefem" Feld.

Aus der Tabelle ist auch ersichtlich, dass beispielsweise die Resonanz von Alkin-H-Atomen (R-C≡C**H**) gegenüber olefinischen Wasserstoffatomen (R-C**H**=C**H**$_2$) hochfeldverschoben auftritt [vgl. **MC-Fragen Nr. 1390, 1392–1395, 1400–1402, 1406–1408, 1889**].

Mit TMS als inneren Standard umfassen die δ-Werte bei der ^{1}H-NMR-Spektroskopie einen Bereich von **0 bis 10 ppm**, während in der ^{13}C-NMR-Spektroskopie die Resonanzsignale im Bereich von **-10 bis 250 ppm** auftreten.

Für die chemische Verschiebung ist mit τ noch eine zweite Maßeinheit gebräuchlich, die wie folgt definiert ist:

$\tau = 10 - \delta$

Als wichtige Faktoren, die die chemische Verschiebung beeinflussen, sind zu nennen [vgl. **MC-Fragen Nr. 1390, 1889**]:

- *induktive und mesomere Effekte (Elektronendichteänderungen),*
- *anisotrope Effekte,*
- *sterische und chirale Effekte,*
- *Wasserstoffbrückenbindungen (Dipol-Dipol-Wechselwirkungen),*
- *van der Waals-Kräfte zwischen den Protonen.*

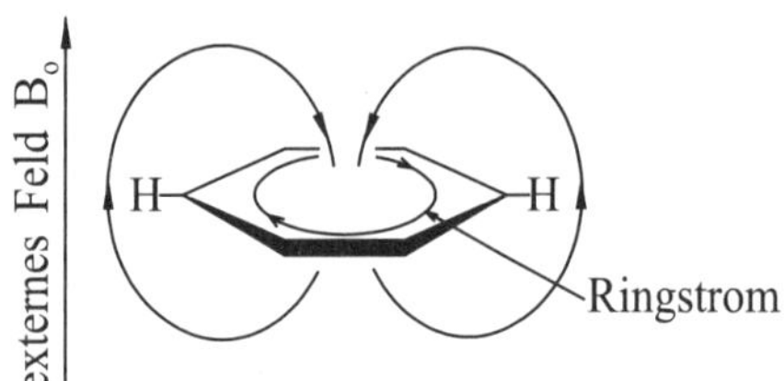

Abb. 11.47 Anisotropie aromatischer Ringe

Wenn sich ein H-Atom eines Moleküls nahe bei einem *elektronegativen* Atom oder einer Atomgruppe mit **-I-Effekt** befindet, wird das Resonanzsignal nach höherer Frequenz (tieferem Feld) verschoben, da elektronegative Substituenten die Elektronendichte verringern und somit den Kern entschirmen. Zum Beispiel findet sich das Signal der Methylgruppe (C**H**$_3$-) im **1,2,2-Trichlorpropan** ($CH_3CCl_2CH_2Cl$) (siehe Abb. 11.45) bei $\delta = 2{,}23$ ppm, während das Resonanzsignal der Methylengruppe (-C**H**$_2$Cl) infolge des induktiven Effektes des Chloratoms bei $\delta = 4{,}00$ ppm auftritt.
Je elektronegativer der Substituent ist, desto stärker werden die Wasserstoffatome relativ zu denen des Methans entschirmt. Mehrere derartige Substituenten führen zu einem additiven Effekt. Die entschirmende Wirkung elektronegativer Gruppen nimmt mit wachsendem Abstand des Substituenten ab. Eine elektronenreiche Umgebung verursacht den gegenläufigen Effekt (Abschirmung, höheres Feld, kleinerer δ-Wert).

Die ^{1}H-NMR-Spektroskopie ist somit eine geeignete Methode, um z. B. zwischen **Fluorethan** [CH_3CH_2F] und **Chlorethan** [CH_3CH_2Cl] zu unterscheiden. Die Signale der Ethylgruppe beider Verbindungen besitzen aufgrund der unterschiedlichen Elektronegativität von Fluor und Chlor unterschiedliche ppm-Werte [vgl. **MC-Frage Nr. 1458**].

Auch die beiden Methylgruppen im **Essigsäuremethylester** (Methylacetat) [CH_3-CO-OCH_3] führen zu zwei Einzelsignalen (Singuletts) mit unterschiedlicher chemischer Verschiebung ($\delta_{CH3CO} \approx 2{,}2$ ppm und $\delta_{OCH3} \approx 4{,}7$ ppm) [vgl. **MC-Frage Nr. 1400**].

Ferner ergibt **1,2-Dichlor-2-methylpropan** [$ClCH_2$-$C(CH_3)_2Cl$] aufgrund der magnetischen Äquivalenz der beiden Methylgruppen im NMR-Spektrum nur zwei Einzelsignale (Singuletts) bei $\delta_{CH3} \approx 1{,}7$ ppm und $\delta_{ClCH2} \approx 3{,}7$ ppm [vgl. **MC-Frage Nr. 1402**].

Darüber hinaus bietet die ^{1}H-NMR-Spektroskopie die Möglichkeit *Tautomeriegleichgewichte* wie die *Keto-Enol-Gleichgewichte* aufgrund der unterschiedlichen Struktur von Ketoform (C**H**-C=O) und Enolform (C=C-O**H**) zu analysieren. So sind die Signale bei $\delta = 2{,}25$ ppm und bei $\delta = 3{,}60$ ppm der Ketoform des **Acetylacetons** (**Pentan-2,4-dion**) [CH_3-CO-CH_2-CO-CH_3] zuzuordnen, während die Signale bei $\delta = 2{,}05$ ppm, $\delta = 5{,}50$ ppm und $\delta = 15{,}50$ ppm durch das Vorliegen der enolisierten Verbindung (*Z*)-4-Hydroxypent-3-en-2-on [H_3C-CO-CH=C(OH)-CH_3] zu erklären sind [vgl. **MC-Fragen Nr. 1413, 1460, 1847**].

Chemische Bindungen sind Bereiche hoher Elektronendichte, in denen ein äußeres Magnetfeld ein lokales Feld induziert. Derartige Felder sind **anisotrop**, d. h., sie sind in einer Richtung stärker ausgeprägt als in einer anderen, sodass der Effekt des sekundären Feldes auch von seiner Orientierung zur betrachteten Bindung abhängt.

Ein besonders ausgeprägter anisotroper Effekt wird durch das *π-Elektronensystem aromatischer Ringe* verursacht, wie dies Abb. 11.47 veranschaulicht. Die zirkulierenden Elektronen verursachen einen **Ringstrom** und somit ein magnetisches Feld, das im Zentrum des Ringes dem angelegten Feld entgegenwirkt; außerhalb des Ringes wird jedoch das äussere Feld verstärkt. Dies führt zu einer signifikanten Entschirmung der unmittelbar an den Ring gebundenen H-Atome und somit zu einer Tieffeldverschiebung in den Bereich von δ=6–9 ppm. Anisotropie ist auch zu beobachten bei Carbonylgruppen, olefinischen Doppel- und acetylenischen Dreifachbindungen.

Die Wasserstoffatome von Carboxyl-, Amino- oder Hydroxylgruppen zeigen breite Signale in einem weiten Frequenzbereich. Dies beruht auf der Bildung von **Wasserstoffbrückenbindungen**. Ein Wasserstoffatom, das an einer H-Brückenbindung beteiligt ist, steht unter dem Einfluss von zwei elektronegativen Elementen [X..H..Y]. Die Folge davon ist, dass eine Entschirmung und damit eine Resonanzlage bei tiefem Feld eintritt. Besonders die starken intermolekularen Wasserstoffbrücken in Carbonsäure-Dimeren führen zu Absorptionen bei sehr tiefem Feld.

Die Position der Signale von HO- und NH-Protonen ist aber nicht vorhersagbar, da das Ausmaß, mit dem Wasserstoffbrückenbindungen auftreten, nicht vorhergesagt werden kann und zudem konzentrationsabhängig ist. Allerdings können die Resonanzsignale solcher Wasserstoffatome leicht identifiziert werden. Dazu schüttelt man die Probenlösung mit einem Tropfen D_2O, wobei HO-, NH-, SH- und CH-acide Wasserstoffatome einen raschen *Austausch gegen Deuterium* erfahren. Dadurch verschwinden diese Signale im ^{1}H-NMR-Spektrum.

$$\text{R-COOH} + D_2O \rightarrow \text{R-COOD} + \text{HOD}$$
$$\text{R-O-H} + D_2O \rightarrow \text{R-O-D} + \text{HOD}$$
$$R_2\text{N-H} + D_2O \rightarrow R_2\text{N-D} + \text{HOD}$$

Atomkerne gleicher Art aber unterschiedlicher chemischer Umgebung werden in Abhängigkeit von ihrem Bindungszustand im NMR-Spektrum bei unterschiedlichen Resonanzfrequenzen registriert. Diese auf der Abschirmung durch die Elektronenhülle beruhende Verschiebung des Resonanzsignals gegenüber dem isolierter Atomkerne wird als **chemische Verschiebung** bezeichnet. Je geringer die elektronische Abschirmung, d. h. je niedriger die Elektronendichte ist, desto höher ist das effektive Magnetfeld am Kern und umso höher ist die für die Resonanzbedingung erforderliche Frequenz. Die chemische Verschiebung, die mit „δ" in der Einheit ppm angegeben wird, erlaubt daher Rückschlüsse auf die Struktur eines Moleküls. Die chemische Verschiebung entspricht der Differenz zwischen der gemessenen Resonanzfrequenz und der Frequenz des internen Standards TMS (in Hz) dividiert durch die Messfrequenz (in MHz).

11.10.3.2 Integrationskurve

Die *Intensität* eines Resonanzsignals hängt von der Zahl der Kerne ab, die aus der energieärmeren in die energiereichere Position übergeführt werden. Daher korreliert in einem CW-Spektrum die *Fläche* eines Signals mit der Anzahl der in Resonanz befindlichen Atome. Durch Vergleich der Peakflächen werden Aussagen über die in einem Molekül vorhandenen Wasserstoffatome möglich. Zum Beispiel weisen die

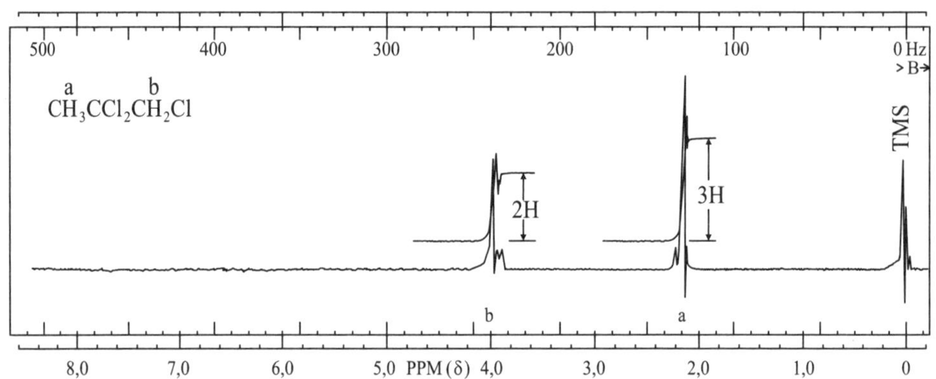

o Abb. 11.48 Integrationskurve im NMR-Spektrum des 1,2,2-Trichlorpropans

beiden Signale im NMR-Spektrum des **1,2,2-Trichlorpropans** (o Abb. 11.48) ein Intensitätsverhältnis von 3:2 auf. Bei FT-Spektren sind die Verhältnisse weniger einfach [vgl. **MC-Fragen Nr. 1376, 1390**].

Zur Vereinfachung der Flächenmessung enthalten NMR-Spektrometer einen elektronischen Integrator, wobei zu beachten ist, dass die Integration nur Verhältnisse und keine absoluten Werte für die Zahl der im Molekül enthaltenen H-Atome liefert. Die **Integrationskurve** verläuft zunächst von links nach rechts parallel zur Basislinie. An der Stelle des Spektrums, an der ein Resonanzsignal auftritt, macht die Integration einen Knick, um anschließend bis zum nächsten Signal wieder horizontal weiterzuverlaufen. Die Stufenhöhe korreliert mit der Peakfläche.

Zur Auswertung der Integrationskurve misst man die Gesamtstufenhöhe und teilt sie durch die aus der Summenformel entnehmbare Anzahl der Wasserstoffatome. Dadurch erhält man die Integrationshöhe für ein H-Atom. Mit diesem Wert kann die Zahl der Wasserstoffatome der jeweiligen Signale aus ihren Stufenhöhen ermittelt werden. Für die einzelnen Signale wird die Zahl der H-Atome in Klammer gesetzt. Beispielsweise ergeben sich dadurch für das NMR-Spektrum des 1,2,2-Trichlorpropans die Angaben: δ=2,23 ppm (3H) und δ=4,00 ppm (2H).

Wie erwähnt ist die Fläche eines Kernresonanzsignals proportional der Zahl der in Resonanz befindlichen Atome. Dies erlaubt, die NMR-Spektroskopie für **quantitative Bestimmungen** zu nutzen, in dem man eine *bekannte Menge eines Referenzstandards*, z.B. **Dimethylphthalat**, zur Untersuchungslösung hinzugibt und die Intensitäten geeigneter Signale von Probe und Standard mithilfe ihrer Integrale vergleichend auswertet [vgl. **MC-Frage Nr. 1832**].

11.10.3.3 Spin-Spin-Kopplung und Kopplungskonstante

Das in den o Abb. 11.45 und 11.48 gezeigte ^{1}H-NMR-Spektrum von **1,2,2-Trichlorpropan** war sehr einfach zu interpretieren. Aus dem Auftreten von zwei Einzelsignalen (*Singuletts*) wurde geschlossen, dass das Molekül zwei Gruppen magnetisch nichtäquivalenter Wasserstoffatome enthalten muss. In o Abb. 11.49 ist nun das ^{1}H-NMR-Spektrum von **Chlorethan** [CH_3CH_2Cl] graphisch dargestellt. Auch in diesem Spektrum findet man zwei Signalgruppen. Das Signal der Methylengruppe (-C**H$_2$**Cl)

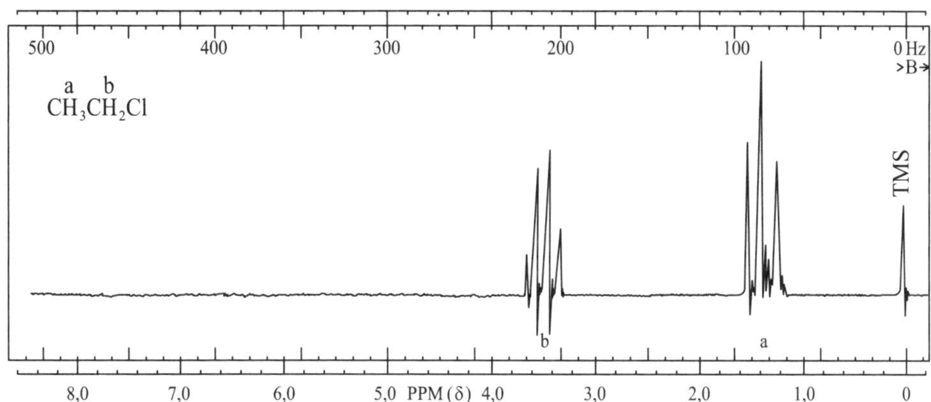

Abb. 11.49 NMR-Spektrum des Chlorethans (Ethylchlorid)

erscheint jedoch bei $\delta = 3{,}52$ ppm als *Quartett*, während die Wasserstoffatome der Methylgruppe (**CH_3**-) als *Triplett* bei $\delta = 1{,}44$ auftreten.
Solche Aufspaltungen von Resonanzsignalen sind bei ^{1}H-NMR-Spektren üblich. Man nennt dieses Phänomen **Spin-Spin-Kopplung.**

Die Signalaufspaltung beruht auf der gegenseitigen Beeinflussung nichtäquivalenter Wasserstoffe und ist mit dem Verhalten dieser Kerne in einem äußeren Magnetfeld erklärbar. Dazu soll zunächst die Teilstruktur [**H_a**-C-C-H_b] eines organischen Moleküls näher betrachtet werden.

Aufgrund ihres Kernspins verhalten sich die Wasserstoffatome wie kleine Stabmagnete, deren magnetische Momente sich parallel (α-Zustand) oder antiparallel (β-Zustand) zu einem äußeren Magnetfeld orientieren können. Der Energieunterschied zwischen beiden Kernspinzuständen ist gering, sodass bei Raumtemperatur etwa die Hälfte der Wasserstoffkerne ein Magnetfeld in Richtung des äußeren Feldes, die andere Hälfte in entgegengesetzter Richtung erzeugen.

Betrachten wir nun die Wasserstoffatome H_a, die Kerne H_b zum Nachbarn haben, welche zu 50% in Richtung des äußeren Feldes (α-Spin) ausgerichtet sind. H_a ist dann nicht nur dem äußeren Magnetfeld ausgesetzt, das vom NMR-Gerät geliefert wird, sondern dieses Feld erfährt lokal durch den α-Spin von H_b eine Verstärkung seiner effektiven Feldstärke. Zur Herbeiführung von Kernresonanz für H_a wird also ein um diesen Betrag schwächeres äußeres Feld benötigt, als es ohne die Wechselwirkung zwischen H_a und H_b erforderlich wäre. Die resultierende Resonanzlinie für H_a ist nach tieferem Feld (höherer Frequenz) verschoben. Die andere Hälfte von H_b hat β-Spin und wirkt dem angelegten Feld (H_o) entgegen; dies führt zu einer Schwächung des effektiven Gesamtfeldes um H_a. Zur Resonanz wird daher ein stärkeres äußeres Magnetfeld benötigt und man beobachtet eine Verschiebung des Resonanzsignals um den gleichen Betrag nach höherem Feld (tieferer Frequenz). Man sagt, das Signal für H_a sei durch die Nachbarschaft von H_b in ein *Dublett* aufgespalten worden. Die Integration beider Einzellinien liefert für deren relative Intensität den Wert 0,5. Als chemische Verschiebung (δ) wird der Mittelwert der Lage beider Einzelsignale angegeben. In ○ Abb. 11.50 ist dieser Sachverhalt nochmals graphisch dargestellt.

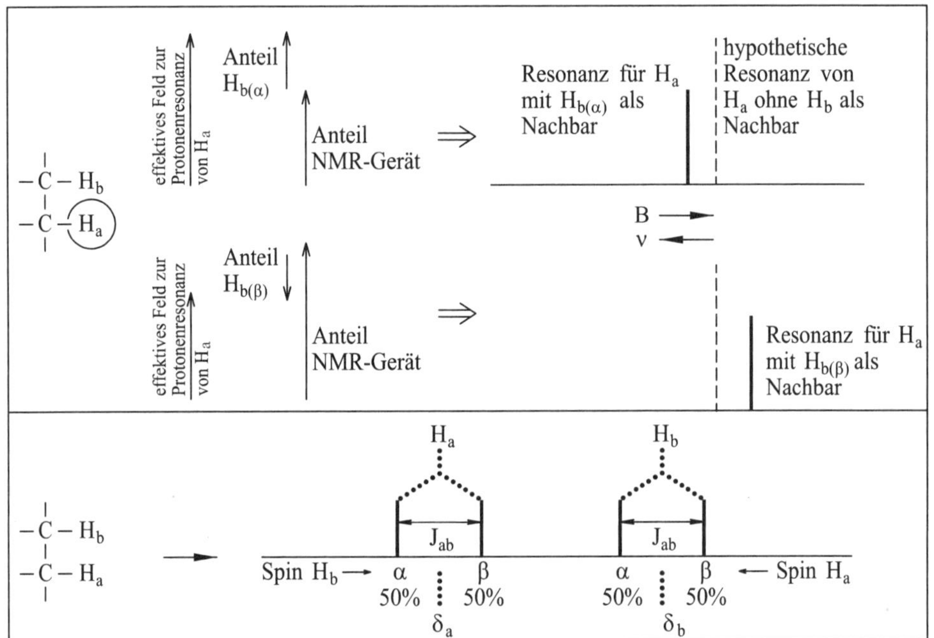

○ Abb. 11.50 Spin-Spin-Kopplung durch gegenseitige Beeinflussung nichtäquivalenter Wasserstoffatome

Der Effekt der Spin-Spin-Kopplung zweier Wasserstoffatome beruht auf Gegenseitigkeit. Auch die Wasserstoffe H_b haben mit $H_{a(\alpha)}$ und $H_{a(\beta)}$ zwei Sorten von Wasserstoffkernen als Nachbarn. Deshalb tritt auch das Resonanzsignal von H_b im Spektrum als Dublett mit gleicher Intensität und gleichem Abstand der Einzellinien auf. D. h., der Betrag der gegenseitigen Aufspaltung ist für beide Dubletts gleich.

Der Abstand (Frequenzunterschied) zwischen den Einzellinien des Dubletts wird als **Kopplungskonstante** (*J*) bezeichnet und in der Einheit [Hz] angegeben. Da J vom Magnetfeld eines benachbarten Wasserstoffatoms herrührt, ist die Kopplungskonstante unabhängig von der Stärke des externen Magnetfeldes. Dies bedeutet, dass J stets den gleichen Wert besitzt, unabhängig davon, mit welchem Gerät das NMR-Spektrum registriert wurde.

Zur Bestimmung von Kopplungskonstanten ist meistens am oberen Rand des Spektrums eine Frequenzskala angegeben. Andernfalls kann J aus dem Unterschied ($\Delta\delta$) der chemischen Verschiebung beider Einzelsignale und der Betriebsfrequenz des Spektrometers berechnet werden. Beispielsweise besitzen im ^{1}H-NMR-Spektrum von **Primidon**, das mit einem 200MHz-Spektrometer aufgenommen wurde, die einzelnen Maxima des Tripletts und des Quartetts einer *Ethylgruppe* einen Abstand von $\Delta\delta$ = 0,035 ppm. Daraus resultiert eine *Kopplungskonstante* von **7 Hz** (0,035 · 200) [vgl. **MC-Frage Nr. 1398**].

Wenden wir uns nun dem ^{1}H-NMR-Spektrum von **Chlorethan** (○Abb. 11.49) zu. Das Signal der Methylgruppe (CH_3) erscheint als *Triplett* mit einem Intensitätsverhältnis der Resonanzlinien von 1:2:1. Den drei äquivalenten Methylwasserstoffen sind

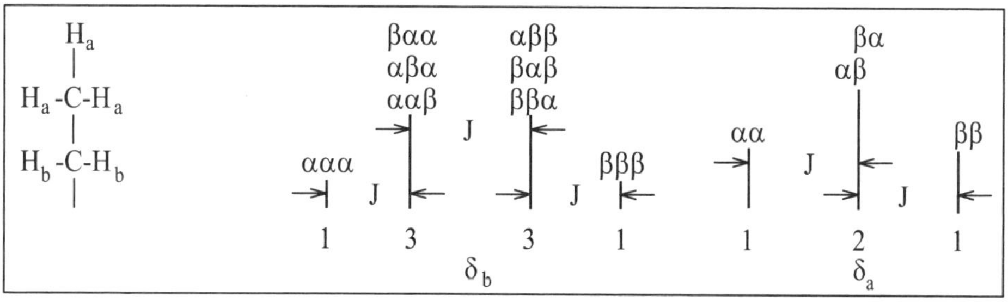

H_a
H_a-C-H_a
H_b-C-H_b

	βαα αβα ααβ	αββ βαβ ββα			βα αβ	
ααα			βββ	αα		ββ
1	3	3	1	1	2	1
	δ_b				δ_a	

J J J J J

○ Abb. 11.51 Schematisiertes Aufspaltungsmuster der Spin-Spin-Kopplung einer Ethylgruppe

jeweils zwei H-Atome der Methylengruppe benachbart, von denen sich jedes im α- bzw. β-Spinzustand befinden kann. Demnach sind für diese beiden Wasserstoffe die Spinkombinationen αα, αβ, βα und ββ möglich.
Die Methylwasserstoffe, die ein $H_{\alpha\alpha}$ zum Nachbarn haben, die magnetischen Momente beider Wasserstoffe sich also parallel zum äußeren Magnetfeld ausrichten, sind einem starken lokalen Feld ausgesetzt und absorbieren bei niedrigerer Feldstärke. Die Kernspinkombinationen αβ und βα heben sich gegenseitig auf und verändern das externe Magnetfeld nicht. Das Resonanzsignal der Methylgruppe erscheint im Spektrum an der Stelle, wo es ohne die Nachbarschaft der CH_2-Gruppe absorbieren würde. Darüber hinaus werden die Methylwasserstoffe von Kernen der Spinkombination ββ beeinflusst. In diesem Fall wird das externe Feld geschwächt; die Folge davon ist eine nach höherem Feld verschobene Signallinie.

Das *Quartett* der Methylengruppe (CH_2Cl) mit den Linienintensitäten 1:3:3:1 kann in ähnlicher Weise analysiert werden. Die Kopplungskonstante ergibt sich als Frequenzunterschied zweier benachbarter Linien und entspricht dem für das Triplett gemessenen J-Wert. Diese Deutung des Aufspaltungsmusters der Ethylgruppe im **Chlorethan** [CH_3CH_2Cl] ist nochmals in ○ Abb. 11.51 erklärt und ○ Abb. 11.52 zeigt die Aufspaltungsmuster ausgewählter Alkylgruppen.

Analoge Betrachtungen lassen sich auch für die *Ethylgruppe* in Molekülen wie **Essigsäureethylester** (Ethylacetat) [$CH_3COOCH_2CH_3$], **Diethylether** [$CH_3CH_2OCH_2CH_3$] oder **Primidon** anstellen [vgl. **MC-Fragen Nr. 1396, 1397, 1401, 1803, 1804**].

Für die durch Spin-Spin-Kopplung aufgespaltenen Resonanzsignale (allgemein *Multipletts*) verwendet man je nach der Zahl der Linien die in □ Tab. 11.15 aufgelisteten Bezeichnungen und Abkürzungen.

Die *Zahl der Linien* eines Resonanzsignals hängt von der Anzahl n benachbarter nichtäquivalenter H-Atome ab. Es gilt die einfache Regel (**Multiplizitätsregel**), wonach *ein Kern, der in gleicher Weise mit n anderen Kernen koppelt, ein Signal mit (n+1)-Linien verursacht, deren Intensitäten durch die Binominalkoeffizienten in* $(x+1)^n$ *ausgedrückt werden und sich anhand des Pascalschen Dreiecks leicht berechnen lassen.* Jede Zahl in diesem Dreieck ergibt sich aus der Summe der beiden unmittelbar darüber stehenden Zahlen. Als **chemische Verschiebung** wird der *Mittelpunkt eines Multipletts* angegeben.

Im Allgemeinen werden im NMR-Spektrum die Signale mit einer Spin-Spin-Kopplung durch die chemische Verschiebung (δ), die Zahl der Wasserstoffatome, die Zahl

Multiplett für H_a	Teilstruktur	Multiplett für H_b
1 : 1	$-CH_a-CH_b-$	1 : 1
1 : 1	$-C(H_a)_2-CH_b-$	1 : 2 : 1
1 : 2 : 1	$-C(H_a)_2-C(H_b)_2-$	1 : 2 : 1
1 : 1	$H_a-C(H_a)_2-CH_b-$	1 : 3 : 3 : 1
1 : 2 : 1	$H_a-C(H_a)_2-C(H_b)_2-$	1 : 3 : 3 : 1

Abb. 11.52 Aufspaltungsmuster einfacher Alkylgruppen (schematisiert)

Tab. 11.15 Aufspaltungsmuster von Resonanzsignalen

Zahl der Nachbaratome (n)	Zahl der Linien (n+1)	Bezeichnung Multiplett (Abkürzung)	Intensitätsverhältnis der Einzellinien (Pascalsches Dreieck)
0	1	Singulett (s)	1
1	2	Dublett (d)	1:1
2	3	Triplett (t)	1:2:1
3	4	Quartett (q)	1:3:3:1
4	5	Quintett (quin)	1:4:6:4:1
5	6	Sextett (sex)	1:5:10:10:5:1
6	7	Septett (sep)	1:6:15:20:15:6:1

der Linien (m) und die Kopplungskonstante (J) charakterisiert. Daraus ergeben sich z. B. für das Signal der Methylgruppe im **Chlorethan** folgende Angaben: δ=1,44 ppm (3H, t, J=7 Hz).

Betrachten wir nun eine Teilstruktur der allgemeinen Form **[CH_b-CH_a-CH_c]**, in der das mittlere H_a-Atom mit H_b und H_c zwei Nachbarn besitzt. Dann ergibt sich die Multiplizität des Resonanzsignals für H_a zu $\mathbf{(n_b+1) \cdot (n_c+1)}$ usw. In dem angeführten Strukturelement wird H_a zunächst von H_b in ein Dublett aufgespalten und jede Linie dieses Dubletts ergibt durch Kopplung mit H_c ein weiteres Dublett. Gemäß dem Produkt $[(1+1) \cdot (1+1)]$ treten im NMR-Spektrum vier Linien vergleichbarer Intensität auf.

Diese Regel *gilt* jedoch *nicht*, wenn H_b und H_c magnetisch äquivalent sind und die gleiche chemische Verschiebung besitzen *oder* wenn die Kopplungskonstanten beider Aufspaltungen ($\mathbf{J_{ab}=J_{ac}}$) gleich groß sind, was häufiger eintritt. Unter diesen Voraussetzungen fallen die beiden inneren Linien zu einer Linie zusammen und man registriert im NMR-Spektrum anstelle des erwarteten Quartetts ein Triplett im Intensitätsverhältnis 1:2:1. Das Aufspaltungsmuster genügt dann wieder der allgemeinen Regel, wonach das Signal einer „Protonenart“ in (n+1)-Linien aufspaltet, wenn an benachbarten C-Atomen n-Wasserstoffatome gebunden sind.

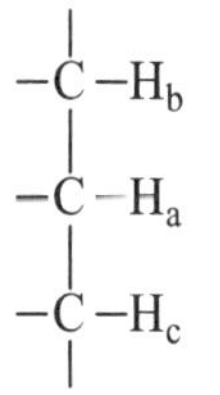

Strukturelement	
$-\overset{\vert}{C}-H_b$	H_b, H_c sind magnetisch äquivalent $H_a = (2+1) = 3$ [Triplett]
$-\overset{\vert}{\underset{\vert}{C}}-H_a$	H_b, H_c sind magnetisch nicht äquivalent und $J_{ab} \neq J_{ac}$ $H_a = (1+1) \cdot (1+1) = 4$ [Quartett]
$-\underset{\vert}{C}-H_c$	H_b, H_c sind magnetisch nicht äquivalent und $J_{ab} = J_{ac}$ [Triplett]

Ideale Intensitätsverhältnisse von Multipletts, wie sie bisher beschrieben wurden, sind im NMR-Spektrum nur dann zu beobachten, wenn die Resonanzsignale der Kopplungspartner weit auseinanderliegen und der Unterschied ($\Delta\delta$) in ihren chemischen Verschiebungen etwa um den Faktor 10 größer ist als die Kopplungskonstante (J). Ist die Bedingung $[\Delta\delta/J > 10]$ erfüllt, so spricht man von *Spektren erster Ordnung*. Liegt $\Delta\delta$ in der Größenordnung $[\Delta\delta/J < 10]$, dann entstehen *Aufspaltungen höherer Ordnung*. Die Diskussion solch komplizierter Liniensysteme überschreitet den Rahmen dieses Buches. Erinnert sei jedoch an den Extremfall $\delta=0$. Die Wasserstoffe sind dann magnetisch äquivalent und spalten sich gegenseitig nicht auf. Mit anderen Worten, bei Wasserstoffatomen mit identischer chemischer Verschiebung wird im NMR-Spektrum keine Spin-Spin-Kopplung beobachtet.

Spin-Spin-Kopplungen beobachtet man generell, wenn nichtäquivalente Wasserstoffatome direkte Nachbarn sind. Bisher wurden Kopplungen vorgestellt, die über drei Valenzbindungen [$\mathbf{H}_a$-C-C-H_b] hinweg erfolgen. Man bezeichnet sie auch als *vicinale Kopplungen*.

Es können aber auch Kopplungen auftreten, bei denen die Kopplungspartner an dasselbe Atom [$\mathbf{H}_a$-C-H_b] gebunden sind. In diesem Falle spricht man von *geminalen Kopplungen*. Geminale Kopplungen können jedoch in einem NMR-Spektrum nur dann sichtbar gemacht werden, wenn die beiden an dasselbe C-Atom gebundenen H-Atome bei verschiedenen Frequenzen in Resonanz treten. Auch solche Kopplungen folgen der erwähnten Multiplizitätsregel und zeigen ähnliche Kopplungskonstanten.

Kopplungen finden normalerweise über chemische Bindungen statt. Die Anzahl der Bindungen, über die zwei Atomkerne miteinander koppeln, wird als Exponent links oben an dem Symbol für die Kopplungskonstante angegeben [vgl. **MC-Frage Nr. 1399**]: ^{2}J = geminale Kopplung (über zwei Bindungen) - ^{3}J = vicinale Kopplung (über drei Bindungen).

Da der Effekt des Protonenspins über die bindenden Elektronen weitergegeben wird, schwächt er sich mit der Anzahl der Bindungen zwischen den Kopplungspartnern stark ab und wird in *Fernkopplungen* (Long range-Kopplungen) zunehmend kleiner. Solche Kopplungen können häufig mit normalen Spektrometern nicht mehr beobachtet werden. Des Weiteren sei angemerkt, dass neben der normalen Atomkernkopplung über chemische Bindungen auch Kopplungen existieren, die durch den Raum stattfinden.

H_a-C-H_b	$H_a-C-C-H_b$	$H_a-C-C-C-H_b$
geminale Kopplung J_{ab}~0-18 Hz	vicinale Kopplung J_{ab}~4-10 Hz	1.3-Kopplung (Fernkopplung) vernachlässigbar

Eine Analyse der Kopplungskonstanten kann auch zur Lösung *stereochemischer* Aufgabenstellen beitragen. So kann an **Cyclohexan-Ringsystemen** zwischen den Kopplungen der axial (a) angeordneten Wasserstoffatome (J_{aa}) und den Kopplungen äquatorial (e) angeordneter H-Atome (J_{ae}, J_{ee}) unterschieden werden. Daher ist die ^{1}H-NMR-Spektroskopie ein geeignetes Verfahren, um zwischen den unten abgebildeten stereoisomeren *Tropanol-Derivaten* zu unterscheiden [vgl. **MC-Frage Nr. 1447**].

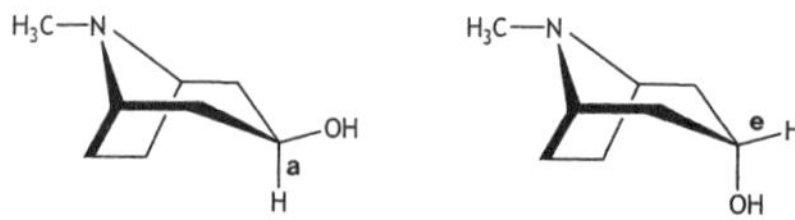

Abschließend sei noch auf die Kopplung von HO-Wasserstoffatomen, wie z. B. in **Alkoholen** [R-CH_2-O-**H**], mit benachbarten CH-Protonen hingewiesen. Hier führt ein schneller Protonenaustausch mit Wasser enthaltenden Lösungen zur Entkopplung, sodass solche Spin-Spin-Kopplungen im ^{1}H-NMR-Spektrum häufig *nicht* beobachtet werden. Sie treten nur dann auf, wenn die Lösungen wasser- und säurefrei sind oder Lösungsmittel wie Dimethylsulfoxid (DMSO) verwendet werden, in denen der Protonenaustausch langsam erfolgt.

Benachbarte, nichtäquivalente Kerne führen im ^{1}H-NMR-Spektrum durch Wechselwirkung ihrer Spins über die bindenden Elektronen zu einer charakteristischen Signalaufspaltung, die als **Spin-Spin-Kopplung** bezeichnet wird. Das Phänomen wird dadurch hervorgerufen, dass sich Atomkerne wie kleine Magnete verhalten und aufgrund ihrer Ausrichtung – parallel oder antiparallel zu einem externen Feld – das effektive Feld am gemessenen Kern vergrößern bzw. verkleinern. Dies hat zur Folge, dass das Resonanzsignal eines Kerns entsprechend der lokalen Feldstärke in mehrere Einzelsignale aufgespalten wird.
Die *Multiplizität einer Signalgruppe* ergibt sich aus der Anzahl n der koppelnden Partner und beträgt (n+1). Als chemische Verschiebung (δ) einer Signalgruppe wird der Mittelpunkt des Multipletts (m) angegeben. Die Intensitäten der Einzellinien verhalten sich wie die Binomialkoeffizienten des Pascalschen Dreiecks. Der Abstand zweier Einzellinien wird als Kopplungskonstante (*J*) bezeichnet und in [Hz] ausgedrückt. Die **Kopplungskonstante** ist unabhängig von der Betriebsfrequenz des NMR-Spektrometers.
Aus der Lage der Signale (chemische Verschiebung) und ihrer Aufspaltung (Multiplizität) erhält man durch ein ^{1}H-NMR-Spektrum wertvolle Informationen über die Anordnung und Eigenschaften von Wasserstoffatomen organischer Moleküle.
Daher ist die NMR-Spektroskopie eine wertvolle Methode zur *Strukturaufklärung* unbekannter organischer Substanzen bzw. zur *Identifizierung* bekannter Stoffe mithilfe der Vergleichsspektren von Referenzsubstanzen.

11.10.3.4 NMR-Spektren aromatischer Verbindungen

Die direkt an ein aromatisches Ringsystem gebundenen Wasserstoffatome sind aufgrund des Ringstromeffektes stark entschirmt und finden sich im tiefen Feld bei δ = 6-9 ppm. Da die aromatischen H-Atome fast alle die gleiche Entschirmung zeigen, beobachtet man für deren Resonanzsignale häufig ein *Multiplett höherer Ordnung*, das nicht immer einfach zu interpretieren ist.

Trotzdem hat sich die NMR-Spektroskopie als eine wichtige Methode zur Aufklärung des *Substitutionstyps von aromatischen Systemen* erwiesen, insbesondere zeigen die **disubstituierten aromatischen Verbindungen** typische Aufspaltungsmuster:

- *Ortho-disubstituierte Benzol-Derivate*: Es treten vier Signalgruppen auf aus jeweils zwei Dubletts und zwei Tripletts [vgl. **MC-Fragen Nr. 1403, 1405, 1408, 1409**]. Zum Beispiel zeigt das ^{1}H-NMR-Spektrum von *Methylsalicylat* (*o*-Hydroxybenzoesäuremethylester) Signale bei etwa δ = 6,84 ppm (1H, t), δ = 6,96 ppm (1H, d), δ = 7,42 (1H, t) und δ = 7,81 (1H, d).
- *Meta-disubstituierte Benzol-Derivate*: Es treten 4 Signalgruppen auf bestehend aus einem Singulett, zwei Dubletts und einem Triplett. Beispielsweise erzeugt das H-Atom (an C-2) zwischen den beiden Nitrogruppen von *m-Dinitrobenzol* ein Singulett bei δ = 9,0 ppm (1H, s). Die beiden H-Atome in Nachbarstellung (an C-4 und an C-6) zu den beiden Nitrogruppen sind identisch und führen zu einem Dublett bei δ = 8,55 ppm (2H, d) und das H-Atom an C-5 führt zu einem Triplett bei δ = 7,8 ppm (1H, t) [vgl. **MC-Fragen Nr. 1410-1412**].

- *Para-disubstituierte Benzol-Derivate*: Im NMR-Spektrum treten zwei symmetrische Signalgruppen auf, die wie ein Dublett aussehen [vgl. **MC-Fragen Nr. 1404, 1406, 1407, 1466, 1805**]. Für *Paracetamol* (*p*-Hydroxyacetanilid) finden sich im Bereich der aromatischen Wasserstoffatome zwei Signalgruppen bei $\delta = 6{,}70$ ppm (2H) und bei $\delta = 7{,}31$ ppm (2H).

11.10.3.5 Pharmazeutische Anwendungen

Die ^{1}H-NMR-Spektroskopie kann zu Identitäts- und Reinheitsprüfungen genutzt werden. Aufgrund des großen apparativen Aufwandes ist der Einsatz der Methode jedoch eingeschränkt. Das *Arzneibuch* nutzt derzeit die ^{1}H-NMR-Spektroskopie zur Identitätsprüfung von **Buserelin** und **Tobramycin**.

11.10.4 ^{13}C-NMR-Spektroskopie

Das ^{12}C-Isotop besitzt eine Kernspinquantenzahl $I = 0$ und wird in einem NMR-Spektrum *nicht* erfasst. Hingegen hat das ^{13}C-Isotop mit $I = ½$ einen NMR-aktiven Kern. Aber durch die geringe natürliche Häufigkeit der ^{13}C-Kerne von 1,1% sind in der ^{13}C-NMR-Spektroskopie die Absorptionen sehr viel geringer als bei der ^{1}H-NMR-Spektroskopie und sind erst durch die modernen PFT-Geräte zu einer Routinemessung geworden. Hierbei werden sehr viele Einzelmessungen in einer Probe durchgeführt und aufsummiert. Bei der CW-Technik würden diese Signale im Rauschen nicht zu erkennen sein [vgl. **MC-Fragen Nr. 1364, 1365, 1369, 1370, 1388, 1414**].

Günstiger sind naturgemäß die Voraussetzungen, wenn man Isotopen-markierte Substanzen untersucht. So kann man mittels ^{13}C-NMR-Spektroskopie sehr leicht zwischen **^{13}C-Harnstoff** (H_2N-^{13}CO-NH_2) und gewöhnlichem Harnstoff unterscheiden. Die Fläche unter der Kurve des ^{13}C-Resonanzsignals im NMR-Spektrum ist (bei gleichem Probengehalt) bei ^{13}C-Harnstoff gegenüber der entsprechende Fläche für Harnstoff mit natürlicher Isotopenverteilung stark erhöht. Mit der Kjeldahl-Methode (siehe Kap. 6.2.4.7) gelingt eine solche Unterscheidung nicht. ^{13}C-Harnstoff wird für diagnostische Zwecke bei Ulcus-Erkrankungen eingesetzt [vgl. **MC-Fragen Nr. 1463, 1464**].

11.10.4.1 ^{13}C-NMR-Spektrum

In einem **^{13}C**-NMR-Spektrum treten so viele Signale auf, wie es chemisch (magnetisch) nicht äquivalente Kohlenstoffatome gibt. Die *chemischen Verschiebungen* (δ) im ^{13}C-Spektrum liegen im Allgemeinen bei **–10 bis 250 ppm** (im ^{1}H-NMR-Spektrum bei 0–10 ppm). Die chemische Verschiebung jedes Kohlenstoffatoms kann aber recht genau voraus berechnet werden.

Die Größe der chemischen Verschiebung hängt ab:

- vom Substitutionsgrad des Kohlenstoffatoms,
  $\delta(CH_4) < \delta(C_{primär}) < \delta(C_{sekundär}) < \delta(C_{tertiär}) < \delta(C_{quartär})$
- von der Hybridisierung des Kohlenstoffs,
  $\delta_{sp3} < \delta_{sp} < \delta_{sp2}$
- von funktionellen Gruppen an den Kohlenstoffatomen, die in den vorstehend genannten Reihenfolgen zu signifikanten Veränderungen führen können.

Es sind im ^{13}C-Spektrum (I = ½) prinzipiell die gleichen *Aufspaltungsmuster* zu erwarten wie im ^{1}H-Spektrum (I = ½); jedoch sind die Kopplungskonstanten sehr viel größer. Das ^{13}C-Spektrum wird unübersichtlicher und ist schwerer zu interpretieren.

Es treten ^{13}C-^{13}C- und ^{13}C-^{1}H-Kopplungen auf. Um die Spektren leichter interpretierbar zu machen, werden häufig die ^{13}C-^{1}H-Kopplungen unterdrückt. Man spricht dann von *Proton-entkoppelten* ^{13}C-NMR-Spektren.

Normalerweise wird das ^{13}C-Resonanzsignal nicht integriert, da die *Signalintensität* nicht wie beim ^{1}H-Spektrum von der Zahl der C-Atome *allein* abhängt. Die Stärke der Resonanzabsorption wird auch noch von anderen Faktoren beeinflusst [vgl. **MC-Frage Nr. 1390**].

11.11 Massenspektrometrie (MS)

In der Massenspektrometrie werden (meistens) organische Stoffe verdampft und im Vakuum mit geeigneten Methoden ionisiert. Die gebildeten Molekülionen sind im Allgemeinen instabil und zerfallen weiter in geladene Bruchstücke (*Fragmente*). Nach der Trennung der geladenen Bruchstücke aufgrund ihres Masse-Ladung-Verhältnisses, erfolgen der Nachweis der getrennten Bruchstücke und die Registrierung der Detektorsignale im Massenspektrum. Für die Aufnahme des Massenspektrums einer Probe sind folgende Teilschritte maßgebend [vgl. **MC-Fragen Nr. 1415, 1417**]:

Verdampfen – Ionisation – Fragmentierung – Massenanalyse – Signalerkennung

In einem Massenspektrum wird das Verhältnis (**m/z**) der Masse (m) eines Fragments zu seiner Ladung (z) gegen die Intensität aufgetragen. z ist meistens 1 [vgl. **MC-Fragen Nr. 1424**].

Die Masse (m) eines Atoms, Moleküls oder Molekülfragments wird entweder in *Atommasseneinheiten* (AME oder u) oder in *Dalton* (Da) ausgedrückt. 1 Dalton entspricht der Masse des Wasserstoffatoms (siehe auch Ehlers, **Chemie I**, Kap. 1.1.1.5).

- 1 AME = 1 u = 1/12 ^{12}C-Isotop = 1 g/N_A = 1g/6,02205 · 10^{23} = 1,6606 · 10^{-24} g
- 1 Da = 1,00785 AME

Gebräuchlich ist auch der Ausdruck **Massenzahl** oder der Begriff *relative Molekülmasse*. In den folgenden Abschnitten werden die Masse mit (m) und die molare Masse mit (M_r) angegeben.

Ein **Massenspektrum** ist eine graphische Darstellung, in der die relativen Intensitäten (prozentuale Häufigkeiten) der unterschiedlichen Ionensorten (auf der Ordinate) als Funktion des Quotienten (m/z) aus der Masse (m) und der Ladung (z) der erzeugten Teilchen (auf der Abszisse) aufgetragen wird. Das von einem Ion herrührende Signal wird durch mehrere Peaks (Signale) dargestellt, die der statistischen Verteilung der unterschiedlichen *Isotope* des Ions entsprechen. Die Höhe der Signale korreliert weitgehend mit der Häufigkeit, mit der die jeweiligen Teilchen gebildet werden. Der Peak mit der höchsten relativen Intensität (*Basispeak*) wird in einem Massenspektrum gleich 100% gesetzt und alle anderen Fragmentintensitäten werden prozentual auf diesen Basispeak bezogen [siehe ○Abb. 11.54 und **MC-Fragen Nr. 1416, 1424, 1463**].

Ein Massenspektrum liefert *qualitative* Informationen wie

- die Bestimmung der Molekülmasse (M_r),
- Hinweise auf die Struktur der untersuchten Probe aus den beobachteten Bruchstücken, die meistens aufgrund bestimmter Fragmentierungsmuster entstehen.

Daher ist die Massenspektrometrie eine wertvolle Methode zur *Identifizierung* und *Strukturaufklärung* organischer Stoffe, obwohl die Substanzen während der Aufnahme eines Massenspektrums chemisch verändert werden. Die Massenspektrometrie ist jedoch ungeeignet zum präparativen Sammeln von Molekülfragmenten [vgl. **MC-Fragen Nr. 1415, 1456, 1457, 1466, 1467**].

Des Weiteren sei an den Einsatz der Massenspektrometrie zur **Isotopentrennung** in der anorganischen Chemie erinnert.

Ein Massenspektrum kann durch Verwendung interner oder externer Referenzsubstanzen auch für *quantitative* Aussagen herangezogen werden mit Nachweisgrenzen im Picomol- bis Femtomol-Bereich.

Die Massenspektrometrie ist durch Kopplung mit anderen Verfahren wie der

- Gaschromatographie (siehe Kap. 12.4),
- Flüssigchromatographie (siehe Kap. 12.5),
- Superkritische Flüssigchromatographie,
- Kapillarelektrophorese (siehe Kap. 10.8.2.)

auch zur Analyse und Bewertung von *Substanzgemischen* geeignet.

11.11.1 Grundlagen der Methode

Die Massenspektrometrie beruht auf dem Verhalten geladener Materie in elektrischen bzw. magnetischen Feldern und dem Befund, dass geladene Materieteilchen in einem elektrischen Feld beschleunigt und in einem magnetischen Feld abgelenkt werden.

Durch elektrostatische Kräfte werden Anionen (M^-) in einem elektrischen Feld vom Minus- zum Pluspol und Kationen (M^+) vom Plus- zum Minuspol hin beschleunigt. [vgl. **MC-Frage Nr. 1417**].

Die kinetische Energie der erzeugten Ionen ist direkt proportional zu ihrer Ladung (z) und der angelegten Spannung (U). Darüber hinaus ist die kinetische Energie auch mit der Masse (m) des Ions und seiner Geschwindigkeit (v) verknüpft. Es gilt:

$$E_{kin} = U \cdot z = \frac{1}{2} \cdot m \cdot v^2$$

Daraus folgt für die Geschwindigkeit des Ions (mit der es z. B. in den Analysator des Massenspektrometers eintritt – siehe folgender Abschnitt):

$$v - \sqrt{2 \cdot z \cdot U/m}$$

Die Geschwindigkeit der Ionen wird also umso größer sein, je höher die Beschleunigungsspannung (U) und je geringer ihre Masse (m) ist.

Gelangt ein sich beschleunigt bewegendes Ion in ein Magnetfeld (z. B. dem des Analysators), so wirkt auf dieses Teilchen die sog. Lorentz-Kraft (K_L), die das Teilchen ablenkt und in eine gekrümmte Flugbahn zwingt. Auf dieser Bahn bewegt sich aber das Teilchen kräftefrei, da die nach innen wirkende Lorentz-Kraft durch die nach außen gerichtete Zentrifugalkraft (K_Z) kompensiert wird. Es gilt:

$$K_L = B \cdot z \cdot v = K_Z = m \cdot v^2/r$$

Hierin bedeuten B = magnetische Flussdichte (ein Maß für die Magnetfeldstärke), m die Masse des Teilchens und z dessen Ladung; v steht für die Geschwindigkeit des Teilchens und r für den Radius der Kreisbahn.

Löst man diese Gleichung nach (m/z) auf und setzt obige Definitionsgleichung für die Geschwindigkeit (v) des Teilchens ein, so erhält man:

$$m/z = B \cdot r/v = r^2 \cdot B^2/ 2\,U$$

Aus dieser Gleichung lässt sich berechnen, wie groß der *Ablenkungsradius* für ein Atomion, ein geladenes Molekül oder ein geladenes Molekülfragment ist. Jede Spezies mit einem unterschiedlichen Verhältnis von m/z verlässt den Analysator an einer anderen Stelle.

Geladene Teilchen werden daher in einem Massenspektrometer aufgrund ihres Verhältnisses von Masse zu Ladung (m/z) getrennt. Bei konstantem Krümmungsradius (r) gelangen somit nacheinander Teilchen mit unterschiedlichem m/z-Verhältnis an den Detektor, wenn die magnetische Flussdichte (B) oder die Beschleunigungsspannung (U) variiert werden. Die meisten Massenspektrometer mit Magnet-Fokussierung arbeiten mit variabler magnetischer Flussdichte (B) (siehe Folgeabschnitt).

11.11.2 Aufbau eines Massenspektrometers

Das Massenspektrometer besteht aus einer evakuierten Kammer, in der die Moleküle verdampft, ionisiert und elektrischen und magnetischen Feldern ausgesetzt werden. In *Ph. Eur.* ist der Aufbau eines Massenspektrometers im Detail beschrieben. Danach besteht ein solches Gerät im Wesentlichen aus folgenden Bauteilen:

- einem Probeneinlass-System, in dem die Probe verdampft bzw. bei Kopplung mit anderen Methoden vom Lösungsmittel befreit wird,
- einer Ionenquelle (Ionisator), in dem die Ionisation und Fragmentierung stattfindet,

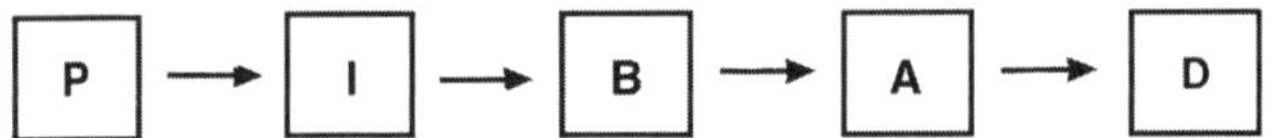

P = Probeneinlass
I = Ionenquelle (Ionisator)
B = Beschleuniger (elektrisches Feld)
A = Analysator
D = Detektor (Empfänger)

○ Abb. 11.53 Schematischer Aufbau eines Massenspektrometers

- einer Vorrichtung zum Beschleunigen der gebildeten Ionen (im elektrischen Feld)
- einer Vorrichtung zur Massentrennung bzw. Massenfokussierung (Massenanalysator)
- einem Detektor zur Signalerfassung,
- einer Registriereinrichtung zur Signalverarbeitung und Aufzeichnung des Massenspektrums.

○Abb. 11.53 zeigt in Form eines einfachen Blockschemas den prinzipiellen Aufbau eines Massenspektrometers [vgl. **MC-Frage Nr. 1429**].

11.11.2.1 Probeneinlass-System

Das Einlass-System hat die Aufgabe, eine geringe, gasförmige Probenmenge so in den Ionisator des Spektrometers zu bringen, dass das Hochvakuum aufrechterhalten werden kann. Dies gelingt bei Gasen und leicht verdampfbaren Flüssigkeiten mit einer Spritze über ein Silikon-Septum. Feststoffe werden in einem kleinen Tiegel über eine Schleuse in die Probenkammer gebracht und dort verdampft. Generell ist der Probenbedarf in der MS gering; er liegt im Milligramm-Bereich.

11.11.2.2 Ionenquellen

Dieses Bauteil eines Massenspektrometers dient zur Erzeugung und Beschleunigung geladener Teilchen. Die Art der Ionisierung hat entscheidenden Einfluss auf die Fragmentierung des zu untersuchenden Moleküls. Folgende Ionisierungstechniken sind in der Massenspektrometrie gebräuchlich [vgl. **MC-Frage Nr. 1757**]:

- **Elektronenstoß-Ionisation (EI):** Die Energie einen Elektronenstrahls, die zur Abspaltung eines Elektrons aus einem Molekül erforderlich ist, wird Ionisierungspotential genannt. Sie beträgt etwa **7–15 eV**, wobei π-Elektronen oder Elektronen aus freien Elektronenpaaren leichter abgespalten werden als σ-Elektronen. Hierbei entsteht ein **Radikalkation** ($M^{+\cdot}$), dessen Massenzahl der *relativen Molmasse* des Moleküls (*Molekülpeak*) entspricht:

  $M + e^- \rightarrow (M^{+\cdot}) + 2\,e^-$

  Das Molekül kann aber auch ein Elektron aufnehmen und ein **Radikalanion** ($M:^-$) bilden.

  $M + e^- \rightarrow M:^-$

Mit der in einem EI-Massenspektrometer üblichen, *wenig schonenden* Elektronenenergie von **70 eV** werden *vorrangig Radikalkationen* gebildet [vgl. **MC-Fragen Nr. 1416, 1806**].

Die aufgenommene hohe Überschussenergie (70 eV vs. 7-15 eV) führt – da sie im Allgemeinen die Aktivierungsenergie von Zerfallsreaktionen übersteigt – zur (meistens homolytisch verlaufenden) Spaltung von chemischen Bindungen unter Bildung von Fragmentionen ($A^{+\cdot}$, $B^{+\cdot}$ usw.), die ihrerseits weiter fragmentieren können. Bei der Fragmentierung des Molekülions ($M^{+\cdot}$) entsteht immer ein geladenes Fragment, das detektiert werden kann [vgl. **MC-Fragen Nr. 1421-1423, 1806**].

$M^{+\cdot} \rightarrow A^{+\cdot}$ oder $B^{+\cdot}$

Die Bildung solcher Fragmentionen läuft nach bestimmten Regeln (Mechanismen) ab, die im nachfolgenden Kapitel 11.11.3 noch vorgestellt werden. Bei Kenntnis des gesetzmäßigen Ablaufs bestimmter Fragmentierungen ist es daher möglich aus den Massenzahlen solcher „Schlüsselbruchstücke" auf die Struktur des Gesamtmoleküls zu schließen.
Vorteil der EI-Technik ist ihre einfache Durchführbarkeit. Es kann aber bisweilen vorkommen, dass *kein* Molekülpeak ($M^{+\cdot}$) im Massenspektrum auftritt, weil das Molekülion ($M^{+\cdot}$) sofort in kleinere Bruchstücke zerfällt. In diesem Fall kann man zur Detektion des Molekülpeaks die Elektronenenergie erniedrigen (auf 10-30 eV) oder zu *weichen Ionisierungstechniken* (CI, FI, FAB) übergehen [vgl. **MC-Fragen Nr. 1420, 1425**].

Nachteilig ist auch, dass die EI-Technik nur angewandt werden kann, wenn die Probe verdampfbar ist. Daher ist die EI-Massenspektrometrie für Makromoleküle wie z.B. *Proteine* ungeeignet [vgl. **MC-Frage Nr. 1416**].

- **Chemische Ionisierung (CI)**: Bei dieser sog „weichen" Ionisation wirken nur minimale Energiebeträge auf das Molekülion ein. Die Fragmentierung ist gering und es treten intensive Molekülpeaks auf.
  Hier wird zunächst ein zusätzliches Gas, meistens *Methan*, hinzugeben, das vorrangig ionisiert und protoniert wird. Das protonierte, geladene *„Hilfsgas"* (Reaktand-Gas) führt dann zur Bildung sogenannter *Quasimolekülionen* [**M+1-Ionen** oder **M-H⁺-Ionen**] [vgl. **MC-Fragen Nr. 1425 1428**].

  $CH_4 + e^- \ (70\ eV) \rightarrow CH_4^{\cdot+} + 2\ e^-$
  $CH_4^{\cdot+} + CH_4 \rightarrow CH_5^+ + CH_3^{\cdot}$
  $M + CH_5^+ \rightarrow \mathbf{MH^+} + CH_4$

- **Feld-Ionisation (FI)/Feld-Desorption (FD)**: Die Methode zählt zu den schonenden Ionisationsarten. Sie kann jedoch nur auf im Vakuum unzersetzt verdampfbare Moleküle angewendet werden. Hierbei werden die Moleküle in ein starkes elektrisches Feld (10^7-10^8 V) eingebracht und ionisiert, wobei vor allem Molekülionen wie ($M^{+\cdot}$) und $(M\text{-}H)^+$-Ionen gebildet werden. Die Probe wird in der Nähe eines Wolframdrahtes verdampft, der mit Mikronadeln überzogen ist (FI) oder die Probe wird auf diesen Draht aufgetragen (FD). Die Technik findet Anwendung bei Verbindungen geringer Polarität bzw. bei hitzelabilen Stoffen. Das Verfahren ist von den apparativ einfacheren FAB- und ESI-Techniken abgelöst worden [vgl. **MC-Frage Nr. 1425**].

- **Fast-Atom-Bombardment** (**FAB**): Die FAB-Methode dient zur schonenden Ionisierung nicht verdampfbarer Proben. Dabei werden einzelne Moleküle aus einer Feststoffmatrix herausgelöst und ionisiert. Dies gelingt mit einem Strahl aus beschleunigten (schnellen) Atomen (Ar, Xe) oder Ionen (Cs^+). Die Probe wird in einer Matrix (Glycerol, Thioglycerol, *m*-Nitrobenzylalkohol) gelöst und in einer dünnen Schicht in eine Metallmulde der Ionenquelle eingebracht [vgl. **MC-Fragen Nr. 1420, 1425**].
  Mit der FAB-Methode können Verbindungen mit relativen Molekülmassen (M_r) bis zu 20000 AME untersucht werden. Durch die Protonierung basischer Gruppen (*positive mode*) erfolgt die Bildung von $(M\text{-}H)^+$- und $(M\text{-}2H)^{2+}$-Ionen. Die Anlagerung von Alkalikationen führt zu *Clusterionen* wie $(M+23)^+ = (M\text{-}Na)^+$. Negativ geladene Ionen (*negative mode*) wie $(M\text{-}H)^-$ oder $(M\text{-}2H)^{2-}$ werden durch Deprotonierung des Substrats erzeugt.
  Nachteil der FAB-Methode ist die Bildung von Ionen aus einer Matrix, die gleichfalls ionisiert und im Spektrum registriert wird, was dessen Auswertung erschwert.

- **Elektrospray-Ionisation** (**ESI**): Bei der Elektrospray-Ionisierung handelt es sich um eine schonende Methode zur Ionenerzeugung, die bei Atmosphärendruck durchgeführt wird. Es erfolgt eine Ladungsübertragung in geladenen Tropfen.
  Hierzu wird die Analytlösung durch eine Kapillare als Aerosol (Größe der Tröpfchen ca. 10 µm) versprüht. Zwischen der Kapillare und der Gegenelektrode wird eine Spannung ($3\text{-}6 \cdot 10^3$ V) angelegt. Die Gegenelektrode enthält eine Bohrung für den Durchflug der Ionen zum Detektor. Durch Anlegen einer positiven Spannung an die Kapillare entstehen positiv geladenen Teilchen, durch Anlegen einer negativen Spannung bilden sich negativ geladene Teilchen [vgl. **MC-Fragen Nr. 1418, 1420, 1426**].
  Ein aufheizbares Inertgas wie Stickstoff wird dazu benutzt, um die Vernebelung der Lösung und das Verdampfen des Lösungsmittels (*Desolvatation*) zu unterstützen. Bei der ESI-Technik entstehen *Quasimolekülionen* (z.B. $M\text{-}H^+$ bei positiver Spannung, $M\text{-}H^-$ bei negativer Spannung). Darüber hinaus bilden sich Addukt-Ionen (z.B. $M\text{-}Na^+$) mit Bestandteilen des Lösungsmittels oder des Puffers. Aufgrund der niedrigen Anregungsenergie erfolgt aber praktisch keine Fragmentierung der geladenen Teilchen. Allerdings treten, besonders bei hochmolekularen Biomolekülen wie *Peptiden*, häufig *mehrfach geladene Ionen* auf [vgl. **MC-Fragen Nr. 1426, 1427**].
  Die ESI-MS ist für eine Kopplung der Massenspektrometrie mit der Flüssigchromatographie geeignet [**LC-MS-Kopplung**]. ESI wird meistens mit Ionenfallen-, Quadrupol- oder TOF-Analysatoren gekoppelt.

- **Matrixgestützte Laser-Desorptions-Ionisation** (**MALDI**): Die „**m**atrix **a**ssisted **l**aser **d**esorption **i**onisation“ ist eine sanfte Ionisierungstechnik, mit der vor allem Makromoleküle wie *Proteine* mit relativen Molmassen von über 100000 AME für die massenspektrometrische Analyse zugänglich gemacht werden. Die Ionisierung

beruht auf einer Übertragung von Protonen aus Matrixmolekülen im Hochvakuum [vgl. **MC-Fragen Nr. 1419–1421, 1759**].
Bei MALDI verwendet man als Energiequelle einen Laser-Impuls und als Matrix werden u.a. 2,5-Dihydroxybenzoesäure oder α-Cyano-4-hydroxyzimtsäure eingesetzt. Die auf dem Target befindliche Probe wird im Allgemeinen mit einem Stickstoff-Laser bei 337 nm, dem Absorptionsmaximum der oben genannten Matrixsubstanzen, bestrahlt.
Durch Übertragung von Protonen aus den Matrixmolekülen werden hauptsächlich $(M\text{-}H)^+$- und $(M\text{-}2H)^{2+}$-Ionen gebildet. Fragmentierungen der ionisierten Analytmoleküle werden selten beobachtet. MALDI als Ionenquelle wird meistens mit einem Flugzeit-Analysator kombiniert (**MALDI-TOF-Methode**) [vgl. **MC-Frage Nr. 1759**].

- **Atmosphärendruck-Photoionisation** (**APPI**): Moleküle lassen sich – bei Atmosphärendruck – auch mit elektromagnetischer Strahlung ionisieren, sofern die Energie der absorbierten Photonen mindestens dem Ionisierungspotential des betreffenden Moleküls entspricht. Es wird mit einer Vakuum-UV-Strahlung (λ = 128 nm) ionisiert, wobei Radikalkationen gebildet werden [vgl. **MC-Frage Nr. 1757**].

  $$M + h\nu \rightarrow M^* \rightarrow M^{+\cdot} + e^-$$

- **Chemische Ionisation mit Atmosphärendruck** (**APCI**): APCI ist eine ideale Methode zur Kopplung mit der Flüssigchromatographie. Die Ionisation wird unter Atmosphärendruck durch eine Elektrode von mehreren Kilovolt ausgelöst, die sich im Fluss der mobilen Phase befindet. Durch Beheizung oder einen Inertgasstrom (N_2) wird die mobile Phase vernebelt. Es entstehen vor allem $M^{+\cdot}$- und $(M\text{-}H)^+$-Ionen.

11.11.2.3 Analysatoren

Die geladenen Molekülionen und Molekülfragmente müssen zur Trennung zunächst in einem elektrischen Feld von 2000–10000 Volt beschleunigt werden. Kationen fliegen in Richtung der negativ geladenen Platte eines Kondensators. Diese Kathode hat in der Mitte ein Loch, durch das die Ionen in den Analysator gelangen. Einige unterschiedliche Analysatoren sind im Einsatz, von denen drei vorgestellt werden sollen [siehe auch Lehrbücher der Instrumentalanalytik und *Kommentar zu Ph.Eur.* sowie **MC-Fragen Nr. 1430, 1431**].

- **Magnetische Fokussierung:** Die beschleunigten Ionen werden in das gekrümmte Rohr mit einem Magnetfeld der Flussdichte B gelenkt. Die Ablenkung der Molekül- oder Fragmentionen wird umso stärker sein, je leichter die geladenen Teilchen sind. Technisch scannt man aber in der Regel auf Teilchen mit unterschiedlichem m/z-Verhältnis bei feststehendem Krümmungsradius (r) und konstanter Beschleunigungsspannung (U) durch Änderung der magnetischen Flussdichte (B) (siehe Kap. 11.11.1).
  Hochauflösende Massenspektrometer (doppelt fokussierende Massenspektrometer) besitzen zusätzlich zur magnetischen Fokussierung noch eine **elektrostatische**

Fokussierung. Dabei werden die Ionen in einem elektrischen Feld abgelenkt und nach ihrer kinetischen Energie getrennt.

- **Flugzeit-Analysatoren**: Die Flugzeit (t) (**t**ime **o**f **f**ligth, TOF) eines Ions, mit der es nach Verlassen der Ionenquelle eine bestimmte Wegstrecke in einem feldfreien Raum zurücklegt, ist bei definierter Geschwindigkeit (v) und definierter kinetischer Energie (E_{kin}) der Quadratwurzel des Quotienten (m/z) direkt proportional.

  $$t \approx \sqrt{m/z}$$

  Deshalb kann aus der Flugzeit eines geladenen Teilchens dessen Masse (m) ermittelt werden. Bei einer konstanten Flugstrecke (etwa 1m) erreichen die leichteren Teilchen den Detektor eher als die schwereren. Die Flugzeit liegt im Mikrosekunden-Bereich. Derartige TOF-Analysatoren werden hauptsächlich bei der MALDI-MS verwendet.
- **Quadrupol-Analysator**: Ein Quadrupol-Massenfilter besteht aus vier parallelen im Quadrat angeordneten Metallstäben, von denen kreuzweise jeweils zwei leitend miteinander verbunden sind. Die Ionen werden – nach Anlegen einer konstanten Spannung – in sehr komplexer Weise durch Ablenkung mittels eines elektrischen Feldes getrennt. Mit einem Rechenprogramm wird der Quadrupol so eingestellt, dass immer nur *eine* Ionensorte definierter Masse zum Detektor gelangt. Alle anderen Ionen prallen gegen die Gehäusewand [vgl. **MC-Fragen Nr. 1432, 1760**].

11.11.2.4 Detektoren

Zum Nachweis der im Analysator getrennten Ionen werden meistens Sekundärelektronenvervielfacher (SEV) eingesetzt. Diese verstärken den geringen elektrischen Strom, der fließt, wenn geladene Teilchen auf einen elektrisch leitenden Draht treffen. Die Signale des SEV werden von einem Computer in das *Massenspektrum* (Intensitäts-m/z-Diagramm) umgewandelt.

11.11.3 Fragmentierungsreaktionen

Als Grundregel kann gelten, dass eine Molekülfragmentierung meistens über die **Homolyse** von Bindungen abläuft und im Allgemeinen so erfolgt, dass vorrangig

- Fragmentionen gebildet werden, die durch mesomere oder induktive Effekte stabilisiert sind (siehe Ehlers, **Chemie II**, Kap. 3.1.8.1 und 3.1.10.8),
- Fragmentionen entstehen, die durch Eliminierung stabiler, neutraler Moleküle (H_2O, H_2S, NH_3, HC≡CH, HC≡N, CO, CO_2 u. a.) gebildet werden.

An wichtigen Fragmentierungsreaktionen sind zu nennen [vgl. **MC-Fragen Nr. 1433, 1434**]:

- Alkyl-Spaltung
- Benzyl-Spaltung (oder Tropylium-Spaltung),
- Allyl-Spaltung,
- α-Spaltung,
- β-Spaltung (Onium-Reaktion),
- Decarbonylierung,
- Retro-Diels-Alder-Reaktion,
- McLafferty-Umlagerung.

Alkyl-Spaltung: Die *Stabilität von Carbenium-Ionen* nimmt in der Reihe primär < sekundär < tertiär zu ($CH_3^+ < RCH_2^+ < R_2CH^+ < R_3C^+$), sodass in Kohlenwasserstoffketten die Spaltung bevorzugt an verzweigten C-Atomen stattfindet. Die Bindungsspaltung setzt an dem C-Atom mit der größten Verzweigung ein.

Benzyl-Spaltung: Besonders leicht werden entsprechend substituierte Benzen-Derivate fragmentiert, wenn dabei ein *Benzyl-Kation* (C_6H_5-CH_2^+) entstehen kann. Dieses Benzyl-Kation lagert sich leicht in das stabilere, aromatische *Tropylium-Ion* (m/z = 91) um. Das Tropylium-Kation wird häufig unter Abspaltung von Ethin (C_2H_2) zum Cyclopentadienyl-Ion (m/z = 65) weiter fragmentiert.

$$C_6H_5-CH_2-R + e^{\ominus} \longrightarrow 2e^{\ominus} + R\bullet + C_6H_5-\overset{\oplus}{C}H_2 \longrightarrow C_7H_7^{+}$$

Benzyl-Kation Tropylium-Ion

Allyl-Spaltung: Die positive Ladung eines Carbenium-Ions kann auch durch die Mesomerie mit einer C=C-Doppelbindung stabilisiert werden.

$$\text{-CH=CH-CH}_2\text{-CH}_2\text{-} \rightarrow [\text{-CH=CH-CH}_2^+ \leftrightarrow {}^+\text{CH-CH=CH}_2]^{+\cdot}$$

α-Spaltung: In Carbonylverbindungen wird bevorzugt die der C=O-Gruppe benachbarte C-C-Bindung zum α-Kohlenstoff gespalten unter Bildung eines mesomeriestabilisierten Acyl-Kations.

$$R - \overset{\alpha}{C}H_2 - CO - R' \rightarrow R - CH_2^{\cdot} + [O = C^+ - R' \leftrightarrow {}^+O \equiv C - R']^{+\cdot}$$

○ Abb. 11.54 zeigt beispielhaft das Massenspektrum von **Ethylmethylketon** (**Butan-2-on**) (CH_3CH_2-CO-CH_3) [M_r = 72]. Aus dem *Molekülpeak* (m/z = 72) entstehen

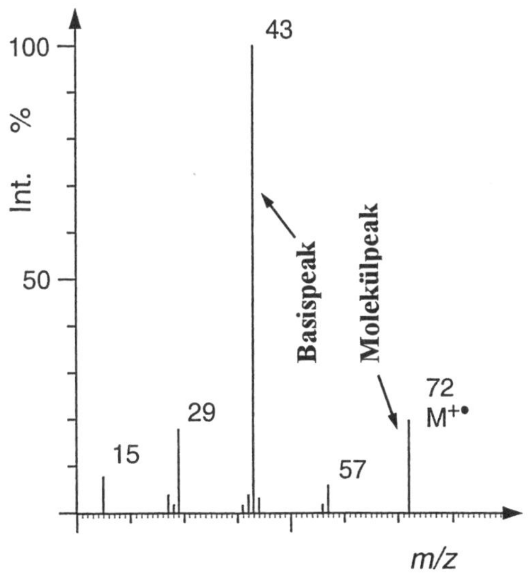

○ **Abb. 11.54 Massenspektrum von Ethylmethylketon**

durch α-Spaltung die beiden Acyl-Fragmente $[CH_3CH_2CO^{\cdot +}]$ (m/z = 57) und $[CH_3CO^{\cdot +}]$ (m/z = 43), wobei das letztgenannte Fragment den *Basispeak* des Spektrums bildet. Durch Decarbonylierung (- CO) bilden sich aus diesen Acyl-Kationen noch die Alkyl-Bruchstücke $[CH_3CH_2^{\cdot +}]$ (m/z = 29) und $[CH_3^{\cdot +}]$ (m/z = 15).

β-Spaltung (Onium-Reaktion): An einfach gebundenen Heteroatomen (X = N, O, S) wird vorzugsweise die C-C-Bindung zum β-C-Atom gespalten. Auf diese Weise entstehen mesomeriestabilisierte Ammonium-, Oxonium- oder Sulfonium-Ionen.

$$R - X - \overset{\alpha}{C}H_2 - \overset{\beta}{C}H_2 - R' \rightarrow R' - CH_2^{\cdot} + [R - X - CH_2^{+} \leftrightarrow R - X^{+} = CH_2]^{\cdot +}$$

Decarbonylierung: Acyl-Kationen ($R\text{-}CO^{+}$), die durch α-Spaltung aus einer Carbonylverbindung gebildet wurden, können leicht unter Abspaltung von Kohlenmonoxid (CO) weiter fragmentieren.

Retro-Diels-Alder-Reaktion: Moleküle, die formal aus einem Dien und einem Dienophil entstanden sein können, zerfallen häufig in Umkehrung dieser Bildung.

McLafferty-Umlagerung: Enthält eine organische Verbindung eine Mehrfachbindung (C=O, C=N) in γ-Stellung zu einer CH-Gruppe, so wird meistens auch eine McLafferty-Umlagerung beobachtet. In deren Verlauf wird über einen sechsgliedrigen, cyclischen Übergangszustand ein Wasserstoffatom auf das ungesättigte Zentrum übertragen; dabei wird ein Alken eliminiert.

X = CH_2, O, S, NR
Y = OH, SH, NH_2

Verschiebungstechnik: Die *Shift-Technik* wird zur Identifizierung unterschiedlich substituierter Substanzen mit *gleichem Grundgerüst* eingesetzt. Durch Vergleich der Massenzahlen charakteristischer Fragmente (Schlüsselbruchstücke) mit denen einer Vergleichssubstanz gelingt es häufig zusätzliche Substituenten und deren Lage im Molekül zu bestimmen.

11.12 Elektronenspinresonanzspektroskopie (ESR)

Die Elektronenresonanzspektroskopie identisch mit electron paramagnetic resonance (EPR) arbeitet nach dem gleichen Prinzip wie die Kernresonanzspektroskopie. Die Methode dient zum Nachweis von paramagnetischen Molekülen und Radikalen in Reaktionen und biologischen Systemen. Voraussetzung ist, dass diese Spezies mindestens ein ungepaartes Elektron enthalten.

Jedes Elektron führt eine Rotation (Spin) um die eigene Achse aus und erzeugt dadurch in seiner Umgebung ein kleines Magnetfeld, besitzt also ein magnetisches Moment. Bei der Aufnahme von ESR-Spektren benutzt man nun dieses magnetische Moment des Elektrons als Messprinzip analog dem Kernspin in der NMR-Spektroskopie.

Aufgrund des Pauli-Prinzips sind jedoch in den meisten Molekülen stets alle Elektronen spinkompensiert (doppelt besetzte Orbitale mit Elektronen antiparallelen Spins) und besitzen kein permanentes magnetisches Moment. Sie ergeben also kein ESR-Spektrum. Der Elektronenspinresonanz zugänglich sind nur *Radikale, Radikalanionen* oder *Radikalkationen* mit mindestens einem ungepaarten Elektron. Solche Moleküle besitzen die Spinquantenzahl $s = 1/2$.

Bringt man diese radikalischen Moleküle in ein äußeres Magnetfeld der Flussdichte B, so sind die beiden möglichen Richtungen des Elektronenspins – parallel oder antiparallel zum äußeren Magnetfeld B – energetisch nicht mehr gleichwertig. Es existieren für die beiden Orientierungen des Elektronenspins zwei Zustände unterschiedlicher Energie. Diese Aufspaltung der Energieniveaus eines Elektrons in einem äußeren Magnetfeld (B) wird auch als *Zeemann-Effekt* bezeichnet.

Strahlt man danach senkrecht zum Magnetfeld B elektromagnetische Strahlung mit einer geeigneten Frequenz (ν) ein, so wird die Strahlungsenergie absorbiert sobald folgende Resonanzbedingungen erfüllt ist:

$$\Delta E = h \cdot \nu = g_s \cdot \mu_B \cdot B$$

Hierin bedeuten g_s der *Landé-Faktor*, μ_B das Bohrsche Magneton und B die magnetische Flussdichte (ein Maß für die Magnetfeldstärke). Der g-Faktor des ungepaarten Elektrons in der ESR-Spektroskopie entspricht der chemischen Verschiebung in der NMR-Spektroskopie. Auch in der ESR-Spektroskopie arbeitet man in der Regel zum Erfüllen der Resonanzbedingung mit einer konstanten Frequenz (ν) und variiert die magnetische Flussdichte B.

Da aber das magnetische Moment eines Elektrons ca. 200mal größer ist als das eines Protons, wird die Resonanzbedingung bei Anlegen von Magnetfeldern zwischen 0,1 bis 1 Tesla schon durch Wellen aus dem Mikrowellenbereich (cm-Bereich) erfüllt. Beim ESR-Spektrum wird auch nicht die Absorption direkt sondern deren *erste Ableitung* als Spektrum registriert.

Eine wichtige Information aus dem ESR-Spektrum erhält man aus dessen *Hyperfeinstruktur,* die auf der magnetischen Wechselwirkung (Kopplung) des Elektronenspins mit den Kernspins von Atomen mit einer Spinquantenzahl $I \neq 0$ basieren. Es gelten die gleichen Aufspaltungsregeln und binominalen Intensitätsverteilungen wie in der NMR-Spektroskopie. Auch im ESR-Spektrum wird die Kopplung durch Angabe einer Kopplungskonstanten (a) kenntlich gemacht.

12 Chromatographische Analysenverfahren

12.1 Grundlagen

Unter dem Begriff **Chromatographie** fasst man eine Reihe physikalischer Verfahren zur analytischen und präparativen Trennung gelöster oder gasförmiger Stoffe zusammen. Nach erfolgter Trennung können die Einzelkomponenten des Gemischs nachgewiesen und quantifiziert werden.

Grundprinzip *aller* chromatographischen Verfahren ist das unterschiedliche Verhalten von Stoffen bei **Phasenübergängen** zwischen einer **mobilen** (beweglichen) **Phase** und einer (praktisch unveränderlichen) **stationären Phase** [vgl. **MC-Frage Nr. 1469**].

Die mobile Phase kann flüssig (Fließmittel, Laufmittel, *Elutionsmittel*), gasförmig (*Trägergas*) oder superkritisch (verflüssigtes CO_2) sein. Als stationäre Phasen kommen Feststoffe (*Adsorbens* oder *Sorbens*) und Flüssigkeiten (*Trennflüssigkeit*) zur Anwendung.

Bei der Chromatographie wird das Stoffgemisch mit der in ihrer Zusammensetzung variierenden mobilen Phase über die feinverteilt und mit großer Oberfläche vorliegende stationäre Phase bewegt. Infolge unterschiedlicher Wechselwirkungen zwischen

- stationärer Phase ↔ Stoffgemisch
- mobiler Phase ↔ Stoffgemisch
- stationärer Phase ↔ mobiler Phase

kommt es in einer Folge sich ständig wiederholender Sorptions/Desorptionsvorgängen dann zu einer Trennung der Komponenten, wenn das Sorptionsvermögen der stationären Phase für die einzelnen Bestandteile des Gemischs verschieden ist. Unter *Sorption* soll hier jede Art von Anreicherung an der Grenzfläche oder im Innern einer Phase verstanden werden.

Aus dem unterschiedlichen Verhalten der Einzelkomponenten eines Stoffgemischs gegenüber der stationären Phase aufgrund

- unterschiedlicher Polaritäten,

- unterschiedlicher Lipophilie und somit unterschiedlichen Löslichkeiten (*Verteilungskoeffizienten*) zwischen zwei nicht miteinander mischbaren Phasen,
- unterschiedlicher Molekülgrößen (Molekülmassen),
- unterschiedlicher Ladungen bei Ionenaustauschvorgängen, auch infolge unterschiedlicher pK_a-Werte von sauren und basischen Stoffen,
- unterschiedlichen Chiralitäten bei chromatographischen Enantiomerentrennungen,
- spezifischer Affinitäten von Stoffen zu funktionellen Gruppen der stationären Phase,

resultiert *scheinbar* auch eine unterschiedliche Wanderungsgeschwindigkeit der Substanzen in Bezug auf die mobile Phase. D. h., es kommt zu einer differenzierenden Verzögerung der Bewegung auf der stationären Phase und damit zu einer räumlichen Trennung der Komponenten des Stoffgemischs. *Der eigentliche Stofftransport findet jedoch ausschließlich in der mobilen Phase statt* [vgl. **MC-Fragen Nr. 1470–1472**].

12.1.1 Chromatographische Trennmechanismen

Nach den Trennmechanismen, die bei chromatographischen Prozessen eine Rolle spielen, kann man nach folgenden Trennverfahren unterscheiden, wobei häufig mehrere Mechanismen an einer Stofftrennung mitwirken [vgl. **MC-Fragen Nr. 1473, 1596, 1597**]:

- **Verteilungschromatographie**: Es erfolgt eine Verteilung von Stoffen aufgrund unterschiedlicher Löslichkeit in zwei nicht miteinander mischbaren Flüssigkeiten (siehe Kap. 12.1.1.1).
- **Adsorptionschromatographie**: Es erfolgt eine reversible Bindung von Substanzen aus einer mobilen Phase an der Grenzfläche (Oberfläche) zu einer stationären Phase (siehe Kap. 12.1.1.2).
- **Affinitätschromatographie**: Hierunter fasst man chromatographische Trennungen zusammen, die auf biospezifischen (molekularbiologischen) Wechselwirkungen zwischen den zu trennenden Substanzen und der stationären Phase beruhen. Hierzu werden an die stationäre Phasen Liganden (Antigene, Proteine, Kofaktoren, Metalledetate) gekoppelt, die bestimmte Zielmoleküle spezifisch binden können. Die Affinitätschromatographie ist eine spezielle Form der Adsorptionschromatographie.
- **Ionenpaarchromatographie**: Es erfolgt eine Assoziation von Ionen entgegengesetzter Ladung zu einem lipophilen Ionenpaar, das eine höhere Affinität zu einer lipophilen stationären Phase (meistens ein RP-Material) besitzt als die Einzelkomponenten. Das Verfahren dient zur Trennung von Basenkationen oder Säureanionen.
- **Ionenaustausch(er)chromatographie**: Es erfolgt ein Austausch von Kationen oder Anionen aufgrund unterschiedlich starker ionischer Wechselwirkungen (elektrostatische Coulomb-Kräfte) zwischen Ionen entgegengesetzter Ladung in einer mobilen und an einer stationären Phase. Hinsichtlich der Grundlagen der Ionenaustausch(er)chromatographie und ihren pharmazeutischen Anwendungen siehe Kapitel 6.2.4.6.

- **Ausschlusschromatographie**: Es erfolgt ein Ausschluss von Molekülen in einem gegebenen Verteilungsraum aufgrund ihrer Molekülgröße und des Siebeffektes der stationären Phase (siehe Kap. 12.6).

Parallel dazu lassen sich chromatographische Trennverfahren auch nach ihrer Ausführungstechnik einteilen. D. h., die Klassifizierung erfolgt nach dem Aggregatzustand der beiden Phasen, an denen sich der Trennprozess abspielt, bzw. nach der Art der Anordnung des Trennbettes und der mobilen Phase. Danach unterteilt man diese Verfahren in:

- **Gaschromatographie** (GC)
- **Flüssigchromatographie** (LC, **l**iquid **c**hromatography)
  - Säulenchromatographie (SC ≡ CC, **c**olumn **c**hromatography)
  - Hochdruckflüssigkeitschromatographie (HPLC)
- **Papierchromatographie** (PC)
- **Dünnschichtchromatographie** (DC ≡ TLC, **t**hin **l**ayer **c**hromatography).
  - Hochleistungsdünnschichtchromatographie (HPTLC).

DC, HPTLC und PC werden auch als *planarchromatographische Verfahren* bezeichnet [vgl. **MC-Frage Nr. 1526**].

In ◻Tab. 12.1 sind die verschiedenen Ausführungsformen einer Chromatographie nochmals zusammengestellt. Die Einteilung erfolgt nach dem Phasenaufbau der Trennstrecke.

◻ **Tab. 12.1 Chromatographische Trennverfahren – Einteilung nach dem Phasenaufbau der Trennstrecke**
(In Klammern sind die englischen IUPAC-Bezeichnungen angegeben)

Mobile Phase	Stationäre Phase	Trennverfahren
Flüssigkeit	Feststoff	Flüssigkeits-Festkörper-Chromatographie (LSC) DC(TLC), SC(CC), HPLC
Flüssigkeit	Flüssigkeit	Flüssigkeits-Flüssigkeits-Chromatographie (LLC), PC
Gas	Feststoff	Gasadsorptionschromatographie (GSC)
Gas	Flüssigkeit	Gasverteilungschromatographie (GLC)

Die meisten chromatographischen Trennverfahren beruhen auf den Mechanismen der *Verteilung* und der *Adsorption*. Sie sollen deshalb nachfolgend detaillierter vorgestellt werden.

Bei der **SFC-Methode** (**s**upercritical **f**luid **c**hromatography) wird ein komprimiertes Gas (überkritisches Fluid), meistens *verflüssigtes Kohlendioxid*, als mobile Phase eingesetzt. Die stationäre Phase kann wiederum eine Flüssigkeit oder ein Feststoff sein. Die SFC nimmt eine Mittelstellung zwischen Gaschromatographie und Flüssigchromatographie ein.

12.1.1.1 Verteilungschromatographie

Es handelt sich um ein chromatographisches Verfahren, bei dem die Stofftrennung auf den unterschiedlichen Löslichkeiten von Substanzen in der *flüssigen* stationären Phase und in der mobilen Phase beruht. Voraussetzung hierfür ist ein gleicher Molekularzustand in beiden Phasen [siehe Ehlers, **Chemie I**, Kap. 1.10.5]. Solche Verteilungen zwischen zwei nicht miteinander mischbaren Flüssigkeiten spielen eine Rolle bei der PC, der DC an speziellen Schichten (Cellulose, Umkehrphasen) sowie bei der GLC.

Grundlage des Trennverfahrens ist das **Nernstsche Verteilungsgesetz**. Danach kann das Konzentrationsverhältnis einer Substanz in der mobilen und der stationären Phase durch den **Verteilungskoeffizienten** (k) bzw. durch die **Verteilungszahl** (k') beschrieben werden. Die Verteilungszahl hängt von den Volumina beider Phasen und dem Verteilungskoeffizienten ab. Verteilungszahl und Verteilungskoeffizient sind substanzspezifische, *dimensionslose*, jedoch druck- und temperaturabhängige Größen.

$$k = \frac{L_m}{L_s} \qquad k' = \frac{L_m \cdot V_m}{L_s \cdot V_s}$$

L_m = Löslichkeit in der mobilen Phase ($mol \cdot cm^{-3}$; $mol \cdot g^{-1}$; $mol \cdot mol^{-1}$)
L_s = Löslichkeit in der stationären Phase
V_m = Volumen der mobilen Phase (cm^3)
V_s = Volumen der stationären Phase

Bei der Verteilungschromatographie stellen sich zwischen den beiden nicht miteinander mischbaren Phasen ständig neue Verteilungsgleichgewichte ein. In Abhängigkeit vom Verteilungskoeffizienten, der ein Maß für die Affinität der zu trennenden Substanzen zu beiden Phasen darstellt, tritt schließlich eine Trennung der Komponenten ein. Da Verteilungskoeffizient und Verteilungszahl von der Temperatur abhängen, kann die Stofftrennung durch Temperaturänderungen günstig beeinflusst werden. Darüber hinaus hängt der Verteilungskoeffizient eines Stoffes in chromatographischen Verfahren auch von den Polaritäten der mobilen und der stationären Phase ab [vgl. **MC-Frage Nr. 1603**].

12.1.1.2 Adsorptionschromatographie

Unter Adsorption versteht man ganz allgemein die Bindung oder Anreicherung einer Substanz (*Adsorbat*) an der Oberfläche eines zweiten, meistens *festen* Stoffes (*Sorbens*). Die Adsorptionschromatographie beruht somit auf wiederholten Adsorptions- und Desorptionsprozessen von Stoffen zwischen der stationären Phase und einem Lösungsmittel (Elutionsmittel) oder einem Trägergas als mobiler Phase. Stark adsorbierte Substanzen wandern langsam, schwach adsorbierte Stoffe werden durch die mobile Phase rascher transportiert.

Die Stärke, mit der ein Sorbens einen Stoff bindet, hängt von seiner *Aktivität* und der *Temperatur* ab. Im Allgemeinen begünstigen Temperaturerhöhungen Desorptionsprozesse.

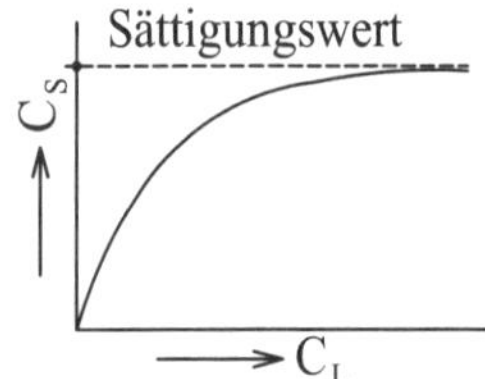

○ Abb. 12.1 Adsorptionsisotherme
C_S = Konzentration des adsorbierten Stoffes an der stationären Phase
C_L = Konzentration des Stoffes in der mobilen Phase

Die Menge an adsorbiertem Stoff korreliert mit der Größe der *Oberfläche* des Sorbens. Je größer sie ist, desto mehr Substanz kann adsorbiert werden. Dementsprechend ist ein festes Adsorbens umso wirksamer, je feiner verteilt (feinkörniger) es ist. Darüber hinaus ist bei konstanter Temperatur die Stoffmenge (C_S) des an der stationären Phase adsorbierten Stoffes bis zu einem *Sättigungswert* umso höher, je größer die Konzentration des Stoffes (C_L) in der mobilen Phase ist. Dieser Sachverhalt ist in ○Abb. 12.1 als sogenannte **Adsorptionsisotherme** graphisch dargestellt [vgl. **MC-Frage Nr. 1498, 1499**].

Bei niedrigen Konzentrationen von C_L verläuft die Adsorptionsisotherme zunächst nahezu linear, bei höheren C_L-Konzentrationen ist die Isotherme gekrümmt und nähert sich schließlich einem Grenzwert (Sättigungswert), d. h. der Konzentration, die einer monomolekularen Belegung der gesamten Oberfläche des Sorbens entspricht. Ein linearer Verlauf der Adsorptionsisothermen ist Voraussetzung für die *Reproduzierbarkeit des Trennergebnisses*. Nur bei linearem Verlauf sind die chromatographischen Parameter von der Substanzkonzentration unabhängig und somit reproduzierbar. Die Steigung der Adsorptionsisothermen ist ein Maß für die Affinität des Sorbens zum Adsorbat. Je größer die Steigung ist, desto besser wird eine Substanz von der sationären Phase gebunden. Das Verhältnis C_S/C_L hängt auch von der *Temperatur* ab, weil die Adsorption eines Stoffes an die Oberfläche einer stationären Phase mit steigender Temperatur abnimmt. (Zur Beschreibung der adsorptiven Grenzflächengleichgewichte mithilfe empirischer Gleichungen nach Freundlich und Langmuir siehe Lehrbücher der Physikalischen Chemie).

Allerdings ist festzuhalten, dass Adsorptionseffekte häufig von Verteilungs- und Ionenaustauschvorgängen sowie von Siebeffekten überlagert werden. Nur bei hochaktiven Sorbentien wie Aluminiumoxid überwiegen die Adsorptionseigenschaften.

12.1.1.3 Entwicklungstechnik, inneres und äußeres Chromatogramm

Aus dem allgemeinen Prinzip chromatographischer Trennungen als eine Folge von Sorptions- und Desorptionsvorgängen leiten sich verschiedene Arbeitsweisen ab, aus denen wesentliche Unterschiede in der Art der Aufteilung des Stoffgemischs in chromatographische Zonen (Banden, Flecken) resultieren. Man bezeichnet diesen Prozess als *Entwicklung* des Chromatogramms.

Die Wechselwirkung Stoff ↔ stationäre Phase verursacht im chromatographischen Prozess den Teilschritt der Sorption. Die Desorption wird durch die Wechselwirkung mobile Phase ↔ Stoff bestimmt. Außerdem kann die Temperaturabhängigkeit von Sorptions/Desorptionsgleichgewichten über einen Temperaturgradienten zur Beeinflussung einer Trennung genutzt werden.

Die Entwicklung eines Chromatogramms durch *Elution*, d. h. durch Herauslösen der sorbierten Substanzen im Wechsel mit erneuter Sorption, hat die größte präparative Bedeutung. Die Frage, ob hierbei ein inneres oder äußeres Chromatogramm anfällt, ist besonders für die anschließende qualitative Auswertung von Bedeutung.

Bei einem **inneren Chromatogramm** bricht man die Entwicklung ab, bevor die Laufmittelfront das Ende der Trennstrecke erreicht hat. Setzt man die Elution solange fort, bis die Substanzen mit dem Laufmittel die stationäre Phase an ihrem Ende verlassen und untersucht danach das Eluat in einzelnen Fraktionen, so erhält man ein **äußeres Chromatogramm**, wenn man die Konzentrationen der Eluatfraktionen gegen das Volumen des Eluats aufträgt.

Ein inneres Chromatogramm erhält man z. B. bei der PC, DC und HPTLC, während bei GC, SC und HPLC äußere Chromatogramme entwickelt werden [vgl. **MC-Fragen Nr. 1474–1476**].

Je nach der Zusammensetzung der mobilen Phase hat man bei der Elution auch zu unterscheiden zwischen:

- **isokratischer Elution**, bei der die Zusammensetzung der mobilen Phase während der Dauer der Chromatographie konstant gehalten wird [vgl. **MC-Frage Nr. 1600**].
- **Gradientenelution**, bei der die Zusammensetzung der mobilen Phase während der Dauer der Chromatographie nach einem bestimmten Programm verändert wird, wie z.B. dem kontinuierlichen Zusatz eines Lösungsmittels mit höherer Elutionskraft zur mobilen Phase [vgl. **MC-Frage Nr. 1601**].

12.1.1.4 Zonenbildung, Bandenverbreiterung

Bei der praktischen Durchführung einer chromatographischen Stofftrennung stellt man fest, dass sich *Zonen* oder *Banden* ausbilden, die sich mit der Länge der Trennstrecke ständig verbreitern (○Abb. 12.1).

Ursache hierfür ist, dass die Teilchen desselben Stoffes die stationäre Phase zu verschiedenen Zeiten verlassen. Die Zeit folgt einer statistischen *Normalverteilung* nach Art einer Gauß-Funktion (*Glockenkurve*), wie dies in Kapitel 4.4.4 (○Abb. 4.1) beschrieben ist. Der Verbreiterungsprozess in Abhängigkeit mit der Zeit kann mit *Diffusionserscheinungen* erklärt werden. So nimmt die (Halbwerts)breite einer Bande (eines Peaks) mit zunehmender Retentionszeit zu, wie dies ○Abb. 12.3 belegt.

12.1.2 Wahl des chromatographischen Milieus, chromatographische Phasen

Eine chromatographische Stofftrennung wird im Wesentlichen durch folgende Faktoren bestimmt:

- stationäre Phase,
- mobile Phase,
- zu trennendes Stoffgemisch.

Bei einer Analyse ist der dritte Faktor vorgegeben, die beiden anderen sind variabel. Man bezeichnet sie deshalb auch als *chromatographisches Milieu*. Unabhängig von der angewandten Technik gelten für alle chromatographischen Verfahren einige allgemeine Prinzipien für die Wahl der Chromatographiebedingungen, sodass sie bereits an dieser Stelle zusammenfassend diskutiert werden.

12.1.2.1 Adsorptionsaffinität

Die Adsorbierbarkeit eines Stoffes wird vor allem durch seine *Polarität* bestimmt. Daneben spielen aber auch die *Molekülgröße* und die *Polarisierbarkeit* eine wichtige Rolle.

Die einzelnen Substanzklassen ordnen sich etwa in folgende Reihe steigender Affinität gegenüber polaren Sorbentien wie z. B. Aluminiumoxid, Kieselgel oder Cellulose [vgl. **MC-Frage Nr. 1521**]:

Kohlenwasserstoffe < Halogenkohlenwasserstoffe < Ether < tertiäre Amine, Nitroverbindungen < Ester < Ketone, Aldehyde < primäre Amine < Säureamide < Alkohole < Carbonsäuren

Auch innerhalb einer Substanzklasse führen selbst geringe Polaritätsunterschiede zu einer Trennung der einzelnen Komponenten eines Gemischs, wobei in der Normalphasen-Chromatographie die polarste Komponente die größte Verweilzeit an der stationären Phase besitzt.

So nimmt bei isokratischer Fahrweise und *n*-Hexan/2-Propanol (8:2) als Fließmittel die Retentionszeit verschiedener *Phenole* an einem Kieselgelträger in der Reihe *m*-Kresol (3-Methylphenol) < Phenol < Brenzcatechin (Benzen-1,2-diol) < Phloroglucin (Benzen-1,3,5-triol) zu.

12.1.2.2 Mobile Phasen

Bei der *Verteilungschromatographie* hängt die Auswahl der mobilen Phase von der Beschaffenheit der stationären Phase ab. Ist sie mit Wasser oder einem hydrophilen Lösungsmittel imprägniert, so verwendet man als mobile Phase ein mit Wasser nur beschränkt mischbares Lösungsmittel oder Lösungsmittelgemisch. Ist dagegen die stationäre Phase mit lipophilen Solventien (Paraffin, Siliconöl) getränkt, so wird mit einem hydrophilen Elutionsmittel entwickelt, das mit dem Imprägnierungsmittel gesättigt ist.

Bei der *Adsorptionschromatographie* richtet sich die Wahl der mobilen Phase nach ihrem Elutionsvermögen. Ein Lösungsmittel kann nämlich nur dann einen bereits adsorbierten Stoff von der stationären Phase verdrängen, wenn es zum Sorbens eine größere Affinität aufweist als der adsorbierte Stoff.

Die eluierende Wirkung eines Lösungsmittels läuft im Wesentlichen parallel zu seiner Polarität bzw. zu seiner Dielektrizitätszahl, sodass man Fließmittel in einer sogenannten **eluotropen Reihe** ordnen kann, wie dies in □Tab. 12.2 wiedergegeben ist [vgl. **MC-Fragen Nr. 1506–1510, 1849**].

In dieser Reihe nimmt bei *Normalphasen* die Elutionskraft von unpolaren Solventien wie Petroläther zu polaren Lösungsmitteln wie Wasser hin zu. Umgekehrt steigt jedoch bei reversed phase-Trägern *(Umkehrphasen)* das Elutionsvermögen von Wasser zu Kohlenwasserstoffen hin an.

▫ Tab. 12.2 Eluotrope Reihe nach Trappe

↓	↓	↓
Petroläther	Chloroform	*n*-Butanol
n-Hexan	Dichlormethan	*n*-Propanol
Cyclohexan	Diethylether	Isopropanol
Schwefelkohlenstoff	Tetrahydrofuran	Ethanol
Tetrachlorkohlenstoff	Ethylacetat	Methanol
Dichlorethylen	Aceton	Wasser
Benzol	Butan-2-on	Eisessig
Toluol	Acetonitril	Pyridin

Hydrophile (polare) Lösungsmittel besitzen an polaren stationären Phasen ein hohes Elutionsvermögen, während lipophile (unpolare) Lösungsmittel an reversed phase-Trägern (Umkehrphasen) eine hohe Elutionskraft aufweisen.

12.1.2.3 Stationäre Phasen

Stationäre chromatographische Phasen werden auch als *Sorbentien* bezeichnet, wobei allerdings zu beachten ist, dass in vielen Fällen (DC, HPLC) das Sorbens primär polare Lösungsmittel adsorbiert und dieser Flüssigkeitsfilm dann als stationäre Phase fungiert. In diesem Falle wäre z. B. Kieselgel lediglich ein mechanischer Träger der polaren stationären Phase und kein Sorbens im engeren Sinne.

Auch bei Stofftrennungen durch *Verteilung* ist die stationäre Phase meistens eine hydrophile Flüssigkeit, die auf einem festen Träger (Kieselgel, Aluminiumoxid, Cellulose, Styrol-Divinylbenzol-Copolymerisate) fixiert ist.

Bei Stofftrennungen durch *Adsorption* verwendet man feste anorganische und organische Phasen. Zur Auftrennung hydrophiler Substanzen dienen meistens organische Polymerträger, während sich lipophile Stoffe besser an stationären anorganischen Phasen trennen lassen.

Im Allgemeinen hängen die Trenneigenschaften und Laufgeschwindigkeiten bei einer Chromatographie von

- der Korngröße (Partikelgröße),
- der spezifischen Oberfläche,
- dem Porendurchmesser und Porenvolumen

der stationären Phase ab. ▫Tab. 12.3 informiert über einige häufig verwendete Sorptionsschichten und ihre Trennmechanismen [vgl. **MC-Fragen Nr. 1517, 1605**].

Nachfolgend werden einige stationäre Phasen, die auch das *Arzneibuch* verwendet, detaillierter beschrieben:

Tab. 12.3 Sorbentien und Trenneffekte

Sorbens	Trenneffekt
Kieselgel	Adsorption, Verteilung
Aluminiumoxid, basisch	Adsorption, Kationenaustausch
Aluminiumoxid, neutral	Adsorption
Aluminiumoxid, sauer	Adsorption, Anionenaustausch
Polyamid	Adsorption
Cellulose	Verteilung
Magnesiumsilicat	Adsorption
Umkehrphasen	Verteilung

- **Aluminiumoxid**

Aluminiumoxid ist ein polares Sorbens, das je nach Herstellung saure, neutrale oder basische Eigenschaften besitzt. Seine *Adsorptionsaktivität* hängt stark vom Wassergehalt ab; sie kann *gemindert* werden, wenn man hochaktivem Aluminiumoxid je nach Aktivitätsstufe 3–15% *Wasser* zusetzt.

Die *Aktivität* kann mithilfe von Farbstoffgemischen (z. B. Sudan III/Sudangelb) getestet werden. Je schmaler die Farbstoffzonen sind, desto besser ist die Trennung und umso höher ist die Aktivität des verwendeten Al_2O_3 [vgl. **MC-Fragen Nr. 1522, 1605**].

Die *Filtrationsgeschwindigkeit* an Aluminiumoxid kann man mit einer Methylenblau-Lösung prüfen. Die Filtrationsgeschwindigkeit ist ein Maß für die *Korngrößenverteilung* eines Sorbens. Je kleiner und einheitlicher die Korngrößenverteilung ist, desto besser ist das Trennvermögen und umso stärker ist die Filtrationsgeschwindigkeit herabgesetzt. Das wasserfreie γ-Aluminiumoxid hat eine Teilchengröße von 75–150 μm.

Basisches Aluminiumoxid kann auch als Kationenaustauscher, saures als Anionenaustauscher verwendet werden, jedoch laufen in unpolaren Fließmitteln keine Austausch- sondern nur Adsorptionsvorgänge ab.

- **Kieselgel**

Kieselgele sind polare Sorbentien, an denen Substanzen in der Reihenfolge ihrer Polarität getrennt werden. Unpolare Stoffe werden weniger stark zurückgehalten als polare Substanzen. Zur Chromatographie polarer Substanzen an Kieselgel sind polare Fließmittel erforderlich, während für Stoffe mittlerer Polarität vor allem Fließmittelgemische aus polaren und unpolaren Lösungsmitteln geeignet sind [vgl. **MC-Fragen Nr. 1505, 1517, 1605, 1607**].

Im Allgemeinen handelt es sich um Polykieselsäure-Xerogele mit poröser Struktur und SiOH-Endgruppen an der Oberfläche. Durch Variation der Herstellungsbedingungen kann die Struktur der Gerüstsubstanz sowie das Hohlraumsystem beeinflusst werden. Die mittlere Korngröße von Kieselgelen beträgt je nach Anwendung zwischen 3–500 μm. Die nachfolgend genannten Kieselgele für die Dünnschichtchromatographie besitzen mittlere Körngrößen von 15 μm, für analytische Zwecke setzt das

Arzneibuch im Allgemeinen Kieselgele mit mittleren Korngrößen von 3-10 µm ein, während in der präparativen Chromatographie Kieselgele mit mittleren Korngrößen ≥ 30 µm Verwendung finden.

Die Kieselgel-Oberfläche enthält bei pH = 6–7 isolierte Silanol-Gruppen (Si-OH), bei pH = 4–5 geminale und bei pH = 2–3 durch Wasserstoffbrückenbindungen assoziierte vicinale Silanol-Gruppen. Bei pH-Werten oberhalb pH = 3 liegen auch zunehmend dissoziierte $Si-O^-$-Gruppen vor. Genereller *Nachteil* aller Kieselgele ist ihre *geringe Alkalistabilität* [vgl. **MC-Frage Nr. 1606**].

Das *Arzneibuch* lässt das *Trennvermögen* von Kieselgelen mit einem Gemisch langkettiger Fettsäuren [Laurinsäure (C_{12}), Myristinsäure (C_{14}), Palmitinsäure (C_{16}), Stearinsäure (C_{18})], die zuvor hydrolytisch aus ihren Methylestern hergestellt wurden, testen. Darüber hinaus lässt *Ph.Eur.* auch den *pH-Wert* einer 10%igen wässrigen Kieselgel-Suspension bestimmen. Er sollte bei pH ~ 7 liegen.

Die Typen **Kieselgel G** und **GF_{254}** enthalten, um eine bessere Haftfestigkeit auf Glasplatten zu gewährleisten, etwa 13 % *Gips* [Calciumsulfat-Hemihydrat ($CaSO_4 \cdot ½\ H_2O$)]. Das *Arzneibuch* lässt den Gipsgehalt durch komplexometrische Titration des Calciums bestimmen [vgl. **MC-Frage Nr. 1518**].

Die Typen **Kieselgel H** und **HF_{254}** enthalten keinen Gips als Bindemittel, sondern sehr fein verteiltes, amorphes SiO_2.

Kieselgel GF_{254} und **HF_{254}** enthalten zur Detektion an der Oberfläche adsorbierte anorganische Leuchtpigmente (*Phosphoreszenzindikatoren*). Diese Stoffe haben keinen Einfluss auf die chromatographischen Eigenschaften des Sorbens, werden von den üblicherweise verwendeten Fließmitteln nicht abgelöst und sind inert gegenüber Sprühreagenzien und verdünnten Säuren. Bestrahlt man diese Phosphoreszenzindikatoren mit UV-Licht (254 nm), so phosphorisieren sie *grün*. Substanzen, die bei 254 nm absorbieren (z.B. Acetophenon, Benzaldehyd, Benzoesäure, Zimtsäure u.a.) bewirken eine *Phosporeszenzminderung*, d.h. man erkennt ihre Anwesenheit als dunkle Flecken auf der sonst gleichmäßig grün phosphorisierenden Schicht. Das *Arzneibuch* lässt bei diesen Sorbentien eine Phosphoreszenzprüfung mit *Benzoesäure* als Testsubstanz durchführen [vgl. **MC-Fragen Nr. 1519, 1520, 1524**].

Kieselgel OC und **Kieselgel OD** werden als stationäre Phasen zu *chiralen Trennungen* eingesetzt. Hier ist das Kieselgel mit einem Cellulose-Carbamat als *chiralem Selektor* belegt. Die Hydroxylgruppen der Cellulose sind mit *N*-Phenylcarbaminsäure (Ph-NH-CO-O-Cellulose) bzw. mit *N*-(3,5-Dimethylphenyl)carbaminsäure verestert. **Kieselgel BC** zur Trennung chiraler Komponenten ist mit β-Cyclodextrin als chiralem Selektor belegt. Beim **Kieselgel AGP** handelt es sich um eine stationäre Phase, an die saures α_1-Glykoprotein als chiralem Selektor gebunden ist [vgl. **MC-Fragen Nr. 1444, 1766**].

- **Silanisierte Kieselgele (Umkehrphasen)**

Durch eine nachträgliche Oberflächenbehandlung des Kieselgels mit Organochlorsilanen (z. B. Dichlordimethylsilan) oder Alkoxychlorsilanen, die einen längeren Alkylrest tragen, kann die Polarität des Gels *umgekehrt* werden und man erhält stationäre Phasen mit *lipophilem* Charakter.

$$\xrightarrow[-\,4\,HCl]{+\,2\,H_2O \quad +\,2\,(CH_3)_2SiCl_2} \quad H_3C{-}Si(CH_3){-}O{-}Si(CH_3){-}CH_3$$

Die Belegung der Kieselgeloberfläche mit Methylsilyl-(C2), Butylsilyl- (C4), Hexylsilyl- (C6), Octylsilyl- (C8), Octadecylsilyl- (C18) oder Phenylsilyl-Gruppen führt zu einer dauerhaften *Hydrophobierung* des Trägers. Solche stationären Phasen, die vorzugsweise zur Verteilungschromatographie eingesetzt werden, halten unpolare Substanzen stark zurück, während polare Stoffe in polaren Fließmitteln [Wasser ggf. im Gemisch mit Solventien wie Methanol und Acetonitril] leichter wandern. Aus diesem Grund spricht man auch von **reversed phase-Materialien** bzw. einer **Umkehrphasen-Chromatographie** [vgl. **MC-Fragen Nr. 1605, 1607, 1616–1618**].

Der Abstand einzelner Gruppen von der Oberfläche des Trägers kann durch sogenannte *Spacer* (Abstandshalter) verlängert und damit die Eigenschaften des Sorbens variiert werden [siehe gemäß *Ph.Eur.*: Kieselgel, phenylsilyliert (*Phenylphase*) im Vergleich zu Kieselgel, phenylhexylsilyliert].

Darüber hinaus können solche Umkehrphasen an ihrer Oberfläche chemisch modifiziert werden, wie dies bei dihydropropylsilyliertem (*Diolphase*), cyanopropylsilyliertem (*Cyanphase* bzw. *Nitrilphase*) oder aminopropylsilyliertem Kieselgel (*Aminphase*) realisiert wurde.

Kieselgele, die cyanopropylsilyliert oder aminopropylsilyliert sind, besitzen sowohl polare wie hydrophobe Eigenschaften und werden daher in der Normalphasen- *und* der Umkehrphasenchromatographie als stationäre Phasen eingesetzt [vgl. **MC-Fragen Nr. 1605, 1607, 1608, 1610, 1614, 1616, 1807**].

Die bei der Modifizierung nicht umgesetzten HO-Gruppen der Kieselgel-Matrix werden häufig in einem nachfolgenden Reaktionsschritt mit Trimethylchlorsilan [$(CH_3)_3SiCl$] noch blockiert. Dieses *Endcapping* führt zu einer stark lipophilen stationären Phase, die praktisch *keine polaren Eigenschaften* mehr besitzt. Nach *Ph.Eur.* wird das Endcapping auch als *Nachsilanisieren* bezeichnet. Durch das Nachsilanisieren verbliebener Silanol-Gruppen (Si-OH) kann z.B. bei basischen Arzneistoffen der unerwünschte Effekt des *Tailing* zurückgedrängt werden [vgl. **MC-Fragen Nr. 1619, 1761**].

In ◘Tab. 12.4 sind nochmals einige Kieselgel-Phasen des *Arzneibuches* summarisch aufgelistet, wobei für die reserved phase-Chromatographie **(RP-Chromatographie)** meistens eine C18-Phase (RP-18, octadecylsilyliertes Kieselgel, ODS-Kieselgel) verwendet wird [vgl. **MC-Frage Nr. 1618**].

Die wichtigste Einschränkung für die Verwendung modifizierter Kieselgele zur chromatographischen Trennung von Substanzgemischen ist deren *begrenzte Alkalistabilität*. Daher sollte der pH-Wert des Elutionsmittels zwischen pH = 2-8 liegen.

Tab. 12.4 Häufig genutzte modifizierte Kieselgele

Sorbens	Phase	Funktionelle Gruppe
Kieselgel	Natives	OH
Chemisch modifiziertes Kieselgel	Diolphase Cyan(opropyl)phase Amin(opropyl)phase Phenylphase C1, C4, C6, C8, C18-Phasen	$CHOHCH_2OH$ $CH_2CH_2CH_2CN$ $CH_2CH_2CH_2NH_2$ C_6H_5 Alkylgruppen

- **Kieselgur**

Kieselgur ist ein poröses, polares Sorbens für DC, GC und SC, das aus fossiler Diatomeenerde (Schalen von Kieselalgen) gewonnen wird. Bei **Kieselgur G** wird dem Material zur Erhöhung der Haftfestigkeit auf Glas 15% *Gips* (Calciumsulfat-Hemihydrat) zugesetzt. Die mittlere Korngröße beträgt 10-40 µm.

Nach *Arzneibuch* wird das dünnschichtchromatographische *Trennvermögen* mittels verschiedener Zucker (Saccharose, Lactose, Glucose, Fructose) in Pyridin-haltiger Lösung auf einer Acetat-gepufferten Platte geprüft. Nach Entwicklung des Chromatogramms wird mit Anisaldehyd-Reagenz besprüht. Es treten farbige Flecke für Lactose (grünlich), Saccharose (violett), Glucose (hellblau) und Fructose (violett) auf.

Neben der Verwendung als stationäre Phase in chromatographischen Prozessen wird Kieselgur nach *Arzneibuch* auch als *Filtrierhilfsmittel* eingesetzt.

- **Cellulose**

Cellulose, ein unverzweigtes Polysaccharid bestehend aus β-1,4-glykosidisch verknüpften Glucose-Molekülen, wird als Trägermaterial vor allem für verteilungschromatographische Trennungen verwendet, vorrangig zur Trennung hydrophiler Substanzen wie Zucker oder Aminosäuren. Für den Einsatz als stationäre Phase wird das natürliche Polysaccharid mit hydrophilen Lösungsmitteln imprägniert. Sollen hydrophobe Phasen auf dem Träger (reversed phase) fixiert werden, ist *acetylierte Cellulose* vorzuziehen. **Cellulose F_{254}** enthält einen Phosphoreszenzindikator mit intensiver Anregung bei 254 nm. Das Cellulosematerial hat eine mittlere Korngröße von $\leq 30\ \mu$.

- **Molekularsiebe**

Molekularsiebe bestehen aus Partikeln mit einer charakteristischen Raumstruktur, die in ihren Hohlräumen Ionen oder Moleküle entsprechender Größe aufnehmen und sie so von größeren Molekülen bzw. Ionen abtrennen können (siehe Ausschlusschromatographie, Kap. 12.6).

Die trennende Wirkung der Molekularsiebe nach Größe und Gestalt beruht auf der Verteilung gelöster Substanzen zwischen einem äußeren Lösungsmittel (mobile Phase) und dem im Innern der Poren befindlichen Lösungsmittel (stationäre Phase). Im Unterschied zur Verteilungschromatographie sind jedoch mobiles und stationäres Lösungsmittel gleich. Die Verteilung erfolgt aufgrund der Fähigkeit gelöster Teilchen in die Gelporen einzudringen; sie trennen sich entsprechend ihren unterschiedlichen

Diffusionsgeschwindigkeiten. Die Affinität der zu trennenden Substanzen zur Matrix des Gels sollte gering sein.

Die Eigenschaft, Teilchen in molekularen Dimensionen entsprechend ihrer Größe zu trennen, besitzen viele Stoffe (Harnstoff, Stärke u. a.). Als Molekularsiebe in engerem Sinne bezeichnet man aber nur Gele, die eine definierte Porengröße [0,3–1,5 nm] besitzen. Hierzu zählen neben Aluminiumsilicaten [z. B. **Zeolithe**] eine Reihe von porösen natürlichen und synthetischen (quervernetzten) Polymeren (**Agarose**, **Dextran**, **Polyacrylamide** u. a.).

Diese Gele kommen vor allem zur Trennung hydrophiler Stoffe in Betracht. **Agarose**, ein Polysaccharid bestehend aus D-Galactose-Einheiten, wird aus einer Rotalgengattung gewonnen und wird zur Trennung von Proteinen und Polysacchariden eingesetzt. Bei dem **Agarose-Polyacrylamid**-Gel ist die Agarose in ein Netzwerk von quer vernetztem Polyacrylamid eingebunden. Dieses Gel eignet sich zur Trennung von Globulinen. **Dextran**-Gele, die aus α-1,4- und α-1,6-glykosidisch verknüpften Glucose-Molekülen bestehen, werden zur Trennung von Peptiden und von Proteinen mit einer relativen Molekülmasse bis zu $M_r \leq 300000$ verwendet.

Um hydrophobe Substanzen zu trennen, benötigt man Gele, die in organischen Lösungsmitteln quellen. Dies erreicht man z. B. durch Veresterung der Hydroxylgruppen des Dextrangels.

- **Polystyrol-Divinylbenzol-Copolymere**

Der wichtigste Nachteil von stationären Phasen auf der Basis eines Kieselgel-Trägers ist deren mangelnde Alkalistabilität. Dieser Nachteil kann überwunden werden, wenn man zu organischen Polymeren wie z.B. Polystyrol-Divinylbenzol-Copolymerisaten übergeht.

Diese Makromoleküle erhält man, wenn man *Styrol* (Vinylbenzol, Phenylethylen) [C_6H_5-CH=CH_2] in Gegenwart von wenig (ca. 5%) *Divinylbenzol* (Vinylbenzol) [$C_6H_4(CH{=}CH_2)_2$] polymerisiert. Divinylbenzol, das als *ortho-para*-Isomerengemisch eingesetzt wird, führt dabei zur Vernetzung (Brückenbildung) zwischen den Polystyrolketten und zu einer hohen Formstabilität der Polymermatrix. Die Modifizierung der aromatischen Ringe in den Polymerketten führt zu *Ionenaustauscher-Harzen* mit basischen oder sauren Eigenschaften (siehe hierzu Kap. 6.2.4.6).

Stationäre Phasen, die vorzugsweise in der *Gaschromatographie* Anwendungen finden, werden im Kapitel 12.4.2.1 gesondert vorgestellt.

12.1.3 Chromatographische Größen

12.1.3.1 Trennstufenhöhe, Trennstufenzahl, Auflösung, Trennleistung

Der gesamte chromatographische Trennvorgang kann als eine Folge von Adsorptions- bzw. Lösevorgängen und Desorptions- bzw. Elutionsschritten aufgefasst werden, die immer zu einer neuen Gleichgewichtseinstellung führen. Bei vollständiger Gleichgewichtseinstellung zwischen stationärer und mobiler Phase bzw. zwischen gelösten und adsorbierten Teilchen kann man die stationäre Phase in einzelne Trennabschnitte unterteilen. In Analogie zur Destillation wurde für einen solchen Abschnitt die Bezeichnung **theoretischer Boden** eingeführt. In der neueren Literatur findet man stattdessen – in Analogie zur multiplikativen Verteilung – den Ausdruck **Trennstufe**.

Ein theoretischer Boden (Trennstufe) ist eine gedachte Ebene innerhalb der Trennsäule, bei der sich ein Gleichgewicht zwischen mobiler und stationärer Phase einstellt.
Die Zahl der theoretischen Böden ist ein Maß für die *Trennleistung* (Trennschärfe) einer chromatographischen Trennstrecke.

Das *Höhenäquivalent eines theoretischen Bodens* [HETP = **h**eight **e**quivalent of a **t**heoretiscal **p**late] synonym mit dem Begriff *Trennstufenhöhe* (h) ist wie folgt definiert:

HETP ≡ h = Säulenlänge/Zahl der Trennstufen = L/n [mm]

Je höher die Anzahl (n) der Trennstufen bei vorgegebener Länge (L) der Trennsäule ist, desto kleiner wird HETP, desto besser ist die Trennleistung und umso geringer ist die Bandenverbreiterung. Theoretische Bodenzahl und theoretische Bodenhöhe sind daher chromatographische Parameter zur Beurteilung der *Effizienz einer Trennsäule* [vgl. **MC-Fragen Nr. 1494, 1496, 1497, 1853, 1891**].

Die Trennstufenzahl wird neben der Länge der Säule vor allem beeinflusst von der Partikelgröße, der Packungsdichte und den Oberflächeneigenschaften der stationären Phase [vgl. **MC-Fragen Nr. 1485, 1495**].

Je länger eine Säule ist, je kleiner die Partikelgröße der stationären Phase und je gleichmäßiger gepackt die Säule ist, desto höher ist die *Trennstufenzahl*, desto besser ist die *Trennleistung* und desto schmaler sind die Banden.

Die von der Zahl der theoretischen Böden abhängige *Bandenbreite* wird vor allem durch dynamische Erscheinungen beeinflusst, die **van Deemter** für die GC in der nach ihm benannten Gleichung wie folgt berücksichtigt:

	h	=	**Trennstufenhöhe**
h = HETP = A + B/u + C · u	**M**	=	**Strömungsgeschwindigkeit**
	A,B,C	=	**Konstanten**

Danach hängt die Trennstufenhöhe und somit auch die Trennleistung von der (linearen) *Fließgeschwindigkeit* [Strömungsgeschwindigkeit] (u) [$cm \cdot min^{-1}$ oder $cm \cdot s^{-1}$] der mobilen Phase ab. Eine geringe Trennstufenhöhe (h) und damit – bei gegebener Säulenlänge (L) – eine hohe Trennstufenzahl (n) wird erreicht, wenn die empirisch zu ermittelnden Konstanten (A, B, C) der van Deemter-Gleichung zahlenmäßig möglichst klein sind. In Abbildung 2.92 ist dieser Sachverhalt nochmals graphisch dargestellt [vgl. **MC-Fragen Nr. 1486, 1488, 1489, 1491-1493, 1495, 1570**].

Der Term „A" der Gleichung stellt die durch die stationäre Phase oder deren Träger verursachte *Streudiffusion* dar (Wanderung von Substanzen durch Poren und Kanäle unterschiedlicher Länge – Umwegeffekt). A hängt von der Partikelgröße ab. Je grobkörniger das Sorbens und je schlechter die Packung der Säule ist, desto breiter werden die Peaks im Chromatogramm und umso geringer ist die Trennleistung.

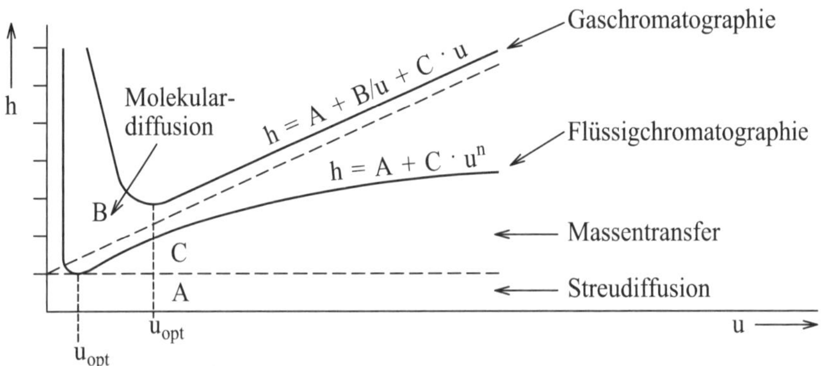

Abb. 12.2 Graphische Darstellung der van Deemter-Gleichung

In der Größe „B“ sind Faktoren zusammengefasst, die die *Molekulardiffusion* in Richtung der Längsachse der Trennstrecke (Longitudinaldiffusion) berücksichtigen. Wie Abb. 12.2 zeigt, macht sich die Größe „B“ vor allem bei kleinen Strömungsgeschwindigkeiten bemerkbar.

Der dritte Faktor „C“ (*Massentransfer*) der van Deemter-Gleichung beachtet schließlich die endliche Einstellgeschwindigkeit des Gleichgewichts zwischen beiden Phasen. Bei hoher Durchflussgeschwindigkeit wird die Gleichgewichtseinstellung zwischen stationärer und mobiler Phase unvollständig sein [vgl. **MC-Frage Nr. 1490**].

In der Praxis wird h (HETP) bei verschiedenen Strömungsgeschwindigkeiten experimentell ermittelt. Die Funktion der theoretischen Trennstufenhöhe (h) in Abhängigkeit von der linearen Strömungsgeschwindigkeit (u) stellt eine *hyperbolische Kurve* dar, wie dies Abb. 12.2 belegt. Man erkennt, dass zu niedrige Strömungsgeschwindigkeiten das HETP (h) stark ansteigen lassen, wodurch sich die Trennung drastisch verschlechtert, während bei zu hohen Strömungsgeschwindigkeiten HETP langsamer ansteigt und somit die Trennleistung langsamer abnimmt. Beide Effekte führen aber zum gleichen Ergebnis.

Zu niedrige und zu hohe Strömungsgeschwindigkeiten (Fließgeschwindigkeiten) der mobilen Phase verschlechtern eine chromatographische Trennung.

Das Minimum der Kurven (Abb. 12.2) gibt die **optimale Strömungsgeschwindigkeit** (u_{opt}) für die Gaschromatographie bzw. die Flüssigchromatographie an. Unter diesen Bedingungen ist die *Bandenverbreiterung* am geringsten. In der GC ist die optimale Trägergasgeschwindigkeit auch von der Art des Trägergases abhängig [vgl. **MC-Frage Nr. 1570**].

Aus der graphischen Darstellung der van Deemter-Gleichung ist auch ableitbar, dass bei einer Strömungsgeschwindigkeit > u_{opt} mit der Zunahme der linearen Geschwindigkeit ein zunehmend größerer Abschnitt der Trennstrecke zur Einstellung des Verteilungsgleichgewichtes zwischen stationärer und mobiler Phase erforderlich ist.

Man kann diesen Sachverhalt auch noch anders beschreiben, indem man die Trennstufenzahl (n) gegen die Strömungsgeschwindigkeit (u) aufträgt, wie dies in ○Abb. 12.3 dargestellt ist. Danach durchläuft die resultierende und zur van Deemter-Gleichung spiegelsymmetrische Kurve ein Maximum. Mit anderen Worten: Bei der optimalen Strömungsgeschwindigkeit (u_{opt}) erreicht die Trennstufenzahl einer gepackten Säule definierter Säulenlänge einen maximalen Wert [vgl. **MC-Frage Nr. 1487**].

Die *Zahl der Trennstufen* (n) bzw. die theoretische Bodenzahl für ein spezielles Trennproblem kann unter bestimmten Voraussetzungen aus den Parametern eines äußeren Chromatogramms, wie es ○Abb. 12.4 zeigt, berechnet werden.

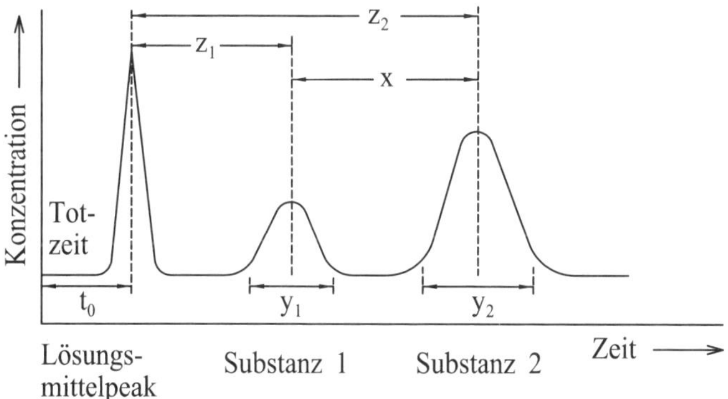

○ **Abb. 12.3 Trennleistung und Auflösung bei der SC**

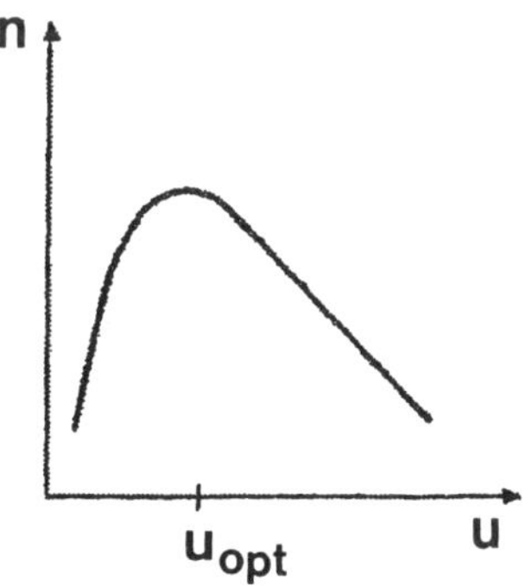

○ **Abb. 12.4 Trennstufenzahl und Strömungsgeschwindigkeit**

Die **theoretische Bodenzahl** (n) einer Chromatographiesäule ist gegeben durch:

$\mathbf{n = 16 \cdot (z/y)^2}$ z = Entfernung Substanzpeak ↔ Lösungsmittelpeak
= Differenz der Elutionszeiten des Lösungsmittels und der Komponenten (in mm)
= Nettoretentionszeit
y = Basisbreite des Peaks (Schnittpunkt der Basislinie mit den Wendepunkttangenten)

Im Idealfall wäre [$n = 16(z_1/y_1)^2 = 16(z_2/y_2)^2$], d. h., n wäre unabhängig von der wandernden Substanz. Die theoretische Bodenzahl (n) kann nach *Arzneibuch* auch unter Verwendung der Halbwertsbreite ($b_{0,5}$) eines Peaks (Signals) ermittelt werden (siehe hierzu Kap. 12.4.3.3).

Die **Auflösung** (R), d. h. die Güte der Trennung zweier Substanzen ist gegeben durch:

$\mathbf{R = 2x/(y_1+y_2)}$ x = Strecke (Zeit) zwischen beiden Signalmittelpunkten
y = Basisbreite der Signale

Die Bestimmung der Auflösung kann nach *Arzneibuch* auch mithilfe der Peakbreite in halber Höhe ($b_{0,5}$) erfolgen (siehe Kap. 12.4.3.3).

Darüber hinaus kann zur Bewertung der Trennleistung einer chromatographischen Säule - neben der Trennstufenzahl und dem Auflösungsvermögen - auch die relative Retention als Beurteilungsparameter herangezogen werden [siehe nachfolgender Abschnitt und **MC-Fragen Nr. 1487, 1494**].

12.1.3.2 Chromatographisches Resultat

Die Auswertung eines Chromatogramms, wie es in Abbildung 2.95 für die planarchromatographischen Verfahren (DC, PC) gezeigt wird, erfolgt so, dass die getrennten Substanzen durch bestimmte Kenngrößen charakterisiert werden.

Zur *qualitativen Auswertung eines inneren Chromatogramms* stellt man die Verzögerung des Stofftransportes gegenüber der Lösungsmittelfront fest. Dazu vergleicht man den Weg, den eine Substanz zurückgelegt hat, mit der Weglänge des Fließmittels.

Man definiert nun als Maß für die Wanderungsgeschwindigkeit den sog. **R_f-Wert** [„retention factor“ bzw. „ratio of fronts“] als Quotient aus der Entfernung des Substanzmittelpunktes vom Ausgangspunkt und der Entfernung der Lösungsmittelfront vom Ausgangspunkt. In *Ph.Eur.* ist neben dem **Retentionsfaktor R_f** auch noch die Abkürzung **R_F** (**Retardationsfaktor, Retardierungsfaktor**) aufgeführt. Von IUPAC wird die Kennzeichnung R_F empfohlen. Zur Übereinstimmung mit aktuell vorliegenden MC-Fragen wird aber in den folgenden Abschnitten das Symbol R_f beibehalten [vgl. **MC-Fragen Nr. 1477–1479**].

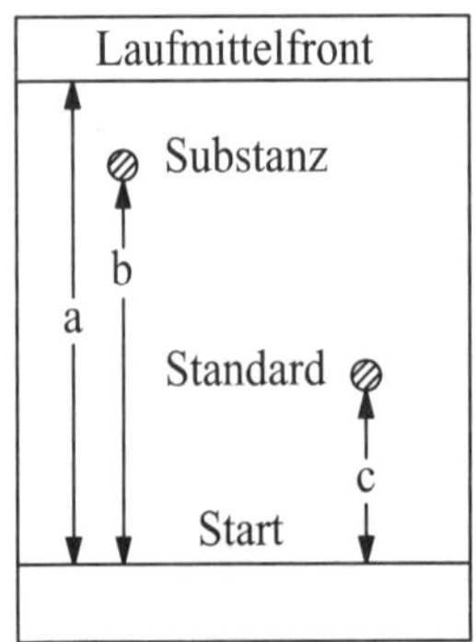

Abb. 12.5 Auswertung eines inneren Chromatogramms

$$R_f = \frac{\text{Entfernung Start – Substanzfleckmitte}}{\text{Entfernung Start – Lösungsmittelfront}} = \frac{b}{a}$$

Der Retentionsfaktor (R_f) kann Werte im Bereich von $0 \leq R_f \leq 1$ annehmen. Nach obiger Definition hat eine Substanz, die mit der Lösungsmittelfront wandert, den R_f-Wert von 1,0. Eine Substanz, die dagegen am Startpunkt verbleibt, besitzt den R_f-Wert 0. Hohe R_f-Werte können eine Verminderung der *Nachweisgrenze* mit sich bringen, weil z. B. bei der DC Substanzflecke mit hohen R_f-Werten eine wesentlich größere Ausdehnung (geringere Fleckenintensität) besitzen als solche in der Nähe des Starts. Zudem nimmt die Intensität eines DC-Flecks bei direkter Detektion mit steigender Laufstrecke ab.

Der R_f-Wert ist zwar eine für jede Verbindung charakteristische Größe, die zu ihrer Identifizierung herangezogen werden kann, sie hängt jedoch von Lösungsmittel- und Temperatureinflüssen sowie der Beschaffenheit und Aktivität der stationären Phase ab.

Beispielsweise werden die R_f-Werte umso größer, je stärker die Elutionskraft des Solvens ist, weil mit steigendem Elutionsvermögen der mobilen Phase die Verweilzeiten der zu trennenden Substanzen in der stationären Phase abnehmen. Bei polaren Sorbentien wie z. B. *Kieselgel* erfolgt im Allgemeinen eine *Erhöhung der R_f-Werte* – bei sonst gleichen Bedingungen – mit zunehmender Polarität des Fließmittels und abnehmender Polarität der zu trennenden Stoffe. D. h., unter gleichen Bedingungen besitzen unpolare Stoffe an Kieselgel einen größeren R_f-Wert als polare Substanzen. Demgegenüber führt die zunehmende Aktivität der stationären Phase zu kleineren R_f-Werten. Eine Erhöhung des R_f-Wertes bei sonst unveränderten Parametern wird auch beobachtet mit zunehmender relativer Feuchte der Atmosphäre, in der die DC-Platte zuvor aufbewahrt wurde. Je höher nämlich die relative *Luftfeuchtigkeit* ist, desto niedriger ist die Aktivität des Kieselgels [vgl. **MC-Fragen Nr. 1505, 1511–1514**].

Erhöhung (*Erniedrigung*) des R_f- bzw. R_F-Wertes an Normalphasen wie Kieselgel bei:
* abnehmender (*zunehmender*) Polarität der zu trennenden Substanzen,
* zunehmender (*abnehmender*) Polarität der mobilen Phase (Fließmittel),
* abnehmender (*zunehmender*) Aktivität der stationären Phase.

Um die Einflüsse des chromatographischen Milieus auf den R_f-Wert zu minimieren, lässt man auf einem Chromatogramm unbekannter Stoffe häufig eine Bezugssubstanz mitlaufen. Unter dem **R_{St}-Wert** (**relative Retention**) versteht man dann das Verhältnis der Laufstrecke der zu untersuchenden Substanz zur Laufstrecke der Referenzsubstanz. Mit anderen Worten, der R_{St}-Wert ist der Quotient aus den R_f-Werten von zu prüfender Substanz und Referenzsubstanz (Standard) [siehe Abb. 2.95 und **MC-Frage Nr. 1480**].

$$R_{St} = \frac{\text{Entfernung der Referenzsubstanz vom Start}}{\text{Entfernung der Substanz vom Start}} = \frac{b}{c}$$

Instrumentelle Analytik

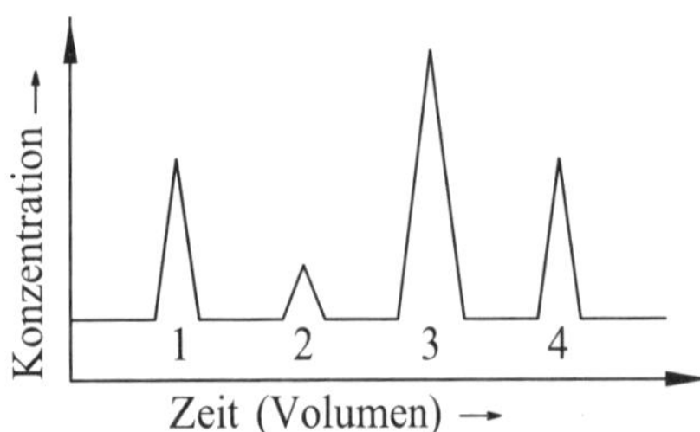

Abb. 12.6 Äußeres Chromatogramm (schematisiert)

Die Untersuchung des Eluats eines *äußeren Chromatogramms*, wie es beispielsweise für die Gaschromatographie in Abb. 12.6 dargestellt ist, kann auch kontinuierlich erfolgen, wenn die Konzentrationen der Stoffe im Laufmittel registrierbar sind. Die einzelnen Substanzen erscheinen als Peaks (Banden).

Bei einem solchen Chromatogramm sind das Volumen oder die Zeit, die benötigt wird, um die einzelnen Stoffe aus der stationären Phase zu eluieren – *Retentionsvolumen* bzw. *Retentionszeit* – ein Maß dafür, wie stark die Stoffe zurückgehalten werden. Bezugsgröße ist auch hier das reine Lösungsmittel oder eine Standardsubstanz.

Die **Nettoretentionszeit** charakterisiert dabei die Aufenthaltszeit einer Substanz in der stationären Phase, während die **Gesamtretentionszeit** die Verweildauer einer Substanz in der stationären *und* in der mobilen Phase angibt. Dem R_{St}-Wert in der DC entspricht die **relative Retention** (r) in der GC [vgl. **MC-Fragen Nr. 1477, 1481**].

Auf diese Kenngrößen eines äußeren Chromatogramms wird im Kap. 12.4.3 noch detailliert eingegangen.

12.2 Dünnschichtchromatographie (DC)

12.2.1 Prinzip und Durchführung der Dünnschichtchromatographie

Die Dünnschichtchromatographie ist ein verteilungschromatographisches Verfahren zur Trennung sowie zur *qualitativen* und *quantitativen Analyse* von Substanzgemischen an dünnen, feinkörnigen Sorptionsschichten mithilfe geeigneter Fließmittel. Auch Ionenaustauschvorgänge können den Trennprozess beeinflussen, während reine Adsorptionsvorgänge nur eine untergeordnete Rolle spielen.

Als Sorptionsmittel verwendet man Feststoffe oder mit Flüssigkeiten imprägnierte Feststoffe. Diese sind auf einem Träger (Glas-, Aluminium-, Kunststoffplatte) aufgebracht. Als Mikromethode erfordert die DC nur einen geringen Zeitaufwand und einen geringen Substanzbedarf.

Als *Sorptionsmittel* dienen vor allem Kieselgel, modifizierte Kieselgele oder Aluminiumoxid, seltener Polyamid und Cellulose. In speziellen Fällen ist auch Calciumcarbonat oder Magnesiumsilicat als Sorbens gebräuchlich. Die Korngröße diese Materialien liegt im Bereich von 10-40 µm, die Schichtdicken betragen für analytische Trennungen 0,25-0,5 mm und für präparative Trennungen 1-2 mm.

Anzumerken ist, dass die *Aktivität von Kieselgel* (und anderer Sorbentien) durch die relative *Luftfeuchtigkeit* beeinflusst wird. Durch das aus der Luft aufgenommene Wasser wird ein Teil der adsorptionsaktiven Oberfläche belegt, wodurch sich die Aktivität des Sorbens erniedrigt. Die Wasseraufnahme erfolgt relativ rasch innerhalb weniger Minuten.

Erst durch die Aufnahme von Wasser aus der Luft oder dem Fließmittel durch das Sorptionsmittel entsteht die eigentliche **stationäre Phase**.

Je höher die Aktivität des verwendeten Sorbens ist, desto stärker wird eine Substanz von der stationären Phase adsorbiert und desto geringer ist Wanderungsstrecke, die eine Substanz während der Entwicklung zurücklegt. Die Laufstrecke einer Substanz wird vergrößert mit der Erhöhung des Elutionsvermögens (Polarität) der mobilen Phase. Sind die R_f-Werte zu hoch, muss der Anteil der polaren Komponente im Fließmittel verringert werden.

Das *Arzneibuch* gestattet auch die Verwendung von industriell gefertigten DC-Platten, die im Vergleich zu selbstgestrichenen Platten reproduzierbarere Ergebnisse liefern. Für spezielle Zwecke werden Platten mit besonders gleichmäßiger Beschichtung und hochwertigen Sorbentien (mittlere Korngröße: 5-10 µm) angeboten. Solche **HPTLC-Platten** (**h**igh **p**erformance **t**hin **l**ayer-**c**hromatography) erlauben bei Trennstrecken von 4–5 cm aufgrund optimierter Schichtmaterialien den Substanznachweis im Nanogrammbereich.

Die Überprüfung der *Trennleistung*, z.B. von mit Kieselgel beschichteten Fertigplatten, kann mithilfe eines Testgemischs aus acidobasischen Indikatoren (Sudanrot G, Methylrot, Methylorange, Bromcresolgrün) vorgenommen werden.

Die dünnschichtchromatographische *Trennung von Enantiomeren* wird durch Anwendung chiraler Selektoren ermöglicht, mit denen die Sorptionsschicht der DC-Platten imprägniert ist.

Zur Trennung werden die Lösung des zu untersuchenden Substanzgemischs sowie die in der jeweiligen Prüfvorschrift des *Arzneibuches* genannten Vergleichslösungen mithilfe geeigneter Kapillaren an der Startzone der DC-Platte (ca. 1 cm vom unteren Rand) im Abstand von 1 cm aufgetragen. Damit keine Überladung eintritt, sollte das aufzutragende Volumen der Lösungen 1 µl nicht überschreiten und die Lösungen sollten keine höheren Konzentrationen als 1 µl/ml aufweisen. Auch sollte die Fläche der Startflecke eine bestimmte Ausdehnung nicht überschreiten; je kleiner sie sind, desto besser ist das Trennvermögen.

Anschließend wird eine *aufsteigende (vertikale) Entwicklung* der Platte in einer Chromatographiekammer durchgeführt, deren Boden mit dem Fließmittel bedeckt ist. Hierbei ist zu beachten, dass sich die Substanzflecke in der Startzone oberhalb der Flüssigkeitsoberfläche des Fließmittels befinden. Die Substanzen und das Fließmittel wandern – entgegen der Schwerkraft – aufgrund der *Kapillarwirkung* der Sorptionsschicht von unten nach oben.

Im Allgemeinen ist es ausreichend, die DC-Platte etwa 10 cm weit zu entwickeln. Ein Auskleiden der Kammer mit Filterpapier, das mit der mobilen Phase befeuchtet wurde, dient zur *Sättigung* der Kammer. Die Kammersättigung ist essentiell für die Reproduzierbarkeit der Trennleistung, die nur dann gewährleistet ist, wenn der Dampfraum in der Trennkammer eine definierte Zusammensetzung besitzt. Die Entwicklung einer DC-Platte kann aber auch ohne Sättigung der Kammer erfolgen, jedoch sind die chromatographischen Ergebnisse mit und ohne Kammersättigung *nicht* identisch. Die Kammersättigung verhindert auch, dass leichtflüchtige Komponenten des Fließmittels während der Entwicklung verdampfen [vgl. **MC-Frage Nr. 1502**].

Neben der *vertikalen Entwicklung* des Dünnschichtchromatogramms in Trogkammern erlaubt das *Arzneibuch* auch eine *horizontale Entwicklung* der Platten in sog. Sandwich-Kammern. Von Vorteil bei dieser Technik ist der minimale Luftraum über der Sorptionsschicht und der geringe Fließmittelbedarf. Bei der *zweidimensionalen Entwicklung* werden die Platten nach der ersten Chromatographie getrocknet und ein zweites Mal senkrecht zur ersten Laufrichtung entwickelt (siehe Abb. 2.97).

Zu beachten ist, dass mobile Phase und Fließmittel in der DC häufig *nicht* identisch sind. Die Komponente eines Fließmittelgemischs mit der höchsten Polarität kann während des Trennprozesses am Sorbens adsorbiert werden und so die stationäre Phase mitaufbauen. Ist diese Komponente nur zu einem geringen Anteil (< 3%) im Fließmittel enthalten, kann sie nach einer bestimmten Trennstrecke vollständig adsorbiert sein. Als weitere mobile Phase fungiert dann ein Fließmittel anderer Zusammensetzung und anderer Trenneigenschaften. Es kommt schließlich zur Ausbildung einer sogenannten **β-Front** mit einer Anreicherung der Substanzen in Form typischer, bandenförmiger Flecke.

Besitzen die zu trennenden Substanzen *saure* oder *basische Eigenschaften*, so kann die Chromatographie durch Ausbildung von Dissoziationsgleichgewichten gestört sein, was sich in einem *Tailing* (Schwanzbildung) äußert. In diesen Fällen sollte die Dissoziation des Protolyten durch Zusatz geringer Mengen an Säuren (Ameisensäure, Essigsäure) oder Basen (Ammoniak, Diethylamin) – sogenannte *Modifier* – zum Fließmittel zurückgedrängt werden.

Besitzen die Substanzen in einem ersten Trennversuch zu hohe R_f-Werte, sollte der Anteil der polaren Komponente des Fließmittels verringert werden; liegen die Substanzflecke zu nahe an der Startzone, ist die Polarität des Fließmittels zu erhöhen. Lösungsmittel bzw. Zusätze von polaren Stoffen wie Dimethylamin, Essigsäure oder Methanol bewirken eine Steigerung des R_f-Wertes [vgl. **MC-Fragen Nr. 1515, 1516, 1524**].

12.2.2 Auswertung des Dünnschichtchromatogramms

Nach Abschluss des chromatographischen Trennprozesses erfolgt die *qualitative Auswertung* des Dünnschichtchromatogramms über die R_f- bzw. R_{St}-Werte. Im Allgemeinen erhält man bei Stoffen mit ähnlichem Retentionsverhalten ein Maximum an Auflösung bei R_f-Werten von 0,3. Für die Auswertung günstig sind R_f-Werte zwischen 0,2-0,8 [vgl. **MC-Frage Nr. 1500**].

Gefärbte Substanzen sind aufgrund ihrer Eigenfarbe sichtbar. Für die *Detektion farbloser Substanzen* stehen - neben dem Behandeln mit *Ioddämpfen* - verschiedene Nachweisverfahren zur Verfügung.

Fluoreszierende Substanzen können durch Bestrahlung mit *UV-Licht* (254 nm oder 360 nm) zur Fluoreszenz angeregt und somit sichtbar gemacht werden. Die Substanzen erscheinen auf der DC-Platte als hell leuchtende Flecke auf sonst dunklem Plattenuntergrund.

Substanzen, die bei den üblichen Anregungsbedingungen (254 nm oder 360 nm) nicht selbst fluoreszieren, aber die Fluoreszenz bestimmter Stoffe löschen, sollten an

Sorbentien chromatographiert werden, die einen Fluoreszenzindikator (Phosphorenzenzindikator) enthalten (siehe Kap. 12.1.2.3). Diese Stoffe sind dann als dunkle Flecken auf sonst hellem Untergrund zu erkennen.

Substanzen, die weder UV- noch fluoreszenzaktiv sind, lassen sich gezielt mit **Sprühreagenzien** nachweisen:

- *Kaliumpermanganat/Schwefelsäure* dient zum Nachweis reduzierender Substanzen,
- mit *Eisen(III)-chlorid-Lösung* kann man Phenole, Enole und Hydroxamsäuren sichtbar machen [vgl. **MC-Frage Nr. 1893**],
- *Anisaldehyd/Schwefelsäure* ist ein Nachweisreagenz auf Steroide und Zucker,
- *Ninhydrin-Lösung* wird als Sprühreagenz bei der dünnschichtchromatographischen Trennung von Aminosäuren eingesetzt,
- *4-Dimethylaminobenzaldehyd* (Ehrlich-Reagenz) dient zum Nachweis von Aminen,
- *Tetrazoliumchlorid-* (TTC) oder *Tetrazolblau-Reagenz* dienen zum sichtbar machen von *Glucocorticoiden* wie z.B. **Prednisolon** [vgl. **MC-Frage Nr. 1523**].

Zur *quantitativen Auswertung* eines Dünnschichtchromatogramms sind geeignet [vgl. **MC-Fragen Nr. 1503, 1525**]:

- Vergleich der Größe und Farbintensität des DC-Flecks mit dem Fleck einer Referenzsubstanz, für die die aufgetragene Menge bekannt ist,
- spektralphotometrische Direktauswertung des Chromatogramms (*Remissionsmessung*),
- Auskratzen des Sorbens mit Fleck, Extraktion des Flecks mit einem geeigneten Lösungsmittel und anschließende photometrische Bestimmung der resultierenden Lösung.

Zur **Remissionsmessung** mithilfe von **DC-Scannern** wird die entwickelte DC-Platte mit monochromatischem Licht bestrahlt. Das reflektierte Licht wird gemessen. Während der Messung wird die DC-Platte in der Laufrichtung des Fließmittels langsam unter dem Lichtstrahl entlang bewegt. Befinden sich unter dem Lichtstrahl substanzfreie Bereiche der DC-Platte, so wird der überwiegende Teil des Lichts reflektiert. Wird jedoch der Fleck einer Substanz, die einen Chromophor enthält, am Scanner vorbeigeführt, so wird proportional zur Konzentration der Substanz ein Teil des Lichts absorbiert. Diese Minderung der reflektierten Lichtintensität wird als **Remissions-Orts-Kurve** registriert und ausgewertet [vgl. **MC-Frage Nr. 1504**].

12.2.3 Pharmazeutische Anwendungen

Die Dünnschichtchromatographie wird in den *Arzneibüchern* sowohl zu *Identitäts-* als auch zu *Reinheitsprüfungen* herangezogen. Beispiele hierfür sind:

• Identifizierung fetter Öle

Zahlreiche *Triglyceride* lassen sich mithilfe der Umkehrphasen-Chromatographie an octylsilyliertem Kieselgel (HPTLC-Platten) aufgrund ihrer unterschiedlichen Molmassen dünnschichtchromatographisch trennen. Man erhält allerdings nur orientierende Hinweise, weil sich viele Öle in ihrer Triglycerid-Struktur sehr ähneln. Das *Arzneibuch* lässt nach zwei unterschiedlichen dc-Methoden prüfen. Die Detektion erfolgt durch Besprühen mit einer Molybdatophosphorsäure-Lösung. Als Referenzlösung dient Maisöl in Dichlormethan gelöst.

• **Identifizierung von Phenothiazinen**

Zur verteilungschromatographischen Trennung von Phenothiazinen verwendet man in Aceton gelöstes Phenoxyethanol und Macrogol 300 auf einem Kieselgur-G-Träger als stationäre Phase. Als mobile Phase dient ein Gemisch von Petroläther und Diethylamin, das mit Phenoxyethanol gesättigt ist. Da Phenothiazine unter Lichteinwirkung leicht oxidiert werden, wird im Dunkeln entwickelt. Zur Detektion wird die nach Bestrahlung mit UV-Licht bei 365 nm auftretende Fluoreszenz herangezogen.

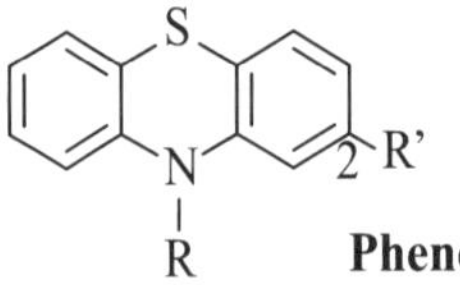

S N 2 R' R

Phenothiazin

In Position 2 des Phenothiazin-Gerüstes unsubstituierte oder mit einem Halogenatom substituierte Derivate fluoreszieren häufig nicht. Zur weiteren Charakterisierung der Flecke werden sie mit ethanolischer Schwefelsäure besprüht, wobei sich gefärbte Oxidationsprodukte bilden.

Zum eindeutigen Identitätsnachweis von Phenothiazinen sind folgende Kriterien von Bedeutung: R_f-Wert, Fluoreszenz und deren Farbe, Farbe der DC-Flecke (im Tageslicht) und deren Stabilität nach Besprühen mit H_2SO_4.

Beispielsweise besitzen **Chlorpromazin** und **Promethazin** unter *Arzneibuchbedingungen* den gleichen R_f-Wert. Sie können jedoch aufgrund ihrer Fluoreszenz unterschieden werden; Chlorpromazin fluoresziert blau, Promethazin grünblau.

• **Prüfung fetter Öle auf fremde Öle**

Die dc-Bestimmung des Fettsäuremusters von Fetten und fetten Ölen erfolgt nach *Arzneibuch* verteilungschromatographisch. Hierzu wird die Substanzprobe mit ethanolischer KOH verseift und das erhaltene *Fettsäuregemisch* mit Ether aus salzsaurer Lösung extrahiert. Chromatographiert wird an einer Kieselgur G-Schicht, die mit flüssigem Paraffin/Petroläther (1:9) imprägniert ist. Entwickelt wird mit einem Fließmittelgemisch Wasser/Essigsäure (1:9) über eine Trennstrecke von 8 cm.

Nach erfolgter Trennung können die ungesättigten Fettsäuren nach Anfärben mit Ioddämpfen durch die Braunfärbung der Flecke nachgewiesen werden. Wird nach Verblassen der braunen Untergrundfärbung mit Stärkelösung besprüht, so erscheinen blaue Flecke, die beim Trocknen braun werden können, sich beim Besprühen mit Wasser aber wieder blau färben.

Obwohl die Methode zur Trennung von Fettsäuregemischen gut geeignet ist, muss sie im Hinblick auf die Nachweisbarkeit von Verunreinigungen und Verfälschungen durch fremde Öle kritisch betrachtet werden.

• **Verlauf chemischer Reaktionen**

Die Dünnschichtchromatographie ist eine nützliche, ohne großen Aufwand zu betreibende analytische Methode, um den Verlauf chemischer Reaktionen, wie z.B. die

Reduktion eines Ketons zu einem racemischen Alkohol, zu untersuchen. Im Verlaufe der Reaktion wird die Intensität der Flecke für die Startmaterialien immer geringer und neue Flecke für die Produkte treten auf und werden intensiver [vgl. **MC-Fragen Nr. 1462, 1792**].

12.3 Papierchromatographie (PC)

12.3.1 Prinzip und Durchführung der Papierchromatographie

Die Papierchromatographie ist ein *verteilungschromatographisches* Mikroverfahren, bei dem die zu trennenden Stoffe zwischen einem Cellulose-Wasser-Komplex und einem nicht oder nur wenig mit Wasser mischbaren Laufmittel multiplikativ verteilt werden. Zu einem geringen Teil beruht die papierchromatographische Trennung eines Stoffgemischs auch auf adsorptiven Vorgängen [vgl. **MC-Frage Nr. 1526**].

Als stationäre Phase dient in den meisten Fällen das von vornherein auf der Cellulose-Faser vorhandene *Wasser*, als mobile Phase verwendet man vorwiegend organische Lösungsmittel. Manchmal ist es jedoch erforderlich, das als Träger der stationären Phase benutzte Spezialpapier (Mindestbreite 2,5 cm) zusätzlich noch mit Wasser zu tränken, um den Wasserfilm (stationäre Phase) auf der Cellulose zu verstärken. Als Papiere sind reine Baumwollcellulose ohne Zusätze mit gleicher Stärke und einheitlicher Faserrichtung geeignet.
Für die Reproduzierbarkeit der Trennungen ist essentiell, das gesamte System zu äquilibrieren. Hierzu wird das Papier vor der eigentlichen Trennung den Lösungsmitteldämpfen ausgesetzt, indem man es in die zylindrischen oder quaderförmigen Chromatographiekammern so einhängt, dass die mobile Phase nicht berührt wird.

Das Papierchromatogramm kann je nach Laufrichtung des Fließmittels aufsteigend, absteigend oder horizontal entwickelt werden. Das *Arzneibuch* schreibt die aufsteigende und absteigende Methode vor. Kann mit einem Solvens oder einem Lösungsmittelgemisch keine befriedigende Auftrennung erzielt werden, so wird man nach anderen Gemischen suchen. Ein besseres Trennergebnis erzielt man aber oft durch die Anwendung zweier mobiler Phasen nacheinander mithilfe der *zweidimensionalen Technik*, wie sie in ○Abb. 12.7 schematisch dargestellt ist. Die Substanzen verteilen sich zunächst entsprechend ihren R_f-Werten in der Laufrichtung 1. Nachdem der Boden um 90° gedreht wurde, wird nochmals mit einem zweiten Lösungsmittelsystem in Laufrichtung 2 entwickelt.

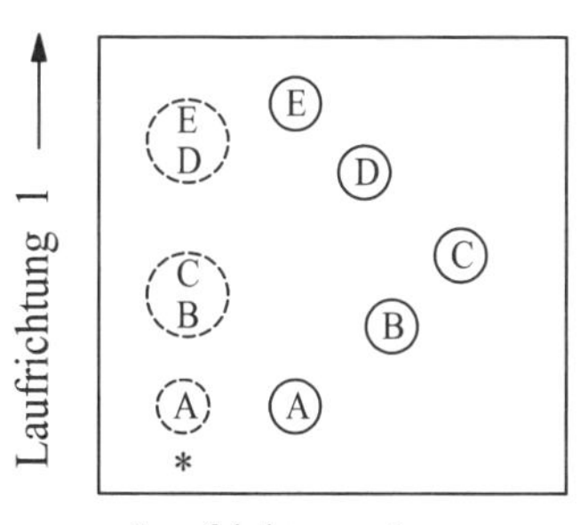

○ **Abb. 12.7 Zweidimensionale Entwicklungstechnik**

Instrumentelle Analytik

12.3.2 Auswertung des Papierchromatogramms

Die analytische Auswertung des Chromatogramms erfolgt – nach dem Trocknen des Papiers an der Luft – ähnlich wie bei der DC aufgrund der durch die R_f-Werte festgelegten unterschiedlichen Wanderungsgeschwindigkeiten der zu trennenden Substanzen.

Für den Nachweis der getrennten Substanzen werden die gleichen Sprühreagenzien wie in der DC verwendet, vorausgesetzt, dass sie nicht mit der Cellulose reagieren.

12.3.3 Pharmazeutische Anwendungen

Die Papierchromatographie wird besonders zur Trennung sehr *polarer Stoffe* [Carbonsäuren, Phenole, Amine, Aminosäuren, Peptide, Proteine, Kohlenhydrate, Nucleinsäuren, Farbstoffe] eingesetzt.

Die PC ist heute weitgehend durch die DC verdrängt worden und wird im *Arzneibuch* lediglich zu Identitäts- und Reinheitsprüfungen einiger *radioaktiver Arzneistoffe* herangezogen.

12.4 Gaschromatographie (GC)

12.4.1 Prinzip und Durchführung der Gaschromatographie

Die **Gaschromatographie** ist ein qualitatives und quantitatives Verfahren zur Trennung von Stoffen, die gasförmig vorliegen bzw. sich bis ca. 350 °C unzersetzt und vollständig verdampfen lassen oder durch geeignete Derivatisierungsreaktionen in flüchtige Verbindungen umgewandelt werden können (siehe Kap. 12.4.4). Mittels gaschromatographischer Methoden kann man flüchtige Substanzen bis in den Nanogrammbereich (10^{-9} g) nachweisen und bestimmen. Die **Kapillar-GC** besitzt von allen chromatographischen Trennverfahren das mit Abstand beste Trennvermögen.

Als *mobile Phase* dient ein strömendes, inertes Gas (*Trägergas*) wie z. B. He, Ar, H_2, N_2 oder CO_2. Für gepackte Säulen wird Helium oder Stickstoff als Trägergas eingesetzt, während für Kapillarsäulen im Allgemeinen Stickstoff, Helium oder Wasserstoff verwendet werden [vgl. **MC-Fragen Nr. 1531–1534, 1850**].

Bei der **Gasverteilungschromatographie** (GLC) ist die *stationäre Phase* eine hochsiedende Flüssigkeit [Paraffine (Squalan), Polysiloxane (Siliconöle), hochsiedende Ester, aromatische Polyether oder stark polare Polyethylenglycole], die sich auf einem indifferenten *Träger* befindet (saugfähiges Füllkörpermaterial oder bei der Kapillar-GC die Wand der Kapillare). In der Pharmazie wird der überwiegende Teil gaschromatographischer Analysen nach diesem Verfahren ausgeführt. Bei der **Gasadsorptionschromatographie** (GSC) ist die stationäre Phase ein Feststoff (Aluminiumoxid, Kieselgel, Molekularsiebe u. a.). Die GSC wird vor allem zur Analyse von Stoffen eingesetzt, die bereits bei Raumtemperatur als Gase vorliegen [vgl. **MC-Frage Nr. 1527**].

Die GC wird mit einem **Gaschromatographen** durchgeführt, dessen wichtigste Bauteile ein Injektor, eine temperierbare Trennsäule, ein Detektor sowie eine Registriereinrichtung sind.

Trägt man das im Detektor kontinuierlich erzeugte elektrische Signal gegen die Zeit (bzw. bei konstantem Trägergasfluss gegen das Trägergasvolumen) auf, so erhält man als Ergebnis der gaschromatographischen Analyse ein **Gaschromatogramm** (siehe Kap. 12.4.3.1, Abb. 2.99).

Dieses ist ein Spannungs-Zeit(Volumen)-Diagramm, in dem die *Retentionszeit* (Retentionsvolumen) der einzelnen Peaks zur *qualitativen Identifizierung* von Stoffen dient, während die jeweilige Peakfläche ein Maß für die Menge (*Konzentration*) einer Komponente des Stoffgemischs ist (siehe Kap. 12.4.3.2).

12.4.1.1 Grundlagen gaschromatographischer Trennungen

Bei der GC durchwandern die Substanzen die Trennsäule im dampfförmigen Zustand. Wie jeder chromatographische Prozess beruht auch die GC auf der Verteilung (bzw. Adsorption) eines Stoffes zwischen zwei Phasen, von denen die eine stationär in der Trennsäule untergebracht ist und die andere (mobile) Phase (Trägergas) die Trennsäule durchströmt und den Stofftransport bewirkt. Es sind deshalb vor allem zwei Faktoren, die eine gaschromatographische Trennung beeinflussen:

- Unterschiede der zu trennenden Substanzen in den *Dampfdrucken*,
- Unterschiede in ihren *Verteilungskoeffizienten*.

Oder anschaulich ausgedrückt: *Eine Trennung erfolgt entweder nach Siedepunktsdifferenzen oder aufgrund von Unterschieden in den Polaritäten.*

Bei einer gegebenen Säule hat die *Temperatur* als Arbeitsvariable über die Temperaturabhängigkeit des Dampfdruckes unmittelbaren Einfluss auf die Verteilung, sofern die Stofftrennung aufgrund der unterschiedlichen Verteilungskoeffizienten der einzelnen Substanzen erfolgt (siehe Kap. 12.1.1.1). Je niedriger die Temperatur ist, desto länger verbleiben die Substanzen auf der Trennsäule.

In der Praxis bedient man sich zweier Techniken:

- *isotherme* Arbeitsweise bei konstanter Temperatur,
- *Temperatur-programmierte* Arbeitsweise, bei der die Säulentemperatur in einem vorgegebenen Zeitintervall allmählich ansteigt.

12.4.2 Gaschromatographische Apparatur

Den typischen Aufbau eines Gaschromatographen zeigt o Abb. 12.8.

Ein inertes Trägergas (Ar, He, N_2) wird mit einem Druckregler auf einen bestimmten, geräteabhängigen Vordruck eingestellt, der mit einem Manometer gemessen wird. Ein Feinreguliersystem erzeugt einen konstanten Trägergasstrom, dessen Geschwindigkeit mit einem Strömungsmesser gemessen und mit einem Strömungsregler gesteuert wird. Das Trägergas durchströmt den Injektor (Probenaufgabesystem), die Säule und den Detektor. Die zu untersuchende, in der Regel gelöste Probe (0,5–4 µl) wird mit einer Mikroliterspritze direkt am Kopf der Trennsäule – nach Durchstechen eines Siliconseptums im Einspritzblock – in das Trägergas eingebracht, wo sie verdampft und mit dem Trägergas in die Säule gelangt. Gasförmige Analysensubstanzen lassen sich über Gasschleifen direkt in die Säule spülen. Die GC-Säule befindet sich in einem temperierbaren Ofen, der bis ca. 350 °C beheizt werden kann [vgl. **MC-Fragen Nr. 1528–1530**].

In der Säule erfolgt die eigentliche Trennung durch Verteilung (oder Adsorption) des Substanzgemischs zwischen mobiler und stationärer Phase. Die einzelnen

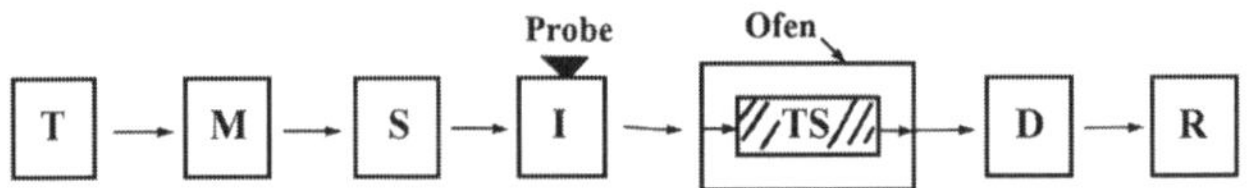

Abb. 12.8 Prinzipieller Aufbau eines Gaschromatographen
T = Trägergasreservoir
M = Druckregler mit Manometer
S = Strömungsmesser
I = Injektorblock (Probeneinlass)
TS = temperierbare Trennsäule
D = Detektor (WLD, FID, ECD, u. a.)
R = Registriereinrichtung, Datenerfassungssystem

Bestandteile des Gemischs erreichen zu unterschiedlicher Zeit den Detektor und erzeugen dort ein ihrer Konzentration (Menge) proportionales elektrisches Signal. Dieses wird verstärkt und mit einem Registriersystem (Schreiber, Integrator) als Gaschromatogramm aufgezeichnet.

Detektor und Probeneinlass können separat beheizt werden, um einerseits ein Verdampfen der Substanzen sicherzustellen und andererseits ihr Kondensieren zu verhindern.

12.4.2.1 Trennsäulen

In der GC sind zwei unterschiedliche Säulentypen gebräuchlich:

- **gepackte Säulen**
- **Kapillarsäulen**

In den *gepackten Trennsäulen* aus Glas oder Metall [Länge: 1–3 m; Durchmesser: 2–4 mm] besteht die stationäre Phase bei der Gasadsorptionschromatographie aus einem geeigneten Sorbens, im Falle der Gasverteilungschromatographie aus einem möglichst inerten, festen Träger mit einer darauf feinverteilten Flüssigkeit als stationärer Phase.

Meistens verwendet man *Kieselgur* als Trägermaterial. Manchmal ist es erforderlich, im Träger vorhandene aktive Zentren, die den Verteilungsvorgang durch Adsorption überlagern würden, zu beseitigen. Eine Desaktivierung des Trägers kann durch Waschen mit Säuren oder Laugen bzw. durch *Silanisieren* erreicht werden. Unter Letzterem versteht man die Umsetzung der an der Oberfläche des Trägers vorhandenen aktiven SiOH-Endgruppen mit Siliciumorganylverbindungen (Hexamethyldisilazan, Dichlordimethylsilan) zu indifferenten Silylethern. Dieser Prozess wird auch als *Endcapping* oder *Nachsilanisieren* bezeichnet (siehe auch Kap. 12.1.2.3).

Die zwischen den Komponenten des Probengemischs und der stationären Phase auftretenden Wechselwirkungskräfte bestimmen die relativen Flüchtigkeiten der einzelnen Stoffe und somit die erzielbare Trennung.

Unpolare Stoffe werden von einer unpolaren Flüssigphase in der Reihenfolge ihrer ***Siedepunkte*** *getrennt.* Daher nehmen z. B. in der homologen Reihe der *n*-Alkane die Retentionszeiten mit steigender Kettenlänge (Zahl der C-Atome) zu.

Polare Stoffe werden von einer unpolaren Flüssigphase schneller eluiert als unpolare mit ähnlichem Siedepunkt, da ihre Flüchtigkeit infolge Dissoziation der assoziierten Moleküle in der unpolaren stationären Phase zunimmt. In dem Maße wie die Polarität der stationären Phase erhöht wird, nimmt auch die Retentionszeit polarer Verbindungen zu [vgl. **MC-Frage Nr. 1850**].

Als **Trennflüssigkeiten** in den verschiedenen Temperaturbereichen von 40–300 °C werden in der GLC eingesetzt [vgl. **MC-Fragen Nr. 1517, 1535–1539, 1850**]:

- *Squalan*, ein langkettiger Kohlenwasserstoff, der zu den unpolarsten stationären Phasen zählt,
- *Siliconöle* (*Polysiloxane*) und *modifizierte Siliconöle*, die zu den universell einsetzbaren stationären Phasen, vor allem zur Trennung von unpolaren bis mittelpolaren Substanzen, zählen,
- *Polyethylenglycole* (Macrogol, Carbowax) sind stark polare Trennflüssigkeiten und können daher zur gc-Analyse von polaren Substanzen (Amine, Aldehyde, Fettsäuren, usw.) dienen,
- *Cyclodextrine* und *modifizierte Cyclodextrine*, die in reiner Form oder in Polysiloxanen gelöst als chirale Selektoren zur gaschromatographischen Trennung von Enantiomeren verwendet werden.

In *gepackten Säulen* setzt die Säulenfüllung dem Trägergas einen Widerstand entgegen, wodurch in der Säule ein Druckgefälle mit unterschiedlichen Durchflussgeschwindigkeiten resultiert. Da bei GLC-Trennungen nur eine Strömungsgeschwindigkeit optimal ist, kann die Säule nicht beliebig verlängert werden; dies hätte einen weiteren Druckabfall zur Folge. Die limitierte Säulenlänge führt auch zu relativ niedrigen Trennstufenzahlen für gepackte Säulen. Die optimale Strömungsgeschwindigkeit ist für die verschiedenen Trägergase unterschiedlich (siehe Kap. 12.1.3.1).

Bei *Kapillarsäulen* [Länge: 5–60 m; Durchmesser: 0,1–0,53 mm] befindet sich die stationäre Phase (modifizierte Siliconöle, Polyethylenglycole) als dünner Flüssigkeitsfilm (Dicke 0,1 bis 5,0 μm) an der Innenwandung von Kapillaren. Der auffälligste Unterschied zu gepackten Säulen besteht im Fehlen des Trägers. Da Kapillarsäulen nicht vollständig mit dem Trägermaterial gefüllt sind, tritt in ihnen nur ein geringer Druckabfall auf. Zur Erhöhung der Trennleistung können sie nahezu beliebig verlängert werden. Darüber hinaus erreicht man eine *Erhöhung der Trennstufenzahl* auch durch eine zusätzliche Verminderung der Dicke der stationäre Phase (geringe Beladung der Säule vorausgesetzt). Diese niedrige Probenbelastbarkeit ist ein wesentlicher Nachteil von Kapillarsäulen.

12.4.2.2 Trennleistung

Die Zahl der in einem bestimmten Zeitintervall trennbaren Substanzen hängt von der Trennleistung der GC-Säule ab. Sie ist umso größer, je mehr abgeschlossene Verteilungsvorgänge zwischen stationärer und mobiler Phase in der Trennsäule stattfinden. Je höher die Trennleistung einer Säule ist, desto schlanker sind die Peaks. Die Trennleistung beeinflusst daher die Nachweisgrenze gaschromatographischer Analysen.

Die Trennleistung wird angegeben als *Trennstufenzahl* bzw. als *Trennstufenhöhe* (siehe Kap. 12.1.3.1 und 12.4.3.3).

12.4.2.3 Detektoren

Zur Erfassung gaschromatographisch getrennter Substanzen stehen vor allem vier Detektorsysteme zur Verfügung [vgl. **MC-Frage Nr. 1541**]:

- **Wärmeleitfähigkeitsdetektor** [WLD, HWD] (**h**ot **w**ire **d**etector): Bei diesem Detektorsystem vergleicht man in einer zweigeteilten Messzelle die Wärmeleitfähigkeit des Trägergases mit der Wärmeleitfähigkeit des Gemischs Trägergas/Substanz [vgl. **MC-Fragen Nr. 1540, 1543**].

Viele Trägergase (H_2, He, N_2) besitzen im Vergleich zu Substanzdämpfen eine hohe Wärmeleitfähigkeit, sodass die Wärmeleitfähigkeit des binären Gemischs Trägergas/Untersuchungssubstanz deutlich geringer ist. Da im Vergleich zum reinen Trägergas weniger Wärme abtransportiert wird, steigt die Temperatur eines Hitzdrahtes in der Messzelle an, wenn sie vom Gemisch Trägergas/Substanzdampf durchströmt wird. Dies ist mit einer Änderung des elektrischen Widerstandes verbunden. Die Widerstandsmessung erfolgt in einer Wheatstoneschen Brückenschaltung, wobei ein Brückenzweig in der Vergleichszelle (reines Trägergas) und der andere Brückenzweig in der Messzelle (Trägergas + Substanz) untergebracht ist.

Der WLD misst die Substanzeigenschaft „Wärmeleitfähigkeit" nicht direkt, sondern als Differenz zum reinen Trägergas, die der Substanzkonzentration im Trägergas proportional ist. Zum Unterschied von *Mengendetektoren* wie FID oder ECD gehört der Wärmeleitfähigkeitsdetektor zur Gruppe der *Konzentrationsdetektoren*. Das heißt, das Detektorsignal wird umso größer sein, je höher die Stoffmengenkonzentration der Prüfsubstanz im Trägergas ist.

Darüber hinaus ist die Signalfläche bei einem Konzentrationsdetektor von der Strömungsgeschwindigkeit des Trägergases abhängig. Je geringer die Strömungsgeschwindigkeit ist, desto länger befindet sich eine bestimmte Stoffkonzentration im Detektor, und desto größer wird die Peakfläche. Beim WLD muss daher auf eine konstante Trägergasgeschwindigkeit geachtet werden.

Vorteil des WLD ist, dass Substanzen wie H_2O, CO_2, N_2 oder CS_2 angezeigt werden, die in den anderen Detektoren kein Signal erzeugen.

- **Flammenionisationsdetektor** [FID] (**f**lame **i**onization **d**etector): Gemessen wird der Stromfluss (Stromstärke), der von den bei der Verbrennung in einer Knallgas-Flamme (Wasserstoff-Sauerstoff-Gemisch im Verhältnis 2:1) entstehenden Ionen oder Radikale hervorgerufen wird [vgl. **MC-Fragen Nr. 1542, 1544, 1810**].

Hierzu wird dem Trägergas am Säulenende das O_2/H_2-Gemisch als Brenngas zugemischt; das Gasgemisch wird durch eine Düse geleitet, in der die Verbrennung stattfindet. Die Flamme brennt in einem elektrischen Feld von etwa 175–200 Volt mit der Düse als der einen Elektrode, während die andere als Sammelelektrode (Kollektor) über der Flamme angeordnet ist. Die reine H_2-Flamme erzeugt einen geringen Grundionisationsstrom von etwa 10^{-11} A, der sich bei Anwesenheit von verbrennbaren, d. h. organischen *CH-Verbindungen* stark erhöht. Der entstehende Ionisationsstrom wird verstärkt und als Signal auf den Schreiber gegeben.

Der FID übertrifft den WLD in der Nachweisempfindlichkeit um 2–3 Zehnerpotenzen und besitzt zudem einen größeren Messbereich, in dem eine direkte Proportionalität zur Substanzmenge besteht.

Der FID ist ein *massenstromabhängiger* Detektor (*Stoffmengendetektor*), d. h., das Detektorsignal wird umso größer sein, je mehr Substanz pro Zeiteinheit in den Detektor gelangt. Das Detektorsignal und somit auch die Peakfläche sind aber unabhängig vom Trägergasvolumen, mit dem die Substanz vermischt wird [vgl. **MC-Fragen Nr. 1547, 1850**].

Daher nimmt z. B. das FID-Signal (Peakfläche) bei gleichen Stoffmengen von primären Alkoholen in der Reihe Methanol < Ethanol < *n*-Propanol < *n*-Butanol zu, weil *n*-Butanol (mehr CH-Bindungen) im FID mehr Ionen liefert als eine äquimolare Menge an Methanol (weniger CH-Bindungen). Es besteht jedoch keinerlei lineare Korrelation zwischen der Peakfläche und der Zahl der C-Atome.

Der FID ist gegenüber solchen Substanzen unempfindlich, die entweder nicht verbrennen [N_2, H_2O, H_2SO_4, Edelgase, CO_2, CCl_4] oder bei deren Verbrennung praktisch keine Radikale auftreten [CO, HCN, $H_2C{=}O$]. Hat die zu bestimmende Substanz die gleiche Retentionszeit wie das als Lösungsmittel verwendete *Wasser,* so sieht man zwar das Signal der Substanz, doch ist die Proportionalität zwischen Konzentration und Detektorsignal nicht mehr linear [vgl. **MC-Fragen Nr. 1546, 1547, 1550, 1551, 1810**].

- **Thermionischer Detektor** [TSD] (**t**hermionic **s**pecific **d**etector): Der TSD ist ähnlich aufgebaut wie ein FID und besitzt eine hohe Spezifität für stickstoff- und phosphorhaltige Verbindungen. Der Detektor enthält eine beheizbare Alkalisalzperle, an deren Oberfläche vorzugsweise N- und P-haltige Substanzen ionisiert werden. Auch für halogenhaltige Substanzen existieren spezielle Ausführungen des FID.
- **Elektroneneinfangdetektor** [ECD] (**e**lectron **c**apture **d**etector): Der ECD gehört zur Gruppe der radiologischen Detektoren. In der Detektorzelle befindet sich ein β-Strahler (^3H, ^{63}Ni) als radioaktive Strahlungsquelle. Gemessen wird die Ionisation durch ein radioaktives Präparat im Vergleich zur Ionisation des Trägergases [vgl. **MC-Fragen Nr. 1548, 1549**].

Durch Stoßionisation von β-Strahlen mit den Trägergasmolekülen (N_2) entstehen positiv geladene N_2^+-Ionen und freie Elektronen von geringer Energie, sog. thermische Elektronen (1). Dadurch wird in einem elektrischen Feld ein Nullstrom in der Größenordnung von 10^{-8} A messbar. Eine Umkehrung des Vorganges (1), d. h. eine Rekombination ist unwahrscheinlich. Die Rekombination kann aber auf dem Umweg über ein neutrales Molekül (M^o) mit einer hohen Elektronenaffinität erfolgen, wobei durch Anlagerung eines thermischen Elektrons ein Molekülanion (M^-) gebildet wird (2). Durch diesen Vorgang vermindert sich die Zahl der Elektronen (e^-) und damit verringert sich auch der Nullstrom. Diese Reduzierung des Nullstromes führt zum chromatographischen Signal.

Das Molekülanion (M^-) kann auch mit einem Stickstoff-Kation (N_2^+) – ohne Beeinflussung des Stromflusses – rekombinieren (3). Somit lauten die Gleichungen für den Elektroneneinfangeffekt, der ein der jeweiligen Substanzmenge proportionales elektrisches Signal liefert:

(1) $N_2 + \beta \longrightarrow N_2^+ + e^-$
(2) $M^o + e^- \longrightarrow M^-$
(3) $M^- + N_2^+ \longrightarrow N_2 + M^o$

Instrumentelle Analytik

Der ECD zeichnet sich durch eine hohe Empfindlichkeit gegenüber Substanzen mit hoher Elektronenaffinität aus, wie z.B. *halogenierten Kohlenwasserstoffen* [vgl. **MC-Frage Nr. 1552**].

- **Massenselektiver Detektor**: In diesem Detektor werden die getrennten Substanzen ionisiert, fragmentiert und die geladenen Fragmente in elektrischen und magnetischen Feldern getrennt und registriert [siehe auch Kap. 11.11.2 und **MC-Frage Nr. 1545**].

Massenselektive Detektoren gewinnen als Bauteil von **GC-MS-Geräten** zunehmend an Bedeutung. Bei solchen Geräten wird ein Gaschromatograph (GC) mit einem Massenspektrometer (MS) gekoppelt. Außer über die Retentionszeit kann bei Verwendung solcher Geräte das Massenspektrum, insbesondere die Molmasse, zum qualitativen Nachweis von Stoffen zusätzlich herangezogen werden.

12.4.3 Auswertung eines Gaschromatogramms

Ein **Chromatogramm** ist die graphische Darstellung eines Detektorsignals bzw. der Substratkonzentration (Substratmenge) in Abhängigkeit von der Zeit oder dem Volumen der mobilen Phase. Im Idealfall sind Chromatogramme als eine Folge von Gaußschen Verteilungskurven (Peaks, Signale) über einer Basislinie darstellbar.

12.4.3.1 Retentionszeit, Kapazitätsverhältnis, Massenverteilungsverhältnis

In der GC werden *äußere Chromatogramme* entwickelt und das Detektorsignal in Abhängigkeit von der Zeit registriert. Da das Trägergas die Apparatur mit einer konstanten Volumengeschwindigkeit durchströmt, kann die *Zeitachse* auch in eine *Volumenachse* umgerechnet werden, was für viele Betrachtungen einen größeren Aussagewert besitzt.

In ○Abb. 12.9 ist ein typisches Gaschromatogramm wiedergegeben. Mit längeren Retentionszeiten ändern sich die einzelnen Peaks in charakteristischer Weise. *Ihre Höhe verringert sich und sie werden breiter, jedoch bleiben die Peakflächen gleich groß.* Zur Ausbildung Gauß-förmiger Peaks ist eine bestimmte Länge der Trennsäule sowie eine Mindestretentionszeit erforderlich.

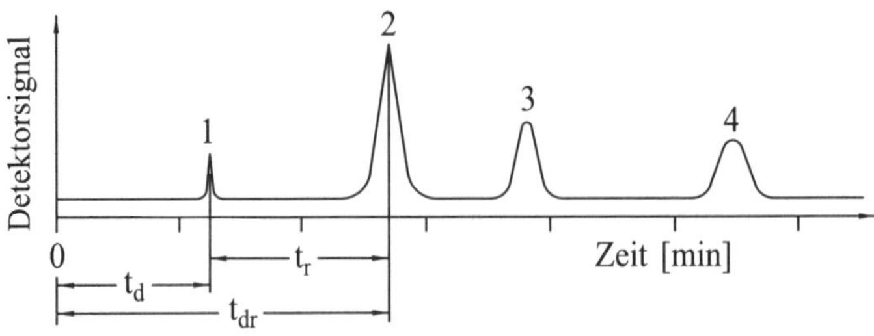

○ Abb. 12.9 Gaschromatogramm
1 Luftpeak (nur beim WLD)
2, 3, 4 Peaks getrennter Substanzen
t_d Totzeit des GC-Systems
t_{dr}, t_R Gesamtretentionszeit der Substanz „2“
t_r Nettoretentionszeit der Substanz „2“

- **Retentionszeit**

Der *Substanztransport* in der Trennsäule findet *nur* in der Gasphase statt, und alle Substanzen halten sich die *gleiche* Zeit in der Gasphase auf, während die Unterschiede im Retentionsverhalten durch die verschiedenen Verweilzeiten in der stationären Phase hervorgerufen werden.
Die **Gesamtretentionszeit** (t_{dr}, t_R) einer Substanz setzt sich zusammen aus der Aufenthaltszeit (t_d) in der mobilen Gasphase (**Totzeit**) und der Aufenthaltszeit (t_r) in der stationären Phase (**Nettoretentionszeit**) [vgl. **MC-Fragen Nr. 1477, 1553–1557, 1563–1565**].

$$t_R \equiv t_{dr} = t_d + t_r$$

Aus der Retentionszeit kann das **Retentionsvolumen** (V_R) wie folgt berechnet werden, worin (ν) die Durchflussrate der mobilen Phase bedeutet:

$$V_R = t_R \cdot \nu$$

Die *Retentionszeit* ist für viele Stoffe eine charakteristische Größe und kann zu deren *Identifizierung* herangezogen werden. Die Retentionszeit ist aber *abhängig* von [vgl. **MC-Fragen Nr. 1561, 1562, 1566, 1574**]:

- dem Dampfdruck und der Polarität der Probensubstanz,
- der Strömungsgeschwindigkeit und dem Druckabfall des Trägergases in der Säule,
- der Art, Packung (Korngröße) und der Polarität (Lipophilie) der stationären Phase,
- dem Verteilungskoeffizienten der Probe zwischen stationärer und mobiler Phase,
- der Temperatur der Trennsäule und ihren Abmessungen (Länge, Durchmesser).

Eine Erhöhung der Ofentemperatur bei der GC-Analyse führt zu einer Verkürzung von Totzeit und der Gesamtretentionszeit. Dies entspricht auch einer Verkürzung der Nettoretentionszeit bei gleichzeitiger Abnahme der Peakbreite (bzw. Verkleinerung der Halbwertsbreite des Peaks) verbunden mit einem Anwachsen der Peakhöhe [vgl. **MC-Fragen Nr. 1567, 1568**].

Hinsichtlich des Einflusses der Art der stationären Phase kann ausgeführt werden:

- Polare (unpolare) Substanzen besitzen an polaren stationären Phasen große (kleine) Retentionszeiten.
- Polare (unpolare) Stoffe besitzen an unpolaren Trennflüssigkeiten (Trägern) kleine (große) Retentionszeiten.

Die **Totzeit** bei der GC entspricht der Verweilzeit eines Stoffes in der (mobilen) Gasphase, die **Nettoretentionszeit** der Verweilzeit in der stationären Phase. Totzeit und Nettoretentionszeit addieren sich zur **Gesamtretentionszeit**. Die Nettoretentionszeit einer Substanz ist bei konstanter Temperatur und konstantem Trägergasfluss vor allem abhängig vom *Verteilungskoeffizienten* (k) der Substanz zwischen stationärer und mobiler Phase. Je größer k ist, desto größer wird die Nettoretentionszeit. Die Totzeit hängt vorrangig von der Strömungsgeschwindigkeit des Trägergases ab. Sie kann bestimmt werden, indem man die Aufenthaltszeit von Substanzen im Gaschromatographen misst, die von der stationären Phase nicht zurückgehalten werden. Die Totzeit kann z. B. durch Messung der Retentionszeit für *Methangas* ermittelt bzw. abgeschätzt werden [vgl. **MC-Frage Nr. 1569**].

- **Relative Retention**

Neben der Angabe von Retentionszeiten wird auch die auf eine Standardsubstanz bezogene *relative Retention* (r) zur Stoffcharakterisierung herangezogen. Die relative Retention wird als Näherungswert nach der u. a. Gleichung berechnet, worin t_d die Totzeit, t_R die Gesamtretentionszeit der Untersuchungssubstanz und t_{RS} die Gesamtretentionszeit der Vergleichssubstanz bedeuten. Aufgrund der unten angeführten Definitionsgleichung entspricht die *dimensionslose* relative Retention (r) dem Quotienten der Nettoretentionszeit der Untersuchungssubstanz (t_r) und der Nettoretentionszeit der Vergleichssubstanz (t_{rS}) [vgl. **MC-Fragen Nr. 1477, 1481, 1482, 1484, 1494**]:

$$r = (t_R - t_d)/(t_{RS} - t_d) = t_r/t_{rS}$$

Die *unkorrigierte* relative Retention (r_G) ist nach *Arzneibuch* definiert durch das Verhältnis von Gesamtretentionszeit der Untersuchungssubstanz (t_R) zur Gesamtretentionszeit der Vergleichssubstanz (t_{RS}):

$$r_G = t_R/t_{RS}$$

Wenn nichts anderes angegeben ist, entspricht der in einer Monographie als relative Retention aufgeführte Wert der unkorrigierten relativen Retention.

- **Massenverteilungsverhältnis/Kapazitätsfaktor/Kapazitätsverhältnis**

Als ein weiteres Maß für die Retardierung einer Substanz kann das *Massenverteilungsverhältnis* (D_m) angegeben werden. Das Massenverteilungsverhältnis wird auch als *Kapazitätsfaktor* oder *Kapazitätsverhältnis* (k´) bzw. nach *Ph.Eur.* als *Retentionsfaktor* (k) bezeichnet. Das Massenverteilungsverhältnis ist definiert als,

$$D_m = \frac{\text{Menge des in der stationären Phase gelösten Stoffes}}{\text{Menge des in der mobilen Phase gelösten Stoffes}}$$

$$D_m = k' = k = K_C \cdot (V_S/V_M)$$

worin K_C der Verteilungskoeffizient, V_S das Volumen der stationären Phase und V_M das Volumen der mobilen Phase bedeuten. Das Massenverteilungsverhältnis kann aber auch aus den Daten eines Chromatogramms berechnet werden:

$$D_m = k' = k = (t_R - t_d)/t_d = t_r/t_d$$

Hierin stehen t_R für die Gesamtretentionszeit, t_r für die Nettoretentionszeit und t_d für die Totzeit des Systems. Danach ergibt sich das *Kapazitätsverhältnis* als Quotient aus der Aufenthaltszeit einer Substanz in der stationären Phase (Nettoretentionszeit) und seiner Aufenthaltszeit in der mobilen Phase (Totzeit).

Aus obiger Definitionsgleichung kann gefolgert werden, dass der Kapazitätsfaktor (k´) umso größer wird, je länger die Substanz auf der Chromatographiesäule verweilt [vgl. **MC-Fragen Nr. 1569, 1891**].

- **Selektivitätskoeffizient/Trennfaktor**

Auch der *Selektivitätskoeffizient* oder *Trennfaktor* (α) kann als ein Maß für die Beurteilung der chromatographischen Trennung zweier Substanzen (1) und (2) in einem

Stoffgemisch herangezogen werden. Der Trennfaktor ist definiert als Quotient der *Retentionsfaktoren* (k) [bzw. dem *Kapazitätsverhältnis* (k´)] der beiden betrachteten Stoffe:

$\alpha = k_2/k_1 \equiv r = t_{r2}/t_{r1}$

Unter Einbeziehung der Nettoretentionszeiten (t_r) beider Substanzen entspricht der Trennfaktor (α) der *relativen Retention* (r).

Aus obiger Gleichung folgt, dass die *Trennung* zweier Substanzen umso besser gelingt, je größer der Selektivitätskoeffizient (α) bzw. die relative Retention (r) ist, d.h. je weiter die Retentionszeiten zweier Substanzen im Chromatogramm auseinanderliegen. Jede Verbesserung des Trennfaktors führt zu einem größeren Peakabstand. Mit $\alpha = 1$ kann man die betreffenden Substanzen unter den gewählten Chromatographiebedingungen *nicht* voneinander trennen [vgl. **MC-Fragen Nr. 1569, 1577, 1578, 1892**].

12.4.3.2 Quantitative Auswertung eines Gaschromatogramms

Die quantitative Auswertung von Gaschromatogrammen beruht auf der Proportionalität zwischen der *Peakfläche* einer Substanz und ihrer *Konzentration*. Hierzu benutzen die *Arzneibücher* häufig die Methode des sog. *inneren (internen) Standards*.

- **Methode des inneren Standards**

Der innere Standard ist eine Substanz, die *allen* Prüflösungen in gleicher Konzentration zugesetzt wird. Dies dient zur Korrektur der bei der Probeninjektion auftretenden Dosierfehler. Mit anderen Worten, bei Verwendung eines inneren Standards muss zur Berechnung des Analysenergebnisses das Volumen der eingespritzten Probenlösung nicht genau bekannt sein, weil zur Auswertung des Chromatogramms sowohl die Peakfläche der Probe als auch die des inneren Standards verwendet werden. Auf beide wirkt sich ein Dosierfehler in gleicher Weise aus. Ferner ist darauf zu achten, dass der innere Standard keine Reaktion mit Komponenten des Analysengemischs eingeht, und dass kein Peak des prüfenden Substanzgemischs durch den inneren Standard verdeckt wird. Darüber hinaus sollte die Anwesenheit des inneren Standards in der zu analysierenden Substanz ausgeschlossen sein [vgl. **MC-Fragen Nr. 1586–1588, 1602**].

Bei der Methode des inneren Standards wird in einer Kalibrierung zunächst ein *Korrekturfaktor* (f) bestimmt, der es erlaubt, aus den Flächenwerten des Standards und denen der Prüfsubstanzen deren Konzentrationen (Mengen) zu berechnen. In der eigentlichen Analyse lässt sich dann der unbekannte Gehalt (c_x) eines Stoffes aus der bekannten Menge (c_s) des zugesetzten Standards nach folgender Gleichung bestimmen [vgl. **MC-Frage Nr. 1585**]:

$$c_x = c_s \cdot f \cdot (F_x/F_s)$$

f = Korrekturfaktor
c_x = gesuchte Konzentration (Menge)
c_s = Konzentration (Menge) des Standards
F_x = Peakfläche der Prüfsubstanz
F_s = Peakfläche der Standardsubstanz

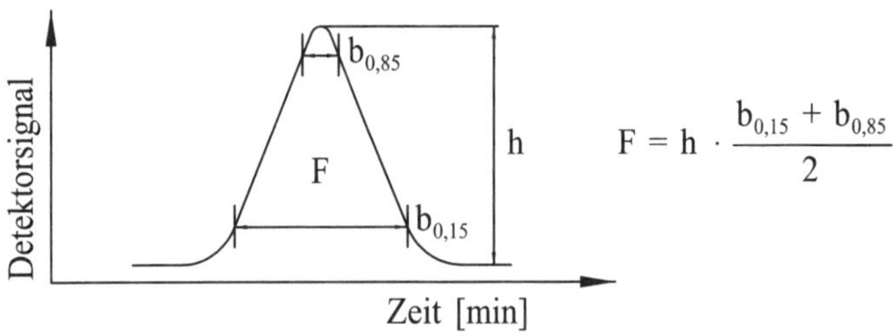

Abb. 12.10 Näherungsweise Ermittlung der Peakfläche nach Condal-Bosch

Die **Peakflächen** (F) erhält man näherungsweise aus dem Produkt von **Peakhöhe** (h) und **Breite des Peaks in halber Höhe** ($b_{0,5}$). Zu beachten ist, dass unter isothermen Bedingungen die *Halbwertsbreite* eines Peaks mit zunehmender Retentionszeit größer wird, während sich die Peakhöhe verringert. Die Peakfläche bleibt jedoch konstant, wie dies Abb. 12.4 illustriert. Somit ist die Peakfläche weitgehend unabhängig von der Retentionszeit.

Bei *symmetrischen Peaks*, deren Symmetriefaktoren zwischen 0,8 und 1,2 liegen (siehe Kap. 12.4.3.3), kann zur Konzentrationsberechnung auch die Peakhöhe allein verwendet werden. Manchmal ist auch das Produkt aus der Peakhöhe (h) und der Gesamtretentionszeit (t_{dr}) ein Maß für die Stoffmenge.

Zur Ermittlung der Fläche *unsymmetrischer Peaks* hat sich die Methode nach **Condal-Bosch** bewährt. Wie Abb. 12.10 veranschaulicht, ergibt sich hier die Breite eines Peaks aus dem arithmetischen Mittel der Peakbreiten bei 15% ($b_{0,15}$) und 85% ($b_{0,85}$) der Peakhöhe.

In der Routineanalytik arbeitet man heute zur Bestimmung von Peakflächen mit *elektronischen Integratoren*. Das Ausschneiden der Peaks eines Gaschromatogramms mit anschließender Wägung ist obsolet.

Die in der Gaschromatographie gebräuchlichsten Auswerteverfahren sind nochmals in Tab. 12.5 zusammengefasst [vgl. **MC-Fragen Nr. 1582, 1583**].

Tab. 12.5 Verfahren zur Flächenauswertung von Gaschromatogrammen

h	Peakhöhe (nur bei konstanter Retentionszeit)
$h \cdot b_{0,5}$	Peakhöhe · Halbwertsbreite (nur bei symmetrischen Peaks)
$h \cdot \frac{b_{0,15} + b_{0,85}}{2}$	Condal-Bosch-Verfahren (auch bei unsymmetrischen Peaks)
$h \cdot t_{dr}$	Peakhöhe · Gesamtretentionszeit (bei ungenügend getrennten Peaks)
F	Peakfläche (mit elektronischen Integratoren)

Generell ist anzumerken, dass die Peakfläche linear von der Stoffmenge abhängen muss. Diese Forderung ist für die jeweiligen Detektoren immer nur über einen begrenzten Messbereich erfüllt. Einen sehr großen linearen Bereich, der bis zu sechs Zehnerpotenzen betragen kann, hat der FID. Für *Absolutmessungen* ist die voranstehend beschriebene Bestimmung substanzspezifischer Korrekturfaktoren (f) unerlässlich.

- **Methode der Flächennormalisierung**

Bei der quantitativen Auswertung eines Chromatogramms kann der Anteil einer oder mehrerer Komponenten im Analysengemisch als prozentualer Anteil bezogen auf die Fläche des Hauptpeaks oder die Gesamtfläche aller Peaks angegeben werden. Man bezeichnet diese Vorgehensweise als **Normalisierung** (Flächennormalisierung, 100%-Methode). Diese Methode wird im Allgemeinen angewandt, wenn keine Kalibriersubstanz verfügbar ist oder die *zu trennenden Substanzen unbekannt* sind [vgl. **MC-Frage Nr. 1584**].

12.4.3.3 Weitere Kenngrößen eines Gaschromatogramms

- **Auflösung**

Ein Gaschromatogramm erlaubt nur dann quantitative Aussagen, wenn eine hinreichende Trennung der Peaks erzielt wurde. Wie ○Abb. 12.11 dokumentiert, wird bei nur mäßig getrennten Substanzen die Fläche des einen Peaks auch durch die Peakfläche einer zweiten Substanz beeinflusst.

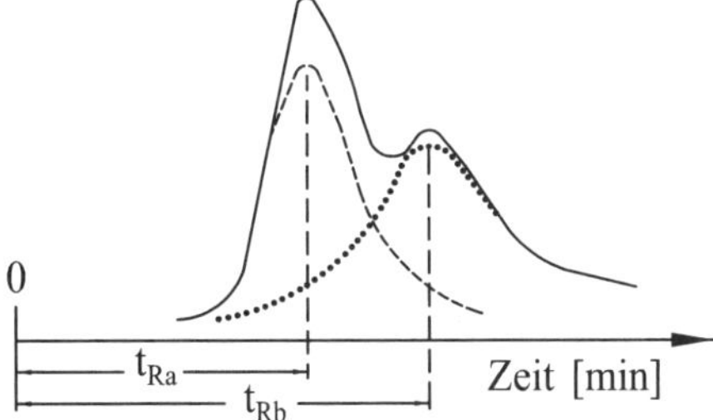

○ **Abb. 12.11 Gaschromatogramm zweier schlecht getrennter Peaks**

Das Ergebnis der gc-Bestimmung ist nur dann gültig, wenn die *Auflösung* (R_s) zwischen den einzelnen Peaks eines Chromatogramms größer als 1,0 ist. Für eine *Basislinientrennung*, d. h. die vollständige Trennung zweier Substanzen, ist eine Auflösung von R_s=1,5 erforderlich.

Die chromatographische Auflösung zwischen zwei benachbarten Peaks der Substanzen (a) und (b) hängt von der Differenz der betreffenden Retentionszeiten (t_{Ra}, t_{Rb}) und der Summe der Peakbreiten in halber Höhe [Halbwertsbreite eines Peaks] ($b_{0,5a}$, $b_{0,5b}$) ab. Die Auflösung [Resolutionsfaktor] (R_S) lässt sich aus diesen Daten wie folgt berechnen [vgl. **MC-Fragen Nr. 1494, 1572, 1576–1578, 1580, 1762, 1891**]:

$$\mathbf{R_s = \frac{1{,}18 \cdot (t_{Rb} - t_{Ra})}{b_{0{,}5a} + b_{0{,}5b})}}$$

t_{Ra}, t_{Rb} = Entfernung (in mm) zwischen dem Einspritzpunkt (0) und den durch die Maxima zweier benachbarter Peaks gezogenen Senkrechten mit der Basislinie; [$t_{Rb} > t_{Ra}$]
$b_{0,5a}$, $b_{0,5b}$ = Peakbreiten in halber Höhe (in mm)

Der Faktor 1,18 ergibt sich aus der Beziehung zwischen der Basisbreite (b_0) eines Peaks [Peakbreite an den Wendepunkten] und der Halbwertsbreite ($b_{0,5}$) des Peaks [Peakbreite in halber Höhe], sofern die Peaks die Form einer Gaußschen Verteilungskurve (Glockenkurve) besitzen (siehe auch Kap. 4.4.4).

$$b_{0,5} = 1{,}18 \cdot b_0 = (2 \cdot \ln 2)^{0,5} \cdot b_0$$

Obige Definition ist bei genügender Auflösung ausreichend, aber für nur mäßig getrennte Peaks nicht optimal, weil dann die Halbwerts- und Basisbreiten in den Chromatogrammen nicht oder nur schwer zu bestimmen sind. Da in die Definitionsgleichung für die Auflösung die Retentionszeiten zweier Substanzen eingehen, wird die chromatographische Auflösung durch alle Faktoren beeinflusst, die die Retentionszeit eines Stoffes verändern können [siehe Kap. 12.4.3.1 und **MC-Fragen Nr. 1574, 1575**].

Sind zwei Peaks in einem Chromatogramm nicht hinreichend getrennt ($R_S < 1{,}5$), so versucht man durch Änderung von physikalischen Parametern die Trennstufenzahl (n) und damit die Trennleistung zu erhöhen, weil die *Auflösung* (R_S) mit der Wurzel aus n zunimmt ($R_S \approx \sqrt{n}$). Ziel einer Trennoptimierung ist, den Peakabstand zu vergrößern.

Die Auflösung (R_S) ist aber nur *ein* Maß für die Qualität der chromatographischen Trennung zweier Substanzen. Darüber hinaus kann die Auftrennung zweier Substanzen auch durch das *Peak-Tal-Verhältnis* (p/v) oder durch den *Trennfaktor* [Selektivitätskoeffizient] (α) charakterisiert werden (siehe hierzu Kap. 12.4.3.1).

● Peak-Tal-Verhältnis

Wenn keine Basislinientrennung zweier Peaks vorliegt, kann nach *Arzneibuch* zur Beurteilung der Eignung einer Chromatographie für das anstehende Trennproblem auch das *Peak-Tal-Verhältnis* (p/v) dienen. Es ist wie folgt definiert [vgl. **MC-Fragen Nr. 1578, 1808**]:

$$\mathbf{p/v = h_p/h_v}$$

Darin bedeuten h_v die Höhe (über der extrapolierten Basislinie) des niedrigsten Punkts zwischen beiden Peaks und h_p die Höhe (über der extrapolierten Basislinie) des kleineren Peaks. ○Abb. 12.12 informiert über die graphische Bestimmung des Peak-Tal-Verhältnisses.

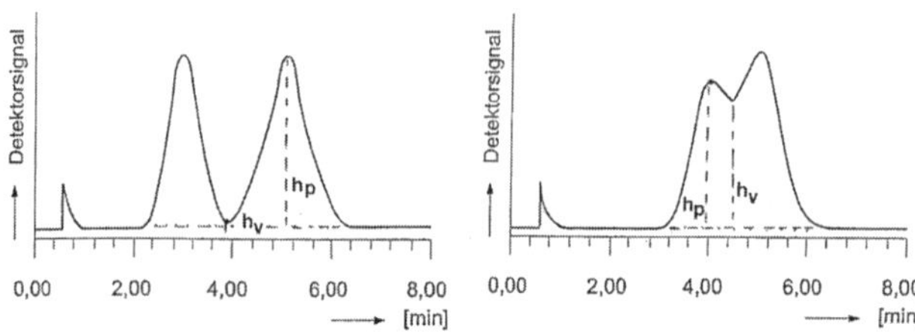

○ **Abb. 12.12 Ermittlung des Peak-Tal-Verhältnisses**

- **Trennoptimierung**

Die Verbesserung der chromatographischen Trennung zweier Substanzen kann erzielt werden entweder durch die Erhöhung der Trennleistung oder durch die Erhöhung der Selektivität.

Eine *Erhöhung der Trennleistung* führt zu *geringeren Peakbreiten*, was durch die Verwendung einer längeren Chromatographiesäule, der Verminderung der Teilchengröße oder bei flüssigen stationären Phasen durch Verminderung der Schichtdicke erreicht werden kann.

Die *Erhöhung der Selektivität* durch Verwendung einer Chromatographiesäule mit einer anderen stationären Phase führt zu *größeren Unterschieden* in den *Retentionszeiten* (größeren Peakabständen) [vgl. **MC-Fragen Nr. 1851, 1892**].

- **Peaksymmetrie**

Ideal symmetrische Elutionspeaks mit einem Symmetriefaktor $S_S = 1$ (siehe nachfolgender Abschnitt), die die Form einer Gaußschen Verteilungskurve besitzen (Abb. 2.104), sind in der Praxis eher die Ausnahme. Meistens sind die auftretenden Peaks mehr oder weniger stark verformt ($S_S \neq 1$), wie dies ○Abb. 12.13 zeigt. Bei solchen Peaks sind die Abstände vom Peakmaximum zum Peakanfang bzw. -ende nicht mehr gleich.

Man beobachtet vor allem zwei Arten von Peakverformungen [vgl. **MC-Fragen Nr. 1558, 1559**]:

- **Tailing** (Schwanzbildung) mit einer Abflachung im abfallenden Kurvenast (am Peakende) ($S_S >1$)
- **Leading** mit einer Abflachung im aufsteigenden Kurvenast (am Peakanfang) ($S_S < 1$)

Ursachen für ein *Tailing* (Peak-Nachlauf) können sein:

- Totvolumina und Verschmutzungen in der chromatographischen Apparatur,
- Adsorption von stark polaren Substanzen an Oberflächen des chromatographischen Systems. Vor allem bei der Analyse von polaren Verbindungen (z. B. basischen Arzneistoffen) an unpolaren stationären Phasen (z. B. octadecylsilyliertem Kieselgel) geringer Kapazität tritt häufig ein Peaktailing auf. Solche Träger müssen daher vollkommen inert sein, was man durch Silylieren der stationären Phase (Nachsilanisieren verbliebener Silanol-Gruppen) *vor* dem Beladen erreichen kann,
- Zersetzung von Substanzen.

Leading tritt vor allem auf, wenn die chromatographische Trennsäule überladen wird.

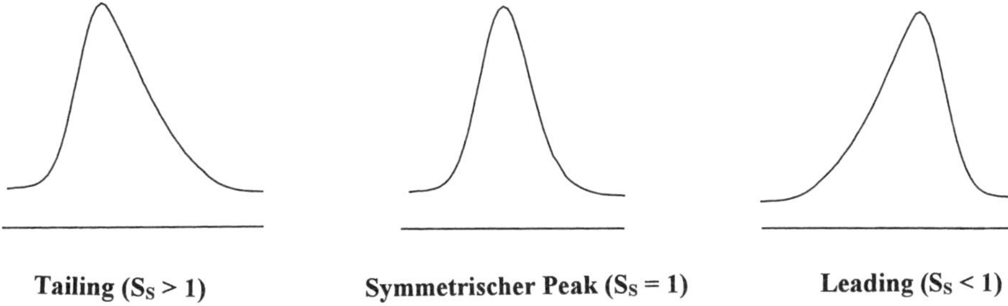

○ **Abb. 12.13 Abweichungen von der Peaksymmetrie**

Instrumentelle Analytik

- **Symmetriefaktor (Tailing Factor)**

Bei der Auswertung von Gaschromatogrammen mithilfe von Integratoren können bei unsymmetrischen Peaks Fehler auftreten. Aus diesem Grund geben die *Arzneibücher* einen Symmetriefaktor (S_S) an, der, wie dies ○Abb. 12.14 zeigt, aus chromatographischen Kenngrößen bestimmt werden kann:

$$S_S = \frac{y_x}{2 \cdot A} = \frac{b_{0,05}}{2 \cdot A}$$

$y_x, b_{0,05}$ = Breite des Peaks bei einem Zwanzigstel seiner Höhe
A = Entfernung zwischen der durch das Maximum des Peaks gezogenen Senkrechten und dem aufsteigenden Kurvenast bei einem Zwanzigstel der Peakhöhe

Der Symmetriefaktor muss für jeden Peak separat bestimmt werden. Für eine optimale Auswertung des Chromatogramms sollte der Symmetriefaktor eines Peaks zwischen $0{,}8 \leq S_S \leq 1{,}2$ liegen. Der Wert $S_S = 1$ bedeutet ideale Symmetrie [vgl. **MC-Fragen Nr. 1572, 1573**].

- **Trennstufenzahl (Plattenzahl)**

Als theoretische Trennstufe definiert man den Abschnitt einer Trennsäule, in dem ein abgeschlossener Verteilungsvorgang der Substanzen zwischen mobiler und stationärer Phase stattfindet (siehe hierzu Kap. 12.1.3.1).

Unter isothermen Bedingungen kann die *Anzahl der theoretischen Böden* (n) gemäß *Arzneibuch* nach folgender Formel ermittelt werden:

$$\mathbf{n = 5{,}54 \cdot (t_{dr}/b_{0,5})^2}$$

t_{dr} = Gesamtretentionszeit der Substanz
$b_{0,5}$ = Halbwertsbreite des Peaks (in mm)

Trotz der praktischen Bedeutung der Trennleistung einer GC-Säule ist die Bestimmung von n, die ein Maß für das Trennvermögen darstellt, lediglich von theoretischem Interesse. Der Faktor 5,54 ergibt sich, wenn der GC-Peak die Form einer Gaußschen Glockenkurve besitzt. Außer mit der Halbwertsbreite des Peaks lässt sich die Zahl der Trennstufen (Plattenzahl) einer Chromatographiesäule auch mithilfe der Basislinienbreite eines Peaks berechnen (siehe hierzu Kap. 12.1.3.1).

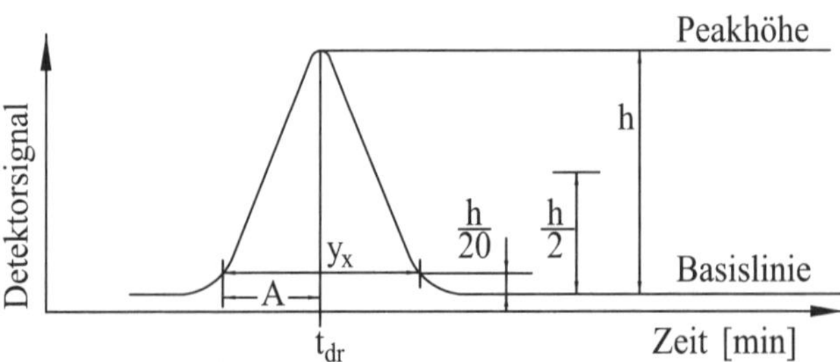

○ **Abb. 12.14 Symmetriefaktor nach Arzneibuch**

Die theoretische Bodenzahl (n) kann zur Beurteilung der Effizienz einer Trennsäule dienen. Die Zahl der Trennstufen ändert sich, wie obige Gleichung ausweist, mit der Retentionszeit einer Substanz [vgl. **MC-Fragen Nr. 1560, 1571, 1572, 1579, 1853, 1891**].

- **Signal-Rausch-Verhältnis (signal/noise)**

Zur Festlegung einer *Erfassungsgrenze für Verunreinigungen* mithilfe einer Referenzlösung ist die Bestimmung des sog. Signal-Rausch-Verhältnisses (S/N) von Bedeutung. Dieses kann gemäß *Arzneibuch* nach folgender Formel ermittelt werden [vgl. **MC-Fragen Nr. 1581, 1727**].

$$S/N = 2 \cdot H/h$$

Hierin bedeutet H die Peakhöhe (Signalhöhe) des betreffenden Bestandteils im Chromatogramm der vorgeschriebenen Referenzlösung. h charakterisiert den Absolutwert der größten Rauschschwankung von der Basislinie nach Injektion einer Blindlösung, beobachtet über eine Distanz, die beidseitig des betreffenden Peaks zwanzigmal seiner Halbwertsbreite entspricht. Das Signal-Rausch-Verhältnis beeinflusst die Präzision der Bestimmung.

12.4.4 Pharmazeutische Anwendungen

Die *Arzneibücher* nutzen die GC zu *Identitäts-* und *Reinheitsprüfungen* sowie zu *Gehaltsbestimmungen*.

Neben der Analyse von *ätherischen Ölen* lässt das *Arzneibuch* bei vielen Stoffen und Reagenzien (*Campher*, *Diethylenglycolmonomethylether*, *Distickstoffmonoxid*, *Menthol* u.a.) die *Prüfung auf Reinheit* oder *verwandte Substanzen* gaschromatographisch durchführen und somit die Menge an Verunreinigungen begrenzen.

In ▫Tab. 12.6 sind Wirkstoffe aufgelistet, deren Gehalt nach *Ph.Eur.* mithilfe der Gaschromatographie bestimmt werden. Dazu zählen zum Beispiel kurzkettige Carbonsäuren wie 2-*Ethylhexansäure* und langkettige Fettsäuren (nach vorheriger Derivatisierung) sowie Fettalkohole und Steroide, **Vitamin E-Präparate** (*Tocopherol*, *Tocopherolacetat*, *Tocopherolhydrogensuccinat*) und **Trimethadion**. Für die Auswertung der Gaschromatogramme nutzt das *Arzneibuch* die Methode des *inneren Standards* sowie das Verfahren der *Normalisierung* [vgl. **MC-Fragen Nr. 1589, 1885**].

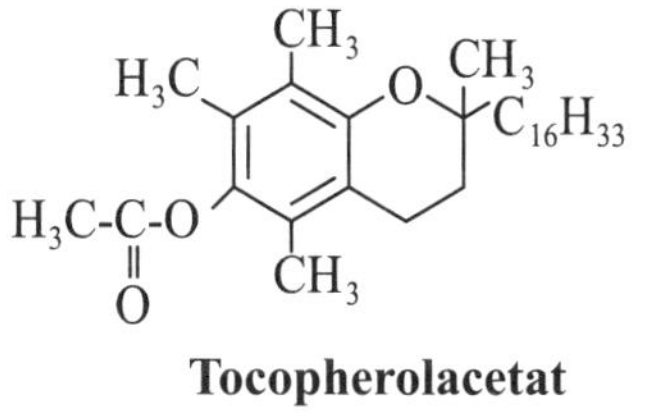

Tocopherolacetat 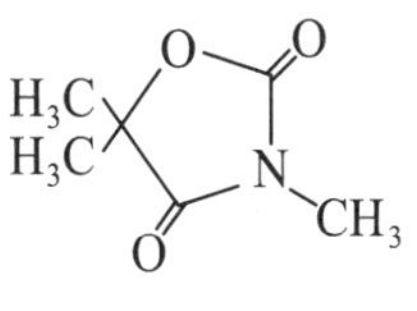 **Trimethadion**

An speziellen gaschromatographischen Methoden nach *Arzneibuch* sind noch zu nennen:

● Prüfung der Fettsäurezusammensetzung

Die Prüfung erfolgt über die *Methylester* der in dem zu untersuchenden Öl enthaltenen *Fettsäuren* mittels GC. Das *Arzneibuch* schreibt drei unterschiedliche Methoden vor, wobei keine dieser Methoden universell einsetzbar ist. Die quantitative Auswertung der Gaschromatogramme erfolgt mit Kalibriermischungen nach der 100%-Methode.

Methode A: Zur Herstellung der flüchtigen **Fettsäuremethylester** aus Triglyceriden verwendet man ein *Umesterungsverfahren* mit *methanolischer Kaliumhydroxid-Lösung*. Ein zu hoher Säuregehalt (Säurezahl > 2) stört, weil dadurch die Konzentration an HO^--Ionen herabgesetzt und somit deren katalytische Wirkung verringert wird. Es wird ein *Temperaturgradient* gefahren mit Macrogol als stationäre Phase. Die Auswertung erfolgt gegen ein Gemisch aus Referenzsubstanzen.

Methode B: Als Umesterungsreagenz wird eine *Natriummethanolat-Lösung* verwendet. Auch hier stört ein hoher Säuregehalt.

Methode C: Nach alkalischer Verseifung der Triglyceride in Methanol wird mit einer *methanolischen Bortrifluorid-Lösung* methyliert. Als alternatives Methylierungsagenz zur Herstellung von Fettsäuremethylestern kann auch *Diazomethan* in saurer Lösung eingesetzt werden.

Im Vergleich zur *isothermen Fahrweise* (z. B. konstant bei 180 °C) hat ein *Temperaturgradient* (von 180 °C bis 200 °C in 5 min) den Vorteil, dass die Retentionszeiten aller Fettsäuremethylester infolge stärkerer Verdampfung kleiner werden. Durch die Verkürzung der Retentionszeit werden zudem die Peaks schmaler und höher, jedoch bleiben die Peakflächen weitgehend konstant.

● Sterole in fetten Ölen

Sterole in fetten Ölen werden aus den „*Unverseifbare Anteile*“ gewonnen (siehe hierzu Kap. 5.2.3.3). Bei tierischen Fetten besteht die **Sterolfraktion** fast ausschließlich aus *Cholesterol*, während pflanzliche Öle *β-Sitosterol* als Hauptkomponente enthalten.

Methode A: Aus den „Unverseifbare Anteile“ wird die Sterolfraktion dünnschichtchromatographisch an Kieselgel als Sorbens angereichert und isoliert. Anschließend wird das Sorbens mit der Sterolfraktion ausgekratzt und mit Dichlormethan extrahiert. Der Extrakt wird filtriert und zur Trockne eingedampft.

Der erhaltene Rückstand wird in wasserfreiem Pyridin gelöst und mit einem Gemisch aus Chlortrimethylsilan/Hexamethyldisilazan (1:2,5) versetzt. Die gebildeten Silylether werden dann gaschromatographisch analysiert; Polysiloxane dienen als stationäre Phase. Als Trägergas ist Wasserstoff oder Helium geeignet, ein FID dient zur Detektion [vgl. **MC-Fragen Nr. 1810**].

Methode B: Hier werden die „Unverseifbare Anteile“ nach der Methode gewonnen, die in der jeweiligen Monographie angegeben ist. Die Abtrennung der Sterolfraktion erfolgt mithilfe der Flüssigchromatographie. Die Sterolfraktion wird nach Passieren des Detektors am Säulenausgang gesammelt. Das Lösungsmittel wird abgedampft.

Der Rückstand wird in wasserfreiem Pyridin gelöst und mit einem Gemisch aus Chlortrimethylsilan/*N*,*O*-Bis(trimethylsilyl)trifluoracetamid derivatisiert. Die erhaltenen Silylether werden gaschromatographisch bestimmt.

Tab. 12.6 GC-Gehaltsbestimmungen des Arzneibuches

- **Aluminiumstearat** (gc-Bestimmung der Fettsäurezusammensetzung)
- **Amylmetacresol** (5-Methyl-2-pentylphenol)
- **Calciumstearat** (Bestimmung der Fettsäurezusammensetzung, insbesondere Palmitinsäure und Stearinsäure)
- **Cetylalkohol** (Hexadecan-1-ol) [$CH_3(CH_2)_{14}CH_2OH$]
- **Cetylpalmitat** (Hexadecylhexadecanoat) [Gemisch verschiedener Fettsäureester]
- **Cetylstearylalkohol** [ein Gemisch aus Cetylalkohol (Hexadecan-1-ol) und Stearylalkohol (Octadecan-1-ol)] [$CH_3(CH_2)_{14(16)}CH_2OH$]
- **Cholesterol** (Cholestan-5-on-3β-ol)
- **3-O-Desacetyl-4´-monophosphoryl-lipid A** (nach Derivatisierung mit Trifluoressigsäureanhydrid)
- **Estrogene, konjugierte** (nach Derivatisierung durch Silylierung)
- **Ethylcellulose**: Es wird eine *Ethoxygruppen-Bestimmung nach Zeisel* (Etherspaltung mit Iodwasserstoff) durch geführt [$R\text{-}OCH_2CH_3 + HI \rightarrow R\text{-}OH + CH_3CH_2\text{-}I$] und das gebildete Ethyliodid (Iodethan) mittels GC bestimmt.
- **Glycerolmonocaprylat** [Gemisch von Monoestern (Monoacylglycerolen) aus Glycerol und Caprylsäure (Octansäure)]
- **Glycerolmonocaprylocaprat** [Gemisch von Monoacylglycerolen aus Glycerol und Caprylsäure (Octansäure) sowie Caprinsäure (Decansäure)]
- **Helium** (He)
- **Isopropylmyristat** [(1-Methylethyl)-tetradecanoat] [$CH_3(CH_2)_{12}COOCH(CH_3)_2$] (im Gemisch mit anderen Fettsäureisopropylestern)
- **Isopropylpalmitat** [1-Methylethyl)-hexadecanoat] [$CH_3(CH_2)_{14}COOCH(CH_3)_2$] (im Gemisch mit anderen Fettsäureisopropylestern)
- **Magnesiumstearat** (gc-Bestimmung der Fettsäurezusammensetzung, vorwiegend *Palmitate* und *Stearate*)
- **Natriumcetylstearylsulfat** (Gemisch aus Natriumcetylsulfat [$CH_3(CH_2)_{14}CH_2O\text{-}SO_3Na$] und Natriumstearylsulfat [$CH_3(CH_2)_{16}CH_2O\text{-}SO_3Na$]; Hydrolyse der Fettalkoholsulfonate zu den freien Fettalkoholen, die mit Pentan extrahiert und mittels GC bestimmt werden.)
- **Natriumstearat** (gc-Bestimmung der Fettsäurezusammensetzung)
- **Octyldodecanol** [(2*RS*)-2-Octyldodecan -1-ol] [$CH_3(CH_2)_9(CH_3(CH_2)_7)CHCH_2OH$]
- **Omega-3-Säurenethylester** (als EPA- und DHA-Ethylester)
- **Palmitinsäure** (Hexadecansäure) [$CH_3(CH_2)_{14}COOH$] (als Methylester)
- **Phytosterol** (*β*-Sitosterol) [Gemisch von *Steroiden*; nach Derivatisierung durch Sylilierung]
- **Squalan** (2,6,10,15,19,23-Hexamethyltetracosan)
- **Stearinsäure** (Octadecansäure) [$CH_3(CH_2)_{16}COOH$] (als Methylester)
- **Stearylalkohol** (Octadecan-1-ol) [$CH_3(CH_2)_{16}CH_2OH$]
- **all**-*rac*-α-**Tocopherol**
- *RRR*-α-**Tocopherol**
- **all**-rac-α-**Tocopherolacetat**
- *RRR*-α-**Tocopherolacetat**
- **D,L**-α-**Tocopherolyhydrogensuccinat**
- *RRR*-α-**Tocopherolhydrogensuccinat**
- **Trimethadion** (3,5,5-Trimethyloxazolidin-2,4-dion)
- **Xylitol** (*meso*-Xylitol) [$HOCH_2\text{-}(CHOH)_3\text{-}CH_2OH$]

Instrumentelle Analytik

- **Bestimmung der Fettsäurezusammensetzung von Omega-3-Säuren-reichen Ölen**

Die Bezeichnung „*Omega-3-Säuren*" bezieht sich auf die Lage der ersten Doppelbindung dieser mehrfach ungesättigten Fettsäuren am C-Atom (ω-3). Ihre Bestimmung in einer zu prüfenden Substanz erfolgt über die Methylester oder Ethylester von Eicosapentaensäure (EPA) (C20:5) und Docosahexaensäure (DHA) (C22:6).

Aus den Omega-3-Triglyceriden werden in natronalkalischer Lösung die Omega-3-Fettsäuren freigesetzt und anschließend mit *methanolischer Bortrifluorid-Lösung* in die EPA- und DHA-Methylester umgewandelt.

Methyltricosanoat [$CH_3(CH_2)_{21}COOCH_3$] dient als interner Standard, Butylhydroxytoluol fungiert als Antioxidans. Als stationäre Phase wird Macrogol 20000, als Trägergas wird Wasserstoff oder Helium verwendet.

- **Identifizierung und Bestimmung von Lösungsmittel-Rückständen**

Sie erfolgt gaschromatographisch mittels *Dampfraumanalyse* (Headspace-Analyse) mit dem Ziel

- der Identifizierung von Rückständen,
- der Grenzprüfung auf Lösungsmittel, und
- der quantitativen Bestimmung von Lösungsmitteln.

Die **Headspace-GC** ist eine geeignete Methode zur Untersuchung von flüchtigen und gasförmigen Stoffen in Flüssigkeiten (z.B. Wasser) oder in pulverförmigen Feststoffen. Hierzu wird eine Probe des Analyten in einem verschlossenen Gefäß in einer Probenkammer bei erhöhter Temperatur äquilibriert. Es stellt sich ein thermodynamisches Verteilungsgleichgewicht zwischen den Konzentrationen des Stoffes in der Gasphase und in der Probe ein. Ein definiertes Volumen der Gasphase wird dann mit dem Trägergasstrom auf die Säule injiziert und dort getrennt [vgl. **MC-Frage Nr. 1763**].

Ph.Eur. nutzt z. B. die Headspace-Analyse, um Restmengen an **Ethylenoxid** oder **Dioxan** bzw. niedrig siedenden Restlösemittel in pharmazeutischen Produkten zu bestimmen. Der Headspace-GC ist auch eine geeignete Methode zur *Bestimmung von Ethanol im Blut* [vgl. **MC-Frage Nr. 1595**].

Bei der **Headspace-Analyse** können flüchtige Stoffe durch Analyse des Gasraumes über der Probe analysiert werden, weil bei definierter Temperatur die Konzentration der zu untersuchenden Stoffe im Gasraum über der Probe vom Gehalt des betreffenden Stoffes in der Probe abhängt. Wichtig für die Gasraumanalyse ist, dass zunächst für die Probe ein abgeschlossener Gasraum erzeugt und über einen bestimmten Zeitraum auf eine definierte Temperatur eingestellt werden kann.

- **Derivatisierung**

Ein *Derivatisierungsverfahren*, wie es im *Arzneibuch* für die Bestimmung von Fettsäuren als *Methylester* oder die Bestimmung von Sterolen als *Silylether* genutzt wird, kommt immer dann in Frage, wenn *schwerflüchtige* oder *temperaturempfindliche Substanzen* gaschromatographisch analysiert werden sollen.

Durch die Derivatisierung werden solche Substanzen in leicht verdampfbare Verbindungen übergeführt. Weitere Vorteile der Derivatisierung sind die Verringerung der Substanzpolarität und die Verbesserung ihrer Detektion [vgl. **MC-Fragen Nr. 1590–1594**].

Zur *Derivatisierung schwerflüchtiger Substanzen* können folgende Reaktionen und Reagenzien dienen:

- *Alkylierung*, insbesondere die *Methylierung* mit einer methanolischen Bortrifluorid-Lösung [CH_3OH/BF_3], mit Dimethylformamiddimethylacetal [$(CH_3)_2N\text{-}CH(OCH_3)_2$] oder einer Diazomethan-Lösung (CH_2N_2)
- *Acylierung* mit Acetanhydrid [$(CH_3CO)_2O$], Trifluoressigsäureanhydrid (TFAA) [$(CF_3CO)_2O$] oder Benzoylchlorid [$C_6H_5\text{-}COCl$]
- *Einführung der Trimethylsilyl-Gruppe* durch Umsetzung mit
  - Chlortrimethylsilan [Trimethylsilylchlorid] (CTMS) [$(CH_3)_3Si\text{-}Cl$]
  - Hexamethyldisilazan [$(CH_3)_3Si\text{-}NH\text{-}Si(CH_3)_3$]
  - *N*-Methyltrimethylsilyl-trifluoracetamid (MSTFA) [$CF_3\text{-}CO\text{-}N(CH_3)\text{-}Si(CH_3)_3$]
  - *N,O*-Bis(trimethylsilyl)trifluoracetamid (BSTFA) [$(CH_3)_3Si\text{-}O\text{-}C(CF_3){=}N\text{-}Si(CH_3)_3$]
  - *N,O*-Bis(trimethylsilyl)acetamid [$(CH_3)_3Si\text{-}O\text{-}C(CH_3){=}N\text{-}Si(CH_3)_3$].

Mit diesen Reagenzien können *polare Gruppe* in primären ($R\text{-}NH_2$) und sekundären Aminen (R_2NH), Alkoholen (R-OH), Phenolen (ArOH), Enolen ($R_2C{=}CR\text{-}OH$) oder Carbonsäuren (R-COOH), die vorrangig für die Schwerflüchtigkeit einer Verbindung verantwortlich sind, in weniger polare und somit leichter flüchtige Substanzen umgewandelt werden.

$$R\text{-}COOH + CH_2N_2 \longrightarrow R\text{-}COOCH_3 + N_2$$
$$R\text{-}COOH + (CH_3)_3SiCl \longrightarrow R\text{-}COO\text{-}Si(CH_3)_3 + HCl$$
$$R\text{-}OH + (CH_3\text{-}CO)_2O \longrightarrow R\text{-}O\text{-}CO\text{-}CH_3 + CH_3\text{-}COOH$$
$$R\text{-}NH_2 + (CF_3\text{-}CO)_2O \longrightarrow R\text{-}NH\text{-}CO\text{-}CF_3 + CF_3\text{-}COOH$$
$$R_2NH + C_6H_5\text{-}COCl \longrightarrow R_2N\text{-}CO\text{-}C_6H_5 + HCl$$

12.5 Flüssigchromatographie (LC)

12.5.1 Prinzip und Durchführung der Säulenchromatographie (SC)

Die *Säulenchromatographie* ist eine Methode zur Stofftrennung, bei der die mobile Phase eine Flüssigkeit ist und die stationäre Phase sich in einer senkrecht angeordneten, langgestreckten Trennsäule aus Glas, Stahl oder Kunststoff befindet. Als stationäre Phasen verwendet man feinkörnige Feststoffe oder Flüssigkeiten, die an einen inerten Träger gebunden sind. Gegebenenfalls kann die stationäre Phase chemisch modifiziert sein (siehe Kap. 12.1.2.3).

Flüssigchromatographische Trennverfahren beruhen auf Adsorptions-, Verteilungs-, Ionenaustausch- oder Größenausschlussvorgängen oder auf spezifischen Wechselwirkungen wie bei der Affinitätschromatographie [vgl. **MC-Fragen Nr. 1596, 1597**].

Es wird ein *äußeres Chromatogramm* entwickelt, bei der die Substanzen aus dem Trennsystem eluiert und außerhalb des Trennsystems nachgewiesen werden. Je nach dem angewandten Druck spricht man von **Niederdruck-** [1–10 bar], **Mitteldruck-** [10–40 bar] oder **Hochdruckchromatographie** [> 40 bar].

Im einfachsten Fall wird für *säulenchromatographische Trennungen* ein geeignetes Sorbens trocken oder nach Aufschlämmen in der mobilen Phase in die Trennsäule gefüllt. Das zu untersuchende Substanzgemisch wird als Lösung aufgegeben. Aus einem Vorratsgefäß am oberen Ende der Säule strömt die mobile Phase (Elutionsmittel, Eluent) aufgrund der Schwerkraft durch die Trennsäule, wobei die Fließgeschwindigkeit durch einen Hahn am unteren Ende der Säule reguliert werden kann. Auf eine Regulierung kann verzichtet werden, wenn der von der Partikelgröße und der Partikelgrößenverteilung abhängige Widerstand des stationären Trennbettes so groß ist, dass die Fließgeschwindigkeit nicht gedrosselt werden muss. Große Flussgeschwindigkeiten führen zu einer Bandenverbreiterung und somit zu einer schlechteren Auflösung. In manchen Fällen strömt das Fließmittel mithilfe einer Pumpe unter geringem Überdruck durch die Trennsäule. In der Regel wird bei der SC *absteigend* eluiert. Die getrennten Substanzen verlassen die Säule im Eluat zu unterschiedlichen Zeiten (Volumina) und können mit geeigneten Verfahren in den separat aufgefangenen Einzelfraktionen nachgewiesen werden.

Neben der *isokratischen Elution*, bei der die Zusammensetzung des Fließmittels während der Chromatographie konstant bleibt, können die Eigenschaften der mobilen Phase während des Chromatographierens auch kontinuierlich (*linear*) oder *stufenweise* verändert werden. Diese Technik wird *Gradientenelution* genannt [vgl. **MC-Fragen Nr. 1600, 1601, 1615**].

- **Flüssigchromatogramm**

Die Definitionen der Retentionszeit, der Trennstufenzahl (unter isokratischen Bedingungen), des Symmetriefaktors, der Auflösung, des Massenverteilungsverhältnisses sowie des Signal-Rausch-Verhältnisses entsprechen denen der Gaschromatographie (bei isothermer Fahrweise). Diese Definitionen wurden im Kap. 12.4.3.3 bereits ausführlich beschrieben.

Auch in den Chromatogrammen von sc-Trennungen nimmt – unabhängig vom chromatographischen Milieu – mit zunehmender *Retentionszeit* die Peakhöhe ab und die Peakbreite zu. Die Peakfläche ist wiederum weitgehend unabhängig von der Retentionszeit [vgl. **MC-Frage Nr. 1604**].

Für die Verwendung eines *internen Standards* gelten dieselben Regeln wie in der Gaschromatographie [siehe Kap. 12.4.3.2 und **MC-Fragen Nr. 1586–1588, 1602**].

Dies trifft auch zu für die *Abhängigkeiten der Retentionszeiten* vom chromatographischen Milieu. Es gelten für die SC die gleichen Regeln wie sie im Kapitel 12.1.2 in allgemeiner Form schon vorgestellt wurden.

In der **Normalphasenchromatographie** besitzt die stationäre Phase eine höhere Polarität als die mobile Phase. Daher besitzen *polare Stoffe* eine hohe Affinität zu einem polaren Sorbens wie Kieselgel und sie werden stark zurückgehalten, was zu großen Retentionszeiten führt. Lipophile Komponenten eines Gemischs werden hingegen zuerst eluiert [vgl. **MC-Fragen Nr. 1603, 1609, 1848**].

Daher nehmen beispielsweise bei einer flüssigchromatographischen Trennung von Phenolen unter Verwendung eines *n*-Hexan/Propan-2-ol-Gemischs (80:20) als mobile Phase die Retentionszeiten in folgender Reihe mit zunehmender Polarität zu [vgl. **MC-Frage Nr. 1612**]: *m*-Kresol (3-Methylphenol) < Phenol < Brenzcatechin (1,2-Dihydroxybenzol) < Phloroglucin (1,3,5-Trihydroxybenzol)

Die Trennung von Stoffen an Kieselgelen, die mit einem langkettigen Kohlenwasserstoff (Alkylrest) modifiziert wurden, wird als **Umkehrphasenchromatographie** bezeichnet. Hier ist die mobile Phase stets polarer als die stationäre Phase. Daher werden *unpolare Stoffe* an solchen Umkehrphasen stark retardiert, während polare Substanzen (hydrophile Analyte) kurze Retentionszeiten besitzen [vgl. **MC-Fragen Nr. 1613, 1614, 1616, 1807**].

Deshalb werden die Phenole an einer RP-18-Säule mit Acetonitril/Wasser (70:30) in folgender Reihenfolge eluiert: Phloroglucin - Brenzcatechin - Phenol - *m*-Kresol. Aufgrund ihrer unterschiedlichen Polarität eluiert ein Methanol/Wasser-Gemisch als mobile Phase in einem Arzneistoffgemisch zunächst das salzartige Natriumbenzoat, dann Paracetamol (4-Acetamino-phenol) und schließlich Coffein (1,3,7-Trimethylxanthin) [vgl. **MC-Fragen Nr. 1620, 1621**].

Ähnliche Betrachtungen können auch für die **mobile Phase** angestellt werden. Bei *Normalphasen* nimmt die Elutionskraft von unpolaren Solventien wie *n*-Hexan oder Cyclohexan beim Wechsel zu polaren Lösungsmitteln wie Methanol oder Wasser hin zu. Verdoppelt man z. B. in einer SC an Kieselgel den Methanol-Anteil in einem Dichlormethan/Methanol-Gemisch (95:5), so erniedrigt sich die Verweildauer der Substanzen auf der Chromatographiesäule [vgl. **MC-Fragen Nr. 1608, 1610, 1611, 1848**].

Umgekehrt steigt bei *Umkehrphasen* das Elutionsvermögen von Wasser zu Kohlenwasserstoffen hin an. Für das häufig in der RP-Chromatographie von Proteinen als Fließmittel genutzte *Acetonitril/Wasser-Gemisch* steigt die Elutionskraft mit zunehmendem Acetonitril-Anteil an (steigender Anteil der lipophilen Komponente des binären Elutionsmittels). Dies ist gleichbedeutend mit einer Verkürzung der Retentionszeit. Dieser Sachverhalt ist nachfolgend nochmals übersichtsartig dargestellt [siehe auch „eluotrope Reihe“, Kap. 12.1.2.2 und **MC-Fragen Nr. 1608, 1615, 1807**]:

Stationäre Phase		**Elutionskraft Fließmittel**		**Retentionszeit**	
Bezeichnung Phase	**Eigenschaft Phase**	**Polares Solvens**	**Unpolares Solvens**	**Polarer Stoff**	**Unpolarer Stoff**
Normalphase	hydrophil	hoch	niedrig	lang	kurz
Umkehrphase	lipophil	niedrig	hoch	kurz	lang

12.5.2 Methoden der Flüssigchromatographie

12.5.2.1 Hochleistungs-Flüssigkeits-Chromatographie (HPLC)

Die Trennleistung einer Säule hängt entscheidend von der Partikelgröße und der Partikelgrößenverteilung der stationären Phase ab; je kleiner sie ist und je gleichmäßiger die Teilchen geformt sind, desto höher ist die Trennleistung [vgl. **MC-Frage Nr. 1617**].

Im Allgemeinen ist die Trennleistung der normalen SC nicht besonders hoch. Um höhere Trennleistungen erzielen zu können, musste – bei gleichzeitiger Verringerung des Durchmessers des Trennbettes – vor allem die Korngröße der stationären Phase signifikant verkleinert werden. Heute verwendet man Materialien bis hinab zu **3 µm** Korngröße als stationäre Phase [vgl. **MC-Frage Nr. 1617**].

Die daraus resultierende hohe Packungsdichte der Säulenfüllung setzt dem schwerkraftbedingten Fließen der mobilen Phase einen hohen Widerstand entgegen. Deshalb wird bei stationären Phasen dieser Korngröße das Elutionsmittel mit einer Hochdruckpumpe [Druck bis ca. 400 bar] durch die Säule gepresst. Die SC hatte sich zur **Hochleistungs-Flüssigkeits-Chromatographie** [HPLC] (**h**igh **p**erformance **l**iquid **c**hromatography) entwickelt [ältere Bezeichnung: *Hochdruckflüssigkeitschromatographie* (**h**igh **p**ressure **l**iquid **c**hromatography)].

● **HPLC-Geräte**

Eine *HPLC-Anlage*, deren prinzipieller Aufbau in ○Abb. 12.15 gezeigt wird, besteht aus einer Hochdruckpumpe (meistens eine Kurzhubkolbenpumpe), die die mobile Phase aus einem Vorratsgefäß fördert und unter Überdruck durch die Säule presst. Bei *isokratischerArbeitsweise* besitzt das Gerät nur eine Pumpe.

Für eine *Gradientenelution* wird ein Gradientenmischer und ein HPLC-Gerät mit zwei (*binärer Gradient*) oder drei (*ternärer Gradient*) Pumpen benötigt. Das Mischen der Lösungsmittel kann entweder auf der Niederdruck- oder der Hochdruckseite der Pumpe(n) erfolgen.

Vor der Trennsäule befindet sich das Probeneinlasssystem für die Aufgabe der Untersuchungslösung. Nach der chromatographischen Trennung gelangen die Substanzen in den Detektor, der eine qualitative und quantitative Erfassung der Einzelkomponenten erlaubt. Das im Detektor erzeugte Signal wird verstärkt und einer

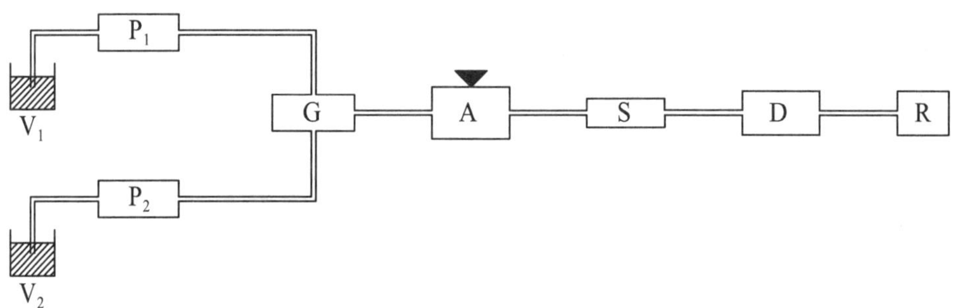

○ **Abb. 12.15 Prinzipieller Aufbau eines HPLC-Gerätes**
V = Vorratsgefäße (Elutionsmittel)
P = Pumpen
G = Gradientenmischer (Hochdruckgradientensystem)
(Bei einem Niederdruckgradientensystem werden die einzelnen Komponenten der mobilen Phase vor der Pumpe gemischt.)
A = Probenaufgabesystem
S = Trennsäule
D = Detektor
R = Registriereinrichtung (Schreiber, Integrator)

Registriereinrichtung (Schreiber, Integrator, Datenerfassungssystem) zugeführt. Für präparative Zwecke kann an das HPLC-System ein *Fraktionssammler* angeschlossen werden.

● **Sorbentien (Stationäre Phase)**

Während in der HPLC zunächst die in der DC bekannten *Sorbentien* zur Anwendung kamen, werden heute vorwiegend modifizierte Kieselgele als stationäre Phasen eingesetzt. Hierbei ist die Kieselgelmatrix quasi nur noch der mechanische Träger, an den die unterschiedlichsten funktionellen Gruppen kovalent gebunden sind. Zu den praktisch wichtigsten Sorptionsmitteln zählen *alkylierte Kieselgele (reversed phase-Materialien)* mit Kettenlängen von 4 bis 18 C-Atomen, die lipophilen Charakter besitzen [vgl. **MC-Fragen Nr. 1607, 1617, 1618**].

Benötigt man eine stationäre Phase von *hoher Porosität* und *geringem Druckwiderstand*, dann verwendet man als Füllmaterial einer Säule einen *monolithischen Stab*, der durch Polymerisation in der Säule erzeugt und anschließend chemisch modifiziert wurde, z.B. zu monolithischem Octadecylsilyl-Kieselgel [vgl. **MC-Frage Nr. 1894**].

Tragen die Alkylreste in den modifizierten Kieselgelen an ihren Enden weitere funktionelle Gruppen, so spricht man von Diol-, Amin- oder Nitrilphasen (siehe Kap. 12.1.2.3). In ihrer Polarität sind diese stationären Phasen zwischen das nicht modifizierte Kieselgel und die Umkehrphasen-Materialien einzuordnen. Daher kann zum Beispiel *Cyanopropyl-derivatisiertes Kieselgel* sowohl in der Normalphasen- als auch in der Umkehrphasenchromatographie als stationäre Phase eingesetzt werden [vgl. **MC-Fragen Nr. 1605, 1607, 1608, 1610, 1616, 1807, 1848**].

Aufgrund ihrer *Alkalistabilität* gewinnen Polymere auf der Basis von Styrol-Divinylbenzol-Copolymerisaten heute in zunehmendem Maße an Bedeutung.

Zur *direkten Trennung der Enantiomeren* eines racemischen Gemischs eignen sich als chromatographische Verfahren dünnschichtchromatographische und gaschromatographische Methoden sowie insbesondere säulenchromatographische HPLC-Trennungen [vgl. **MC-Frage Nr. 1852**].

Für die direkte Trennung von Enantiomeren haben sich β-Cyclodextrine, modifizierte Cellulosen wie Cellulose-tris(4-methylbenzoate) sowie mit *chiralen Selektoren* belegte (kovalent gebundene) Kieselgele als chirale stationäre Phasen bewährt (**chirale Chromatographie**) [vgl. **MC-Fragen Nr. 1444, 1625, 1630, 1766**].

Zur *indirekten Enantiomerentrennung* siehe nachfolgendes Kapitel 12.5.2.4.

An *achiralen Phasen* lassen sich die Enantiomeren eines racemischen Gemischs *nicht* trennen. An solchen achiralen Phasen sind nur trennbar Diastereomere wie cis/trans-Isomere oder Stoffe wie D-Ampicillin und L-Ampicillin. Darüber hinaus sind diastereomere Stoffgemische auch mithilfe von chiralen Phasen in ihre Komponenten zu zerlegen [vgl. **MC-Fragen Nr. 1448, 1466, 1468, 1668**].

Die *Teilchengröße* der in der HPLC verwendeten stationären Phasen liegen zwischen 3-10 µm für analytische Aufgabenstellungen, während bei präparativen Trennungen Materialien mit Korngrößen zwischen 15-40 µm zum Einsatz kommen. Die Partikel der stationären Phase können kugelförmig (*sphärisch*) oder unregelmäßig (*gebrochen*) geformt sein [vgl. **MC-Frage Nr. 1617**].

Empfohlen wird, die stationären Phasen nicht über 60 °C einzusetzen, da höhere Temperaturen zu einer Zersetzung der stationären Phase oder zu einer Änderung in der Zusammensetzung der mobilen Phase führen können.

● **Mobile Phase (Eluent, Elutionsmittel)**
Wie bereits erwähnt steigt bei der Normalphasen-Chromatographie das Elutionsvermögen im Allgemeinen mit zunehmender Polarität des Fließmittels an, während die Elutionsstärke der mobilen Phase bei der Chromatographie an Umkehrphasen mit steigender Polarität abnimmt.

Daher verwendet man in der Normalphasen-Chromatographie häufig Lösungsmittelsysteme geringer Polarität, während bei Umkehrphasen wässrige mobile Phasen mit oder ohne Zusatz organischer Lösungsmittel wie z.B. Acetonitril als lipophiler Komponente eingesetzt werden.

In der HPLC werden an die verwendeten *Elutionsmittelgemische* hohe *Anforderungen* gestellt. *Unlösliche Verunreinigungen* (Schwebstoffe), die zur Verstopfung einer Vorsäule führen können, sollten mit engporigen Glasfritten abgetrennt werden [vgl. **MC-Fragen Nr. 1598, 1765**].

Beim Ansaugen durch die Pumpen kann es durch Bildung von *Gasblasen* zu Abweichungen von der programmierten Fließmittelförderung kommen, zudem können Gasblasen bei Druckentlastung in der Detektorzelle Störsignale erzeugen. Eine *Entgasung* des Fließmittelgemischs kann durch kontinuierliche Spülung mit einem Inertgas wie Helium oder mithilfe von Ultraschall in Verbindung mit vermindertem Druck erreicht werden.

● **Detektoren**
Der HPLC stehen keine ähnlich allgemein anwendbaren *Detektoren* zur Verfügung wie der GC. Häufig ist man sogar auf unterschiedliche Detektoren zum Nachweis der getrennten Substanzen angewiesen. Am gebräuchlichsten sind *UV-Detektoren*, entweder als Festwellenlängendetektor oder mit variabler Wellenlängeneinstellung. Eine wichtige Voraussetzung für den Einsatz von UV-VIS-Detektoren ist, dass die mobile Phase keine hohe Eigenabsorption aufweist [siehe Kap. 11.6.2.10, ◘Tab. 11.10 und **MC-Fragen Nr. 1631–1634**].

Bei diesen UV-VIS-Detektoren fließt der Eluent mit dem Analyten durch eine **Durchflusszelle**, die sich im Strahlengang eines UV-VIS-Spektrometers befindet. Die Durchflusszellen besitzen – um empfindliche Messungen sicherzustellen – ein möglichst kleines Volumen (ca. 10 µl) und einen langen Lichtweg (ca. 1 cm). ●Abb. 12.16 zeigt schematisch das Bauprinzip gängiger Durchflusszellen vom Doppel-L- und Z-Typ [vgl. **MC-Frage Nr. 1637**].

Die Weiterentwicklung der UV-VIS-Detektoren führte zum *Photodioden-Array-Detektor* (PDA-Detektor). Dieser Detektor arbeitet mit mehreren hundert nebeneinander aufgereihten Photodioden, von denen jede einzelne einen bestimmten Spektralbereich zwischen 200-800 nm misst. Die Aufnahme eines vollständigen UV-VIS-Spektrums dauert – ohne Unterbrechung des chromatographischen Prozesses – nur etwa 0,05 Sekunden. Zur Verbesserung des Signal-Rausch-Verhältnisses können so viele Spektren in einem Rechner aufaddiert werden. Vorteil eines PDA-Detektors

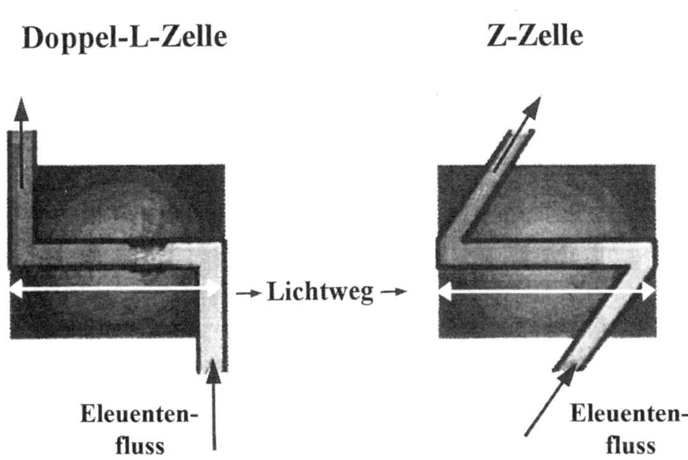

Abb. 12.16 Doppel-L- und Z-Durchflusszellen

ist, dass die Peaksignale in einem Chromatogramm nicht nur aufgrund ihrer Retentionszeiten sondern auch anhand ihres Absorptionsspektrums identifizierbar sind. Daher kann das HPLC-Signal aufgrund des registrierten UV-VIS-Spektrums zur Reinheitskontrolle (Peak-Reinheit) herangezogen werden [vgl. **MC-Fragen Nr. 1634, 1809**].

Als weiteres spektroskopisches Nachweisverfahren für die getrennten Substanzen im Eluat ist die *Fluoreszenzspektrometrie* zu nennen [vgl. **MC-Fragen Nr. 1633, 1634**].

Bei speziellen analytischen Problemstellungen kann auch eine *polarimetrische Detektion* erfolgen, allerdings mit dem Nachteil einer sehr geringen Empfindlichkeit. Universeller anwendbar sind *Brechzahldetektoren*. Gemessen wird dabei die Änderung der Brechzahl des Gemischs mobile Phase/Substanz im Vergleich zur Brechzahl des reinen Elutionsmittels mithilfe eines *Differentialrefraktometers*. Voraussetzung ist, dass sich mobile Phase und Probe in ihren Brechzahlen deutlich voneinander unterscheiden. Nachteil dieses Detektors ist seine geringe Selektivität.

Darüber hinaus eignen sich auch *elektrochemische Detektoren* (Amperometrie, Konduktometrie) zum Nachweis der mittels HPLC getrennten Stoffe. In einer *amperometrischen Durchflusszelle* misst man eine Stromänderung bei konstanter Spannung durch elektrochemisch oxidierbare bzw. reduzierbare Substanzen. Beispielsweise sind mit einem solchen Detektor *ortho*-diphenolische Verbindungen wie Adrenalin oxidativ oder Nitroaromaten reduktiv detektierbar [vgl. **MC-Fragen Nr. 1633, 1634, 1636**].

Zunehmend gewinnen chemische und biochemische *Reaktionsdetektoren* an Bedeutung. Hier werden die getrennten Stoffe durch eine *Nachsäulenderivatisierung* gezielt in UV-absorbierende oder fluoreszierende Verbindungen umgewandelt.

Weiterhin sind *massenselektive Detektoren* zu nennen, die in **HPLC-MS-Geräten** zur Anwendung kommen, bei denen ein HPLC-Gerät mit einem Massenspektrometer über ein spezielles Kopplungssystem *(Interface)* verbunden ist. Die mittels HPLC getrennten Substanzen werden über das Interface in das Massenspektrometer eingeschleust und dort analysiert. Die Aufgabe des Interface ist vor allem, das Fließmittel vor Eintritt der Substanzen in das Massenspektrometer zu entfernen [vgl. **MC-Fragen Nr. 1614, 1848**].

12.5.2.2 Ionenaustauscherchromatographie (IEX)

Die Grundlagen und Anwendungen der Ionenaustauscherchromatographie (**i**on **e**xchange **c**hromatography) wurden bereits im Kap. 6.2.4.6 vorgestellt. Anzumerken ist, dass die Ionenaustauscherchromatographie bei der Hochreinigung von Peptiden, Proteinen, Plasmiden, monoklonalen Antikörpern und anderen Biomolekülen eine Schlüsselstellung einnimmt (siehe hierzu Lehrbücher der Biotechnologie).

12.5.2.3 Ionenpaarchromatographie (IPC)

Ionische (*Salze*) und ionisierbare Verbindungen (*Basen*, *Säuren*) lassen sich an Umkehrphasen unter Bildung von *lipophilen Ionenpaaren* trennen. Das lipophile Ionenpaar hat zur stationären Phase eine höhere Affinität als die ursprünglichen Einzelionen. Das Ausmaß der Bildung solcher Ionenpaare hängt von der Dielektrizitätszahl des eluierenden Mediums ab. Das zur Ionenpaarbildung erforderliche Gegenion wird dem Elutionsmittel als Additiv hinzugefügt. Der Arbeitsbereich liegt bei Konzentrationen von 10^{-4} bis 10^{-2} $mol \cdot l^{-1}$ für den Ionenpaarbildner.

[*Probe*-Basenkation]$^{+}$ + [*Reagenz*-Gegenion]$^{-}$ $\rightarrow$ [lipophiles Ionenpaar]
[*Probe*-Säureanion]$^{-}$ + [*Reagenz*-Gegenion]$^{+}$ $\rightarrow$ [lipophiles Ionenpaar]

Dieses chromatographische Verfahren wird bevorzugt zur adsorptiven Trennung basischer, protonierter Amine [RNH_3^+, $R_2NH_2^+$, R_3NH^+] angewandt, in dem man zur Ionenpaarbildung dem Elutionsmittel *n*-Alkylsulfonate [Alkyl-$SO_3^-Na^+$] als anionisches Gegenion zusetzt. Bei Verwendung von *n*-Alkylsulfonaten als Ionenpaar-Reagenz für die Trennung protonierter Amine beeinflusst die Kettenlänge die Lipophilie des Ionenpaars und damit die Retentionszeit des Analyten. Das Ausmaß der Adsorption an die stationäre Umkehrphase und damit die Retentionszeit steigt mit zunehmender Kettenlänge des Alkylrestes an [vgl. **MC-Frage Nr. 1623**].

Zur Ionenpaarchromatographie von Anionen werden quartäre Ammoniumsalze [$R_4N^+X^-$] wie zum Beispiel Cetyltrimethylammoniumbromid [$(CH_3)_3N(CH_2)_{15}CH_3$]$^+Br^-$ als Gegenionen für die Bildung lipophiler Ionenpaare eingesetzt.

12.5.2.4 Chirale Chromatographie

Die *Trennung von Enantiomeren* kann dünnschichtchromatographisch, gaschromatographisch oder säulenchromatographisch mittels HPLC erfolgen [vgl. **MC-Frage Nr. 1852**].

Bei der **direkten Enantiomerentrennung** erfolgt die Trennung eines racemischen Gemischs in seine Komponenten durch Chromatographie an einer *chiralen Phase*. Als chirale Phasen haben sich Cyclodextrine bewährt. *Cyclodextrine* sind ringförmige Abbauprodukte der Stärke, wobei in α- 6, β- 7 und γ-Cyclodextrinen 8 Glucosemoleküle einen Ring aufbauen. Als chirale stationäre Phasen kommen auch *modifizierte Cellulosen* wie z.B. Cellulose-tris-4-methylbenzoate sowie mit *chiralen Selektoren* (Peptide, Proteine, Vancomycin u.a.) belegte Kieselgele zur Anwendung. Die für die *chirale Diskriminierung* erforderlichen chiralen Selektoren sind kovalent an die stationäre Phase gebunden [vgl. **MC-Fragen Nr. 1444, 1625, 1630, 1766**].

Mit *Vancomycin*, ein chirales makrocyclisches Antibiotikum, belegte stationäre Phasen werden häufig zur chromatographischen Trennung von α-Aminocarbonsäuren eingesetzt [vgl. **MC-Frage Nr. 1629**].

Bei der **indirekten Enantiomerentrennung** wird das racemische Gemisch – unter Ausnutzung der Reaktivität von funktionellen Gruppen des zu bestimmenden Stoffes – mit einem chiralen, enantiomerenreinen Derivatisierungsreagenz umgesetzt, wodurch Diastereomere als Reaktionsprodukte entstehen, die sich durch Chromatographie an *achiralen stationären Phasen* trennen lassen. Zur Erhöhung der Nachweisselektivität kann das Derivatisierungsreagenz einen Fluorophor besitzen, der die diastereomeren Reaktionsprodukte zur Fluoreszenz befähigt [vgl. **MC-Fragen Nr. 1624, 1626**].

Zur *Derivatisierung* racemischer Gemische von *Alkoholen*, *Phenolen*, *Thiolen* oder primären und sekundären *Aminen* können chirale, enantiomerenreine Säurechloride (R*-COCl), Chlorkohlensäureester (RO*-COCl), Isocyanate (R*-N=C=O) und Isothiocyanate (R*-N=C=S) eingesetzt werden. Mit einem chiralen aromatischen Isocyanat wie (*R*)-(+)-(1-Naphthyl)-ethylisocyanat laufen dabei folgende Reaktionen ab [vgl. **MC-Fragen Nr. 1627, 1628, 1764**]:

Naphthyl-C*H(CH_3)-N=C=O + R-X-H → Naphthyl-C*H(CH_3)-CO-X-R
[X = O, S, NH, NR]

Des Weiteren besteht die Möglichkeit, der mobilen Phase einen chiralen Selektor zuzusetzen.

Chromatographische Enantiomerentrennungen von racemischen Gemischen beruhen darauf, dass zwischen den enantiomeren Komponenten des Stoffgemischs und dem chromatographischen System *diastereomere Wechselwirkungen* aufgebaut werden, durch Verwendung einer chiralen stationären Phase, der Zugabe eines chiralen Selektors zur mobilen Phase oder der Derivatisierung der Komponenten mit einem enantiomerenreinen, chiralen Reagenz und anschließender Trennung des gebildeten diastereomeren Gemischs an einer achiralen stationären Phase.

12.5.3 Pharmazeutische Anwendungen

12.5.3.1 Hochleistungs-Flüssigkeits-Chromatographie (HPLC)

Die Flüssigchromatographie ist in den Arzneibüchern eine vielfach genutzte Methode zu *Reinheitsprüfungen* und *Gehaltsbestimmungen*. Im Allgemeinen nutzt man in den Monographien dieselbe HPLC-Methode sowohl zur Gehaltsbestimmung als auch zur Reinheitsprüfung auf *„Verwandte Substanzen"*.

In ▫Tab. 12.7 sind in alphabetischer Reihenfolge die Wirkstoffmonographien aufgelistet, deren Gehalt nach *Ph. Eur.* mittels HPLC bestimmt wird. ∘Abb. 12.17 zeigt die Strukturen einiger dieser Wirkstoffe.

Zu den Wirkstoffen, deren Gehalt das *Arzneibuch* mittels eines HPLC-Verfahren bestimmen lässt, zählen *Antibiotika* wie Penicilline, Cephalosporine, Erythromycin-Abkömmlinge oder Antibiotika vom Clindamycin- und Lincomycin-Typ sowie Aminoglykoside wie **Amikacin**.

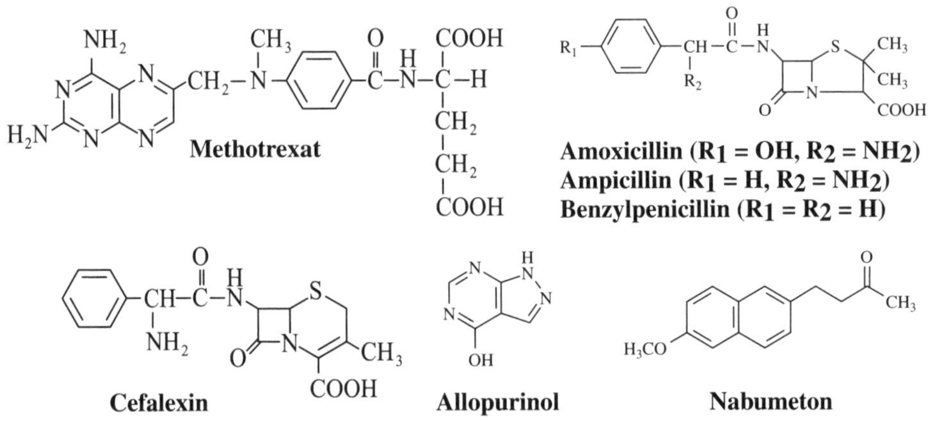

Methotrexat

Amoxicillin (R_1 = OH, R_2 = NH_2)
Ampicillin (R_1 = H, R_2 = NH_2)
Benzylpenicillin (R_1 = R_2 = H)

Cefalexin

Allopurinol

Nabumeton

Abb. 12.17 Ausgewählte, mittels Flüssigkeitschromatographie bestimmbare Wirkstoffe

Ferner finden sich in der Auflistung (Tab. 2.28) einige von Naturstoffen abgeleitete Verbindungen wie *Statine* (**Lovastatin**, **Simvastatin**, u.a.).

Den Gehalt der *Ester* der *p-Hydroxybenzoesäure* (Ethyl-, Methyl-, Propyl-4-hydroxybenzoat sowie Natriumethyl-, Natriummethyl- und Natriumpropyl-4-hydroxybenzoat), die früher bromometrisch titriert wurden, lässt das aktuelle *Arzneibuch* nun mittels eines HPLC-Verfahrens ermitteln.

Hexite wie **Mannitol** und **Sorbitol**, die früher mithilfe der Malaprade-Reaktion bestimmt wurden, werden jetzt durch ein HPLC-Verfahren quantifiziert. Auch bei vielen *Steroiden* wurde die spektralphotometrische Bestimmung von einem HPLC-Verfahren abgelöst.

Tab. 12.7 enthält auch zahlreiche natürliche oder gentechnisch hergestellte *Peptide* und *Proteine* wie Insulin human, tierische Insuline und Insulinanaloga. Für **Insulin** und **Oxytocin** lässt das *Arzneibuch* neben der Gehaltsbestimmung auch die Identifizierung dieser Peptide mithilfe eines flüssigchromatographischen Verfahrens vornehmen.

Den Gehalt von **Salmeterolxinafoat** bestimmt *Ph.Eur.* mittels einer Ionenpaar-HPLC nach Zusatz von Natriumdodecylsulfat als Gegenion.

12.6 Ausschlusschromatographie (SEC)

Bei der **Größenausschlusschromatographie** (**s**ize **e**xclusion **c**hromatography) handelt es sich um ein chromatographisches Verfahren, bei dem gelöste Substanzen aufgrund ihrer unterschiedlichen Molekülgröße (Molmasse) getrennt und größere Moleküle zuerst eluiert werden (*inverser Siebeffekt*). Auch Moleküle mit identischer Masse können mittels SEC getrennt werden, sofern sie sich hinreichend in ihrer *Raumerfüllung* unterscheiden, zum Beispiel aufgrund eines stark unterschiedlichen *Hydratisierungsgrades* [vgl. **MC-Fragen Nr. 1483, 1639, 1855**].

Tab. 12.7 Nach Arzneibuch flüssigchromatographisch bestimmbare Wirkstoffe

Wirkstoff	Wirkstoff	Wirkstoff
Acarbose	Calciumfolinat	Desogestrel
β-Acetyldigoxin	Capecitabin	Dexamethasondihydrogen-
Acitretin	Carbamazepin	phosphat-Dinatrium
Adapalen	Carbimazol	Diacerein
Alfacalcidol	Carboprost-Trometamol	2,4-Dichlorbenzylalkohol
Alfadex	Cefachlor-Monohydrat	Dicloxacillin-Natrium
Allopurinol	Cefadroxil-Monohydrat	Diethylcarbamazindihydro-
Alprostadil	Cefalexin-Monohydrat	gencitrat
Altizid	Cefalotin-Natrium	Digoxin
Amikacin	Cefamandolnafat	Dihydrotachysterol
Amikacinsulfat	Cefapirin-Natrium	Dinoproston
Amlodipinbesilat	Cefatrizin-Propylenglycol	Dinoprost-Trometamol
Amoxicillin-Natrium	Cefazolin-Natrium	Diosmin
Amoxicillin-Trihydrat	Cefepimdihydrochlorid-	Dipivefrinhydrochlorid
Ampicillin, wasserfrei	Monohydrat	Dirithromycin
Ampicillin-Natrium	Cefixim	Docetaxel, wasserfrei
Ampicillin-Trihydrat	Cefoperazon-Natrium	Docetaxel-Trihydrat
Anastrozol	Cefotaxim-Natrium	Doxazosinmesilat
Aripiprazol	Cefoxitin-Natrium	Doxorubinhydrochlorid
Atovaquon	Cefpodoximproxetil	Doxycyclin-Monohydrat
Atorvastatin-Calcium-	Cefprozil-Monohydrat	Doxycyclinhyclat
Trihydrat	Cefradin	Drospirenon
Atomoxetinhydrochlorid	Ceftazidim-Pentahydrat	Duloxetinhydrochlorid
Atracuriumbesilat	Ceftriaxon-Dinatrium	Dutasterid
Azithromycin	Cefuroximaxetil	Dydrogesteron
Bacampicillinhydrochlorid	Cefuroxim-Natrium	**E**ntacapon
Beclomethasondipropionat,	Celecoxib	Epirubicinhydrochlorid
wasserfrei	Chlortalidon	Ergocalciferol
Beclomethasondipropionat-	Chlortetracyclinhydro-	Erythritol
Monohydrat	chlorid	Erythromycin
Benazeprilhydrochlorid	Ciclosporin	Erythromycinestolat
Benzylpenicillin-Benzathin	Ciprofloxacinhydrochlorid	Erythromycinethylsuccinat
Benzylpenicillin-Kalium	Cisplatin $[Pt(NH_3)_2Cl_2]$	Erythromycinlactobionat
Benzylpenicillin-Natrium	Cladribin	Erythromycinstearat
Benzylpenicillin-Procain	Clarithromycin	Esomeprazol-Magnesium-
Betadex	Clindamycin-2-dihydro-	Trihydrat
Betamethasondipropionat	genphospat	Ethinylestradiol
Bicalutamid	Clindamycinhydrochlorid	Ethyl-4-hydroxybenzoat
Budenosid	Clobetasolpropionat	Etoposid
Buserelin	Cloxacillin-Natrium	**F**elypressin
Butyl-4-hydroxybenzoat	Colecalciferol	Fenofibrat
Cabergolin	Colestyramin	Fexofenadinhydrochlorid
Calcifediol	Colistinsulfat	Filgastrim-Lösung
Calcipotriol, wasserfrei	Crotamiton	Finasterid
Calcipotriol-Monohydrat	**D**aunorubicinhydrochlorid	Flucloxacillin-Magnesium-
Calcitonin (Lachs)	Demeclocyclinhydro-	Octahydrat
Calcitriol	chlorid	Flucloxacillin-Natrium
	Desloratadin	
	Desmopressin	

Tab. 12.7 Nach Arzneibuch flüssigchromatographisch bestimmbare Wirkstoffe

Wirkstoff	Wirkstoff	Wirkstoff
Fludarabinphosphat	Leflunomid	Natriumpropyl-4-hydroxybenzoat
Fluorescein	Letrozol	Neohesperidindihydrochalcon
Fluorescein-Natrium	Leuprorelin	Nevirapin, wasserfrei
Fluoxetinhydrochlorid	Levetiracetam	Nevirapin-Hemihydrat
Flutamid	Levothyroxin-Natrium	Nicotinresinat
Fluticasonpropionat	Lincomycinhydrochlorid-Monohydrat	Nilutamid
Folsäure	Liothyronin-Natrium	Nizatedin
Fosfomycin-Trometamol	Lopinavir	**O**lanzapin
Fluvestrant	Lovastatin	Olmesartanmedoxomil
Gabapentin	Lymecyclin	Omeprazol-Magnesium
Gemcitabinhydrochlorid	**M**alathion	Ondansetronhydrochlorid-Dihydrat
Gestoden	Maltitol	Oseltamivirphosphat
Glimepirid	Maltitol-Lösung	Oxacillin-Natrium-Monohydrat
Glucagon, human	Mannitol	Oxaliplatin
Gonadorelinacetat	Megestrolacetat	Oxcarbazepin
Goserelin	Melphalan	Oxytetracyclin-Dihydrat
Granisetronhydrochlorid	Meropenem-Trihydrat	Oxytetracyclinhydrochlorid
Halofantrinhydrochlorid	Mesterolon	Oxytocin
Hydrochlorothiazid	Methotrexat	Oxytocin-Lösung
Hydrocortisonacetat	Methyl-4-hydroxybenzoat	**P**aclitaxel
Hydroxycarbamid	Methylprednisolon	Parnaparin-Natrium
Ifosfamid	Metolazon	Paroxetinhydrochlorid, wasserfrei
Imipenem-Monohydrat	Minocyclinhydrochlorid-Dihydrat	Paroxetinhydrochlorid-Hemihydrat
Indapamid	Misoprostol	Pemetrexed-Dinatrium-Heptahydrat
Indinavirsulfat	Mitomycin	Pentaerythrityltetranitrat
myo-Inositol	Mitoxantronhydrochlorid	Pergolidmesilat
Insulin aspart	Modafinil	Phenoxymethylpenicilllin
Insulin glargin	Molgramostim-Lösung, konz.	Phenoxymethylpenicillin-Kalium
Insulin human	Montelukast-Natrium	Phytomenadion
Insulin lispro	Moxidectin (*für Tiere*)	Pioglitazonhydrochlorid
Insulin vom Rind	Moxifloxacinhydrochlorid	Piperaccilin
Insulin vom Schwein	Moxonidin	Piperacillin-Natrium
Iopromid	Mupirocin	Piracetam
Iotrolan	Mupirocin-Calcium	Pivampicillin
Isomalt	**N**abumeton	Pivmecillinamhydrochlorid
Isosorbiddinitrat	Nateglinid	Pravastatin-Natrium
Isosorbidmononitrat	Natriumalendronat	Praziquantel
Isradipin	Natriumethyl-4-hydroxybenzoat	Prednicarbat
Ivermectin	Natriummethyl-4-hydroxybenzoat	
Kaliumclavulanat		
Labetololhydrochlorid		
Lactitol-Monohydrat		
Lactulose		
Lactulose-Sirup		
Lamivudin		

Tab. 12.7 Nach Arzneibuch flüssigchromatographisch bestimmbare Wirkstoffe

Wirkstoff	Wirkstoff	Wirkstoff
Prednisolon	Spectinomycindihydro-	Thioctsäure
Propofol	chlorid-Pentahydrat	Tiamulin (*für Tiere*)
Propyl-4-hydroxybenzoat	Spectinomycinsulfat-	Tiamulinhydrogenfumarat
Protirelin	Tetrahydrat (*für Tiere*)	(*für Tiere*)
Racecadotril	Spiraprilhydrochlorid-	Ticarcillin-Natrium
Raloxifenhydrochlorid	Monohydrat	Tobramycin
Ribavirin	Spironolacton	Trehalose-Dihydrat
Rifabutin	Stadavudin	Triamcinolonacetonid
Rifaximin	Sucralfat	Tribenosid
Ritonavir	Sucralose	**V**alaciclovirhydrochlorid
Rivastigmin	Sulbactam-Natrium	Valnemulinhydrochlorid
Rivastigminhydrogentartrat	Sultamicillin	(*für Tiere*)
Rizatriptanbenzoat	Sultamicillintosilat-	Vinblastinsulfat
Roxithromycin	Dihydrat	Vincristinsulfat
Salmeterolxinafoat	Sumatriptansuccinat	Vindesinsulfat
Saquinavirmesilat	**T**adalafil	Voriconazol
Selamectin (*für Tiere*)	Testosterondecanoat	**Y**ohimbinhydrochlorid
Sertralinhydrochlorid	Testosteronisocaproat	**Zi**dovudin
Sildenalfilcitrat	Testosteronpropionat	Ziprasidonhydrochlorid-
Simvastatin	Tetracosactid	Monohydrat
Somatostatin	Tetracyclin	Ziprasidonmesilat-Trihydrat
Sorbitol	Tetracyclinhydrochlorid	

Die Probenlösung wird auf eine mit einem granulierten, quellfähigen Gel [Agarose, Agarose-Polyacrylamid, quervernetztes Dextran u. a.] oder mit Teilchen eines *porösen* Feststoffes gefüllte Trennsäule aufgegeben und mithilfe der mobilen Phase durch die Säule befördert. Werden organische Lösungsmittel als mobile Phase verwendet, spricht man von **Gelpermeationschromatographie**, dienen wässrige Lösungen als Fließmittel, wird sie als **Gelfiltrationschromatographie** bezeichnet.

Bei der Ausschlusschromatographie handelt es sich um einen durch *Diffusion* kontrollierten Trennvorgang. Da das Trenngel Poren definierter Größe (*Ausschlussgrenze*) enthält, können größere Moleküle nicht in das Innere der Gelmatrix eindringen und werden vom Fließmittel rascher transportiert als kleinere, diffusionsfähige Moleküle. Mit anderen Worten, Moleküle werden solange nicht weiter befördert, wie sie sich in den Poren befinden. Sie wandern langsamer als solche, die nicht in das Porenvolumen gelangen können. Je kleiner ein Molekül ist, desto tiefer kann es in die Poren eindringen und desto länger ist seine Verweilzeit auf der Säule. Die mittlere Porengröße des Füllmaterials bestimmt daher den Bereich, innerhalb dessen eine Auftrennung der Substanzen stattfinden kann.

Die Ausschlusschromatographie unterscheidet sich prinzipiell von den bisher genannten chromatographischen Trennverfahren, da die Substanzen *nicht* mit einer „stationären Phase" in Wechselwirkung (Adsorption, Verteilung) treten. Vielmehr beruht die Trennung von Molekülen nach ihrer Teilchengröße auf ihrem unterschiedlichen Eindringvermögen und ihrer unterschiedlichen Verweildauer in den Gelporen definierter Größe. Die Trennung erfolgt durch wiederholten Austausch der gelösten Moleküle zwischen dem „fließenden" Eluenten und dem in den Poren „stehenden" Eluenten gleicher Zusammensetzung. Formal hat man es mit einer substanzspezifischen Verteilung zwischen dem Außenvolumen und jenem Teil des Porenvolumens zu tun, der der Substanz aufgrund ihrer Molekülgröße zugänglich ist.

Total *permeierende Moleküle*, d. h. kleine Moleküle, die in die Gelporen diffundieren können, werden mit dem **Totvolumen** (V_t) [= Gesamtvolumen an Eluent innerhalb der Säule] eluiert. Andererseits wandern *nicht permeierende Moleküle*, die deutlich größer als die maximale Porengröße der Matrix sind, nur durch den Zwischenraum im Gelbett und werden als erster Peak im Chromatogramm mit dem **Ausschlussvolumen** (V_o) [*Zwischenkornvolumen*] eluiert. Die Auftrennung von Substanzen nach ihrer Molekülgröße erfolgt somit im Bereich zwischen Ausschluss- und Totvolumen. Das **Elutionsvolumen** (V_e) der zu trennenden Substanzen liegt zwischen V_o und V_t:

$$V_o \leq V_e \leq V_t$$

Eine wichtige Kenngröße in der Ausschlusschromatographie ist der **scheinbare Verteilungskoeffizient** (K_D) einer Substanz zwischen dem (äusseren) Zwischenkornvolumen und dem (inneren) Porenvolumen [vgl. **MC-Fragen Nr. 1477, 1641**]:

$$K_D = \frac{V_e - V_o}{V_t - V_o}$$

V_e = Elutionsvolumen der Prüfsubstanz
V_t = Elutionsvolumen einer total permeierenden Substanz
V_o = Elutionsvolumen einer nicht permeierenden Substanz

Zur Berechnung des Verteilungskoeffizienten können auch Retentionsdaten aus den sc-Chromatogrammen herangezogen werden:

$$K_D = \frac{t_R - t_o}{t_t - t_o}$$

t_R = Retentionszeit der zu prüfenden Substanz
t_o = Totzeit (Retentionszeit einer nicht zurückgehaltenen Substanz)
t_t = Retentionszeit einer vollständig permeierenden Substanz

Als total permeierende Substanz verwendet das *Arzneibuch* **Glucose**, als nicht permeierenden Stoff **Dextranblau**.

Neben der Bestimmung des Verteilungskoeffizienten dient die SEC im *Arzneibuch* auch zur:

- Bestimmung der relativen Zusammensetzung von Gemischen,
- näherungsweisen Bestimmung von Molekülmassen unter Verwendung von Referenzsubstanzen bekannter Molmasse. Theoretisch besteht in einer homologen Reihe von Verbindungen eine lineare Beziehung zwischen dem scheinbaren Verteilungskoeffizienten (K_D) und dem Logarithmus des Molekulargewichts ($\log M_r$) [vgl. **MC-Frage Nr. 1639**].
- Bestimmung der molekularen Größenverteilung von Polymeren.

Die Güte einer SEC-Säule kann wiederum aus der *Anzahl der theoretischen Böden* (n) nach folgender Gleichung beurteilt werden:

$$n = 5{,}54 \cdot \left(\frac{V_e}{b_{0,5}}\right)^2$$

V_e = Elutionsvolumen am Peakmaximum
$b_{0,5}$ = Halbwertsbreite des Peaks, ausgedrückt in der gleichen Einheit wie das Elutionsvolumen

Die SEC wird vorrangig zur Trennung großer Moleküle wie *Peptide, Proteine, Polysaccharide* oder *synthetischen Polymeren* eingesetzt. Voraussetzung hierfür ist ein Unterschied von 10 bis 20% in den relativen Molekülmassen der zu trennenden Substanzen [vgl. **MC-Frage Nr. 1638**].

12.6.1 Pharmazeutische Anwendungen

Die Ausschlusschromatographie wird vom Arzneibuch mit folgenden Zielen eingesetzt:

- Bestimmung der relativen Zusammensetzung von Gemischen,
- Bestimmung von Molekülmassen,
- Bestimmung der molekularen Größenverteilung von Polymeren.

Ph.Eur. lässt beispielsweise die SEC bei **Humaninsulin**, tierischen Insulinen und Insulinanaloga zur *Reinheitsprüfung* auf Verunreinigungen mit einer größeren Molekülmasse als der von Insulin durchführen.

In ◘Tab. 12.8 sind Beispiele des *Arzneibuches* für die Anwendung der Ausschlusschromatographie zur *Gehaltsbestimmung* aufgelistet. Es handelt sich hierbei um *Ester* des *Ethylenglycols* (Ethan-1,2-diol) [$HOCH_2$-CH_2OH], des *Propylenglycols* (Propan-1,2-diol) [$HOCH_2$-CHOH-CH_3], des *Diethylenglycols* (2,2'-Oxydiethanol) [$HOCH_2$-CH_2-O-CH_2-CH_2OH], des *Glycerols* (Propan-1,2,3-triol) [$HOCH_2$-CHOH-CH_2OH] sowie der *Saccharose* mit langkettigen Fettsäuren. Bestimmt wird mithilfe der SEC der Gehalt an freien mehrwertigen Alkoholen, freien Fettsäuren und von Mono-, Di- oder Triestern. Auch den Gehalt von **Somatotropin**, ein Protein bestehend aus 191 Aminosäuren, lässt *Ph.Eur.* in THF gelöst mittels SEC gegen eine Referenzlösung bestimmen.

◘ Tab. 12.8 Gehaltsbestimmung mittels Ausschlusschromatographie (Arzneibuchbeispiele)

Diethylenglycolpalmitostearat	Glycerolmonostearat 40-55
Ethylenglycolmonopalmitostearat	Propylenglycoldilaurat
Follitropin	Propylenglycolmonolaurat
Glyceroldibehenat	Propylenglycolmonopalmitostearat
Glyceroldistearat	Saccharosemonopalmitat
Glycerolmonolinoleat	Saccharosestearat
Glycerolmonooleat	Somatropin

13 Thermische Analysenverfahren (TA)

Aggregratzustandsänderungen, wie Schmelzen oder Erstarren bzw. Verfestigen durch Kristallisation, Sublimieren, Verdampfen oder Kondensieren, sind mit der Aufnahme (endothermer Verlauf) oder Abgabe (exothermer Verlauf) von Wärme (thermische Energie) verbunden (siehe auch Ehlers, **Analytik I**, Kap. 3).

Auch chemische Reaktionen (Reaktionswärme), Modifikationsänderungen oder die Zersetzung von Stoffen sind von Wärmeeffekten begleitet.

In der Thermoanalyse wird die zu prüfende Substanz einem Temperaturprogramm unterworfen. Die daraus resultierenden physikalischen oder chemischen Veränderungen werden studiert und als Funktion der Temperatur (oder der Zeit) registriert. Vor allem solche Methoden werden für Prüfungen genutzt, bei denen *Masseänderungen* oder *Energieänderungen* einer Substanzprobe messend verfolgt werden können.

Typische thermoanalytische Aufgabenstellungen sind zum Beispiel [vgl. **MC-Fragen Nr. 1465, 1642-1646, 1811, 1890**]:

- Bestimmung von Kristallwasser (in kristallinen Stoffen) oder der anhaftenden Restfeuchte von Substanzen (Trocknungsverlust),
- Bestimmung der Abgabe von Wasser durch chemische Reaktionen wie z.B. bei einer intramolekularen Kondensation (Wasserabspaltung innerhalb eines Moleküls),
- Bestimmung der Aufnahme von Wasser durch hygroskopische Substanzen,
- Beobachtung von Phasenumwandlungen und Erstellen eines Phasendiagramms (p-T-Diagramm),
- Untersuchungen zum Kristallisationsgrad und zur thermischen Stabilität von Polymeren,
- Untersuchung von polymorphen Formen, Beobachtung von Modifikationsänderungen
- Untersuchung von Reaktionsmechanismen nichtisothermer Prozesse,
- Bestimmung von thermodynamischen Daten wie z.B. der Ermittlung von Enthalpiewerten.

Dazu bedient sich die Thermoanalyse folgender Methoden:

- Thermogravimetrie (TG)
- Differenzthermoanalyse (DTA)
- Differenzkalorimetrie (**d**ifferential **s**canning **c**alorimetry, DSC)
- Dynamisch-mechanische Thermoanalyse (DMS)
- Thermomikroskopie

13.1 Thermogravimetrie

Die Thermogravimetrie ist eine Methode, bei der man eine Probe der Prüfsubstanz einem Temperaturprogramm unterwirft und die jeweilige Masse der Probe als Funktion der Temperatur z.B. durch *Wägung* misst.

Bei der *thermogravimetrischen Kurve* (TG-Kurve) wird die Temperatur T (oder die Zeit) als Abszisse von links nach rechts ansteigend gegen die Masse m auf der Ordinate aufgetragen (m gegen T) [vgl. **MC-Fragen Nr. 1647, 1648, 1650, 1767, 1895**].

Die TG-Kurve bildet Massenänderungen einer Substanz unter dem Einfluss eines Temperaturprogramms ab.

Durch Ableitungsbildung der TG-Kurve gelangt man zur **Differentialthermogravimetrie** (DTG). Hier wird dm/dT gegen T aufgetragen. Die DTG-Kurve erlaubt eine feinere Auflösung des thermoanalytischen Effektes. Der thermogravimetrische Effekt zeigt sich in Minima bzw. Maxima [vgl. **MC-Frage Nr. 1649**].

Die Überprüfung der elektronischen Waage erfolgt mit zertifizierten Referenzsubstanzen wie z.B. Calciumoxalat-Monohydrat ($CaC_2O_4 \cdot H_2O$). Die Temperaturkalibrierung kann beispielsweise mittels der Schmelztemperatur bestimmter Metalle (In 156,6 °C, Sn 233,3 °C, Zn 419,6 °C, Al 660,3 °C) vorgenommen werden.

Mithilfe der Thermogravimetrie können bestimmte aus der Probe ausgasende Substanzen (durch Dehydratisierung, Desolvatisierung, Decarboxylierung) oder Verbrennungsprodukte (Zersetzungsprodukte) erfasst werden. Eine Oxidation der Probe durch die Umgebungsluft würde sich durch eine Massenzunahme in der TG-Kurve bemerkbar machen, während thermische Decarboxylierungen (CO_2-Abspaltung) zu einem Massenverlust führen. Die Abgabe von physikalisch gebundenem Wasser aus einem Arzneistoff, die Abgabe von Wasser aus einem kristallinen Salz oder die Aufnahme von Wasser durch einen hygroskopischen Stoff sind weitere Vorgänge, die sich thermogravimetrisch verfolgen lassen [vgl. **MC-Fragen Nr. 1644, 1646, 1811, 1895**].

Beim Überschreiten der Schmelztemperatur ist normalerweise in der TG-Kurve *kein* Effekt zu beobachten, da das Verflüssigen einer Probe *keinen Einfluss* auf die Masse der Probe zeigt [vgl. **MC-Fragen Nr. 1650, 1811, 1895**].

Das *Arzneibuch* nutzt die Thermogravimetrie als Reinheitsprüfung zur Bestimmung des *Trocknungsverlustes* einiger Wirkstoffe wie z.B. von Vinca-Alkaloiden (Vinblastinsulfat, Vincristinsulfat, Vindesinsulfat).

13.2 Differenzthermoanalyse

Die DTA misst die Temperaturdifferenz zwischen einer Probe und einer inerten Referenzsubstanz, die sich im gleichen Heizofen befinden und die einem äußeren Temperaturprogramm ausgesetzt sind. Bei dieser halbquantitativen Methode wird in der Regel die Temperaturdifferenz zwischen zwei Tiegeln gemessen und bei linear ansteigender Ofentemperatur gegen die Zeit t registriert.

Die gemessene Temperaturdifferenz ist ein qualitatives Maß für *Enthalpieänderungen* (ΔH) aufgrund exothermer oder endotherme Vorgänge in einer Substanzprobe. Die Differenzthermoanalyse ist daher ein wichtiges Hilfsmittel bei der Durchführung sicherheitstechnischer Prüfungen zum raschen *Erkennen thermischer Effekte* [vgl. **MC-Fragen Nr. 1643, 1645**].

13.3 Differenzkalorimetrie

Bei der DSC wird die *Wärmedifferenz* zwischen einer Probe und einer Referenzsubstanz während eines Temperaturprogramms quantitativ erfasst. Man beobachtet somit die *kalorischen Effekte*, die während des Erhitzens oder Abkühlens einer Substanz oder eines Substanzgemischs im Vergleich zu einer Referenzsubstanz ablaufen.

Mit der Differenzkalorimetrie werden Änderungen der Enthalpie und der spezifischen Wärme sowie die Temperaturen, bei denen die betreffenden Vorgänge ablaufen, bestimmt. Die Energieänderung auf der Ordinate wird gegen die Temperatur (oder die Zeit) auf der Abszisse aufgetragen. Das resultierende Diagramm heißt *Thermogramm*.

Die DSC ist eine nützliche Methode zum Beobachten von Phasenumwandlungen und zum Erkennen von Änderungen in der chemischen Zusammensetzung. Die DSC kann zum Erstellen von Phasendiagrammen (Zustandsdiagrammen) und zu Reinheitsprüfungen dienen.

13.4 Dynamisch-mechanische Thermoanalyse

Bei der DMA wird unter der Wirkung einer zeitlich sich ändernden Kraft das mechanische Verhalten einer Probe analysiert, die gleichzeitig einem Temperaturprogramm ausgesetzt ist.

13.5 Thermomikroskopie

Eine Probe, die einem Temperaturprogramm ausgesetzt ist, wird im polarisierten Licht mikroskopisch untersucht. Phasenübergänge wie Schmelzen, Sublimieren oder Polymorphieänderungen (Modifikationsänderungen) können hiermit beobachtet werden.

14 Anhang

14.1 Löslichkeitsprodukte (pK_L-Werte)

$pK_L = -\log K_L$

Salz	pK_L	Salz	pK_L	Salz	pK_L	Salz	pK_L
BaF_2	5,77	AgOH	7,7	Ag_2CO_3	11,3	Ag_2S	49
CaF_2	10,46	$Al(OH)_3$	32,3	$BaCO_3$	8,8	AS_2S_3	25,3
MgF_2	8,16	$Be(OH)_2$	18,6	$CaCO_3$	8,33	Bi_2S_3	96
PbF_2	7,5	$Cd(OH)_2$	13,92	$CdCO_3$	11,28	CdS	28
SrF_2	8,52	$Co(OH)_2$	15,7	$CoCO_3$	12	CoS	22
		$Cr(OH)_3$	30,2	Li_2CO_3	0,5	Cu_2S	46,7
AgCl	9,96	$Cu(OH)_2$	19,75	$MgCO_3$	3,7	CuS	~40
CuCl	6	$Fe(OH)_2$	14,74	$MnCO_3$	10,06	FeS	21
Hg_2Cl_2	17,96	$Fe(OH)_3$	37,2	$NiCO_3$	6,85	HgS	52
$PbCl_2$	4,77	$Mg(OH)_2$	11,05	$PbCO_3$	13,48	MnS	15
		$Mn(OH)_2$	14,15	$SrCO_3$	8,8	NiS	21
AgBr	12,3	$Ni(OH)_2$	15,8	$ZnCO_3$	10,2	PbS	28
CuBr	7,4	$Pb(OH)_2$	15,55			SnS	28
Hg_2Br_2	21,89	$Sb(OH)_5$	41,4	Ag_2SO_4	4,92	ZnS	23
$PbBr_2$	5,34	$Sn(OH)_2$	25,53	$BaSO_4$	10		
		$Sn(OH)_4$	56	$CaSO_4$	4,32	Ag_2CrO_4	11,7
AgI	16	$Zn(OH)_2$	16,75	$PbSO_4$	8	$Ag_2Cr_2O_7$	6,7
CuI	11,3			$SrSO_4$	6,56	$BaCrO_4$	9,7
Hg_2I_2	28,35	$NaHCO_3$	2,92			Hg_2CrO_4	8,7
PbI_2	8,09			Ag_3PO_4	17,7	$PbCrO_4$	18,8
		$CsClO_4$	2,5	$Ba_3(PO_4)_2$	38,3	$SrCrO_4$	4,44
BiOCl	6,15	$KClO_4$	2,05	$Ca_3(PO_4)_2$	31,9		
		$RbClO_4$	2,4	$Pb_3(PO_4)_2$	54	AgCN	11,4
K_2PtCl_6	5,85			$Sr_3(PO_4)_2$	31	AgSCN	12

14.2 Säuredissoziationskonstanten (pK_s-Werte)

$pK_s = -\log K_s$

Säure	Formel	pK_s	Säure	Formel	pK_s
Aluminiumhydrat	$[Al(H_2O)_6]^{3+}$	4,85	Iodwasserstoff	HI	– 8
Ammoniak	NH_3	~23	Kieselsäure	H_4SiO_4	10,0
Ammonium-Ion	NH_4^+	9,25	Kohlensäure	H_2CO_3	3,30
Arsenige Säure	H_3AsO_3	9,23	Kohlensäure	CO_2/H_2O	6,46
Arsensäure	H_3AsO_4	2,32	Perchlorsäure	$HClO_4$	–9
Borsäure	H_3BO_3	9,24	Periodsäure	H_5IO_6	1,64
Bromsäure	$HBrO_3$	~ 0	Phosphinsäure	H_3PO_2	2,0
Bromwasserstoff	HBr	– 6	Phosphonium-Ion	PH_4^+	~ 0
Chlorige Säure	$HClO_2$	2,0	Phosphonsäure	H_3PO_3	1,80
Chlorsäure	$HClO_3$	~ 0	Phosphorsäure	H_3PO_4	1,96
Chlorwasserstoff	HCl	– 3	Pyrophosphorsäure	$H_4P_2O_7$	0,85
Chromsäure	H_2CrO_4	0,74	Rhodanwasserstoff	$HSCN$	~4
Cyanwasserstoff	HCN	9,40	Salpetersäure	HNO_3	– 1,32
Dihydrogenphosphat	$H_2PO_4^-$	7,12	Salpetrige Säure	HNO_2	3,35
Dithionige Säure	$H_2S_2O_4$	0,35	Schwefelsäure	H_2SO_4	–3
Eisen(III)-hydrat	$[Fe(H_2O)_6]^{3+}$	2,22	Schweflige Säure	SO_2/H_2O	1,96
Fluorwasserstoff	HF	3,14	Schwefelwasserstoff	H_2S	6,92
Fulminsäure	$HNCO$	3,92	Selenige Säure	H_2SeO_3	2,46
Hydrogencarbonat	HCO_3^-	10,40	Selensäure	H_2SeO_4	-3
Hydrogenphosphat	HPO_4^{2-}	12,32	Selenwasserstoff	H_2Se	3,77
Hydrogensulfat	HSO_4^-	1,92	Stickstoffwasserstoff	HN_3	4,76
Hydrogensulfid	HS^-	13,00	Tellurige Säure	H_2TeO_3	2,70
Hydrogensulfit	HSO_3^-	7,0	Tellursäure	H_6TeO_6	7,70
Hydroxid-Ion	HO^-	~24	Tellurwasserstoff	H_2Te	2,64
Hydroxonium-Ion	H_3O^+	– 1,74	Tetraborsäure	$H_2B_4O_7$	~ 4
Hypobromige Säure	$HOBr$	8,68	Wasser	H_2O	15,74
Hypochlorige Säure	$HOCl$	7,25	Wasserstoff	H_2	38,6
Hypoiodsäure	HOI	10,60	Wasserstoffperoxid	H_2O_2	11,62
Iodsäure	HIO_3	0,77			

14.3 Normalpotentiale (E°-Werte) bei 25 °C (in Volt)

(Bei den in alphabetischer Reihenfolge der Elementsymbole aufgelisteten korrespondierenden Redoxpaaren ist jeweils die reduzierte Form zuerst genannt.)

Red/Ox	E°	Red/Ox	E°	Red/Ox	E°
Ag/Ag^+	+0,81	Cu/Cu^+	+0,13	HNO_2/NO_2	+1,07
$Ag/[Ag(CN)_2]^-$	-0,31	Cu/CuI	−0,19	HNO_2/NO_3^-	+0,94
Al/Al^{3+}	−1,69	Cu/Cu^{2+}	+0,34	NO_2/NO_3^-	+0,81
$Al/[Al(OH)_4]^-$	−2,33	Cu^+/Cu^{2+}	+0,17	Na/Na^+	−2,71
AsH_3/As	−1,43	CuI/Cu^{2+}	+0,85	Ni/Ni^{2+}	−0,25
As/H_3AsO_3	+0,25	F^-/F_2	+2,87	O_2/O_3	+1,90
H_3AsO_3/H_3AsO_4	+0,56	Fe/Fe^{2+}	−0,44	H_2O/O_2	+0,82
Au/Au^+	+1,70	Fe/Fe^{3+}	−0,04	H_2O/H_2O_2	+1,77
Au/Au^{3+}	+1,50	Fe^{2+}/Fe^{3+}	+0,75	HO^-/HO_2^-	+0,88
$Au/[AuCl_4]^-$	+1,00	H_2/H_3O^+	0,00	H_2O_2/O_2	+0,68
B/H_3BO_3	−0,87	Hg/Hg_2^{2+}	+0,80	PH_3/P	−0,06
Ba/Ba^{2+}	−2,92	Hg/Hg^{2+}	+0,85	P/H_3PO_3	−0,51
Be/Be^{2+}	−1,85	$Hg/[HgI_4]^{2-}$	−0,04	H_3PO_2/H_3PO_3	−0,50
Bi/BiO^+	+0,32	Hg_2^{2+}/Hg^{2+}	+0,92	H_3PO_3/H_3PO_4	−0,28
Br^-/Br_2	+1,07	I^-/I_2	+0,54	Pb/Pb^{2+}	−0,13
Br^-/BrO_3^-	+1,42	I^-/HOI	+0,99	$Pb/PbSO_4$	−0,36
Ca/Ca^{2+}	−2,76	I^-/IO_3^-	+1,09	Pb^{2+}/PbO_2	+1,47
Cd/Cd^{2+}	−0,40	IO_3^-/H_5IO_6	+1,70	$Pt/[PtCl_6]^{2-}$	+0,73
Ce/Ce^{3+}	−2,48	K/K^+	−2,92	S^{2-}/S	−0,51
Ce^{3+}/Ce^{4+}	+1,44	La/La^{3+}	−2,52	H_2S/S	+0,17
Cl^-/Cl_2	+1.36	Li/Li^+	−3,02	S/H_2SO_3	+0,45
Cl^-/ClO^-	+1,49	Mg/Mg^{2+}	−2,40	H_2SO_3/SO_4^{2-}	+0,14
Cl^-/ClO_3^-	+1,45	Mn/Mn^{2+}	−1,18	$S_2O_4^{2-}/SO_3^{2-}$	−1,4
$Cl_2/HOCl$	+1,63	Mn^{2+}/MnO_2	+1,35	$S_2O_3^{2-}/S_4O_6^{2-}$	+0,08
Co/Co^{2+}	−0,27	Mn^{2+}/MnO_4^-	+1,52	$SO_4^{2-}/S_2O_8^{2-}$	+2,05
Co/Co^{3+}	−0,42	MnO_2/MnO_4^-	+1,63	SbH_3/Sb	−0,51
Co^{2+}/Co^{3+}	+1,80	MnO_4^{2-}/MnO_4^-	+0,56	Sb/SbO^+	+0,21
Cr/Cr^{2+}	−0,91	NH_4^+/N_2	+0,27	Si/SiO_2	−0,86
Cr/Cr^{3+}	−0,74	NH_4^+/NO_3^-	+0,87	Sn/Sn^{2+}	−0,16
Cr^{2+}/Cr^{3+}	−0,41	N_2H_4/N_2	−1,16	Sn^{2+}/Sn^{4+}	+0,15
Cr^{3+}/CrO_4^{2-}	+1,34	NH_2OH/NO_3^-	−0,30	Ti/Ti^{3+}	−1,2
$Cr^{3+}/Cr_2O_7^{2-}$	+1,36	NO/HNO_2	+0,99	Ti^{3+}/TiO^{2+}	+0,1
$Cr(OH)_3/CrO_4^{2-}$	−0,13	NO/NO_2	+1,03	Zn/Zn^{2+}	−0,76
Cs/Cs^+	−2,99	NO/NO_3^-	+0,95	$Zn/[Zn(OH)_4]^{2-}$	−1,22

14.4 Rechenhilfen

Erfahrungsgemäß bereiten Berechnungen mithilfe

- der **Henderson-Hasselbalch-Gleichung,**
- der **Nernstschen Gleichung,**
- des **Lambert-Beer-Gesetzes**
- sowie **pH-Wert-Berechnungen**

aufgrund der Kürze der zur Verfügung stehenden Zeit für das Lösen von multiple choice-Prüfungsfragen häufig Schwierigkeiten.

Zum raschen Nachvollziehen der gestellten Aufgaben und ihrer Lösungen sowie der in diesem Buch durchgeführten Berechnungen sollen die unten angeführten trivialen Rechenhilfen der Potenzrechnung und des logarithmischen Rechnens dienen, die im Allgemeinen Bestandteil der Anwendung der oben genannten Gleichungen sind:

Potenzrechnung

$$(X)^{\frac{a}{b}} = \sqrt[b]{X^a} \qquad X = \frac{10^x}{10^y} = 10^{(x-y)}$$

$$X = \frac{10^x}{10^{-y}} = 10^{(x+y)} \qquad X = \frac{10^{-x}}{10^{-y}} = 10^{(y-x)}$$

Logarithmisches Rechnen

$$\ln X = 2{,}3 \cdot \log X; \qquad \log 1 = 0$$

$$\log \frac{a \cdot b}{c} = \log \frac{a}{c} + \log b = \log a + \log b - \log c$$

$$-\log \frac{a \cdot b}{c} = \log c - \log a - \log b$$

$$\log 10^{-x} = -x; \ -\log 10^{-x} = x; \log 10^{x} = x$$

$$\log x^a = a \log x; \log x^{-a} = -a \log x$$

Sachregister

B

E

F

L

O

P

T

Der Autor

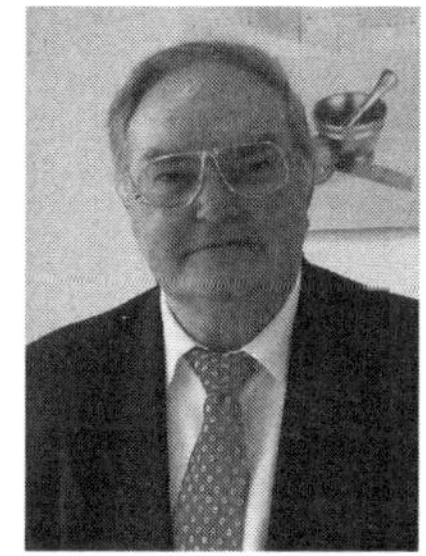

Prof. Dr. Eberhard Ehlers
Studium der Chemie in Frankfurt/Main, 1970 Diplomarbeit in Organischer Chemie, 1974 Promotion in Pharmazeutischer Chemie. 1976 Lehrauftrag für Pharmazeutische Chemie an der Universität Frankfurt/Main, 1987 Habilitation und Venia legendi im Fach Pharmazeutische Chemie ebendort. 1975 bis 2006 Tätigkeiten in Forschung und Management in der Pharmazeutischen Industrie.

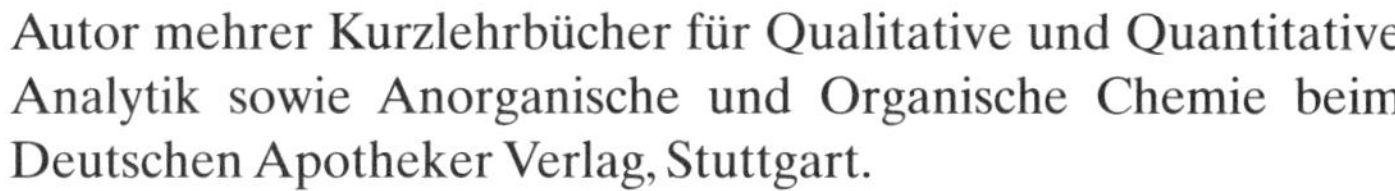

Autor mehrer Kurzlehrbücher für Qualitative und Quantitative Analytik sowie Anorganische und Organische Chemie beim Deutschen Apotheker Verlag, Stuttgart.